灵枢经校释

第2版

校释单位：河北医学院
审定单位：南京中医学院
山东中医学院
福州市人民医院
黑龙江祖国医药研究所

人民卫生出版社

图书在版编目(CIP)数据

灵枢经校释/河北医学院校释. —2 版. —北京:人民卫生出版社,2009.1

ISBN 978-7-117-10840-9

Ⅰ. 灵… Ⅱ. 河… Ⅲ. ①灵枢经-校勘②灵枢经-注释 Ⅳ. R221.2

中国版本图书馆 CIP 数据核字(2008)第 175568 号

灵枢经校释

第 2 版

校　　释: 河北医学院
出版发行: 人民卫生出版社 (中继线 010-59780011)
地　　址: 北京市朝阳区潘家园南里 19 号
邮　　编: 100021
E - mail: pmph @ pmph.com
购书热线: 010-59787592　010-59787584　010-65264830
印　　刷: 三河市尚艺印装有限公司
经　　销: 新华书店
开　　本: 850×1168　1/32　　印张: 27.375
字　　数: 684 千字
版　　次: 1982 年 6 月第 1 版　　2025 年 10 月第 2 版第 25 次印刷
标准书号: ISBN 978-7-117-10840-9/R・10841
定　　价: 49.00 元

前　言

《灵枢经》与《素问》合称《黄帝内经》，为我国现存最早的较完整的医学典籍。

《黄帝内经》较全面地总结了汉代以前我国医学的经验和理论，集中地反映了当时医学的成就。它开创了我国医学的理论体系，奠定了中医学的基础。两千年来，中医的各项成就，几乎都是在《黄帝内经》的理论原则指导下，经历代人民不断实践，逐步创造的。丰富多彩的中医各流派的学术思想，大多是在《黄帝内经》理论的启发下发展起来的。在漫长的历史过程中，它一直是我国人民保健养生和与疾病作斗争的有力武器。直到今天，学习和掌握它的理论，对于继承、发扬祖国医学遗产，维护广大人民的健康，仍然具有重要的现实意义。

《黄帝内经》不仅是研究祖国医学理论最重要的文献，而且，由于它较详尽地记述和运用了阴阳五行的哲学思想，以及古代的天文、气象、物候等学说，所以它也是上述学科发展史上的重要参考书籍。它闪耀着我国古代人民的智慧，是祖国宝贵的文化遗产。

《黄帝内经》不仅为我国医学的发展奠定了基础，而且对国外医学也产生了重要影响，例如：南北朝至隋唐时期，中医书籍大量传入日本和朝鲜。如公元八世纪初，日廷曾采取唐制，制定医药职令（《大宝律令》疾医令），规定医学生必修《素问》、《黄帝针经》、《甲乙经》、《本草》等书。其《大同类聚方》百卷，即以《素问》、《黄帝针经》、《甲乙经》、《脉经》、

《本草》、《小品方》等为蓝本编纂而成。在很长的一段历史时期，日本和朝鲜的医学，都是以《黄帝内经》的思想体系为其理论核心的。在现代，《黄帝内经》更加引起世界各国医学界的重视，目前已有日、英、法、德等国文字的节译本或全译本。随着国际学术交流的日益广泛，它必将进一步对世界医学的发展作出贡献。

《灵枢经》是《黄帝内经》不可分割的重要组成部分，有着丰富的内容。它以阴阳五行学说为指导，全面论述了人体的生理、病理、诊断、治疗、摄生等问题，并详叙了脏腑、精、神、气、血、津液的功能和病理变化，强调了人与自然的密切联系及人体内部协调统一的整体观念，而其最突出的特点则是更翔实地阐述了经络理论和针法。粗略地统计一下，全书八十一篇专论中，与此有关的内容，占了五分之四左右，因此本书是总结汉代以前我国经络学说和针刺技术的最重要著述，为针灸学的发展奠定了基础。在许多古代医籍中，都反映着它的精神，如东汉张仲景《伤寒论》运用了六经辨证的法则；晋代皇甫谧《甲乙经》依据《灵枢》、《素问》的理论提出针灸治疗的各种方法和依据；唐代孙思邈《千金方》在本书的基础上补充了手足三阴三阳流注和五脏六腑变化傍通的内容；宋代王惟一《铜人腧穴针灸图经》、元代滑寿《十四经发挥》都对经络学说作了进一步的整理和研究；明代杨继洲《针灸大成》更是经络学说指导下的针灸疗法的总结。此外，如金代张元素《脏腑标本寒热用药式》、清代赵术堂《医学指归》两书，更体现了经络学说对临床用药所起的指导作用。在经络学说指导下的针灸临床技术的发展，在当代更为突出，今天的针刺麻醉技术的问世，就是其标志之一。

因为《灵枢经》最早和最系统地提供了经络学说的内容，所以对它进行深入探索，是研究经络学说的重要途径。

《灵枢经》的针法也是丰富多彩的，它不仅强调守神、候气这些针刺手法中的关键问题，而且先后提出数十种刺法，并对针具使用、针刺部位、针刺深度、针刺禁忌、针刺与四时的关系等问题作了全面的阐述。这些古法有待人们进一步挖掘和继承，以丰富现代针灸学的内容。

由于流传年代的久远，及其他原因，它的书名曾几经变化，经历代学者的严密考证，历史上的《九卷》、《针经》、《九墟》、《九灵经》等，与现存的《灵枢经》都是同一部书。它与《素问》编写体例一致，学术内容方面互相补充，互相联系，语言文字的特色相近，堪称姊妹之篇。

公元一世纪，《汉书》艺文志方技略医经家载有“黄帝内经十八卷”的书目，但未说明《黄帝内经》这部书的组成情况，三世纪时，晋代皇甫谧在其所撰《甲乙经》一书的自序中说：“按《七略》、艺文志：《黄帝内经》十八卷。今有《针经》九卷、《素问》九卷，二九十八卷，即《内经》也。”自此以后，人们多沿袭其说，而以《灵枢》、《素问》统称《黄帝内经》（简称为《内经》）。

《灵枢经》的成书年代和作者，根据现有的史料，尚不能确定。历代学者虽曾为此做过大量工作，但时至今日，仍未完全定论。历史上曾有人认为《灵枢经》较《素问》晚出，但经一些学者的详细考证，这个观点已被否定。《灵枢经》与《素问》学术思想基本一致，有许多内容两书互见，二者的某些篇章，甚至有着直接的联系。黄以周《儆季文钞》文二黄帝内经九卷集注叙云：“《素问》通评虚实论中有黄帝骨度、脉度、筋度之问，而无对语，王注以为具在《灵枢》中，此文乃彼经之错简，……《素问》针解篇之所解，其文出于《九卷》，新校正已言之。又，方盛衰论言：‘合五诊，调阴阳，已在经脉。’‘经脉’即《九卷》之篇目，王注亦言之，则《素问》之文且有出于《九卷》之后矣，《素问》宗此经，而谓此经不逮《素问》，可乎?”这充分说明《灵枢经》的成书，至少是不会晚于

《素问》的。

《内经》全书虽拟设黄帝与诸臣问答之词，但这只反映了古代的崇古之风，而编著者与历史传说中的人物黄帝是了无相干的。《淮南子》卷十九修务训说："世俗人多尊古而贱今，故为道者必托之于神农、黄帝而后能入说。"这些话揭示了当时的社会风气，而《内经》作者的真实姓名也就因此被淹没了。《内经》作为一部内容丰富的医学汇编，不仅反映了成编时代的医学成就，而且编述了甚至直接引用了早已流传于世的前代医学文献，因而其语言和内容反映出不同时代的特征。也正由于这个原因，使人们对其成编时代的认识产生了很大的分歧。历史上有认为出自春秋战国者，如魏荔彤说："轩岐之书，类春秋战国人所为，而托于上古。"有认为出自战国至汉代者，如方孝儒说："世之伪书众矣，如《内经》称黄帝，《汲冢书》称周，皆出于战国秦汉之人。"等等。当前，一些学者认为《内经》成书于战国时期，下至秦汉，续有增补，其主要依据，是书中的部分语言，以及文章的体例与战国时成书的其它方面的著作相似，书中的某些内容，又与战国时期的经济、政治、文化背景有着密切的联系，至于其中明显地晚于战国的篇章和内容，则应视为后人的增缀。另有一些学者认为，该书的成编应在西汉末年至东汉之间，其主要论据是，从对大量历史资料的分析中发现，构成全书学术体系的关键性内容，在这段时间之前，远未形成。比如：《灵枢》、《素问》中脏腑——五行学说的理论格局，在东汉以前的所有古籍中，都没有得到反映，脏腑——经络——腧穴的完整体系的描述，在其它古籍中同样没有记载，这些古籍所载的有关问题，都远比《灵枢》、《素问》幼稚得多。以脏腑与五行的配属关系而论，直到西汉末年，著名学者扬雄在其著作《太玄》中，还是以肾属水，肺属火，脾属木，肝属金，心属土。这种格局与战国末年成书的《吕氏春秋》通过四时干支相配所反映出来的五脏五行的关系格局基本一致。虽然汉武帝时成书的《史记》中有关于“胃气黄，黄者土气也。土不胜木，至春死”的记载，但仅限于此，并未详细加以论述，因而不能充分反映这种关系的总体，结合上述《太玄》的提法，显然在西汉末年之前，《内经》所述的这种理论还是很不成熟的。东汉末年与《伤寒论》作者张机生活时代相近的郑康成，在他的《礼记月令》中，方才提出与《内经》完全相同的五脏五行相配属的观点，这说明这种观点的确立是在西汉末年之后。再以脏腑——经络——腧穴体系的形成而论，《史记》所反映的情况，也同样说明问题，在扁鹊仓公列传中，虽然出现了“经络”、“经脉”等名词，但仍未提到“穴”，只提到“俞”，如“三阳五会”和“因五脏之俞”等，在治疗方面则谈“灸其足少阳脉口”、“灸其少阴脉”、“刺其少阳脉”、“灸其足厥阴之脉”、“刺足阳明脉”等，仓公是汉文帝时代人，这说明西汉初期强调以脉（即经）治病，而不强调穴。这同近年出土的马王堆帛书中的两篇医学论文的观点十分相近。马王堆帛书是西汉古墓中的遗存，墓主人与仓公时代相近，当然帛书的成书年代在西汉之前，而从帛书所反映的情况看，脉和脏腑的关系尚未建立，脏腑观点很不全面，没有五行，只有十一条脉，而脉的走向基本上由四肢向心，诸脉之间并无联系，没有俞穴。这说明被墓主人视为珍品的帛书医学文献，其理论水平远逊于《内经》，从侧面反映了这个时代以前，《内经》中的脏腑——经络——腧穴体系，尚未建立。

《史记》虽非医书，但为司马迁掌握了大量的皇室藏书之后所著，如有《内经》的存在，显然不能毫无反映。

我们认为，从一部书的中心学术思想的确立来推断古籍的成书时代，较之从部分语言、文字、个别内容等处着眼，更为可靠，因为学术有继承性，一部书的学术渊源，常可溯之远古，尤其像《内经》这样明显地属于汇编的著作，完全可以从更远的古代文献中搜取素材，而实际上，它也确实直接间接地采用了不少古代医论，编述的古代文献愈多，便愈显得古，重要的是，不能把一部较有系统的完整著作的成编时代，与构成其内容的原有素材的形成时代混为一谈，当然，更不能把这些素材的学术渊源的形成时代，看成是这部书的成书时代。

据《汉书》艺文志载，由于秦始皇焚书造成书籍的佚缺，“汉兴，改秦之败，大收篇籍，广开献书之路。”武帝时，并设抄书之官，成帝时，又使陈农求遗书于天下，诏令刘向等人加以校正，刘向并将校过的书编目述要，后由其子刘歆汇集进上，称为《七略》，这个《七略》，就是《汉书》艺文志的写作依据，其书已佚，它的内容，为艺文志保存下来。《汉书》艺文志中既然载有“黄帝内经十八卷”的书目，当然，它的成书应该在此之前。综前所述，并结合汉初黄老之学盛行以及《内经》中存在的明显地晚于汉武帝太初之后的内容等情况，可以推断，《内经》很有可能是在汉武帝太初以后至刘向校书之前这段时期内由一些士人医家汇集战国至汉前各个时期的医学著作，结合当代的医学成就编纂而成，而以成书于西汉晚期的可能性更大。

这里还应指出，晋·皇甫谧关于《黄帝内经》即《针经》、《素问》的说法，曾有人提出怀疑，由于皇甫氏未提出任何旁证，史载书目在此之前又从未把二者联系起来，因此这种怀疑可说不无根据，如果《黄帝内经》确然不属《灵枢》、《素问》，那么，根据《灵枢》、《素问》的学术体系形成情况而论，其成书年代的下限，即可突破刘向校书标目的时间，而下推至东汉。当然，在有确据证明这种怀疑的论点之前，我们还应把《内经》视为《灵枢》、《素问》的统称。

东汉张机（约公元150—219年）在《伤寒杂病论》自序中说：“勤求古训，博采众方，撰用《素问》、《九卷》、《八十一难》……为《伤寒杂病论》十二卷。”这里所说的《九卷》，即《灵枢经》的早期名称。晋代王叔和《脉经》卷七病不可刺证第十二引文下注云："出《九卷》。"这段引文在今本《灵枢经》逆顺第五十五可以找到，足证《九卷》即《灵枢》。张机的记述是历史上第一次直接证明《灵枢》、《素问》两书客观存在的史料。

晋皇甫谧撰《甲乙经》时，曾取材于《针经》。而收集在《甲乙经》中的许多文字，与今天所见《灵枢经》相同，可以证明《针经》即《灵枢经》。今《灵枢经》首篇九针十二原即有"先立针经"一语，说明"针经"这一名称的存在是较早的。

公元七世纪初《隋书》经籍志载："《素问》九卷，《针经》九卷。"

唐代王冰于公元八世纪中期次注《素问》时，在自序中说："班固《汉书》艺文志曰：'黄帝内经十八卷。'《素问》即其经之九卷也，兼《灵枢》九卷，乃其数焉。"注文中也大量地引用了《灵枢经》的原文。这是"灵枢"这一书名的最早记录。在这里，他把《黄帝内经》的组成，由皇甫谧说的《素问》、《针经》各九卷，更换成《素问》、《灵枢》各九卷，而又未对皇甫谧的说法提出异议，这说明他是把《针经》和《灵枢经》视为一体的。在注文中，有时同样的一句引语，在这篇称"《灵枢经》曰"，在另一篇又称"《针经》曰"。例如：《素问》三部九候论第二十"治其经络"句下注文中引"经脉为里，支而横者为络，络之别为孙络"一语，前面冠以"《灵枢经》曰"；在调经论第六十二"神气乃平"句下引了同样的一句话，前面却冠以"《针经》曰"，北宋林亿等校正《素问》时，曾在上述调经论第六十二"神气乃平"王冰注文句下评论说："详此注引'针经曰'，与三部九候论两引之，在彼云《灵枢》，而此曰《针经》，则王氏之意，指《灵枢》为《针经》也"。这就是说，林亿也认为王冰是把《针经》与《灵枢》视为一体的。由于当时的《针经》和《灵枢经》实际差别很小，所以，同一句话，既在此，又在彼，不仅可能，而且应该是大量的。所以林亿等校《素问》时指出："按今《素问》注中引《针经》者，多《灵枢》之文，但以《灵枢》今不全，故未得尽知也。"这不但说明王冰注中所引的《针经》文与林亿所见到的《灵枢》文多有一致，而且说明《灵枢经》的文本在林亿的时代已经残缺不全了。唐艺文志记有《黄帝针经》十二卷的书目，宋艺文志曾分别记有《黄帝灵枢经》九卷、《黄帝针经》九卷，这清楚地说明，宋代是两书并存的。虽然唐艺文志只提到《针经》，没有提到《灵枢经》，但从王冰的《素问》注序言及大量引文可以证明，当时也是两书并存的，况且唐志还记载有"灵宝注《黄帝九灵经》十二卷"，日人丹波元简认为，所谓《九灵经》也是《灵枢经》的别名。

王冰把书名不同但内容大体一致的《针经》和《灵枢经》视为一体，这是可以理解的，但当时它们究竟有哪些差别，由于王冰所见的本子早已亡佚，所以很难考察了。不过王应麟《玉海》卷六十三艺文黄帝灵枢经条引中兴馆阁书目说："《黄帝灵枢》九卷，黄帝、岐伯、雷公、少俞、伯高问答之语，隋·杨上善序，凡八十一篇，《针经》大抵同，亦八十一篇。《针经》以九针十二原为首，《灵枢》以精气为首，又间有详略，王冰以《针经》为《灵枢》，故席延赏云：《灵枢》之名，特最后出"。这是后来南宋时候的事，至于王冰所见的《针经》和《灵枢》是否与以上书目所载相同，则无从得知了。

《宋史》卷十七哲宗本纪记载："元祐八年正月庚子，诏颁高丽所献《黄帝针经》于天下。"江少虞《皇朝类苑》卷三十一藏书之府二十说："哲宗时，臣寮言窃见高丽献到书内有《黄帝针经》九卷，据《素问》序称，《汉书》艺文志：'黄帝内经十八卷'。《素问》与此书各九卷，乃合本数。此书久经兵火，亡失几尽，偶存于东夷，今此来献，篇帙具存，不可不宣布海内，使学者诵习，伏望朝廷详酌，下尚书工部雕刻印板，送国子监依例摹印施行。所贵济众之功，溥及天下。有旨，令秘书省选奏通晓医书官三两员校对，及令本省详定讫，依所申施行。”这说明宋哲宗元祐八年（即公元 1093 年）之后，《针经》这部书又有了完整的本子流传。这是林亿校书后三十余年的事，所以林亿并未见到这个本子。

现在流传下来的《灵枢经》，是南宋史崧在公元 1155 年献出的“家藏旧本”，这个本子究竟是高丽所献的《针经》更换成《灵枢经》的名称延续下来，还是别有所承，现在无从查考，但是这本《灵枢经》的首篇是九针十二原而不是精气，按照《玉海》引中兴馆阁书目的说法，它应该是《针经》的编排，而不是原《灵枢经》的编排，从北宋元祐八年（1093 年）诏颁高丽所献《针经》到史崧献出“家藏旧本”《灵枢经》，只有六十多年的时间，根据它的编排特点，很有可能这部《灵枢经》就是当时高丽献来的《针经》的后继本，至于中兴馆阁书目谈到的以精气为首的《灵枢经》，也可能在流传中亡失或为后人改编了。王冰所引用的《灵枢经》，与今天看到的这部史崧所献的《灵枢经》也有些小的区别，如《素问》三部九候论“中部人手少阴也”句下王冰注引《灵枢经》持针纵舍论，今本《灵枢经》则没有这个篇题，所引经文却见于邪客第七十一（余详见本书附一《灵枢经》佚文）。这种差别可能就是古代《针经》与《灵枢经》的差别之一。总的来看，不论王冰时代和宋代并存的《针经》、《灵枢经》也好，今本《灵枢经》与王冰引用的《灵枢经》也好，虽有小的差异（如编排不尽相同，内容间有详略等），但其文字大抵是一致的，因此，我们有理由把它们看作是统一的一部古书。

林亿等校正《素问》、《甲乙经》等古医籍时，曾引用《九墟》，前已述及唐志中记有“灵宝注黄帝九灵经十二卷”，这“九墟”、“九灵”，也是《灵枢经》的别称。丹波元简在《灵枢识》中说：“考亿等《素问》、《甲乙》等注所引《九墟》文，今并见本经中，乃知《九墟》者，乃此经之别本，……要之，曰‘灵枢’、曰‘九灵’、曰‘九墟’，出黄冠所称，而‘九卷’、‘针经’乃为旧题也。”显然，他认为这部书的古称是“九卷”、“针经”，而“灵枢”、“九灵”、“九墟”都是道家叫出来的名目。

关于本书的命名之义，张介宾说：“神灵之枢要，是谓灵枢”，这一解题，比较中肯。

本书的卷数，历代也有不少变化，如：古称《九卷》，显然是九卷本，《甲乙经》提到的“《针经》九卷”也是九卷本，唐代王冰时为九卷本，唐志另记有《针经》十二卷，宋时又改为九卷本，史崧献书时，改编为二十四卷，到了元代胡氏古林书堂刻书时，并为十二卷，明代正统年间编刻道藏，重编为二十三卷，后来明代万历年间詹林所刻书又并为十二卷。这些卷数的变化，都未影响到内容，至于文字间偶有小异，这是传刻过程中造成的。

从史崧献书到今天，又经历了八百多年的时间，当时的原本早已亡佚，现存最早的版本是 1339 年元代胡氏古林书堂刊本。

《灵枢经》的校勘整理，历代并未做过大规模的工作，林亿等在宋嘉祐年间，曾校正过《灵枢经》的残本，这个校正过的残本早已亡佚。对《灵枢经》的整理，最早的记录是史崧的“音释”，史崧曾著《灵枢集注》二十四卷，现已失传，他在献书的同时，增修音释，附于卷末。这些音释，可能是《灵枢集注》的一部分，内容虽简单，但已初步注意了文字的校勘，统计一下，其中引别本对校的十条，引《素问》它校的一条，引《难经》它校的两条，这寥寥十三条校语，当然远远不能解决《灵枢经》在流传过程中产生的误、衍、脱、倒的各种问题。后来的学者，也有在此基础上进一步加以校勘整理的，如清代钱熙祚在 1852 年曾根据《素问》和《甲乙经》校勘了《灵枢经》，他的刻本是近世最精的，顾观光著《灵枢校记》，也提出了一些有价值的校正意见，此外还有一些学者，在注释《灵枢》的过程中，作了零星的校勘。

近年来，这项工作有了较大进展，1964年人民卫生出版社出版的刘衡如校勘本《灵枢经》，系选择善本为底本，参阅数种版本及多种古书，经精审的校勘后写成，校语中提出了许多精辟见解，为进一步整理《灵枢经》作出了贡献。此外，历代医家为正确理解《灵枢经》的内容，做了大量的注释工作，这方面的著述很多（详见本书附二：《灵枢经》诸家注解书目），其中影响较大、流传较广的有：隋代杨上善《黄帝内经太素》，是将《素问》、《灵枢》原文分类编纂，并进行注解（原书三十卷，现存二十五卷，缺五卷）；明代马莳《黄帝内经素问灵枢注证发微》，将《素问》、《灵枢》全部按原文次序加以注解，是以这种方式通注《内经》的第一部著作，为全面研究《灵枢》和《素问》提供了便利；明代张介宾《类经》，是将《素问》、《灵枢》原文分类合编（共分十二大类），并加以注解，又有《图翼》十一卷，《附翼》四卷，在难解之处附以图像和详细的说明，对理解《内经》有很大的帮助；张志聪《黄帝内经素问灵枢集注》，也是按原文次序全书通注，阐明很多疑难问题；汪昂《素问灵枢类纂约注》系选取《素问》、《灵枢》中较重要的原文分类编纂，并附以注解，内容简明扼要；日人丹波元简《灵枢识》，对《灵枢经》中的疑难问题，从各家注释中选择精当者，加以记述，于诸家有分歧处，表示自己的看法，旁征博引，分析入微，不能肯定解释时，则以疑似口吻提出讨论，态度严谨，毫无浮泛，为后人研究《灵枢经》，提供了良好的指导。该书虽为日人的著作，但在我国流传颇广，评价亦高。

中华人民共和国成立后，这项工作也有开展。如陈璧琉、郑卓人《灵枢经白话解》山东中医学院《灵枢经语释》等，都能集前人注解中的精华并结合自己的理解，对本书原文进行深入浅出的解释，从而对医学普及和挖掘祖国医学遗产作出了贡献。此外，还有一些学者和医师，从不同角度对《灵枢经》文字的意义，临床应用等作了个别的讨论，对进一步整理古代医籍，更好地古为今用，提出了一些好的见解。

《灵枢经》从成编至今，已经历两千年的漫长历史，它的文字古奥，又在流传中产生了很多讹错，为了更好地古为今用，对它进行系统的整理和注释，是十分必要的。在中央卫生部亲切关怀和各兄弟单位、有关专家的大力支持下，我校承担了《灵枢经校释》的编写任务，以作为我们挖掘祖国医学宝库的初步尝试。由于编者水平的限制，书中错漏之处知所不免，切望读者和专家予以指正，共同为医学古籍的整理研究工作，作出贡献。

河北医学院

1980 年 1 月

校释说明

本书的校释工作，是遵照中央卫生部一九七七年转发的“七本中医古书校释工作执行计划”之要求进行的。全书按底本卷目篇次编排，每篇之下，分列提要、原文、校勘、注释、语译、按语诸项，兹分别说明如下：

1. 提要：概括地指出全篇大意和内容重点，简释了难解的篇题。

2. 原文：系在底本原文的基础上，经过校勘，整理而成。

3. 校勘：本书之校勘，系以四部丛刊影印明赵府居敬堂刊本为底本，另据其它十三种版本对校，据历代有关医籍和其它古籍作了它校，依本书文字前后互证的方法作了本校，并以文章类例、字体声形、医理逻辑等作了理校。

兹将对校本、参校本列下，以备检索：

元至元己卯胡氏古林书堂刊本（简称胡本）；

明成化十年甲午熊氏种德堂刊本（简称熊本）；

明绣谷书林周曰校重刊本（简称周本）；

明万历二十九年医统正脉丛书本（简称统本）；

明金陵尚义斋刊本半叶十行，行十二字（简称金陵本）；

明刻本［存卷六至十二］半叶十四行，行二十四字（简称明本）；

上海涵芬楼影印明道藏本（简称藏本）；

日本旧抄本北京中医研究院藏（简称日抄本）；

日本田中清左卫门刻本半叶八行，行十八字（简称日刻本）；

日本抄本中国医学科学院藏；

马莳《灵枢注证发微》日本宽永五年刊本（简称马注本）；

张志聪《灵枢集注》康熙壬子刻本（简称张注本）；

黄以周《内经针刺》光绪甲申校刻本（简称黄校本）；

钱熙祚守山阁刊本（因该本系据《素问》、《甲乙》校刻，本书系据各书通校，故该本仅作参考）；

刘衡如一九六四年人民卫生出版社校勘本（因该本系以赵本为底本，参阅多种古书校勘，但仅据元刊本少量改动原文，故重点参考其校语）；

本书据以旁校的各种医书、类书及有关古籍的书名、版本和简称，因名目繁多，统列于书末。

对于校勘中发现的各种问题，作了如下的处理：

（1）凡有充足论据，认定底本原文需作改动的，均实际予以改动，并于改动处加校勘脚码，在校语中说明，同时录存改动前的底本原文，以备查考。为慎重起见，对文义不安的底本原文，凡只经理校而无对校本或宋代以前古籍之旁证资料者，均不改动，只在校语中提出讨论。

（2）凡遇义可并存，或难于确定底本与它本、它书文字之优劣者，均不改动底本原文，而在校语中加以说明。

（3）凡遇对校本及旁校各书有关原文文义劣于底本的，一般不列入校语内，以免烦琐。因对比、讨论偶然涉及者例外。

（4）凡古今字、通假字之容易识别者，例不一一校出，对过于生僻、易致混淆和疑惑的，偶在校语中指出，以求明确。

（5）凡虚字之无关文义者，亦不在校语中详列，但有碍文体之整齐、语意之连贯者，仍予校出，以存古书之真。

4. 注释：对难读难解字句，作了注音和解释，除力求以正确的训诂解决文字的疑难外，更广泛搜集并参考了历代注家的各种注本，如需引用和吸收前人看法的，遵循择善而从的原则。如数说不一而各有可取之处，则并存其义，并暂从一家之言作译。引注时一般冠以注家姓名，对类编作注的，则冠以书名及卷篇，如《太素》卷十一本输等是。

5. 语译：将原文译成现代汉语，根据需要，直译与意译结合进行。

6. 按语：对原文精义需作发挥，或对校注中的问题提出讨论时，偶列按语加以说明。

7. 其它：底本每篇于原文之末，附有零星音释，因本书在注释中对难字作了注音，故将其一律删除。

此外，书末附编了散见于历代各种古籍中的一些《灵枢》引文，这些引文，因现存《灵枢》各版本均不见载，故暂称为“《灵枢经》佚文”，录以待考（见附录一）。

历代对《灵枢经》进行注释的书目，不问佚存，一并统列于书末，以备检阅（见附录二）。

最后，将本书校释中所使用的旁校、注释参考书目及其版本等，重点列出。

参加本书编写和审定的人员名单列下：

编写人员：

主编：郭霭春

副主编：宗全和、王体仁

校释者：郭霭春、宗全和、王体仁、李恩复、李浩、曹公寿。

审定人员：（依各单位笔画顺序排列）

山东中医学院：张灿玾、陆永昌、徐国仟、张志远、田代华。

河北医学院：王琦、程洪儒。

南京中医学院：周景顺、吴考槃、宋立人、孟景春、丁光迪、倪和宪、许济群、施仲安、陈立行、曾鸣秋、王自强、孙桐。

黑龙江祖国医药研究所：高式国、张缙、劄捷。

福州市人民医院：吴味雪、林增祥、陈兴珠、孙坦村。

特邀审定人员：(按姓氏笔画顺序排列)

刘衡如、李今庸、李聪甫、孟昭威、徐湘亭、傅宗翰。

本书初稿完成后，于一九七九年六月，由南京中医学院、河北医学院主持召开了审稿定稿会议，与会代表与特邀代表在会外审阅的基础上对初稿进行了进一步的审议，主编单位在广泛听取审查意见之后，进行了最后的修订。

河北医学院

1980 年 1 月

叙

昔①黄帝作《内经》十八卷，《灵枢》九卷，《素问》九卷，乃②其数焉，世所奉行[1]唯《素问》耳。越人得其一二而述《难经》[2]，皇甫谧次而为《甲乙》[3]，诸家之说，悉自此始。其间或有得失，未可为后世法。则谓③如南阳活人书[4]称：咳逆者，哕也[5]。谨按《灵枢经》曰：新谷气入于胃，与故寒气相争，故曰哕。举而并之，则理可断矣。又如《难经》第六十五篇，是越人标指《灵枢》本输之大略，世或以为流注。谨按《灵枢经》曰：所言节者，神气之所游行出入也，非皮肉筋骨也[6]。又曰：神气者，正气也。神气之所游行出入者，流注也，井荥输经合者，本输也[7]。举而并之，则知相去不啻[8]天壤之异。但恨《灵枢》不传久矣，世莫能究。夫为医者，在读医书耳，读而不能为医者有矣，未有不读而能为医者也。不读医书，又非世业，杀人尤毒于梃刃[9]，是故古人有言曰：为人子而不读医书，犹④为不孝也。仆本庸昧，自髫[10]迄壮，潜心斯道，颇涉其理，辄不自揣，参对诸书，再行校正家藏旧本《灵枢》九卷，共八十一篇，增修音释，附于卷末，勒为二十四卷。庶使好生之人，开卷易明，了无差别。除已具状经所属申明外，准使府指挥依条申转运司选官详定，具书送秘书省国子监[11]。今崧专访请名医，更乞参详，免误将来。利益无穷，功实有自。

时宋绍兴乙亥仲夏望日。锦官史崧[12] 题。

［校勘］

①“昔”：日刻本无。

②“乃”：日刻本作“即”。

③“谓”：同治十二年重修《成都县志》卷上史崧传引自序无。

④“犹”：原作“由”，据《成都县志》改。“由”亦可作“犹”解，但以作“犹”意更明确。

[注释]

[1]“奉行”：犹言相继流行。《说文》大部：“奉，承也。”《广雅》释诂四：“承，继也。”据此，“奉”有“继”义。

[2]“越人得其一二而述《难经》”：《直斋书录解题》卷十三：“《汉志》但有《扁鹊内外经》而已，《隋志》始有《难经》，《唐志》遂题云秦越人。”

[3]“皇甫谧次而为《甲乙》”：次，编次。皇甫谧《甲乙经》序：“《素问》论病精辨，《九卷》是原本经脉，又有《明堂孔穴针灸治要》，乃撰集三部，为十二卷。”

[4]“南阳活人书”：《宋史》卷二百零七艺文志：“朱肱《南阳活人书》二十卷。”

[5]“咳逆者，哕也”：义见《南阳活人书》卷十一问咳逆。原文为：“咳逆者，仲景所谓哕者是也。”

[6]“所言节者……非皮肉筋骨也”：语见《灵枢》九针十二原篇。

[7]“神气者……本输也”：此二十七字，今本《灵枢》不载，疑属佚文。惟“神气者，正气也”句，与小针解篇“神者，正气也”句相似。

[8]“不啻（chì 赤）”：不但，不只。《尚书》无逸篇：“不啻不敢含怒。”

[9]“梃刃”：指刀杖之类的武器。《孟子》梁惠王章句上：“杀人以梃与刃。”赵注：“梃，杖也。”《淮南子》汜论训：“铸金而为刃。”高注：“五刃，刀剑矛戟矢也。”

[10]“髫（tiáo条）”：指年幼而言。《说文》髟部：“髫，小儿垂结也”古代儿童时期，头发不向上梳，而是垂下来或打成结子。

[11]“秘书省国子监”：古代官事机构。《宋史》卷一百六十四职官四：“秘书省，掌古今经籍图书国史天文历数之事。”《续通志》卷一百三十一职官略二：“国子监，宋三学之外复设小学教谕，又置书库官，掌印经史群书。”

[12]“锦官史崧”：锦官，地名。《读史方舆纪要》卷六十七：“张仪，张若城成都，周回十二里，更于彝里桥南立锦官，今城南名锦官城。”《成都县志》载：“史崧，成都人。”

目 录

卷之一

九针十二原第一①

[提要] 本篇详细介绍了古代九种常用针具的名称、形状及用途，指出有关针刺的疾、徐、迎、随、开、阖等手法，及其补泻的意义，列举了针刺注意事项、禁忌等问题，并强调了针刺前诊脉、察目、观色及针刺时守神候气，把握虚实病机以运用补泻手法的重要性。同时说明各种误治的不良后果。

此外，本篇介绍了分布在肘、膝、胸、脐等处的十二原穴及其与脏腑在病理上的联系，指出经脉的井、荥、腧、经、合各穴的命名含义。

[原文] 黄帝[1]问于岐伯[2]曰：余子[3]万民，养百姓[4]，而收其②租税。余哀其不给③，而属有疾病。余欲勿使被毒药，无用砭石[5]，欲以微针通其经脉，调其血气，营其逆顺出入之会。令可传于后世，必明为之法。令终而不灭，久而不绝，易用难忘，为之经纪[6]。异其篇④章，别其表里，为之终始[7]。令各有形，先立针经。愿闻其情。

[校勘]

① 钱熙祚守山阁校本注云："原刻第一篇注'法天'，第二篇注'法地'，第三篇注'法人'，第四篇注'法时'，第五篇注'法音'，第六篇注'法律'，第七篇注'法星'，第八篇注'法风'，第九篇注'法野'，盖取二十三卷"九针论"之文，殊不知彼本论针，而非论篇目也，甚为无理。"据此，将

题后原注“法天”二字删去，以下各篇同。

②“其”：统本、金陵本、黄校本并无。

③“给”：覆刻《太素》卷二十一九针要道作“终”。

④“篇”：原脱，据覆刻《太素》卷二十一九针要道补，以成四言。

［注释］

［1］“黄帝”：传说中的上古帝王，相传黄帝姓公孙，因生于轩辕之丘，故名轩辕，有熊国君少典之子，继神农而有天下。

［2］“岐伯”：相传为黄帝臣子，尊为天师。

［3］“子”：深切地抚爱，像爱自己的子女那样。

［4］“百姓”：这里指百官。《书》尧典：“平章百姓，百姓昭明。”孔传：“百姓，百官。”

［5］“砭石”：古代用来刺治疾病的尖石，为金属针具的前身。

［6］“经纪”：条理、纲纪的意思，这里指条理清楚的理论体系。

［7］“终始”：指气血终而复始地运行于脏腑经脉阴阳表里的规律。

［语译］ 黄帝问岐伯说：我爱护万民，亲养百官，并征收他们的租税。我哀怜老百姓生活不能自给，往往还发生疾病。我想不采用药物和砭石的治法，而用微针疏通经脉调和气血，调整经脉气血的顺逆出入，从而驱邪外出，以治疗他们的疾病，解除他们的痛苦。为了流传到后世去，必须明确提出针刺的大法。为使它长久存留，永不泯灭，容易使用而又便于记忆，就要使其条理分明，建立起眉目清楚的理论体系。进一步分出不同的篇章，区别开表里层次，确定人身气血终而复始地循环于脏腑经脉阴阳内外的规律。也要把各种针具的名称、形状、用途等交代清楚，为此，要首先创立一部针经。我想了解

一下您的看法。

［按语］ 本节所述，从药物、砭石之外另立针刺疗法始，继而强调为使这种疗法流传至后世而能永不绝灭，须建立条理化的理论，以便纲举目张，易用难忘。又提出这个理论的实质内容应该将脏腑经脉气血循行的路径和联系，气血循行的规律全面地表现出来，也就是要确立针刺疗法的生理基础。文中进一步提出对针具的形状及适应证等针刺疗法具体内容应加说明，并指出编写典籍的必要性。这一系列问题，正是全书所要讨论的重点。在这个意义上，可以把本文看成全书的引言。

［原文］ 岐伯答曰：臣请推而次之，令有纲纪，始于一，终于九焉。请言其道。小①针之要，易陈而难入[1]，粗守形[2]，上②守神[3]，神乎，神客在门[4]，未睹其疾，恶知其原？刺之微，在速迟，粗守关[5]，上守机[6]，机之③动，不离其空④[7]，空中之机，清静而⑤微，其来不可逢[8]，其往不可追[9]。知机之道者，不可挂以发，不知机道⑥，叩之不发，知其往来，要与之期，粗之闇[10]乎，妙⑦哉工⑧独有之。往者为逆，来者为顺[11]，明知逆顺，正行无问。逆⑨而夺之，恶得无虚，追⑩而济之，恶⑪得无实，迎之随之，以意和之，针道毕矣。

［校勘］

①“小”：《甲乙》卷五第四“小”作“夫”。按：作“小”是。小针解篇即据此名篇，玉版篇亦出“小针”二字。《甲乙》作“夫”恐不合，但以文论之，“夫”字作发语词，似亦差可。

②“上”：覆刻《太素》卷二十一九针要道作“工”，下句“上守机”之“上”字亦同。考本篇有“粗之阇乎，妙哉工独有之”，顺气一日分为四时篇有“顺者为工，逆者为粗”等，粗、工常对举，《太素》似是。

③“之”：《甲乙》卷五第四此下有“不”字。

④“空”：小针解篇此下有“中”字，“空中”谓气穴之孔

中也。

⑤“而”：《甲乙》卷五第四、覆刻《太素》卷二十一九针要道作“以”。

⑥“道”：《甲乙》卷五第四作“者”。按；《甲乙》脱“道”字，本篇脱“者”字，似应据《甲乙》补“者”字。

⑦“妙”：覆刻《太素》卷二十一九针要道作“眇”。

⑧“工”：日刻本作“上”，《甲乙》卷五第四与日刻本合。

⑨“逆”：胡本、藏本、日抄本并作“迎”。按：作“迎”似是，小针解篇，《甲乙》卷五第四、覆刻《太素》卷二十一九针要道并作“迎”，与各本合。“逆”、“迎”义同，见《方言》卷二。

⑩“追”：《针灸大成》卷四作“随”。按：作“随”似是，下文“迎之随之”，正承上言。

⑪“恶”：《素问》调经论王注引作“安”。

［注释］

［1］“易陈而难入”：谈理论虽容易，在技术上达到精妙深入却难。

［2］“粗守形”：技术低劣的医生，只知拘守针法和发病部位来治疗。马莳：“下工泥于形迹，徒守刺法。”

［3］“上守神”：高明的医生能辨明疾病的虚实，以调神为主，补泻运用自如。马莳：“上工则守人之神，凡人之血气虚实，可补可泻，一以神为主。不但用此针法而已也。”

［4］“神客在门”：神，指正气；客，指外邪入侵。正气循行径路，出入有门，外邪亦从此入，故曰“神客在门”。

［5］“粗守关”：关，指四肢关节，粗守关，指技术低劣的医生只知拘守着四肢关节治疗。

［6］“上守机”：机，指气的动静，上守机，谓上工等待着经气来往的动静，以施补虚泻实的针法。

［7］“不离其空”：空，指腧穴，《素问》有骨空论，指各

经之穴言。这里指气的来往，不离开经穴。

[8]“其来不可逢”：当其邪气正盛的时候，不可迎而补之。张志聪：“如其气方来，乃邪气正盛、邪气盛，则正气大虚，不可乘其气来，即迎而补之，当避其邪气之来锐。”

[9]“其往不可追”：当邪气衰，正气未复之时，不可施用泻法。张志聪：“其气已往，则邪气已衰，而正气将复，不可乘其气往，追而泻之，恐伤其正气，在于方来方去之微，而发其机也。”

[10]“闇（àn暗）”：暗昧不明。

[11]“往者为逆，来者为顺”：往，指气去；来，指气至。《类经》十九卷第一注：“往，气之去也，故为之逆；来，气之至也，故为之顺。”

[语译] 岐伯说：让我尽自己所知，从一至九，按次序谈吧！这样才能有纲纪之分，使得条理清楚，始终不乱。小针治病，谈起来比较容易，技术达到精妙的地步却较困难。粗劣的医生死守形迹，不知变化。高明的医生则能根据病人神气的盛衰，邪气的虚实，采用以调神为主的补泻手法。因为血气循行于经脉，出入有一定的门户，邪气从这些门户侵入人体，医生若不详细审察病情，怎么能了解病变发生的原因呢？至于针刺的巧妙，关键在于下针部位的适当和疾徐手法的正确运用，粗劣的医生死守着四肢关节的穴位治疗，而高明的医生却能观察经气的动静，洞达虚实的气机变化。经气循行离不开骨空，邪气是随着经气流动的，腧穴所表现的经气虚实变化是微小难见的，必须细心体察，邪气盛时，切不可用补法，以防留邪；邪气已去，正气衰时，切不可用泻法，以防伤正。懂得气机的虚实变化，就会正确运用补泻手法，不会有毫发之差；不懂得气机的虚实变化，就如箭在弦上，不知及时准确地射出去一样，当然不能达到治疗的目的，所以必须掌握气的往来逆顺盛衰之机，才能掌握针刺的正确时间，粗劣的医生对此昏昧无知，只

有高明的医生才能体察它的妙处。所谓气的逆顺，气去的，经脉空疏为逆，气来的，经脉充实为顺，懂得逆顺之理，就可以大胆依法针刺。能够迎着经脉的循行方向进针，施用泻法，怎么会不使实邪得到宣泄呢？能够随着经脉的循行方向进针，施用补法，又怎么会不使正气由弱转强呢？因此，正确掌握迎随的补泻方法，再加以用心体察施用的时机，认真地调整病变的虚实，疾病自会解除。掌握了这些问题，针刺的道理，就可以完善具备了。

［原文］ 凡用针者，虚则实之，满则泄之[1]，宛陈则除之[2]，邪胜①则虚之，《大要》[3]曰：徐而疾则实[4]，疾而徐则虚[5]。言实与虚，若有若无[6]，察后与先②[7]，若存若亡③[8]，为虚与④实，若得若失[9]。虚实之要，九针最妙，补泻之时，以针为之⑤。泻曰⑥必持⑦内之，放而出之[10]，排阳得针⑧[11]，邪气得泄，按而引针，是谓内温[12]，血不得散，气不得出也。补曰随之，随之意，若妄⑨之[13]，若行若按⑩[14]，如蚊虻止，如留如还⑪，去如弦绝，令左属右[15]，其气故止，外门已闭，中气乃实，必无留血，急⑫取诛之。持针之道，坚者为宝[16]，正指直刺，无针⑬左右，神在秋毫，属意病者[17]，审视血脉⑭，刺之无殆。方刺之时，必⑮在悬阳[18]，及与两衡⑯[19]，神属勿去[20]，知病存亡。血脉者⑰，在腧横居，视之独澄⑱[21]，切之独坚。

［校勘］

①“胜”：《纲目》卷七、《针灸大成》卷四并作“盛”。

②“察后与先”：《千金翼方》卷二十八作“察其后先”。

③“若存若亡”：《纲目》卷七引作“若亡若存”。按：《纲目》引似是，小针解篇，邪气藏府病形篇，官能篇均作“若亡若存”。“先”、“存”二字文部韵。如作“若存若亡”与韵不合。

④“与”：周本、张注本、日刻本并作“为”。小针解篇及《素问》针解篇与本篇合。《甲乙》卷五第四、《千金翼方》卷二十八并作“为”，与周本合。

⑤“以针为之”：《千金翼方》卷二十八此下有“重则为补，轻则为泻，虽有分寸，得气即止”十六字。

⑥“泻曰”：《素问》离合真邪论王注引《针经》、《甲乙》卷五第四此下并有“迎之迎之意”五字。《纲目》卷七、《针灸大成》卷四此下并有“迎之”二字。按：王冰注似是，例以下文“补曰随之随之意”，则此当夺“迎之迎之意”五字，否则上下句法不一。

⑦“持”：《纲目》卷七、《针灸大成》卷四此下并有“而”字。孙鼎宜曰：“持当作时，声误。内同纳。”

⑧“排阳得针”：《甲乙》卷五第四“阳”作“扬”，“得”作“出”。覆刻《太素》卷二十一九针要道“得”亦作“出”。

⑨“妄”：《素问》离合真邪论王注、《甲乙》卷五第四并作“忘”。姚文田《古音谐》卷六：“妄当作忘。”

⑩“按”：《素问》离合真邪论王注引、覆刻《太素》卷二十一九针要道并作“悔”。

⑪“如还”：张注本作“而还”。《甲乙》卷五第四“还”作“环”。

⑫“急”：《医统》卷七引、《针灸大成》卷四并作“必”。

⑬“无针”：疑此二字误倒，似应易作“针无”，此与《素问》针解篇“义无邪下者，欲端以正”义互发明。

⑭“脉”：此下原有“者”字，据马注本、张注本及《甲乙》卷五第四删。

⑮“必”：《甲乙》卷五第四作“心”。

⑯“衡”：原作“卫”，据《甲乙》卷五第四、覆刻《太素》卷二十一九针要道改。

⑰“血脉者”：《甲乙》“血”上有“取”字。覆刻《太

素》卷二十一九针要道作“血所”二字。

⑱“澄”：《甲乙》卷五第四及覆刻《太素》卷二十一九针要道并作“满”。

［注释］

［1］“满则泄之”：满实的病，应当用泄法。

［2］“宛（yū 郁）陈则除之”：血气瘀浊日久，当排除之。宛，同菀。王冰：“菀，积也。陈，久也。除，去也。言络脉之中，血积而久者，针刺而除去之也。”

［3］“大要”：古经篇名。

［4］“徐而疾则实”：是慢进针，快出针，针出，急按针孔的刺法，为补法。马莳曰：“徐纳其针，而疾出之，则为补。”

［5］“疾而徐则虚”：是快进针，慢出针，针出不闭针孔的刺法，为泄法。马莳曰：“疾纳其针，而徐出之，则为泻。”

［6］“言实与虚，若有若无”：针下有气的为实，针下无气的为虚。《类经》十九卷第七注：“实之与虚，在有气无气耳。气本无形，故若有若无，善察之者，神悟于有无之间也。”

［7］“察后与先”：分清疾病的缓急，而决定治疗的先后次序。《类经》十九卷第七注：“求病所急，而治分先后也。”

［8］“若存若亡”：根据气之虚实，而决定是否留针，及留针的久暂。若，有或义，若存若亡，犹言或去或留。

［9］“若得若失”：这是形容针刺补泻的效果，实证，泄而去之，使患者若有所失。虚证，补而实之，使患者若有所得。马莳：“泻之而虚，怳然若有所失；补之而实，佖然若有所得，亦以虚实本于一气，似在得失之间耳。”

［10］“放而出之”：即摇大针孔，使邪气得出之意。

［11］“排阳得针”：排阳有三解，一种认为，阳在这里指皮肤的浅表部位，排开浅表部位，使邪气随针外泄。另一种认为，阳，即表阳，排阳即排开表阳，以去邪气。第三种，排阳作推扬解，如孙鼎宜曰：“排阳犹推扬，谓转针也，转针得法，

邪自随出。”兹从排开表阳作解。

［12］“内温”：气血蕴蓄于内的意思。

［13］“若妄之”：是随意而为之的意思。

［14］“若行若按”：行，指行针导气。按，指按压孔穴以下针，都要很轻巧。

［15］“令左属右”：右手出针，则令左手急按针孔。《类经》十九卷第七注：“右手出针，左手随而按扪之，是令左属右也。”

［16］“坚者为宝”：指针刺时，持针一定要紧固有力。

［17］“属意病者”：指精神集中于病者。王冰：“目绝妄视，心专一务，则用之必中，无惑误也。”

［18］“悬阳”：一指心而言，如张志聪：“悬阳，心也，心藏神，方刺之时，得之于心，则神属于病者，而知病之存亡矣。”一指目而言，如刘衡如曰：“目为悬阳。”从刘说。

［19］“两衡”：眉上的部位称为衡。这里泛指眉间及面部。

［20］“神属勿去”：凝神静气注视患者神态变化，不要精神分散。

［21］“视之独澄”：看得很清楚。张志聪曰：“刺节真邪篇曰：‘六经调者，谓之不病。……一经上实下虚而不通者，此必有横络盛加于大经，令之不通，视而泻之，此所谓解结也。’故有血络横在于经腧者，当视之独澄，切之独确，而去之也。”

［语译］ 凡用针时，要根据病的虚实而用补泻手法。正气虚用补法，邪气实用泻法，气血郁结的用破除法，邪气盛的则用攻邪法。《大要》说：慢进针而快出针急按针孔的为补法，快进针而慢出针不按针孔的为泻法。针下有气的为实，针下无气的为虚。气本无形，似在于有无之间，要根据病的缓急及气的虚实以决定补泻的先后次序，根据气的行止，决定留针的久暂。如能掌握得法，就可以达到补虚泻实的目的，使患者感到补之若有所得，泻之若有所失。

虚实补泻的要妙，以九针最为理想，补泻的功效，可以从针刺手法来解决。在用泻法时，很快持针刺入，得气后要慢慢地将针退出，退时摇大针孔，排出表阳，以驱除邪气。若当泻而误补，先按压腧穴，慢慢将针刺入，就会使血气内蕴而不外散，邪气亦不得外出；在运用补法时，应该随顺经脉循行的方向来下针，好像漫不经心地轻轻刺入，在行针导气，按穴下针时，就像蚊虫叮在皮肤上那种似有若无的感觉。出针时，要快捷利落，像箭离弓弦一样，右手出针，左手急按针孔，则经气因而留止，不至外散，这样中气就会充实，可以达到补虚的目的。如有皮下出血，不可任其瘀留，应及时除去。持针有一定的法则，以紧握针柄为最重要，下针时，要对准腧穴，端正直刺，不可偏左偏右，要把精神集中到针尖，专心于病人，避开穴位上的血脉下针，这样就不会发生危险。进针时，要注意患者的两目及整个面部的神色变化，体察其神气的盛衰，不可稍有疏忽，从而测知疾病的好坏转归。如血脉横布在腧穴周围，看起来显得很清楚，用手去按摸也会感到触手坚实，下针时就可避开血脉刺进腧穴。

[原文] 九针之名，各不同形：一曰镵针[1]，长一寸六分；二曰员针，长一寸六分；三曰鍉针[2]，长三寸半①；四曰锋针，长一寸六分；五曰铍针②[3]，长四寸，广二分半；六曰员利针，长一寸六分；七曰毫针，长三寸六分③；八曰长针，长七寸；九曰大针④，长四寸。镵针者，头大末锐，主⑤泻阳气；员针者，针如卵形⑥，揩摩分⑦间，不得伤肌肉⑧，以泻分气⑨；鍉针者，锋如黍粟之锐，主按脉勿陷⑩，以致其气；锋针者，刃三隅，以发痼疾；铍针者，末如剑峰，以取大脓；员利针者，尖⑪如氂[4]，且员且锐⑫，中身微大，以取暴气⑬；毫针者，尖如蚊虻喙[5]，静以徐往，微以久留，正气因之，真邪俱往，出针⑭而养，以取痛痹；长针者，锋利身

薄[15]，可以取远痹；大针者，尖如梃[16]，其锋微员，以泻机关之水也。九针毕矣。

［校勘］

①“鍉针长三寸半”：《类说》卷三十七“鍉”作“提”。《太素》卷二十五热病说杨注“三寸”作“二寸”。

②“铍针”：《素问》针解篇王注：“破痈肿出脓血，宜铧针”。《类说》引“铍”作“铧”。

③“三寸六分”：九针论作“一寸六分”。

④“大针”：《针经摘英集》九针式作“燔针”，注：“一名焠针”。

⑤“主”：原作“去”，据覆刻《太素》卷二十一九针所象改。

⑥“针如卵形”：覆刻《太素》卷二十一九针所象“针”作“锋”。

⑦“分”：《要旨》卷二上第四引此下有“肉”字。

⑧“不得伤肌肉”：覆刻《太素》卷二十一九针所象作“令不得伤肌”。

⑨“以泻分气”：九针论作“主治分间气”。

⑩“主按脉勿陷”：《要旨》卷二上第四引此下有“令邪气勿陷”五字。按：九针论论鍉针，凡两见，一云“令可以按脉勿陷，以致其气，令邪气独出”；一云“主按脉取气令邪出。”均与《要旨》所引异，岂高氏移九针论文于此，而复改“独出”为“勿陷”，或别有据耶？待考。

⑪“尖”：原作“大”，据本书九针论及《甲乙》卷五第二改。《太素》卷二十二九针所主篇杨注作“状”。

⑫“锐”：《针经摘英集》九针式作“利”。

⑬“气”：似应作“痹”，《太素》卷二十二九针所主杨注正作“痹”。

⑭“正气因之，真邪俱往，出针”：原作一“之”字，文

义不贯，据本书九针论及《甲乙》卷五第二在“之”字前补“正气因”三字，“之”字后补“真邪俱往，出针”六字，使前后一致。九针论作“正气因之。”《太素》卷二十二九针所主杨注作“留之养神”。

⑮“薄”：覆刻《太素》卷二十一九针所象作“博”。

⑯“梃”：胡本、熊本、周本、统本、金陵本、藏本、日抄本、日刻本并作“挺”。《太素》卷二十二九针所主杨注作“筳”。按：本书九针论“梃”作“挺”，与胡本等合。《后汉书》方术传序注：“挺，专折竹卜也。”“尖如挺”谓尖如折竹之锐。若作“梃”，则“梃”训为杖。杨注作“筳”与“挺”义近。

[注释]

[1]“镵（chán 馋）针”：《广雅》释诂四：“镵，锐也。”因其针尖锐，故名镵针。

[2]“鍉（shí 时）针”：丹波元简《灵枢识》：“鍉，音时，又音低，镝也，箭镞也。”因其针形似箭而得名。

[3]“铍（pí 皮）针”：剑如刀装者称铍，《左传》：“以铍杀诸卢门。”因其针锋如剑而得名。

[4]“氂”（有两种读法：一为 lí 厘，一为 máo 毛，义同）：这里指长毛。《后汉书》：“狗吠不惊，足下生氂。”

[5]“蚊虻（méng 朦）喙”：指蚊子、虻虫的嘴。虻，亦吸血小飞虫，如牛虻等均属此类。

[语译] 九针的名称和形状，各不相同：第一种叫做镵针，长一寸六分；第二种叫做员针，长一寸六分；第三种叫做鍉针，长三寸五分；第四种叫做锋针，长一寸六分；第五种叫做铍针，长四寸，宽二分半；第六种叫做员利针，长一寸六分；第七种叫做毫针，长三寸六分；第八种叫做长针，长七寸；第九种叫做大针，长四寸。它们的功用也随长度形状的不同而有所区别。镵针，针头大而针尖锐利，适于浅刺以泻肌表

的阳热；员针，针形如卵，针尖圆钝，用以按摩分肉，既不至损伤肌肉，又能疏泄分肉之间的邪气；鍉针像小米粒一样的微圆，主按摩经脉，流通气血，但不深陷皮肤之内，以匡正驱邪；锋针，三面有刃，锐而锋利，以治疗顽固的疾病；铍针，针尖像剑锋一样锐利，用来针刺痈疡以排脓；员利针，形状像长毛，圆而锐利，针身略粗，用以治疗急病；毫针，针尖细如蚊虫的嘴，可用来轻缓地刺入皮肉，轻微地提插，久留其针，正气因而得到充实，邪气消散，真气随之恢复，出针后很好地养息，以治疗痛痹之类的疾患；长针，针锋锐利，针身薄而长，可以治久痹；大针，粗大而头尖，其形如杖，其锋微圆，可用以泻去关节的积水。九针的情况大致就这些。

[原文] 夫气之在脉也，邪气在上[1]，浊气在中[2]，清①气在下[3]。故②针陷脉则邪气出[4]，针中脉则浊气出[5]，针③太深则邪气④反沉[6]，病益⑤。故曰⑥：皮肉筋脉，各有所处⑦，病各有所宜⑧，各不同形，各以任其所宜，无实实，无虚虚⑨，损不足而⑩益有余，是谓甚⑪病，病益甚⑫。取五脉[7]者死，取三脉者恇[8]；夺阴者死⑬，夺阳者狂，针害毕矣。刺之而⑭气不至，无问其数；刺之而⑮气至，乃去之，勿复针。针各有所宜，各不同形，各任其所为⑯。刺之要，气至而有效，效之信⑰，若风之吹云，明乎若见苍天⑱，刺之道毕矣。

[校勘]

①“清”：疑当作“凊”，形误。凊，寒也。

②“故”：《纲目》卷七无。

③“针”：《纲目》卷七无。按：上文分举“邪气”、“浊气”、“清气”，此于针“浊气”后，未及“清气”之义，疑有脱文。

④“气”：《甲乙》卷五第四无。

⑤“病益”：《素问》长刺节论王注引《针经》、《甲乙》卷五第四及覆刻《太素》卷二十一九针要道“益”下并有“甚”字。本书小针解篇无“病益”二字。周学海亦以为衍文。

⑥“故曰”：《纲目》卷七无此二字。

⑦“各有所处”：《要旨》卷二上第二十四引无此四字。

⑧“病各有所宜”：《要旨》卷二上“各”上无“病”字、《甲乙》卷五第四“宜”作“舍”，下有“针各有所宜”五字，覆刻《太素》卷二十一九针要道同《甲乙》，惟“舍”字作“含”，《甲乙》似是。

⑨“无实实，无虚虚”：原作“无实无虚”，据《素问》针解篇王注引文、《甲乙》卷五第四及覆刻《太素》卷二十一九针要道改。

⑩“而”：《甲乙》卷五第四无。

⑪“甚”：《甲乙》卷五第四及覆刻《太素》卷二十一九针要道并作“重”。

⑫“病益甚”：《要旨》卷二上“病益”二字属上读，“甚”作“其”，属下读。

⑬“死”：《甲乙》卷五第四作“厥”。

⑭“而”：《素问》诊要经终论王注引无“而”字。《针经摘英集》治病直刺诀引同。

⑮“而”：《素问》王注引无“而”字。

⑯“针各有所宜……所为”：此十四字疑衍。此十四字与上下文义均隔，张志聪以为“上文言病各有所宜，此言针各有所宜。”乃未审此论刺之气至与不至，不应又以用针之宜，横截其中。“刺之要”紧接“去之勿复针”正言“气至”之效，详绎上下文义，则此十四字之为衍文，似甚明。

⑰“信”：覆刻《太素》卷二十一九针要道作“候”。

⑱“明乎若见苍天”：《甲乙》卷五第四作“昭然于天”，覆刻《太素》卷二十一九针要道“明”作“照”。

[注释]

[1]"邪气在上"：此处泛指风热阳邪侵犯上部而言。

[2]"浊气在中"：浊气，指饮食积滞之气。如寒温不适，饮食不节，则浊气留于肠胃，所以说浊气在中。

[3]"清气在下"：清气，指清冷寒湿之气，马莳："清湿之地气中人，必从足始，故曰清气在下。"

[4]"针陷脉则邪气出"：陷脉，指孔穴在筋骨陷中而言，针刺之以排除邪气。《类经》二十二卷第五十九注："诸经孔穴，多在陷者之中，故凡欲去寒邪，须刺各经陷脉，则经气行而邪气出，乃所以取阳邪之在上者。"

[5]"针中脉则浊气出"：中脉，指中部阳明之合穴足三里。《灵枢识》："中脉，小针解云：取之阳明之合也。"马莳："阳明合，即足三里也。"针刺中脉可以祛除肠胃浊气。

[6]"针太深则邪气反沉"：应浅刺之病，针刺太深反而引邪深入。张志聪："言浮浅之病，不欲深刺也，深则邪气从之入，故曰反沉也。"

[7]"五脉"：指五脏腧穴。

[8]"取三脉者恇（kuāng 匡）"：三脉，指手足三阳脉。恇，衰弱的意思。此言泻六腑经穴，必致形气虚弱。

[语译] 邪气侵犯经脉的部位各不相同，风热之邪多伤人体上部；饮食不节，寒温不适，浊气停于人体中部；清冷寒湿之邪，多伤人体下部。因此，针刺的部位也不同，如刺筋骨陷中的各经腧穴，使经气流通，则风热之邪得以外出；刺阳明经合穴，可以调和胃肠，使浊气得出；病在浅层而针刺太深，能引邪入里，使病势加重。所以说：皮肉筋脉部位，病各不同，针刺深浅，也各不相同。九针的形状不同，各有其适应的病症，要根据病情适当选用，病有虚实，治疗时不可补实泻虚，如果虚症用了泻法，实症用了补法，不单不会减轻疾病，反而会增重病情，如精气虚的病人，误泻五脏腧穴，必至阴虚而

死，阳气不足的病人，误泻三阳经的腧穴，必至正气虚怯而神志错乱。总括的说，误泻了阴经，耗竭了脏气，会死亡；误泻了阳经，耗损了阳气，就会使人发狂，这是误用补泻的害处，应加注意。针刺时要等候经气到来，气未至时要耐心等待，若针下得气，就不要再继续用针，九针形状不一，用各有异，要根据病情选用，才能适合需要，针下气至，即为有效，疗效显著的，好像风吹云散，天气由阴暗变为晴朗一样，针刺的道理就是这样。

［**原文**］ 黄帝曰：愿闻五脏六腑所出之处[1]。岐伯曰：五脏五腧，五五二十五腧[2]；六腑六腧，六六三十六腧[3]。经脉十二，络脉十五[4]，凡二十七气以上下①，所出为井[5]，所溜②为荥[6]，所注为腧③[7]，所行为经[8]，所入为合[9]，二十七气所行，皆在五腧也。节之交，三④百六十五会[10]，知其要者，一言而终，不知其要，流散无穷，所言节者，神气之所游行出入也，非皮肉筋骨也⑤。

［**校勘**］

①“以上下”：《甲乙》卷三第二十四作“上下行”。

②“溜”：《难经》六十八难作“流”。按：“溜”，“流”二字古通。史崧《音释》谓当作“流”。

③“所注为腧”：《素问》咳论王注引“所注”上，有“脉之”二字，《甲乙》卷三第二十四本句下有“所过为原”四字。

④“三”：《甲乙》卷五第四此上有“凡”字。

⑤“节之交……非皮肉筋骨也”：《素问》调经论王注引作“所谓节之交，三百六十五会，皆神气出入游行之所。非骨节也。”小针解篇并无“知其要”四句释文，且此四句与上下文语意不合，疑系窜误，《素问》王注所引似是。汪昂《素灵类纂约注》卷上引此，即略去“知其要者，一言而终，不知其要，流散无穷”十六字，似有所见。

［**注释**］

［1］“五脏六腑所出之处”：指脏腑各自联属的经脉脉气所出之处。

［2］“二十五腧”：马莳：“五脏者，心肝脾肺肾也。每脏有井荥输经合之五腧，则五五二十五腧也。”

［3］“六六三十六腧”：马莳：“六腑者，胆胃大肠小肠三焦膀胱也，每腑有井荥输原经合六腧，则六六三十六腧也。”

［4］“络脉十五”：十二经及任、督二脉各有一络脉，加脾之大络大包，共十五络。《类经》八卷第十四注：“脏有五，而腑有六，而复有手厥阴心主一经，是为十二经，十二经各有络脉，如手太阴别络在列缺之类是也。此外又有任脉之络曰屏翳，督脉之络曰长强，脾之大络曰大包，共为十五络。”

［5］“所出为井”：《类经》八卷第十四注：“脉气由此而出，如井泉之发，其气正深也。”

［6］“所溜为荥（yíng 营）”：《类经》八卷第十四注：“急流曰溜，小水曰荥，脉出于井而流于荥，其气尚微也。”

［7］“所注为腧”：《类经》八卷第十四注：“注，灌注也。腧，输运也。脉注于此而输于彼，其气渐盛也。”

［8］“所行为经”：《类经》八卷第十四注：“脉气大行，经营于此，其气正盛也。”

［9］“所入为合”：形容其脉气汇合之处。《类经》八卷第十四注：“脉气至此，渐为收藏，而入合于内也。”

［10］“节之交，三百六十五会”：节，指关节肌肉等各部分而言。节之交，即人体关节等各部相交接之处，尤指其交接处的间隙，这些间隙共有三百六十五个，为经脉中的气血渗灌各部位的会合点。

［语译］ 黄帝说：我想了解一下五脏六腑脉气所出之处的情况。岐伯说：五脏的各自经脉，分别有井、荥、腧、经、合五个腧穴，五五共二十五个腧穴，六腑各自的经脉，分别有井、荥、腧、原、经、合六个腧穴，六六共三十六个腧穴。这

些腧穴，是脏腑气血循行出入的部位。人体脏腑共有十二经脉，每经各有一络，加脾之大络和任脉督脉二络，共计十五络，十二经加十五络，这二十七脉之气上下循行出入于全身，都从井穴开始，故所出为井，如山谷间泉水初出；所溜为荥，像山泉的涓涓而行，其气尚微，未成大流；所注为腧，像水已汇潴而能转输运行，其气渐盛；所行为经，像水行成渠，脉气正盛；所入为合，像水已汇聚，经气入合于内。这二十七气的循行都出入于肘膝，流注于五腧，再从五腧内入于脏腑，昼夜循行不息，人体关节等部位的相交，共有三百六十五个会合处，这是神气游行出入和络脉渗灌诸节的地方，不是指皮肉筋骨说的。明确了这些道理的要妙，一两句话就能概括出来，否则就会散漫不经。

［原文］ 睹①其色，察其目，知其散复[1]。一其形，听其动静，知其②邪正。右主推之[2]，左持而御之③[3]，气至而去之[4]。

［校勘］

①“睹”：统本、金陵本、张注本、黄校本“睹”并作“观”。

②“知其”：《素问》宝命全形论王注引作“而知”。

③“左持而御之”：覆刻《太素》卷二十一九针要道作“左推之而御持之”。

［注释］

［1］“散复”：谓气之耗散与复还。

［2］“右主推之”：指右手进针。

［3］“左持而御之”：指用左手护持针身。

［4］“气至而去之”：得气之后即起针。《类经》十九卷第十六注：“邪气去而谷气至，然后可以出针。”

［语译］ 观察患者面部气色的明暗和目光的清灵滞浊，可知气的消散和复还，从病人形态动静、声音变化，即可诊知邪

正虚实。然后右手推而进针，并以左手护持针身，待其气至有针感时，即可出针。

[原文] 凡将用针，必先诊脉，视气之剧易①，乃可以治也②。五脏之气已绝于内，而用针者反实③其外，是谓重竭，重竭必死，其死也静，治之者，辄反其气，取腋与膺；五脏之气已绝于外，而用针者反实其内，是谓逆厥，逆厥则必死，其死也躁，治之者，反取四末。刺④之害中而不去，则精泄；害⑤中而去，则致气。精泄则病益⑥甚而恇[1]。致气则生为痈疡⑦。

[校勘]

①"必先诊脉，视气之剧易"：《甲乙》卷五第四作"必先视脉气之剧易。"

②"也"：《甲乙》卷五第四作"病"。

③"实"：按："实"字疑误，似应作"虚"，方与下"重竭"义合。

④"刺"：《太素》卷二十六寒热杂说此上有"凡"字。

⑤"害"：本书寒热病篇、覆刻《太素》卷二十一九针要道、《太素》卷二十六寒热杂说并作"不"。

⑥"益"：《甲乙》卷五第四无。"益"字疑衍，"益"、"甚"义同。本书寒热病篇正无"益"字。

⑦"疡"：本书寒热病篇作"疽"。

[注释]

[1]"恇（kuàng 匡）"：怯弱。

[语译] 凡用针之前，必先诊脉象，以观脏气的虚实，然后才可决定治法，如五脏之气已绝于内，是阴虚，气口脉必浮虚，按之则无，如用针反取阳经合穴，留针以致阳气，阳愈盛则阴愈虚，以致五脏精气竭绝，这叫"重竭"，重竭必死。阴虚则阳气无以生，无气以动故死时安静。这是因为脏气出于腋膺部的腧穴，脏气已虚于里，反而误泄其腧穴，导致脏气外

脱，这是误治所致。如五脏之气已虚于外的病人，是阳虚，气口脉必沉微，轻取则无，治疗时若反取四肢腧穴，留针以补阴气，阴气盛则阳气内陷，引起四肢厥冷，这叫逆厥，逆厥亦必死，死时阴气有余，故烦躁不安，这是误针四肢末端而引起阳气竭绝所造成。凡针刺一定要掌握好留针时间，针刺已中病的要害，应当立即出针，如中病而留针不去必致精气外泄，精气泄夺则病更加重而同时引起虚弱；假如没刺中病的要害而去针，就会使邪气留滞不散，停于肌肤而发生痈疡。

［原文］ 五脏有六腑，六腑有十二原[1]，十二原出于四关[2]，四关主治五脏，五脏有疾，当①取之十二原，十二原者，五脏之所以禀三百六十五节气味②也。五脏有疾也，应出③十二原，而④原各有所出，明知其原，睹其应，而知五脏之害矣。

［校勘］

①“当”：覆刻《太素》卷二十一诸原所生作“常”。

②“节气味”：《甲乙》卷一第六“节”作“骨之”。孙鼎宜曰：“气当作之，草书形误。味当作会，声误。”

③“应出”：《甲乙》卷一第六作“出于”。

④“而”：原作“二”，据《甲乙》卷一第六及覆刻《太素》卷二十一诸原所生改。

［注释］

［1］“十二原”：原，即原穴。原穴是脏腑之气表里相通之处，本篇所论，是指五脏所属经脉的俞（左右各一，共十个）加鸠尾、气海。

［2］“四关”：即两肘两膝之关节。《类经》八卷第十五注：“四关者，即两肘两膝，乃周身骨节之大关也。故凡井荥腧原经合穴，皆手不过肘，脚不过膝，而此十二原者，故可以治五脏之疾。”

［语译］ 五脏六腑之气，表里相通，脏腑经络，内外相

引，故五脏之表有六腑，六腑之外有十二原，十二原出于四关，四关原穴主治五脏的病变，故五脏有病，可以取十二原穴。因为五脏禀受水谷气味，精气注于三百六十五节、渗灌皮肤肌肉，营养全身，所以五脏的病变能反应到十二原，而十二原也各有所属的内脏，所以观察十二原的反应情况，就能知道五脏的病变。

［**原文**］ 阳中之少阴①，肺也，其原出于太渊，太渊二。阳中之太阳，心也，其原出于大陵，大陵二。阴中之少阳，肝也，其原出于太冲，太冲二。阴中之至阴，脾也，其原出于太白，太白二。阴中之太阴②，肾也，其原出于太溪，太溪二。膏③之原，出于鸠尾，鸠尾一。肓之原，出于④脖胦[1]，脖胦一。凡此十二原者，主治五脏六腑之有疾者也。胀取三阳，飧泄取三阴⑤。

［**校勘**］

①“少阴”：《素问》六节脏象论作“太阴”。

②“太阴”：《素问》六节脏象论作“少阴”。新校正云：“按全元起本并《甲乙经》、《太素》少阴作太阴。当作太阴。肾在十二经，虽为少阴，然在阴分之中，当为太阴。”尤怡《医学读书记》卷上云：“《素》以肺为太阴，肾为少阴者，举其经之名。《灵》以肺为少阴，肾为太阴者，以肺为阴脏，而居阳位，肾为阴脏，而居阴位也，二经之不同如此。”

③“膏”：覆刻《太素》卷二十一诸原所生作“鬲”。

④“出于”：《素问》腹中论王注引作“名曰”。

⑤“胀取三阳，飧泄取三阴”：《甲乙》卷一第六校注：“一云滞取三阴。”按：此论十二原，不应又出证治。且“胀取”两句，与上下文义无涉，疑系错简。考《兰室秘藏》卷上中满腹胀论引《针经》三卷杂病篇第八（与今本篇卷不同）云：“腹满，大便不利，上走胸溢，喘息，喝喝然，取足少阴，又云：胀取三阳。”绎“又云”也者，显系与上引文，同一篇

卷。据此，则“胀取”两句，似系杂病篇文。后人涉上“少阴”、“太阴”、“少阳”、“太阳”误窜于此。

[注释]

[1] “脖胦（yāng 央）”：指气海而言。又，丹波元简曰：“案《玉篇》：脖胦，脐也。犹天枢即脐，而其穴则在挟脐两旁各一寸。”可参。

[语译] 心肺居膈上，膈上属阳位，肺属金，是阳部的阴脏，故为阳中之少阴，其原出于寸口太渊，左右共二穴。心属火，是阳部的阳脏，故为阳中之太阳，其原出于手厥阴心包络之大陵，左右共二穴。肝居膈下属木，是阴部的阳脏，为阴中之少阳，其原出于太冲，左右共二穴。脾居膈下，属土而象地，是阴部的阴脏，故为阴中之至阴，其原出于太白，左右共二穴。肾居最下属水，是阴部的阴脏，故为阴中之太阴，其原出于太溪，左右共二穴。膏的原穴，出于任脉之鸠尾。肓的原穴，出于脐下的气海。以上五脏之原各有二穴，加膏、肓两原穴，共计十二原穴，以通脏腑表里之气，所以能治五脏六腑的疾病。

腹胀满的病，当取足之三阳经，飧泄食不化的病，当取足之三阴经，这是因三阴三阳脏腑之气不合所致腹胀和泄泻的治疗原则。

[原文] 今夫五脏之有疾也，譬犹刺也，犹污[1]也，犹结也，犹闭[2]也。刺虽久，犹可拔也；污虽久，犹可雪[3]也；结虽久，犹可解也；闭虽久，犹可决也。或言久疾之不可取者，非其说也。夫善用针者，取其疾也，犹拔刺也，犹雪污也，犹解结也，犹决闭也，疾虽久，犹可毕也。言不可治者，未得其术也。

[注释]

[1] “污”：即污染。

[2] “闭”：壅障的意思。

[3]“雪”：洗涤的意思。

[语译] 人体五脏有病，就如身上扎了刺，美物被污染，绳子打了结，江河遭淤闭一样，刺扎得时间虽久，也是可以拔掉的，污垢沾染了多久，都是可以洗去的，绳结打了多久，总是能够解开的，江河即使久淤，一样是能够疏通的。有人认为得病的时间久了，就不能治愈，这种说法是不对的，精于用针的医生治疗疾病就像拔刺，洗掉污垢，解开绳结，疏通淤塞一样，病的时间虽然长久，照样能够治愈。说久病不能治，实际上是因为没有掌握相应的技术。

[原文] 刺诸热者，如以①手探汤[1]，刺寒清者，如人不欲行[2]。阴有阳疾者[3]，取之下陵②三里，正往无殆，气下乃止[4]，不下复始也[5]。疾高而内者[6]，取之阴之③陵泉；疾高而外者[7]，取之阳之④陵泉也。

[校勘]

①“以”：《甲乙》卷五第四及覆刻《太素》卷二十一诸原所生并无。

②“下陵”：“下陵”二字疑衍。本输篇云：“下陵，膝下三寸。”据是则“下陵”二字，似系“三里”旁注，传抄误入正文。邪气脏腑病形篇、五乱篇并有“取之三里”句法，以彼例此，则“下陵”二字之为衍文，益加显然。

③“之”：《甲乙》卷五第四无。

④“之”：《甲乙》卷五第四无。

[注释]

[1]“如以手探汤”：形容针刺诸热时，针法宜轻而浅，如手探汤一样，一触即离开。《类经》二十二卷第五十三注：“如以手探汤者，用在轻扬，热属阳，阳主于外，故治宜如此。”

[2]“如人不欲行”：留针的意思。《类经》二十二卷第五十三注：“如人不欲行者，有留恋之意也，阴寒凝滞，得气不易，故宜留针如此。”

[3]“阴有阳疾者”：指热在阴分。

[4]“气下乃止”：邪气退即止针。《类经》二十二卷第五十三注：“气下，邪气退也。”

[5]“不下复始也”：邪气不退，再继续针刺。

[6]“疾高而内者”：指病在上部而属于脏病者。《类经》二十二卷第五十三注：“病高者，在上者也，当下取之。然高而内者属脏，故当取足太阴之阴陵泉。”

[7]“疾高而外者”：指上部有病而属腑者。《类经》二十二卷第五十三注：“高而外者属腑，故当取足少阳之阳陵泉也。”

[语译] 外感热病，邪在肌表，应当浅刺快刺，好像用手探触沸水，一触即起。阴寒凝滞的病，应当深刺留针，等候气至，好像行人在路上逗留，不愿走开那样。热在阴分的病人，要取阳明经的足三里穴，疾刺徐出不要懈怠，气至邪退即出针，如热仍不退，还可再刺。若脏病见于上部，当下取足太阴经的合穴阴陵泉，若病在上部而属于在外的腑症，当下取足少阳经的合穴阳陵泉。

本输第二

[提要] 本篇论述以脏腑精气为基础的经脉之气，在肘膝关节以下出入流注的部位，指出各经的井、荥、腧、原、经、合各特定穴位的名称和具体位置。同时谈到了脏腑的表里相合关系，腧穴的取法和相应的注意事项。

因篇中主要论述腧穴而命曰本输。

[原文] 黄帝问于岐伯曰：凡刺之道，必通十二经络①之所终始，络脉之所别处②，五输[1]之所留③，六腑④之所与合，四时之所出入，五脏之所溜处⑤，阔数[2]之度，浅深之状，高下所至。愿闻其解。

［校勘］

①“络”：《太素》卷十一本输作“脉”。

②“处”：《太素》卷十一本输作“起”。

③“留”：《太素》卷十一本输此下有“止”字。

④“六腑”：《太素》卷十一本输此上有“五脏”二字。

⑤“五脏之所溜处”：《太素》卷十一本输“五脏”作“脏腑”，“溜处”作“流行”。

［注释］

［1］“五输”：指井、荥、腧、经、合五种俞穴而言。

［2］“阔数”：宽窄的意思。张志聪：“阔数，宽窄也。经脉宽大，孙络窄小。”

［语译］黄帝问岐伯说：运用针刺的治法，必须精通十二经络的循行路线和起止部位，络脉的支别和相会处所，井、荥、腧、经、合经气的出入，六腑合于五脏的表里关系，人体适应四季阴阳消长而出现的气血盛衰和出入变化，五脏之气所灌注于五腧的部位，经脉、络脉、孙络的宽窄粗细以及表里深浅，上下本末的各种情况。这些道理愿意听你详细加以解释。

［原文］岐伯曰：请言其次也。肺出于①少商，少商者，手大指端②内侧也，为井木③；溜④于鱼际，鱼际者，手鱼[1]也，为荥；注于太渊⑤，太渊⑥，鱼后一寸⑦陷者中也，为腧；行于经渠，经渠，寸口⑧中也，动而不居[2]，为经；入于尺泽，尺泽，肘中之动脉也，为合。手太阴经也。

［校勘］

①“于”：《太素》卷十一本输、《甲乙》卷三第二十四并无，下同。

②“端”：《太素》卷十一本输无。

③“木”：《太素》卷十一本输、《千金》卷二十九并无。下同。

④“溜”：《千金》卷二十九、《外台》卷三十九并作

“流”。按：《文选》射雉赋善注：“溜，水流貌。”与“流”义含。

⑤“太渊”：《太素》卷十一本输作“太泉”，《千金》同。林校注云：“即太渊，避唐祖名，当时改之。”

⑥“渊”：《太素》卷十一本输此下有“者”字。下类此，不再举。

⑦“一寸”：《太素》卷十一本输作“下”字。

⑧“口”：《太素》卷十一本输此下有“之”字。《甲乙》卷三第二十四、《千金》卷二十九、《外台》卷三十九此下并有“陷者”二字。

［注释］

［1］“手鱼”：在手腕之前，大指关节之间，其肥肉隆起形如鱼者，统称为鱼。《太素》卷十一本输注：“腕前大节之后，状若鱼形，故曰手鱼也。”

［2］“动而不居”：就是动而不停息的意思。《太素》卷十一本输注：“居，停也。太阴之脉，动于寸口不息，故曰不居。”

［语译］ 岐伯说：让我按各经经穴的次序来谈，肺经的脉气，出于少商，少商穴在大指的内侧端，是肺脉所出的源泉，为井，在五行属木；脉气尚微而流于鱼际，鱼际穴在寸口之前，鱼之后，为荥；脉气渐盛，汇注于太渊，太渊穴在鱼际后一寸，腕横纹后的陷中，为腧；脉气旺盛，行于经渠，经渠穴在寸口脉中，像水流入江河一样，动而不止，为经；脉气壮大，入归于尺泽，内通于本脏，尺泽穴在肘中动脉处，为合。以上五腧，都属于手太阴肺经。

［按语］ 古人以流水比拟经脉之气的流动，提出“所出为井，所溜为荥，所注为腧，所行为经，所入为合”的论点，以井为脉气之所出，犹如水源开始，荥为水流细微，腧为水已成流，能转输运行，经为水流经过，脉气常通，合为水流汇合于

海，内入本脏。杨上善曰："如水出井，以至海为合。脉出指井，至此合于本脏之气，故名为合。解余十腧，皆效于此。"

［原文］ 心①出于中冲[1]，中冲，手中指之端也，为井木；溜于劳宫，劳宫，掌中中指本节之内②间也，为荥；注于大陵，大陵，掌后两骨之间③方下[2]者也④，为腧；行于间使，间使之道⑤，两筋之间，三寸之中也，有过则至，无过则止，为经；入于曲泽，曲泽，肘内廉[3]下陷者之中也，屈而得之，为合。手少阴经⑥也。

［校勘］

①"心"：《甲乙》卷三第二十五作"心主"。《素问》气穴论王注作"心包"。

②"内"：《要首》卷三第八引无。

③"掌后两骨之间"：张注本"两"作"高"。《甲乙》卷三第二十五、《千金翼方》卷二十六第一之二十三、《外台》卷三十九、《素问》气穴论王注"骨"并作"筋"。

④"方下者也"：《甲乙》卷三第二十五、《外台》卷三十九"方下者"并作"陷者中"。

⑤"间使之道"：《太素》卷十一本输"使"下无"之"字。按：《太素》无"之"字是，但"间使道"于文不词，似应作"间使者"。"道"、"者"二字，传写致误，后人不审，妄增"之"字，以成其义。

⑥"经"：原脱。据前后文例并参考《太素》卷十一本输补。此前"手少阴"，《太素》作"手心主"。

［注释］

[1]"心出于中冲"：中冲为手厥阴心包络脉气所发，而却说是少阴心经，这是因为少阴无腧，其腧出于心包络的缘故。下劳宫、大陵、间使、曲泽义皆同。《类经》八卷第十六注："按此下五腧，皆属于厥阴之穴，而本经直指为心腧者，皆在于心之包络，包络者，心主之脉也。邪客篇曰：'手少阴之脉

独无腧'，正此之谓。"

[2]"方下"：是正当两骨之下的意思。

[3]"廉"：侧边曰廉。

[语译] 心的脉气出于中冲，中冲在手中指端，为井，在五行属木；脉气尚微，流于劳宫，劳宫在中指本节后手掌中间，为荥；脉气渐盛，灌注于大陵，大陵在掌后横纹处，正当两骨之间，为腧；脉气旺盛，行于间使，间使在腕后三寸内侧两筋间。心脏血气有病，心包络经会受到影响，而出现一定的变化，无病则心与心包相安，而脉气平静，为经；脉气大盛，入于曲泽，曲泽在肘内侧陷中，曲肘可得，为合。以上五腧，都属于手少阴心经。

[原文] 肝出于大敦，大敦者，足大指之端，及三毛之中也，为井木；溜于行间，行间，足大指间也①，为荥；注于太冲，太冲，行②间上二寸陷者之中③也，为腧；行于中封，中封，内踝之前一寸半④，陷者之中⑤，使逆则宛[1]，使和则通，摇⑥足而得之，为经；入于曲泉，曲泉，辅骨之下，大筋之上⑦也，屈膝而得之，为合。足厥阴经⑧也。

[校勘]

①"足大指间也"：《太素》卷十一本输"大"上无"足"字，"指"下有"之"字。

②"行"：《太素》卷十一本输此上有"在"字。

③"陷者之中"：《图经》卷一作"动脉中"。

④"内踝之前一寸半"：《太素》卷十一本输"内"上有"在"字，"踝"下无"之"字。《甲乙》卷三第三十一《千金》卷二十九、《外台》卷三十九、《图经》卷一、《医心方》卷二"一寸半"并作"一寸"。

⑤"之中"：《太素》卷十一本输作"中也"。

⑥"摇"：《甲乙》卷三第三十一、《千金》卷二十九、《外台》卷三十九并作"伸"。

⑦“之上”：《太素》卷十一本输杨注引《明堂》、《甲乙》卷三第三十一、《千金》卷二十九、《外台》第三十九、《图经》卷一此下并有“小筋下”三字。

⑧“经”：原脱，据《太素》卷十一本输补。

［注释］

［1］“使逆则宛”：逆其气则郁滞不通的意思。《太素》卷十一本输注：“气行曰使，宛，不伸也，塞也。”

［语译］ 肝的脉气出于大敦，大敦在足大趾外侧与三毛中间，为井，在五行属木；脉气尚微，流于行间，行间在足大趾次趾之间，为荥；脉气渐盛，灌注于太冲，太冲在行间后二寸陷中，为腧；脉气旺盛，行于中封，中封在内踝前一寸半陷中，是肝脉气血往来通行的径路。用针时，逆其气则脉气郁滞，和其气则脉气流通，取穴时要摇动其足，为经；脉气壮大入归于曲泉，曲泉在膝内侧辅骨之下，大筋之上，取穴时要曲其膝，为合。以上五腧，属于足厥阴肝经。

［原文］ 脾出于隐白，隐白者，足大指之端内侧也，为井木；溜于大都，大都，本节之后下陷者之中也，为荥；注于太白，太白，核①骨之下②也，为腧；行于商丘，商丘，内踝之下，陷者之中也，为经；入于阴之陵泉，阴之陵泉，辅骨之下，陷者之中也。伸而得之③，为合，足太阴经④也。

［校勘］

①“核”：原作“腕”，据《甲乙》卷三第三十、《太素》卷十一本输、《千金》卷二十九、《图经》卷一、《外台》卷三十九及《素问》气穴论王注改。

②“下”：《要旨》卷三第八作“端”。

③“伸而得之”：《太素》卷十一本输“伸”上有“屈”字。《甲乙》卷三第三十、《千金》卷二十九、《外台》卷三十九、《资生经》“而”并作“足”。《医心方》卷二“伸”下有“足”字。

④“经”：原脱，据《太素》卷十一本输补。

［语译］ 脾的脉气出于隐白穴。隐白穴在足大趾端内侧，为井，在五行属木；脉气尚微，流于大都，大都在足大趾本节后内侧陷中，为荥；脉气灌注于太白，太白在足内侧核骨下陷中，为腧；脉气行于商丘，商丘在足内踝下微前陷者中，为经；脉气入归于阴陵泉，阴陵泉在膝内侧辅骨下陷中，伸足取之，为合。以上五腧，属于足太阴脾经。

［原文］ 肾出于湧①泉，湧泉者，足心也，为井木；溜于然谷[1]，然后，然骨之下者也，为荥；注于太谿，太谿，内踝之后，跟骨之上，陷者中②也，为腧；行于复留③，复留，上内踝二寸④，动而不休，为经；入于阴谷，阴谷，辅骨之后，大筋之下，小筋之上也，按之应手[2]，屈膝而得之，为合。足少阴经也。

［校勘］

①“湧”：《太素》卷十一本输、《甲乙》卷三第三十二、《千金》卷二十九、《外台》卷三十九、《图经》卷一、《资生经》“湧”并作“涌”。《素问》阴阳离合论：“少阴根起于涌泉。”作“涌”似是。按：今“涌”字简化为“涌”。

②“者中”：原作“中者”，据张注本、《太素》卷十一本输、《甲乙》卷三第三十二、《千金》卷二十九、《外台》卷三十九改。

③“复留”：马注本、张注本、《甲乙》卷三第三十二、《外台》卷三十九、《图经》卷一、《资生经》“留”并作“溜”。《千金》卷二十九“复”作“伏”。

④“上内踝二寸”：《太素》卷十一本输“上”下无“内”字。《甲乙》卷三第三十二、《千金》卷二十九、《外台》卷三十九、《图经》卷一并作“足内踝上二寸。”

［注释］

[1]“然谷”：在足内踝前大骨陷中。《甲乙》卷三第三十

二“然谷，在足内踝前大骨下陷者中。”《千金》“然谷”下注：“《妇人方》上卷云：在内踝前直下一寸。”

[2]“按之应手”：按之有动脉应手。《太素》卷十一本输注：“按应手，谓按之手下觉异也。”

[语译] 肾的脉气出于涌泉，涌泉在足心，屈趾所出现的凹陷中，为井，在五行属木；脉气尚微，流于然谷，然谷在足内踝前大骨陷中，为荥；脉气灌注于太谿，太谿在足内踝后跟骨上陷中，为腧；脉气行于复留，复留在内踝上二寸筋骨陷中，其脉动而不止，为经；脉气入归于阴谷，阴谷在膝内侧辅骨之后，大筋之下，小筋之上，按之有动脉应手，屈膝从腘横纹内侧端二筋间取之，为合。以上五腧，都属于足少阴肾经。

[原文] 膀胱出于至阴，至阴[1]者，足小指之端也，为井金；溜于通谷，通谷，本节之前外侧也①，为荥；注于束骨[2]，束骨，本节之后陷者中②也，为腧；过于京骨，京骨，足外侧大骨之下③，为原④[3]；行于昆仑，昆仑[4]，在外踝之后，跟骨之上，为经；入于委中，委中，腘中央⑤[5]，为合⑥。委而取之，足太阳经⑦也。

[校勘]

①“本节之前外侧也”：《太素》卷十一本输无“外侧也”三字。杨上善曰：“《明堂》：通谷者，小指外侧，本节前陷中也。”

②“陷者中”：《太素》卷十一本输无。

③“足外侧大骨之下”：《太素》卷十一本输“足外侧大骨”作“外踝”。《甲乙》卷三第三十五“大骨”下无“之”字，有“赤白内际陷者中”七字，《素问》气穴论王注同。

④“原”：《千金》卷二十九作“源”。

⑤“央”：《太素》卷十一本输作“也”。《甲乙》卷三第三十五、《千金》卷二十九、《医心方》卷二、《图经》卷一、《资生经》“央”下并有“约文中动脉”五字。

⑥“为合”：此二字似应在“委而取之”下。例如本篇手少阴曲泽“屈而得之，为合”；足厥阴曲泉“曲膝而得之，为合”；足太阴阴之陵泉“伸而得之，为合”；足少阴阴谷“屈膝而得之，为合”；手太阳小海“伸臂而得之，为合”；手阳明曲池“屈臂而得之，为合”均可证。“为合”二字在下，方与前后一律。至足少阳阳之陵泉、足阳明冲阳、手少阳天井，其“为合”，“为原”，亦均属误例，并应易正。

⑦“经”：原脱。据《太素》卷十一本输补。

［注释］

［1］“至阴”：在足小趾外侧，去甲角如韭叶。

［2］“束骨”：在足小趾外侧本节后陷中。王冰曰：“束骨，在足小趾外侧，本节后，赤白肉际陷者中。”

［3］“原”：古人认为“原”是十二经的根本。在这里指十二经的原穴而言。《太素》卷十一本输注：“齐下动气者，人之生命，十二经之根本也，故名原。三焦者，原气之别使，主行三气，经营五脏六腑，故原者，三焦之尊称也。是以五脏六腑，皆有原也。肺之原，出太渊，心之原，出大陵也，肝之原，出太冲，脾之原，出太白，肾之原，出太谿，手少阴经原，出神门掌后兑骨之端，此皆以腧为原者，以输是三焦所行之气留止处也。六腑原者，胆原出邱虚，胃原出冲阳，大肠原出合骨，小肠原出完骨，膀胱原出京骨，三焦原出阳池。六腑者，阳也。三焦行于诸阳，故置一输名原，不应五时也。所以六腑有六输，亦与三焦共一气也。”

《类经》八卷第十六注：“本篇惟六腑有原，而五脏则无。前十二原篇所言五脏之原，即本篇五脏之腧。然则阴经之腧即原也，阳经之原，自腧而过，本为同气，亦当属阳木，下仿此。”

［4］“昆仑”：在外踝后跟骨上陷中。《甲乙》：“昆仑在足外踝后，跟骨上陷中，细脉动应手。”

[5]“腘中央”：指膝部腘窝横纹中央。《素问》至真要大论王冰注曰：“腘为膝后曲脚之中也。”

[语译] 膀胱的脉气出于至阴穴，至阴在足小趾端的外侧，为井，在五行属金；脉气尚微，流于通谷，通谷在足小趾本节前的外侧陷中，为荥；脉气灌注于束骨，束骨在足小趾本节后赤白肉际陷中，为腧；脉气过于京骨，京骨在足外侧大骨下赤白肉际陷中，为原；脉气旺盛，流于昆仑，昆仑在外踝后跟骨上陷中，为经；脉气壮大，入归于委中，委中在膝腘横纹中，有动脉应手，伏卧取之，为合。以上六腧，都属于足太阳膀胱经。

[原文] 胆出于窍阴，窍阴者，足小指次指之端也，为井金；溜于侠溪，侠溪，足① 小指次指之间也，为荥；注于临泣，临泣，上行一寸半陷者中也，为腧；过于丘墟②，丘墟，外踝之前下，陷者③ 中也，为原；行于阳辅，阳辅，外踝之上④，辅骨[1]之前，及绝骨之端⑤ 也，为经；入于阳之陵泉，阳之陵泉在膝⑥ 外陷者中也，为合，伸⑦ 而得之。足少阳经⑧ 也。

[校勘]

①“足”：《太素》卷十一本输无。

②“墟”：《太素》卷十一本输作“虚”。

③“外踝之前下，陷者”：《太素》“之”下无“前”字，“者”下有“之”字。

④“上”：《甲乙》卷三第三十四、《外台》卷三十九、《图经》卷一此下并有“四寸”二字。按：《素问》骨空论王注、《千金》卷二十九、《医心方》卷二并无“四寸”二字。

⑤“端”：《甲乙》卷三第三十四、《千金》卷二十九、《资生经》此下并有“如前三分，去丘墟七寸”九字。《图经》卷一“端”下有“如前三分”四字。

⑥“在膝”：《太素》卷十一本输作“外膝”。《甲乙》卷三

第三十四此下有“下一寸骱外廉”六字。《千金》卷二十九、《医心方》卷二、《图经》卷一、《资生经》并与《甲乙》同，惟无“骱”字。

⑦“伸”：《太素》卷十一本输此下有“足”字。

⑧“经”：原脱，据《太素》卷十一本输补。

［注释］

［1］“辅骨”：膝两侧挟膝之骨。如沈彤《释骨》：“侠膝之骨，曰辅骨。”

［语译］ 胆的脉气出于窍阴穴，窍阴在足第四趾端的外侧，为井，在五行属金；脉气流于侠溪，侠溪在足四趾和小趾的岐骨间，在本节前陷中，为荥；脉气灌注于临泣，临泣在侠溪上行一寸半凹陷处，在足小趾次趾本节后间陷中，为腧；脉气过于丘墟，丘墟在足外踝前陷中，为原；脉气行于阳辅，阳辅在足外踝上四寸绝骨之端，为经；脉气壮大，入于阳陵泉，阳陵泉在膝下一寸外辅骨的陷中，为合，伸足取穴。以上六腧，都属于足少阳胆经。

［原文］ 胃出于厉兑，厉兑者，足大指内次指之端也①，为井金；溜于内庭，内庭，次指外间也②，为荥；注于陷谷，陷谷者，上③中指内间，上行二寸陷者中也，为腧；过于冲阳，冲阳，足跗④[1]上五寸陷者中也，为原，摇足而得之；行于解溪，解溪，上冲阳⑤一寸半陷者中也，为经；入于下陵，下陵，膝下三寸，胻骨外⑥三里也，为合；复下三里三寸⑦为巨虚上廉，复下上廉三寸⑧，为巨虚下廉也，大肠属上，小肠属下[2]，足阳明胃脉也，大肠小肠皆属于胃，是⑨足阳明经⑩也。

［校勘］

①“足大指内次指之端也”：《太素》卷十一本输“大指”下，有“之”字。《甲乙》卷三第三十三、《千金》卷二十九、《医心方》卷二、《图经》卷一、《资生经》“大指”下并无

“内”字。孙鼎宜曰：“内字误。”

②“次指外间也”：《甲乙》卷三第三十三、《千金》卷二十九、《外台》卷三十九、《医心方》卷二、《图经》卷一“次指”上并有“足大指”三字。《太素》卷十一本输“外间”下有“陷者中”三字。

③“上”：《太素》卷十一本输无。

④“跗”：《甲乙》卷三第三十三作“趺”。

⑤“上冲阳”：《甲乙》卷三第三十三、《千金》卷二十九、《外台》卷三十九、《医心方》卷二、《图经》卷一、《资生经》并作“在冲阳后”。

⑥“胻骨外”：《素问》骨空论王注“胻”作“骨骱”。刺腰痛篇新校正引《甲乙》作“骭”。按：《说文》无“骭”字。肉部：“胻，胫耑也。”王筠谓：“近膝之处。”此云“胻骨外三里”，于义正合。《淮南》俶真训高注：“骭，自膝以下胫以上也。”其义与“胻”不背。《甲乙》卷三第三十三、《外台》卷三十九、《医心方》卷二、《资生经》“外”下并有“廉”字。

⑦“复下三里三寸”：《太素》卷十一本输无“三里”二字。《甲乙》卷三第三十三、《千金》卷二十九、《图经》卷一、《资生经》并作“在三里下三寸”。

⑧“复下上廉三寸”：《太素》卷十一本输无“上廉”二字。《甲乙》卷三第三十三、《千金》卷二十九、《图经》卷一、《资生经》并作“在上廉下三寸。”

⑨“胃，是”：《太素》卷十一本输作“此”。

⑩“经”：原脱。据《太素》卷十一本输补。

[注释]

[1]“跗（fú扶）”：足背曰跗。《仪礼》士丧礼：“乃履綦结于跗，连绚。”郑注：“跗，足上也。”疏：“谓足背也。”

[2]“大肠属上，小肠属下”：大肠的经气在上巨虚与阳明胃合，故曰大肠属上；小肠的经气在下巨虚与阳明胃合，故曰

小肠属下。《太素》卷十一本输注："足阳明脉，行此虚中，大肠之气在上廉中，与阳明合。小肠之气在下廉中，与阳明合。故曰大肠属上、小肠属下也。"黄载华曰："大肠小肠，受盛胃府水谷之余，济泌别汁，而生津液，故皆属于胃，是以大肠受胃府之经气，而属于巨虚上廉，小肠属巨虚下廉。"

[语译] 胃的脉气，出于厉兑穴，厉兑在足第二趾端的外侧，为井，在五行属金；脉气尚微，流于内庭，内庭在足第二趾的外间本节前陷中，为荥；脉气灌注于陷谷，陷谷在内庭上二寸凹陷中，为腧；脉气过于冲阳，冲阳在足趾上五寸骨间动脉应手处，摇足取之，为原。脉气行于解溪，解溪在冲阳上一寸半足跗关节上陷中，为经；脉气入归下陵，下陵即膝下三寸胻骨外的三里穴，为合；从三里下行三寸，是巨虚上廉，再下行三寸，是巨虚下廉。大肠属于上廉，小肠属于下廉，都和足阳明胃脉相联属。况且大肠、小肠，受盛胃中的水谷，经过消化传导，吸收精华而生精液，所以都属于胃。以上的腧穴，都属于足阳明胃经。

[原文] 三焦者，上合①手少阳[1]，出于关冲，关冲者，手小指②次指之端也，为井金；溜于液③门，液门，小指次指④之间也，为荥；注于中渚，中渚，本节之后陷者中也⑤，为腧；过于阳池，阳池，在腕⑥上陷者之中也，为原；行于支沟，支沟，上腕⑦三寸，两骨之⑧间陷者中也，为经；入于天井，天井，在肘外大骨之上⑨陷者中也，为合，屈肘乃得之⑩；三焦下⑪腧[2]，在于足大指⑫之前，少阳之后，出于腘中外廉⑬，名曰委阳，是太阳络也⑭。手少阳经也。三⑮焦者，足少阳太阴（一本作阳）之所将⑯，太阳之别也，上踝五寸，别⑰入贯腨肠[3]，出于委阳⑱，并太阳之正⑲，入络膀胱，约下焦⑳，实则闭癃㉑，虚则遗溺，遗溺则补之㉒，闭癃则泻之。

［校勘］

①“合”：《太素》卷十一本输此下有“于”字。

②“手小指”：《纲目》“小指”上无“手”字。《素问》缪刺论作“手中指”。新校正云：“案《甲乙经》关冲穴出手小指次指之端，今言中指者误也。”

③“液”：《太素》作“掖”，《医心方》卷二、《千金》卷二十九第一同。《甲乙》卷三第二十八作“腋”。《千金》卷二十九第二同。

④“次指”：《太素》卷十一本输无“次指”二字。

⑤“本节之后陷者中也”：胡本、熊本、周本、统本、金陵本、藏本、日抄本“者中”并作“中者”。《医心方》卷二“本节之后”作“本节间”。《太素》卷十一本输“之后”下无“陷者中”三字。

⑥“腕”：《甲乙》卷三第二十八此上有“手表上”三字。《太素》杨上善注、《素问》气穴论王注、《千金》卷二十九、《图经》卷一、《资生经》此上并有“手表”二字。

⑦“上腕”：《太素》卷十一本输作“腕上”。《甲乙》卷三第二十八、《千金》卷二十九、《外台》卷三十九、《图经》卷一、《资生经》并作“在腕后”。

⑧“之”：《太素》卷十一本输无。

⑨“上”：统本、金陵本并无。《甲乙》卷三第二十八“上”作“后”，下有“两筋间”三字，《素问》气穴论王注同。

⑩“为合，屈肘乃得之”：《甲乙》卷三第二十八、《外台》卷三十九“为合”二字，并在“屈肘”句下，依前后例，似应据之易正。《太素》卷十一本输“乃”作“而”。

⑪“下”：《素问》气穴论王注、《甲乙》卷三第三十五此下并有“辅”字。

⑫“大指”：《太素》卷十一本输、《甲乙》卷三第三十五、《千金》卷二十九、《外台》卷三十九“大指”并作“太

阳”。周学海曰：“考邪气藏府病形篇曰：三焦病者，候在足太阳之外大络，在太阳少阳之间，取委阳。于大指何涉，应作太阳。”

⑬“外廉”：《甲乙》卷三第三十五、《医心方》卷二此下并有“两筋间”三字。

⑭“是太阳络也”：《甲乙》卷三第三十五“是”作“此足”。《太素》卷十一本输“是”作“此”，“太阳”下，有“之”字。《素问》王注、《甲乙》“太阳”下并有“别”字。按：太阳别络以“手少阳经”承之，似不合。《甲乙》置此于“足太阳”条内，如据之移“三焦下腧”三十字，于上文“足太阳也”之后，于前后各经文次，亦不一律，疑有错倒。

⑮“三”：《太素》卷十一本输、《素问》金匮真言论、宣明五气篇王注引“三”上并有“足”字，《此事难知》引同。顾观光曰：“今本足字误脱在下，当依王注易转。三焦为孤府，自上至下，无所不统，故经之在上者属手，俞之在下者居足，曰足三焦，谓三焦俞之在足者耳。”杨上善曰：“……下焦即膀胱也，原气太阳，络于膀胱，节约膀胱，使溲便调也，以此三焦原气行足，故名足三焦也。”

⑯“足少阳太阴之所将”：《太素》卷十一本输无“足少阳”三字。“太阴”作“太阳”。《景岳全书》遗溺类引“少阳”作“少阴”。罗树仁《素问灵枢针灸合纂》：“按肾合三焦、膀胱，则三焦为足少阴太阳之所将。少阳太阴必系少阴太阳之误刊无疑。”周学海曰：“太阴之阴，原注一本作阳，今寻本篇文义，非‘阴’误‘阳’，乃‘太’误‘少’也。”

⑰“别”：《太素》卷十一本输此上有“而”字。

⑱“上踝五寸，……出于委阳”：《此事难知》引无此十三字。

⑲“正”：《此事难知》引作“证”。

⑳“约下焦”：《太素》卷十一本输无“约”字。“下焦”

二字连上读。

㉑“实则闭癃”：《太素》卷十一本输“实”作“盛”。《素问》宣明五气篇：“膀胱不利为癃。”

㉒“之”：《太素》卷十一本输无“之”字。下同。按：本篇各经皆论俞穴，而此忽言证治，前后不类，疑有窜误。

[注释]

[1]“上合手少阳”：三焦的气化功能出于肾，游行于上中下三部，其脉气在上与手少阳相合。《类经》八卷第十六注：“按诸经皆不言上合，而此下三经独言之者，盖以三焦并中下而言，小肠大肠俱在下，两经则属手，故皆言上合某经也。”

[2]“三焦下腧”：是三焦脉气下行气聚之处。《太素》卷十一本输注：“上焦如雾，中焦如沤，下焦如渎。此三焦之气，上下皆通。故上腧在背第十三椎下两旁，各一寸半。下腧在此太阴之间，出腘外廉足太阳络，三焦下行气聚之处，故曰下输也。”

[3]“腨（chuǎi 揣）肠”：就是足腹，俗称“小腿肚”的部位。马莳：“腨肠即足腹也。”

[语译] 三焦的脉气，上与手少阳相合。出于关冲，关冲，在手第四指端外侧，为井，在五行属金；脉气尚微，溜于液门，液门，在手第四指与小指之间，为荥；脉气注于中渚，中渚，在小指与无名指本节后的凹陷中，为腧；脉气过于阳池，阳池，在手腕横纹陷中，为原；脉气行于支沟，支沟，在腕后三寸两骨之间，为经；脉气归入于天井，天井，在肘尖上一寸两筋之间陷中，为合，取穴时应屈肘。三焦脉气下行于足太阳经之前，少阳经之后，上行出于腘中外侧的委阳，委阳是太阳经脉别行之络的起点，为三焦的下俞，以上俞穴属于手少阳经。三焦经的脉气，和足少阳、太阳两经相并行，自踝上五寸入腨肠内部，上行出于足太阳的别络委阳，并足太阳的正脉入络膀胱，以约束下焦。所以三焦的实证，会出现小便不通的

癃闭病，三焦的虚证，会出现小便失禁的遗尿病，治三焦虚证要用补法，治三焦实证当用泻法。

［按语］ 《甲乙》云："委阳，三焦下辅俞也，在足太阳之前，少阳之后，出于腘中外廉两筋间，承扶下六寸，屈身而取之。"楼英曰："详《铜人》云：委阳在承扶下六寸，以今经文考之，当云一尺六寸，谨按经文论'委阳在足太阳之前，少阳之后，出于腘中外廉。'又按经文取合穴法，'取委阳者，屈伸而索之。取阳陵泉者，正竖膝与之齐下，至委阳之前取之'。是知委者曲也。委中，即两腘之中央委阳即曲脷之阳分，约文之尽处两筋间。是推其分野，正当太阳少阳之间，内外廉之界。故曰：'太阳之前，少阳之后，腘中外廉也。'其穴正在约文尽处两筋之间，屈伸而得之。故取法曰：'屈伸索之'也。只正膝与之齐，阳陵泉正对其穴，故曰：'取阳陵泉者，下至委阳之前取之'也。又考诸尺寸，则承扶下至其穴。正得一尺六寸，故愚断然谓《甲乙》脱去'一尺'二字无疑也。"此说论委阳位置甚详，可参。

［原文］ 小肠者①，上合于②太阳，出于少泽，少泽，小指之端也，为井金；溜于前谷，前谷，在手外廉本节前③陷者中也，为荥；注于后溪，后溪者，在手外侧④本节之后也，为腧；过于腕⑤骨，腕骨，在手外侧腕骨之前⑥，为原；行于阳谷，阳谷，在⑦锐骨之下陷者中也，为经；入于小海，小海，在肘内⑧大骨之外，去⑨端半寸陷者中⑩也，伸臂而得之⑪，为合，手太阳经也。

［校勘］

①"小肠者"：此前原有"手太阳"三字，与本文各脏腑不类，据《太素》卷十一本输删。又，《太素》"肠"下无"者"字。

②"于"：马注本，张注本，"于"并作"手"。《太素》卷十一本输"于"下有"手"字。

③"在手外廉本节前"：《太素》卷十一本输无"在"字，

“外廉”作“小指”,《甲乙》卷三第二十九同。《医心方》卷二“本节前”作“本节后”。

④“在手外侧”:《太素》卷十一本输无。《甲乙》卷三第二十九、《外台》卷三十九、《图经》卷一《资生经》、《医心方》卷二“手”下并有“小指”二字。

⑤“腕”:《太素》卷十一本输作“完”,下同。

⑥“在手外侧腕骨之前”:日抄本“外”下无“侧”字。《甲乙》卷三第二十九“腕骨之前”作“腕前起骨下”。

⑦“在”:《甲乙》卷三第二十九、《千金》卷二十九、《图经》卷一、《资生经》此下并有“手外侧腕中”五字。

⑧“内”:顾氏校记云:“内乃外之误字”。《针灸大成》卷六小肠经穴“内”作“外”,与顾校合。

⑨“去”:《太素》卷十一本输、《甲乙》卷三第二十九、《千金》卷二十九、《图经》卷一、《资生经》、《医心方》卷二此下并有“肘”字。

⑩“中”:《太素》“中”上有“之”字。

⑪“伸臂而得之”:《太素》卷十一本输杨注引《明堂》、《甲乙》卷三第二十九、《外台》卷三十九“伸臂”并作“屈肘”。《资生经》引甄权云:“屈手向头取之。”

[语译] 小肠上合手太阳经脉,其脉气出于少泽,少泽在手小指端外侧,为井,在五行属金;脉气尚微,流于前谷,前谷在手外侧小指本节前凹陷中,为荥;脉气灌注于后溪,后溪在手外侧小指后凹陷中,为腧;脉气过于腕骨,腕骨穴在手外侧腕骨之前,为原;脉气行于阳谷,阳谷在掌后锐骨的下方凹陷中,为经;脉气入归于小海,小海穴在肘内侧大骨的外缘去肘端五分的凹陷中。取穴时要伸臂,为合。以上腧穴,都属于手太阳小肠经。

[原文] 大肠上合①手阳明,出于商阳,商阳,大指次指之端也,为井金;溜于本节之前二间,为荥②;注于本节之后

三间，为腧[3]；过于合谷，合谷在大指岐骨[4]之间，为原；行于阳溪，阳溪，在[5]两筋间陷者中也，为经；入于曲池[6]，在肘外辅骨陷者中[7]，屈臂而得之[8]，为合，手阳明也。

［校勘］

①“合”：《太素》卷十一本输此下有“于”字。

②“溜于本节之前二间，为荥”：《太素》卷十一本输作“溜于二间，二间在本节之前，为荥。”

③“注于本节之后三间，为腧”：《太素》卷十一本输作“注于三间，三间在本节之后，为腧。”

④“大指岐骨”：《太素》卷十一本输“大指”下，无“岐骨”二字。《甲乙》卷三第二十七、《千金》卷二十九、《资生经》“大指”下并有“次指”二字。《素问》三部九候论王注：“大肠脉，在手大指次指岐骨间合谷之分，动应于手。”与《甲乙》合。

⑤“在”：《甲乙》卷三第二十七、《千金》卷二十九、《图经》卷一、《资生经》此下并有“腕中上侧”四字。

⑥“曲池”：《太素》卷十一本输此下有“曲池者”三字。守山阁校本注云：“依上文例，当迭曲池二字。”

⑦“在肘外辅骨陷者中”：《太素》卷十一本输“辅”下有“曲”字，“陷者”作“之”字。《甲乙》卷三第二十七作“在肘外辅骨之中”。《千金》卷二十九作“在肘后转屈肘曲骨之中。”《图经》卷一作“在肘外辅骨屈肘曲骨之中”。

⑧“屈臂而得之”：《太素》卷十一本输“臂”作“肘”。《甲乙》卷三第二十七作“以手按胸取之”。《素问》气府论王注、《资生经》并作“以手拱胸取之”。

［语译］ 大肠上合于手阳明经，它的脉气出于商阳，商阳在手食指端内侧，为井，在五行属金；脉气尚微，流于食指本节前的二间穴，为荥；脉气灌注于食指本节后陷中的三间穴，为腧；脉气过于合谷，合谷穴在大指和食指的歧骨中间，为原；脉气行于阳溪，阳溪穴在腕上两筋中间的凹陷中，为经；

脉气入归于曲池，曲池穴在肘外辅骨曲肘横纹头陷中，取穴时要屈肘横肱，为合。以上腧穴都属于手阳明大肠经。

［**原文**］　是谓五脏六腑之腧，五五二十五腧，六六三十六腧也。六腑皆出足之三阳，上合于手者也。

［**语译**］　以上所说五脏六腑的腧穴，五脏各有井荥腧经合五个腧穴，五五共二十五个腧穴，六腑各多一个原穴，六六共三十六个腧穴，六腑的脉气都分别起于足之三阳和手之三阳，足有太阳膀胱经，而手则有太阳小肠经相合；足有阳明胃经，而手则有阳明大肠经相合；足有少阳胆经，而手则有少阳三焦经相合。这就是足经相合于手经，构成相互间的密切联系。

五脏六腑井荥腧原经合总表

五腧／五脏	井木	荥火	腧土	经金	合水	六腧／六腑	井金	荥水	腧木	原	经火	合土
肺	少商	鱼际	太渊	经渠	尺泽	大肠	商阳	二间	三间	合谷	阳溪	曲池
心	中冲	劳宫	大陵	间使	曲泽	小肠	少泽	前谷	后溪	腕骨	阳谷	小海
肝	大敦	行间	太冲	中封	曲泉	胆	窍阴	侠溪	临泣	丘墟	阳辅	阳陵泉
脾	隐白	大都	太白	商丘	阴陵泉	胃	厉兑	内庭	陷谷	冲阳	解溪	三里
肾	涌泉	然谷	太谿	复溜	阴谷	膀胱	至阴	通谷	束骨	京骨	昆仑	委中
						三焦	关冲	液门	中渚	阳池	支沟	天井

［**按语**］　本篇所论之五脏五俞，其中心手少阴经的五俞皆在心包络手厥阴的经脉上，根据本书邪客篇的说法，心为五脏六腑之大主，“邪弗能容”，故邪之在于心者，都在心包络，治

疗时，当然也不取心手少阴经脉，所以有上述情况及“少阴无俞”的说法；但根据本书经脉篇的理论，各经都有不同的生理、病理，不能混淆，所以后世在这方面有了补充和发展，如《难经》将心包络提出，合为六脏六腧，其中心包络的五俞即本篇手少阴的五俞，而心手少阴经脉的五俞则另选其本经的俞穴少冲（井）、少府（荥）、神门（俞）、灵道（经）、少海（合）这样的改动，不但合理，而且适合临床的需要，故为后世所宗。

此外，本篇所论五脏五俞中的俞穴，正是上篇九针十二原中所说的原穴，该篇将此五俞穴左右各一，合为十原穴，再加膏、肓各一穴统称十二原。其中根本没有六腑的原穴，本篇则提出六腑的原穴各一。后世所通称的十二原，实际与上篇九针十二原所提出的不同，而是按本篇五脏的五俞穴（也即原穴）加上六腑的六原穴、再加心经的神门。这样每脏每腑各一，而成十二，这就是后世通称的十二原。

［原文］ 缺盆之中，任脉也，名曰天突。一次任脉侧之动脉[①]，足阳明也，名曰人迎；二次脉手阳明也，名曰扶突；三次脉手太阳也，名曰天窗；四次脉足少阳也，名曰天容[②]；五次脉手少阳也，名曰天牖；六次脉足太阳也，名曰天柱；七次脉颈[③]中央之脉，督脉也，名曰风府。腋内动脉，手太阴也，名曰天府[④]。腋下三寸，手心主也，名曰天池。

［校勘］

①“一次任脉侧之动脉”：《太素》卷十一本输“次”上无“一”字，“侧之”二字互易。《太素》卷十四人迎脉口诊、卷二十六寒热杂说杨注并同。

②“天容”：马莳曰：“按天容系手太阳经，非足少阳经，疑是天冲穴。”丹波元简曰：“天冲虽为足少阳经穴，然在耳上如前三分，无属颈部之理，马注不可据。”另，《类经》七卷第十注：“耳下曲颊后，亦仍是指手太阳之天容穴，此非足少阳

之穴，意者古以此穴属足少阳经脉。”亦可备一说。

③“颈”：《太素》卷十一《本输》作“项”。按：《素问》气府论“项中央二。”王注：“是谓风府、瘖门二穴也，悉在项中。”据此，以作“项”似是。

④“腋内动脉，手太阴也，名曰天府”：本书寒热篇作“腋下动脉，臂太阴也，名曰天府。”

［语译］ 左右缺盆的正中间是任脉的天突穴。从任脉旁开第一行的动脉应手处，是阳明胃经的人迎穴；第二行是手阳明经的扶突穴；第三行是手太阳经的天窗穴；第四行是足少阳经的天容穴；第五行是手少阳经的天牖穴；第六行是足太阳经的天柱穴；第七行是颈后中央督脉上的风府穴。腋内脉跳动的地方是手太阴经的天府穴，腋下三寸的地方是手心主的天池穴。

［原文］ 刺上关者，呿[1]不能欠①[2]；刺下关者，欠不能呿②；刺犊鼻者，屈不能伸；刺两③关[3]者，伸不能屈。

［校勘］

①“呿不能欠”：《素问》气穴论王注引《针经》作“刺则故不能欠者也。”《甲乙》卷五第四“呿”亦作“故”。按：“欠”疑误，似应作“欲”。“欠”乃“欲”之坏字。“欲”通“合”。刺上关“呿不能合”，刺下关“合不能呿”于义正合。

②“刺上关者……欠不能呿”：此十六字，《资生经》引作“岐伯曰：上关若刺深，令人欠而不得故；下关久留针，即故而不得欠。”与本篇异。

③“两”：《太素》卷十一本输、《甲乙》卷五第四并作“内”。

［注释］

［1］“呿（qū 区）”：张口。

［2］“欠”：合口。

［3］“两关”：指内关、外关而言。《类经》七卷第十注：“两关，内关，外关也，内者手厥阴，外者手少阳，俱伸手取

之，故刺两关，则伸不能屈也。”

[语译] 针刺上关时，应该张口，不要闭口，因该穴位在耳前，张口则有空隙，闭口即穴合；针刺下关时，应该闭口，不要张口，因为该穴在上关之下，合口则有空隙，张口即闭合；犊鼻是足阳明经穴，在膝膑下胻骨上，筋骨间陷中，取此穴时应该屈膝不要伸足；两关即内关和外关，刺两关时要伸臂，不能屈臂，因为屈臂时，前臂两骨交错，针不能入。

[原文] 足阳明，挟喉之动脉[1]也，其腧在膺中①[2]；手阳明，次在其腧②外，不至曲颊一寸。手太阳当曲颊[3]。足少阳在耳下曲颊之后；手少阳出耳后，上加完骨之上[4]；足太阳挟项大筋之中发际。[5]

阴尺动脉在五里，五腧之禁也[6]。

[校勘]

①“足阳明……其腧在膺中”：《太素》卷十一本输无此十四字。

②“腧”：《太素》卷十一本输无。

[注释]

[1]“挟喉之动脉”：指人迎而言。《类经》七卷第十注：“此下乃重言上文六阳经脉，以明其详也。挟喉动脉，即足阳明人迎也。”

[2]“其腧在膺中”：膺，就是胸前两侧高起处。足阳明胃经的俞穴如库房、屋翳等分布其中。马莳曰：“胸之两旁，谓之膺也。”《类经》七卷第十注：“自挟喉而下行于胸膺，凡气户、库房之类，皆阳明之腧，故曰其腧在膺中。”

[3]“曲颊”：颊，是面之两旁，牙下骨称颊车，因其屈而向前，故称为曲颊。《太素》卷十一本输注：“手太阳循颈上颊。颊，曲颊也，近牙车是也。”

[4]“上加完骨之上”：此言天牖穴的部位。《太素》卷十一本输注：“手少阳上项挟耳后，故直上出耳上角，完骨在耳

后，故上加完骨上是也。”《类经》七卷第十注：“此复言天牖穴也。”

[5]“足太阳挟项大筋之中发际”：此言天柱穴部位。《太素》卷十一本输注：“两大筋中发际，此太阳腧也。”《类经》七卷第十注：“此复言天柱穴，挟后项大筋中发际也。”

[6]“五腧之禁也”：这里指五里穴，其上有动脉，是禁刺穴。古人认为，误刺五里会使五脏气竭尽。《太素》卷十一本输注：“五脏动脉，在肘上五里五腧大脉之上。《明堂》云：五里在肘上三寸，手阳明脉气所发，行向里大脉中央，禁不可刺，灸十壮，左取右，右取左。大脉，五脏大脉气腧也，故禁刺不禁灸也。”《类经》二十二卷第六十一注：“阴尺动脉言阴气之所在也。小针解曰：夺阴者死，言取尺之五里。其义即此。”

[语译] 足阳明经行于胸腹任脉两旁，人迎穴位于挟结喉两旁的动脉应手处，它的脉气下行于胸膺、气户、库房、屋翳等穴，都是足阳明经在膺胸的俞穴。手阳明经的扶突穴，在足阳明经人迎穴之外离曲颊一寸处。手太阳的天窗穴，则正在曲颊的下面，扶突的上面。足少阳的天冲穴，在曲颊之后。手少阳的天牖穴，在耳后完骨之上。足太阳的天柱穴，挟项后在大筋外侧陷中的发际。

手太阴尺泽穴上三寸有动脉处，是手阳明经的五里穴，不可针刺，刺后会引起五脏之气竭绝，所以禁针。

[原文] 肺合大肠①，大肠者，传道之腑②；心合小肠，小肠者，受盛之腑；肝合胆，胆者，中精③之腑[1]；脾合胃，胃者，五谷之腑；肾合膀胱④，膀胱者，津液⑤之腑也。少阴⑥属肾，肾上连肺⑦，故将两脏。三焦者，中渎⑧之腑[2]也，水道出焉，属膀胱，是孤之腑也⑨。是六腑之所与⑩合者。

[校勘]

①“肺合大肠”：《素问》咳论王注作“肺与大肠合”。

下同。

②“大肠者，传道之腑”：《素问》宣明五气篇王注“者”作“为”。咳论王注“传道”作“传送”，《灵枢略》六气论篇同，《后汉书》卷九十二马融传注引作“转输”。

③“中精”：《后汉书》马融传注引作“积精”。

④“膀胱”：《后汉书》马融传注引作“旁光”。按：《说文》肉部：“脬，旁光也。”段玉裁曰：“旁光，俗皆从肉，非。”

⑤“津液”：《后汉书》马融传注引作“凑液”。

⑥“阴”：原作“阳”，据《太素》卷十一本输、《甲乙》卷一第三、《灵枢略》六气论改。

⑦“肾上连肺”：《甲乙》卷一第三无“肾”字。《灵枢略》“肾”下有“气”字。按：此据《甲乙》连上下文应作“少阴属肾，上连肺，故将两脏。”“故”为承接释词，“将”有“行”义。此乃言少阴经脉，归属于肾，而上连于肺，所以其经气行于肾、肺两脏。《素问》水热穴论：“少阴者，冬脉也，故其本在肾，其末在肺。”义与此合。

⑧“中渎”：《千金》卷二十第四“渎”作“清”。孙鼎宜曰：“中当作四，形误。”

⑨“是孤之腑也”：《中藏经》卷中第三十二“孤”下有“独”字。

⑩“与”：《甲乙》卷一第三无“与”字。

[注释]

[1]“中精之腑”：胆是贮藏精汁的脏器，与六腑贮藏或转输浊物有所不同，胆汁中清不浊，故称中精之府。《太素》卷十一本输注：“胆不同肠胃受传糟粕，惟藏精液于中也。”

[2]“中渎之腑”：渎，是水道。三焦是人体主持气化和通行水道的一个器官。因为三焦具有通调全身水道的功能，所以称为中渎之府。

［语译］ 阴阳表里，脏腑相应，肺与大肠相表里，大肠是传导糟粕之腑；心与小肠相表里，小肠是接受胃部已腐熟的水谷并泌别清浊之腑；肝与胆相表里，胆是贮藏精汁之腑；脾和胃相表里，胃是受纳水谷之腑；肾与膀胱相表里，膀胱是贮藏津液之腑；足少阴的经脉属肾而上膈络肺，所以它的脉气通行于肾肺两脏。三焦能通调周身水道，故为中渎之腑，三焦的下腧，出于委阳，合并于太阳经脉，而联络膀胱，由于三焦的气化贯串体腔的上中下三部，在脏器中独大，无脏与之相配，所以称为孤腑。这是脏腑表里相合的情况。

［原文］ 春取络脉诸荥大经分肉之间①，甚者深取②之，间者浅取之[1]；夏取诸腧孙络肌肉皮肤之上[2]；秋取诸合[3]，余如春法。冬取诸井诸腧之分[4]，欲③深而留之。此四时之序，气之所处，病之所舍，脏④之所宜。转筋者，立而取之，可令遂已，痿厥者，张⑤而刺之⑥，可令立快也⑦。

［校勘］

①“春取络脉诸荥大经分肉之间”：《甲乙》卷五第一上“取”作“刺”。本书四时气篇“络脉诸荥大经”作“经血脉”。

②“取”：本书四时气篇“取”作“刺”。下“浅取”同。

③“欲”：张注本作“故”。

④“脏”：疑误，似应作“针”。“针”旧作“箴”，“脏”旧作“藏”，“箴”、“藏”易误。此以“针”之所宜，承结上文四时之刺。若作“藏”，则此段经文，乃无关藏事也。

⑤“张”：孙鼎宜曰：“按张当作僵，声误。僵、仆义同，仆即卧之义，四肢痿厥，未便坐立，故即卧而取之。”

⑥“刺之”：《甲乙》卷十第三作“引之”。

⑦“转筋者……可令立快也”：钱氏守山阁校本注云：“上文泛论四时刺法，并无穴名，此处独举转筋、痿厥二症，殊不可解。检《甲乙经》转筋四句，别见于八虚受病发拘挛篇，其上文云：从项至脊，自脊已下至十二椎，应手刺之立已。所谓

取之、刺之，即指项脊十二椎而言，安得移属此处。盖此篇之末，本有缺文，后人不审文义，漫以四语足之。犹幸有《甲乙经》可据证也。”

［注释］

［1］“间者浅取之”：间，是病轻或病减的意思。病轻浅的，针刺宜浅。

［2］“夏取诸腧孙络肌肉皮肤之上”：诸俞，即各经俞穴；孙络，即细小的联系于各经间的支络。为络脉的分支。夏天阳盛于外，宜浅刺诸俞孙络。《类经》二十卷第十八注：“诸腧者，十二经之腧穴，如手太阴经太渊之类是也。络之小者为孙络，皆应夏气。夏以老阳之令，阳盛于外，故宜浅刺于诸腧孙络，及肌肉皮肤之上也。”

［3］“秋取诸合”：合，即各经合穴，秋天阳气衰少，针刺时应取合穴。《太素》卷十一本输注：“阴气始杀，犹未能盛，故取诸腧，及以合也。春时阴气衰少为弱，阳气初生为微；秋气阳气衰少为弱，阴气始生为微。病间，故如春法，取络荥大经分间，亦随病间甚浅深为度也。”《类经》二十卷第十八注：“诸合者，十二经之合穴，如手太阳尺泽之类是也，诸合应秋，故宜取之。秋以少阴之令，将降未降，气亦在中，故余如春法，谓亦宜中取于大经分肉之间，而可浅可深也。”

［4］“冬取诸井诸腧之分”：井即井穴，腧即脏腑之俞。冬天阳气深藏于内，针刺时应取井穴和脏腑之俞穴。《类经》二十卷第十八注：“诸井者，十二经之井穴，如手太阴少商之类是也，诸腧者，脏腑之腧，如肺腧、心腧之类是也，非上文五腧之谓。”

［语译］　春天针刺时，应浅刺，取浅表部位的络脉和荥穴以及经脉和肌肉的间隙。病重的可深刺，病轻的宜浅刺。夏天针刺时当取十二经的腧穴，孙络以及肌肉、皮肤之上的浅表部位。秋天针刺时要取用十二经的合穴，其余如同春天的针刺方

法一样。冬天针刺时，应取用十二经的井穴和脏腑俞穴，并应深刺留针。这是根据四时气候的变化而施行的针刺方法。四时阴阳的消长有一定的秩序，人的气血随之而有内外盛衰的变化，疾病的发作也就有相应的部位，用针就要随其所宜。遇转筋的病人，要使其站立而取穴针刺，气血一经疏通，病就好了。遇到瘫痿和手足厥逆的病人，应该让他安卧舒缓，针刺后马上有舒畅的感觉，取穴方法的不同，正是根据不同疾病而定的。

小针解第三

[提要] 本篇主要解释本书首篇九针十二原中有关“小针”的用法，如守神、守机、补泻手法、察色脉、针害等，实际是对九针十二原主要内容的注解和补充说明。九针十二原有“小针之要”句，故以小针解名篇。

[原文] 所谓“易陈”者，易言也。“难入”者，难著于人也[1]。“粗守形”者，守刺法也。“上①守神”者，守人之血气有余不足，可补泻也。“神客”者，正邪共会[2]也。“神”者，正气也。“客”者，邪气也。“在门”者，邪循正气之所出入也。“未睹其疾”者，先知邪正何经之疾也②，“恶知其原”者，先知何经之病，所取之处也。

[校勘]

①“上”：覆刻《太素》卷二十一九针要解作“工”。

②“先知邪正何经之疾也”：孙鼎宜：“‘先’当作‘未’，‘正’当作‘在’，‘之疾’二字衍”。

[注释]

[1]“难入者，难著于人也”：著，是明白的意思，如《广雅》释诂四“著，明也。”本句说针刺的精微之处是难以使人明白的。

[2]“正邪共会”：就是邪气与正气交争的意思。

[语译] 所谓“易陈”，是指针刺的道理，谈起来较容易。“难入”，是难于使人十分明白。“粗守形”，是说粗工只知机械地拘守刺法和在病的局部进行治疗。“上守神”，是指高明的医生能够灵活地根据病人气血虚实来运用补泻方法。“神客”，指正邪相争，“神”，指正气，“客”，指邪气。“在门”是说邪气入侵，循着正气运行出入的门户。“未睹其疾”，是说预先没有明确知道病在何经。“恶知其原”，是说不知病在何经，当然无法确定应取的穴位，哪里能够知道病因和治疗的原委。

[原文] “刺之微在数①迟”者，徐②疾之意也。“粗守关”者，守四肢而不知血气正邪之往来也；“上③守机”者，知守气也。“机之动不离其空中④”者，知气之虚实，用针之徐疾也。“空中之机清净以⑤微”者，针以[1]得气，密意[2]守气勿失也。“其来不可逢”者，气盛不可补也。“其往不可追”者，气虚不可泻也。“不可挂以发”者，言气易失也。“扣之不发”者，言⑥不知补泻之意也，血气已尽而气不下也[3]。“知其往来”者，知气之逆顺盛虚也。“要与之期”者，知气之可取之时也。

[校勘]

①“数”：本经九针十二原作“速”。

②“徐”：孙鼎宜曰：“‘徐’上疑脱‘知’字。”

③“上”：覆刻《太素》卷二十一九针要解作“工”。

④“中”：本书九针十二原无“中”字，疑此涉下句“空中”误衍。覆刻《太素》卷二十一九针要解、《针灸问对》卷中、《要旨》卷二上十六、《针灸大成》卷四引并无。

⑤“以”：本书九针十二原作“而”。

⑥“者，言”：原作“言者”，据文义并参九针十二原篇改。

[注释]

[1] “以”：在此同“已”，已经。顾氏《校记》：“以同已。”

[2]“密意”：《释名》释言语；“密，蜜也，如蜜所涂，无不满也”。密意者，言意之周，无所不至，示谨慎之意，此与《素问》针解篇“经气已至，慎守勿失”之义互相发明。

[3]“血气已尽而气不下也”：指补泻不得其法，虽耗尽血气而病气仍然不去。下，去的意思。《周礼》司民：“岁登下其死生。”郑注：“下，犹去也。”

[语译] “刺之微在数迟”的意思，是说针刺的精微奥妙之处，在于掌握针刺手法的快、慢。“粗守关”指粗工在针治时仅仅拘守四肢关节部位的一些穴位，而根本不知道辨别人体血气盛衰和邪正的斗争胜负进退等情况。“上守机”。指上工能够辨别人体血气盛衰，把握气机变化的规律。“机之动不离其空中”，是指气机变化都在腧穴中表现出来，了解了气机的虚实变化，就可以施用疾徐补泻的手法。“空中之机，清静以微”，是说气机的变化，在腧穴中的表现是微小的，必须审慎地观察静候，才可以抓住这变化的时机。“其来不可逢”，是说在邪气正盛的时候，不可用补法。“其往不可追”，是说邪气已去正气未复的时候，不可用泻法。“不可挂以发”，是说应该审慎地观察气机的往来变化，不可有毫发之差。“扣之不发”，是说不懂得气机的虚实变化，不知道抓住时机来掌握补泻方法的意义，这样，就会造成误补误泻，留邪伤正，以致血气竭尽了而邪气却没有被驱除。“知其往来”，是说要明了气机的逆顺盛衰。“要与之期”，是说能掌握气机变化的时机而及时用针。

[原文] “粗之暗”者，冥冥[1]不知气之微密也。“妙哉工①独有之”者，尽知针意也。“往者为逆”者，言气之虚而小，小者逆也。“来者为顺”者，言形②气之平，平者顺也。“明知逆顺，正行无问③”者，言知所取之处也。“迎而夺之”者，泻④也。“追而济之”者⑤，补也。

［校勘］

①“工”：胡本，熊本，统本，金陵本，藏本，日抄本并作“上”。

②“形”：《医统》卷七，《要旨》卷二上十六引并无。按：上言“气之虚”，此言“气之平”，以无“形”字似是。

③“问”：原作“间”，据本书九针十二原篇改。

④“泻”：日抄本作“顺”。

⑤“追而济之者”：日抄本此五字作“明知逆顺”。《针灸大成》卷四引“追”作“随”。守山阁校本注云：“此追字，当作随”。

［注释］

[1]“冥冥”：幽昧不明的意思。《说文》冥部：“冥，幽也”。《文选》寡妇赋：“虽冥冥而罔觌兮。”善注：“冥冥，幽昧也。”

［语译］　“粗之暗”者，是说技术低劣的医生暗昧无知，不懂得气机变化的道理。“妙哉工独有之”，是说高明的医生，能够掌握气机的变化和运用针刺施行补泻的奥妙。“往者为逆”，是说气去正衰，脉虚而小，属逆证。“来者为顺”，是说正气尚充，形气阴阳平衡，这是顺证。“明知逆顺，正行无问”，是说知道了正气的盛衰，疾病的逆顺，而能够断然采取措施，正确选择针刺的腧穴。“迎而夺之”，是迎着经气循行的方向下针，这是泻法。“追而济之”，是随着经气循行的方向下针，这是补法。

［原文］　所谓“虚则实之”者，气口[1]虚而当补之也。“满则泄之”者，气口盛而当泻之也。“宛①陈[2]则除之”者，去血脉也。“邪胜②则虚之”者，言诸经有盛者，皆泻其邪也。“徐而疾则实”者，言徐内而疾出也。“疾而徐则虚”者，言疾内而徐出也。“言实与虚，若有若无”者，言实者有气，虚者无气也。“察后与先，若亡若存”者，言气之虚实，补泻之先

后也，察其气之已下与尚[③]存也。“为虚与实，若得若失”者，言补者佖[④]然[3]若有得也，泻则怳然[4]若有失也。

[校勘]

①“宛”：《医统》卷七、《针灸大成》卷四引“宛”并作“菀”。按：“宛”与“菀”同。

②“胜”：《类经》卷十九第七引“胜”作“盛”。

③“尚”：原作“常”，据覆刻《太素》卷二十一九针要解改。

④“佖”：《医统》卷七引作“必”。《针灸大成》卷四引作“佖”。

[注释]

[1]“气口”：即寸口的部位，又称脉口。《素问》五藏别论王冰注：“气口则寸口也，亦谓脉口。以寸口可候气之盛衰，故云气口；可以切脉之动静，故云脉口，皆同取于手鱼际之后，同身寸之一寸，是则寸口也。”

[2]“宛陈”：这里指恶血。《太素》卷十九知针石注：“宛陈，恶血。”

[3]“佖（bì 必）然”：满的意思。《文选》羽猎赋：“骈行佖路。”注引晋灼：“佖，满也。”

[4]“怳然”：即恍然、忽然的意思。

[语译] 所谓“虚则实之”，是气口脉气虚的应当用补法，以充实正气。“满则泄之”，是气口脉盛的用泻法。“宛陈则除之”，是经脉有瘀血阻滞的应当排除之，用泻血法。“邪盛则虚之”，是说邪气盛的应当泻其邪。“徐而疾则实”，是说慢进针快出针的为补法，“疾而徐则虚”，是说快进针慢出针的为泻法。“言实与虚，若有若无”，是说用补法后可使正气充实，用泻法后，可使邪气消失。“察后与先，若存若亡”，是说应该查清气机的虚实，以及病情的缓急，虚的用补法，实的用泻法，病急的先治，病缓的后治，同时，观察其经气的运行和滞留情

况，来决定刺法。“为虚与实，若得若失”，是说施用补法要使患者感到正气充满而似有所得，施用泻法则要使患者马上感到轻松而若有所失。

［原文］　“夫气之在脉也，邪气在上”者，言邪气之中人也高，故邪气①在上也。“浊气在中”者，言水谷皆入于胃，其精②气上注于肺，浊溜于肠胃③，言④寒温不适，饮食不节⑤，而病生于肠⑥胃，故命曰浊气在中也。“清气在下”者，言清湿地气之⑦中人也，必从足始，故曰清气在下也，“针陷脉则邪气出”者，取之上⑧。“针中脉则浊⑨气出”者，取之阳明合也。“针太深则邪气反沉”者，言浅浮之病，不欲深刺也，深则邪气从之入，故曰反沉也。“皮肉筋脉各有所处”者，言经络各有所主也。

［校勘］

①“邪气”：《灵枢略》六气论无。

②“精”：《灵枢略》六气论作“清”。

③“浊溜于肠胃”：《灵枢略》六气论作“浊气流于腹胃”。

④“言”：疑衍。

⑤“节”：统本、金陵本、黄校本并作“绝”。

⑥“肠”：《灵枢略》六气论作“腹”。

⑦“气之”：《灵枢略》六气论此二字互易。

⑧“取之上”：金陵本“取”作“起”。周学海曰：“上疑当作止，谓起之即止，无或过也。”

⑨“浊”：胡本、熊本、周本、统本、金陵本、藏本、日抄本、张注本并作“邪”。

［语译］　“夫气之在脉也，邪气在上”，是说邪气侵入经脉后，虚邪贼风多伤人的上部，邪气侵犯的部位偏高，所以说邪气在上。“浊气在中”，是说水谷纳入后，皆入于胃中，水谷的精气上注于肺，水谷的浊气则流于胃肠，倘若饮食寒温不适，又多饮多食，不加节制，造成肠胃疾病，则浊气不能下

行，所以说浊气在中。“清气在下”，是指清冷寒湿的邪气伤人，多从足部侵入，所以说清气在下。“针陷脉则邪气出”，是指风热等邪气伤人上部，要取上部经脉的腧穴治疗。“针中脉则邪气出”，是指肠胃疾病造成浊气在中，应取手足阳明经的合穴治疗。“针太深，则邪气反沉”，是说邪气轻浅的病，不宜深刺，刺得过深，则邪气会随针而内陷，所以说“反沉”。“皮肉筋脉，各有所处”，是说皮肉筋脉各个部位，都联属一定的经络，它们的发病，也可通过各经络来治疗。

[原文] “取五脉[1]者死”，言病在中，气不足，但用针尽大泻其诸阴之脉也。“取三脉[2]者恇①”，言尽泻三阳之气，令病人恇然不复也。“夺阴者死”，言取尺之五里，五往者也。“夺阳者狂”，正言②也。“睹其色，察其目，知其散复，一其形，听其动静”者，言上工知相五色于目，有知调尺寸小大缓急滑涩，以言所病也③。“知其邪正”者④，知论虚邪与正邪之风⑤也。

[校勘]

①“取三脉者恇”：原作“取三阳之脉者唯”七字，据覆刻《太素》卷二十一九针要解及本书九针十二原改。

②“正言”：周学海曰：“‘正’字，疑当作‘狂’。”按：以上下文例之，“正言”二字当互易。纵改“正”为“狂”，惟“言狂”二字，于文亦不甚惬，疑有脱文。

③“睹其色，……以言所病也”：此段疑有窜乱，小针解于九针十二原之文，每句一解，或两三句一解，而此则五句始解，文例乖异；且小针解篇所解，均依九针十二原文字之顺次，而此将“察其目”一句，移于本篇篇末解之，前后亦不合，疑与四时气篇经文，有窜乱处。

④“知其邪正者”：此句属上文“一其形，听其动静”之下，与“睹其色，察其目，知其散复”相对成文，本书九针十二原可证，不应割裂另释，疑有窜误。

⑤“风”：孙鼎宜曰：“‘风’疑当作‘分’。”

［注释］

［1］“五脉”：指五脏五俞穴而言。

［2］“三脉”：指六腑六俞穴而言。

［语译］　“取五脉者死”，是说病在内脏而脏气不足的，反而用针尽力大泻五脏的腧穴，使五脏之气泄尽而成死证。“取三脉者恇”的意思，是说不辨虚实等具体情况，误用针尽力泻手足三阳六腑的俞穴，致三阳经气亏败，就会使病人形体衰弱虚怯，不易恢复。“夺阴者死”，是说脏阴之气，出于尺部的五里，针五里而泻至五次，则脏阴之气泻尽而成死症。“夺阳者狂”，是说泻尽了三阳正气，会使精神虚弱而成狂证。这些都是说针刺的禁忌。“睹其色，察其目，知其散复，一其形，听其动静”，这段话的意思，是说高明的医生能从目辨别五色，并且懂得结合脉象的小大、缓急、滑涩，全面观察，从而确切地诊知是哪里的病。“知其邪正”，是说知道疾病是由于正风还是虚风所造成。

［原文］　“右主推之，左持而御之”者，言持针而出入也。“气至而去之”者，言补泻气调而去之也。“调气在于终始一①”者，持心也。“节之交三百六十五会”者，络脉之渗灌[1]诸节者也②。

［校勘］

①“调气在于终始一”：本书九针十二原篇无此文，疑为该篇脱文。或者此乃就上文“气调而去”而重伸之，并无它义。刘衡如校本于“始”字断句，“一”字连下成“一者，持心也”，并提出此五字应移至前“知其邪正者”之前，正以释“一其形”之“一”字，可备一说。

②“节之交三百六十五会……诸节者也”：以本书九针十二原篇文次，此当在“睹其色，察其目”文前。

［注释］

[1]“渗灌”：即灌输渗透之意。《说文》水部：“渗，下漉也”。

[语译] “右主推之，左持而御之”，是说针刺时要用右手推而进针，左手护持针身，以运用进针退针的手法。“气至而去之”，是说下针得气后，即施用补法或泻法，达到气机平调后才去针。“调气在于终始一”，是说运针调气的时候要始终专心一意地进行。“节之交三百六十五会”，是说周身的三百六十五穴，为络脉将气血渗灌全身各部的通会之处。

[原文] 所谓“五脏之气，已绝于内”者，脉口气内绝不至[1]，反取其外之病处与阳经之合，有留针以致阳气，阳气至则内重竭，重竭则死矣，其死也，无气以动，故静。

[注释]

[1]“脉口气内绝不至”：就是在脉口的部位出现浮而无根气的脉象，属髓竭、精伤等脏气内绝的现象。

[语译] 所谓“五脏之气，已绝于内”，是说五脏的精气内虚，甚至近于竭绝，表现在气口的脉象就微弱无根，按之欲无。此病应补其阴精而不应取体表的病处与阳经的合穴，通过留针来补阳气，由于它的病机是阴气虚竭无以生阳，所以，愈补阳气则阴精愈衰，以致五脏精气重竭，竭而再竭则必死无疑，由于阴不生阳，无气以动，所以死时安静。

[按语] 阳根于阴，赖阴气之充养而盛足，今病五脏精气内竭，是以气口脉弱无根蒂，但这种表现，从根本上说是阴精衰竭所致，而不是直接由阳虚引起，所以不能补阳，补阳则益虚其阴。这个法则，适用于针刺、药物等各种疗法。

[原文] 所谓“五脏之气已绝于外”者，脉口气外绝不至[1]，反取其四末之腧，有留针以致其阴气，阴气至则阳气反入，入则逆，逆则死矣，其死也，阴气有余，故躁。所以察其目者，五脏使五色循明①，循明则声章，声章者②，则言声与平生异也③。

［校勘］

①“循明”：似应作“修明”。“循”、“修”形近致误。《素问》六节藏象论；“五气入鼻，藏于心肺，上使五色修明，音声能彰。”王注：“修明，修洁分明。”

②“声章者”：日抄本不重“声章”二字，“者”字属上读。

③“所以察其目……平生异也”：此释前“察其目”之文，似应移至前“以言所病也”之后。

［注释］

［1］“脉口气外绝不至”：就是在脉口的部位出现沉微之脉，轻取如无，属五脏阳气衰竭的现象。

［语译］ 所谓“五脏之气，已绝于外”，是说凡五脏气外绝的，而在脉口的脉象表现为沉微，轻取如无，是属于五脏之阳气衰竭的现象。这种病，宜用针补其阳气，但在针治时，反而取用了四肢末梢部的俞穴，并用留针法以补益在内的阴气，致使阴气盛而阳气更虚，以致发生厥逆，厥逆甚则导致死亡。临死亡时，因阳并于阴，阴气有余，所以有烦躁的现象。察目的缘故，是因为五脏六腑的精气皆上注于目，精气旺盛于内，能使两目有神，面部五色明润，同时，由于精气内盛，则声音亦必洪亮，与平常不同，所以察目听声都是诊断上的依据。

邪气脏腑病形第四

［提要］ 本篇讨论了邪气中人的不同原因和部位，以及所出现的症状，阐述了望色、切脉、诊皮肤在诊断上的重要性，指出了五脏病变在脉象上的变化，并列举了五脏六脉微甚的不同病形，六腑病形及有关的取穴、针刺方法。

［原文］ 黄帝问于岐伯曰：邪气[1]之中人也奈何？岐伯答曰：邪气之中人高也①。黄帝曰：高下有度乎？岐伯曰：身半

已上者，邪中之也；身半已下者，湿中之②也。故曰：邪之中人也，无有③常，中于阴则溜④[2]于腑；中于阳则溜于经。

［校勘］

①“高也”：《太素》卷二十七邪中作“也高”。

②“中之”：《素问》五脏生成篇王注引作“之中”。

③“有”：《纲目》卷一五藏类引无。《太素》卷二十七邪中此下有“恒”字。按：以下文“无有恒常”句例之，此处似应补“恒”字，“恒常”，同义复词。

④“溜”：《甲乙》卷四第二上、《太素》卷二十七邪中并作“留”。

［注释］

［1］“邪气”：这里指风雨寒暑等致病因素。

［2］“溜”：同“流”，行的意思。

［语译］　黄帝问岐伯说：外邪侵犯人体的情况怎样？岐伯说：风雨寒暑等邪气，多侵犯人体的上部。黄帝又问：部位的高下有一定的标准吗？岐伯说：上半身发病的，是受了风寒等外邪所致；在下半身发病的，是感受了清湿之邪所致。这是一般规律，但不是绝对如此，邪气侵犯人体，发病部位并不一定在它侵入的地方。这是因为邪气有一个传变的过程，例如，邪气伤了阴经，会流传到属阳的六腑；邪气侵犯了阳经的某个部位，可能就在这条经脉流传和发病。

［原文］　黄帝曰：阴之与阳也，异名同类，上下相会，经络之相贯，如环无端。邪之中人，或中于阴，或中于阳，上下左右，无有恒常，其故何也？岐伯曰：诸阳之会，皆在于面。中人也方乘虚时①，及新用力，若②饮食汗出腠理开，而中于邪。中于③面则下阳明，中于③项则下太阳，中下颊则下少阳，其中于膺背④两胁亦中其经⑤。

［校勘］

①“中人也方乘虚时”：《太素》卷二十七邪中、《甲乙》

卷四第二上“中人也”并作“人之”二字。孙鼎宜曰：“中上当脱邪之二字。”

②“若”：《太素》卷二十七邪中、《甲乙》卷四第二上此下并有“热”字。

③“于”：《太素》卷二十七邪篇无。

④“其中于膺背”：统本、金陵本“于”并作“而”。史崧《音释》：“膺背一作肩背”。

⑤“中其经”：史崧《音释》：“一本作下其经”。

［语译］ 黄帝说：经络虽有阴阳之分，但都是内连脏腑，外络肌肤，上下会通，左右联贯，如环无端，虽然名义有阴阳之分，其实都是运行气血的，是同属一类的。而外邪的伤人，有的是阴经受病，有的是阳经受病，或上或下，或左或右，没有一定常规，这是什么道理呢？岐伯说：手三阳经和足三阳经，都会聚于头面，所以，头为诸阳之会。邪气的中伤于人，一般都是乘经脉空虚之时，在劳累用力之后，或者饮食汗出，腠理开泄，气虚不固的时候都容易被邪气侵袭。邪气侵袭了面部，会沿阳明经脉下传。邪气侵袭了项部，会沿太阳经脉下传，邪气侵犯了颊部，则沿少阳经脉下传。若邪气侵犯了胸膺、脊背和两胁，也都分别在阳明经、太阳经、少阳经等所过之处发病。

［原文］ 黄帝曰：其中于阴奈何？岐伯答曰：中于阴者，常①从臂胻[1]始。夫臂与胻，其阴②皮薄，其肉③淖泽[2]，故俱受于风，独伤其阴。黄帝曰：此故[3]伤其脏乎？岐伯答曰：身之中于风也，不必动脏，故邪入于阴④经，则其⑤脏气实，邪气入而不能客⑥，故还之于腑。故中阳⑦则溜⑧于经，中阴⑨则溜⑩于府。

［校勘］

①“常”：马注本作“尝”。

②“阴”：孙鼎宜曰：“阴字疑衍”。

③“肉”:《纲目》卷二五藏类引作“血”。

④“阴”:周本无。

⑤“则其”:统本、金陵本“则”下并无“其”字。《太素》卷二十七邪中、《甲乙》卷四第二上“其”上并无“则”字。按:统本、金陵本似是。“其”乃“则”之释文，混入正文。《经传释词》卷八:“则犹其也。”

⑥“客”:《甲乙》卷四第二上作容。史崧《音释》:“一本客作容”。

⑦“中阳”:《太素》卷二十七邪中、《甲乙》卷四第二上并作“阳中”。

⑧“溜”:《甲乙》卷四第二上作“留”，与其前说同。《太素》卷二十七邪中作“溜”，与其前说异。

⑨“中阴”:《太素》卷二十七邪中、《甲乙》卷四第二上并作“阴中”。

⑩“溜”:《甲乙》卷四第二上作“留”，与其前说同。《太素》卷二十七邪中作“溜”，与其前说异。

[注释]

[1]“胻（háng 杭）”：足胫部。

[2]“淖泽”：湿润的意思。在此作柔软解。《素问》经络论王冰注：“淖，湿也，泽，润液也，谓微湿润也。”

[3]“故”：此处是“先”的意思。

[语译] 黄帝问：邪气侵入阴经的情况怎么样呢？岐伯说：邪气侵入阴经的时候，通常是从手臂和足胫部的内侧开始。因为这些地方皮肤浅薄，肌肉比较柔弱，所以身体各部虽然同样受风，而这些部位却最易受伤。黄帝又问：在这种情况下邪气会先伤五脏吗？岐伯说：身体感受了风邪，不一定会伤及五脏，邪气侵入阴经时，若五脏之气充实，就不能入里停留，而还归于六腑。所以邪中于阳经的能直接在本经上发病，邪中于阴经，若脏气充实，不会向里传变，而是传流到和它相

表里的六腑而发病。

[原文] 黄帝曰：邪之中人脏①奈何？岐伯曰：愁忧恐惧②则伤心，形寒寒饮③则伤肺，以其两寒相感，中外皆伤[1]，故气逆而上行。有所堕坠，恶血留内，若有所大怒④，气上而不下⑤，积于胁下⑥，则伤肝。有所击仆，若醉入房，汗出当风，则伤脾⑦。有所用力举重，若入房过度，汗出浴水，则伤肾⑧。黄帝曰：五脏之中风奈何？岐伯曰：阴阳俱感⑨[2]，邪乃得往⑩。黄帝曰：善哉。

[校勘]

①“邪之中人脏”：《太素》卷二十七邪中、《甲乙》卷四第二上并作“邪之中藏者”。

②“愁忧恐惧”：《难经》四十九难作“忧愁思虑”。

③“寒饮”：《太素》卷二十七邪中作“饮寒”。

④“若有所大怒”：统本、金陵本、《甲乙》卷四第二上并无“若”字。《难经》四十九难无“若有所”三字，“大怒”作“恚怒”。

⑤“气上而不下”：《难经》四十九难“气”下有“逆”字。《甲乙》卷四第二上、《千金》卷十一第一“不”下并有“能”字。

⑥“积于胁下”：《难经》四十九难无此四字。《千金》卷十一第一“胁下”作“左胁下”。

⑦“若醉入房，汗出当风，则伤脾”：《难经》四十九难作“饮食劳倦则伤脾”。《甲乙》卷四第二上“醉”下有“以”字。《素问》上古天真论有“以”字。

⑧“有所用力举重……则伤肾”：此十八字《难经》四十九难作“久坐湿地，强力入水则伤肾。”

⑨“阴阳俱感”：《甲乙》卷四第二上“俱”下有“相”字。《灵枢略》“感”作“盛”。

⑩“往”：《灵枢略》作“住”。按：作“住”似是。“住”

与上“怒”、“仆”、“度”协韵。“住”为“驻”之古文，有留止之义。

[注释]

[1]“中外皆伤”：中，指肺脏。外，指皮毛形体。皆伤，皆受到伤害。喻昌：“肺气外达皮毛，内行水道，形寒则外寒从皮毛内入；饮冷则水冷从肺中上溢，遏抑肺气，不令外扬下达，其治节不行，周身之气，无所禀仰，而肺病矣。”孙鼎宜：“外伤形，内伤饮。”

[2]“阴阳俱感”：此处之阴指五脏而言，阳指六腑而言。五脏内有所伤，六腑外有所感，内外皆虚，邪气侵袭后得以深入：另一解释认为脏气内伤，再感受外邪，称为阴阳俱感。

[语译] 黄帝说：邪气侵犯人体，也有伤及五脏的，是为什么呢？岐伯说：这是因为五脏之气先伤于内，邪气才乘虚入里的，如心藏神，愁忧恐惧则伤神，若再感外邪则伤心。肺主皮毛，如外受风寒，又饮冷水，两寒相迫，则伤肺，肺气失于肃降则上逆。肝藏血，其经脉行于胁下，如跌仆坠堕，瘀血积留于内，又因大怒的刺激，肝气上逆，气血瘀阻，积于胁下，则伤肝。脾主肌肉而司运化，击仆或醉后入房、汗出当风，就会伤脾。肾藏精主骨，如用力举重，再加房事过度，或汗出沐浴，骨伤精亏，则伤肾。黄帝说：五脏为风邪所伤是怎么回事？岐伯说：一定要脏气先伤于内，再感外邪，在内外俱伤阴阳气血皆虚的情况下，风邪才能内侵入脏。黄帝说：你说的很好。

[原文] 黄帝问于岐伯曰：首面与身形也，属骨连筋，同血合①气耳[1]。天寒则裂地凌冰[2]，其卒寒，或手足懈惰②，然而其面不衣③，何也？

[校勘]

①“合”：此下原有“于”字，据《太素》卷二十七邪中删。

②“惰”：《景岳全书》卷二十六面病类引作“怠”。

③“衣”：《太素》卷二十七邪中此下有“其故”二字。《证治准绳》面类引“衣”作“裂”。

［注释］

［1］“同血合气耳”：指头面与身体各处的气血都是一样的。《太素》卷二十七邪中注：“首面及与身形，两者皆属于骨，俱连于筋，同受于血，并合于气。”

［2］“凌冰”：积冰的意思。《初学记》七引《风俗通》：“积冰曰凌”。

［语译］ 黄帝问岐伯说：头面和全身上下各部，在筋骨的连属与气血的运行上，都是相同的，但当天寒地冻，滴水成冰，或突然寒冷的时候，手足凉得麻木不灵活，面部却不怕冷，不用衣物覆盖，这是什么缘故？

［原文］ 岐伯答曰：十二经脉，三百六十五络，其血气皆上于面而走空窍，其精阳气上走于目而为睛[①]，其别气走于耳而为听，其宗气上出于鼻而为臭，其浊气[②]出于胃，走唇舌而为味。其气之津液皆上燻[③]于面，而皮[④]又厚，其肉坚，故天气甚寒不能胜之也[⑤]。

［校勘］

①“其精阳气上走于目而为睛”：《甲乙》卷四第二上“阳”下有“之”字。《太素》卷二十七邪中“上”下无“走”字，“睛”作“精”。按：作“精”似是。精，明也。与下“听”字为对文。

②“气”：《甲乙》卷四第二上此下有“下”字。

③“燻”：胡本、熊本、周本、统本、金陵本、藏本并作“熏”。《太素》卷二十七邪中作“薰”。《甲乙》卷四第二上作“熏”。按：“燻”与“薰”、“熏”二字通。

④“而皮”：《太素》卷二十七邪中作“面皮”。

⑤“故天气甚寒不能胜之也”：胡本、熊本、周本、藏本、

黄校本"气"并作"热"。《太素》卷二十七邪中篇"故"下无"天"字,"气"作"热","寒"字属下读,"胜"下无"之"字。《甲乙》卷四第二上"天气"作"大热"。

[语译] 岐伯回答说:人体十二经脉,三百六十五络脉的血气,都上注于面而走七窍。它的精阳之气,上注于目而能视物,它的旁行之气从两侧上行于耳而能听;它的宗气上通于鼻孔而能嗅,其谷气从胃上通唇舌而能辨别五味。而各种气所化的津液都上行熏蒸于面部,且面部皮肤较厚,肌肉也坚实,故天气虽寒冷,也能够适应。

[原文] 黄帝曰:邪之中人,其病形何如?岐伯曰:虚邪[1]之中身也①,洒淅②动形;正邪[2]之中人也微,先见于色,不知于③身,若有若无④,若亡若存,有形无形,莫知其情。黄帝曰:善哉。

[校勘]

①"虚邪之中身也":本书官能篇"虚邪"作"邪气","身"作"人"。

②"洒淅":《太素》卷十五色脉尺诊作"洫沂"。

③"于":本书官能篇此下有"其"字。

④"若有若无":《甲乙》卷四第二上无。

[注释]

[1]"虚邪":指四时反常的邪风,即虚邪贼风。《太素》卷十五色脉尺诊注:"虚邪,谓八虚邪风也。"

[2]"正邪":四时正常之风气,乘人之虚,侵袭人体,故曰正邪。《太素》卷十五色脉尺诊注:"正邪,谓四时风也,四时之风,生养万物,故为正也。"

[语译] 黄帝说:病邪侵犯人体,它发生的病态是怎样的呢?岐伯说:病邪有正邪和虚邪的区分,虚邪贼风伤人,发病较重,病人恶寒战栗,形体震动,四时正邪中人,发病较轻微,开始先从面色上有点变异,身上没有什么感觉,像有病又

像无病，或在表面有些较轻微表现，但不明显，很容易被忽略过去。黄帝说：很好。

［原文］ 黄帝问于岐伯曰：余闻之，见其色，知其病，命曰明。按其脉，知其病，命曰神。问其病，知其处，命曰工。余愿闻见而知之，按而得之，问而极之，为之奈何？岐伯答曰：夫色脉与尺之①相应也，如桴鼓[1]影响之相应也，不得相失也，此亦本末根叶之出候也，故②根死则叶枯矣。色脉形肉不得相失也，故知一则为工③，知二则为神，知三则神且明矣。

［校勘］

①“之”：《甲乙》卷四第二上此下有“皮肤”二字。

②“故”：《甲乙》卷四第二上无“故”字。

③“知一则为工”：《伤寒论》成注卷一引“一”下无“则”字，“工”作“上”。

［注释］

［1］“桴鼓”：桴，是鼓槌。桴鼓，是比喻事物相应，就像用鼓槌击鼓有声一样。

［语译］ 黄帝问岐伯说：我听说观察病人面部的五色变化就能知道病情的，叫做明。切按脉象而知道病情的，叫做神。问发病情况而知病的部位的，叫做工。我愿了解为什么望色就能知道疾病，切脉就能知道病情变化，问病就可彻底了解病苦的所在，其道理究竟怎样？

岐伯说：病人的气色、脉象、尺肤都与疾病的发生有一定的相应关系，疾病与尺肤、色脉的关系，犹如以槌击鼓，声响随之相应，是不会相失的。这也和树木的根本与枝叶的关系一样，根本坚固，枝叶就茂盛，根本衰败，枝叶就枯萎，因此看病时要从色、脉、形肉全面观察，不能有偏失。知其一仅为一般医生，称为工，知其二是比较高明的医生，称为神，知其三是最高明的医生，称为神明。

[原文] 黄帝曰：愿卒闻之。岐伯答曰：色青者，其脉弦[1]也；赤①者，其脉钩[2]也；黄者，其脉代[3]也；白者，其脉毛[4]；黑者，其脉石②[5]。见其色而不得其脉，反得其相胜之脉[6]，则死矣；得其③相生之脉[7]，则病已矣。

[校勘]

①“赤”：《太素》卷十五色脉尺诊、《甲乙》卷四第二上此上并有“色”字，下同。

②“石”：《素问》五藏生成篇王注引“石”作“坚”。《太素》卷十五色脉尺诊杨注：“石，一曰坚，坚亦石也。”

③“其”：《甲乙》卷四第二上无。

[注释]

[1]“弦”：弦脉的脉象是端直以长，如张弓弦，为肝脉。《素问》玉机真藏论：“端直以长，故曰弦。”

[2]“钩”：脉来盛去衰曰“钩”，为心脉。

[3]“代”：在此处为脾之平脉，有更代的意思。脉象表现有数有疏，气不调匀，如相更代。莫文泉《研经言》卷二云：“代，为脾之平脉。以《脉经》脾平脉长长而弱，来疏去数参之，则此所云代，实即乍数乍疏之意。盖有数有疏，则气不调匀，如相更代，故曰代，而古因谓不调之脉为代，故又谓脉之有止者为代。如经所云数动一代，五十动一代，乃代字之引申义。至仲景而下，别代于结，始以动而中止、不能自还，为代之专称矣。至李时珍而下，别代于促、结，始以止有常数为代之专称矣。”

[4]“毛”：轻虚而浮的脉象曰“毛”，为肺脉。莫文泉曰：“古以毛为轻之譬，脉以毛名者，为其重按即无，轻取则得也。《素问》玉机真藏论：‘秋脉者肺也，故其气来轻虚以浮，来急去散，故曰浮。’《脉经》：‘肺脉来泛泛，而轻如微风吹鸟背上毛。’然则浮之轻而重按即无者，乃为正毛脉矣。”

[5]“石”：沉濡而滑之脉，为肾脉。《素问》玉机真藏论：

“冬脉者，肾也。”新校正引越人云：“冬脉石者，北方水也，万物之所藏，盛冬之时，水凝如石，故其脉来沉濡而滑，故曰石也。”

［6］“相胜之脉”：相胜就是相克，如肝病见肺之毛脉，是金克木，即为相胜之脉。《太素》卷十五色脉尺诊注：“假令肝病，得见青色，其脉当弦，反得毛脉，是肺来乘，肝被克，故死。”

［7］“相生之脉”：指脉病相生，如肝病见肾之石脉，是水生木，即为相生之脉。《太素》卷十五色脉尺诊注：“假令见肝病青色，虽不见弦，而得石脉，石为肾脉，是水生木，是得相生之脉，故病已也。”

［语译］ 黄帝说：我愿听你全面地讲一下这个道理。岐伯回答说：疾病现出青色，它的脉是弦脉；红色，它的脉是钩脉；黄色，它的脉是代脉；白色，它的脉是毛脉；黑色，它的脉是石脉。这是色和脉相应的正常规律。若见其色而不见其脉，或反见其相克的脉，都主病危，甚则死亡；若能得相生之脉，虽然有病也会很快痊愈的。

［原文］ 黄帝问于岐伯曰：五脏之所生①，变化之病形何如？岐伯答曰：先②定其五色五脉之应，其病乃可别也。黄帝曰：色脉已定，别之奈何？岐伯曰：调其脉③之缓、急[1]、小、大、滑、涩[2]，而病变④定矣。

［校勘］

①“生”：疑误，似应作“主”。古“**生**”与“**主**”篆文易误。

②“先”：《太素》卷十五色脉尺诊此上有“必”字。

③“调其脉”：《脉经》卷四第一作“审其尺”。

④“变”：《甲乙》卷四第二上作“形”。

［注释］

［1］“缓、急”：指脉搏的快慢而言。

［2］“滑、涩”：指脉的形态而言。滑脉的脉象是往来流利，如盘走珠。涩脉的脉象是虚细而迟，往来觉难，如轻刀刮竹。

［语译］ 黄帝向岐伯问道：五脏所发生的疾病，以及疾病的变化和所表现的不同形态怎样认识呢？岐伯回答说：要首先确定五色和五脉所主的疾病，则五脏所生的疾病就不难辨别了。黄帝说：气色和脉象已经确定了，怎样对五脏病变进行具体的区分呢？岐伯说：只要诊查出脉搏的缓与急，脉象的大、小、滑、涩等情况，病变就可确定了。

［原文］ 黄帝曰：调[1]之奈何？岐伯答曰：脉急者，尺之皮肤亦急；脉缓者，尺之皮肤亦缓；脉小者，尺之皮肤亦减而少气①；脉大者，尺之皮肤亦贲[2]而起②；脉滑者，尺之皮肤亦滑；脉涩者，尺之皮肤亦涩。凡此③变者，有微有甚。故善调尺者，不待于寸④，善调脉者，不待于色。能参合而行之者，可以为上工，上工十全九⑤；行二者，为中工，中工十全七⑥，行一者，为下工，下工十全六⑦。

［校勘］

①“气”：疑衍。此论尺肤，无所谓“少气”。《脉经》卷四第一无“气”字。

②“亦贲而起”：《甲乙》卷四第二上作“亦大”。《太素》卷十五色脉尺诊注：“寸口脉大，尺之皮肤贲起能大。一曰亦大，疑是人改从大。”

③“此”：《太素》卷十五色脉尺诊、《脉经》卷四第一“此”下并有“六”字。

④“寸”：《太素》卷十五色脉尺诊此下有“口”字。

⑤“上工十全九”：《甲乙》卷四第二上不重“上工”二字，“全”下有“其”字。下“中工”、“下工”同。

⑥“七”：《千金翼方》卷二十五诊气色法第一作“六”。

⑦“六”：《千金翼方》作“三”。

[注释]

[1]“调”：有“察”的意思。

[2]“贲”：大的意思。

[语译] 黄帝说：怎样观察脉象和尺肤的变化呢？岐伯说：脉搏急的，尺肤的皮肤也紧急；脉搏缓的，尺肤也弛缓；脉象小的，尺肤也瘦小；脉象大的，尺肤也大而隆起；脉象滑的，尺肤也滑润；脉象涩的，尺肤也枯涩。但是这六种变化，是有轻重不同的。所以善于诊察尺肤的，不必等诊察寸口的脉象，就能知道病情，善于诊察脉象的，不必等待观望五色，也可以了解病情。假如能将色、脉、尺肤三方面加以综合，就可使诊断更正确而成为高明医生，这样，十个病人可以治好九个；如能运用两种诊察方法的医生，为中等的医生，十个病人能治好七个；若只会用一种诊察方法的，为下等医生，十个病人只能治愈六个。

[原文] 黄帝曰：请问脉之缓、急、小、大、滑、涩之病形何如？岐伯曰：臣请言五脏之病变①也。心脉急甚者为瘈疭②[1]；微急为心痛引背，食不下。缓甚为狂笑③；微缓为伏梁[2]，在心下，上下行，时唾血④。大甚为喉吤⑤[3]；微大为心痹⑥引背，善泪出⑦。小甚为善⑧哕，微小为⑨消瘅。滑甚为善渴；微滑为心疝引脐，小⑩腹鸣。涩甚为瘖；微涩为血溢，维厥⑪[4]，耳鸣，颠⑫疾。

[校勘]

①“病变”：《太素》卷十五五脏脉诊作“变病”。

②“甚者为瘈疭”：《脉经》卷三第二、《甲乙》卷四第二、《千金》卷十三第一“甚”下并无“者”字。《太素》“瘈”下无“疭”字。

③“缓甚为狂笑”：《中脏经》卷上第二十四作“其脉急甚，则发狂笑”。

④“上下行时唾血”：《太素》卷十五五脏脉诊“下”下无

“行”字。《甲乙》卷四第二上、《千金》卷十三第一“时”上并有“有”字。

⑤“吤”：《脉经》卷三第二“吤”作“介”。《中藏经》卷上第二十四“吤”作“闭”，校注：“一作痹”。《甲乙》卷四第二上“吤”下重“吤”字。

⑥“痹”：《中藏经》卷上第二十四作“痛”。

⑦“出”：《甲乙》卷四第二上无。

⑧“善”：《中藏经》卷上第二十四无。

⑨“为”：《中藏经》卷上第二十四作“则”，下有“笑”字。

⑩“小”：《中藏经》卷上第二十四无。

⑪“维厥”：《中藏经》卷上第二十四作“手足厥”。

⑫“颠”：藏本作“癫”。《太素》卷十五五脏脉诊、《甲乙》卷四第二上、《千金》卷十三第一《普济方》卷十六《心藏门总论》“颠”并作“癫”。

[注释]

[1]“瘈疭”：痉挛牵引称瘈，纵缓不收称疭。朱骏声云：“疭之言纵，瘈之言掣，苏俗所谓惊风。”

[2]“伏梁”：病名，为心之积，在心下。《太素》卷十五五脏脉诊注：“心脉微缓，即知心下热聚，以为伏梁之病，大如人臂，从齐上至于心，伏在心下，下至于齐，如彼桥梁，故曰伏梁。”

[3]“喉吤”：喉间如有物梗阻的意思。丹波元简：“吤字书无义。下文云，喉中吤吤然唾出。《素问》咳论云：喉中吤吤如梗状。介、芥古通，乃芥蒂之芥，喉间有物，有妨碍之谓。吤，唯是介字从口者，必非有声之义。”

[4]“维厥”：维指四维，即手足，维厥即手足厥逆的意思。

[语译] 黄帝说：请问缓、急、小、大、滑、涩这几种脉

都主什么样的病变呢？岐伯说：我先谈一下关于五脏见此六脉微甚的病变。心脉急甚，是寒伤血脉，发生筋脉瘈疭；心脉微急，是寒微邪在心胸，所以心胸牵引背部作痛，食不能下。心脉缓甚为心气大热，所以出现神不安而为狂笑；微缓为热聚心下，久则积为伏梁，在心下，其气上下行，或升或降，有时出现唾血。心脉大甚，为心火上炎，故喉中如有物梗阻；微大是血脉不通的心痹，心痛引背，因心脉上连目系，故常流泪。心脉小甚，为心阳虚，阳虚则胃寒上逆而作呃逆；微小为善食、善饥的消瘅病。心脉滑甚为阳盛有热，故口渴；微滑为热在下，故病心疝引脐痛而肠鸣。心脉涩甚则瘖不能言；微涩则为吐血、衄血、四肢厥逆，以及耳鸣等头部疾病。

［原文］ 肺脉急甚①为癫疾；微急为肺寒热，怠惰②，咳唾血，引③腰背胸，若鼻息肉[1]不通④。缓甚为多汗；微缓为痿瘘[2]，偏风⑤，头以下汗出不可⑥止。大甚为胫肿；微大⑦为肺痹引胸背，起恶日光⑧，小甚为⑨泄，微小为消瘅。滑甚⑩为息贲[3]上气，微滑为上下出血。涩甚为呕⑪血；微涩为鼠瘘⑫，在颈支腋⑬之间，下不胜其上，其应善痠矣⑭。

［校勘］

①“甚”：《太素》卷十五五脏脉诊无。

②“惰”：《千金》卷十七第一作“堕”。按：“惰”、“堕”通。

③“引”：《普济方》卷二十六肺脏门总论此上有“痛”字。

④“若鼻息肉不通”：《脉经》卷三第二“若”作“苦”。《太素》卷十五五脏脉诊“息”作“宿”。

⑤“痿瘘，偏风”：《太素》卷十五五脏脉诊“痿”下无“瘘”字，《脉经》卷三第二同。《太素》“偏”作“漏”，《千金》卷十七第一同。《普济方》卷二十六肺藏门总论“风”上无“偏”字。丹波元简：“案《脉经》注云：偏风，一作漏风。

据汗出不可止，作漏风近是。”

⑥“可”：《甲乙》卷四第二上无。按：无“可”字似是，与《太素》杨注合。

⑦“大”：《脉经》卷三第二作“汗”。

⑧“起恶日光”：《太素》卷十五五脏脉诊“日”下无“光”字。《脉经》卷三第二、《千金》卷十七第一并作“起腰内”。

⑨“为”：《脉经》卷三第二、《千金》卷十七第一“为”下并有“飧”字。

⑩“甚”：张注本作“盛”。

⑪“呕”：《太素》卷十五五脏脉诊作“欧”。按：“欧”通“呕”。《说文》欠部：“欧，吐也。”徐灏《笺》曰：“字又作呕”。

⑫“瘘”：《甲乙》卷四第二上校注“瘘，一作漏”。

⑬“腋”：《脉经》卷三第二、《千金》卷十七第一并作“掖”。

⑭“其应善痠矣”：《甲乙》卷四第二上“其”作“甚”。《太素》卷十五五脏脉诊“应善痠”作“能喜痠”。

[注释]

[1]“鼻息肉”：即鼻中生有瘜肉。《病源》卷二十九鼻息肉候：“肺气通于鼻，肺脏为风冷所乘，则鼻气不和，津液壅塞。而为鼻齆，冷搏于血气，停结鼻内，故变生息肉。”

[2]“痿瘘”：痿即肺痿、痿躄等证；瘘为鼠瘘一类疾病。

[3]“息贲”：为肺之积。肺气有结，喘息上贲，故称为息贲。

[语译] 肺脉急甚的，出现癫疾；微急的，是肺有寒热，出现倦怠乏力、咳而唾血，咳时牵引胸部和腰背部作痛，以及鼻中瘜肉阻塞而呼吸不畅。肺脉缓甚的，气虚多汗；微缓的，出现四肢痿软、肺痿等，以及鼠瘘、半身不遂，头部以下汗出

不止的症状。肺脉大甚的，足胫肿；微大则为肺痹，可出现烦满喘息呕吐等症状，而且牵引胸背作痛，其人怕见日光。肺脉小甚的，出现泄泻等阳虚症状；微小的，是消瘅的表现，可见善食善饥的中热症状。肺脉滑甚的，是痰热壅肺，可见喘满气逆；微滑的，是热伤血络，在上则为衄血，在下则为泄血。肺脉涩甚的，主呕血；微涩的，主鼠瘘，病发于颈项与腋下，下肢痿软无力，难于支撑上部的重压。

[原文] 肝脉急甚者为恶言①；微急为肥气[1]，在胁下②若覆杯③。缓甚为善呕④；微缓为水瘕⑤痹[2]也。大甚⑥为内痈，善呕衄⑦；微大为肝⑧痹[3]，阴缩⑨，咳引小腹。小甚为多饮，微小为消瘅。滑甚为㿗疝⑩[4]；微滑为遗溺。涩甚为溢⑪饮；微涩为瘈挛筋痹⑫。

[校勘]

①“急甚者为恶言”：《太素》卷十五五脏脉诊“甚”下无“者”字。《甲乙》卷四第二上校注：“恶言一作忘言”。

②“微急为肥气在胁下”：《中藏经》卷上第二十二作“微急气在胸胁下”。

③“杯”：《千金》卷十一第一作“杯”。

④“善呕”：《中藏经》卷上第二十二作“呕逆”。

⑤“瘕”：《中藏经》卷上第二十二无。

⑥“大甚”：《中藏经》卷上第二十二作“火急”。

⑦“善呕衄”：《中藏经》卷上第二十二作“吐血”。

⑧“肝”：《中藏经》卷上第二十二作“筋”。

⑨“阴缩”：《脉经》卷三第一、《千金》卷十七第一并无“阴”字。“缩”字自为句。

⑩“滑甚为㿗疝”：《太素》卷十五五脏脉诊、《脉经》卷三第一、《千金》卷十七第一、《中藏经》卷上第二十二“㿗”并作“颓”。《甲乙》卷四第二上作“癞”。陆懋修：“㿗亦作隤，颓、癞”。

⑪“溢”:《脉经》卷三第一、《千金》卷十七第一“溢”并作“淡”。《中藏经》卷上第二十二作“流”。

⑫“瘈挛筋痹”:《太素》卷十五五脏脉诊“筋”下无“痹”字。《脉经》卷三第一《甲乙》卷四第二上此四字并作“瘈疭挛筋”。

[注释]

[1]“肥气”:是肝之积的病名,在胁下,如复杯,突出如肉,故名肥气。《太素》卷十五五脏脉诊注:“肝受寒,气积在左胁下,状若复杯,名曰肥气。”

[2]“水瘕痹”:瘕,是瘕聚一类的病,假物成形,聚散无常,故名瘕。水瘕,即因积水而假聚成形。痹,是闭阻的意思,水邪痹阻小便不通。水瘕痹就是水结在胸胁下,结聚成形而小便不通的病。

[3]“肝痹”:是一种因肝气郁滞而造成夜卧多惊,多饮,小便频数,腹部胀满如怀孕一样的疾病。《素问》痹论:“肝痹者,夜卧则惊,多饮,数小便,上为引如怀。”

[4]“㿉疝”:疝气的一种。阴囊肿大,叫做㿉。

[语译] 肝脉急甚的,主情绪急躁愤怒,故听言而恶;微急的,为肝之积肥气,在胁下的部位,形状好像扣着的杯子一样。肝脉缓甚的为呕吐;微缓为水积胸胁而小便不利的水瘕痹病。肝脉大甚,主内有痈肿,经常出现呕吐和衄血;微大为肝痹病。阴器收缩,咳而牵引小腹作痛等病。肝脉小甚为血不足,当为多饮;微小为善食善饥的消瘅病。肝脉滑甚为阴囊肿大的㿉疝病;微滑为遗尿病。肝脉涩甚为水湿溢于四肢的溢饮病;微涩为筋瘈挛不舒的筋痹病。

[原文] 脾脉急甚为瘈疭;微急为膈中①[1],食饮②入而还出,后沃沫[2]。缓甚为痿厥③[3];微缓为风痿,四肢不用④,心慧然若无病[4]。大甚为击仆[5];微大为痞气⑤[6],腹裹⑥大脓血,在肠胃之外。小甚为寒热;微小为消瘅。滑甚为㿉

癃⑦[7]；微滑为虫毒 蝎[8]腹热⑧。涩甚为肠 ⑨[9]；微涩为内溃⑩，多⑪下脓血。

［校勘］

①“微急为膈中”：《太素》卷十五五脏脉诊、《甲乙》卷四第二上、《千金》卷十五第一“膈”并作“鬲”。按：《说文》无“膈”字，古作“鬲”。《脉经》卷三第三“膈”作“脾”，“中”下有“满”字。《中藏经》卷上第二十六“为膈中”作“则胸膈中不利”。

②“饮”：《中藏经》卷上第二十六无。

③“缓甚为痿厥”：统本、黄校本“厥”并作“瘚”。按：“瘚”通“厥”。《说文》病部：“瘚，气逆也。”徐灏《笺》曰：“医家通用厥。”《中藏经》卷上第二十六“甚”作“盛”。

④“用”：《中藏经》卷上第二十六作“收”。

⑤“痞气”：原作“疝气”。《脉经》卷三第三“疝”作“痞”。俞正燮：“疝气，应作痞气。”今据改。丹波元简：“他四经举积名，而此独立疝气，可疑。《脉经》作‘痞气’是。五十六难云：脾之积曰痞气，在胃脘，覆大如盘，久不愈，令人四肢不收，发黄疸，饮食不为肌肤。”《千金》卷十五第一、《中藏经》卷上第二十六、《普济方》卷二十《脾藏门总论》此上并有“脾”字。

⑥“腹裹”：原作“腹里”，《脉经》卷三第三、《千金》卷十五第一、《普济方》卷二十脾藏门总论并无“腹”字，“里”并作“裹”。周学海：“腹裹，肚囊也，作‘里’误”。今据改。

⑦“瘄癃”：《中藏经》卷上第二十六作“颓疝”。

⑧“蛕蝎腹热”：《脉经》卷三第三、《千金》卷十五第一、《普济方》卷二十脾藏门总论并作“蚘肠鸣热”。《中藏经》卷上第二十六作“肠鸣中热”。

⑨“瘄”：统本、金陵本、黄校本并作“溃”。

⑩“溃”：原作“瘄”，《太素》卷十五五脏脉诊、《脉经》

卷三第三、《甲乙》卷四第二上、《千金》卷十五第一、《中藏经》卷上第二十六并作“溃”。周学海“‘溃’、‘癀’二字，《脉经》互易为是。”据改。

⑪“多”:《中藏经》卷上第二十六无。

[注释]

[1]“膈中”：食入即吐的病，叫做膈中。《太素》卷十五五脏脉诊注“鬲中，当咽冷，不受食也。”

[2]“后沃沫”：是大便下冷沫。《太素》卷十五五脏脉诊注：“大便沃冷沫也。”

[3]“痿厥”：痿指四肢痿软无力，厥指厥冷而言。如《太素》卷十五五脏脉诊注：“缓甚者，脾中虚热也，脾中主运四肢，脾气热不营，故曰四肢痿弱，厥，逆冷也。”

[4]“心慧然若无病”：就是心里很清楚，和无病的人一样。《太素》卷十五五脏脉诊注：“脾中有热受风，营其四肢，令其痿弱不用，风不入心，故心慧然明了，安若无病。”

[5]“击仆”：就是卒中病。《纲目》卷十“卒然仆倒者，称为‘击仆’，世又称为卒中。”

[6]“痞气”：《难经》五十六难：“脾之积曰痞气，在胃脘，覆大如盘，久不愈，令人四肢不收，发黄瘅，饮食不为肌肤。”

[7]“癀癃”：指癞疝病而言，癃，疲困的意思，指癞疝病疲困不解。

[8]“虫毒蛕蝎”：蛕同蛔，即蛔虫；蝎，木中蠹虫曰蝎。虫毒蛕蝎，形容肠内的寄生虫，如蛔虫等寄生体内毒害人体，致人于病。《太素》卷十五五脏脉诊注：“蛕，腹中长虫也，蝎，为腹中虫，如桑蠹也，阳盛有热，腹内生此二虫为病，绞作腹中。”

[9]“肠癀”：《太素》卷十五五脏脉诊注：“脉涩，气少血多而寒，故冷气冲下，广肠脱出，名曰肠颓，亦妇人带下

病也。"

［语译］ 脾脉急甚的为脾寒，脾寒不能温养四肢，所以出现瘈疭；微急的是脾阳虚，不能运化，以致食入而吐，这种病名为膈中，脾阳虚则大便下冷沫。脾脉缓甚为四肢痿软无力而厥冷；微缓为风痿病，四肢痿废不用，病在经络而不在内脏，所以神志清楚，和无病的人一样。脾脉大甚为卒然仆倒的卒中病；微大为脾之积的痞气病，腹裹大脓血，在肠胃之外。脾脉小甚为寒热病；微小为内热消瘅。脾脉滑甚，为阴囊肿大疲困不解的癀疝病；微滑为腹内有蛔虫等肠寄生虫，寄生体内毒害人体，虫毒亦可引起腹部发热。脾脉涩甚为广肠脱出的肠颓病；微涩是肠内溃烂腐败，故大便下脓血。

［原文］ 肾脉急甚为骨癫疾①[1]；微急为沉厥奔豚②[2]，足③不收，不得前后④。缓甚为折脊[3]；微缓为洞⑤，洞者，食不化，下嗌⑥还出。大甚为阴痿；微大为石水[4]，起脐以下至小腹腄腄然⑦[5]，上至胃脘，死不治。小甚为洞泄；微小为消瘅⑧。滑甚为癃癀⑨，微滑为骨痿，坐不能起，起则目无所见⑩。涩甚为大痈⑪；微涩为不月沉痔⑫[6]。

［校勘］

①“骨癫疾”：《脉经》卷三第五、《甲乙》卷四第二下、《千金》卷十九第一、《普济方》卷二十九肾藏门总论“骨”下并有“痿”字。《中藏经》卷中第三十“骨癫疾”作“骨痿瘕疾”。

②“奔豚”：《太素》卷十五五脏脉诊无“奔豚”二字。《难经》五十六难、《病源》卷十三贲豚气候“奔”并作“贲”。

③“足”：《病源》卷十三贲豚气候此上有“其”字。

④“不得前后”：《中藏经》卷中第三十无此四字。

⑤“洞”：《甲乙》卷四第二下此下有“泄”字，《中藏经》卷中第三十同，惟下不重“洞泄者”三字。《脉经》卷三第五、《千金》卷十九第一“洞”下并有“下”字。

⑥“下嗌”：《脉经》卷三第五、《千金》卷十九第一、《中藏经》卷中第三十并作“入咽”。

⑦“起脐以下至小腹腄腄然”：《脉经》卷三第五、《千金》卷十九第一、“以下”并作“下以”。《甲乙》卷四第二下、《中藏经》卷中第三十“脐”下并无“以”字。《普济方》卷二十九肾藏门总论“腹”下有“肿”字。《病源》卷二十一石水候作“肿起脐下至小腹”。《太素》卷十五五脏脉诊、《甲乙》卷四第二下、《病源》卷十三贲豚气候“腄腄”并作“垂垂”，《脉经》卷三第三、《千金》卷十九第一同，惟“垂”上有“肿”字。《中藏经》卷中第三十“腄”作“唾”，上有“其肿”二字。

⑧“瘅”：《普济方》卷二十九肾藏门总论作“痹”。

⑨“癃癀”：《甲乙》卷四第二下作“痈癞”。

⑩“起则目无所见”：《太素》卷十五五脏脉诊“起”下无“则”字。《脉经》卷三第五、《千金》卷十九第一“所见”下并有“视见黑花”四字，《甲乙》卷四第二下有“视黑丸”三字，《中藏经》卷中第三十作“目视见花”。

⑪“大痈”：《中藏经》卷中第三十作“大壅塞”。

⑫“微涩有不月沉痔”：《脉经》卷三第五、《千金》卷十九第一“月”下并有“水”字。《中藏经》卷中第三十“沉痔”作“疾痔”。

[注释]

[1]“骨癞疾”：是癞疾的危重症，病深在骨，脾肾两败。《类经》二十一卷第三十七注：“骨癞疾者，病深在骨也。其颇齿诸穴分肉之间，皆邪气壅闭，故为胀满。形则尪羸，唯骨独居，汗出于外，烦闷于内，已为危证；呕多沃沫，气泄于下者，尤为脾肾俱败，必不可治。”

[2]“沉厥奔豚”：沉厥指下肢沉重厥冷；奔豚为肾积，发自少腹，上至胸咽，若豚之奔突，故名。《太素》卷十五五脏

脉诊注："微急者，肾冷发沉厥之病，足脚沉重逆冷不收。"《病源》卷十三贲豚气候云："贲豚气者，肾之积气。其气乘心，若心中踊踊，如事所惊，如人所恐，五藏不定，食饮辄呕，气满胸中，狂痴不定，忘言忘见，此惊恐奔豚之状。若气满支心，心下闷乱，不欲闻人声，休作有时，乍瘥乍极，吸吸短气，手足厥逆，内烦结痛，温温欲呕，此忧思奔豚之状。"

[3]"折脊"：形容腰脊痛如折。《太素》卷十五五脏脉诊注："阳气盛热，阴气虚弱，肾受寒气，致令腰脊痛如折。"

[4]"石水"：是水肿病的一种。以腹水、腹部胀满为主症。如《金匮要略》："石水，其脉自沉，外症腹满不喘。"《类经》六卷第二十四注："石水者，凝结少腹，沉坚在下也。"

[5]"小腹腄腄然"：腄同垂，重而下坠的意思。小腹腄腄，形容小腹胀满下垂的样子。《太素》卷十五五脏脉诊注："垂垂，少腹垂也。"

[6]"沉痔"：一种解释认为是内痔。《太素》卷十五五脏脉诊注："沉，内也。"另一种认为是经久不愈的痔。二说可并参。

[语译] 肾脉急甚，为邪深入骨，邪气壅闭的骨癫疾；肾脉微急为沉厥病，肾的寒气上逆发为奔豚，两足难以屈伸，及大小便不通。肾脉缓甚，为腰脊痛如折；微缓为洞泄病，这是因为肾病不能蒸化脾土，化生水谷，饮食不化，即从大便排出，或出现下咽即吐的病。肾脉大甚为阴痿不起；微大为石水病，水结于少腹，从脐以下至小腹部，上至胃脘皆胀硬如石，为不易治疗的危重证候。肾脉小甚为肾虚不能固摄而为洞泄；微小为精血不足，而为消瘅。肾脉滑甚为有热，故为小便不利，或为癀疝；微滑为肾虚内热，不能生髓养骨，而为骨痿，坐不能起，起则眼目昏花视物不清。肾脉涩甚为气血阻滞，而形成大痈；微涩为气血不利，可出现女子月经不行，或内痔等症。

［**原文**］　黄帝曰：病之六变者①，刺之奈何？岐伯答曰：诸急者多寒；缓者多热；大者多气少血；小者血气皆少；滑者阳气盛，微②有热；涩者多血③少气，微有寒。是故刺急者，深内而久留之。刺缓者，浅内而疾发针，以去其热④，刺大者，微泻其气，无出其血⑤。刺滑者，疾发针而浅内之⑥，以泻其阳气而去其热。刺涩者，必中⑦其脉，随其逆顺而⑧久留之，必先按⑨而循[1]之，已⑩发针，疾按其痏[2]，无令其血出⑪，以和其⑫脉。诸小⑬者，阴阳形气俱不足，勿取以针，而调以甘药也⑭。

［**校勘**］

①“病之六变者”：《甲乙》卷四第二下作“病亦有甚变者”，校注：“一作病之六变。”

②“微”：《甲乙》卷四第二下此上有“而”字。下“有寒”句同。

③“多血”：《景岳全书》卷四：“多血二字，乃传写之误，观本篇下文曰：刺涩者无令其血出，其为少血可知。仲景曰：涩者，营气不足，是亦少血之谓。”

④“以去其热”：《太素》卷十五五脏脉诊“以”下无“去”字。《千金》卷二十九无“以去其热”四字。

⑤“微泻其气，无出其血”：《千金》卷二十九无“泻其气，无”四字。

⑥“疾发针而浅内之”：《千金》卷二十九作“疾发针浅内而久留之”。

⑦“中”：《千金》卷二十九作“得”。按：《千金》系以“得”释“中”字。《史记》封禅书索隐引《三苍》：“中，得也。”

⑧“而”：《千金》卷二十九无。

⑨“按”：《太素》卷十五五脏脉诊作“扪”。

⑩“已”：《太素》卷十五五脏脉诊作“以”。

⑪“其血出”：马注本、张注本“血出”并作“出血”。“其”字蒙上衍。《甲乙》卷四第二下作“出血”，与马、张注本合。

⑫“其”：《甲乙》卷四第二下此下有“诸”字。

⑬“小”：《千金》卷二十九此下有“弱”字。

⑭“而调以甘药也”：《太素》卷十五五脏脉诊作“调其甘药”。《千金》卷二十九“甘”作“百”。

[注释]

[1]“循”：此处作摩按解。

[2]“痏（wěi 尾）”：疮瘢。《太素》卷十五五脏脉诊注：“痏，谓疮瘢之也。”常指针瘢而言。本文之“痏”字指针孔。

[语译] 黄帝说：关于疾病所出现的六种脉象变化，针刺的方法怎样？岐伯说：凡是脉象紧急的多是有寒邪，脉象缓的多属热；脉象大的多属气有余而阴血虚少；脉小的都属气血不足；脉滑的是阳盛而有热；脉涩的气滞血少，微有寒象。因此，在针刺时，对急脉及相应的病变深刺，留针时间长一点，使寒去阳生；对缓脉及相应的病变要浅刺而快出针，以散其热；对大脉及相应的病变要用轻泻的刺法，微泻其气，不能出血，使气血调和；对滑脉及相应的病变用浅刺快出针的方法，以泻亢盛的阳气，而泄其热；对于涩脉及相应的病变，针刺难于得气，选取经脉宜准确，必须刺中其脉，根据症状的逆和顺，可以久留针并按摩肌肉，以导脉外的气，出针后，要很快按住针孔，不要出血，使经脉中气血调和；至于脉象小的，是气血俱虚，阴阳形气都不足，不必用针刺治疗，可用甘味药调补。

[原文] 黄帝曰：余闻五脏①六腑之气，荥腧②所入为合，令③何道从入，入安连过④[1]，愿闻其故？岐伯答曰：此阳脉⑤之别入于内，属于腑者也。黄帝曰：荥输与合，各有名乎？岐伯答曰：荥输治外⑥经，合治内腑。黄帝曰：治内府奈何？岐

伯曰：取之于合。黄帝曰：合各有名乎？岐伯答曰：胃合⑦于三里，大肠合入于巨虚上廉；小肠合入于巨虚下廉；三焦合入于委阳；膀胱合入于委中央⑧；胆合入于阳陵泉。黄帝曰：取之奈何？岐伯答曰：取之三里者，低跗；取之巨虚者，举足；取之委阳者，屈伸而索⑨之；委中者，屈⑩而取之；阳陵泉者，正⑪竖膝予之齐[2]，下至委阳之阳取之；取⑫诸外经者，揄申而从之⑬[3]。

[校勘]

①“五脏”：孙鼎宜：“五脏二字衍。”

②“荥腧”：孙鼎宜：“荥腧二字涉下文衍。”

③“令”：《太素》卷十一府病合输作“今”。

④“连过”：《甲乙》卷四第二下作“从道”。

⑤“阳脉”：《甲乙》卷四第二下作“阳明”。

⑥“外”：《甲乙》卷四第二下此下有“藏”字。

⑦“合”：《太素》卷十一府病合输、《甲乙》卷四第二下此下并有“入”字。

⑧“央”：《太素》卷十一府病合输无。

⑨“索”：《甲乙》卷四第二下作“取”。

⑩“屈”：《甲乙》卷四第二下此下有“膝”字。

⑪“正”：《太素》卷十一府病合输、《甲乙》卷四第二下此下并有“立”字。

⑫“取”：《甲乙》卷四第二下无。

⑬“揄申而从之”：统本、金陵本“揄”并作“腧”。《太素》卷十一府病合输“申”作“伸”。《甲乙》卷四第二下“从”作“取”。

[注释]

[1]“入安连过”：这是问手足三阳脉气进入合穴后，又和哪些脏腑经脉有互相连属的关系。孙鼎宜：“问手足三阳，其

上下从何处连属以通气脉也。”

[2]“正竖膝予之齐”：即正身蹲坐，使两膝齐平的意思。

[3]“揄申而从之”：揄，牵引的意思。申，即伸。这句话的意思是说牵引或伸展四肢来寻找穴位。

[语译] 黄帝说：我听说五脏六腑之气，都出于井穴，从荥腧入而归于合穴，其气血从何道注入合穴，进入后又和哪些脏腑经脉有互相连属的关系呢？请你将其中道理讲给我听。岐伯说：这就是手足阳经从别络进入内部而连属于六腑的过程。黄帝说：荥腧与合穴，在治疗上又怎样分别呢？岐伯说：荥腧的气脉浮浅，可以治外经的病，合则气脉深入，可以治内腑的病。黄帝说：人体内部的腑病，怎样治疗呢？岐伯说：要取三阳经的合穴。黄帝说：三阳的合穴都有名称吗？岐伯说：足阳明胃的合穴在三里；手阳明大肠的脉气，循足阳明胃脉，合于巨虚上廉；手太阳小肠之气，循足阳明脉合于巨虚下廉；手少阳三焦合于足太阳之委阳穴，委阳为三焦下辅腧；足太阳膀胱合于委中；足少阳胆合于阳陵泉。黄帝说：合穴怎样取法呢？岐伯说：取三里穴要使足背低平；巨虚穴则要举足而取；取委阳要屈伸下肢，认真寻索；委中穴要屈膝而取；阳陵泉要正身蹲坐使两膝齐平，在委阳的外侧寻取；治疗在外的经脉的病，要取荥腧，它们的取法是牵拉伸展四肢，使经脉舒展，气血流畅，然后寻取。

[原文] 黄帝曰：愿闻六腑之病？岐伯答曰：面热者，足阳明病[1]；鱼络血者[2]，手阳明病；两跗之上脉坚若陷者①，足阳明病，此胃脉也。

[校勘]

①“脉坚若陷者”：原作“脉竖陷者”，张注本作“脉坚陷者”，《太素》卷十一腑病合输、《甲乙》卷四第二下并作“脉坚若陷者”。孙鼎宜：“竖，从《太素》、《甲乙》作坚义长。曰陷，谓其脉隐而不见。”据改。

［注释］

［1］“面热者，足阳明病”：阳明脉循行面部，面热是阳明病的表现。《太素》卷十一府病合输注：“阳明脉起面，故足阳明病，面热为候也。”

［2］“鱼络血者”：是说手鱼的部位血脉郁滞或有瘀斑。

［语译］ 黄帝说：我愿听你讲述一下六腑的病变情况。岐伯说：足阳明经脉行于面，面部发热就是足阳明有了病变；手阳明脉行于鱼际之后，内连太阴，故手鱼血脉郁滞或有瘀血斑点是手阳明病；两足背的冲阳脉，出现坚实或虚软下陷现象的，也是足阳明病，因为足背冲阳穴部位属于足阳明胃脉。

［原文］ 大肠病者，肠中切痛，而鸣濯濯①[1]，冬日②重感于寒即泄③，当脐而痛[2]，不能久立，与胃同候[3]，取巨虚上廉。

［校勘］

①“肠中切痛而鸣濯濯”：《针灸问对》卷上无“濯濯”二字。《圣济总录》卷一百三十一作“腹中痛濯濯”。

②“日”：原作“曰”。张注本作“日”，《脉经》卷六第八、《千金》卷十八第一、《外台》卷十大肠论并作“日”。义长，据改。

③“即泄”：《甲乙》卷九第七无。

［注释］

［1］“濯濯（zhuó 浊）”：为肠鸣音。《太素》卷十一府病合输注：“肠中水声。”

［2］“当脐而痛”：大肠正当脐之部位，故当脐而痛为大肠症状之一。《太素》卷十一府病合输注：“当脐痛者，回肠，大肠也，大肠当脐，故病当脐痛也。”

［3］“与胃同候”：指大肠与胃有密切联系，大肠气与胃气具合于上巨虚，所以大肠病可取胃的巨虚穴来治疗。《太素》卷十一府病合输注：“与胃同候者，大肠之气，与足阳明合巨

虚上廉，故同候之”。

［语译］　大肠病，肠中急痛，由于传导失常，水液停留，所以肠鸣濯濯，冬天再受了寒邪就会引起泄泻和当脐疼痛，痛时甚至不能站立，大肠连属于胃，故可以取胃经的巨虚上廉来治疗。

［原文］　胃病者，腹䐜胀①[1]，胃脘当心而痛，上支两胁，膈咽不通②，食饮不下，取之三里也③。

［校勘］

①“腹䐜胀”：《素问》至真要大论新校正引《甲乙》“䐜”作“脾”，《脉经》卷六第六、《脾胃论》卷中“腹”下并无“䐜”字。

②“上支两胁，膈咽不通”：“支”原作“肢”，据《千金》卷十六改。《太素》卷十一府病合输“支”作“交”，《素问》至真要大论新校正引《甲乙》作“支”，惟今本《甲乙》卷九第七“支”作“楮”。《素问》至真要大论新校正引《甲乙》“膈”作“膈”。《纲目》卷七引“咽”作“噎”。

③“取之三里也”：《千金》卷十六第一“取”上有“下”字。《脾胃论》卷中作“取三里以补之”。

［注释］

[1]“䐜胀”：《说文》肉部：“䐜，起也。”䐜胀，指胀满膨起。

［语译］　胃病，可出现腹胀膨满，胃脘部疼痛甚则两胁胀，膈和咽部阻塞不畅，饮食不下。治疗可以取足三里穴。

［原文］　小肠病者，小腹痛，腰脊控睾①而痛，时窘之后②[1]，当③耳前热，若寒甚，若独肩上热甚④，及手小指次指之间热，若脉陷⑤者，此其候也。手太阳病也⑥，取之巨虚下廉。

［校勘］

①“睾”：《太素》卷十一府病合输作“尻”。

②“后”：《脉经》卷六第四、《千金》卷十四第一并作“腹”。

③“当”：《脉经》卷六第四、《千金》卷十四第一、《甲乙》卷四第二下、《普济方》卷四十二并无。

④“若独肩上热甚”：《太素》卷十一府病合输“肩”作“眉”。《脉经》卷六第四、《千金》卷十四第一“独”上并无“若”字，“热”下并无“甚”字。

⑤“陷”：《千金》卷十四第一作“滑”。

⑥“手太阳病也”：《太素》卷十一府病合输“阳”下无“病”字。《脉经》卷六第四、《甲乙》卷四第二下并无“手太阳病也”五字。

[注释]

[1]“时窘之后”：指痛甚窘急，而欲大便。马莳：“痛时窘甚，而欲去后也。”

[语译] 小肠病，小腹作痛，腰脊牵引睾丸痛，还有大小便窘急的感觉。或循着经脉的走向出现耳前发热，或寒甚，或肩上热甚，手小指次指间热甚，络脉虚陷不起，都属于小肠病证候。可以取小肠经合穴巨虚下廉进行治疗。

[原文] 三焦病者，腹胀①气满，小腹尤坚，不得小便，窘急，溢则为②水，留即为胀，候在足太阳之外大络，大络③在太阳、少阳之间，赤④见于脉，取委阳⑤。

[校勘]

①“胀”：原脱，据《脉经》卷六第十一、《甲乙》卷九第九、《千金》卷二十第四补。

②“为”：原脱，据《太素》卷十一府病合输、《脉经》卷六第十一、《甲乙》卷九第九、《千金》卷二十第四补。

③“大络”：《太素》卷十一府病合输篇、《甲乙》卷九第九“络”上并无“大”字。《脉经》卷六第十一、《千金》卷二十第四并无“大络”二字。

④“赤”：原作“亦”，据《脉经》卷六第十一改。

⑤“委阳”：《甲乙》卷九第九作“委中”。

［语译］ 三焦病则气化不行，故腹气胀满，小腹部胀得更甚，小便不通而甚感窘迫，水道不利，水溢于皮下为水肿，或停留在腹部为水胀病。三焦病也可以观察足太阳外侧大络的变化，大络在太阳经与少阳经之间，为三焦的下腧委阳，三焦有病，此处脉必现赤色，治疗时取委阳穴。

［原文］ 膀胱病者，小腹[①]偏肿而[②]痛，以手按之，即欲小便而不得，肩[③]上热若脉陷，及足小指外廉及胫踝后皆热[④]若脉陷[⑤]，取委中[⑥]。

［校勘］

①“小腹”：《太素》卷十一府病合输、《脉经》卷六第十“小”并作“少”。《类经》卷二十第十四“小腹”作“小便”，疑张氏探下文臆改。

②“而”：《病源》卷十五膀胱病候无。

③“肩”：《甲乙》卷九第九作“眉”。

④“及足小指外廉及胫踝后皆热”：《太素》卷十一府病合输、《甲乙》卷九第九、《千金》卷二十第一“廉”并作“侧”。《脉经》卷六第十“足”上无“及”字。“胫”上“及”字作“反”字。

⑤“若脉陷”：《甲乙》卷九第九无。

⑥“中”：此下原有“央”字，《脉经》卷六第十、《甲乙》卷九第九、《千金》卷二十第一并无，据删。

［语译］ 膀胱病的症状是小腹部偏肿而疼痛，用手按之，即有尿意，但却不能排出。由于膀胱经脉起于足小趾外侧，循胫踝上行于肩背，所以膀胱病可引起足小趾外侧，胫踝及肩上发热，或者其循行部位的脉下陷不起，治疗时可以取膀胱经的合穴委中。

［原文］ 胆病者，善太息，口苦，呕宿汁[①]，心下[②]澹

澹[1]，恐③人将捕之，嗌中吤吤然，数唾④，在⑤足少阳之本末[2]，亦视其脉之陷下者，灸之，其寒热者取⑥阳陵泉。

［校勘］

①“呕宿汁”：《中藏经》卷上第二十六“宿”作“清”。《甲乙》卷九第五“汁”作“水”。

②“下”：《脉经》卷六第二、《千金》卷十二第一并无。《中藏经》卷上第二十六、《针灸问对》卷上并作“中”。

③“恐”：《甲乙》卷九第五“恐”上有“善”字，下有“如”字，《太素》卷十一府病合输、《脉经》卷六第二、《千金》卷十二第一、《中藏经》卷上第二十六同。《病源》卷十五胆病候“恐”作“如”。

④“嗌中吤吤然，数唾”：《千金》卷十二第二“嗌”作“咽”。《脉经》卷六第二“吤”作“介”，《病源》卷十五胆病候同，惟下无“然”字。《医心方》卷二同。《甲乙》卷九第九“数”下有“咳”字。

⑤“在”：《太素》卷十一府病合输、《脉经》卷六第二、《甲乙》卷九第五、《千金》卷十二第一此上并有“候”字。

⑥“取”：《脉经》卷六第二、《千金》卷十二第一并作“刺”。《太素》卷十一府病合输此下有“之”字。

［注释］

[1]“澹澹”：跳动的意思。丹波元简：“澹与憺同，为跳动貌。”

[2]“足少阳之本末”：指足少阳经的起止而言。又，《太素》卷十一府病合输注：“足少阳本在窍阴之间，标在窗笼，即本末也。”又，《类经》二十卷第二十四注：“本末者，在府为本，在经为末也。”《太素》、《类经》二注可作参考。

［语译］ 胆病则气郁不畅，常常叹出长气，口苦，因精汁上溢而呕出苦水，同时出现精神不安，心跳恐惧，好像有人要逮捕他一样。咽中如物梗阻，总想将它唾出来。对这些病的治

疗，可以在足少阳经从起至止的循行通路上选择穴位，对因气血不足而出现脉陷下的部位，可以施用温灸的方法，如胆病而有寒热现象的，可取足少阳的合穴阳陵泉刺治。

［原文］ 黄帝曰：刺之有道乎？岐伯答曰：刺此者①，必中气穴[1]，无中肉节[2]。中气穴则针游②于巷[3]，中肉节即皮③肤痛，补泻反则病益笃[4]。中筋则筋缓，邪气不出，与其真相搏④，乱而不去，反还内著。用针不审，以顺为逆也。

［校勘］

①“刺此者”：《甲乙》卷五第一作“凡刺之道”。

②“游”：原作“染”，“染”字后并有校语“一作游”三字。据此，及《甲乙》卷五第一改为“游”。丹波元简曰：“作‘游’为是”。

③“即皮”：张注本“即”作“则”。《太素》卷十一府病合输“即皮”作“则肉”。

④“与其真相搏”：周本“搏”作“摶”。《甲乙》卷五第一作“与真相薄”。《太素》卷十一府病合输作“与真气相薄”。按：“搏”、“薄”义通。

［注释］

[1]“气穴”：即腧穴。因其和经气相通，故称气穴。《类经》二十卷第二十四注：“经气所至，是谓气穴”。

[2]“肉节”：《类经》二十卷第二十四注：“肉有节界，是谓肉节”。

[3]“中气穴则针游于巷”：是形容针刺得当，刺中穴位后，针感即沿经脉循行路线出现。《太素》卷十一府病合输注：“巷，谓街巷空穴之处也。”马莳：“中气穴，则针游于巷，而气脉相通，即《素问》气穴论游针之居也。”

[4]“补泻反则病益笃”：补泻不当，补实泻虚就会使病情加重。

［语译］ 黄帝说：针刺以上诸穴有一定的规律吗？岐伯

说：针刺这些穴位一定要刺中气穴，切不可刺于肉节。因为刺中气穴，就如针游于空巷之内，经脉就能得以疏通，若刺到肉节上，只能损伤良肉，使皮肤疼痛，起不到治疗作用。此外，补泻手法也要正确使用，假若虚证用了泻法，或实证用了补法，当补而泻，当泻而补，疾病必因此而加重。如果误刺在筋上，不仅会伤筋而造成弛缓，而且病邪无由而出，与真气纠缠斗争，扰乱人体的气机，甚至还会内陷，固着于体内，使疾病更加深入发展。这都是用针不审慎，刺法错乱所造成的恶果。

卷之二

根结第五

［提要］　本篇叙述了如下几个问题：

1. 三阴三阳各经的根结部位与穴位名称。2. 手足三阳经根、流、注、入的腧穴。3. 阴阳各经的开、阖、枢的作用及其所主病证、治疗。4. 从脉的搏动次数与出现歇止的次数，测候脏气盛衰与死期。5. 对于食用膏粱的养尊处优的人与食用菽藿的劳动人民，因体质不同，针刺的深浅、徐疾也应不同。6. 形气的有余与不足，针刺时也应有别。

后两个问题，实际上指出针法的运用要因人制宜。

［原文］　岐伯①曰：天地相感，寒暖②相移，阴阳之道③，孰少孰多，阴道偶[1]而④阳道奇[2]。发于春夏，阴气少而④阳气多，阴阳不调，何补何泻？发于秋冬，阳气少而④阴气多，阴气盛而阳气衰，故茎叶枯槁，湿雨下归⑤，阴阳相移⑥，何泻何补？奇邪离经[3]，不可胜数，不知根结[4]，五脏六腑，折关败枢，开阖而走[5]，阴阳大失，不可复取。九针之玄⑦，要在⑧终始；故能⑨知终始，一言而毕，不知终始，针道咸绝⑩。

［校勘］

①“岐伯”：《甲乙》卷二第五作“黄帝”。

②“暖”：《太素》卷十经脉根结作“煖”，《甲乙》卷二第五作“热”。

③“道”:《甲乙》卷二第五作“数”。

④“而”:原脱,据《太素》卷十经脉根结及《甲乙》卷二第五补,与“阴气盛而阳气衰”句法一致。

⑤“湿雨下归”:《太素》卷十经脉根结作“湿而下湬”,肖延平曰,“‘湬’与‘浸’同,渍也”。

⑥“移”:《甲乙》卷二第五作“离”。

⑦“玄”:《太素》卷十经脉根结及《甲乙》卷二第五并作“要”。

⑧“要在”:《太素》卷十经脉根结及《甲乙》卷二第五并作“在于”。

⑨“故能”:《甲乙》卷二第五无“故”字,《太素》卷十经脉根结无“能”字。

⑩“咸绝”:《太素》卷十经脉根结作“绝灭”,《甲乙》卷二第五无“咸”字。

[注释]

[1]“偶”:双数为偶,如二、四、六、八、十等为偶数。

[2]“奇(jī机)”:单数为奇,如一、三、五、七、九等为奇数。

[3]“奇邪离经”:奇邪,指不正之邪;“离”有“罹”义,侵入的意思。奇邪离经,就是不正之邪侵入人体经脉,流传无定。

[4]“根结”:马莳:“脉气所起为根,所归为结。”

[5]“折关败枢,开阖而走”:三阴三阳各经都有开、阖、枢,此处所说的“关”,是指主持开阖枢的功能而言。若不正之邪侵入,就会使开阖枢的功能失常,致阴阳之气受到损伤。

[语译] 岐伯说:自然界气候的变化,是寒去暖至,暖往寒来,相互交替推移。阴阳的消长,寒热的盛衰,谁少谁多,都有其一定的规律,阴道为双数,阳道为单数。春暖发生的疾病,阴气少而阳气多,这种阴阳不调的病变,在治疗时,该如

何施行补泻呢？应根据阴阳多少的具体情况，施行补泻。若秋冬发生的疾病，阳气少而阴气多，因秋冬季节阳气衰少而阴气充盛，草木叶茎枯槁，水湿下渗在根部，这种阴阳相移的情况，该如何施行补泻呢？必须根据阴阳多少的具体情况，施行补泻。不正之邪侵入人体，流传不定，造成病证之多，似不可胜数，这是因为不知道根结的意义；不懂得脏腑、经脉的作用；不了解与开、阖、枢的关系，奇邪侵扰后，三阴三阳开、阖功能失常，枢机败坏，精气失走，阴阳受损，病就难治了。九针的妙用，主要在于彻底明了经脉的循行起止情况，若能了解经脉终始的内容和意义，针刺的道理一说就明白了，若不了解这方面的内容和意义，针刺的道理就闭绝难通了。

［原文］ 太阳根①于至阴，结于命门。命门者，目也②。阳明根③于厉兑，结于颡大④。颡大者，钳耳也⑤[1]。少阳根③于窍阴，结于窗笼[2]。窗笼者，耳中也⑥。太阳为开⑦，阳明为阖，少阳为枢[3]，故开⑦折则肉⑧节渎⑨而暴病起矣[4]，故⑩暴病者取之太阳，视有余不足，渎者皮肉宛膲而弱[5]也⑪。阖折则气无所止息而痿疾⑫起矣，故痿疾⑬者取⑭之阳明，视有余不足，无所止息者，真⑮气稽留，邪气居之也，枢折即骨繇⑯[6]而不⑰安于地。故骨繇⑯者取之少阳，视有余不⑰足，骨繇者节缓而不收⑱也，所谓骨繇者摇故也，当穷⑲其本也。

［校勘］

①“根”：《素问》阴阳离合论此下有“起”字。

②“命门者，目也”：《素问》阴阳离合论及《太素》卷十经脉根结均无。

③“根”：《素问》阴阳离合论及《太素》卷五阴阳合此下均有“起”字。

④“颡大”：《甲乙》卷二第五作“颃颡”。

⑤“颡大者，钳耳也”：《甲乙》卷二第五作“颃颡者钳大，钳大者耳也”十字。

⑥“窗笼者，耳中也”：《太素》卷十经脉根结无。

⑦“开”：《太素》卷十经脉根结及《素问》阴阳离合论新校正引《九墟》均作“关”。

⑧“肉”：《甲乙》卷二第五作“内”，金陵本亦作“内”，与《甲乙》合。

⑨“渎”：《太素》卷十经脉根结作“殜”；《素问》阴阳离合新校正引《九墟》及《甲乙》卷二第五并作“溃缓”。

⑩“故”：《素问》阴阳离合论新校正引《九墟》及《甲乙》卷二第五此后并有一“候”字。

⑪“渎者皮肉宛膲而弱也”：《太素》卷十经脉根结“渎”作“殜”，无“皮”字，“膲”作“燋”。《甲乙》卷二第五“宛”作“缓”。

⑫“痿疾”：《素问》阴阳离合论新校正引《九墟》及《甲乙》卷二第五并作“悸病”。

⑬“痿疾”：《素问》阴阳离合论新校正引《九墟》作“悸”字。

⑭“取”：《甲乙》卷二第五此上有“皆”字。

⑮“真”：《太素》卷十经脉根结此上有“谓”字。

⑯“繇”：《甲乙》卷二第五作“摇”，下同。《太素》卷十经脉根结杨注“繇”亦作“摇”，与《甲乙》合。

⑰“不”：《甲乙》卷二第五此下有“能”字。

⑱“收”：日抄本作“取”。

⑲“穷”：《太素》卷十经脉根结及《甲乙》卷二第五并作“窍”。

[注释]

[1]“颡（sǎng 嗓）大者，钳耳也”：《灵枢识》：“楼氏云，颡大，谓额角入发际，头维二穴也，以其钳束于耳上，故

名钳耳也”。

[2]“窗笼”：即听宫穴。

[3]“太阳为开，阳明为阖，少阳为枢”：《类经》九卷第二十九注：“此总三阳为言也。太阳为开，谓阳气发于外，为三阳之表也，阳明为阖，谓阳气畜于内，为三阳之里也，少阳为枢，谓阳气在表里之间，可出可入，如枢机也。”

[4]“肉节渎而暴病起矣”：《类经》九卷第三十注：“太阳，为阳中之表，故气在肌肉，为肉节渎也。表主在外，邪易入之，故多新暴病也。”

[5]“渎者皮肉宛膲而弱”：《类经》九卷第三十注：“渎者，其皮肉宛膲而弱，即消瘦干枯之谓。”又，《淮南子》天文训高注：“膲，肉不满也”。

[6]“骨繇”：马莳：“所谓骨繇者，正以其骨缓而不能收，即骨之动摇者也。”

[语译] 足太阳膀胱经脉气起于足小趾外侧的至阴穴，归结于面侧部的命门。所谓命门，就是内眼角的睛明穴。足阳明胃经脉气起于足大趾次趾端的厉兑穴，归结于头额角的颡大。所谓颡大，就是钳束于耳的上方、额角部位的头维穴。足少阳胆经脉气起于足小趾次趾端的窍阴穴，归结于耳部的窗笼，所谓窗笼，就是听宫穴。太阳为三阳之表，为开，阳明为三阳之里，为阖，少阳为枢，谓阳气在表里之间，可出可入，如机之枢。太阳为开，谓阳气发于外，这即是“开”的功能，若开的功能受损，发生肉节渎的病变，加之外邪易于入侵，多有暴急之病发作，治疗暴急之病，可取刺足太阳膀胱经，泻其有余，补其不足，所谓“渎”，即是皮肉干枯的意思。阳明在里，蓄纳阳气充养内脏，这即是“阖”的功能，如果阖的功能受损，阳气则无所止息，发生痿躄之病，治疗痿躄之病，多取刺足阳明胃经，泻其有余，补其不足，所谓“无所止息”，就是真气滞留不行，邪气侵入不去，而发生痿疾。少阳为枢，可入可

出，转输内外，这即是“枢”的功能，如果枢的功能受损，就会发生骨繇病而站立不稳，治疗骨繇病，可取刺足少阳胆经，泻其有余，补其不足。所谓“骨繇”，就是骨节弛缓不收，动摇不定。上述各病，应根据三阳经开、阖、枢的作用，诊察具体病证，找出致病的根源，给予恰当的治疗。

［原文］ 太阴根于①隐白，结于太仓[1]。少阴根②于涌泉，结于廉泉。厥阴根②于大敦，结于玉英[2]，络③于膻中。太阴为开④，厥阴为阖，少阴为枢[3]。故开折则仓廪无所输膈洞[4]，膈⑤洞者取之太阴，视有余不足，故开折者气⑥不足而生病也，阖折即⑦气弛⑧而喜悲，悲⑨者取之厥阴，视有余不足。枢折则脉有所结而不通，不通者，取之少阴，视有余不足，有结者皆取之⑩。

［校勘］

①“根于”：《素问》阴阳离合论“根”下有“起”字，《太素》卷五阴阳合“于”作“起”。

②“根”：《素问》阴阳离合论及《太素》卷五阴阳合此后并有“起”字，下“厥阴”句同。《甲乙》卷二第五“少阴”、“厥阴”两条次序互倒。

③“络”：《太素》卷十经脉根结作“终”。

④“开”：《素问》阴阳离合论新校正引《九墟》、《太素》卷十经脉根结及卷五阴阳合并作“关”。下二“开”字同。

⑤“膈”：《素问》阴阳离合论新校正引《九墟》作“隔”，《太素》卷十经脉根结作“鬲”。

⑥“气”：《甲乙》卷二第五此上有“则”字。

⑦“即”：张注本作“则”。

⑧“弛”：原作“绝”，《素问》阴阳离合论新校正引《九墟》作“弛”，《太素》卷十经脉根结作“施”，《甲乙》卷二第五作“弛”，“弛”与“弛”同，义与“施”通。《周礼》遂人：“与其施舍者”。郑注：“‘施’读为‘弛’。”所谓“气弛”，即

气缓。《广雅》释诂二："弛，缓也。"与杨注"缓纵"之义合。"绝"、"弛"形近致误，故据《甲乙》文及《素问》新校正引《九墟》及《太素》之义改。

⑨"悲"：《甲乙》卷二第五此上有"善"字。

⑩"皆取之"：此下原有"不足"二字，据《太素》卷十经脉根结及《甲乙》卷二第五删。

[注释]

[1]"太仓"：即中脘穴。《甲乙》卷三第十九："中脘，一名太仓，胃募也。"

[2]"玉英"：即玉堂穴。《甲乙》卷三第十四："玉堂，一名玉英，在紫宫下一寸六分陷者中，任脉气所发，仰而取之。"

[3]"太阴为开，厥阴为阖，少阴为枢"：《类经》九卷第二十九注："此总三阴为言，亦有内外之分也。太阴为开，居阴分之表也；厥阴为阖，居阴分之里也；少阴为枢，居阴分之中也。开者主出，阖者主入，枢者主出入之间，亦与三阳之义同。"

[4]"仓廪无所输膈洞"：《太素》卷十经脉根结注："太阴主水谷，以资身肉，太阴脉气关折，则水谷无由得行，故曰仓无输也。以无所输，膈气虚弱，洞泄无禁。"又，马莳："开折则脾不运化，仓廪无所转输，其病为膈证，为洞泄。"兹从马注。

[语译] 足太阴脾经脉气起于足大趾内侧的隐白穴，归结于腹部的太仓穴，即中脘穴。足少阴肾经脉气起于足心的涌泉穴，归结于喉部的廉泉穴。足厥阴肝经脉气起于足大趾外侧的大敦穴，归结于胸部的玉英穴，即玉堂穴，络于膻中穴。太阴主脾，居阴分之表，为开；厥阴主肝，居阴分之里，为阖；少阴主肾，居表里之间，为枢。如太阴开的功能受损，脾失运化，谷气不能转输，上则膈气痞塞，下则洞泄不止。治疗膈塞洞泄，可取刺脾经的穴位，根据虚实情况，泻其有余，补其不

足。这就是太阴开的功能失常，脾气不足所生的病。若厥阴阖的功能受损，则肝气舒缓，时常悲哀。治疗悲哀，可取刺肝经的穴位，泻其有余，补其不足。少阴枢的功能受损，则肾经脉气结滞不通，治疗脉气不通，可取刺肾经的穴位，泻其有余，补其不足。凡经脉有结滞不通的，都应采取上法刺治。

[原文] 足太阳根于至阴，溜①于京骨，注于昆仑，入于天柱②、飞扬也[1]。足少阳根于窍阴，溜①于丘墟，注于阳辅，入于天容③、光明也。足阳明根于厉兑，溜①于冲阳，注入下陵[2]，入于人迎、丰隆也。手太阳根于少泽，溜①于阳谷，注于小海④，入于天窗⑤、支正也。手少阳根于关冲，溜①于阳池，注于支沟，入于天牖、外关也，手阳明根于商阳，溜①于合谷，注于阳谿、入于扶突、偏历也。此所谓⑥十二经⑦者，盛络⑧皆当取之。

[校勘]

①“溜”：《太素》卷十经脉根结及《甲乙》卷二第五并作“流”。

②“柱”：周本作“注”。

③“天容”：《甲乙》校注云：“天容疑误”。刘衡如《灵枢经》校语谓：“《甲乙》卷三第十二谓之手少阳脉气所发，故宋·林亿等校《甲乙》卷二第五本段文时疑‘天容’有误。明·马莳、张介宾皆以为当作‘天冲’，而《外台》、《铜人》及《发挥》等书乃谓“天容”为足太阳脉气所发，《太素》卷十经脉根结仍作“天容”，隋·杨上善注谓是足少阳正经，此古今经穴学说之异也。”原文暂不改动。

④“小海”：原作“少海”。“小海”为手太阳脉之所入。故据《甲乙》卷三第二十九、《素问》气府论“手太阳脉气”段及王注改，以避免与手少阴少海相混。

⑤“天窗”：《甲乙》校注云：“天窗，疑误。”

⑥“谓”：《太素》卷十经脉根结此下有“根”字。

⑦“经”：《甲乙》卷二第五此下有“络”字。

⑧“盛络”：《甲乙》卷二第五作“络盛”，《太素》卷十经脉根结“络”下有“者”字。

［注释］

［1］“足太阳根于至阴……入于天柱、飞扬也”：《太素》卷十经脉根结注：“输穴之中，言六阳之脉，流井荥腧原经合，五行次第，至身为极。今此手足六阳，从根至入，流注上行，与本输及明堂流注，有所不同。此中根者，皆当彼所出，此中流者，皆当彼所过，惟手太阳流，不在完骨之过，移当彼经阳谷之行，疑其此经异耳。此中注者，皆当彼行，唯足阳明不当解谿之行，移当彼合下陵，亦谓此经异耳。此中入者，并与彼不同，六阳之脉皆从手足指端为根，上络行，至其别走大络称入。入有二处，一入大络，一道上行至头，入诸天柱，唯手足阳明至颈，于前人迎扶突。流注以所出为井，此谓根者，井为出水之处，故根即井也。天柱，侠项大筋外廉陷中，足太阳之正经也。飞扬，在足外踝上七寸，足太阳之大络也。”《类经》九卷第二十九注：“此下言手足三阳之盛络，凡治病者，所当取之。足太阳之至阴，井也、京骨，原也；昆仑，经也；天柱在头，飞扬在足，皆本经之当取者，后仿此”。

［2］“下陵”：《纲目》卷十七注：“‘下陵’，谓三里穴也。”即足三里。

［语译］ 足太阳膀胱经脉气起于本经井穴至阴，流于原穴京骨，注于经穴昆仑，上入于上部的天柱，下入于络穴飞扬。足少阳胆经脉气起于本经井穴窍阴，流于原穴丘墟，注于经穴阳辅，上入于颈部天容穴，下入络穴光明。足阳明胃经脉气起于本经井穴厉兑，流于原穴冲阳，注于合穴三里，上入于颈侧部人迎穴，下入于络穴丰隆。手太阳小肠经脉气起于本经井穴少泽，流于经穴阳谷，注于合穴小海，上入于颈部天窗穴，下入络穴支正。手少阳三焦经脉气起于本经井穴关冲，流于原穴

阳池，注于经穴支沟，上入于头部天牖穴，下入络穴外关。手阳明大肠经脉气起于本经井穴商阳，流于原穴合谷，注入经穴阳谿，上入于颈部扶突穴，下入络穴偏历。以上所述，就是所谓手三阳、足三阳左右共十二经脉的根溜注入穴位的名称，各条经脉凡有充盛之象，皆当取刺泻之。

附："手足六阳经根、溜、注、入"腧穴表

经脉名称	根	溜	注	入
足太阳经	至阴(井穴)	京骨(原穴)	昆仑(经穴)	天柱、飞扬(络穴)
足少阳经	窍阴(井穴)	丘墟(原穴)	阳辅(经穴)	天容、光明(络穴)
足阳明经	厉兑(井穴)	冲阳(原穴)	三里(合穴)	人迎、丰隆(络穴)
手太阳经	少泽(井穴)	阳谷(经穴)	小海(合穴)	天窗、支正(络穴)
手少阳经	关冲(井穴)	阳池(原穴)	支沟(经穴)	天牖、外关(络穴)
手阳明经	商阳(井穴)	合谷(原穴)	阳谿(经穴)	扶突、偏历(络穴)

[原文] 一日①一夜五十营，以营五脏之精，不应数者，名曰②狂生[1]。所谓五十营者，五脏皆受气③，持其脉口，数其至也。五十动[2]而不一代者④，五脏皆受气⑤[3]；四十动一代者⑥，一脏无气[4]；三十动一代者，二脏无气；二十动一代者，三脏无气；十⑦动一代者，四脏无气，不满十动一代者，五脏无气，予之短期[5]，要在终始，所谓五十动而不一代者，以为常也。以知五脏之期，予知短期者，乍数乍疏也。

[校勘]

①"一日"：《难经本义》卷上引此上有"人"字。

②"名曰"：《甲乙》卷一第九作"谓之"。

③"气"：《甲乙》卷一第九及《太素》卷十四人迎脉口诊此下并有"也"字。

④"五十动而不一代者"：《脉经》卷四第六"动"作"投"，"代"作"止"；《千金翼方》卷二十五诊杂病脉七"动"作"至"，"一代"作"止"。

⑤“气”:《千金翼方》卷二十五诊杂病脉七此下有“足吉也”三字。

⑥“四十动一代者”:《太素》卷十四人迎脉口诊、《甲乙》卷四第一上及《难经》十一难杨注“动”下并有“而”字，下“三十动”等句同。《千金翼方》卷二十五诊杂病脉七“一代者”作“而一止”。

⑦“十”:《千金翼方》卷二十五诊杂病脉七此上有“一”字。

[注释]

[1]“一日一夜……名曰狂生”:《类经》五卷第四注:“营，运也。人之经脉运行于身者，一日一夜，凡五十周，以营五藏之精气，如五十营篇者，即此之义。其数则周身上下左右前后，凡二十八脉，共长十六丈二尺。人之宗气，积于胸中，主呼吸而行经隧，一呼气行三寸，一吸气行三寸，呼吸定息，脉行六寸。以一息六寸推之，则一昼一夜，凡一万三千五百息，通行五十周于身，则脉行八百一十丈。其有太过不及，而不应此数者，名曰狂生。狂犹妄也，言虽生未可必也。”

[2]“五十动”:《太素》卷十四人迎脉口诊注:“五十动者，肾藏第一，肝藏第二，脾藏第三，心藏第四，肺藏第五，五藏各为十动，故曰从脉十动以下，次第至肾，满五十动，即五藏皆受于气也。”

[3]“五十动而不一代者，五脏皆受气”:《类经》五卷第四注:“代，更代之义，谓于平脉之中，而忽见软弱，或乍数乍疏，或断而复起，盖其脏有所损，则气有所亏，故变易若此，均名为代。若五十动而不一代者，五藏受气皆足，乃为和平之脉。”《灵枢识》丹波元简按:“脉要精微论云:代则气衰。张守节《史记正义》云:候脉动不定曰代，即此义也。”

[4]“一脏无气”:《类经》五卷第四注:“一藏无气者，何藏也？然。人吸者随阴入，呼者因阳出，今吸不能至肾，至肝

而还，故知一藏无气者，肾气先尽也。……观此一藏无气，必先乎肾，如下文所谓二藏、三藏、四藏、五藏者，……则由肾及肝，由肝及脾，由脾及心，由心及肺。故凡病将危者，必气促似喘，仅呼吸于胸中数寸之间。盖其真阴绝于下，孤阳浮于上，此气绝之极也。”

[5]“短期”：即死期。李中梓：“短，近也，死期近矣。”

[语译] 脉气在体内运行，一昼夜为五十周次，营运五脏之精气，同时脉行达八百一十丈，如有太过或不及，叫做狂生。脉气运行五十周，使五脏都得到精气的营养，从诊察寸口脉象即可得知。如在寸口切脉，脉搏跳动五十次而无歇止，这是五脏康健，精气旺盛的征象；如脉搏跳动四十次有一次歇止的，是一脏（肾的脏气）衰败的征象；脉搏跳动三十次有一次歇止的，是两脏（肾、肝脏气）衰败的征象；脉搏跳动二十次有一次歇止的，是三脏（肾、肝、脾脏气）衰败的征象；脉搏跳动十次有一次歇止的，是四脏（肾、肝、脾、心脏气）衰败的征象；脉搏跳动不满十次就有一次歇止的，是五脏脏气都已衰败的征象。根据以上所述脉搏跳动歇止情况，可以预计死期，其主要根据是营气运行终始情况。所谓脉搏跳动五十次而无歇止的，这是五脏精气充盛的正常现象，如脉搏跳动出现忽快忽慢或忽跳忽止的情况，可以预计，是死期临近了。

[原文] 黄帝曰：逆顺五体[1]者①，言人骨节之小大，肉之坚脆，皮之厚薄，血之清浊，气之滑涩，脉之长短，血之多少，经络之数，余已知之矣，此皆布衣[2]匹夫之士也。夫王公大人[3]，血食之君②，身体柔脆③，肌肉软弱④，血气慓悍⑤[4]滑利，其刺之徐疾，浅深多少，可得同之乎⑥？岐伯答曰：膏粱⑦菽藿[5]之味，何可同也？气滑则⑧出疾，气涩⑨则出迟，气悍⑩则针小而入浅，气涩则针大而入深，深则欲留，浅则欲疾。以此观之，刺⑪布衣者，深以留之，刺⑫大人者，微以徐之，此皆因气⑬慓悍滑利也。

[校勘]

①“逆顺五体者”：孙鼎宜：“疑‘逆顺五体’是古经篇名。”刘衡如《灵枢经》校语：“逆顺五体：乃本书第三十八篇篇名，今本作‘逆顺肥瘦’。”《太素》卷二十二刺法无“者”字。

②“血食之君”：《甲乙》卷五第六作“食血者”三字。

③“柔脆”：《甲乙》卷五第六作“空虚”。

④“肌肉软弱”：《太素》卷二十二刺法及《甲乙》卷五第六“肌”并作“肤”，“软”并作“耎”，“软”为“輭”之俗字，省作“耎”。

⑤“慓悍”：熊本作“漂浫”，下同。

⑥“可得同之乎”：《医统》卷七刺王公布衣条作“如何”二字。

⑦“膏粱”：《太素》卷二十二刺法及《甲乙》卷五第六此上有“夫”字。

⑧“则”：原作“即”，据《太素》卷二十二刺法及《甲乙》卷五第六改。

⑨“气涩”：此上原有“其”字，据《太素》卷二十二刺法及《甲乙》卷五第六删。

⑩“气悍”：“悍”字疑为“滑”字之误。上文言“气滑”，“气涩”之出针，此复言“气滑”，“气涩”之入针，相对成文，如作“气悍”，似不合。“悍”字，熊本作“浫”，犹可看出“滑”字初误为“浫”，又误为“悍”之迹。

⑪“刺”：《甲乙》卷五第六此上有“故”字。

⑫“刺”：《甲乙》卷五第六此下有“王公”二字。

⑬“气”：《甲乙》卷五第六此上有“其”字，此下有“之”字。《医统》卷七刺王公布衣条、《要旨》卷上十及《针灸大成》卷一并作“其”。

[注释]

［1］“逆顺五体”：逆顺，异常的叫逆，正常的叫顺；五体，《类经》二十二卷第五十六注：“五体者，五形之人也。”逆顺五体，是指五种类型人的形体正常和异常情况。

［2］“布衣”：当时对劳动人民的称呼。

［3］“王公大人”：是指那些终日膏粱厚味，养尊处优的人们。

［4］“慓悍”（piāo hàn 飘汗）”：慓，疾速之意；悍，勇猛之貌。《汉书·高帝纪》：“项羽为人慓悍祸贼。”颜注：“慓，疾也；悍，勇也。”

［5］“膏粱菽藿”：膏，指肥肉；粱，细粮；菽，豆类的总称；藿，豆叶。.

［语译］ 黄帝说：人的形体有异常与正常的区分，一般所说的五种形体的人，骨节有小有大，肌肉有坚有脆，皮肤有厚有薄，血液有清有浊，藏气运行有滑有涩，经脉有长有短，营血有多有少，以及经脉的数目，我已知道了，所有这些都是指一般劳动人民来说的，而那些王公大人，都是终日饮食精美、养尊处优的人，所以他们的身体柔脆，肌肉软弱，气血的运行疾速滑利。上述的劳动人民与王公大人，由于生活环境不同，体质差异也大，在治疗时，进、出针的快慢，刺入的深浅，取穴的多少能够相同吗？岐伯回答说：那些吃精肉美食的王公大人与吃粗食豆菜的劳动人民，用针刺治病怎能相同呢？一般针刺的原则是，气滑的出针宜快，气涩的出针宜慢；气行慓悍的应用小针且浅刺，气涩的应用大针且深刺，深刺的要留针，浅刺的出针要疾速。从以上这些针刺原则来看，针刺形体壮实的劳动人民，要深刺留针，针刺形体柔弱的王公大人，要用小针轻刺慢刺，其原因就是这些人气行疾速而滑利。

［原文］ 黄帝曰：形气[1]之逆顺奈何？岐伯曰：形气不足，病气有余，是邪胜也，急①泻之。形气有余，病气不足，急补之。形气不足，病气不足，此阴阳气俱不足也[2]，不可刺

之②，刺之则重不足，重不足则阴阳俱竭，血气皆尽，五藏空虚，筋骨髓枯，老者绝灭，壮③者不复矣[3]。形气有余，病气有余，此谓阴阳俱有余也，急④泻其邪，调其虚实。故曰：有余者泻之，不足者补之，此之谓也。

［校勘］

①“急”：《内外伤辨惑论》卷下引此下有“当”字。下“急补之”句同。

②“不可刺之”：《甲乙》卷五第六“可”下有一“复”字，《卫生宝鉴》卷二引“刺”作“泻”，下同。

③“壮”：《卫生宝鉴》卷二作“少”。

④“急”：马注本、张注本并作“当”。

［注释］

[1]“形气”：整个身体是形，生命活动能力在于气。形气是指人的形体和神气。

[2]“形气不足，病气不足，此阴阳气俱不足也”：《类经》二十二卷第五十六注：“阳主外，阴主内，若形气病气俱不足，此表里阴阳俱虚也。”

[3]“刺之则重不足……壮者不复矣”：《类经》二十二卷第五十六注：“若再刺之，是重虚其虚，而血气尽，筋髓枯。老者益竭，故致绝灭。壮者必衰，故不能复其元矣。”

［语译］ 黄帝说：形气与病气出现逆顺，如何治疗？岐伯答：形气不足，病气有余的，是邪气实，当急泻其邪。若形气有余，病气不足的，当急补其正。若形气、病气皆不足的，是阴阳表里俱虚，不宜针刺。误刺后，正气更加不足，会导致阴阳俱竭，气血耗尽，五藏空虚，筋髓枯槁，这样，老年人要死亡，壮年人也难以康复。若形气、病气皆有余的，此即所谓阴阳表里俱实，急当先泻其实邪，使邪气消退，以达到调其虚实的目的。所以说，邪实有余的用泻法，正虚不足的用补法，就是这个道理。

[原文] 故曰：刺不知逆顺，真邪相搏①。满而补之②，则阴阳四溢③，肠胃充郭④，肝肺内䐜⑤，阴阳相错。虚而泻之，则经脉空虚，血气竭枯，肠胃㒮⑥辟[1]，皮肤薄著，毛腠夭膲⑦，予⑧之死期。故曰用针之要，在于知调⑨，调阴与阳，精气乃光⑩，合形与气，使神内藏。故曰上工平气，中工乱经⑪，下工绝气危生。故曰下工⑫不可不慎也。必审其⑬五脏变化之病⑭，五脉之⑮应，经络⑯之实虚，皮肤⑰之柔粗⑱，而后取之也。

[校勘]

①“搏”：《太素》卷二十二刺法及《甲乙》卷五第六均作“薄”。按：“搏”与“薄”通，《左传》昭十七年注：“水火合而相搏。”释文：“搏，本作薄。”

②“满而补之”：《甲乙》卷五第六“满”作“实”。《内外伤辨惑论》卷下引“而”作“者”。

③“阴阳四溢”：《甲乙》卷五第六“阴阳”之下有“血气”二字，“四”作“皆”字。

④“郭”：《内外伤辨惑论》卷下引作“廓”。按：“郭”与“廓”古读音同。

⑤“䐜”：《甲乙》卷五第六作“胀”，《太素》卷二十二刺法作“瞋”，《内外伤辨惑论》卷下引作“填”。按：“䐜”与“瞋”通，《玉篇》引《埤苍》：“䐜，引起也。”《广雅》释诂：“瞋，张也，”“䐜”，“瞋”二字义近，“填”有“满”义，亦近，故三字并通。

⑥“㒮”：《太素》卷二十二刺法作“摄”，《甲乙》卷五第六作“慑”，《针灸大成》卷四引作“聂”。按：“摄、慑、聂”并通用。《素问》调经论：“虚者，聂辟气不足”，《太素》卷二十四虚实所生篇“聂”作“慑”，《甲乙》卷六第三作“摄”，是其证。

⑦“膲”：《太素》卷二十二刺法及《甲乙》卷五第六并作“焦”，《内外伤辨惑论》卷下引作“燋”。按：“膲、焦、燋”三字通用。

⑧“予”：原作“子”，据日抄本、日刻本、黄校本及《太素》卷二十二刺法及《甲乙》卷五第六改。

⑨“在于知调”：《太素》卷二十二刺法“于”作“乎”。此后原有“阴与阳”三字，属涉下衍文，据《太素》卷二十二刺法及《甲乙》卷五第六删。

⑩“光”：《甲乙》卷五第六作“充”。

⑪“经”：原作“脉”，据《太素》卷二十二刺法及《甲乙》卷五第六改。

⑫“故曰下工”：《太素》卷二十二刺法无“曰”字，《甲乙》卷五第六无“故曰下工”四字。

⑬“其”：原脱，据《太素》卷二十二刺法补。

⑭“必审其五脏变化之病”：《甲乙》卷五第六作“必察其五脏之变化。”

⑮“之”：《甲乙》卷五第六此后有“相”字。

⑯“络”：《甲乙》卷五第六作“脉”。

⑰“肤”：原脱，据《甲乙》卷五第六及《内外伤辨惑论》卷下引补，以与上句为对文。

⑱“粗”：《内外伤辨惑论》卷下引及《医部汇考》卷四十九引并作“脆”。

[注释]

[1]“儇辟”：《类经》二十二卷第五十六注：“儇，畏怯也；辟，邪僻不正也。”儇辟，指软弱无力，邪气充塞之意。

[语译] 所以说，针刺治病不懂得相逆和相顺的补泻作用，误刺之后，可导致正气与邪气相互搏结。如邪气有余的实证，反施用补法，则阴阳气血满溢，邪气充大肠胃，肝肺发生胀满，阴阳之气发生错乱。正气不足的虚证，反施用泻法，则

经脉空虚，气血耗损枯竭，肠胃消化无力而邪气充塞于内，皮肤薄瘦附骨，毫毛腠理折断枯焦，见到这些病证，则可以预计死期不远了。所以说针刺治病的要领，在于调和阴阳，使之平衡，且不可虚者用泻，实者反补，只有这样，精气才能充沛，形体与神气互相维系，神气得以内藏不泄。所以说，技术高明的医生善于补虚泻实，调理阴阳之气，使其平衡，技术一般的医生诊断不够精确，往往扰乱经气，技术低劣的医生，虚实不辨，补泻滥施，结果常常危害病人的生命。所以说，在针刺治病时，诊察脉证，运用补泻手法不可粗心大意，必须审察清楚五脏的病情变化，五脏脉象及其相应情况，还应察清经脉的虚实，皮肤的柔粗，然后才能选取针刺的经脉，部位与腧穴，达到愈病的目的。

寿夭刚柔第六

[提要] 本篇从形体的缓急，元气的盛衰及皮肤、肌肉、骨骼、脉搏等方面的差异，分析了阴阳刚柔的不同体质类型，并从形与气的平衡的角度谈到这些体质上的差异与生命长短的关系。同时指出了根据病在阴阳、筋骨、皮肉及不同的病因、性质、病程等情况，所应采取的刺治方法。篇末并指出药熨法的应用和内容。

[原文] 黄帝问于少师曰：余闻人之生也，有刚有柔，有弱有强，有短有长，有阴有阳，愿闻其方。少师①答曰：阴中有阴②，阳中有阳③，审知阴阳，刺之有方[1]，得病所始，刺之有理[2]，谨度病端，与时相应[3]，内合于五脏六腑，外合于筋骨皮肤，是故内有阴阳，外亦有阴阳。在内者，五脏为阴，六腑为阳；在外者，筋骨为阴，皮肤为阳。故曰病在阴之阴者，刺阴之荥输，病在阳之阳者④，刺阳之合；病在阳之阴者，刺阴之经；病在阴之阳者⑤，刺络脉⑥，故曰病在阳者

命[7]曰风，病在阴者命曰痹[8]，阴[9]阳俱病命曰风痹。病有形而不痛者，阳之类也；无形而痛者，阴之类也。无形而痛者，其阳完而阴伤之也，急治其阴，无攻其阳[10]；有形而不痛者，其阴完而阳伤之也，急治其阳，无攻其阴[11]。阴阳俱动，乍有形，乍无形[12]，加以烦心，命曰阴胜其阳，此谓不表不里，其形不久。

［**校勘**］

①“少师”：《甲乙》卷六第六作“岐伯”。

②“有阴”：《甲乙》卷六第六作“有阳”。

③“有阳”：《甲乙》卷六第六作“有阴”。

④“病在阳之阳者”：似应作“病在阴之阳者”。“阴之阳”，谓病在内之六腑，故当取腑经之合穴。本书四时气篇谓：“邪在府取之合。”

⑤“病在阴之阳者”：似应作“病在阳之阳者”。阳之阳，谓病在外之皮肤，故应刺络脉。或谓如此则上下不相对文，其实古书多错综成文之例，“阳之阳”与上“阴之阳”错综，“阳之阴”与上“阴之阴”错综，固不必徒执“相对”之例以疑此也。

⑥“刺络脉”：《甲乙》卷六第六作“刺阳之络”。

⑦“命”：马注本、张注本“命”并作“名”，《甲乙》卷六第六同。

⑧“病在阴者命曰痹”：《病源》卷一作“在阴曰痹”。

⑨“阴”：此上原有“病”字，据马注本、黄校本、《甲乙》卷六第六及《病源》卷一删。

⑩“急治其阴，无攻其阳”：《甲乙》卷六第六作“急治其阳，无攻其阴”。

⑪“急治其阳，无攻其阴”：《甲乙》卷六第六作“急治其阴，无攻其阳”。

⑫“乍有形，乍无形”：《甲乙》卷六第六无两“形”字。

［注释］

［1］“审之阴阳，刺之有方”：方，道的意思，即道理、规律，见《易》系辞上传虞注。《类经》二十一卷第三十一注：“刚柔强弱短长，无非阴阳之化。然曰阴曰阳，人皆知之，至若阴中复有阴，阳中复有阳，则人所不知也，故当详审阴阳，则刺得其方矣。”

［2］“得病所始，刺之有理”：理，在此作法度解，言针刺合乎法度。《类经》二十一卷第三十一注：“得病所始者，谓知其或始于阴，或始于阳，故刺之有理也。”

［3］“谨度病端，与时相应”：病端，即病因，因六淫各与时季的五行属性相应，故说与时相应。《类经》二十一卷第三十一注：“谨度病端者，谓察其风因木化，热因火化，湿因土化，燥因金化，寒因水化，故与时相应也。”

［语译］　黄帝问少师说：我听说由于人体的禀赋不同，体质有刚柔强弱之分，体形有高矮之别，生理部位和病理变化都有阴阳的不同，在治疗上如何区别对待呢？我很想知道其中的道理。少师回答说：人体的生理部位和病理变化的性质都有阴阳之分，但阴阳不是绝对的概念，阴阳之中还可再分阴阳，必须审察清楚阴阳的不同特征，了解了疾病的性质，刺治时才有可遵循的法度。同时也应认真了解疾病的发生原因，致病因素与时序是否相应。各种致病因素都与人体内部五脏六腑和外部皮肉筋骨有着密切的关联。人体的内外分别属阴和属阳，内部和外部还可以再分阴阳，体腔以内，五脏为阴，六腑为阳；体腔以外，筋骨为阴，皮肤为阳，根据各发病部位及疾病本身的具体阴阳属性，就可初步选定刺治的穴位，如：病在阴中之阴的五脏，就应该刺阴经的荥穴和俞穴，病在阴中之阳的六腑，就应刺阳经的合穴；病在阳中之阴的筋骨，就应刺阴经的经穴；病在阴中之阳的皮肤，可以针表浅的络脉。对发病的特征，也可以用阴阳来概括。病在阳分的，称作“风”，病在阴

分的称作“痹”，阴分和阳分俱病的，称作“风痹”。有的病，虽有病形的表现而无疼痛，这是属阳的一类；有的病，没有病形的表现，却有疼痛，这是属阴的一类。前一类有形而不疼痛的属阳的病，它的阴分完好而阳分受了外邪的损伤，应急治阳分，不要攻伐阴分；后一类无形而疼痛的属阴的病，它的阳分完好而阴分受了外邪的损伤，应急治阴分，不要攻伐阳分。如果阴分、阳分都发生了病患，有时表现为有病形可征，有时表现为没有明确的病形，这是脏腑体表阴阳两方面都受了外邪的损害，若再有心中烦躁不安的感觉，这是脏腑阴阳气机失调的表现，说明阴病甚于阳病，这种表里阴阳俱伤的病情，比较难治，预示着生命不久即将衰惫。

［**原文**］ 黄帝问于伯高曰：余闻形气病之先后，外内①之应[1]奈何？伯高答曰：风寒伤形，忧恐忿怒伤气。气伤脏，乃病脏；寒伤形，乃应形②；风伤筋脉，筋脉乃应③。此形气外内之相应也。黄帝曰：刺之奈何？伯高答曰：病九日者，三刺而已；病一月者，十刺而已。多少远近，以此衰[2]之。久痹不去身者，视其血络，尽出④其血。黄帝曰：外内之病，难易之治奈何？伯高答曰：形先病而未入脏者，刺之半其日；脏先病而形乃应者，刺之倍其日。此外⑤内难易之应也。

［**校勘**］

①“外内”：《甲乙》卷六第六作“内外”，下同。

②“乃应形”：以上“病脏”律之，“应”字似应作“病”字，“病脏”、“病形”句法一例。

③“应”：疑涉下文致误，似应作“病”。

④“出”：《甲乙》卷六第六作“去”。

⑤“外”：原作“月”，据胡本、统本、藏本、日抄本及《甲乙》卷六第六改。

［**注释**］

[1]“外内之应”：《类经》二十一卷第三十一注：“形见于

外，气运于中，病伤形气，则或先或后，必各有所应。”

[2]“衰”：等差的意思。“以此衰之”，即以此标准作为等差来进行比较。《国语》齐语：“相地而衰征。”疏：“衰，差也。”

[语译] 黄帝问伯高说：我听说人的外部形体和内部气机发生病变时，发病的先后，必有内外相应的关系。这是怎么一回事？伯高答道：风寒之邪外侵，必先伤害外部的形体，忧恐忿怒等七情刺激，必先影响内部气机的运行，气的运行受到干扰，则波及五脏，使内脏受伤。寒邪伤害形体，就会使体表发病，风邪伤及筋脉，就会使筋脉发病。这是外因和内因使外部的形体和内部的气机受了损伤破坏而分别发病的相应关系。黄帝说：怎样刺治呢？伯高答道：得病九天的，针三次可愈，得病一个月的，针十次可愈。得病时日的长短远近所针刺的次数，可用以上的标准来衡量比较。若久患痹症，病不易去除的，应观察患部的血络，有瘀血的，要刺破排除干净。黄帝说：外因和内因所造成的疾病，有的难治，有的易治，应怎样处理？伯高答道：外邪伤害形体，如只是体表发病而未传入内脏的，针刺的次数可以减半。如果内脏先已发病而波及外部形体的，针刺的次数要加倍。这是因人体内外相应，发病原因不同，以及疾病的难治、易治，而提出的处理方法。

[原文] 黄帝问于伯高曰：余闻形有缓急，气有盛衰，骨有大小，肉有坚脆，皮有厚薄，其以立寿夭奈何[1]？伯高答曰：形与气相任则寿，不相任则夭[2]。皮与肉相果①则寿，不相果则夭[3]。血气经络，胜形则寿，不胜形则夭[4]。黄帝曰：何谓形之②缓急？伯高答曰：形充而皮肤缓者则寿[5]，形充而皮肤急者则夭[6]，形充而脉坚大者顺也[7]，形充而脉小以弱者气衰，衰则危矣[8]。若③形充而颧不起者骨④小，骨⑤小则⑥夭矣[9]。形充而大肉䐃坚而⑦有分者肉坚[10]，肉⑧坚则寿矣；形充而大肉无分理不坚者肉脆，肉⑨脆则夭矣。此天之生命，所

以立形定气而视寿夭者。必明乎⑩此，立⑪形定气，而后⑫以临病人，决死生。黄帝曰：余闻寿夭，无以度之。伯高答曰：墙基卑，高不及其地者[11]，不满三十而死，其有因加疾者[12]，不及二十而死也。黄帝曰：形气之相胜，以立⑬寿夭奈何？伯高答曰：平人而气胜形者寿[13]，病而形肉脱，气胜形者死，形胜气者危矣[14]。

[校勘]

①“果”：《甲乙》卷六第十一作“裹”。按：“果”、“裹”通。《尔雅》释鱼：“前弇诸果。”释文：“果，文作裹。”“果”有“缠”义，见《说文》。

②“之”：《甲乙》卷六第十一无。

③“若”：《甲乙》卷六第十一无。

④“骨”：《甲乙》卷六第十一作“肾”。

⑤“骨”：《甲乙》卷六第十一无。

⑥“则”：胡本、熊本、周本、统本、金陵本、日抄本并作“而”字。

⑦“而”：疑衍。律以下文“形充而大肉无分理不坚者肉脆”句可证。

⑧“肉”：《甲乙》卷六第十一无。

⑨“肉”：《甲乙》卷六第十一无。

⑩“乎”：《甲乙》卷六第十一作“于”。

⑪“立”：《甲乙》卷六第十一此上有“以”字。

⑫“后”：《甲乙》卷六第十一此下有“可”字。

⑬“立”：张注本作“至”。

[注释]

[1]“其以立寿夭奈何”：《类经》三卷第十五注：“此欲因人之形体气质，而知其寿夭也。”

[2]“形与气相任则寿，不相任则夭”：《类经》三卷第十五注：“任，相当也，盖形以寓气，气以充形。有是形当有是

气，有是气当有是形。故表里相称者寿，一强一弱，而不相称者夭。”

[3]“皮与肉相果则寿，不相果则夭”：《类经》三卷第十五注：“肉居皮之里，皮为肉之表，肉坚皮固者，是为相果，肉脆皮疏者，是为不相果。相果者，气必畜故寿，不相果者，气易失故夭。”

[4]“血气经络，胜形则寿，不胜形则夭”：《类经》三卷第十五注：“血气经络者，内之根本也。形体者，外之枝叶也，根本胜者寿，枝叶胜者夭。”

[5]“形充而皮肤缓者则寿”：《类经》三卷第十五注：“形充而皮肤和缓者，气脉从容，故当寿。”

[6]“形充而皮肤急者则夭”：《类经》三卷第十五注：“形充而皮肤紧急者，气脉促迫，故当夭”。

[7]“形充而脉坚大者顺也”：《类经》三卷第十五注：“形充脉大者，表里如一，故曰顺。”

[8]“形充而脉小以弱者气衰，衰则危矣”：《类经》三卷第十五注：“形充脉弱者，外实内虚故曰危。”

[9]“若形充而颧不起者骨小，骨小则夭矣”：《类经》三卷第十五注：“颧者，骨之本也，故形充而颧不起者，其骨必小。骨小肉充，臣胜君者也，故当夭。”

[10]“形充而大肉䐃坚而有分者肉坚”：《类经》三卷第十五注：“大肉，臀肉也，䐃者，筋肉结聚之处，坚而厚者是也，有分者，肉中分理明显也。”按：大肉，除指臀肉外，还应包括腿臂之肉。

[11]“墙基卑，高不及其地者”：《类经》三卷第十五注：“墙基者，面部四旁骨骼也。地者，面部之肉也。墙基不及其地者，骨衰肉胜也，所以不寿。”

[12]“其有因加疾者”：马莳曰：“盖不慎守，而或为外感内伤也。”

[13]“平人而气胜形者寿”：《类经》三卷第十五注：“人之生死由乎气，气胜则神全，故平人以气胜形者寿，设外貌虽充而气不足者，必非寿器。”

[14]“病而形肉脱……形胜气者危矣”：《类经》三卷第十五注：“若病而至于形肉脱，虽其气尚胜形，亦所必死。盖气为阳，形为阴，阴以配阳，形以寓气，阴脱则阳无所附，形脱则气难独留。故不免于死。或形肉未脱，而元气衰竭者，形虽胜气，不过阴多于阳，病必危矣。”

[语译] 黄帝问伯高：人的形体有缓有急，气有盛有衰，骨骼有大有小，肌肉有坚有脆，皮肤有厚有薄，这种不同情况，与人的寿命长短有什么关系？伯高说：形与气表里相称的寿长，形与气不相称的容易夭亡。皮肤与肌肉匀称协调的寿长，不匀称、不协调的寿短。气血经络，是人体的根本，形体则好像树木的枝叶，血气经络强盛胜过形体的就长寿，不能胜过形体的就容易夭亡。黄帝说：什么是外形的缓急？与寿命长短的关系怎样？伯高说：凡是形体充实、皮肤和缓的，气脉从容，则寿长，形体虽然充实而皮肤紧急的，气脉迫促，则易夭亡。形体充实，脉象坚大的，表里如一，内外俱强，是长寿的顺象；形体虽充实而脉象弱小无力，是内虚外实，气脉不足，这是一种容易夭亡的危象。形体充实颧骨低小的是骨骼弱小，也是易于夭折的形态。形体充实而肌肉发达坚实、分理清楚的，是长寿的形态；形体充实而肌肉松软脆弱、没有分理的，是夭亡的形态。这些都是人的禀赋不同所造成，所以体质有坚强衰弱的区别，寿命也有长短的不同，做医生的必须懂得立形定气的道理，然后可以从临床决定生死。黄帝说：我听说长寿和短命，是很难测度的。伯高说：墙基卑矮，不能及到面部肌肉的是骨衰肉胜，活不到三十岁就要夭亡；如果再加其它疾病，就连二十岁也活不到。黄帝说：形体与气脉的相称与否，怎么能决定长寿和短命呢？伯高说：人的寿夭，以气为主。气

足则神全。平常人如果气足神全胜于形体则寿长；但若病到形肉消脱，虽然气还不衰，但亦能死亡。也有的形肉没有脱减，而元气已经衰竭，气衰则神衰，生命同样处于危险状态，也不会长寿。

[原文] 黄帝曰：余闻刺有三变，何谓三变①？伯高答曰：有刺营者，有刺卫者，有刺寒痹之留经者[1]。黄帝曰：刺三变②者奈何？伯高答曰：刺营者出血[2]，刺卫者出气[3]，刺寒痹者内热③[4]。

黄帝曰：营卫寒痹之为病奈何？伯高答曰：营之生病也，寒热少气[5]，血上下行[6]。卫之生病也，气痛时来时去[7]，怫忾④贲响[8]，风寒客于肠胃之中[9]。寒痹之为病也，留而不去，时痛而皮不仁[10]。

黄帝曰：刺寒痹内热奈何[11]？伯高答曰：刺布衣者⑤，以火焠之⑥[12]；刺大人者，以⑦药熨之[13]。

[校勘]

①“何谓三变”：《甲乙》卷十第一上作“何也”。

②“变”：《太素》卷二十二三变刺无。

③“内热”：似应作“内叞”。内，读如纳（nà），与“出”字对文。“叞”与上“气”字协韵；“叞”俗作“熨”，又“熨”与“爇”形近，始误作“爇”，“爇”与“热”又俱在薛韵，同训焫，故终误作“热”也。

④“忾”：《针灸问对》卷上引作“气”。

⑤“者”：《要旨》卷二第十引无“者”字，下同。

⑥“以火焠之”：《甲乙》卷十第一上“以”作“用”。《太素》卷二十二三变刺作“必火焠”。

⑦“以”：《甲乙》卷十第一上、《太素》卷二十二三变刺无。

[注释]

[1]“有刺营者，有刺卫者，有刺寒痹之留经者”：《类经》

二十一卷第三十二注："刺营者，刺其阴，刺卫者，刺其阳，刺寒痹者，温其经，三刺不同，故曰三变。"

［2］"刺营者出血"：马莳："刺营气者，必出其血，正以血者营气之所化。营卫生会篇云：营气化血，以奉生身。《素问》调经论云：取血于营也。刺营见血，出邪气也。"

［3］"刺卫者出气"：《太素》卷二十二三变刺注："刺卫见气，出邪气也"。马莳："刺卫气者，必出其气。正以卫气属阳，痹论谓循皮肤之中，分肉之间，熏于肓膜，散于胸腹。调经论云：取气于卫也。"

［4］"刺寒痹者内热"：《太素》卷二十二三变刺注："寒湿之气，停留于经络，久留针，使之内热，以去其痹也。"

［5］"营之生病也，寒热少气"：《类经》二十一卷第三十二注："营主血，阴气也。病在阴分，则阳胜之，故为寒热往来。阴病则阴虚。阴虚则无气，故为少气。"

［6］"血上下行"：《类经》二十一卷第三十二注："邪在血，故为上下妄行。所以刺营者，当刺其血分。"

［7］"卫之生病也，气痛时来时去"：《类经》二十一卷第三十二注："卫属阳，为水谷之悍气，病在阳分，故为气痛，气无定形，故时来时去。"

［8］"怫忾贲响"：《太素》卷二十二三变刺注："怫忾，气盛满貌：贲响，腹胀貌也。"

［9］"风寒客于肠胃之中"：《类经》二十一第三十二注"风寒外袭，而客于肠胃之间，以六腑属表而阴邪归之，故病亦生于卫气。"

［10］"时痛而皮不仁"：有时疼痛，有时麻木不仁。《素问》风论："故其肉有不仁也。"王注："不仁，谓㿏而不知寒热痛痒。"《素问》痹论："故为不仁。"王注："不仁者，皮顽不知有无也。"

［11］"刺寒痹内热奈何"：《类经》二十一卷第三十二注：

"内热，谓温其经也。"

[12]"以火焠之"：《素问》调经论："焠针药熨。"王注："焠针，火针也。"《类经》二十一卷第三十二注："以火焠之，即近世所用雷火针，及艾蒜针灸之类。"

[13]"以药熨之"：《史记》扁鹊传："案扤毒熨。"索隐："毒病之处，以药熨贴也。"

[语译] 黄帝说：我听说针刺有三种变化，什么叫三变呢？伯高说："有刺营分的，有刺卫分的，有刺寒痹停留经脉的。黄帝说：这三种刺法具体的应用是怎样的？伯高说："针刺营分的病要出血，因为血是营气所化；针刺卫分的病要出气，因卫气属阳，循行于皮肤分肉之间，故取气于卫；刺寒痹要留针温经使内部暖热。

黄帝说：营卫寒痹的病情怎样？伯高说：营主血属阴，病在阴分，阴病则阳胜，所以有寒热往来，阴虚则无气，故少气，邪在营血，随血上下妄行。卫主气属阳，病在卫分，故为气痛，气无定形，故时来时去，并有怫郁不舒，腹鸣䐜胀的症状。这是由于风寒侵犯肠胃所致。寒痹是邪气停留于经络而不去，所以有时疼痛而麻木不仁。

黄帝说：刺寒痹的纳热法怎样呢？伯高说：要根据人的不同体质进行，对于劳动人民用艾火灸，对王公大人要用药物熨贴。

[原文] 黄帝曰：药熨奈何？伯高曰：用淳酒二十升①，蜀椒一升，干姜一斤，桂心一斤②[1]，凡四种③，皆㕮咀[2]，渍酒中[3]，用④绵絮一斤，细白布四丈⑤，并⑥内酒中。置酒马矢煴⑦中[4]，盖封涂，勿使泄⑧，五日五夜，出布绵絮，曝干之，干复渍，以尽其汁。每渍必晬[5]其日，乃出干。干，并用滓与绵絮，复布为复巾[6]，长六七尺，为六七⑨巾，则用之生桑炭炙巾[7]，以熨寒痹所刺之处，令热入至于病所，寒复炙巾以熨之，三十遍而止。汗出，以巾拭身⑩，亦三十遍而止。

起步内中，无见风[8]。每刺必熨，如此⑪病已矣。此所谓内热也。

［校勘］

①“用淳酒二十升”：统本、马注本、张注本“升”并作“斤”。《甲乙》卷十第一上“用”上有“方”字，“淳”作“醇”。

②“桂心一斤”：《甲乙》卷十第一上、《太素》卷二十二三变刺无“心”字，“斤”作“升”。

③“种”：《甲乙》卷十第一上作“物”。

④“用”：《甲乙》卷十第一上无。

⑤“四丈”：《甲乙》卷十第一上此下有“二尺”二字。

⑥“并”：《太素》卷二十二三变刺此上有“皆”字。

⑦“煴”：《太素》卷二十二三变刺作“温”。

⑧“使泄”：《甲乙》卷十第一上作“使气泄”。

⑨“七”：《甲乙》卷十第一上无。

⑩“汗出以巾拭身”：《甲乙》卷十第一上、《太素》卷二十二三变刺并作“炙巾以拭身”。

⑪“此”：《太素》卷二十二三变刺此下有“法”字。

［注释］

［1］“用淳酒二十升……桂心一斤”：《太素》卷二十二三变刺注：“酒椒姜桂，四物性热而又泄气，故用之熨。身皮腠适，而可刺也。此在冬日血气不流之时，熨之令通也。”

［2］“㕮咀”：《类经》二十一卷第三十二注：“㕮咀，古人以口嚼药，碎如豆粒而用之。”

［3）“渍酒中”：浸泡在酒中。

［4］“置酒马矢煴中”：陆懋修曰：“说文：‘煴，郁烟也’，此谓烧马矢郁烟，置盛酒器于中也。”马矢，即马粪。

［5］“晬（zuì 醉）”：一昼夜的时间。《太素》卷二十二三变刺注：“晬，一日周时也。”

[6]“复布为复巾”：《类经》二十一卷第三十二注：“复布为复巾者，重布为巾，如今之夹袋，所以盛贮绵絮药渣也”。

[7]“则用之生桑炭炙巾”：《类经》二十一卷第三十二注：“炙巾以生桑炭者，桑能利关节，除风寒湿痹诸痛也。”

[8]“起步内中，无见风”：《类经》二十一卷第三十二注：“刺后起步于密室内中，欲其血气行而慎避风寒也。”

[语译] 黄帝说：怎样用药熨贴呢？伯高说：用醇酒二十升，蜀椒一升，干姜一斤，桂心一斤。将这四种药，用口嚼碎，浸在酒里，再用绵絮一斤，细白布四丈，也浸在酒里，然后将酒器用泥封盖严密，勿泄气，放在燃烧的干马矢中煨，煨五日五夜，取出布和棉絮，晒干后再浸酒中，要把酒全部收尽，每次浸一昼夜时间，取出晒干，将布制成夹袋，纳入棉絮和药渣，夹袋长六七尺，共做六七个，然后用生桑炭烤夹袋，烤热后熨寒痹针刺的部位，使热度直达病所，可用六七个夹袋轮流烤熨，凉了就换，要求熨三十遍一次，直到身上出汗，出汗后就用夹袋擦抹，也是三十次，将汗液拭干，最后起来在密室里散步，不要见风，每针一次，必须用熨法，这样治寒痹就能痊愈。这就是温经散寒的纳热法。

官针第七

[提要] 本篇介绍了九种针具的适应证和各自的性能。篇中详细谈到为适应不同的病情变化，不同的经脉病患，不同的脏器病患，邪气的深浅程度等而应采取的各种针刺方法。这些方法计有：适应九变的九种刺法（俞刺、远道刺、经刺、络刺、分刺、大泻刺、毛刺、巨刺、焠刺）；适应十二经病变的“十二节”刺法（偶刺、报刺、恢刺、齐刺、扬刺、直针刺、输刺、短刺、浮刺、阴刺、傍针刺、赞刺）；适应邪气深浅程度的三刺法和适应五脏疾病的五刺法（半刺、豹文刺、关刺、

合谷刺、输刺)。这些丰富多彩的刺法，反映了我国古代针刺技术的成熟程度，并为后世针刺手法的发展奠定了基础。

[原文] 凡刺①之要，官针[1]最妙。九针之宜，各有所为②，长短大小，各有所施③，不得其用，病弗能移。病④浅针深，内伤良肉，皮肤为痈[2]；病深针浅，病气不泻，反⑤为大脓。病小针大，气泻太甚⑥，疾必为害⑦[3]；病大针小，气不泄泻⑧，亦复为败⑨[4]。失⑩针之宜，大者大泻⑪，小者不⑫移。已言其过，请言其所施。

[校勘]

①“凡刺”：《太素》卷二十二九针所主作“九针”。

②“九针之宜，各有所为”：“宜”字与“为”字似应互倒。疑后人传抄致误。《圣济总录》卷一百九十二引正作“九针之为，各有所宜”。“宜”、“为”、“施”、“移”，歌部韵。

③“施”：此下原有“也”字，据《甲乙》卷五第二、《太素》卷二十二九针所主删。

④“病”：原作“疾”，据《素问》长刺节论王注引《针经》文、《太素》卷二十二九针所主改，以与下文“病深”、“病小”、“病大”一致。

⑤“反”：原作“支”，据《太素》卷二十二九针所主、《甲乙》卷五第二、《圣济总录》卷一百九十二改。

⑥“太甚”：藏本作“太深”。《太素》卷二十二九针所主作“大疾”。

⑦“疾必为害”：《甲乙》卷五第二作“病后必为害”，《太素》卷二十二九针所主作“必后为害”。

⑧“气不泄泻”：《甲乙》卷五第二、《太素》卷二十二九针所主、《圣济总录》卷一百九十二引文并作“大气不泻”。

⑨“亦复为败”：《甲乙》卷五第二作“亦为后败”，《圣济总录》卷一百九十二引文作“后亦为败”。

⑩“失”：《甲乙》卷五第二、《太素》卷二十二九针所主

并作“夫”。似应据改。

⑪“大泻”：原无“大”字，据《甲乙》卷五第二、《太素》卷二十二九针所主补。姚文田《古音谐》卷四亦称“句有脱字”。

⑫“不”：似应作“小”，“大者大泻，小者小移”与上文“夫针之宜”义合。

[注释]

[1]“官针”：指大家公认的针具和操作方法。《类经》十九卷第四注：“官，法也，公也。制有法而公于人，故曰官针”。张志聪：“九针之法，有大小长短之制，有浅深补泻之宜，有三五九十二刺之法，各有所施也。”

[2]“内伤良肉，皮肤为痈”：《类经》十九卷第四注：“内伤良肉，则血流于内，而溃于外，故皮肤为痈。”

[3]“气泻太甚，疾必为害”：《类经》十九卷第四注：“气泻太甚，元气伤也，故必为害。”

[4]“气不泄泻，亦复为败”：《类经》十九卷第四注：“针不及病，则病气不泄，故亦为败。”

[语译] 针刺的要点，在于使用合乎规格的针具。九种针具有不同的功能，因而也有不同的适应范围，针的长短、大小等特点，各有各的用处。若用的不对，就不能治愈疾病。病在浅表而刺得过深，就会损伤内部的好肉，导致皮肤发生痈肿；病在深部而刺得过浅，不但病邪难除，反而会因邪气内壅，发生大的脓疡。轻浅的疾病，用大针去刺，会使元气大泻，从而加重疾病；深重的疾病，用小针去刺，邪气不得祛除，也要产生不良后果。若离开正确的用针之道，宜用小针而误用了大针，就会损伤正气；宜用大针而误用了小针，就不能祛除病邪。以上已谈了错用针具的害处，让我再来说明各种针具的正常使用情况。

[原文] 病在皮肤无常处者[1]，取以镵针①于病所，肤白

勿取[2]。病在分肉间②，取以员针于病所。病在经络痼痹者，取以锋针③。病在脉，气少当补之者④，取以䥫针于井荥分输⑤。病为大脓者⑥，取以铍⑦针。病⑧痹气暴发者，取以员利针。病痹气痛而不去者⑨，取以毫针。病在中者[3]，取以长针。病水肿不能通关节者⑩，取以大针。病在五脏固居者，取以锋针，泻于井荥分输，取以四时⑪。

［校勘］

①“取以镵针”：《甲乙》卷五第二“以”作“之”。《圣济总录》卷一百九十二引此下无“于病所肤白勿取”七字。按：准以下文各针句例，《总录》似是。下员针“于病所”三字似亦当删。

②“间”：《太素》卷二十二九针所主此下有“者”字。

③“病在经络痼痹者，取以锋针”：《太素》卷二十二九针所主、《甲乙》卷五第二并无。按：以九针之序而言，锋针应在鍉针之下。本节两言取以锋针，据守山阁校注云：“此处应为衍文。”此十一字即错衍于前，而“病在五脏固居者，取以锋针”。遂移置于后，文次乖紊，而“病在经络痼痹”、“病在五脏固居”，于义亦复。似应据《甲乙》删去衍文。移下文“病在五脏固居者，取以锋针”十一字于上“取以鍉针”之下，以符顺序。

④“气少当补之者”：《甲乙》卷五第二“气少”作“少气”，“之”下无“者”字。《圣济总录》卷一百九十二引“少”作“小”。《针经摘英集》九针式引“气”下有“虚”字。《太素》卷二十二九针所主“补”下无“之”字。

⑤“于井荥分输”：《圣济总录》卷一九二引无此五字。

⑥“病为大脓者”：《圣济总录》卷一百九十二引“为”作“有”。《甲乙》卷五第二“者”作“血”。

⑦“铍”：《太素》卷二十二九针所主“铍”作“铫”。

⑧“病”：《甲乙》卷五第二无。

⑨“病痹气痛而不去者”：《太素》卷二十二九针所主“病痹”作“痹病”。《甲乙》卷五第二“痛”作“补”。

⑩“病水肿不能通关节者”：《太素》卷二十二九针所主、《圣济总录》卷一百九十二引“病”下并有“为”字，“通”并作“过”。按：据本书九针论，以作“过”为是。

⑪“泻于井荥分输，取以四时”：本书九针论：“四者时也”。锋针于九针中，序为第四，此处取以锋针，既已移倒，后人复据《甲乙》将“泻于井荥分输，取以四时”十字，增窜于此，以求合于九针论。例以本段各针句式，则此十字似应删除。

[注释]

[1]“病在皮肤无常处者”：《太素》卷二十二九针所主注：“皮肤痛无常处者，阳气盛也。”

[2]“肤白勿取”：《太素》卷二十二九针所主注：“痛处肤当色赤，故白处痛移，不可取也。”

[3]“病在中者”：《类经》十九卷第四注：“中者，言其远也。”

[语译] 病在皮肤而没有一定的地方，是风热气盛，火邪游行无常，可以用镵针在病变部位以泻法刺之，如果皮肤白而不红，说明火邪已移动，就不能用镵针通泻。病在分肉之间的，应取圆针于病变部进行揩摩。病在经络，日久而成痼痹的，应用锋针来治疗。病在经脉，气虚不足的，当用补法，可以用鍉针，取各经井、荥等腧穴治疗。属于化脓的病症，应当用铍针排脓。对急性发作的痹症，应取圆利针治疗。对疼痛日久不止的痹症，当取毫针治疗。病邪深入于里的，应取长针治疗。因水肿而关节不通利的，可用大针治疗。病在五脏，邪气固定不移的，可用锋针，根据各经井荥等腧穴与四时季节的对应关系，用泻法进行治疗。

[按语] 陈璧琉、郑卓人说：“本节指出了九针不同的性

能与效用，主要是说明应当按照不同的病症，分别使用九针，阐明了病不同针，针不同法的意义。把九针归纳起来，结合近代临床上的应用情况，约可分为四类：①镵针应用于浅刺放血。近代临床上已少采用，而多以皮肤针或丛针代替。②圆针与鍉针是作为皮肤浅表的揩摩与按压之用的。③锋针是刺络放血的，铍针排脓，大针逐水；其中的大针是锋针的加大。近代对痈脓排脓已由外科治疗，所以大针、铍针也很少使用。只有锋针，就是三棱针，在临床上还是常用的。④圆利针、毫针、长针，其中的圆利针，已由毫针代替，长针是毫针的加长，所以现代最广泛应用的就是毫针。”对本文九针使用情况及后世的发展作了较详细的概括，足供参考。关于九针的形态、长短等，可参阅本书九针十二原篇。

［原文］　凡刺有九，以①应九变，一曰输刺，输刺者，刺②诸经荥输脏输也[1]。二曰远道刺，远道刺者，病在上，取之下，刺府输也[2]。三曰经刺，经刺者，刺大经之结络经分也[3]。四曰络刺，络刺者，刺小络之③血脉也。五曰分刺，分刺者，刺分肉之③间也[4]。六曰大泻刺④，大泻刺者，刺大脓以铍针⑤也。七曰毛刺[5]，毛刺者，刺浮痹于皮肤也⑥。八曰巨刺[6]，巨刺者，左取右，右取左。九曰焠刺[7]，焠刺者，刺燔针则取痹也⑦。

［校勘］

①“以”：原作“日”，据胡本、熊本、周本、藏本、日刻本、张注本及《甲乙》卷五第二改。按：“以”，古作“㠯”，“㠯”、“日”形近致误。

②“刺”：《针灸大成》卷一引无。

③“之”：《针灸大成》卷一引无。

④“大泻刺”：《甲乙》卷五第二校注云：“大泻刺，一作大刺”，覆刻《太素》卷二十二九刺正作“大刺”。

⑤“以铍针”：《针灸大成》卷一引无。

⑥“刺浮痹于皮肤也”：原脱“于”字，据《甲乙》卷五第二补。《针灸大成》卷一引作“刺浮皮毛也”。

⑦“刺燔针则取痹也”：“刺”字疑衍。《甲乙》卷五第二及覆刻《太素》卷二十二九刺并无“刺”字。《圣济总录》卷一百九十二引作“谓燔针取痹也。”

[注释]

[1]“刺诸经荥输脏输也”：《类经》十九卷第五注：“诸经荥输，凡井荥经合之类皆输也。脏输，背间之脏腑输也。”

[2]“远道刺者……刺府输也”：《类经》十九卷第五注：“府输，谓足太阳膀胱经，足阳明胃经，足少阳胆经。十二经中，惟此三经最远，可以因下取上，故曰远道刺。”

[3]“刺大经之结络经分也”：张志聪：“大经者，五脏六腑之大络也，邪客于皮毛，入客于孙络，留而不去，闭结不通，则留溢于大经之分而生奇病，故刺大经之结络以通之。”

[4]“刺分肉之间也”：《类经》十九卷第五注：“刺分肉者，泄肌肉之邪也。”

[5]“毛刺”：张志聪：“邪闭于皮毛之间，浮浅取之。所谓刺毫毛无伤皮，刺皮无伤肉也。”

[6]“巨刺”：王冰：“巨刺者，刺经脉，脉左痛刺右，右痛刺左。”按：“巨刺”即“矩刺”，“巨”、“矩”通用。《礼记》大学郑注：“矩或为巨。”左取右，右取左，此其“矩”也。

[7]“焠刺”：即用火针刺治。王冰：“焠针，火针也。”

[语译] 针刺的方法有九种，以适应九种不同的病变。第一种叫做输刺，输刺是刺诸经四肢的荥穴和腧穴，以及足太阳经在背部的五脏腧穴，即心腧、肺腧、肝腧、脾腧、肾腧。第二种叫做远道刺，远道刺，是病在身体上部的，刺足三阳经下肢的腧穴。第三种叫做经刺，经刺，是刺发病的大经结络部分。第四种叫做络刺，络刺是刺皮肤上的小络脉，使其出血以泻邪。第五种叫做分刺，分刺，是刺皮肤下层的分肉、谿谷，

邪在肌肉的用这种方法。第六种叫做大泻刺，大泻刺是刺化脓性痈疡的，用铍针排泄脓液。第七种叫做毛刺，毛刺是浮浅的刺法，用以治疗皮肤表层的痹症。第八种叫做巨刺，巨刺，是左侧的病刺右侧的腧穴，右侧的病刺左侧的腧穴。第九种叫做焠刺，焠刺是用火针治疗寒痹症。

[原文] 凡刺有十二节①，以应十二经。一曰偶刺[1]，偶刺者，以手直心若背[2]，直痛所，一刺前，一刺后，以治②心痹[3]，刺此者，傍③针之也。二曰报刺[4]，报刺者，刺痛无常处也，上下行者，直内无④拔针，以左⑤手随病所按之，乃出针复刺之也。三曰恢刺，恢刺者⑥，直刺傍之，举之前后，恢筋急[5]，以治筋痹[6]也。四曰齐刺⑦[7]，齐刺者，直入一，傍入二，以治寒⑧气小深者。或曰三刺，三刺者，治痹气小深者也⑨。五曰扬⑩刺[8]，扬刺者，正内一，傍内四，而浮之，以治寒气⑪之博大者也。六曰直针刺⑫[9]，直针刺者，引⑬皮乃刺之[10]，以治寒气之浅者也。七曰输刺[11]，输刺者，直入直出，稀发针而深之⑭，以治气盛而热者也[12]。八曰短刺⑮[13]，短刺者，刺骨痹[14]，稍摇而深之，致⑯针骨所，以上下摩骨也。九曰浮刺，浮刺者，傍入而浮之，以⑰治肌急而寒者也。十曰阴刺[15]，阴刺者，左右卒⑱刺之，以治寒厥，中寒厥⑲，足踝后少阴也⑳[16]。十一曰傍针刺，傍针刺者，直刺傍刺各一，以治留痹久居者也[17]。十二曰赞刺[18]，赞刺者，直入直出，数发针而浅之出血，是谓治痈肿也。

[校勘]

①“节”：《针灸大成》卷一引无。

②“治”：《甲乙》卷五第二作“刺”。

③“傍”：《圣济总录》卷一百九十二引作“旁”。马莳曰：“傍，当作旁。”

④“无”：《甲乙》卷五第二无。

⑤“左”：《针灸大成》引无。

⑥“者”：原脱。据《甲乙》卷五第二补。

⑦“齐刺”：孙鼎宜曰：“‘齐’当作‘参’，形误。‘厽’，古文‘齐’。”

⑧“寒”：《甲乙》卷五第二此下有“热”字。

⑨“或曰……治痹气小深者也”：《针灸大成》卷一引无此十四字，疑为后人校语混入正文。

⑩“扬”：《素问》长刺节论新校正引《甲乙经》作“阳”。按：作“阳”似是，与下“阴刺”文正相对。

⑪“寒气”：《甲乙》卷五第二作“寒热”。

⑫“直针刺”：“直”字疑误，似应作“亘”，“亘”本作“互”，从二、从月，象月之弦横也，故“互刺”即今之横刺，与下文“引皮乃刺之”之意合；否则与下文输刺直入直出无别矣。又，以上下文律之，“直”下“针”字亦似衍文。

⑬“引”：《圣济总录》卷一百九十二引作“别”。

⑭“稀发针而深之”：“稀”、“深”二字疑误，似应分别作“疾”、“浅”。本书邪气脏腑病形篇：“缓者多热，刺缓者浅内而疾发针”。此既云治“气盛而热”，如“稀发针而深之”，则与上述邪气脏腑病形篇刺病之法背矣，盖“稀”微韵，“疾”质韵，古音微、质俱在灰韵，以致误“疾”为“稀”。“深”乃涉下“稍摇而深之”致误。故此应作“疾发针而浅之”，于义方合。

⑮“短刺”：“短”字疑误，似应作“竖”。“竖”古作“豈”，隶作“豆”，“短”或作“拒”，俱从豆声，音形易误。

⑯“致”：《针灸大成》卷一引作“置”。

⑰“以”：《甲乙》卷五第二作“此”，下同。

⑱“卒”：原作“率”，据《素问》长刺节论新校正引《甲乙》、《圣济总录》卷一百九十二改。

⑲“中寒厥”：《甲乙》卷五第二“厥”作“者”。《圣济

总录》卷一百九十二引无“中寒厥”三字。

⑳“足踝后少阴也”：《甲乙》卷五第二“足”作“取”。《圣济总录》卷一百九十二引“足”上有“取”字。

［注释］

［1］“偶刺”：马莳曰：“前后各用一针，有阴阳配合之义，故曰偶刺也。

［2］“直心若背”：直有当意，此言当胸与背。《礼记》丧大记注：“直君北。”释文：“直，当也。”

［3］“心痹”：《素问》痹论：“心痹者，脉不通，烦则心下鼓，暴上气而喘，嗌干善噫，厥气上则恐。”费伯雄《医醇賸义》卷四：“此乃心经主病而兼肾病也。心营不足，故脉不通。心气不舒，故心下鼓。噫气上而喘，嗌干善噫，则支脉与直脉俱病也。厥气，乃肾之邪，水来克火，神衰而恐，恐属于肾，肾应于心，故为兼病也。”

［4］“报刺”：《广雅》释言：“报，复也。”张介宾曰：“报刺，重刺也。”

［5］“恢刺者，直刺傍之，举之前后，恢筋急”：恢，阔的意思，恢刺，指针刺的范围宽阔，不是仅仅针刺一点，而是直刺病所后，举针，再向前向后旁刺，起而复刺。所谓“恢筋急”，是宽缓筋脉之急。《类经》十九卷第五注：“筋急者，不刺筋而刺其傍，数举其针，或前或后，以恢其气，则筋痹可舒也。”

［6］“筋痹”：病名。《素问》长刺节论：“病在筋，筋挛节痛，不可以行，名曰筋痹。”

［7］“齐刺”：《类经》十九卷第五注：“齐者，三针齐用也。故又曰三刺。”

［8］“扬刺”：张志聪：“扬刺者，从中而发扬于四傍也。”

［9］“直针刺”：《类经》十九卷第五注：“直者，直入无避也。”

［10］“引皮乃刺之”：引，牵拉之意，此言拉起皮肤浅刺。《类经》十九卷第五注：“引起其皮而刺之，则所用不深。”

［11］“输刺”：《类经》十九卷第五注：“输，委输也，言能输泻其邪，非上文荥输之谓。”

［12］“直入直出……以治气盛而热者也”：《类经》十九卷第五注：“直入直出，用其锐也；稀发针，留之久也，久而且深，故可以去盛热之气。”

［13］“短刺”：渐渐刺入的意思。《类经》十九卷第五注：“短者，入之渐也。”又，张志聪曰：“短刺者，用短针深入而至骨。”这里从前义。

［14］“骨痹”：病名。《素问》长刺节论：“骨重不可举，骨髓痠痛，寒气至，名曰骨痹。”

［15］“阴刺”：《素问》长刺节论王冰注：“阴刺，谓卒刺之。”

［16］“以治寒厥，中寒厥，足踝后少阴也”：丹波元简曰：“上文言十二刺，应十二经，然特举足踝后少阴，不及他经，其义今无可考。”

［17］“以治留痹久居者也”：《类经》十九卷第五注：“正者刺其经，旁者刺其络，故可以刺久居之留痹。”

［18］“赞刺”：《类经》十九卷第五注：“赞，助也，数发针而浅之，以后助前，故可使之出血而治痈肿。”又，孙鼎宜曰：“‘赞’读曰‘钻’，直入直出犹穿物然，故曰钻刺。”暂从前义。

［语译］ 针刺治疗有十二种方法，以适应十二经的不同病变，第一种叫偶刺，偶刺是在胸前和背后，当痛处下针，治心痹病，但刺的时候，针尖要向两旁斜刺，以避免刺伤内脏。第二种叫报刺，报刺是刺痛无定处、上下游走的疾病，刺时，在痛处垂直进针，等起针后，再连续如法进针。第三种叫恢刺，恢刺是直刺筋脉拘急处所的旁边，用提插的手法，或向前或向

后，以舒其气，可以治疗筋痹病。第四种叫齐刺，齐刺是在病变部位正中刺一针，在两边各刺一针，三针齐用，这种针法又叫三刺，是治寒痹邪小而深的。第五种叫扬刺，是在病变正中刺一针，在病变周围下四针，用浮浅刺法，以治寒气比较广泛的疾病。第六种叫直针刺，直针刺是用手捏起皮肤，将针沿皮直刺，以治寒气较浅的刺法。第七种叫输刺，输刺是将针直入直出，取穴少刺得深而留针久，治疗气盛而热重的病。第八种叫短刺，短刺是治骨痹病的刺法，要慢慢进针，并摇动针体使针深入至骨，上下提插，以摩擦其骨。第九种叫浮刺，浮刺是在病所的旁边，用针斜刺于浮浅的肌表，可以治疗属于寒性的肌肉拘挛的疾病。第十种叫阴刺，阴刺是治疗寒厥病的，寒厥病应当刺足内踝后少阴经的太谿穴，左右两足都刺，因刺阴经，所以叫阴刺。第十一种叫傍针刺，傍针刺是取发病部位的经穴刺一针，再从旁边的络穴刺一针，直刺傍刺各一针，治邪气久居不散的留痹病。第十二种叫赞刺，赞刺是针刺时直入直出，快起针而浅刺，多次进出，使刺后出血，这是治疗痈肿的刺法。

[原文] 脉之所居深不见者，刺之微内针而久留之，以致其空脉气也[1]。脉浅者勿刺，按绝其脉乃①刺之[2]，无令精②出，独出其邪气耳。所谓三刺则谷气出③者[3]，先浅刺绝皮[4]，以出阳邪；再刺则阴邪出者[5]，少益深④，绝皮致肌肉，未入分肉间[6]也⑤；已入分肉之间，则谷气出。故《刺法》曰：始刺浅之，以逐邪气⑥，而来血气⑦[7]；后⑧刺深之，以致阴气之邪⑨；最后刺极深之，以下谷气[8]。此之谓也[9]。故用针者，不知年之所加[10]，气之盛衰，虚实之所起，不可以为工也。

[校勘]

①“乃”：《甲乙》卷五第二无。

②“精”：《圣济总录》卷一百九十二引此下有“气”字。

③“出”：似应作“至”，疑涉下误。本书终始篇作“至”。

④“深”：《圣济总录》卷一百九十二此下有“之”字。

⑤“未入分肉间也”：《太素》卷二十二三刺：“分”下无“肉”字。《甲乙》卷五第二“肉”下有“之”字。“间”下无“也”字。下有“后刺深之”四字。

⑥“以逐邪气”：《甲乙》卷五第二作“以逐阳邪之气”。

⑦“而来血气”：《甲乙》卷五第二无。

⑧“后”：《圣济总录》卷一百九十二引作“复”。

⑨“阴气之邪”：《甲乙》卷五第二作“阴邪之气”。

[注释]

[1]“刺之微内针而久留之，以致其空脉气也”：《类经》十九卷第六注：“深刺脉者，亦必微纳其针，盖恐太过，反伤正气。故但久留而引致之，使其空中之脉气上行也。”

[2]“脉浅者勿刺，按绝其脉乃刺之”：《类经》十九卷第六注：“脉浅者最易泄气，故必先按绝其脉而后入针。”

[3]“所谓三刺则谷气出者”：《类经》十九卷第六注：“谷气，即正气，亦曰神气，出，至也，终始篇曰：所谓谷气者，已补而实，已泻而虚，故以知谷气至也。”据此，则谷气至，系指针下的补泻感觉。

[4]“先浅刺绝皮”：言浅刺穿过皮肤。“绝”与“过”义通。《吕氏春秋》异宝：“丈人渡之绝江。”高注：“绝，过也。”

[5]“再刺则阴邪出者”：《类经》十九卷第六注：“绝皮及肌，邪气稍深，故曰阴邪。”

[6]“分肉间”：马莳：“肌肉分肉之辨，肌肉在皮内肉上，而分肉则近于骨者也。分肉有二，各部在外之肉曰分肉，其在内近骨之肉与骨根分，亦曰分肉。”《类经》十九卷第六注：“大肉深处，各有分理，是谓分肉间也。”从《类经》注。

[7]“以逐邪气，而来血气”：《太素》卷二十二三刺注：“逐邪者，逐阳邪，来血气，引正气也。”

[8]“以下谷气”：《太素》卷二十二三刺注：“下谷气，不下引之令下也。”

[9]“始刺浅之……此之谓也”：《类经》十九卷第六注：“凡刺之浅深，其法有三，先刺绝皮，取卫中之阳邪也。再刺稍深，取营中之阴邪也，三刺再深，及于分肉之间，则谷气始下。”

[10]“年之所加”：指五运六气学说中的客气加临，每一年中，各有风、寒、暑、湿、燥、火六气的加临之期，是构成当年气候变化的重要因素之一。

[语译] 经脉深而不现于外的，针刺要轻微进入，留针时间可以长些，以引导其脉气。经脉浅的不要急刺，先要按绝经脉气血，使其不得流通，再行针刺，使脉中精气不致外泄而单独排出邪气。所谓经过三刺而导致谷气的流通而出现针感的针法，是先浅刺入皮肤，宣泄阳分邪气；再刺稍深一点，接近分肉，使阴分之邪外出，再将针更进一层达到分肉间，则谷气流通，针感明显，所以《刺法》说：开始浅刺以驱逐浅表邪气而使体表的血气流通；后深刺引导阴分的邪气外泄，最后深刺到分肉间以通导谷气，产生较强的针感，这就是三刺的方法。所以运用针刺治病的人，若不明每年的运气情况，主气的盛衰，客气的加临等天时变化，以及人体与之相应而出现的各脏器虚实情况，就不能当医生。

[原文] 凡刺有五，以应五脏。一曰半刺[1]，半刺者，浅内而疾① 发针，无针伤肉②，如拔毛状③，以取皮气，此肺之应也。二曰豹文刺[2]，豹文刺者，左④右前后针之，中脉为故，以取经络之血者，此心之应也。三曰关刺[3]，关刺者，直刺左右[4]，尽筋上[5]，以取筋痹，慎无出血，此肝之应也，或曰渊刺，一曰岂刺⑤。四曰合谷⑥ 刺[6]，合谷刺者，左右鸡足，针于分肉之间，以取肌痹[7]，此脾之应也。五曰输刺，输刺者，直入直出，深内之至骨，以取骨痹，此肾之应也。

［校勘］

①“疾”：《纲目》卷七引无。

②“无针伤肉”：《素问》刺要论王注引《针经》作“令针伤多”。《太素》卷二十二五刺作“毋令针伤多”。

③“如拔毛状”：《素问》刺要论王注引《针经》“毛”作“发”。《太素》卷二十二五刺、《甲乙》卷五第二并同。

④“左”：《太素》卷二十二五刺此上有“刺”字。

⑤“或曰渊刺，一曰岂刺”：《太素》卷二十二五刺“渊”作“开”。《甲乙》卷五第二“或曰渊刺，一曰岂刺”在“四曰合谷刺”后，“一曰”作“又曰”。按：“一曰岂刺”四字，疑应在输刺文后，“岂”即“豈”字之讹，“豈”、“输”古读俱同，故十二节之短（豆）刺与五刺之输（豆）刺，实同。参见前十二节刺中“短刺”校语。

⑥“谷”：《太素》卷二十二五刺无。

［注释］

［1］“半刺”：《太素》卷二十二五刺注：“凡刺不减一分，今言半刺，当是半分。”

［2］“豹文刺”：《太素》卷二十二五刺注：“左右前后，针煰状若豹文，故曰豹文刺。”

［3］“关刺”：指刺四肢的关节部分。《类经》十九卷第六注：“关，关节也。”

［4］“左右”：《类经》十九卷第六注：“左右，四肢也。”

［5］“尽筋上”：《类经》十九卷第六注：“尽筋，即关节之处也。”

［6］“合谷刺”：《太素》卷二十二五刺注：“刺身，左右分肉之间，痏如鸡足之迹，以合分肉间之气，故曰合刺也。”按：此处所说的合刺，即合谷刺。

［7］“以取肌痹”：《太素》卷二十二五刺注：“寒湿之气，客于肌中，名曰肌痹。”

[语译] 还有五种刺法，可以适应五脏的疾病。第一种叫半刺，半刺法是针下浮浅而出针很快的一种方法，不可刺伤肌肉，犹如拔一根毫毛那样，可以祛除皮肤表浅部的邪气，肺主皮毛，所以半刺法与肺相应。第二种叫豹文刺，豹文刺是一种多刺法，刺病变部位的前后左右，针刺点如豹的斑纹一样，以刺中经脉为标准，使之出血，心主血脉，所以这种刺法与心相应。第三种叫关刺，关刺是直刺四肢关节部分，筋的尽端，可以治疗筋痹，刺时要注意，不能出血，肝主筋，所以关刺与肝相应，这种刺法也称渊刺，又叫岂刺。第四种刺法叫合谷刺，合谷刺是将针深刺入分肉之间，左右各斜刺一针，如鸡足的形式，可以治疗肌痹，脾主肌肉，所以这种刺法与脾相应。第五种叫输刺，输刺的方法是直入直出，将针深刺到骨部，可以用来治疗骨痹，肾主骨，所以这种刺法与肾相应。

本神第八

[提要] 本篇指出人的精、神、魂、魄、意、志、思、智、虑等精神活动的含义及其与养生的关系，并论述了七情之变对五脏的影响和危害，强调“凡刺之法，必先本于神”，必须全面了解病人精神状态之后，才可根据具体情况有选择地施以针刺治疗，对神在针刺疗法中的重要意义，作了全面的分析。

[原文] 黄帝问于岐伯曰：凡刺之法，先必① 本于神。血、脉、营、气、精神②，此五脏之所藏也，至其③ 淫泆[1] 离藏则精失，魂魄飞扬，志意恍乱④，智虑去身者，何因而然乎？天之罪与？人之过乎？何谓德、气、生、精、神、魂、魄、心、意、志、思、智、虑？请问⑤ 其故。

[校勘]

①“先必”：马注本、张注本并作“必先”，《甲乙》卷一

第一与马、张注本合。

②“血、脉、营、气、精神”：孙鼎宜曰：“‘血’肝，‘脉’心、‘营’脾、‘气’肺、‘精’肾。‘神’字蒙上衍。”

③“其”：马注本、张注本作“于”。

④“悗乱”：周本作“惋乱”。史崧《音释》：“惋，音闷”，与周本合。

⑤“问”：《灵枢略》作“闻”。

[注释]

[1]“淫泆”：通常释为淫放，此处作失常解，形容嗜欲太过之意。

[语译] 黄帝问岐伯：凡使用针刺的治法，必须以神气作为根本。神气是血、脉、营、气、精的表现，而血、脉、营、气、精是五脏所藏的，如果嗜欲太过，恣意耗伤，就使五脏精气失藏，以至魂魄飞扬，意志悗乱，失去思考能力，这是什么原因呢？是天加的罪过呢，还是本人的过失呢？什么叫德、气、生、精、神、魂、魄、心、意、志、思、智、虑？请问其中的道理。

[原文] 岐伯答曰①：天之在我者德也，地之在我者气也[1]，德流气薄而生者也，故生之来谓之精[2]，两精相搏谓之神[3]，随神往来者谓之魂[4]，并精而出入者谓之魄[5]，所以任物者谓之心[6]，心有所忆谓之意，意之所存谓之志，因志而存变谓之思，因思而远慕谓之虑，因虑而处物谓之智。故智者之养生也，必顺四时而适寒暑，和喜怒而安居处，节阴阳而调刚柔[7]，如是则僻邪②不至，长生久视[8]。

[校勘]

①“岐伯答曰”：《甲乙》卷一第一、《灵枢略》“答”并作“对”。《甲乙经》序例：“其对也，黄帝曰答，岐伯曰对。”据此，似以“对”为是。

②“僻邪”：张注本及《太素》卷六首篇作“邪僻”。

[注释]

[1]“天之在我者德也，地之在我者气也”：德，指自然气候，包括阳光、雨露等。气，指地面的植物、水分等生活必须条件。成瓘《篛园日札》卷八：“若其生物之本源，经言在天为德，在地为气。夫天亦何尝无气，地亦何尝无德，经分属之，亦互文见义耳。”《太素》卷六首篇注：“未形之分，施与我身，谓之德者，天之道也，故庄子曰：‘未形之分，物得之以生，谓之德也。阴阳和气，质成我身者，地之道也’。”

[2]“故生之来谓之精”：《太素》卷六首篇注：“雄雌两神相搏，共成一形，先我身生，故谓之精也。”

[3]“两精相搏谓之神”：两精，指男女两方的精；搏，搏结、结合。《太素》卷六首篇注：“即前两精相搏，共成一形。一形之中灵者谓之神者也，即乃身之微也。”《类经》三卷第九注：“两精者，阴阳之精也。搏者，交结也，凡万物生长之道，莫不阴阳交而后神明见，故人之生也，必合阴阳之气，构父母之精，两精相搏，形神乃成。所谓天地合气，命之曰人也。”

[4]“随神往来者谓之魂”：《太素》卷六首篇注：“魂者，神之别灵也。故随神往来，藏于肝，名曰魂。”汪昂曰：“魂属阳，肝藏魂，人之知觉属焉。”

[5]“并精而出入者谓之魄”：《类经》三卷第九注：“精对神而言，则神为阳而精为阴；魄对魂而言，则魂为阳而魄为阴，故魂则随神而往来，魄则并精而出入。按：精、神、魂、魄，虽有阴阳之别，而阴阳之中，复有阴阳之别焉。如神之与魂皆阳也，何谓魂随神而往来？盖神之为德，如光明爽朗，聪慧灵通之类皆是也，魂之为言，如梦寐恍惚，变幻游行之境皆是也。神藏于心，故心静则神清；魂随乎神，故神昏则魂荡，此则神魂之义，可想象而悟矣。精之与魄皆阴也，何为魄并精而出入？盖精之为物，重浊有质，形体因之而成也。魄之为用，能动能作，痛痒由之而觉也，精生于气，故气聚则精盈，

魄并于精，故形强而魄壮，此则精魄之状亦可默会而知也。然则神为阳中之阳，而魂则阳中之阴也，精为阴中之阴，而魄则阴中之阳者乎。”汪昂曰：“魄属阴，肺藏魄，人之运动属魄。”

[6]“所以任物者谓之心”：任，负担支配之意；物，事也。任物，即负担着支配事物的功能。马莳曰：“所谓心、意、志、思、智、虑，举不外于一心焉耳，故凡所以任物者谓之心。”成瓘曰：“按灵兰秘典论‘心者君主之官，神明出焉。’能出神明，故能任物。任，使也，任物即使物。”

[7]“节阴阳而调刚柔”：《太素》卷六首篇注：“阴以致刚，阳以起柔，两者有节，则刚柔得矣。”

[8]“如是则僻邪不至，长生久视”：僻邪，指致病的邪气；长生久视，指寿命绵长。视，活的意思。《太素》卷六首篇注：“智者行和节养之道，则五脏神安，六腑气调，经脉用营，腠理密致。如此疵疠元本不生，八正四邪，无由得至，自斯已往，或齐天地，莫见冬拚，或类彭年，长生久视也。”张志聪：“此皆心神之运用，故智者顺承天地之性，而得养生之道也。”

[语译] 岐伯说：天赋予人的是德，地赋予人的是气，天地阴阳上下交感而有万物之生化，生命的原始物质叫做精，阴阳两精互相搏结而形成的生命力叫做神，随着神往来的叫魂，与精同时出入的叫魄，担负支配事物功能的总中枢，是心。心有所追忆叫意，意的久存，就是志，为适应事物的变化而实现志向，反复思考的叫做思，在思考的基础上，而估计未来变化的叫虑。因深谋远虑而巧妙处理事物的，叫做智。所以明智的人对于养生之道，即能适应四时气候的寒暖变化，又能避免一切情绪激动，安定日常生活，调和阴阳刚柔，这样不受内外邪气的侵犯干扰，就能健康长寿。

[原文] 是故怵惕[1]思虑者则伤神，神伤则恐惧流淫而不止①。因②悲哀动中者，竭③绝而失生，喜乐者，神④惮散而不

藏[2]，愁忧者，气⑤闭塞而不行[3]，盛怒者，迷惑而不治[4]，恐惧者，神⑥荡惮而不收[5]。

[校勘]

①“流淫而不止”：《太素》卷六首篇“淫”作“溢”，“止”作“固”。

②“因”：《太素》卷六首篇无。

③“竭”：《甲乙》卷一第一此上有“则”字。

④“神”：《素问》疏五过论王注引无，《太素》卷六首篇同。

⑤“气”：《素问》王注引无，《太素》卷六首篇、《素问》五运行大论新校正引《灵枢》文并同。

⑥“神”：《素问》王注引无“神”字，《太素》卷六首篇、《甲乙》卷一第一并同。

[注释]

[1]“怵惕”：《广雅》释训：“怵惕，恐惧也。”

[2]“神惮散而不藏”：惮散，谓过喜而气血散懈。惮即啴之借字。《说文》“啴，一曰喜也。”啴散，言过喜不知检束，故血气离守。《太素》卷六首篇注：“喜乐志达气散，伤于肺魄，故精不守藏。”

[3]“气闭塞而不行”：忧愁气结，伤于脾意，故闭塞不行。

[4]“迷惑而不治”：此言盛怒之下，木旺生火，扰动神明，造成神志迷乱，难以自治。

[5]“神荡惮而不收”：谓神气动荡恐惧不能自持。

[语译] 所以惊恐思虑太过，神气就要受伤，神气受损，则五脏所藏的精液就失去统摄，因此而流淫不止。悲伤太过会使神气内消而竭绝生命。喜乐太过能使神气外散而不得收藏。忧愁太过使气机闭塞而不通。大怒则心火暴盛，伤于神志，发生迷惑扰乱而不能自治。恐惧过度，则神气散荡不能收敛。

[原文] 心①怵惕思虑则伤神[1]，神伤则恐惧自失，破䐃脱肉[2]，毛悴色夭，死于冬[3]。脾②愁忧而不解则伤意，意伤则悗乱[4]，四肢不举[5]，毛悴色夭，死于春[6]。肝悲哀动中则伤魂[7]，魂伤则狂忘不精[8]，不精则不正当[9]，人③阴缩而挛筋[10]，两胁骨不举，毛悴色夭，死于秋[11]。肺喜乐无极则伤魄④[12]，魄伤则狂[13]，狂者意不存人[14]，皮革焦[15]，毛悴色夭，死于夏[16]。肾盛怒而不止则伤志⑤[17]，志伤则喜忘其前言，腰脊⑥不可以俛仰屈伸，毛悴色夭，死于季夏[18]。

[校勘]

①“心”:《素问》宣明五气篇王注引文、《儒门事亲》引文并无。

②“脾”:《素问》宣明五气篇王注引文、《素问》五运行大论新校正引文并无。

③“狂忘不精，不精则不正当，人”:《太素》卷六首篇“忘”作“妄”，“不精则不正当，人”作“不敢正当人”，《脉经》卷三第一亦作“不敢正当人”。《甲乙》卷一第一、《千金》卷十一第一并无“不精则不正当”六字，“人”上并有“令”字，连下读。

④“肺喜乐无极则伤魄”:《素问》王注引无“肺”字。《甲乙》“无极”作“乐极”。

⑤“肾盛怒而不止则伤志”:《素问》举痛论王注引无“肾”字。《甲乙》卷一第一、《千金》卷十九第一“怒”下并无“而”字。

⑥“脊”:《脉经》卷三第五、《千金》卷十九第一，此下并有“痛”字。

[注释]

[1]“心怵惕思虑则伤神”:《太素》卷六首篇注:“怵惕，肾来乘心也，思虑则脾来乘心，二邪乘甚，故伤神也。”

[2]“破䐃脱肉”:因脾伤而致䐃破肉脱。《素问》玉机真

脏论王冰注："腘者，肉之标，谓膝肘后肉如块者。脾主肉，故肉如脱尽，腘如破败也。"

［3］"毛悴色夭，死于冬"：《太素》卷六首篇注："毛悴，肺伤；色夭，肝伤也。以神伤则五脏皆伤也。冬，火死时也。"因水克火，故心病死于冬。

［4］"意伤则悗乱"：《类经》三卷第九注："忧则脾气不舒，不舒则不能运行，故悗闷而乱。"

［5］"四肢不举"：《类经》三卷第九注："四肢皆禀气于胃而不得至经，必因于脾，乃得禀也，故脾伤则四肢不举。"

［6］"毛悴色夭，死于春"：《太素》卷六首篇注："春，土死时也。问曰：脾主愁忧，又云，精气并于肝则忧，即肝为忧也，《素问》云，心在变动为忧，即心为忧也，肺在志为忧也，即肺为忧，其义何也？答曰：脾为四脏之本，意主愁忧。故心在变动为忧，即意之忧也。或在肺志为忧，亦意之忧也，若在肾志为忧，亦意之忧也，故愁忧所在，皆属脾也。"因木克土，故脾病死于春。

［7］"肝悲哀动中则伤魂"：《类经》三卷第九注："肝藏魂，悲哀过甚则伤魂。"

［8］"魂伤则狂忘不精"：不精，指神明不能精专。《类经》三卷第九注："魂伤则为狂为忘，而不精明。"

［9］"不精则不正当"：不正当，指神志妄乱，行无常轨。《类经》三卷第九注："精明失，则邪妄不正。"

［10］"阴缩而挛筋"：《太素》卷六首篇注："肝足厥阴脉，环阴器，故魂肝伤，宗筋缩也。又主诸筋，故挛也。"

［11］"毛悴色夭，死于秋"：《太素》卷六首篇注："秋，木死时也。"因金克木，故肝病死于秋。

［12］"肺喜乐无极则伤魄"：《太素》卷六首篇注："喜乐，心喜乘肺，无极伤魄也。"

［13］"魄伤则狂"：《太素》卷六首篇注："魄伤则伤脏，

故发狂病也。”

[14]“狂者意不存人”：《类经》三卷第九注：“意不存人者，傍若无人也。”

[15]“皮革焦”：《太素》卷六首篇注：“肺病，皮革焦也。”因肺主皮毛所致。

[16]“毛悴色夭，死于夏”：《太素》卷六首篇注：“夏，金死时。”因火克金，故肺病死于夏。

[17]“肾盛怒而不止则伤志”：《太素》卷六首篇注：“肝木乘肾，故不已伤志也。”

[18]“死于季夏”：《太素》卷六首篇注：“季夏，水死时也。”因土克水，故肾病死于季夏，季夏为夏季的最后阶段（农历六月），这一阶段属土。

[语译] 心藏神，惊恐或思虑太过会损伤心神，心神受伤则心怯恐惧，失去主宰自身的能力。心主血，心病则肌肉消瘦，皮毛憔悴，颜色枯槁无华，心属火，到冬季寒水当旺时，病必加重，甚至死亡。脾藏意，如忧愁太过，日久不解会损伤脾意，意气不抒则胸中悗乱，四肢不能举动，皮毛憔悴，颜色枯槁，脾属土，到春季木旺的季节，病必加重甚至死亡。肝藏魂，悲哀太过会伤魂，魂伤则发狂，好忘事而不精明，前阴收缩，筋脉拘挛，两胁肋不能上举，皮毛憔悴，容颜枯槁，到秋天金气当旺时，病必加重，甚至死亡。肺藏魄，如喜乐太过，心火乘肺金，则伤魄，魄伤则神乱而发狂，行为反常，毫不顾忌旁人，皮肤干枯，毛发憔悴，颜色枯槁，肺属金，到夏季火旺的时候，病必加重，甚至死亡。肾藏志，若大怒不止则伤志，志伤则记忆减退，好忘前言，腰背不能俯仰屈伸，皮毛憔悴，容颜枯槁。肾属水，到季夏土旺的时候，病必加重，甚至死亡。

[原文] 恐惧而不解则伤精①，精伤则骨痠痿厥[1]，精时自下。是故五脏主藏精者也，不可伤，伤则失守而②阴虚，阴

虚则无气，无气则死矣。是故用针者，察观病人之态，以知精神魂魄之存亡得失之意，五者以伤③，针不可以治之也。

［校勘］

①“恐惧而不解则伤精”：《甲乙》卷一第一“恐”上有“精气并于肾则恐故”八字，“解”作“改”。《太素》卷三阴阳杂说杨注“不解”作“不息”。

②“而”：《甲乙》卷一第一无。

③“五者以伤”：《太素》卷六首篇“者以”作“脏已”。

［注释］

［1］“精伤则骨痠痿厥”：精能生髓，精伤则骨髓不充，故骨痠痿厥。《太素》卷六首篇注：“精为骨髓之液，故精伤则骨痠疼及骨痿也。”

［语译］　若恐惧日久不解，就会伤精，精伤则骨痠痿弱无力而厥冷，精液时常下流，五脏主藏精不泻，为生命的物质基础，不可损伤，伤则精失于藏守而阴虚，不能化生阳气，阳气不能产生，生命就要停止。所以使用针刺治病的时候，要观察患者的形态，以测知精神魂魄的存亡得失，从而了解五脏精气的盛衰，假如五脏精气俱已受伤，就不是针刺所能治疗的了。

［原文］　肝藏血，血舍魂，肝气虚则恐，实则怒。脾藏营①，营舍意，脾气虚则四肢不用，五脏不安，实则腹胀，经②溲不利。心藏脉③，脉舍神，心气虚则悲④，实则笑不休。肺藏气，气舍魄，肺气虚则鼻塞不⑤利少气，实则喘喝胸盈⑥[1]仰息。肾藏精，精舍志⑦，肾气虚则厥⑧，实则胀⑨，五脏不安⑩。必审⑪五脏之病形，以知其气之虚实，谨而⑫调之也。

［校勘］

①“营”：《医经正本书》第一作“肉”。

②“经”：《甲乙》卷一第一、《脉经》卷六第五、《千金》卷十五第一及《素问》调经论王注引《针经》文均作“泾”。

王冰释“泾”为大便，溲为小便。惟《太素》卷六首篇正作“经”，杨注释“经”为女子月经。

③“脉”:《医经正本书》第一作“神”。

④“悲”:《素问》新校正云：“按《甲乙经》及《太素》并全元起注本并作‘忧’。”按：今本《太素》作“悲”，《甲乙》悲下有“忧”字，与林校俱不合。《脉经》卷六第三、《千金》卷十三第一“悲”下并有“不已”二字。

⑤“鼻塞不”:《甲乙》卷一第一“塞”作“息”。《素问》调经论王注引《针经》文、《脉经》卷六第七、《千金》卷十七第一“塞不”并作“息”字。《太素》卷六首篇“鼻塞不”作“息”。

⑥“盈”:《素问》调经论王注引《针经》文、《甲乙》卷一第一、《脉经》卷六第七、《太素》卷六首篇、《千金》卷十七第一及《普济方》卷二十六引并作“凭”。按：盈、凭义同，可通用。《广雅》释诂一：“盈，满也。”《文选》西京赋薛注：“凭，满也。”

⑦“志”:《甲乙》卷一第一作“气”。

⑧“厥”:《脉经》卷六第九、《千金》卷十九第一，此下并有“逆”字。

⑨“胀”:《脉经》卷六第九、《千金》卷十九第一此下并有“满”字。

⑩“五脏不安”:《脉经》卷六第九、《千金》卷十九第一并作“四肢正黑”。

⑪“审”:《太素》卷六首篇、《甲乙》卷一第一此下并有“察”字。

⑫“谨而”:《太素》卷六首篇、《甲乙》卷一第一并作“而谨”。

[注释]

[1]“胸盈”：即胸满。

［语译］ 肝贮藏血液，魂居肝血之中，肝为将军之官，肝气虚则恐惧，肝气盛则易怒。脾贮藏营气，意居于营气之中，脾气虚则水谷之精不能布达，严重的可致四肢运动失灵，五脏不能安和，脾气壅实，运化不利就会出现腹胀，二便不利，女子月经不行。心主一身之血脉，神居血脉之中。心气虚则产生悲忧的情绪，心气实盛，则大笑不止。肺主一身之气，魄居于肺气之中，肺气虚就会鼻塞呼吸不利而气短，肺气壅实，就会出现胸满喘喝、仰面呼吸的症状。肾贮藏阴精，志居于肾精之中，肾气虚衰就会出现手足厥冷，肾有实邪，会出现下腹胀满，并波及五脏都不得安和，所以当治疗的时候，必须审察五脏的疾病表现，测候各脏的虚实，谨慎周密地加以调理。

［按语］ 本文“经溲不利”，对“经”字的解释，杨上善认为系指女子月经，素问王冰注文中，“经”作“泾”字，释为大便（已见前校语中），二义可并存，征之临床，当脾气壅实时，二便及月经均可致不利，故语译中将此二义一并采纳。

终始第九

［提要］ 本篇重点介绍了在进行针刺治疗时，首先要认识脏腑阴阳、经脉气血运行的终始及脉象的变化，然后定出补泻治法。并指出针刺效果应以针下得气、脉象调和为标准，治疗时注意循经取穴，由浅入深，开闭针孔，以达到阴阳调和的目的。同时指出，上病取下，下病取上，局部取穴，都应根据体质、季节的不同，采取相应的治法。最后，说明针刺十二禁及各经所见死证。

［原文］ 凡刺之道，毕于终始，明知终始[1]，五脏为纪，阴阳定矣。阴者主脏，阳者主腑①，阳受气于四末②，阴受气于五脏[2]。故泻者迎之，补者随之，知迎知随，气可令和。和气之方，必通阴阳，五脏为阴，六腑为阳。传之后世，以血为

盟[3]，敬之者昌，慢之者亡，无道行私，必得夭殃③。

[校勘]

①“阴者主脏，阳者主腑”：江有诰：“二句据韵互易，当作阳者主腑，阴者主脏。”

②“末”：《甲乙》卷五第五作“肢”。

③“传之后世……必得夭殃”：《甲乙》卷五第五无此二十四字。按：“传之”六句，与上下文不相联涉，疑似衍文，其文颇类《素问》天元纪大论中语。

[注释]

[1]“明知终始”：《类经》十九卷第十六注：“终始，本篇名，即本末之谓。”孙鼎宜：“‘终始’，古经篇名，亡。”又谓：“明知终始，则为经脉之起止也，既载于终始篇中，故必明知，以便补泻也。”

[2]“阳受气于四末，阴受气于五脏”：《类经》二十卷第二十八注：“阳主外，故受气于四末，阴主内，故受气于五脏，四末，手足末也。”

[3]“以血为盟”：就是歃（shà）血为盟。歃血，是古人盟誓时一种极其郑重的仪式，仪式进行中，盟誓者在嘴唇上涂抹牲畜的血，以此表示决不背信弃约。

[语译] 凡要明了有关针刺的原理，必须详细地弄清终始篇的内容与含义。若想明确终始的意义，必以五脏为纲纪，然后才能确定阴阳各经的关系。手足三阴经主于五脏，手足三阳经主于六腑，阳主外，受气于四末，阴主内，受气于五脏。所以在用泻法时，要迎而夺之，即逆着脉气的来路转针，补法是随而济之，即顺着脉气的去路转针，掌握迎随补泻的方法，可使阴阳之气调和。但调和血气，必须通晓阴阳的规律，五脏为阴，六腑为阳，同时要将这种理论传之后代，后学的人，必须严肃认真地进行钻研，传授时歃血为盟，立志郑重对待，决不背弃，只有这样才能发扬光大，如果不加重视，掉以轻心，这

种理论就会散失、消亡，如果不按照这些理论的要求去做，而是自以为是，那就要造成夭殃之祸，带来灾难性的后果。

[原文] 谨奉天道，请言终始。终始者，经脉为纪[1]。持其脉口人迎，以知阴阳有余不足，平与不平，天道毕矣[2]。所谓平人者不病，不病者，脉口人迎应四时也，上下相应而俱往来也①，六经之脉不结动也，本末之寒温②相守司也[3]，形肉血气必相称也，是谓平人。

[校勘]

①“上下相应而俱往来也”：《太素》卷十四人迎脉口诊杨注引《九卷》“上”上有“应四时者”四字，“而俱往来”作“俱往俱来”。

②“之寒温”：此下原有“之”字，据《太素》卷十四人迎脉口诊删。

[注释]

[1]“终始者，经脉为纪”：《类经》二十卷第二十八注：“天道阴阳，有十二辰次为之纪；人身血气，有十二经脉为之纪，循环无端，终而复始，故曰终始。”

[2]“天道毕矣”：《类经》二十卷第二十八注：“脉口在手，太阴脉也，可候五脏之阴。人迎在颈，阳明脉也，可候六腑之阳。人之血气经脉，所以应天地阴阳之盛衰者，毕露于此，故曰天道毕矣。”

[3]“本末之寒温相守司也”：相守司，可作相互协调解。《类经》二十卷第二十八注：“脏气为本，肌体为末，表里寒温，司守不致相失。”

[语译] 研究各种事物的起止本末，都必须谨守自然界的演变规律。根据这一规律，谈谈终始的意义。所谓终始，在人体是以十二经脉为纲纪，说明气血沿经脉循行不已，如环无端，终而复始。脉口是太阴经所过，人迎为阳明经所循，肺朝百脉，胃为水谷之海，故诊察脉口、人迎两处之脉，可测知五

脏之阴、六腑之阳的虚实、盛衰，从而了解人体阴阳是否保持平衡，这样也就掌握自然规律了。所谓平人，就是没有病的正常人。无病之人脉口、人迎两处的脉搏，都与四时的阴阳盛衰相适应，脉气上下相应，往来不息，手足六经之脉既无结涩不足，也无动疾有余的病态征象。内在脏气的本与外在肢体的末，在四时寒温变化的情况下，都能保持各自的功能，形肉与气血协调一致，这就是无病的正常人。

［原文］ 少①气者，脉口、人迎俱少，而不称尺寸也。如是者，则阴阳俱不足，补阳则阴竭，泻阴则阳脱[1]。如是者，可将以甘药，不愈②，可饮以至剂。如此者弗灸，不已③，因④而泻之，则五脏气坏矣。

［校勘］

①“少”：《甲乙》卷五第五此上有“若”字。

②“愈”：原脱，据《太素》卷十四人迎脉口诊及杨注补。

③“弗灸，不已”：《太素》卷十四人迎脉口诊杨注“灸当为久，日渐方愈，故曰不久不已”。

④“因”：此上原有“者”字，据《太素》卷十四人迎脉口诊删。

［注释］

［1］“补阳则阴竭，泻阴则阳脱”：《太素》卷十四人迎脉口诊杨注：“夫阳实阴虚，可泻阳补阴；阴实阳虚，可泻阴补阳。今阴阳俱虚，补阳，其阴益以竭，泻阴之虚，阳无所依，故阳脱。”

［语译］ 气虚的病人，脉口、人迎脉都虚弱乏力，与两手的寸、尺脉不相称。这样的病，是阴阳都不足的现象，阴阳两虚的患者，若补其阳，则阴气衰竭，若泻其阴，则阳气亦脱。这种证候，只能用甘药调补，若不愈，可饮用对此病更善的药剂，病可渐愈。但切勿用艾灸去耗竭真阴，更不能因疗效不速，任意改用泻法。若用泻法，则五藏精气都会受到损坏。

[原文] 人迎一盛[1]，病在足少阳，一盛而躁[2]，病①在手少阳[3]；人迎二盛，病在足太阳，二盛而躁，病在手太阳；人迎三盛，病在足阳明，三盛而躁，病在手阳明；人迎四盛，且大且数②，名曰溢③阳，溢阳为外格[4]。

[校勘]

①“病”：《素问》六节脏象论王注引《灵枢》文及《太素》卷十四人迎脉口诊、《甲乙》卷五第五均无，下“手太阳”“手阳明”句同。

②“数”：《太素》卷十四人迎脉口诊此下有“者”字。

③“溢”：《素问》六节脏象论王注引《灵枢》文作“格”。

[注释]

[1]“人迎一盛”：王冰：“一盛者，谓人迎之脉大于寸口一倍也。”

[2]“一盛而躁”：是指人迎脉比寸口脉大一倍，又兼有躁动之象。

[3]“病在手少阳”：《类经》二十卷第二十八注：“人迎，足阳明脉也。阳明主表，而行气于三阳，故人迎一盛，病在足经之少阳。若大一倍而加以躁动，则为阳中之阳，而上在手经之少阳矣。凡二盛三盛，病皆在足，而躁则皆在手也，下仿此。”

[4]“溢阳为外格”：《太素》卷十四人迎脉口诊注：“人迎盛至四倍，大而动数，阳气盈溢在外，格拒阴气，不得出外，故曰外格也。”

[语译] 人迎脉大于寸口一倍的，病在足少阳经，若大一倍而兼有躁动的，病在手少阳经；人迎脉大于寸口两倍的，病在足太阳经，若大两倍而兼有躁动的，病在手太阳经；人迎脉大于寸口三倍的，病在足阳明经，若大三倍而兼有躁动的，病在手阳明经；人迎脉大于寸口四倍且大而数的，是六阳偏盛之极，盈溢于腑，叫做溢阳，由于阳气盛极，格拒阴气不得出

外，阴阳不能相交，所以称为“外格”。

[原文] 脉①口一盛，病在足厥阴，一盛而躁②，在手心主③[1]。脉口二盛，病在足少阴，二盛而躁，在手少阴。脉口三盛，病在足太阴，三盛而躁，在手太阴。脉口四盛，且大且数者④，名⑤曰溢阴，溢阴为内关，内关不通死不治⑥[2]。人迎与太阴脉口俱盛四倍以上⑦[3]，命曰关格，关格者与之短期[4]。

[校勘]

①“脉”：《素问》六节脏象论王注引《正理论》作“寸”。

②“一盛而躁”：此上原有“厥阴”二字，据《太素》卷十四人迎脉口诊及《甲乙》卷五第五删。

③“在手心主”：《素问》六节脏象论王注引《灵枢》文作“在手厥阴”。

④“且大且数者”：《甲乙》卷五第五“且大”作“俱大”，“数”下无“者”字。

⑤“名”：《太素》卷十四人迎脉口诊作“命”。

⑥“溢阴，溢阴为内关，内关不通死不治”：《素问》六节脏象论王注引《灵枢》文“溢”作“关”。《太素》卷十四人迎脉口诊不重“溢阴”二字，《甲乙》卷五第五不重“内关”二字，“通”下有“者”字。

⑦“人迎与太阴脉口俱盛四倍以上”：《素问》六节脏象论王注引《灵枢》文“以”作“已”，《太素》卷十四人迎脉口诊“上”下有“者”字。

[注释]

[1]“在手心主”《类经》二十卷第二十八注：“脉口，手太阴脉也。太阴主里，而行气于三阴。故脉口一盛，病在足经之厥阴。若加以躁，则为阴中之阳，而上在手厥阴心主矣。凡二盛三盛皆在足，而躁则皆在手也。”

[2]“内关不通死不治”：《太素》卷十四人迎脉口诊注：“阴气四盛于阳，脉口大而且数，阴气盈溢在内，关闭，阳气

不得复入，名曰内关，不可疗也。”

[3]“俱盛四倍以上”：王冰：“俱盛，谓俱大于平常之脉四倍也。”

[4]“关格者与之短期”：关格，指阴阳不交，相互格拒。与，有“谓”字之义，与之，犹言谓之。短期，言死期将近。关格者与之短期，就是阴阳俱盛，相互隔绝不通，谓之死期不远了。《类经》二十卷第二十八注：“人迎主阳，脉口主阴，若俱盛至四倍以上，则各盛其盛，阴阳不交，故曰关格，可与言死期也。”

[语译] 寸口的脉象比人迎大一倍的，病在足厥阴经，若大一倍而兼躁动的，病在手厥阴经；寸口的脉象比人迎大两倍的，病在足少阴经，若大两倍而兼躁动的，病在手少阴经；寸口的脉象比人迎大三倍的，病在足太阴经，若大三倍而兼躁动的，病在手太阴经；寸口的脉象比人迎大四倍，而且又大又数，这是六阴盛极，盈溢于五脏，名叫溢阴。所谓溢阴，就是阴气盈溢于内，不与阳气相交，所以称为内关，内关是阴阳表里相互隔绝的死证。如果人迎与寸口脉都比平时大四倍以上的，这是阴阳俱盛，互相格拒，名为关格，由于阴阳不通，很快就会死亡。

[原文] 人迎一盛，泻足少阳而补足厥阴[1]，二泻一补[2]，日一取之，必切而验之，躁①取之上[3]，气和乃止[4]。人迎二盛，泻足太阳而②补足少阴，二泻一补，二日一取之，必切而验之，躁①取之上，气和乃止。人迎三盛，泻足阳明而补足太阴，二泻一补，日二取之，必切而验之，躁①取之上，气和乃止。

[校勘]

①“躁”：原作“疏”，据《太素》卷十四人迎脉口诊及杨注改。

②“而”：原脱，据《太素》卷十四人迎脉口诊及《甲乙》

卷五第五补，以与前后句法一致。

[注释]

[1]“人迎一盛，泻足少阳而补足厥阴”：《太素》卷十四人迎脉口诊注：“人迎一倍大于脉口，即知少阳一倍大于厥阴，故泻足少阳，补足厥阴，余皆准此也。”《类经》二十卷第二十八注：“人迎主腑，故其一盛病在胆经，肝胆相为表里，阳实而阴虚，故当泻足少阳之腑，补足厥阴之脏也。”二注之义互相补充，可并参。

[2]“二泻一补”：《太素》卷十四人迎脉口诊注：“其补泻法：阳盛阴虚，二泻于阳，一补于阴；阴盛阳虚，一泻于阴，二补于阳。然则阳盛得二泻，阳虚得二补，阴盛得一泻，阴虚得一补，疗阳得多，疗阴得少，何也？阴气迟缓，故补泻在渐；阳气疾急，故补泻在顿，倍于疗阳（疑应作阴）也。余放此。”

[3]“躁取之上”：《太素》卷十四人迎脉口诊注：“人迎躁而上行，皆在手脉，故曰取上。取者，取于此经所发穴也。”

[4]“气和乃止”：此指人迎、脉口之脉气得到调和，针刺方能停止。

[语译] 人迎脉比寸口脉大一倍的，病在足少阳胆经，肝与胆相表里，阳盛则阴虚，当泻足少阳经而补足厥阴经，用两泻一补法，每天针一次，在施针的同时，必须诊察人迎、脉口两处的脉象，如果显现躁动不安的，可取刺手少阳经及与其相表里的手厥阴经，待脉气和调，针刺方能停止。人迎脉比寸口脉大二倍的，病在足太阳膀胱经，膀胱与肾相表里，阳盛则阴虚，当泻足太阳经而补足少阴经，用二泻一补法，两天针一次，在施针的同时，必须诊察人迎、脉口两处的脉象，如果显现躁动不安的，可取刺手太阳经及与其相表里的手少阴经，待脉气和调，针刺方能停止。人迎脉比寸口脉大三倍的，病在足阳明胃经，胃与脾相表里，阳盛则阴虚，当泻足阳明经而补足

太阴经，用二泻一补法，每日针二次，在施针的同时，必须诊察人迎、脉口两处的脉象，如果显现躁动不安的，可取刺手阳明经及与其相表里的手太阴经，待脉气和调，针刺方能停止。

[原文] 脉口一盛，泻足厥阴而补足少阳，二补一泻，日一取之，必切而验之，躁① 取之上②，气和乃止。脉口二盛，泻足少阴而补足太阳，二补一泻③，二日一取之，必切而验之，躁① 取之上，气和乃止。脉口三盛，泻足太阴而补足阳明，二补一泻，日二取之，必切而验之，躁① 而取之上，气和乃止，所以日二取之者，太阴④ 主胃[1]，大富于谷气，故可日二取之也⑤。人迎与脉口俱盛三倍⑥ 以上，命曰阴阳俱溢，如是者不开，则血脉闭塞，气无所行，流淫于中，五脏内伤。如此者，因而灸之，则变易而为他病矣[2]。

[校勘]

①“躁”：原作“疏”，据《太素》卷十四人迎脉口诊及杨注改。

②“取之上”：此上原有“而”字，据《太素》卷十四人迎脉口诊及《甲乙》卷五第五删。“之”字原脱，今据《太素》卷十四人迎脉口诊补，以与前后句法一致。

③“二补一泻”：《甲乙》卷五第五作“二泻一补”。

④“太阴”：原作“太阳”，今据《太素》卷十四人迎脉口诊及《甲乙》卷五第五改。

⑤“故可日二取之也”：《太素》卷十四人迎脉口诊作“故日二取”。

⑥“三倍”：《甲乙》卷五第五作“四倍”。

[注释]

[1]“太阴主胃”：《素问》太阴阳明论：“脾脏者，常著胃土之精也。”王冰注：“脾脏为阴，胃腑为阳。”脾胃相表里，足太阴脾为里，故主胃。

[2]“如此者，因而灸之，则变易而为他病矣”：《类经》

二十卷第二十八注："俱盛三倍以上，即四盛也。阴阳俱溢，即溢阴溢阳也。不开，即外关内格也。如此者气血闭塞无所行，五藏真阴伤于内，刺之已不可，灸之则愈亡其阴而变生他病，必至不能治也。"

[语译] 寸口主阴，主五脏，寸口脉象比人迎大一倍的，病在足厥阴肝经，肝与胆相表里，阴盛则阳虚，当泻足厥阴而补足少阳，用二补一泻法，每日针一次，在施针的同时，必须诊察人迎脉口二处脉象，如果显现躁动不安的，可取刺手厥阴经及与其相表里的手少阳经，待脉气和调，针刺方能停止。寸口脉比人迎大两倍的，病在足少阴肾经，肾与膀胱为表里，阴盛则阳虚，当泻足少阴而补足太阳，用二补一泻法，两日针一次，在施针的同时，必须诊察人迎、脉口二处脉象，如果显现躁动不安的，可取刺手少阴经及与其相表里的手太阳经，待脉气和调，针刺方能停止。寸口脉象比人迎大三倍的，病在足太阴脾经，脾与胃相表里，阴盛则阳虚，当泻足太阴而补足阳明，用二补一泻法，每日要针治两次，在施针的同时，必须诊察人迎、脉口二处脉象，如果显现躁动不安的，可取刺手太阴经及与其相表里的手阳明经，待脉气调和，针刺方能停止。为什么每天针两次呢？因为太阴主胃，胃为水谷之海，谷气充盛，多气多血，故可日刺二次。人迎与寸口脉象都比平时大三倍以上的，这是阴阳极盛的表现，叫作阴阳俱溢，这样的病变，是由于外关内格致血脉闭塞，气不得通，流溢于里，内伤五脏所致。此病如用灸法治疗，必致愈亡其阴而变生他病。

[按语] 关于"躁取之上气和乃止"之句，一些注家的认识互有差异。例如：《甲乙》、《类经》"躁"均作"疏"，断句为"疏取之，上气和乃止"。张介宾解释说："疏取之者，欲其从容，不宜急也；上气，言气之至也，气至而和，谷气至矣，故可止针。"而《太素》和《灵枢集注》则认为当是"躁取之上，气和乃止"，杨上善说："人迎躁而上行，皆在手脉，故曰

取上，取者，取于此经所发穴也。”详本节所述，系人迎、寸口若脉盛，病在某经；若盛而兼躁，病又在某经，以及治疗时何经该当补泻等内容，以杨上善、张志聪见解义长，故原文从《太素》改动，语译亦从之。

［原文］ 凡刺之道，气调而止①[1]，补阴泻阳[2]，音气益彰②，耳目聪明[3]，反此者血气不行。所谓气至而有效者③，泻则益④虚，虚者脉大如其故而不坚也，坚如其故者⑤，适虽言快⑥，病未去也。补则益实，实者脉大如其故而益坚也[4]，夫⑦如其故而不坚者，适虽言快，病未去也。故补则实，泻则虚，痛⑧虽不随针减⑨，病必衰去。必先通十二经脉之所生病，而后可得⑩传于终始矣。故阴阳不相移，虚实不相倾，取之其经。

［校勘］

①“气调而止”：《甲乙》卷五第五“调”作“和”，“而”作“乃”。

②“音气益彰”：《甲乙》卷五第五“气”作“声”。《太素》卷十四人迎脉口诊“益”作“并”。

③“所谓气至而有效者”：详酌文义，该句与上下文俱不相涉，疑似窜衍，兹拟不译。

④“益”：《甲乙》卷五第五作“脉”。

⑤“坚如其故者”：《甲乙》卷五第五作“大如故而益坚者”七字。

⑥“快”：原作“故”，据《太素》卷十四人迎脉口诊改。

⑦“夫”：《太素》卷十四人迎脉口诊及《甲乙》卷五第五均作“大”。

⑧“痛”：《甲乙》卷五第五作“病”。

⑨“减”：原脱，据《甲乙》卷五第五补。

⑩“得”：《甲乙》卷五第五无。

［注释］

[1]“凡刺之道，气调而止”：大凡针刺的原理，在于阴阳之气达到和调，而后止针。

[2]“补阴泻阳”：张志聪：“补阴者，补五脏之衰阴；泻阳者，导六气之外出”。即补五脏之正气而泻六淫之邪气。

[3]“音气益彰，耳目聪明”：指阴阳之气调和的人，音声清朗，元气充盛，七窍通利，耳聪目明。“彰”，有“盛”义。

[4]“实者脉大如其故而益坚也”：大则病进，此实大之脉，施补法益实，故脉象益坚实有力。

[语译] 大凡针刺的原理，都是以达到调和阴阳之气为目的。所谓补阴泻阳，就是补五脏不足的正气而排除入侵的邪气，这样，就会阴阳调和、正气充盛、音声清朗、耳聪目明。如果治法相反，泻正气于外，补邪气于内，可致血气不畅通。治实证用了泻法，证候能逐渐由实转虚，这种虚证的脉象，虽与原来同样大小，但变得虚软不坚，这是治病获效的标志；如果已经泻实，脉象仍坚大如故，患者虽自述有些轻快，但疾病并未去除。治虚证用了补法，证候会逐渐由虚转实，这种实证的脉象，虽与原来同样大小，但较前坚实有力；若经针刺，脉象仍似以前那样大，却软而不坚，则患者虽然感觉有些轻快，而疾病并未去除。要能够准确地运用补虚泻实的方法，即补则使正气充实，泻则使邪气衰退，病痛虽不能随着出针立即获愈，而疾病必然衰减下去。如想取得针刺治病的满意效果，必须首先精通有关十二经脉的理论及其发病的机理，然后才能得到终始篇的深义。总之，经脉是人体气血运行的通路，阴经、阳经各有其固定的循行部位，与脏腑也有其确定不移的配属关系；补虚泻实的治疗大法，也不能相互颠倒。同时，还应注意按经取穴来治疗本经的病变。

[原文] 凡刺之属，三刺[1]至谷气①，邪僻妄合，阴阳易②居，逆顺相反，沉浮异处，四时不③得，稽留淫泆[2]，须针而去，故一刺则阳邪出，再刺则阴邪出，三刺则谷气至，谷

气至而止④[3]。所谓谷气至者，已补而实，已泻而虚，故以知谷气至也。邪气独去者，阴与阳未能调，而病知愈也。故曰补则实，泻则虚，痛⑤虽不随针减⑥，病必⑦衰去矣。

［校勘］

①“气”：《太素》卷二十二三刺无，疑衍。此上“谷”字与上“属”字协韵。

②“易”：《甲乙》卷五第五作“移”。

③“不”：《甲乙》卷五第五此下有“相”字。

④“三刺则谷气至，谷气至而止”：《甲乙》卷五第五作“三刺则谷气至而止”。

⑤“痛”：《甲乙》卷五第五作“病”。

⑥“减”：原脱，据《太素》卷二十二三刺及《甲乙》卷五第五补。

⑦“必”：熊本作“者”。

［注释］

［1］“三刺”：指针刺皮肤、肌肉、分肉三种深浅不同的刺法。

［2］“邪僻妄合……稽留淫泆”：《类经》十九卷第十六注：“邪僻妄合等六句，详言病变也。”

［3］“故一刺则阳邪出……谷气至而止”：《类经》十九卷第十六注：“初刺之，在于浅近，故可出阳分之邪。再刺之，在于深远，故可出阴分之邪。三刺之，在候谷气。谷气者，元气也。止，出针也。”

［语译］　凡属于适用针刺的病，须用由浅至深的刺皮、肉、分肉等三刺法，针刺时，待针下有谷气至的得气感觉，才能获得好的疗效。由于邪气侵入经脉妄与正气相混合，扰乱了阴阳之气所处的位置，使气血运行的顺逆方向变为相反，脉的沉浮部位也相互异处，脉象与四时气候的改变不相适应，邪气滞留体内淫溢流散，以上这六种病证，都可用针刺得到治疗。

在针刺治疗时，初刺是刺皮肤，表浅的阳邪可以引出；再刺是刺到较深层肌肉，引阴分之邪外出；三刺是刺入分肉之间，候至针下有得气感觉，是谷气来到的表现，即可出针。所谓“谷气至”的意思，是指上述的病，用了补法，正气已充实，脉象也有力，若用了泻法，邪气被排除，脉象会转为缓和。从这些征象，就知道谷气已至了。经过针刺治疗，将病邪排除，人体的阴阳气血虽不能立即得到和调、恢复常态，但可知病将痊愈，所以，准确地运用补法，正气可得到充实；准确地运用泻法，邪气能够衰减，病痛虽不能随着出针而马上获愈，但病势必然可以减轻。

［原文］ 阴盛而阳虚，先补其阳，后泻其阴而和之。阴虚而阳盛①，先补其阴，后泻其阳而和之[1]。

［校勘］

①“阴虚而阳盛”：《甲乙》卷五第五作“阳盛而阴虚”。

［注释］

［1］“阴盛而阳虚……后泻其阳而和之”：《类经》十九卷第八注：“此以脉口、人迎言阴阳也。脉口盛者，阴经盛而阳经虚也，当先补其阳，后泻其阴而和之。人迎盛者，阳经盛而阴经虚也，当先补其阴，后泻其阳而和之。何也？以治病者皆宜先顾正气，后治邪气。盖攻实无难，伐虚当畏，于此节之义可见，用针用药，其道皆然。”

［语译］ 仅就人迎、寸口二部位的脉象虚实盛衰而言，当寸口脉大于人迎脉时，反映出人体阴经的邪气盛而阳经正气虚，治疗时，当先补阳经的正气，后泻阴经的邪气，从而使阴盛阳虚的病变得到调和。若人迎脉大于寸口脉时，反映出人体阴经的正气虚而阳经的邪气盛，治疗时，当先补阴经的正气，后泻阳经的邪气，从而使阳盛而阴虚的病变得到调和。

［原文］ 三脉[1]动于①足大指之间[2]，必审其实虚。虚而泻之，是谓重虚②，重虚病益甚[3]。凡刺此者，以指按之，脉

动而实且疾[4]者疾③泻之，虚而徐者则补之，反此者病益甚。其动④也⑤，阳⑥明在上，厥阴在中，少⑦阴在下[5]。

［校勘］

①“动于”：《太素》卷二十二三刺作“重”字。

②“重虚”：《纲目》卷七引此下有“者”字。

③“疾”：《甲乙》卷五第五作“则”。

④“动”：《太素》卷二十二三刺作“重”。

⑤“其动也”：《甲乙》卷五第五作“三脉动于大指者”七字。

⑥“阳”：《甲乙》卷五第五此上有“谓”字。

⑦“少”：《太素》卷二十二三刺作“太”。

［注释］

［1］“三脉”：此指足经的阳明、厥阴、少阴三条经脉。

［2］“动于足大指之间”：马莳：“阳明动于大指次指之间，凡厉兑、陷谷、冲阳、解豀皆在足跗上也。厥阴动于大指次指之间，正以大敦、行间、太冲、中封在足跗内也。少阴则动于足心，其穴涌泉乃足跗之下也。”

［3］“重虚病益甚”：《太素》卷二十二三刺注：“必审大指间三脉虚实，以手按之，先补虚者，后泻实者。若不知三脉有实，泻其虚者，是谓重虚，重虚病益甚也。”

［4］“疾”：急速的意思。

［5］“阳明在上，厥阴在中，少阴在下”：楼英：“阳明在上，冲阳脉也；厥阴在中，太冲脉也；少阴在下，太豀脉也。”

［语译］ 足经的阳明、厥阴和少阴三条经脉，都搏动于足大趾、次趾间。针刺时，必须先审察清楚这三经是虚是实，以确定补泻手法。如果虚证误用了泻法，正气更虚，这叫做重虚，重虚的不良后果是病情更加严重。凡是刺治这些病证，可以用手指切按其动脉，脉的搏动坚实而急速的，属实证，应快速泻其实邪。如果脉的搏动是虚弱而缓慢的，属虚证，应补其

正气，若用了与此相反的针法，病情会日益加重。三动脉所在的部位，足阳明经在足背上，足厥阴经在足跗内，足少阴经脉在足心。

[原文] 膺腧[1]中膺，背腧[2]中背，肩髆①虚者，取之上[3]。重舌[4]，刺舌柱[5]以铍②针也。手屈而不伸者，其病在筋。伸而不屈者，其病在骨，在骨守骨，在筋守筋。

[校勘]

①“髆”：原作“膊”，据《太素》卷二十二三刺及《甲乙》卷五第五改。《说文》骨部：“髆，肩甲也。”

②“铍”：《太素》卷二十二三刺及《圣济总录》卷一百九十三并作“铧”。

[注释]

[1]“膺腧”：指胸部两旁的穴位，如中府、云门、天池等穴。

[2]“背腧”：指分布于背部的一些穴位，如肩髎、天宗、曲垣等。

[3]“取之上”：《太素》卷二十二三刺注：“补肩髃、肩井等穴，曰取之上也。”

[4]“重舌”：舌下生一肿物，状如小舌，故名重舌。

[5]“舌柱”：《类经》二十一卷第四十四注：“舌柱，即舌下之筋如柱也。”

[语译] 经脉有阴经、阳经之分。膺腧是胸部两旁的穴位，属阴经，故治阴经的病，应刺中膺部穴位。背腧是在背部的一些穴位，属阳经，故治阳经的病，应刺中背部穴位。肩髆部出现痠麻木胀等属虚的病证时，可取刺与该部有经脉相通的腧穴，如肩颙，肩井等穴，并施以补法。治重舌病，用铍针刺舌下之筋，排出恶血。若手只能弯曲而不能伸的，是筋病，只能伸而不能弯曲的，是骨病，病在骨的当治骨，病在筋的当治筋。

［原文］ 补须①一方[1]实，深取之，稀按其痏[2]，以极出其邪气。一方虚，浅刺之，以养其脉，疾按其痏，无使邪气得入。邪气②来也紧③而疾，谷④气②来也徐而和。脉实者，深刺之，以泄其气；脉虚者，浅刺之，使精气无得出，以养其脉，独出其邪气。刺诸痛者⑤，其脉皆实。

［校勘］

①“补须”：《太素》卷二十二三刺注：“量此‘补’下脱一‘泻’字。”《类经》十九卷第八注：“补，当作刺。”按：“补须”二字与下文义不属，疑有脱误。

②“气”：《甲乙》卷五第五此下有“之”字，下同。

③“紧”：《太素》卷二十二三刺作“坚”。

④“谷”：原作“邪”，据胡本、熊本、周本、统本、藏本、《甲乙》卷五第五及《太素》卷二十二三刺改。

⑤“刺诸痛者”：《太素》卷二十二三刺及《甲乙》卷五第五此下均有“深刺之，诸痛者”六字。

［注释］

[1]“方”：正当，正在。

[2]“稀按其痏”：《太素》卷二十二三刺注：“希，迟也。按其痏者，迟按针伤之处，使气泄也。”按：“稀”与“希”古通，见《文选》鲍明远咏史诗李善注。

［语译］ 针刺时施用补泻手法，必须依照脉的虚实来确定，脉象正当坚实有力时，针刺宜深，出针后不立即按其针孔，使邪气尽量排除。当脉象软弱乏力时，针刺宜浅，为了养护脉气，同时应当疾速按其针孔，以防外邪侵入。针刺时，若邪气袭来，针下有坚紧而疾速的感觉；如果谷气到来，针下感觉徐缓而柔和。脉实的，属邪气壅实，当深刺，以外泄其邪；脉虚的，属正气不足，当浅刺，保护精气不外泄，以养其脉气，仅将邪气排除。凡是针刺各种疼痛的病证，多用泻法，因为它们的脉象多表现坚实有力。

[原文] 从腰以上者①，手太阴阳明皆主之；从腰以下者，足太阴阳明皆主之[1]。病在上者下取之，病在下者高②取之[2]，病在头者取之足，病在腰③者取之腘[3]。病生于头者头重，生于手者臂重，生于足者足重。治病者，先刺其病所从生者也[4]。

[校勘]

①"从腰以上者"：此上原有"故曰"：二字，据《太素》卷二十二三刺及《甲乙》卷五第五删。

②"高"：《针灸问对》卷上引作"上"。

③"腰"：原作"足"，据胡本、熊本、周本、统本、金陵本、藏本、日抄本及《太素》卷二十二三刺及《甲乙》卷五第五改。

[注释]

[1]"从腰以上者……足太阴阳明皆主之"：《类经》二十二卷第五十三注："此近取之法也。腰以上者，天之气也，故当取肺与大肠二经，盖肺经自胸行手，大肠经自手上头也。腰以下者，地之气也，故当取脾胃二经，盖脾经自足入腹，胃经自头下足也。"

[2]"病在上者下取之，病在下者高取之"：《太素》卷二十二三刺注："手太阴下接手阳明，手阳明下接足阳明，足阳明下接足太阴，以其上下相接，故手太阴、阳明有病，宜疗足太阴、阳明，故曰下取之。足太阴、阳明有病，宜疗手太阴、阳明，故曰高取之也。"

[3]"病在头者取之足，病在腰者取之腘"：《类经》二十二卷第五十三注："此远取之法也。有病在上而脉通于下者，当取于下。病在下而脉通于上者，当取于上。故在头者取之足，在腰者取之腘。"

[4]"治病者，先刺其病所从生者也"：《类经》二十二卷第五十三注："先刺所从生，必求其本也。"

［语译］　手太阴经从胸走手，手阳明经自手上头，故腰以上患病，可取刺此二经；足太阴经由足到胸，足阳明经从头至足，故腰以下患病，可取刺此二经。这是循经近取之法。由于经脉贯穿全身上下，彼此相通，所以病在上半身的，可以取刺下部的穴位，病在下半身的，可以取刺上部的穴位，病在头部的，可以取刺足部的穴位，病在腰部的，可以取刺腘部的穴位，这是循经远取之法。病生于头部的，头必重，病在手部的，手臂必重，病在足部的，足部必重。治疗这些病证时，先要找出疾病最初发生的部位，然后针刺，这是治病必求于本的原则。

［原文］　春气在毫①毛，夏气在皮肤，秋气在分肉，冬气在筋骨[1]，刺此病者各以其时为齐[2]。故刺肥人者，以②秋冬之齐③；刺瘦人者，以春夏之齐③。病④痛者阴也，痛而以手按之不得者⑤阴也，深刺之；痒者阳也，浅刺之⑥。病在上者阳也，病在下者阴也⑦。

［校勘］

①“毫”：原脱，据《太素》卷二十二三刺及《甲乙》卷五第五补。惟《太素》及杨注作“豪”，“豪”与“毫”同。《尔雅》释畜：“未成毫狗。”释文：“毫本作豪。”

②“以”：原脱，据日刻本、张注本、黄校本及《太素》卷二十二三刺、《甲乙》卷五第五补。

③“之齐”：《甲乙》卷五第五此上有“为”字。

④“病”：《甲乙》卷五第五作“刺之”二字，《针灸问对》卷上引无“病”字。

⑤“得者”：《甲乙》卷五第五此下有“亦”字。

⑥“痒者阳也，浅刺之”：此七字原在下句“病在下者阴也”之下，今据《甲乙》卷五第五移入。

⑦“病在下者阴也”：此下原有“痒者阳也，浅刺之”七字，据《甲乙》卷五第五移上“深刺之”之下。

［注释］

［1］“春气在毫毛……冬气在筋骨”：《类经》二十卷第十八注：“此言病气之中人，随时气而为深浅也。”

［2］“刺此病者各以其时为齐”：《类经》二十卷第十八注：“齐，剂同，药曰药剂，针曰砭剂也。春夏阳气在上，故取毫毛皮肤，则浅其针，秋冬阳气在下，故取分肉筋骨，则深其针；是以时为齐也。”按：齐，在此有调剂的意思。

［语译］ 邪气伤人，往往随时气的不同而有深浅的差别。春秋阳气升发，春天病邪伤人，多在表浅的皮毛；夏天病邪伤人，在浅层的皮肤。秋冬阳气收藏，秋天病邪伤人，在较深层的分肉之间；冬天病邪伤人，在最深层的筋骨。所以治疗以上这些与时令有密切关系的病证，针刺的深浅，应根据季节的变化有所不同。针刺治病，就时令而言，应有上述区别，但在同一季节，因病人体质不同，也要因人而异，如体肥肉厚的胖人患病，都应采取平时秋冬所用的深刺法；而皮薄肉少的瘦人患病，都应采取平时春夏所用的浅刺法。患有疼痛的人，多因寒邪凝滞，属阴证，疼痛部位较深，用手按压不到痛处的也是阴证，施治时宜深刺；病人身痒，是病邪在皮肤，施治时宜浅刺。病在上部的属阳，病在下部的属阴。

［原文］ 病先起于①阴者，先治其阴而后治其阳；病先起于①阳者，先治其阳而后治其阴[1]。刺热厥[2]者，留针反为寒；刺寒厥[3]者，留针反为热。刺热厥者，二阴一阳②；刺寒厥者，二阳一阴③。所谓二阴者，二刺阴也；一阳者④，一刺阳也。久病者，邪气入深。刺此⑤病者，深内而久留之，间日而复刺之，必先调其左右，去其血脉，刺道毕矣[4]。

［校勘］

①“于”：原脱，据《太素》卷二十二三刺及《甲乙》卷五第五补。

②“二阴一阳”：《针灸问对》卷下引作“二刺阴而一刺

阳”。

③“二阳一阴”:《甲乙》卷七第三作“一阴二阳。”《针灸问对》卷下引作“二刺阳而一刺阴。”

④“一阳者”:《甲乙》卷七第三及《千金》卷十四风癫第五“一阳”作“二阳”,“二阳”之上均有“所谓”二字。

⑤“此”:《太素》卷二十二三刺作“久”。

[注释]

[1]“先治其阳而后治其阴”:《类经》二十二卷第五十三注:“此以经络部位言阴阳也。病之在阴在阳,起有先后。先者病为本,后者病之标,治必先其本,即上文所谓先刺其病所从生之义。”

[2]“热厥”:《素问》厥论:“阴气衰于下,则为热厥。”

[3]“寒厥”:《素问》厥论:“阳气衰于下,则为寒厥。”

[4]“调其左右,去其血脉,刺道毕矣”:《类经》二十二卷第五十二注:“久远之疾,其气必深。针不深则隐伏之病不能及,留不久则固结之邪不得散也。一刺未尽,故当间日复刺之。再刺未尽,故再间日而又刺之,必至病除而后已。然当先察其在经在络,在经者直刺其经,在络者缪刺其络,是谓调其左右,去其血脉也。”

[语译] 疾病先起于阴经的,当先治阴经,以治其本,然后再治阳经,是谓治标。疾病先起于阳经的,当先治阳经,以治其本,然后再治阴经,是谓治标。针刺热厥,进针后留针,待针下感觉发凉时再退针;针刺寒厥,进针后也留针,待针下感觉温热时再退针。针刺热厥病,要刺阴经二次,用补法;刺阳经一次,用泻法。针刺寒厥病,要刺阳经二次,用补法;刺阴经一次,用泻法。所谓二阴,是指在阴经针刺二次。所谓一阳,是指在阳经针刺一次。患病日久的,邪气侵入必深。针刺这类疾病,必须深刺,而且应做长时间的留针,以驱除固疾伏邪,同时要隔日再刺一次,直至病愈。在针刺之前,必先诊察

疾病在经在络，如在经的就直刺其经，若在络的就缪刺其络，此即调其左右。血络有瘀血的，刺其出血。熟悉了以上这些原则，针刺的道理大体上也就掌握了。

[原文] 凡刺之法，必察其形气。形肉①未脱，少气而脉又躁，躁厥者，必为缪刺之[1]，散气可收，聚气可布[2]。深居静处，占②神往来，闭户塞牖，魂魄不散，专意一神，精气不③分，毋闻人声，以收④其精，必一其神，令志在针⑤，浅而留之，微而浮之，以移其神，气至乃休。男内女外⑥，坚拒⑦勿出，谨守勿内，是谓得气[3]。

[校勘]

①“肉”：《甲乙》卷五第五作“气”。

②“占”：《太素》卷二十二三刺及《灵枢略》六气论均作“与”。

③“不”：原作“之”，据《太素》卷二十二三刺及《灵枢略》六气论改。

④“收”：日抄本作“取”。

⑤“令志在针”：《太素》卷二十二三刺“志”作“之”，《灵枢略》六气论“令志在针”作“闭其外门，真气乃存”八字。

⑥“男内女外”：《难经》七十八难作“男外女内”，《甲乙》卷五第五作“男女内外”。

⑦“拒”：《太素》卷二十二三刺作“巨”。

[注释]

[1]“少气而脉又躁……缪刺之”：《太素》卷二十二三刺注：“缪刺之益，正气散而收聚，邪气聚而可散也。”

[2]“布”：此处作散字解。

[3]“男内女外，坚拒勿出，谨守勿内，是谓得气”：张志聪：“男为阳，女为阴，阳在外，故使之内，阴在内，故引之外，谓和调外内阴阳之气也。坚拒其正气，而勿使之出；谨守

其邪气，而勿使之入，是谓得气。”

［语译］ 针刺的法则，必须诊察病人形体强弱与元气盛衰情况。如果患者形体、肌肉并不消瘦，只是元气衰少而脉象躁动，这种气虚脉躁而厥的病，必须采用左病刺右、右病刺左的缪刺法，使欲散的精气可以收持，聚积的邪气可以散失。施针时，医者要做到像深居幽静处所一样，注意力高度集中，密切观察病人的精神活动，同时又像人在室内将门窗关闭一样，神志专一，精神内守，不向外分散，也不为外界人声所扰乱，把精神集中在针刺上，或浅刺而留针，或轻微地浮刺，以转移患者的注意力，直至针下得气为止。针刺之后，使阳气内入，阴气外出，阴阳之气沟通而达到协调，从而正气充盛而内守，邪气不得深入于里，这就是得气的意义。

［原文］ 凡刺之禁，新内勿①刺，新②刺勿内；已③醉勿刺，已刺勿醉④；新⑤怒勿刺，已刺勿怒；新⑤劳勿刺，已刺勿劳；已③饱勿刺，已刺勿饱；已③饥勿刺，已刺勿饥；已③渴勿刺，已刺勿渴；大惊大恐，必定其气，乃刺之⑥。乘车来者，卧而休之，如食顷乃刺之。步⑦行来者，坐而休之，如行十里顷⑧乃刺之。凡此十二禁者，其脉乱气散，逆其营卫，经气不次⑨，因而刺之，则阳病入于阴，阴病出为⑩阳，则邪气复生，粗工不⑪察，是谓伐身⑫，形⑬体淫泺⑭[1]，乃消脑髓⑮，津液不化，脱其五味，是谓失气也[2]。

［校勘］

①“勿”：《素问》刺禁论新校正引《灵枢》文、《脉经》卷七第十二及《千金》卷二十九第三均作“无”，此下十二个“勿”字亦皆作“无”。而《甲乙》卷五第一上，每句上半句作“无”，下半句作“勿”，其义并同。

②“新”：张注本作“已”，《脉经》卷七第十二、《甲乙》卷五第一上、《千金》卷二十九第三及《素问》刺禁论新校正引《灵枢》文亦并作“已”，与下各句一致。

③“已”：《甲乙》卷五第一上、《脉经》卷七第十二、《千金》卷二十九第三及《素问》刺禁论新校正引《灵枢》文并作“大”，下文“已饱”、“已饥”、“已渴”之句均同。《伤寒补亡论》卷十二病不可刺条“已”作“方”。

④“已醉勿刺，已刺勿醉”：此八字《甲乙》卷五第一上、《脉经》卷七第十二、《千金》卷二十九第三及《素问》刺禁论新校正引《灵枢》文在下“已刺勿劳”句下。

⑤“新”：《甲乙》卷五第一上、《脉经》卷七第十二、《千金》卷二十九第三及《素问》刺禁论新校正引并作“大”。

⑥“大惊大恐，必定其气，乃刺之”：此十一字《甲乙》卷五第一上及《千金》卷二十九第三在“如行十里顷乃刺之”句下。

⑦“步”：原作“出”，据《甲乙》卷五第一上及《千金》卷二十九第三改。

⑧“顷”：《古今医统》卷七刺避引无。

⑨“次”：黄校本作“足”。

⑩“为”：日刻本、马注本、张注本并作“于”，《纲目》卷九引亦作“于”，与各本合。

⑪“不”：原作“勿”，据《甲乙》卷五第一上改。

⑫“身”：《甲乙》卷五第一上作“形”。

⑬“形”：《甲乙》卷五第一上作“身”。

⑭“淫泺”：原作“淫泆”，据《甲乙》卷五第一上改，与篇后音释合。

⑮“乃消脑髓”：《甲乙》卷五第一上“乃”作“反”，“脑”作“骨”。

[注释]

[1]“淫泺”：《素问》骨空论王冰注：“淫泺，谓似酸痛而无力也。”

[2]“脱其五味，是谓失气也”：张志聪：“五味入口，藏

于肠胃，味有所藏，以养五气，气和而生，津液相成，神乃自生。针刺之道，贵在得神致气。犯此禁者，则脱其五味所生之神气，是谓失气也。”

［语译］ 凡针刺治病，必须掌握下述禁忌证：行房事不久的不可刺，针刺不久的不要行房事；喝酒已醉的人不可刺，已经针刺的人不能饮酒至醉；刚发怒的人不可刺，已经针刺的人不要发怒；刚刚劳累的人不可刺，已经针刺的人不要过劳；饱饭之后不可刺，已经针刺的人不要吃的过饱，饥饿的人不可刺，已经针刺的人不要受饥饿；大渴之时不可刺，已经针刺的人不要受渴；受过大惊大恐的人，必使其精神、情绪安定之后，才能进行针刺。坐车来就医的患者，应让其卧床休息约吃过一顿饭的时间，才能针刺。步行前来的病人，让其坐下休息到约走十里路的时间，然后才能针刺。凡是以上所列举的十二种针刺禁忌的病人，都是因为脉乱气散，营卫失调，经脉之气不依次运行而不宜针刺，如果不注意这些情况，就草率地施针，使表浅的阳病深入于里，内里的阴邪窜至体表，形成表里俱病，邪气复盛，正气益衰，粗率的医生不体察这些禁忌，妄施针刺，应该说这是在摧残病人的身体，结果会导致全身酸疼无力，脑髓消耗，津液不生，也丧失了饮食五味所化生的神气，这就是所谓失气。

［按语］

1. 本节所述针刺禁忌，临床上应予以充分注意，如遇有新内、新怒、新劳、已醉、已饱、已饥、已渴、大惊大怒的病人，不是正气已虚，就是处于营卫失调，气机运行失于稳定，故都不宜针刺，但对某些禁忌的提法，主要应了解其精神，不可拘泥古人之说，一成不变地刻板套用。

2. 关于针刺十二禁忌，《灵枢识》中丹波元简有另外提法，列于后，供参考，其按语云：“凡十二禁者，如风雨晦明之四时，人之气血，凝滞不调，共计四禁也；大饱则气虚，五禁也；新饱则气盛，六禁也；大醉则气乱，七禁也；大怒则气逆，八禁也；大渴则液少，九禁也；大劳则气乏，十禁也；大惊则气散，十一禁也；人神所在之处，恐伤其生气，十二禁也。夫所谓人神所在之处，以四时言之，则春在左胁，秋在右胁，冬在腰，夏在脐，此四者系是肝肺肾脾所司之时也，故亦须禁之。”

［原文］ 太阳之脉①，其终也，戴眼[1]，反折[2]，瘛疭[3]，其色白，绝皮乃绝汗[4]，绝汗则终矣②。少阳终者③，耳聋，百节尽纵，目系绝④，目系绝一日半则死矣，其死也，色青白⑤乃死。阳明终者⑥，口目动作[5]，喜⑦惊，妄言，色黄，其上下[6]之经盛[7]而不行⑧，则终矣。少阴终者，面黑齿长而垢，腹胀闭塞，上下不通而终矣[8]。厥阴终者，中热嗌干，喜溺，心烦，甚则舌卷卵上缩而终矣。太阴终者，腹胀闭，不得息，气⑨噫善呕⑩，呕则逆，逆则面赤，不逆则上下不通，上下不通则面黑皮毛燋而终矣。

［校勘］

①“太阳之脉”：《甲乙》卷二第一上作“太阳脉绝”。

②“绝皮乃绝汗，绝汗则终矣”：《素问》诊要经终论作“绝汗乃出，出则死矣”八字。

③“少阳终者”：《甲乙》卷二第一上作“少阳脉绝，其绝也”七字。

④“目系绝”：《素问》诊要经终论作“目睘绝系”，王注：“睘，谓直视如惊貌”。《甲乙》卷二第一上“目”下有“橐”字，校注云：“一作睘。”

⑤“色青白”：《素问》诊要经终论“色”下有“先”字。《甲乙》卷二第一上作“目白”，校注云：“一作色青白。”

⑥“阳明终者”：《甲乙》卷二第一上作“阳明脉绝其终也”。

⑦“喜”：《素问》诊要经终论及《甲乙》卷二第一上均作

“善”。

⑧“不行”：《素问》诊要经终论作“不仁”，属下读。

⑨“气”：《甲乙》卷二第一上作“善”。

⑩“善呕”：《素问》诊要经终论新校正引《灵枢》文作“噫则呕”。

［注释］

［1］“戴眼”：眼目上视，不能转动。汪昂：“戴眼，谓上视。”

［2］“反折”：即角弓反张。汪昂：“反折，谓身反向后”。

［3］“瘛疭（chì zòng 赤纵）”：与抽搐义同，俗称抽风，指手足时缩时伸，抽动不止的证候。

［4］“绝汗”：《素问》诊要经终论王冰注：“绝汗谓汗暴出，如珠而不流，旋复干也。”

［5］“口目动作”：《类经》十八卷第九十七注：“手足阳明之脉，皆挟口入目，故为口目动作而牵引歪斜也。”

［6］“上下”：《素问》诊要经终论新校正：“上，谓手脉；下，谓足脉也。”

［7］“经盛”：《素问》诊要经终论新校正：“谓面目颈颔，足跗腕胫皆躁盛而动也。”

［8］“少阴终者……上下不通而终矣”：王冰：“手少阴气绝则血不流，足少阴气绝则骨不软，骨硬则龂上宣，故齿长而积垢。”又云：“手少阴脉起于心中，出属心系，下鬲络小肠，故其终则腹胀闭，上下不通也。”

［语译］ 手足太阳二经脉气将绝之时，病人出现目睛上视不能转动，角弓反张，手足抽搐，面色苍白，皮肤败绝以及汗出如珠、着身不流的绝汗症状，绝汗一出，人就快死亡了。手足少阳二经脉气将绝之时，病人出现耳聋，周身骨节皆松弛无力，目系脉气竭绝眼珠不能转动等证。目系绝一日半就要死亡，病人临死时，面色青白。手足阳明二经脉气将绝之时，病

人出现口眼抽动且牵引歪斜，发惊，胡言乱语，脸色发黄及手足阳明经脉躁动等证，因为脉气不行，人就会死亡。手足少阴二经脉气将绝之时，病人出现脸色发黑，齿龈短缩好似牙齿变长而且齿附污垢，腹部胀满，气机闭塞，上下不通等证，因此而死亡。手足厥阴二经脉气将绝之时，病人出现胸中发热，咽干，小便频数，心中烦乱，甚至舌卷、阴囊上缩等证而死亡。手足太阴二经脉气将绝之时，病人出现腹胀闭塞，呼吸不利，嗳气呕吐，呕吐则气上逆，气逆则面赤，若气不上逆则上下不通，上下不通则出现面显黑色、皮毛焦枯等证而死亡。

卷之三

经脉第十

［提要］ 本篇主要论述了十二经脉、十五络脉的名称、起止点、循行路线、发病证候及治疗原则，同时也阐述了五阴经气绝所出现的特征和预后，并着重指出经脉对于决死生、处百病、调虚实等有关疾病诊断、治疗上的重要作用。

［原文］ 雷公问于黄帝曰：禁服①之言，凡刺之理，经脉为始，营其所行，知②其度量，内次五脏，外别六腑[1]，愿尽闻其道。黄帝曰：人始生，先成精，精成而脑髓生，骨为干[2]，脉为营[3]，筋为刚③[4]，肉为墙[5]，皮肤坚而毛发长，谷入于胃，脉道以通，血气乃行。雷公曰：愿卒闻经脉之始生。黄帝曰：经脉者，所以能决死生，处百病，调虚实，不可不通也④。

［校勘］

①“服”：原作“脉”，据《图经》卷一及张注本改。守山阁校本注云：“此下所引系《禁服》篇文，‘脉’当作‘服’。”《太素》卷二十四天忌杨注及《素问》八正神明论王注均谓：“服，事也。”

②“知”：原作“制”，据本书禁服篇、《太素》卷十四人迎脉口诊及杨注改。

③“刚”：似应作“纲”。顾氏《校记》：“此假‘刚’为‘纲’”。本书经筋篇有“肘纲”之言，《太素》卷十三经筋杨

注："人肘屈伸，以此筋为纲维，故曰肘纲也。"

④"也"：原脱，今据《甲乙》卷二第一上补。

[注释]

[1]"内次五脏，外别六腑"：《类经》七卷第一注："五脏属里，故言内次；六腑属表，故言外别。"

[2]"骨为干"：人身以骨为支柱的意思。

[3]"脉为营"：脉能营藏血气以灌溉周身。

[4]"筋为刚"：言筋的功能坚劲刚强，能约束骨骼。

[5]"肉为墙"：肉在外，似墙垣一样保护内在的脏腑组织。

[语译] 雷公问黄帝：禁服篇曾说过，针刺治病之理，首先应懂得经脉，掌握它营行的终始，知道它的长短，经脉内与五脏相联络，外与六腑相贯通，从而进行整体活动，但对其中的道理，愿意听你详尽地说一说。黄帝说：人在孕育初起，是先由男女之精构合而成的，然后由精发育而生脑髓，此后逐渐形成人体，以骨为支柱，以脉道营藏血气灌溉周身，以坚劲的筋力约束骨骼，以肉为墙壁卫护内在的脏腑、筋骨、血脉，到皮肤坚韧之后毛发生长，人形即成。出生以后，凭借水谷精气的营养，脉道内外贯通，血气即可在脉道中循行不止，这就是成形始于精，养形在于谷的道理。雷公说：我希望能够了解经脉的起始循行情况。黄帝说：经脉不仅能运行气血，通调阴阳，而且对于诊治疾病、决断生死也有重要作用，所以是必须通晓的。

[原文] 肺手太阴之脉，起于中焦，下络[1]大肠，还[2]循[3]胃口[4]，上膈属[5]肺，从肺系[6]横出腋下，下循臑[7]内，行少阴心主之前，下肘中，循①臂内上骨下廉[8]，入寸口，上鱼[9]，循鱼际[10]，出大指之端；其支者，从腕后直出次指内廉，出其端。是动则病[11]肺胀满，膨膨而喘咳，缺盆中痛，甚则交两手而瞀[12]，此为臂厥[13]。是主肺所生病[11]者，咳②，

上气喘喝③，烦心胸满，臑臂内前廉痛厥④，掌中热。气盛有余，则肩背痛风⑤，汗出⑥，小便数而欠⑦[14]。气虚则肩背痛寒，少气不足以息，溺色变⑧。为此诸病，盛则泻之，虚则补之，热则疾之，寒则留之，陷下则灸之，不盛不虚，以经取之。盛者寸口大三倍于人迎，虚者则寸口反小于人迎也。

［校勘］

①“循”：《脉经》卷六第七、《千金》卷十七第一此上并有“后”字。

②“咳”：《图经》卷一、《十四经发挥》卷中及《普济方》卷四百十二此下并有“嗽”字。

③“喝”：原作“渴”，据《甲乙》卷二第一上、《脉经》卷六第七、《千金》卷十七第一、《图经》第一及《圣济总录》卷一九一改。

④“厥”：《脉经》卷六第七、《千金》卷十七第一、《图经》卷一、《十四经发挥》卷中及《普济方》卷四百十二并无。

⑤“风”：此后原有“寒”字，据《脉经》卷六第七、《千金》卷十七第一、《图经》卷一删。高武《针灸聚英》卷二注：“‘寒’字衍”。

⑥“汗出”：此下原有“中风”二字，据《脉经》卷六第七删。

⑦“小便数而欠”：《太素》卷一首篇作“数欠”二字。

⑧“溺色变”：《脉经》卷六第七、《十四经发挥》卷中此下有“卒遗矢无度”五字，《图经》卷一同，惟“矢”作“失”。“溺色变”三字，《甲乙》卷二第一上校注：“一云卒遗矢无变”，似较《脉经》、《发挥》义长，惟“矢”应作“失”，《图经》似是。

［注释］

［1］“络”：联络的意思。此指联络于与本经相表里的脏腑。

［2］“还”：指经脉去而复回。

［3］“循”：沿着。

［4］“胃口”：指胃上下口。

［5］“属”：也含联络之意。凡经脉连其本经的脏腑均称属。

［6］“肺系”：指与肺连接的气管、喉咙等组织。

［7］“臑（nào 闹）”：上臂肩至肘处。

［8］“廉”：边缘或边侧的意思。

［9］“鱼”：手大指本节后掌侧肌肉隆起处。

［10］“鱼际”：“鱼”的边缘为鱼际，也是穴名。

［11］“是动则病”“所生病”：张志聪：“夫是动者，病因于外；所生者，病因于内”，即经脉因受外邪侵犯所发生的病证叫“是动病”；本脏发生疾病影响到本经的叫“所生病”。

此外，关于“是动病”“所生病”，尚有不同说法，录后供参：《难经》二十二难：“经言是动者，气也；所生病者，血也。邪在气，气为是动；邪在血，血为所生病。”《难经经释》：“是动诸病，乃本经之病，所生之病，则以类推而旁及他经者。”《类经》十四卷第十注：“动，言变也，变则变常而为病也。如阴阳应象大论曰，在变动为握为哕之类，即此之谓……观此以是动为气，所生为血，先病为气，后病为血，若乎近理；然细察本篇之义，凡在五脏，则各言脏所生病，凡在六腑，则或言气，或言血，或脉或筋，或骨或津液，其所生病本各有所主，非以气血二字统言十二经者也。”

［12］“瞀（mào 茂）”：视物模糊不清，精神昏乱。

［13］“臂厥”：病名。臂气厥逆，两手交叉于胸部且视物不清。

［14］“小便数而欠”：指小便频数而量少。

［语译］ 肺的经脉叫手太阴经，从中焦起始向下联络大肠，回绕胃口，上贯膈膜，入属肺脏，再从肺系横行出走腋

下，沿上臂内侧而下，行于手少阴经和手厥阴经的前面，直下至肘中，然后沿着前臂内侧上骨的下缘，入寸口动脉处，前行至鱼部，沿手鱼边侧，出拇指尖端；它的支脉，从手腕后直走食指尖端内侧，与手阳明大肠经相接。本经经脉因受外邪侵犯，所发生的病证，为肺部胀满，咳嗽气喘，缺盆部疼痛，喘咳过剧，则病人两手交叉按于胸部，视物模糊不清，这是臂厥病。本脏发生疾病影响到本经的，会出现咳嗽，呼吸气逆，喝喝而喘，心中烦乱，胸部满闷，臑臂部内侧前缘疼痛，掌心发热。本经气盛有余的，可发生肩背痛风，汗出，小便次数多而量少的证候。本经气虚不足的，可发生肩背痛寒，呼吸短促，小便的颜色也发生异常变化。治疗这些病证时，属实的要用泻法，属虚的要用补法，属热的要用速刺法，属寒的要用留针法，阳气内衰而脉虚下陷不起的要用灸法，不实不虚的从本经取治。本经气盛的病脉是寸口脉比人迎脉大三倍，虚的寸口脉反小于人迎脉。

[原文] 大肠手阳明之脉，起于大指次指[1]之端①，循指上廉，出合谷[2]两骨之间[3]，上入两筋之中[4]，循臂上廉，入②肘外廉，上③臑外前廉，上肩，出髃骨[5]之④前廉，上出于柱骨之会上[6]，下入缺盆[7]络肺，下膈属大肠；其支者，从缺盆上⑤颈贯颊，入下齿⑥中，还出挟口，交人中，左之右，右之左，上挟⑦鼻孔。是动则病齿痛颈肿。是主津⑧所生病[8]者，目黄口干，鼽衄[9]，喉痹，肩前臑痛，大指次指痛不用。气⑨有余则当脉所过者热肿，虚则寒栗不复[10]。为此诸病，盛则泻之，虚则补之，热则疾之，寒则留之，陷下则灸之，不盛不虚，以经取之。盛者人迎大三倍于寸口，虚者人迎反小于寸口也。

[校勘]

①“之端”：《脉经》卷六第八、《甲乙》卷二第一上及《千金》卷十八第一此下均有“外侧”二字。

②“入”：《脉经》卷六第八及《千金》卷十八第一此上均有“上”字。

③“上”：《脉经》卷六第八及《十四经发挥》卷中作“循”。

④“骨之”：《太素》卷八首篇及《素问》五脏生成王注引无。

⑤“上”：《素问》缪刺论王注引及《千金》卷十八第一作“直而上”。《甲乙》卷二第一上作“直上至”三字，而《脉经》卷六第八作“直入上”三字。

⑥“下齿”：《脉经》卷六第八、《千金》卷十八第一、《素问》上古天真论王注引及《十四经发挥》卷中此下并有“缝”字，与马注本同。

⑦“挟”：《太素》卷八首篇、《脉经》卷六第八、《甲乙》卷二第一上及《千金》卷十八第一并作“侠”。

⑧“津”：此下原有“液”字，因液为手太阳所主，故据《脉经》卷六第八、《太素》卷八首篇、《千金》卷十八第一及《图经》卷一删。

⑨“气”：《甲乙》卷二第一上、《脉经》卷六第八、《太素》卷八首篇及《千金》卷十八第一此下并有“盛”字。

［注释］

［1］“大指次指”：从手大拇指数起的第二个指头，又叫食指。

［2］“合谷”：穴名，位于手大指、次指两指本节后两骨之间，为大肠经原穴。

［3］“两骨之间”，即第一、二掌骨之间，俗名虎口。

［4］“两筋之中”：指腕骨桡侧、两筋陷中的阳溪穴。

［5］“髃骨”：指肩胛骨与锁骨相连接的地方，即肩髃穴处。

［6］“柱骨之会上”：肩胛骨上颈骨隆起处，即大椎穴，诸

阳脉会于大椎，故称会上。

[7]“缺盆”：即锁骨窝。

[8]“是主津所生病”：大肠与肺相表里，肺主气，津由气而化，故本腑大肠主津所生的疾病。

[9]“鼽（qiú 求）衄”：鼻塞称鼽，鼻出血称衄。

[10]“寒栗不复”：寒栗，发寒战；不复，难得温暖的意思。

[语译] 大肠的经脉叫手阳明经，起始于食指尖端，沿食指拇指侧的上缘，通过拇指、食指歧骨间的合谷穴，上入腕上两筋凹陷处，沿前臂上方至肘外侧，再沿上臂外侧前缘，上肩，出肩峰前缘，上出于背，与诸阳经会合于大椎穴上，再向前入缺盆联络肺，下膈又联络大肠；它的支脉，从缺盆上走颈部通过颊部入下齿龈，回转过来绕至上唇，左右两脉交会于人中，自此左脉走右，右脉走左，上行挟于鼻孔两侧，与足阳明胃经相接。本经经脉因受外邪侵犯而发生的病证，为牙齿疼痛，颈部肿大等病变。本腑所主的津发生病证，可出现眼睛发黄，口中发干，鼻塞流涕或出血，喉中肿痛，肩前及臑内作痛，食指疼痛不能动等证。本经气有余的实证，为在本经脉循行所过的部位发热而肿。本经气不足的虚证，为恶寒战栗，且难以回复温暖。治疗这些病证时，属实的要用泻法，属虚的要用补法，属热的扎针要用速刺法，属寒的要用留针法，阳气内衰而脉虚陷下不起的要用灸法，不实不虚的从本经取治。本经气盛的病脉是人迎脉比寸口脉大三倍，虚的人迎脉反小于寸口脉。

[原文] 胃足阳明之脉，起于鼻①，交頞中[1]，旁约②[2]太阳之脉，下循鼻外，入上齿中，还出挟口环唇，下交承浆，却[3]循颐[4]后下廉，出大迎，循颊车，上耳前，过客主人，循发际，至额颅[5]；其支者，从大迎前下人迎，循喉咙，入缺盆，下膈属胃络脾；其直③者，从缺盆下乳内廉，下挟脐，入

气街④[6]中；其支者，起于胃口，下循腹里，下至气街中而合，以下髀关，抵伏兔，下入膝⑤膑[7]中，下循胫⑥外廉，下足跗[8]，入中指内间；其支者，下膝⑦三寸而别，下⑧入中指外间；其支者，别跗上，入大指间，出其端。是动则病洒洒振寒，善伸⑨数欠颜黑，病至⑩，恶人与火，闻木音⑪则惕然而惊，心动，欲⑫独闭户⑬牖[9]而处，甚则欲上⑭高而歌，弃衣而走，贲响⑮腹胀，是为骭⑯厥[10]。是主血所生病者[11]，狂疟⑰温淫汗出，鼽衄，口㖞⑱唇胗，颈肿喉痹，大腹水⑲肿，膝膑肿痛，循膺、乳、气街、股、伏兔、骭外廉、足跗上皆痛，中指不用。气盛则身以前皆热，其有余于胃，则消谷善饥，溺色黄。气不足则身以前皆寒栗，胃中寒则胀满。为此诸病，盛则泻之，虚则补之，热则疾之，寒则留之，陷下则灸之，不盛不虚，以经取之。盛者人迎大三倍于寸口，虚者人迎反小于寸口也。

［校勘］

①“鼻”：此下原有“之”字，据《素问》上古天真论王注引《灵枢》文、《太素》卷八首篇、《脉经》卷六第六、《甲乙》卷二第一上、《千金》卷十六第一、《图经》卷二、《圣济总录》卷一九一及《十四经发挥》卷中删，并于“鼻”字之后断句。

②“约”：原作“纳”，据《甲乙》卷二第一上、《脉经》卷六第六、《千金》卷十六第一、《素问》气厥论王注、《图经》卷二、《圣济总录》卷一九一及《十四经发挥》卷中改。

③“直”：《素问》风论、厥论等篇此下有“行”字。《三因方》卷一引、《十四经发挥》卷中、《医统》卷六及《针灸聚英》卷二引并同。

④“街”：《图经》卷二、《活人书》卷一、《十四经发挥》卷中，《三因方》卷一引、《普济方》卷四百十二及《针灸聚

英》卷二引并作“冲”。

⑤“下入膝”：原脱“入”字，据《素问》厥论王注引《甲乙》卷二第一上、《脉经》卷六第六、《图经》卷二及《十四经发挥》卷中补。《太素》卷八首篇及《千金》卷十六第一“入”在“膝”下。

⑥“胫”：《素问》厥论篇王注引、《甲乙》卷二第一上、《脉经》卷六第六、《太素》卷八首篇、《千金》卷十六第一、《图经》卷二及《十四经发挥》卷中并作“骭”，义同。

⑦“膝”：原作“廉”，据《素问》阴阳离合论、痿论等篇王注引《灵枢》文改，与《甲乙》、《脉经》、《太素》、《千金》、《图经》及《十四经发挥》相合。

⑧“下”：《脉经》卷六第六、《甲乙》卷二第一上、《太素》卷八首篇、《素问》阴阳离合论、痿论及《千金》卷十六第一、《图经》卷二、《十四经发挥》卷中此上并有“以”字。

⑨“伸”：原作“呻”，据《甲乙》卷二第一上、《脉经》卷六第六、《太素》卷八首篇、《千金》卷十六第一、《图经》卷二及《十四经发挥》卷中改。

⑩“病至”：此下原有“则”字，据《脉经》卷六第六及《千金》卷十六第一删。

⑪“音”：原作“声”，据《素问》阳明脉解改。与《甲乙》、《太素》、《脉经》、《千金》、《图经》、《圣济总录》及《十四经发挥》相合。

⑫“心动，欲”：原作“心欲动”，据《素问》脉解篇改，“欲”字连下读，与《脉经》、《千金》、《图经》相合。

⑬“闭户”：此下原有“塞”字，据《素问》脉解篇删，与《素问》刺疟篇、《太素》、《脉经》、《千金》、《图经》及《圣济总录》相合。

⑭“上”：《素问》阳明脉解篇作“登”，《素问》脉解篇作“乘”。

⑮“响”：《脉经》卷六第六、《太素》卷八首篇、《千金》卷十六第一及《十四经发挥》卷中并作“向”。

⑯“骭”：《太素》卷八首篇及《圣济总录》卷一九一作“胻”。

⑰“疟”：《甲乙》卷二第一上作“瘈”。

⑱“喎”：莫文泉《研经言》卷四谓：“当为‘咼’，即‘瘑’之省，谓口生瘑疮，与唇胗同为疡症。”

⑲“大腹水”：《太素》卷八首篇杨注作“腹外”二字。

［注释］

［1］“頞（è遏）中”：即鼻梁的凹陷处。

［2］“约”：缠束的意思。《图经》注云：“足太阳起于目眦（睛明穴）而阳明旁行约之，”说明足阳明胃经缠束旁侧的太阳经脉。

［3］“却”：进而退转的意思。

［4］“颐”：口角后、腮的下部称颐。

［5］“额颅”：即前额骨部，在发下眉上处。

［6］“气街”：在少腹下方，毛际两旁，又叫气冲。

［7］“膑”：膝盖。

［8］“跗”：足背。

［9］“牖（yǒu有）”：窗。

［10］“骭（gān干）厥”：骭，胫骨的古称。足胫部之气上逆，称骭厥。

［11］“是主血所生病者”：胃为水谷之海，化生精微，主生营血，即所谓营出中焦之意。如胃腑有病则营血不生。阳明为多气多血之经，故本经主血所生的疾病。

［语译］ 胃的经脉叫足阳明经，起于鼻旁，由此上行，左右相交于鼻梁上端凹陷处，缠束旁侧的足太阳经脉，至目下睛明穴，由此下行，沿鼻外侧，入上齿龈，复出环绕口唇，相交于任脉的承浆穴，再沿腮部后方的下缘，出大迎穴，沿耳下颊

车上行至耳前，过足少阳经的客主人穴，沿发际至额颅部。它的支脉，从大迎前下走人迎穴，沿喉咙入缺盆，下膈膜，会属本经胃腑，联络与本经相表里的脾脏。其直行的经脉，从缺盆下走乳内侧，再向下挟脐，入毛际两旁的气冲部；另一支脉，从胃口起始，向下至腹内，再下至气冲部与前直行的经脉会合，由此下行，经大腿前方至髀关，直抵伏兔穴，下入膝盖，沿胫骨前外侧下至足背，入中趾内侧；再一支脉，自膝下三寸处别出，向下行入中趾外侧；又一支脉，从足背斜出足厥阴的外侧，走入足大趾，直出大趾尖端，与足太阴脾经相连接。本经脉因受外邪而发生的病证，好像身上被凉水淋洒而发冷，好伸腰挺足，频频打呵欠，额部暗黑，病发时厌恶见人和火光。听到木的音响更为惊怕，心跳不安，想要关闭门窗独居屋内。阳盛热极时，就会攀登高处唱歌，脱掉衣服乱跑，且有腹胀肠鸣等证，这叫骭厥。由本腑所主的血发生的病证，会出现因高热致神昏发狂，温病，汗自出，鼻塞或衄血，口角歪斜，口唇生疮，喉颈肿，因水停而腹肿大，膝盖肿痛，沿胸侧、乳部、伏兔、足胫外缘、足背等处均痛，足中趾不能屈伸。本经气有余的实证，身前、胸腹部都发热，胃热盛则消烁水谷，易于饥饿，溲色改变；本经气不足的虚证，身前胸腹部感觉发冷，如胃中有寒，可发生胀满。治疗这些病证时，属实的要用泻法，属虚的要用补法，属热的要用速刺法，属寒的要用留针法，阳气内衰而脉虚下陷不起的要用灸法，不实不虚的从本经取治。本经气盛的病脉，是人迎脉比寸口脉大三倍，虚的人迎脉反小于寸口脉。

［原文］ 脾足太阴之脉，起于大指之端，循指内侧白肉际[1]，过核骨[2]后，上内踝前廉，上腨①[3]内，循胫②骨后，交出厥阴之前，上循③膝股内前廉，入腹属脾络胃，上膈，挟咽，连舌本[4]，散舌下；其支者，复从胃，别上膈，注心中。是动则病舌本强，食则呕，胃脘痛，腹胀善噫，得后与气[5]则

怏然如④衰，身体皆重。是主脾所生病者，舌本痛，体不能动摇，食不下，烦心，心下急痛，溏，瘕泄[6]，水闭，黄疸，不能卧⑤，强立股膝内肿⑥厥，足大指不用。为此诸病，盛则泻之，虚则补之，热则疾之，寒则留之，陷下则灸之，不盛不虚，以经取之。盛者寸口大三倍于人迎，虚者寸口反小于人迎也。

[校勘]

①“腨”：原作“踹”，据《素问》阴阳离合论王注引《灵枢》文改，与《甲乙》、《脉经》、《太素》、《千金》、《圣济总录》及《十四经发挥》相合，下同。

②“胫”：《素问》阴阳离合论、脉要精微论王注引《灵枢》文及《甲乙》、《脉经》、《千金》、《图经》、《十四经发挥》并作“胻”。

③“上循”：原脱“循”字，据《素问》脉要精微论王注、《甲乙》卷二第一上、《脉经》卷六第五、《太素》卷八首篇、《千金》卷十五第一、《图经》卷二及《十四经发挥》卷中补。

④“如”：《脉经》卷六第五、《甲乙》卷二第一上及《伤寒论》成注引并作“而”。

⑤“不能卧”：《甲乙》卷二第一上作“不能食，唇青”五字，《脉经》卷六第五作“好卧，不能食肉，唇青”八字。莫文泉曰：“按胃病则不能卧，脾病则好卧。”以此论之，《脉经》似是。

⑥“肿”：《甲乙》卷二第一上作“肿痛”二字，《脉经》卷六第五作“痛”字。

[注释]

[1]“白肉际”：又称赤白肉际，是手足两侧阴阳面的分界处。阳面赤色，阴面白色。

[2]“核骨”：是足大趾本节后内侧凸出的圆骨，形如果核，故名。

［3］“腨（chuǎi 揣）”：《说文》“腨，腓肠也。”俗称小腿肚。

［4］“舌本”：舌根。

［5］“得后与气”：得大便与矢气。

［6］“溏，瘕泄”：溏，指大便稀薄；瘕泄，指痢疾而言。

［语译］ 脾的经脉叫足太阴经，起于足大趾尖端，沿大趾内侧赤白肉分界处，经过大趾本节后的圆骨，上行至足内踝的前面，再上行入小腿肚内侧，沿胫骨后方，穿过足厥阴经，复出足厥阴之前，再向上行，经过膝股内侧的前缘，直入腹内，联络脾和胃，再上膈膜，挟行咽喉，连舌根，散舌下；它的支脉，再从胃腑别出上膈膜，注于心中，与手少阴经相接。本经脉因受外邪而发生的病证，为舌根强硬，食后则呕，胃脘部疼痛，腹内作胀，嗳气等证。如果解了大便或得矢气，就觉得比较松快，但全身却感觉沉重。本经所主的脾脏发生病证，会出现舌根疼痛，身体不能转动，吃不下食物，心中烦乱，心下掣引作痛，大便稀薄或下痢，或水闭于内，大小便不通，或一身面目俱黄，喜于安卧而不能消化肉食，口唇青紫，勉强站立时，则股膝内侧肿痛，足大趾不能活动。治疗这些病证时，属实的要用泻法，属虚的要用补法，属热的要用速刺法，属寒的要用留针法，阳气内衰而脉虚下陷不起的要用灸法，不实不虚的从本经取治。本经气盛的病脉，是寸口脉比人迎脉大三倍，虚的寸口脉反小于人迎脉。

［原文］ 心手少阴之脉，起于心中，出属心系[1]，下膈络小肠；其支者，从心系上挟咽①，系目系[2]；其直②者，复从心系却上肺，出③腋下，下循臑内后廉，行太阴心主[3]之后，下肘内，循臂内后廉，抵掌后锐骨[4]之端，入掌内④廉，循小指之内出其端。是动则病嗌干心痛，渴而欲饮，是为臂厥。是主心所生病者，目黄胁⑤痛，臑臂内后廉痛厥，掌中热痛。为此诸病，盛则泻之，虚则补之，热则疾之，寒则留之，陷下则

灸之，不盛不虚，以经取之。盛者寸口大再倍于人迎，虚者寸口反小于人迎也。

［校勘］

①“挟咽”：《素问》脏气法时论、咳论等篇王注引及《图经》卷二此下有“喉”字。

②“其直”：《素问》脏气法时论、刺禁论等王注引此下有“行”字。

③“出”：此上原有“下”字，据《千金》卷十三第一、《针灸聚英》卷一上及《十四经发挥》卷中删，与《三因方》、《医统》相合。

④“掌内”：此下原有“后”字，据《太素》卷八首篇及《十四经发挥》卷中删。

⑤“胁”：《甲乙》卷二第一上及《千金》卷十三第一此下有“满”字。

［注释］

［1］“心系”：是指心与肺、脾、肝、肾相联系的脉络。《类经》七卷第二注：“心当五椎之下，其系有五，上系连肺，肺下系心，心下三系连脾、肝、肾，故心通五脏之气而为之主也。”

［2］“目系”：眼球内连于脑的脉络。

［3］“太阴心主”：指手太阴和手厥阴二经。

［4］“锐骨”：《类经》七卷第二注：“手腕下髁为锐骨神门穴也。”

［语译］　心的经脉叫手少阴经，起于心中，出属于心脏与它脏相联系的脉络，下过膈膜，联络小肠；它的支脉，从心与它脏相联系的脉络上挟咽喉，而与眼球内连于脑的脉络相联系；直行的脉，从心与它脏相联系的脉络上行至肺，横出腋下，沿上臂内侧后缘，行手太阴经和手厥阴经的后面，下肘内，沿臂内后侧，到掌内小指侧高骨尖端，入手掌内侧，沿小

指内侧至尖端，与手太阳经相接。本经脉因受外邪侵犯所发生的病证为咽喉干燥，心痛，渴欲饮水，并有臂厥的现象。本经所主的心脏发生病证，会出现眼睛发黄，胁肋胀满疼痛，上臂和下臂内侧后缘疼痛或厥冷，及掌心热痛等病证。治疗这些病证时，属实的要用泻法，属虚的要用补法，属热的要用速刺法，属寒的要用留针法，阳气内衰而脉虚下陷不起的要用灸法，不实不虚的从本经取治。本经气盛的病脉，是寸口脉比人迎脉大两倍，虚的寸口脉反小于人迎脉。

［**原文**］ 小肠手太阳之脉，起于小指之端，循手外侧上腕，出踝[1]中，直上循臂骨①下廉，出肘内侧两骨②之间，上循臑外后廉，出肩解[2]，绕肩胛，交肩上，入缺盆络心，循咽下膈，抵胃属小肠；其支者，从缺盆循颈上颊，至目锐眦[3]，却入耳中；其支者，别颊上䪼[4]抵鼻，至目内眦[5]，斜络于颧。是动则病嗌痛颔肿，不可以顾，肩似拔，臑似折。是主液所生病者[6]，耳聋目黄颊肿，颈颔肩臑肘臂外后廉痛。为此诸病，盛则泻之，虚则补之，热则疾之，寒则留之，陷下则灸之，不盛不虚，以经取之。盛者人迎大再倍于寸口，虚者人迎反小于寸口也。

［**校勘**］

①“骨”：《太素》卷八首篇作“下骨”二字。杨注：“臂有二骨，垂手之时，内箱前骨名为上骨，外箱后骨名为下骨”。

②“骨”：原作“筋”，据《甲乙》卷二第一上、《脉经》卷六第四、《太素》卷八首篇、《千金》卷十三第一、《图经》卷一及《十四经发挥》卷中改。

［**注释**］

［1］“踝”：此指手腕后方小指侧的高骨。

［2］“肩解”：即肩后骨缝。

［3］“目锐眦”：眼外角。

［4］“䪼（zhuō 拙）”：眼眶的下方，包括颧骨内连及上牙

床的部位。

[5]“目内眦”：眼内角。

[6]“是主液所生病者”：小肠受盛胃腑腐熟下传的水谷，经进一步消化和泌别清浊，其精华部分由脾转输，营养于全身，糟粕下走大肠，水液归于膀胱，因此小肠可产生水液，故本经主液所生病证。

[语译] 小肠的经脉叫手太阳经，起于小指外侧的尖端，沿手外侧至腕，过腕后小指侧高骨，直向上沿前臂后骨的下缘，出肘后内侧两骨中间，再向上沿臑外后侧，出肩后骨缝，绕行肩胛，相交于两肩之上，入缺盆，联络心，沿咽喉下行膈膜至胃，再向下会属于本腑小肠；它的支脉，从缺盆沿颈上颊，至眼外角，转入耳内；又一支脉，从颊部别出走入眼眶下而至鼻部，再至眼内角，与足太阳经相接。本经脉因外邪侵犯而发生的病证，为咽喉疼痛，下颊发肿，头项难以转侧回顾，肩痛如被扯拔，臂痛如被折断。本经所主的液发生的病证，会出现耳聋，眼睛发黄，颊肿，沿颈向下，颊、肩、臑、肘、臂等部后侧疼痛。治疗这些病证时，属实的要用泻法，属虚的要用补法，属热的要用速刺法，属寒的要用留针法，阳气内衰而脉虚下陷不起的要用灸法，不实不虚的从本经取治。本经气盛的病脉，是人迎脉比寸口脉大两倍，虚的人迎脉反小于寸口脉。

[原文] 膀胱足太阳之脉，起于目内眦，上额交巅①[1]；其支者，从巅至耳上角[2]；其直者，从巅入络脑，还出别下项，循肩髆②[3]内，挟脊抵腰中，入循膂[4]，络肾属膀胱；其支者，从腰中下挟脊③贯臀，入腘中；其支者，从髆内左右，别下贯胛④，挟脊内⑤，过髀枢[5]，循髀外⑥后廉下合腘中，以下贯踹内，出外踝之后，循京骨[6]，至小指之端⑦外侧。是动则病冲头痛，目似脱，项似⑧拔，脊痛腰似折，髀不可以曲⑨。腘如结，踹如裂，是为踝厥[7]。是主筋所生病者[8]，痔

疟狂癫疾，头颇项痛⑩，目黄泪出鼽衄，项背腰尻[9]腘腨脚皆痛，小指不用。为此诸病，盛则泻之，虚则补之，热则疾之，寒则留之，陷下则灸之，不盛不虚，以经取之。盛者人迎大再倍于寸口，虚者人迎反小于寸口也。

［校勘］

①“交巅”：《素问》五脏生成等篇王注引、《脉经》卷六第十、《太素》卷八首篇、《千金》卷二十第一、《图经》卷二、《圣济总录》卷一九一及《十四经发挥》卷中此下并有“上”字，似是。

②“髆”：《脉经》卷六第十、《甲乙》卷二第一上、《千金》卷二十第一为“膊”，马注本、张注本同。

③“挟脊”：《素问》厥论等篇王注引、《太素》卷八首篇及《十四经发挥》卷中并无。《甲乙》卷二第一上作“会于后阴”四字。《脉经》卷六第十、《千金》卷二十第一及《图经》卷三作“会于后阴下”五字。

④“胛”：《素问》厥论等篇王注引、《太素》卷八首篇、《千金》卷二十第一及《图经》卷二作“胂”。

⑤“挟脊内”：《素问》厥论等篇王注引、《太素》卷八首篇及《千金》卷二十第一并无。

⑥“循髀外”：此下原有一“从”字，据《素问》厥论等篇王注引、《甲乙》卷二第一上、《脉经》卷六第十、《太素》卷八首篇、《千金》卷二十第一、《图经》卷二、《圣济总录》卷一九一及《十四经发挥》卷中删。

⑦“之端”：原脱，据《素问》厥论王注引文补。

⑧“似”：原作“如”，“如”与“似”义虽同，为前后文一致，今据《素问》至真要大论、《甲乙》卷二第一上、《脉经》卷六第十、《太素》卷八首篇、《千金》卷二十第一、《图经》卷二、《圣济总录》卷一九一及《十四经发挥》卷中改。

⑨“曲”：《素问》至真要大论作“回”，新校正引《甲乙》

亦作“回”，《太素》卷八首篇作“迴”，“回”与“迴”同。

⑩“头颇项痛”：《素问》至真要大论作“头项囟顶脑户中痛”。《甲乙》卷二第一上作“头囟项颈间痛”，《脉经》卷六第十及《图经》卷二作“头脑顶痛”。莫文泉曰：“按以本经‘从巅入络脑’论之，《脉经》义长。”

[注释]

[1]“巅”：指头顶正中最高点，当百会穴处。

[2]“耳上角”：即耳壳的上部。

[3]“肩髆”：即肩胛骨。滑伯仁：“肩后之下为肩髆。”

[4]“膂”：挟脊两旁的肌肉。

[5]“髀（bì 必）枢”：股骨上端的关节部叫髀枢，即环跳穴处，为髀骨所嵌入的地方，有转枢作用。

[6]“京骨”：足外侧小趾本节后突出的半圆骨，又为穴名。

[7]“踝厥”：指腘如结等证，是因本经经脉之气变常自踝部上逆所致，故称踝厥。

[8]“是主筋所生病者”：《素问》生气通天论有“阳气者，精则养神，柔则养筋”之文，说明阳气化生精微的功能，内可以养神，外可以柔筋。太阳属水，水亏则筋失濡养，所以主筋所发生的病证。张志聪：“太阳之气，生于膀胱水中，而为诸阳之气，阳气者，柔则养筋，故是主筋所生之病。”

[9]“尻”：骶尾骨部的通称。

[语译] 膀胱的经脉叫足太阳经，起于眼内角的睛明穴，上行额部交会于头顶；它的支脉，从头顶到耳上角；直行的脉则从头顶入内络脑，复出下行后项，沿着肩膊内侧，挟行脊柱两旁到达腰部，入深层，沿着脊旁肌肉行走，联络与本经相表里的肾脏，会属本腑膀胱；又一支脉，从腰部下行挟脊通过臀部，直入腘窝中；还有一支脉，通贯肩胛，挟脊下行，过髀枢，沿着大腿外后侧向下行，与前一支脉会合于腘窝中，由此

再向下，经过小腿肚，外出踝骨后方，沿小趾本节后的圆骨至小趾外侧尖端，与足少阴经相接。本经脉受外邪侵犯发生的病证，为气上冲而头痛，眼睛像要脱出，颈项像被扯拔，脊背疼痛，腰痛好像被折断，大腿不能屈伸，腘窝部筋脉似被捆绑不能随意运动，小腿肚痛得像裂开，这叫做踝厥病。本经所主的筋发生的病证，会出现痔疮、疟疾、狂病、癫病，头脑内及头顶部疼痛，眼睛发黄，流泪，鼻塞流涕或出血，项、背、腰、尻、腘、腨及脚的部位都觉得疼痛，足小趾也不能活动。治疗这些病证时，属实的要用泻法，属虚的要用补法，属热的扎针要用速刺法，属寒的要用留针法，阳气内衰而脉虚下陷不起的要用灸法，不实不虚的从本经取治。本经气盛的病脉，是人迎脉比寸口脉大两倍，虚的人迎脉反小于寸口脉。

[原文] 肾足少阴之脉，起于小指之下，邪[1]走①足心，出于然骨②[2]之下，循内踝之后，别入跟中，上踹内③，出腘④内廉，上股内后廉，贯脊属肾络膀胱；其直者，从肾上贯肝膈，入肺中，循喉咙，挟舌本⑤；其支者，从肺出络心，注胸中。是动则病饥不欲食，面如漆柴⑥[3]，咳唾则有血，喝喝⑦而喘，坐而欲起，目䀮䀮[4]如无所见，心如⑧悬若饥状，气不足则善恐，心惕惕如人将捕之，是为骨厥[5]。是主肾所生病者，口热舌干，咽肿上气，嗌干及痛，烦心心痛，黄疸肠澼，脊股内后廉痛，痿厥嗜卧，足下热而痛。为此诸病，盛则泻之，虚则补之，热则疾之，寒则留之，陷下则灸之，不盛不虚，以经取之。灸则强食生肉⑨，缓带披⑩发[6]，大杖重履而步。盛者寸口大再倍于人迎，虚者寸口反小于人迎也。

[校勘]

①“邪走”：《素问》刺热篇、痹论王注作“斜趋”。《素问》阴阳离合论王注两引《灵枢》文并作“斜趣”，与《脉经》卷六第九、《甲乙》卷二第一上、《太素》卷八首篇、《千金》卷十九第一、《图经》卷一、《圣济总录》卷一九一相合。

“趋”、“趣”二字并有“向”义。

②“然骨”：原作“然谷”，据《素问》阴阳离合论王注引《灵枢》文改。与《脉经》、《太素》、《千金》及《图经》相合。

③“上踹内”：此上原有“以”字，据《十四经发挥》卷中及《针灸聚英》卷一下删，与《三因方》、《医统》合。

④“腘”：《甲乙》卷二第一上、《脉经》卷六第九及《千金》卷十九第一此下有“中”字。

⑤“舌本”：此下原有校语“一本云从横骨中挟脐循腹里上行而入肺”十七字。

⑥“面如漆柴”：《太素》卷八首篇、《圣济总录》卷一九一及《十四经发挥》卷中作“面黑如地色”。《甲乙》卷二第一上、《脉经》卷六第九、《千金》卷十九第一及《图经》卷一作“面黑如炭色”。

⑦“喝喝”：《脉经》卷六第九、《千金》卷十九第一及《图经》卷一作“喉鸣”。

⑧“如”：《脉经》卷六第九及《图经》卷一无。

⑨“肉”：《太素》卷八首篇作“食”，然杨注与本书义同。《脉经》卷六第九作“害”，《千金》卷十九第一作“灾”，详文义疑误。《太素》卷八杨注：“肾有虚风冷病，故强令人生食豕肉，温中补虚，脚腰轻健。”

⑩“披”：《甲乙》卷二第一上、《脉经》卷六第九、《太素》卷八首篇、《千金》卷十九第一及《图经》卷一均作“被”，义同。

［注释］

［1］“邪”：此处与“斜”字同。

［2］“然骨”：《太素》卷八首篇注：“然骨，在内踝下近前起骨是也。”《图经》卷一注：“然骨，然谷所居。”

［3］“漆柴”：形容病人面色黄黑无光泽，骨瘦如柴。

［4］“𥉂𥉂（huāng 荒）”：指视物不清。《玉篇·目部》

曰："䀮，目不明。"

[5]"骨厥"：肾主骨，因本经经脉之气变动，上逆出现的证候。

[6]"缓带披发"：指宽松衣带、散披头发，目的是不束缚身体，使气血流畅。

[语译] 肾的经脉叫足少阴经，起于足小趾下，斜走足心，出内踝前大骨的然谷穴下方，沿内侧踝骨的后面转入足跟，由此上行经小腿肚内侧，出腘窝内侧，再沿股内侧后缘，贯穿脊柱，会属肾脏，联络与本脏相表里的膀胱；直行的经脉，从肾上行，穿过肝脏，通过膈膜，入肺，沿喉咙，挟于舌根；它的支脉，从肺联络心，注于胸中，与手厥阴经相接。本经脉受外邪侵犯而发生的病证，为虽觉饥饿而不想进食，面色晦暗无华且消瘦，咳吐带血，喘息有声，不能平卧，刚坐下就想起来，两目视物模糊不清，心像悬吊半空而不安，有如饥饿之感；肾气虚的容易发生恐惧，心中怦怦跳动，好像有人要捉扑一样，这叫做骨厥。本经脉所主的肾脏发生的病证，会出现口热舌干，咽部发肿，气上逆，喉咙发干而痛，心内烦扰且痛，足部痿软而厥冷，好睡，足心发热而痛。治疗这些病证时，属实的要用泻法，属虚的要用补法，属热的扎针时要用速刺法，属寒的要用留针法，阳气内衰而脉虚下陷不起的要用灸法，不实不虚的从本经取治。使用灸法时，应多吃些肉类，以增加营养，温肾补虚，还要宽松腰带，散披头发，扶大杖，着重履，缓步行走，使气血通畅，筋骨舒展。本经气盛的病脉，是寸口脉比人迎脉大两倍，虚的寸口脉反小于人迎脉。

[原文] 心主手厥阴心包络①之脉，起于胸中，出属心包络②，下膈，历络三焦[1]；其支者，循胸③出胁，下腋三寸，上抵腋④，下循臑内，行太阴少阴之间，入肘中，下循⑤臂行两筋之间，入掌中，循中指出其端；其支者，别掌中，循小指次指[2]出其端。是动则病手心热，臂肘挛急⑥，腋肿，甚则胸

胁支⑦满，心中澹澹⑧大⑨动，面赤目黄，喜笑不休。是主脉⑩所生病者[3]，烦心心痛，掌中热。为此诸病，盛则泻之，虚则补之，热则疾之，寒则留之，陷下则灸之，不盛不虚，以经取之。盛者寸口大一倍于人迎，虚者寸口反小于人迎也。

［校勘］

①“络”：《太素》卷八首篇及《十四经发挥》卷中并无。

②“络”：《素问》诊要经终论等篇王注引、《脉经》卷六第三、《太素》卷八首篇、《千金》卷十三第一、《图经》卷二、《圣济总录》卷一九一及《十四经发挥》卷中并无。

③“胸”：马注本、张注本此下并有“中”字。

④“腋”：《素问》脏气法时论王注引、《太素》卷八首篇、《图经》卷二及《十四经发挥》卷中此下并有“下”字。

⑤“循”：原脱，据《素问》脏气法时论王注及《甲乙》卷二第一上补。

⑥“臂肘挛急”：《素问》至真要大论新校正引《甲乙》文及《太素》卷八首篇作“肘挛”。

⑦“胁支”：《太素》卷八首篇作一“中”字。

⑧“澹澹”：原作“憺憺”，据《素问》至真要大论本文、新校正引《甲乙》文、《脉经》卷六第三、《太素》卷八首篇、《千金》卷十三第一、《图经》卷二、《圣济总录》卷一九一及《十四经发挥》卷中改。

⑨“大”：原作“火”，据熊本、周本、日抄本、黄校本改，与前条所引各书相合。

⑩“主脉”：《太素》卷八首篇此上有一“心”字，《图经》卷二“脉”上有“心包”二字。

［注释］

[1]“历络三焦”：这里是指自胸至腹挨次联络上中下三焦。

[2]“小指次指”：从小指数起的第二指，即无名指。

［3］“是主脉所生病者”：诸脉皆属于心，心包络是心的外卫，代心受邪，故云主脉所生病。

［语译］ 心主的经脉叫手厥阴心包经，起于胸中，出属心包络，下膈膜，依次联络上中下三焦；它的支脉，从胸走胁，当腋缝下三寸处上行至腋窝，向下再循上臂内侧，行于手太阴经和手少阴经中间，入肘中，向下沿着前臂两筋之间，入掌中，沿中指直达尖端；又一支脉，从掌内，沿无名指直达尖端，与手少阴经相接。本经脉因受外邪侵犯而发生的病证，为手心发热，臂肘部拘挛，腋下肿，甚至胸中满闷，心跳不宁，面赤，眼黄，喜笑不止。本经所主经脉发生的病证，会出现心中烦躁，心痛，掌心发热。治疗这些病证时，属实的要用泻法，属虚的要用补法，属热的扎针时要用速刺法，属寒的要用留针法，阳气内衰而脉虚下陷不起的要用灸法，不实不虚的从本经取治。本经气盛的病脉是寸口脉比人迎脉大一倍，虚的寸口脉反小于人迎脉。

［按语］ 关于“是主脉所生病者”句，各书所载之文字不同，与本书一致的，有《甲乙》卷二第一上，《脉经》卷六第三、《千金》卷十三第一、《圣济总录》卷一九一及《发挥》卷中等，这些资料较古，可靠性应该较大，但其文不同于其它五阴脉之各主其脏，而“主脉”则反同于六阳脉之分主津、液、气、血、筋、骨之例，因而不无疑义；与本书文字不同者，如《太素》卷八首篇作“是心主脉所生病者”，这里提出“心主”二字，同于其它五阴脉之各主其脏，《太素》其书亦较古，有一定参考价值，但其论述不同于其它十一经“是主”二字连用之例。又，《图经》卷二作“是主心包脉所生病者”，既为“是主”连用，同于其它十一经之例，又是各主其脏，同于其它五阴经之例，其义显然胜于前二者，只是《图经》之书比较晚出，虽有《甲乙经》林亿等所作校记“脉，一作心包络”可为旁证，但林亿为宋人，亦较晚，其彼时校书之据本可能较早，

然亦不能断言。故此本书仍沿《灵枢》原文，未予改动，并列《太素》、《图经》之文，以备参校。

［**原文**］ 三焦手少阳之脉，起于小指次指之端，上出两指之间，循手表[1]腕①，出臂外两骨之间，上贯肘，循臑外上肩，而交出足少阳之后，入缺盆，布②膻中，散络③心包，下膈，遍④属三焦；其支者，从膻中上出缺盆，上项，侠⑤耳后直上，出耳上角，以屈下颊⑥至䪼；其支者，从耳后入耳中，出走耳前，过客主人前，交颊，至目锐眦。是动则病耳聋浑浑焞焞⑦[2]，嗌肿喉痹。是主气所生病者[3]，汗出，目锐眦痛，颊痛⑧，耳后肩臑肘臂外皆痛，小指次指不用。为此诸病，盛则泻之，虚则补之，热则疾之，寒则留之，陷下则灸之，不盛不虚，以经取之。盛者人迎大一倍于寸口，虚者人迎反小于寸口也。

［**校勘**］

①“腕”：《素问》缪刺论王注引及《太素》卷八首篇并无。

②“布”：《脉经》卷六第十一、《千金》卷二十第四、《图经》卷二及《十四经发挥》卷中作“交”，《太素》卷八首篇杨注“有本布作交者，检非也。”

③“络”：原作“落”，据《素问》缪刺论王注引、《脉经》卷六第十一、《甲乙》卷二第一上、《太素》卷八首篇、《千金》卷二十第四、《图经》卷二、《圣济总录》卷一九一及《十四经发挥》卷中改，与日刻本合。

④“遍”：原作“循”，形近而误，据《脉经》卷六第十一、《太素》卷八首篇、《千金》卷二十第四及《十四经发挥》卷中改。

⑤“侠”：原作“系”，据《脉经》卷六第十一、《甲乙》卷二第一上及《千金》卷二十第四改。《太素》卷八首篇杨注谓“有本作侠也”，《图经》卷二作“挟”，《汉书》孔乐志颜

注："挟与侠同。"

⑥"颊"：《脉经》卷六第十一、《甲乙》卷二第一上、《千金》卷二十第四及《圣济总录》卷一九一作"额"。

⑦"浑浑焞焞"：《脉经》卷六第十一、《病源》卷二十九耳聋候、《圣济总录》卷一九一"浑浑"作"烨烨"，《太素》卷八首篇"焞焞"作"淳淳"。

⑧"痛"：《脉经》卷六第十一及《千金》卷二十第四作"肿"，与马注本合。

［注释］

［1］"手表"：即手的表面，这里指手背。

［2］"浑浑焞焞"：形容听觉模糊不清，耳内出现烘烘的响声。

［3］"是主气所生病者"：三焦能通调水道，水病多由于气化失常，故主气所生病。《类经》十四卷第十注："三焦为水渎之府，水病必由于气也。"

［语译］ 三焦的经脉叫手少阳经，起于无名指尖端，上行小指与无名指中间，沿手背上行腕部，出前臂外侧两骨中间，穿过肘，沿上臂外侧上肩，交出足少阳经的后面，入缺盆，行于两乳之间的膻中，与心包联络，下膈膜，依次会属于上、中、下三焦；它的支脉，从膻中上出缺盆，再上走项，挟耳后，直上耳上角，由此环曲下行，绕颊部至眼眶下；又一支脉，从耳后进入耳中，复出耳前，过足少阳经客主人穴的前方，与前一条支脉交会于颊部，向上行至眼外角，与足少阳经相接。本经脉受外邪侵犯而发生的病证。为耳聋烘烘作响，喉咙肿痛，喉痹等证，本经所主的气发生的病证，会出现自汗出，外眼角痛，颊肿，耳后、肩、臑、肘、臂外侧等处都发生疼痛，无名指不能运动。治疗这些病证时，属实的要用泻法，属虚的要用补法，属热的扎针时要用速刺法，属寒的要用留针法，阳气内衰而脉虚下陷不起的要用灸法，不实不虚的从本经

取治。本经气盛的病脉是人迎脉比寸口脉大一倍，虚的人迎脉反小于寸口脉。

［**原文**］ 胆足少阳之脉，起于目锐眦，上抵头角①，下耳后，循颈行手少阳之前，至肩上，却交出手少阳之后，入缺盆；其支者，从耳后入耳中，出走耳前，至目锐眦后；其支者，别锐②眦，下大迎，合于手少阳，抵③于䪼，下加颊车，下颈合缺盆以下胸中，贯膈络肝属胆，循胁里，出气街，绕毛际[1]，横入髀厌[2]中；其直者，从缺盆下腋，循胸过季胁，下合髀厌中，以下循髀阳④[3]，出膝外廉，下⑤外辅骨之前，直下抵绝骨[4]之端⑥，下出外踝之前，循足跗上，出小指次指之端⑦；其支者，别跗上，入大指之间，循大指歧骨⑧内出其端，还贯⑨爪甲，出三毛[5]。是动则病口苦，善太息，心胁痛不能转侧⑩，甚则面微有⑪尘[6]，体无膏泽，足外反热，是为阳厥[7]。是主骨所生病者[8]，头痛⑫颔痛，目锐眦痛，缺盆中肿痛，腋下肿，马刀侠瘿[9]，汗出振寒，疟，胸⑬胁肋髀膝外至胫绝骨外踝⑭前及诸节皆痛，小指次指不用。为此诸病，盛则泻之，虚则补之，热则疾之，寒则留之，陷下则灸之，不盛不虚，以经取之。盛者人迎大一倍于寸口，虚者人迎反小于寸口也。

［**校勘**］

①“头角”：《太素》卷八首篇无“头”字，杨注“角，谓额角也。”

②“锐”：《素问》刺腰痛篇王注引、《太素》卷八首篇及《十四经发挥》卷中此上有“目”字。

③“抵”：《脉经》卷六第二、《太素》卷八首篇、《千金》卷十一第一、《素问》刺腰痛等篇王注及《图经》卷一并无。刘衡如：“疑是后人沾注”。

④“髀阳”：《太素》卷八首篇作“髀太阳”三字。《三因

方》引同。

⑤“下”：《素问》厥论王注引此下有“入”字。

⑥“直下抵绝骨之端”：《太素》卷二十六经脉厥注作“抵绝骨”，无“直下之端”四字。

⑦“出小指次指之端”：原作“入小指次指之间”，据《素问》阴阳离合论等篇王注引《灵枢》文改。与《脉经》卷六第二、《千金》卷十第一及《图经》卷一相合。

⑧“骨”：《脉经》卷六第二、《太素》卷八首篇及《千金》卷十一第一并无。

⑨“贯”：《脉经》卷六第二、《千金》卷十一第一及《十四经发挥》卷中此下有“入”字。

⑩“转侧”：《太素》卷八首篇、《甲乙》卷二第一上及《千金》卷十二第一作“反侧”。

⑪“微有”：《太素》卷八首篇无；《脉经》卷六第二、《甲乙》卷二第一上、《千金》卷十二第一及《图经》卷一作“微”；《十四经发挥》卷中作“有微”。

⑫“痛”：《太素》卷八首篇、《圣济总录》卷一九一及《十四经发挥》卷中并作“角”。作“角”，与“上抵头角”义合。

⑬“胸”：《甲乙》卷二第一上、《脉经》卷六第二及《千金》卷十二第一此下有“中”字。

⑭“踝”：原作“髁”，而周本、统本及张注本均作“踝”，《说文》足部：“踝，足踝也，谓之左右隆然环起也。”骨部云：“髁，髀骨也。”二字训异，此处作“踝”为是，故据改。

[注释]

[1]“毛际”：耻骨部生阴毛之处。《十四经发挥》注：“曲骨之分为毛际”。

[2]“髀厌”：就是髀枢。即环跳。

［3］“髀阳”：外为阳，内为阴，髀阳就是大腿的外侧。

［4］“绝骨”：在外踝直上三寸许腓骨的凹陷处。

［5］“三毛”：《类经》七卷第二注：“大指（趾）爪甲后二节间为三毛。”

［6］“面微有尘”：形容面色灰暗，象蒙有尘土一样。

［7］“阳厥”：此指足少阳之气厥逆为病。

［8］“是主骨所生病者”：《类经》十四卷第十注：“胆味苦，苦走骨，故胆主骨所生病。又骨为干，其质刚，胆为中正之官，其气亦刚，胆病则失其刚，故病及于骨。凡惊伤胆者骨必软，即其明证。”

［9］“马刀侠瘿”：系指瘰疬，生在颈项或腋下等部位。

［语译］ 胆的经脉叫足少阳经，起于眼外角，上行至额角，折向下转至耳后，沿颈走手少阳经前面，到肩上，又交叉到手少阳经的后面，入于缺盆；它的支脉，从耳后入耳内，复出走耳前至眼外角后方；又一支脉，从眼外角，下走大迎，会合手少阳经至眼眶下方，再下走颊车，下行颈部与本经前入缺盆之脉相合，然后下行至胸中，穿过膈膜，与同胆互为表里的肝脏相联络，再会属于胆腑，由胆沿胁内下行，经气街，绕阴毛处，横入环跳；直行的脉，从缺盆下腋，沿胸部过季胁，向下与前一支脉会合于环跳，从此沿着大腿的外侧下行到达膝外缘，向下入外辅骨之前，再直向下方到外踝上方三寸处的骨凹陷处，下出外踝前，沿足背出足小趾与第四趾尖端；又一支脉，由足背走向足大趾，沿足大趾、次指的骨缝，至大趾尖端，又返回穿入爪甲，出爪甲后二节间的三毛与足厥阴经相接。本经脉因外邪侵犯所发生的病证，为口苦，时常叹气，胸胁部作痛，不能转动翻身，病重的，面部像有灰尘蒙罩，暗无光泽，全身皮肤失去濡润，足外侧发热，这叫做阳厥。本经所主的骨发生的病证，会出现额角、下颌及外眼角痛，缺盆肿痛，腋下肿，腋下或颈旁生瘰疬，自汗出而发冷，疟疾，胸、

胁、肋、髀、膝等部位的外侧，直至胫骨，绝骨，外踝前以及诸关节皆痛，足第四趾不能运动。治疗这些病证时，属实的要用泻法，属虚的要用补法，属热的扎针时要用速刺法，属寒的要用留针法，阳气内衰而脉虚下陷不起的要用灸法，不实不虚的从本经取治。本经气盛的病脉是人迎脉比寸口脉大一倍，虚的人迎脉反小于寸口脉。

［**原文**］ 肝足厥阴之脉，起于大指丛①毛[1]之际，上循足跗上廉，去内踝一寸，上踝八寸，交出太阴之后，上腘内廉，循股阴②[2]入毛③中，环④阴器，抵⑤少⑥腹，挟胃属肝络胆，上贯膈，布胁肋，循喉咙之后，上入颃颡[3]，连目系，上出额，与督脉会于巅⑦；其支者，从目系下颊里，环唇内；其支者，复从肝别贯膈，上注肺⑧。是动则病腰痛不可以俛仰，丈夫㿗疝[4]，妇人少腹肿，甚则嗌干，面尘脱色。是主⑨肝所生病者，胸满呕逆飧泄[5]，狐疝[6]遗溺闭癃。为此诸病，盛则泻之，虚则补之，热则疾之，寒则留之，陷下则灸之，不盛不虚，以经取之。盛者寸口大一倍于人迎，虚者寸口反小于人迎也。

［**校勘**］

①“丛”：《素问》阴阳离合论王注引《灵枢》文作“聚”、《太素》卷八首篇作“藂”，“藂”乃“丛”之俗字，“丛”训为“聚”。《脉经》、《千金》、《图经》及《十四经发挥》与《素问》王注引文合。

②“股阴”：《太素》卷八首篇作“阴股”。

③“毛”：《圣济总录》卷一九一此上有“阴”字。

④“环”：原作“过”，据《甲乙》卷二第一上、《脉经》卷六第一、《太素》卷八首篇、《千金》卷十一第一、《活人书》卷一、《素问》刺疟篇等篇王注引、《图经》卷一、《圣济总录》卷一九一及《十四经发挥》卷中改。

⑤“抵”：《素问》诊要经终论王注引此上有“上”字。

⑥“少”：原作“小”，据《太素》卷八首篇、《脉经》卷六第一、《甲乙》卷二第一上、《千金》卷十一第一、《圣济总录》卷一九一及《图经》卷一改。

⑦“于巅”：《甲乙》卷二第一上校语、《千金》卷十一第一校语及《素问》刺腰痛篇王注此下并有“其支者，从小腹与太阴、少阳结于腰髁下夹脊第三第四骨孔中”二十五字。

⑧“肺”：《脉经》卷六第一、《甲乙》卷二第一上、《千金》卷十一第一及《图经》卷一此下有“中”字。

⑨“主”：原脱，据《甲乙》卷二第一上、《脉经》卷六第一、《太素》卷八首篇、《千金》卷十一第一、《圣济总录》卷一九一、《图经》卷一及《十四经发挥》卷中补。

[注释]

[1]“丛毛”：位于足大趾二节间，即三毛。

[2]“股阴”：即股的内侧。

[3]“颃颡（háng sǎng 航嗓）”：《太素》卷八首篇注：“喉咙上孔名颃颡。”

[4]“㿗疝”：疝气的一种，发病时阴囊肿痛下坠。

[5]“飧（sūn 孙）泄”：大便稀薄，完谷不化叫飧泄。

[6]“狐疝”：疝气之一，其证为阴囊时上时下，像狐之出入无常。张子和：“狐疝，其状如瓦，卧则入少腹，行立则出少腹入囊中……此疝出入上下，往来正与狐相类也。”

[语译] 肝的经脉叫足厥阴经，起于足大趾二节间丛毛的边侧，沿足背上缘行至内踝前一寸，再入踝上八寸，交出于足太阴经的后面，上走腘内缘，沿股内侧入阴毛中，左右交叉，环绕阴器，向上抵少腹，挟行胃的两旁，会属肝脏，联络与本经相表里的胆腑，向上穿过膈膜，散布于胁肋，再沿喉咙后面，绕到面部至喉咙的上孔，连目系，出额部，与督脉相会于巅顶的百会；它的支脉，从目系下走颊内，环绕唇内；又一支脉，从肝别出穿膈膜，注于肺中，与手太阴经相接。本经脉因

受外邪侵犯而发生的病证，为腰痛不能俯仰，男子患㿗疝，妇女患少腹部肿胀，病重的还可见咽喉发干，面部如蒙上灰尘暗无光泽。本经所主的肝脏发生病证，会出现胸中满闷，呕吐气逆，腹泄完谷不化，狐疝，遗尿或小便不通。治疗这些病证时，属实的要用泻法，属虚的要用补法，属热的要用速刺法，属寒的要用留针法，阳气内衰而脉虚下陷不起的要用灸法，不实不虚的从本经取治。本经气盛的病脉是寸口脉比人迎脉大一倍，虚的寸口脉反小于人迎脉。

［**按语**］ 十二经脉的循行方向，是前人经过不断观察总结出来的，本经逆顺肥瘦篇“手之三阴，从脏走手；手之三阳，从手走头；足之三阳，从头走足；足之三阴，从足走腹”的记载，说明了十二经脉是由阴入阳，由阳入阴，从表走里，从里达表，自上而下，自下而上顺着一定的方向和次序连接起来的，所以卫气篇作了“阴阳相随，外内相贯，如环之无端”的描述，由于每一经所走的路线不同，且各有支络联系着身体各部分，这样就把全身上下表里都紧密地联系起来，发挥了整体作用。

［**原文**］ 手太阴气绝，则皮毛焦，太阴者①，行气温于②皮毛者也，故气不荣③则皮毛焦，皮毛焦则津液去，津液去④则皮节伤，皮节伤⑤则皮⑥枯毛折，毛折者则气⑦先死，丙笃丁死，火胜金也。

［**校勘**］

①“太阴者”：《难经》二十四难此下有“肺也”二字。

②“于”：《脉经》卷三第四、《千金》卷十七第一、《普济方》卷二十六并无。

③“不荣”：《难经》二十四难、《脉经》卷三第四、《甲乙》卷二第一上、《千金》卷十七第一作“弗营”。

④“津液去”：此下原有“皮节”二字，据《难经》二十四难、《脉经》卷三第四、《千金》卷十七第一、《甲乙》卷二

第一上及《普济方》卷二十六删。

⑤“则皮节伤，皮节伤”：原作“皮节者”，据《难经》二十四难、《脉经》卷三第四及《千金》卷十七第一改。

⑥“皮”：原作“爪”，据《难经》二十四难、《脉经》卷三第四校语及《千金》卷十七第一校语改。

⑦“气”：原作“毛”，据《难经》二十四难、《脉经》卷三第四、《千金》卷十七第一及《普济方》卷二十六改。

［语译］ 肺主皮毛，皮毛赖肺行气布津以温养，若手太阴肺经的脉气竭绝，则不能运行津液，输送营养、润泽皮毛，皮毛就会焦枯，皮毛的焦枯是津液耗损的表现，津液的耗损不仅使皮毛焦枯，肌表也会受到伤害，肌表受伤进而可使皮肤枯焦，毫毛折断脱落。肺经其华在毛，其充在皮，毫毛折断脱落是肺经精气要衰竭的征象，此种病症丙日危重、丁日死亡，这是由于肺在五行属金，丙丁属火，火能胜金的缘故。

［按语］《素问》六节藏象论：“肺者气之本，魄之处也，其华在毛，其充在皮。”若肺经脉气竭绝，则不能输布津液，故难于濡润、温养皮毛，因而发生皮毛焦枯的现象。

［原文］ 手少阴气绝，则脉不通，少阴者心脉也，心者脉之合也[①]，脉不通则血不流，血不流则髦[②]色不泽，故其面黑如漆柴[③]者，血先死，壬笃癸死，水胜火也。

［校勘］

①“少阴者心脉也，心者脉之合也”：原脱，据《脉经》卷三第二、《千金》卷十三第一及《普济方》卷十六补，与前后各条合。

②“髦”：《难经》二十四难无。

③“漆柴”：《难经》二十四难及《甲乙》卷二第一上作“黧”字。

［语译］ 心主血脉，若手少阴心经的脉气竭绝，则脉道不通。手少阴经是心脏的经脉，心与血脉相配合，若脉道不通则

血流不畅，血不畅行面色失去润泽。心经其华在面，其充在血脉，故面色暗黑无光泽是血脉要枯竭的征象，此种病症壬日危重、癸日死亡，这是由于心在五行属火，壬癸属水，水能胜火的缘故。

［按语］《素问》六节脏象论："心者，生之本，神之变也，其华在面，其充在血脉。"若心经脉气竭绝，可致脉道不通，血行不畅，面失荣华，故见面色暗黑无光泽。

［原文］ 足太阴气绝①，则脉不荣其口唇②，口唇③者肌肉之本也，脉不荣则肌肉软④，肌肉软④则舌萎⑤人中⑥满，人中⑥满则唇反，唇反者肉先死，甲笃乙死，木胜土也。

［校勘］

①"气绝"：此下原有"者"字，据《难经》二十四难、《脉经》卷三第三、《甲乙》卷二第一上及《千金》卷十五第一删，与前后各条合。

②"其口唇"：原作"肌肉"，据《难经》二十四难、《脉经》卷三第三、《甲乙》卷二第一上及《千金》卷十五第一改。

③"口唇"：原作"唇舌"，据《难经》二十四难、《脉经》卷三第三、《甲乙》卷二第一上及《千金》卷十五第一改。

④"软"：《难经》二十四难及《太平圣惠方》卷二十六引作"不滑泽"三字，《脉经》卷三第三、《甲乙》卷二第一上及《千金》卷十五第一均作"濡"。

⑤"舌萎"：《难经》二十四难、《脉经》卷三第三、《甲乙》卷二第一上、《千金》卷十五第一及《普济方》卷二十均无。刘衡如："疑是后人沾注。"

⑥"人中"：《难经》二十四难、《太平圣惠方》卷二十六作"肉"字。

［语译］ 脾主肌肉，其荣在口唇，其充在肌肉，若足太阴经的脉气竭绝，则不能输布精微。精微不足，口唇失其濡养，口唇是肌肉之本，肌肉因失去营养而松软，肌肉松软则舌体萎

缩、人中部肿满，人中部肿满则口唇外翻，口唇外翻是肌肉要衰萎的征象，此种征象甲日危重，乙日死亡，这是由于脾在五行属土，甲乙属木，木能胜土的缘故。

[按语] 《素问》六节脏象论有“脾、胃、大肠、小肠、三焦、膀胱者，仓廪之本，营之居也，名曰器，能化糟粕，转味而入出者也；其华在唇四白，其充在肌，其味甘，其色黄”等语，这里除叙述胃、肠、三焦、膀胱等腑的受纳传化功能之外，也指出了脾主肌肉、其华在唇四白等生理功能，脾主运化，转输精微，若脾经脉气竭绝，则精微短少，肌肤失养，口唇失华，故见肌肉松软，人中部肿满，口唇失去营养而外翻。

[原文] 足少阴气绝，则骨枯，少阴者冬脉也，伏行而濡①骨髓者也，故骨不濡则肉不能着骨②也，骨肉不相亲则肉软却③[1]，肉软却故齿长而垢④，发无泽，发无泽者⑤骨先死，戊笃己死，土胜水也。

[校勘]

①“濡”：《难经》二十四难作“温”，《千金》卷十九第一“濡”下有“滑”字。

②“骨”：原脱，据《难经》二十四难、《脉经》卷三第五、《甲乙》卷二第一上及《千金》卷十九第一补。

③“则肉软却”：《难经》二十四难、《脉经》卷三第五、《甲乙》卷二第一上及《千金》卷十九第一并作“即肉濡而却”。

④“垢”：《难经》二十四难作“枯”。

⑤“泽者”：《难经》二十四难及《甲乙》卷二第一上此上有“润”字。

[注释]

[1]“却”：短缩之意。

[语译] 足少阴肾经藏精主骨，若脉气竭绝，则骨枯槁。肾主水，应于冬，故肾脉称为冬脉，其脉伏行深部而温养骨

髓，若骨髓失却肾气濡养，肉就不能附着于骨，骨肉不能亲和而分离，肌肉就软弱萎缩；肌肉软缩，则齿长而多垢，毛发也失去光泽。足少阴肾经其荣在发，其充在骨，故毛发不光泽是骨气将要衰败的征象，此种病症戊日危重，己日死亡，这是由于肾在五行属水，戊己属土，土能胜水的缘故。

［**按语**］《素问》六节脏象论："肾者主蛰，封藏之本，精之处也；其华在发，其充在骨。"肾藏精主骨生髓，精充则髓满，髓满则骨得其养。精足则血亦足，发为血之余，齿为骨之余，即肾与骨、发、齿有极密切关系。因此，肾气竭绝是骨枯、肉不附着于骨、齿长而垢、毛发不泽的原因所在。

［**原文**］ 足厥阴气绝，则筋缩引卵与舌[①]，厥阴者肝脉也，肝者筋之合也，筋者聚于阴器[②]，而脉[③]络于舌本也，故脉弗荣则筋[④]急，筋急则引舌与卵，故唇青舌卷卵缩则筋先死，庚笃辛死，金胜木也。

［**校勘**］

①"筋缩引卵与舌"：原作"筋绝"，据《难经》二十四难、《脉经》卷三第一及《千金》卷十一第一改，惟《难经》文中"舌"下有"卷"字。

②"阴器"：原作"阴气"，据《素问》诊要经终论王注引《灵枢》文改，与《难经》、《脉经》、《甲乙》、《千金》并同。

③"脉"：《难经》二十四难无。

④"筋"：《难经》二十四难、《脉经》卷三第一、《甲乙》卷二第一上及《千金》卷十一第一此下并有一"缩"字，似是。

［**语译**］ 肝主筋，为罢极之本，其华在爪，其充在筋，若足厥阴肝经脉气竭绝，则经筋拘急、阴囊抽缩、舌体卷屈。足厥阴属肝脏的经脉，肝脉外合于筋，经筋聚合在阴器，而脉络于舌本，如果肝脉不能营运精微以养筋，则筋拘急，筋拘急牵引阴囊和舌根，出现口唇发青、舌体卷屈、阴囊抽缩等证候。

这是经筋将要败绝的征象，此种病症，庚日危重，辛日死亡，这是由于肝在五行属木，庚辛属金，金能胜木的缘故。

［按语］《素问》六节脏象论："肝者，罢极之本，魂之居也；其华在爪，其充在筋，以生血气，其味酸，其色苍。"肝主筋，宗筋聚于阴器，肝脉络舌本，环唇内。如果肝经脉气竭绝，则筋失濡润，故出现筋脉缩急，唇青、舌卷、囊肿等证。

［原文］ 五阴气俱绝，则目系转，转则目运，目运者为志先死，志先死则远一日半死矣。六阳气俱①绝，则阴与阳相离，离②则腠理发泄，绝汗[1]乃出，大如贯珠，转出不流，即气先死③，故旦占[2]夕死，夕占旦死，此十二经之败也④。

［校勘］

①"俱"：原脱，据《难经》二十四难及《甲乙》卷二第一上补。

②"离"：《难经》二十四难及《甲乙》卷二第一上此上有"阴阳相"三字。

③"大如贯珠，转出不流，即气先死"：原脱，据《难经》二十四难及《甲乙》卷二第一上补。

④"此十二经之败也"：原脱，今据《甲乙》卷二第一上补。

［注释］

[1]"绝汗"：《素问》诊要经终论王注："绝汗，谓汗暴出，如珠而不流，旋复干也。"

[2]"占"：有预示之意。

［语译］ 五脏的精气皆上注于目。若五脏精气竭绝，就会使眼球内连于脑的脉络旋转，由于这种旋转而使眼目昏花晕眩。五志皆藏于阴，眼花晕眩视物不清预示着脏阴之气将绝、神志已丧，神志既丧，最远不超过一天半就要死亡。若六腑阳气败绝，则阴气与阳气两相分离，阴阳分离则腠理不闭，精气外泄，可见汗出不止，大如串珠，凝涩不流，气息奄奄的死

症，如果早晨出现危象，预示晚上可能死亡，夜间出现危象，预示明晨可能死亡。以上气绝证的出现，都是十二经脉衰败的表现。

[按语] 本节叙述的手足三阴和五阴六阳气绝的病理、证候、予后以及用五行生克来判断疾病的笃重和死亡的内容，在辨证方面颇为细致，可作临床的参考。但应着重理解它的精神，不可拘泥古人之说。

[原文] 经脉十二者①，伏行②分肉[1]之间，深而不见；其常见者，足太阴过于内③踝之上，无所隐故也④。诸脉之浮而常见者，皆络脉也。六经络手阳明少阳之大络[2]，起于五指间[3]，上合肘中。饮酒者，卫气先行皮肤，先充络脉，络脉先盛，故⑤卫气已平[4]，营气乃满，而经脉大盛。脉之卒然动⑥者，皆邪气居之，留于本末；不动则热，不坚则陷且空，不与众同，是以知其何脉之病⑦也。

[校勘]

①“经脉十二者”：《甲乙》卷二第一下作“十二经脉”，《太素》卷九经络别异“十二”下有“经脉”二字，日刻本及《太素》卷九经络别异“经脉”之上有“黄帝曰”三字。

②“伏行”：《甲乙》卷二第一下此下有“于”字。

③“内”：原作“外”，据《太素》卷九经络别异改。

④“无所隐故也”：《太素》卷九经络别异“故”下有“见”字，《甲乙》卷二第一下“故”下无“也”字。

⑤“故”：《甲乙》卷二第一下作“则”。

⑥“动”：马注本、张注本并作“盛”。

⑦“病”：原作“动”，据《太素》卷九经络别异改。

[注释]

[1]“分肉”：《类经》七卷第六注：“分肉，言肉中之分理也。”

[2]“大络”：指较大的络脉。

［3］“五指间”：言手阳明、少阴二经络脉络于大指、食指、中指、无名指及小指间。

［4］“平”：此处作盛满解，如《类经》七卷第六注：“平，犹潮平也，即盛满之谓。”

［语译］ 手足阴阳十二经脉均隐伏行于分肉之间，位置较深，从体表不易看见；通常能见到的，只有足太阴经过足内踝之上的部位，这是由于该处皮薄，无所隐蔽的缘故。其它各脉浮露表浅能够看到的，都是络脉。手六经的络脉以阳明、少阳二经为最大，二脉络分别起于五指间，向上汇合于肘窝之中。酒为熟谷之液，其性慓疾滑利，与卫气相似。饮酒后，酒随卫气外达皮肤，先充于络脉，络脉先充盛，故卫气亦盛满，进而营气盛满充灌经脉之中，致经脉大盛。十二经脉中的任何一条经脉突然发生异常搏动，都是因邪气留在经脉所致。如果邪气在经脉聚而不动，可郁而化热，脉形坚硬，若脉不坚硬，是寒邪偏盛，寒盛则邪气深陷，经气空虚，与一般人的脉象不同，这样就可以知道某一经脉出现了病态。

［按语］

1．“足太阴过于内踝之上，无所隐故也”句，底本作“足太阴过于外踝之上，无所隐故也”，详酌文义，《太素》义长，故据《太素》作了改动，兹将卷九经络别异杨上善注及肖延平按语摘录于后。杨注曰：“十二经脉及诸络脉，其不见者，谓十一经也；其可见者，谓足太阴经，上行至于踝上，以其皮薄故见也；诸余络脉，皆见者也。”肖延平按：“内踝，《灵枢》、《甲乙经》均作外踝，正统本、《甲乙经》作内踝。查阴脉行内，阳脉行外，足太阴为阴脉，应行内踝。再检本书脾足太阴之脉，上内踝前廉。杨注云‘十二经脉，皆行筋肉骨间，惟此足太阴经，上于内踝薄肉之处，脉得见者也’。与此处正相发明。作外踝者，恐误。”

此外，张介宾认为本句的“足太阴”应为“手太阴”，其见解亦具一定道理。《类经》七卷第六注曰："足太阴当作手太阴。经脉深而直行，故手足十二经脉，皆伏行分肉之间，不可得见。其有见者，惟手太阴一经，过于手外踝之上，因其骨露皮浅，故不能隐。下文云经脉者常不可见也，其虚实也以气口知之，正谓此耳。"

2. "脉之卒然动者，皆邪气居之"句，杨上善、张介宾皆认为导致经脉突然发生异常搏动的邪气，就是酒气。兹摘述如下：《太素》卷九经络别异注："十二经脉有卒然动者，皆是营卫之气将邪气入此脉中，故此脉动也。本末，即是此经本末也。络脉将邪入于卫气，卫气将邪入于此脉本末之中，留而不出，故为动也。酒即邪也。"《类经》七卷第六注："上文言饮酒者能致经脉之盛，故脉之平素不甚动而卒然动者，皆邪气居之，留于经脉之本末而然耳。邪气者，即指酒气为言。"

[原文] 雷公曰：何以知经脉之与络脉异也①？黄帝曰：经脉者常不可见也，其虚实也以气口知之，脉之见者皆络脉也。

[校勘]

①"也"：《太素》卷九经络别异作"耶"。

[语译] 雷公说：怎样测知经脉与络脉二者病变的不同呢？黄帝说：经脉深而伏行，发生病变，常常不易看到，要了解它的虚实情况，可从寸口部位诊察得知，凡是显露在外可见到的脉，都是络脉。

[原文] 雷公曰：细子[1]无以明其然也。黄帝曰：诸络脉皆不能经大节[2]之间，必行绝道[3]而出，入复合于皮中，其会皆见于外，故诸刺络脉者，必刺其结上[4]，甚血者虽无结，急取之以泻其邪而出其血，留之发为痹也。

[注释]

[1]"细子"：自谦之语，犹言"小子"。

[2]"大节"：即大骨节。

[3]“绝道”：与纵经相横截的路径。

[4]“结上”：络脉有血液聚结之处。

[语译] 雷公说：我仍然不明了这种区别。黄帝说：所有络脉都不能经过大的骨节，而必走行于与纵经相横截的路径，才能出于外，然后再入皮中，起着贯穿流通的作用，共同会合后，都显现在外面，因此，凡针刺各络脉时，必须刺在络脉有血聚结之处，若其邪血较甚，虽无聚结之象，也应急刺络脉，放出恶血，以泻其邪，不然的话，邪血留结不去，会发为痹证。

[原文] 凡诊[1]络脉，脉色青则寒且痛，赤则有热。胃中寒①，手鱼之络多青矣；胃中有热，鱼际络赤②，其鱼③黑者，留久痹也；其有赤有黑有青者，寒热气也④。凡刺寒热者皆多血络，必间日而一取之，血尽而止，乃调其虚实，其小⑤而短者少气，甚者泻之则闷，闷甚则仆不得⑥言，闷则急坐之也。

[校勘]

①“寒”：《甲乙》卷二第一下此上有“有”字。

②“鱼际络赤”：《太素》卷九经络别异作“鱼络亦赤”，《甲乙》卷二第一下作“则鱼际之络赤”。

③“鱼”：原作“暴”，据《太素》卷九经络别异，并参照杨注改。

④“寒热气也”：此后原有“其青短者，少气也”七字，详酌本文此七字之前曰“寒热也”，之后曰“凡刺寒热者”，文义紧接，而其中间横插“其青”等七字，其误显然，且后又有“其小而短者，少气”之句，与上句义亦复重，其为衍文明矣，故删。

⑤“小”：张注本作“青”。

⑥“得”：《甲乙》卷二第一下及《太素》卷九经络别异作“能”。

[注释]

[1]“诊”：此处作察视解。

[语译] 在诊断上，可察视络脉颜色而判断疾病。凡络脉色青的，是寒邪凝滞血气产生疼痛；络脉色红的有热象。胃中有寒，手鱼部的络脉多见青色；胃中有热，鱼际络脉呈赤色；若手鱼部络脉见黑色，是邪留日久的痹病；若络脉颜色时赤、时黑、时青的，是寒热错杂的病变。在治疗时，凡是针刺发冷发热的病证，都应多刺表浅血络，必须隔日一刺，把邪血泻尽为止，然后根据体质虚实进行调治。若手鱼部络脉色青短小的，是气虚的表现，对这种病人如用泻法，会引起昏闷烦乱，甚至突然跌倒不省人事，也不能说话。在昏闷烦乱发生时，应立即扶起病人，施行急救。

[原文] 手太阴之别[1]，名曰列缺，起于腕上分间[2]，并太阴之经直入掌中，散入于鱼际。其病实则手锐[3]掌热，虚则欠㰦，小便遗数，取之去腕一寸半①，别走阳明也[4]。

[校勘]

①“一寸半”：原作“半寸”，据《脉经》卷六第七、《太素》卷九十五络脉，并参考《明堂》残本、《图经》及《圣济总录》改。

[注释]

[1]“别”：与“络”同义。马莳：“夫不曰络而曰别者，以此穴由本经而别走邻经也。”

[2]“分间”：肉分之间。

[3]“手锐”：手掌后小指侧的高骨。

[4]“别走阳明也”：《类经》七卷第五注：“……此太阴之络，别走阳明，而阳明之络曰偏历，亦入太阴，以其相为表里，故互为注络以相通也。他经皆然。”

[语译] 手太阴经的别出络脉，名叫列缺，它起于腕后上侧分肉之间，与本经经脉并行，直入手掌内侧，散于鱼际处。如果络脉发病，邪实的腕后高骨及手掌发热；正虚的张口呵

欠，小便不禁或频数。治疗时，取腕后一寸半列缺穴，本络由此别出，联络手阳明经。

[原文] 手少阴之别，名曰通里，去腕一寸①，别而上行，循经入于心②中，系舌本，属目系③。其实则支膈[1]，虚则不能言，取之腕④后一寸，别走太阳也。

[校勘]

①“一寸”：此下原有“半”字，据《太素》卷九十五络脉、《千金》卷十三第一及《圣济总录》卷一九一删，与下文“取之掌后一寸”合。

②“心”：《千金》卷十三第一作“咽”。

③“系舌本，属目系”：本经手少阴脉有“上挟咽，系目系”之文，此处作“系舌本，属目系”，似不合，似应作“挟舌本，系目系”。

④“腕”：原作“掌”，据《太素》卷九十五络脉及《甲乙》卷二第一下改。

[注释]

[1]“支膈”：胸膈间有支撑不舒的感觉。

[语译] 手少阴经的别出络脉，名叫通里，它起于腕后内侧一寸处，本络由此别出，循本经上行，入于心中，再上行联系舌根，属于目系。如果络脉发病，邪实的胸膈间有支撑不舒之感；正虚的不能言语，治疗时，取腕后内侧一寸处的通里穴，本络由此别出联络手太阳经。

[原文] 手心主之别，名曰内关，去腕二寸，出于两筋之间别走少阳①，循经以上，系于心包，络心系。实②则心痛，虚则为烦心③，取之两筋间也。

[校勘]

①“别走少阳”：原脱，据《太素》卷九十五络脉杨注引《明堂经》文补。

②“实”：《脉经》卷六第三及《千金》卷十三第一此上有

“气”字。

③“烦心”：原作“头强”，据《甲乙》卷二第一下、《脉经》卷六第三、《千金》卷十三第一，并参考《太素》卷九十五络脉及《圣济总录》卷一九一（仅作一“烦”字）改。与《甲乙》卷七第一下、《图经》卷五内关主治及《外台》卷三十九第九内关条合。

［语译］ 手厥阴心包络经的别出络脉，名叫内关，它起于掌后腕上二寸处，出两筋之间，本络由此别走于手少阳经，并循本经上行，系于心包，络于心系。如果本络脉发病，邪气实的心痛；正气虚的心中烦乱。治疗时，取腕上内侧二寸处两筋间的内关穴。

［原文］ 手太阳之别，名曰支正，去①腕五寸，内注少阴；其别者，上走肘，络肩髃。实则节弛肘废，虚则生肬[1]，小者如指痂疥[2]，取之所别也。

［校勘］

①“去”：原作“上”，据《太素》卷九十五络脉改。

［注释］

［1］“肬”：同疣，系皮上赘肉。

［2］“小者如指痂疥”：《灵枢识》简按：“此谓肬之多生，如指间痂疥也。”

［语译］ 手太阳经的别出络脉，名叫支正，它起于腕上外侧五寸，向内注于手少阴心经；其别出向上过肘，络于肩髃穴。如果络脉发病，邪实的是骨节弛缓，肘关节萎废不能运动，正虚的是气血不行，皮上生赘肉，所生赘肉之多如指间痂疥一样，治疗时，取本经别出的络穴支正。

［原文］ 手阳明之别，名曰偏历，去腕三寸，别走①太阴；其别者。上循臂，乘肩髃，上曲颊偏齿；其别者，入耳②合③于宗脉[1]。实则龋聋④，虚则齿寒痹⑤隔[2]，取之所别也。

［校勘］

①“走”：原作“入”，据《甲乙》卷二第一下、《太素》卷九十五络脉、《千金》卷十三第一及《图经》卷五改，以与前后各条一致。

②“耳”：《太素》卷三阴阳杂说注此下有“中”字。

③“合”：《素问》缪刺论王注、《太素》卷九十五络脉、《甲乙》卷二第一下及《圣济总录》卷一九一作“会”，似是。

④“龋聋”：《太素》卷九十五络脉作“龋耳聋”，《甲乙》卷二第一下作“龋齿耳聋”，《圣济总录》卷一九一作“齿龋耳聋”。

⑤“痹”：《太素》卷九十五络脉作“痺”。《甲乙》卷二第一下作“痹”，与本书合；且与《甲乙》卷十二第二偏历主治及《外台》卷三十九偏历条相合。

[注释]

[1]“宗脉”：指分布在耳、眼等器官由很多经脉汇聚而成的主脉或大脉。口问篇说：“耳者，宗脉之所聚也。”

[2]“痹隔”：形容膈间闭塞不畅。

[语译] 手阳明经的别出络脉，名叫偏历，它起于腕上外侧三寸处，别行走入手太阴经；其别而上行的沿臂上肩髃，再上行过颈到曲颊，偏络于齿根；另一别出的络脉，上入耳中，合于该部的主脉。如果络脉发病，邪实的是龋齿耳聋，正虚的是齿冷，膈间闭塞不畅，治疗时，取本经别出的络穴偏历。

[原文] 手少阳之别，名曰外关，去腕二寸，外绕臂，注胸中，合心主。病实则肘挛，虚则不收，取之所别也。

[语译] 手少阳经的别出络脉，名叫外关，它起始于腕上二寸处，向外绕行于臂部，再上行注于胸中与手厥阴心包经相会合。如果络脉发病，邪实的是肘关节拘挛，正虚的是肘部弛缓不收，治疗时，取本经别出的络穴外关。

[原文] 足太阳之别，名曰飞阳，去踝七寸，别走少阴。实则鼽窒[1]头背痛；虚则鼽衄，取之所别也。

[注释]

[1]"鼽窒"：鼻塞不通。

[语译] 足太阳经的别出络脉，名叫飞阳，它起于外踝上七寸处，别行走入足少阴经。如果络脉发病，邪实的出现鼻塞不通，头背部疼痛，正虚的出现鼻塞流涕或出血，治疗时，取本经别出的络穴飞阳。

[原文] 足少阳之别，名曰光明，去踝五寸，别走厥阴，并经①下络足跗②。实则厥，虚则痿躄[1]，坐不能起，取之所别也。

[校勘]

①"并经"：原脱，据《甲乙》卷二第一下及《素问》刺腰痛篇王注补。

②"跗"：《太素》卷九十五络脉此下有"上"字。

[注释]

[1]"痿躄"：下肢痿软无力不能行走。

[语译] 足少阳经的别出络脉，名叫光明，它起于外踝上五寸处，别行走入足厥阴经，与本经相并向下络于足背上。如果络脉发病，邪实的是肢冷，正虚的是下肢痿软无力不能行走，坐而不能起立，治疗时，取本经别出的络穴光明。

[原文] 足阳明之别，名曰丰隆，去踝八寸，别走太阴；其别者，循胫骨外廉，上络头项，合诸经之气，下络喉嗌。其病气逆则喉痹瘁①瘖[1]，实则狂巅，虚则足不收，胫枯，取之所别也。

[校勘]

①"瘁"：张注本作"卒"，与《太素》卷九十五络脉及《圣济总录》卷一九一相合。

[注释]

[1]"瘁瘖"：突然失音。

[语译] 足阳明经的别出络脉，名叫丰隆，它起于外踝上

八寸处，别行走入足太阴经。其别出而上行的，沿着胫骨的外侧，络于头项，与该处其它诸经经气会合，向下绕络于喉咽。如果络脉发病，其病气上逆，出现喉痹和突然失音；邪实则神志失常而发癫狂，正虚则两足弛缓不收，附着胫骨的肌肉枯萎，治疗时，取本经别出的络穴丰隆。

［原文］ 足太阴之别，名曰公孙，去本节之①后一寸，别走阳明；其别者，入络肠胃。厥气上逆则霍乱[1]，实则腹②中切痛，虚则鼓胀，取之所别也。

［校勘］

①“之”：《脉经》卷六第五、《甲乙》卷二第一下及《千金》卷十五上第一均无，似是。

②“腹”：原作“肠”，据《脉经》卷六第五、《太素》卷九十五络脉及《千金》卷十五上第一改。

［注释］

[1]“厥气上逆则霍乱”：《类经》七卷第五注：“厥气者，脾气失调而或寒或热，皆为厥气。逆而上行则为霍乱。本经入腹属脾络胃，故其所病如此。”

［语译］ 足太阴经的别出络脉，名叫公孙，它起于足的趾本节后一寸处，别行走入足阳明经；其别出而上行的，入腹络于肠胃。如果络脉发病，其厥气上逆则发为霍乱，邪气实则腹中剧烈疼痛，正气虚则腹胀如鼓，治疗时，取本经别出的络穴公孙。

［原文］ 足少阴之别，名曰大锺，当踝后绕跟，别走太阳；其别者，并经上走于心包，下外①贯腰脊。其病气逆则烦闷，实则闭癃，虚则腰痛，取之所别者也。

［校勘］

①“外”：《脉经》卷六第九、《太素》卷九十五络脉及《千金》卷十九第一并无。

［语译］ 足少阴经的别出络脉，名叫大锺，它起于足内踝

的后面，环绕足跟别行走入足太阳经；其别出而行的络脉与本经向上的经脉相并，走入心包络，然后向下贯穿腰脊。如果络脉发病，其病气上逆发生心烦闷乱；邪气实则二便不通，正气虚则腰痛，治疗时，取本经别出的络穴大钟。

［原文］ 足厥阴之别，名曰蠡沟，去内踝①五寸，别走少阳；其别者，循经②上睾，结于茎。其病气逆则睾肿③卒疝，实则挺长④，虚则暴痒，取之所别也。

［校勘］

①“踝”：《甲乙》卷二第一下、《脉经》卷六第一、《千金》卷十一第一及《素问》缪刺论王注，此下并有“上”字，而《太素》卷九十五络脉及《圣济总录》卷一九一却无，与底本同，亦与本篇前文所言“去腕”、“去踝”各条之例合。

②“循经”：原作“径胫”，据《甲乙》卷二第一下、《脉经》卷六第一及《千金》卷十一第一改。

③“睾肿”：《太素》卷二十三量缪刺注作“暴痛”，与《图经》卷五蠡沟主治“少腹暴痛”合。

④“长”：《甲乙》卷二第一下、《脉经》卷六第一、《太素》卷九十五络脉、《千金》卷十一第一及《圣济总录》卷一九一此下有“热”字。

［语译］ 足厥阴经的别出络脉，名叫蠡沟，它起于内踝上五寸处，别行走入足少阳经；其别出而上行的络脉，沿本经所循路径达于睾丸，聚于阴茎。其病气上逆突然发为疝病、睾丸肿痛，邪气实则阴挺出长，正气虚则阴部暴痒，治疗时，取本经别出的络穴蠡沟。

［原文］ 任①脉②之别，名曰尾翳，下鸠尾，散于腹。实则腹皮痛，虚则痒搔，取之所别也。

［校勘］

①“任”：原作“住”，形近而误，据胡本改。

②“脉”：《太素》卷九十五络脉作“冲”，杨注：“任冲二

经此中合有一络者，以其营处是同，故合之也。”而《甲乙》卷二第一下作“脉”，与本书同，且与《甲乙》卷三第十九及《外台》卷三十九第十“鸠尾一名尾翳，任脉之别”相合。

［语译］ 任脉的别出络脉，名叫尾翳，由此别出下行散落于腹部。如果络脉发病，邪气实则腹皮痛，正气虚则腹皮作痒。治疗时，取本经别出的络穴尾翳。

［按语］ 关于尾翳的名称和部位，有不同说法。第一种，认为尾翳即会阴穴。如《类经》七卷第六注：“尾翳误也，任脉之络名屏翳，即会阴穴，在大便前小便后，两阴之间任督冲三脉所起之处。”第二种，认为尾翳即鸠尾，如《太素》卷九十五络脉注：“尾则鸠尾，一名尾翳，是心之蔽骨……”本经卷三第二十九“鸠尾一名尾翳，任脉之别”。但从本经奇经八脉“任脉起于中极之下，以上毛际，循腹里”和本节“下鸠尾，散于腹”之言，《类经》所云似不可从，《太素》与本经之说也非贴切。考会阴穴也并非主治腹皮痛，搔痒之穴。第三种，张志聪主张：“所谓尾翳者，即鸠尾之上，盖任脉之别络。”此说较妥，语译从之。

［原文］ 督脉之别，名曰长强，挟膂上项，散①头上②，下当肩胛左右，别走太阳，入贯膂。实则脊强，虚则头重，高摇之，挟脊之有过者③，取之所别也。

［校勘］

①“散”：《太素》卷九十五络脉此上有“上”字。

②“头上”：《圣济总录》卷一九一及《十四经发挥》卷下并作“上头。”

③“高摇之，挟脊之有过者”：《甲乙》卷二第一下校语云：“《九墟》无‘高摇之’以下九字。”按：无“高摇之”等九字为是。例于以上各节，似亦以无此九字为合。“高摇之”三字疑为“头重”之旁注，“挟背之有过者”六字疑为“入贯膂”之旁注，传刻误混，各注随文衍义，均难理解。此处存疑

不译。

［语译］ 督脉的别出络脉起始点名叫长强，由此别出向上挟脊背两旁肌肉，沿脊膂上行到项部，散于头上，又返转回来向下行于肩胛部的左右，别行走入足太阳膀胱经，入于深部贯穿在脊柱的两旁。如果本络脉发病，邪气实则脊柱强直、不能俯仰，虚则头部有沉重感。治疗时，取本经别出的络穴长强。

［原文］ 脾之大络①，名②曰大包，出渊腋[1]下三寸，布胸胁。实则③身尽痛，虚则百节尽④皆纵，此脉⑤若罗络之血⑥者[2]，皆取之脾之大络脉也⑦。

［校勘］

①“络”：《太素》卷九十五络脉、《圣济总录》卷一九一此下并有“脉”字。

②“名”：《圣济总录》卷一九一此上有“别”字。

③“实则”：《甲乙》卷二第一下、《圣济总录》卷一九一及《普济方》卷四百十二此下并有“一”字。

④“节尽”：《甲乙》卷二第一下“节”作“脉”，《太素》卷九十五络脉、《圣济总录》卷一九一及《普济方》卷四百十二并无“尽”字。

⑤“脉”：《圣济总录》卷一九一及《普济方》卷四百十二并作“脉”。

⑥“血”：《圣济总录》卷一九一及《普济方》卷四百十二并作“脉”。

⑦“皆取之脾之大络脉也”：《太素》卷九十五络脉作“皆取之所别”五字。《太素》是，“取之所别”，与上各节文末句例一致。《甲乙》卷二第一下及《圣济总录》卷一九一并作“皆取之”三字，意未尽合。

［注释］

[1]“渊腋”：穴名，在腋下三寸，属足少阳胆经，而大包穴在腋下六寸，故“渊腋下三寸”实指大包穴的部位。

[2]“罗络之血者”：《类经》七卷第五注：“罗络之血者，言此大络，包罗诸络之血。”

[语译] 脾脏的大络，起始点名叫大包，此大络在渊腋下三寸，散布于胸胁。如果本络脉发生病变，邪气实则全身都觉疼痛，属虚的则正气不足，周身骨节皆弛缓无力，这一支络脉较大，能包罗各络脉之血。治疗时，如遇有瘀血凝滞的症状，都可刺取脾脏的大络大包穴的部位。

[原文] 凡此十五络者，实则必见，虚则必下，视之不见，求之上下，人经不同，络脉异所别也。

[语译] 以上十五络脉，邪气实则血满脉中而明显可见，正气虚则脉络陷下而不易看见，但可在络脉的上下寻求，由于每个人的身形、体质不同，其经脉循行和别出的络脉也有差异，需灵活对待。

[按语] 以上十五络，原系自十四经脉别出的络脉，由于它们与一般络脉不同，有特殊作用，古人将这些络脉定出专名，重点叙述，除指出它们的循行部位及传注经络之气的生理功能外，治疗上也指出了各自的主治证候，在临床实践上有重要指导意义。

经别第十一

[提要] 本篇主要介绍了十二经别的循行路径以及表里相应的阴经与阳经离合出入的配合关系，并结合天人相应的观点，阐述了十二经脉在医学上的重要作用。

[原文] 黄帝问于岐伯曰：余闻人之合于天道①也，内有五脏，以应五音[1]、五色[2]、五时[3]、五味[4]、五位[5]也；外有六腑，以应六律[6]，六律建②阴阳诸经而合之十二月、十二辰[7]、十二节[8]、十二经水、十二时[9]，十二经脉者，此五脏六腑之所以应天道也③。夫十二经脉者，人之所以生，病之所

以成，人之所以治，病之所以起[10]，学之所始，工之所止也，粗之所易，上④之所难也[11]。请问其离合出入奈何？岐伯稽首再拜曰：明乎哉问也！此粗之所过，上④之所息⑤也，请卒言之。

［校勘］

①“道”：《甲乙》卷二第一下作“地”。

②“建”：《甲乙》卷二第一下作“主持”二字，《太素》卷九经脉正别作“建主”二字。

③“也”：原脱，据《甲乙》卷二第一下及《太素》卷九经脉正别补。

④“上”：《太素》卷九经脉正别作“工”，与“粗”字为对文，似是。

⑤“息”：《甲乙》卷二第一下作“悉”。

［注释］

［1］“五音”：角、徵、宫、商、羽。

［2］“五色”：青、赤、黄、白、黑。

［3］“五时”：春、夏、长夏、秋、冬。

［4］“五味”：酸、苦、甘、辛、咸。

［5］“五位”：指五方的定位，即东、南、中央、西、北。

［6］“六律”：古代音乐的律制，相传黄帝时，截竹为筒，每筒长度不同，声音也有清浊高下之分，以此校定各乐器的音调，竹筒共十二个，分阳律六、阴律六，叫十二律。阳律是黄钟、太簇、姑洗、蕤宾、夷则、无射，此为六律；阴律是林钟、南吕、应钟、大吕、夹钟、仲吕，此为六吕。六律六吕，简称律吕。

［7］“十二辰”：子、丑、寅、卯、辰、巳、午、未、申、酉、戌、亥。

［8］“十二节”：立春、惊蛰、清明、立夏、芒种、小暑、立秋、白露、寒露、立冬、大雪、小寒。

[9]“十二时”：一昼夜有十二时，名称是夜半、鸡鸣、平旦、日出、食时、隅中、日中、日昳、晡时、日入、黄昏、人定。

[10]“起”：此处有“愈”义。《史记·扁鹊列传》：“越人能使之起耳。”

[11]“夫十二经脉者，人之所以生……上之所难也”：《类经》七卷第三注：“经脉者，脏腑之枝叶；脏腑者，经脉之根本。知十二经脉之道，则阴阳明，表里悉，气血分，虚实见，天道之逆从可察，邪正之安危可辨。凡人之生，病之成，人之所以治，病之所以起，莫不由之。故初学者必始于此，工之良者亦止于此而已。第粗工忽之，谓其寻常易知耳；上工难之，谓其应变无穷也。”

[语译] 黄帝问岐伯：我听说人与天地间的事物是相应的，内有五脏以应五音、五色、五时、五味、五位；外有六腑以应六律。六律分六阴六阳，合于人体诸经，以应时令的十二月、十二辰、十二节、十二经水、十二时和十二经脉，这是五脏六腑与自然界事物相应的情况。十二经脉是人体气血运行的通路，对人体的生存、疾病的形成，以及保持人体的健康和疾病的痊愈都有密切的关系。所以初始学医的人从一开始就应该学好有关经脉理论和内容，即使学术造诣很深的人，也必须深入研究，才能很好地掌握治疗疾病的技术。有关经脉的理论，粗率的医生认为很容易学懂，因而马虎从事，而知识渊博的医生，知其深奥之义，感觉难以学精。请你谈谈经脉在人体是怎样离合出入的？岐伯很恭敬地执拜说：问得很关键，也很细致。经脉的离合出入，这是粗率的医生容易忽略的问题，只有高明的医生才会认真地钻研，让我详细地谈谈吧。

[原文] 足太阳之正[1]，别[1]入于腘中，其一道下尻五寸，别入于肛，属于膀胱，散之肾，循膂当心入散；直者，从膂上出于项，复属于太阳，此为一经也。足少阴之正，至腘

中，别走太阳而合，上至肾，当十四顀①，出属带脉；直者，系舌本，复出于项，合于太阳，此为一合。成②以诸阴之别，皆为正也。

［校勘］

①“顀”：《甲乙》卷二第一下及《太素》卷九经脉正别并作“椎”。

②“成”：《甲乙》卷二第一下校语及《太素》卷九经脉正别作“或”。

［注释］

［1］“正，别”：均指十二经脉循行路径之外，别道而行的部分，虽与本经脉循行路线不同，但仍属正经，并非支络。经脉篇所说诸经之别的“别”字，是指本经所属的贯通阴阳、相互灌注的络穴，与本篇之“别”字，其意义完全不同。《太素》卷九经脉正别注：“十二大经，复有正别。正，谓六阳大经别行，还合腑经。别，谓六阴大经别行，合于腑经，不还本经，故名为别。”又注曰：“足三阳大经从头至足，其正别则从足向头，其别皆从足指大经终处别而上行，并至其出处而论属合也。足三阴大经从足至胸，其正别则从足上行向头，亦至其出处而言属合。”

［语译］ 足太阳经脉别出而行的正经，一道入于腘窝中，与足少阴经脉合而上行，另一道上行至尻下五寸处，别行入于肛门，向内行于腹中属于膀胱本腑，再散行至肾脏，循膂肉上行，当心部而分散；其直行的，以膂肉上行出项部，复属于足太阳本经经脉，内外合为一经，这是在足太阳经脉之外别行的一经。足少阴经脉别出而行的正经，至腘窝中，别出一脉与太阳经相合并，上行至肾，当十四椎处出属带脉；其直行的，从肾上行系于舌根，复出绕行项部，与足太阳经相合；这是阴阳表里相配的第一合。这一阴阳表里二经关系，是以诸阳经的正经与诸阴经的经别相互配合，都称为别出的正经。

［原文］ 足少阳之正，绕髀入毛际，合于厥阴；别者，入季胁之间，循胸里，属胆，散之肝，上贯心[①]，以上挟咽，出颐颔中，散于面，系目系，合少阳于外眦也。足厥阴之正，别跗上，上至毛际，合于少阳，与别俱行，此为二合也。

［校勘］

①“散之肝，上贯心”：原作“散之上肝贯心”，详文义应改为“散之肝，上贯心”，与本篇足太阳条“散之肾”和足阳明条“散之脾，上通于心”句法相合。《灵枢评文》亦作“散之肝”，“上”字后移与“贯心”连读。据改。

［语译］ 足少阳经脉别出而行的正经，上行绕于髀部而入阴毛处，与足厥阴经脉合并；其别出一脉入季胁间，沿胸里入属本经胆腑，散行于肝，向上贯穿心部，上行挟咽喉两旁，出于腮部及颔中，散于面部，系于目系，与足少阳本经会合于外眼角。足厥阴经脉别出而行的正经，自足背别行，上行至阴毛处，与足少阳别行的正经相合，向上偕行，这是阴阳表里相配的第二合。

［原文］ 足阳明之正，上至髀，入于腹里，属胃，散之脾，上通于心，上循咽出于口，上頞顳，还系目系，合于阳明也。足太阴之正，上至髀[①]，合于阳明，与别俱行，上结[②]于咽，贯舌中[③]，此为三合也。

［校勘］

①“上至髀”：《甲乙》卷二第一下此上有“则别”二字。

②“结”：《太素》卷九经脉正别作“络”。

③“中”：《太素》卷九经脉正别作“本”。

［语译］ 足阳明经脉别出而行的正经，上行髀关，其内行者，进入腹里，入属本经胃腑，散行至脾脏，上通于心，上行沿咽部出于口，再上行至鼻梁及眼眶下方，联系目系，与足阳明本经相合。足太阴经脉别出而行的正经，别行至髀部，与足阳明经别行的正经相合而向上偕行，络于咽部，贯入舌本，这

是阴阳表里相配的第三合。

[原文] 手太阳之正，指地[1]，别于肩解，入腋走心，系小肠也。手少阴之正，别入于渊腋两筋之间，属于心，上走喉咙，出于面，合目内眦，此为四合也。

[注释]

[1]“指地”：《太素》卷九经脉正别注：“地，下也，手太阳正，从手至肩，下行走心，系小肠，为指地也。”《类经》七卷第三注：“指地者，地属阴，居天之内，手太阳内行之脉，别于肩解。入腋走心，系于小肠，皆自上而下，自外而内，故曰指也。”

[语译] 手太阳经脉别出而行的正经，自下而上行，从肩后骨缝别行入于腋下，走入心脏，系于小肠本腑。手少阴经脉别出而行的正经，走入腋下三寸足少阳经渊腋穴处两筋之间，入属心本脏，上走喉咙，出面部，与手太阳经的一条支脉会合于内眼角，这是阴阳表里相配的第四合。

[原文] 手少阳之正，指天[1]，别于巅，入缺盆，下走三焦，散于胸中也。手心主之正，别下渊腋三寸，入胸中，别属三焦，出①循喉咙，出耳后，合少阳完骨之下，此为五合也。

[校勘]

①“出”：《太素》卷九经脉正别及《素问》缪刺论新校正引《甲乙》文作“上”。

[注释]

[1]“指天”：《类经》七卷第三注：“指天者，天属阳，运于地之外。手少阳之正，上别于巅，入缺盆，下走三焦，散于胸中，包罗脏腑之外，故曰指天”。

[语译] 手少阳经脉别出而行的正经，从人体最高处的巅顶，别行入于缺盆，下走三焦本腑，散于胸中。手厥阴心包经脉别出而行的正经，别出渊腋下三寸处，入于胸中，别行联属三焦本腑，出而上行，沿喉咙出耳后，与手少阳三焦经会合于

完骨的下方，这是阴阳表里相配的第五合。

[原文] 手阳明之正，从手循①膺乳，别②于肩髃，入柱骨下，走大肠，属于肺，上循喉咙，出缺盆，合于阳明也。手太阴之正，别入渊腋少阴之前，入走肺，散之大肠③，上出缺盆，循喉咙，复合阳明，此为④六合[1]也。

[校勘]

①“从手循”：《太素》卷九经脉正别作一“至”字。

②“别”：《太素》卷九经脉正别及杨注，此后有“上”字。

③“大肠”：原作“太阳”，据《太素》卷九经脉正别改。

④“为”：原脱，据《甲乙》卷二第一下及《太素》卷九经脉正别补，与以上诸条合。

[注释]

[1]“六合”：十二经别根据十二经脉的表里关系，分为六对，每一对互为表里的脏腑为一合，共称为六合。

[语译] 手阳明经脉别出而行的正经，从手上行至侧胸、乳部之间，别行出于肩颙穴，入于柱骨，而后向下走入大肠本腑，向上联属于肺脏，再向上沿喉咙出缺盆，与手阳明本经相合。手太阴经脉别出而行的正经，别出入于渊腋部手少阴经之前，入肺之本脏，散行于大肠本腑，上行出缺盆，沿喉咙，再与手阳明经相合，这是阴阳表里相配的第六合。

[按语] 十二经别是十二经脉别道而行的部分，仍属正经范围，也是人体气血运行的通路，但与十二经脉的循行路径不同，手三阴经从胸走手，经别是自腋入胸，合于手三阳经；手三阳经从手走头，而手太阳经别，自腋直下走入内脏，手少阳、阳明经别自头颈，而后下行内脏；足三阴经从足走腹，经别却从足上头，合于足三阳经；足三阳经从头至足，经别是由足向头。十二经别是依照十二经脉的表里关系，分成六个离合，每一相互配合的阴经和阳经并行出入，自四肢末端正经别

出，深入内脏，然后上走头颈。阳经别出，行过与其相表里的脏腑，又合于本经；阴经别出，只循行所联属的本脏，合于相表里的阳经。

经水第十二

［提要］ 本篇用比喻的方法，以自然界十二水的大小，深浅、远近来说明人体十二经的气血多少和循行内外、营灌全身的作用，以此体现天人相应的理论。同时叙述了十二经脉的针刺深度、留针久暂，必须结合人体长短、肥瘦的不同，灵活处理。

［原文］ 黄帝问于岐伯曰：经脉十二者，外合于十二经水[1]，而内属于五脏六腑。夫十二经水者，其有①大小、深浅、广狭、远近各不同②，五脏六腑之高下、小大，受谷之多少亦不等，相应奈何？夫③经水者，受水而行之；五脏者，合神气魂魄而藏之；六腑者，受谷而行之，受气而扬之；经脉者，受血而营之。合而以治奈何？刺之深浅，灸之壮数，可得闻乎？岐伯答曰：善哉问也！天至高，不可度，地至广，不可量，此之谓也。且夫人生于天地之间，六合[2]之内，此天之高，地之广也，非人力之所能度量而至也。若夫八尺之士④[3]，皮肉在此，外可度量切循而得之，其死可解剖而视之，其脏之坚脆，腑之大小，谷之多少，脉之长短，血之清浊，气之多少，十二经之多血少气，与其少血多气，与其皆多血气，与其皆少血气，皆有大⑤数。其治以针艾⑥，各调其经气，固其常有合乎？

［校勘］

①“有”：《太素》卷五十二水无。

②“同”：原作“固”，据周本、统本、金陵本、藏本、日刻本改。与《太素》卷五十二水合。

③“夫”：《甲乙》卷一第七此下有“十二”二字。

④“士”：《甲乙》林《序》作“躯”。

⑤“大”：《甲乙》卷一第七作“定”。

⑥“艾”：张注本及《甲乙》卷一第七作“灸”。

[注释]

[1]“经水”：《类经》九卷第三十三注：“经水者，受水而行于地也。人之五脏者，所以藏精神魂魄者也。六腑者，所以受水谷，化其精微之气，而布扬于内外者也。经脉犹如江河也，血犹水也，江河受水而经营于天下，经脉受血而运行于周身，合经水之道以施治，则其源流远近固自不同，而刺之浅深，灸之壮数，亦当有所辨也。”十二经水是指清、渭、海、湖、汝、渑、淮、漯、江、河、济、漳等十二水。

[2]“六合”：指上下前后左右六方。

[3]“八尺之士”：八尺是指人体的长度。八尺之士是泛指人体而言。《周礼》考工记云：“人长八尺。”《灵枢识》按：“据本经《骨度篇》，人长其实七尺五寸，而泛言其修，或云七尺，或云八尺，举其大概耳。”

[语译] 黄帝问岐伯：人体的十二经脉，外合于地面上十二条河流，内连于五脏六腑。这十二条河流，每条的大小、深浅、宽窄和远近各不相同，五脏六腑也有位置上下、形体大小和容纳饮食多少的不同，那么两者的关系如何呢？江河收纳地面的水而流行各地；五脏藏神气、魂魄等精神活动而表现于外；六腑受纳水谷由上向下传导变化，汲取水谷精微之气输送布扬于全身内外；经脉受纳血液营灌全身百脉。把以上这些情况相应地配合起来，运用在治疗上是怎样的呢？针刺的深浅、施灸壮数的多少能说给我听吗？岐伯回答说：你问得很好。天的高度难以计算，地的广度也难以度量，人虽生活在天地之间，六合之内，但对于天的高度，地的广度，用人力也不能度量准确。对活着的人，从外部测量皮肉或用手指摸索身体各部

位，是可以知道它的尺度的。对于死人，通过解剖观察五脏的坚脆、六腑的大小，纳谷的数量，脉道的长短，血液的清浊，十二经是多血少气，是少血多气，是气血皆多，还是气血皆少等情况，都可以找出一定的数字。人体运用针刺艾灸治病，调理经气时，刺入的深浅，手法的轻重，艾炷的大小、多少，也都有一定规律。

［原文］ 黄帝曰：余闻之，快于耳，不解于心[1]，愿卒闻之。岐伯答曰：此人之所以参天地而应阴阳也，不可不察①。足太阳外合于②清水③，内属于②膀胱，而通水道焉。足少阳外合于渭水，内属于胆。足阳明外合于海水，内属于胃。足太阴外合于湖水，内属于脾。足少阴外合于汝水，内属于肾。足厥阴外合于渑④水，内属于肝。手太阳外合于⑤淮水，内属于⑤小肠，而水道出焉⑥。手少阳外合于漯水，内属于三焦。手阳明外合于江水，内属于大肠。手太阴外合于河水，内属于肺。手少阴外合于济水，内属于心。手心主外合于漳水，内属于心包。凡此五脏六腑十二经水者，外⑦有源泉而内有所禀，此皆内外相贯，如环无端，人经亦然。故天为阳，地为阴，腰以上为天，腰以下为地。故海⑧以北者为阴，湖以北者为阴中之阴，漳以南者为阳，河以北至漳者为阳中之阴，漯以南至江者为阳中之太阳[2]，此一隅⑨之阴阳也，所以人与天地相参也。

［校勘］

①“不可不察”：《甲乙》卷一第七作“不可不审察之也”。

②“于”：原脱，据熊本、周本、金陵本、藏本、日抄本、日刻本、《太素》卷五十二水及《甲乙》卷一第七补。与各条合。

③“清水”：《素问》离合真邪论王注及新校正并作“渎水”。

④“渑”：《太素》卷五十二水及《素问》离合真邪论王注

及新校正引《甲乙》并作“沔”。

⑤“于”：原脱，据胡本、熊本、周本、金陵本、藏本、日抄本、《甲乙》卷一第七及《太素》卷五十二水补。

⑥“而水道出焉”：《太素》卷五十二水作“而通水道焉”。

⑦“外”：《甲乙》卷一第七及《太素》卷五十二水此上有“皆”字。

⑧“海”：《太素》卷五十二水作“清”。

⑨“隅”：《甲乙》卷一第七及《太素》卷五十二水并作“州”。

[注释]

[1]“快于耳，不解于心”：《太素》卷五十二水注：“快于耳，浅知也；解于心，深识也。”不解于心，即不能透彻地了解。

[2]“海以北者为阴，湖以北者为阴中之阴，漳以南者为阳，河以北至漳者为阳中之阴，漯以南至江者为阳中之太阳”：《类经》九卷第三十三注：“海合于胃，湖合于脾，脾胃居于中州，腰之分也。海以北者为阴，就胃腑言，自胃而下，则小肠胆与膀胱皆属腑，居胃之北而为阴也。湖以北者为阴中之阴，就脾脏言，自脾而下，则肝肾皆属脏，居脾之北，而为阴中之阴也。腰以上者，如漳合于心主，心主之上，惟心与肺，故漳以南者为阳也。河合于肺，肺之下亦惟心与心主，故河以北至漳者为阳中之阴也。凡此皆以上南下北言阴阳耳。然更有其阳者，则脏腑之外为三焦，三焦之外为皮毛，本脏篇曰：肺合大肠，大肠者皮其应。今三焦合于漯水，大肠合于江水，故曰漯以南至江者，为阳中之太阳也。”

[语译] 黄帝说：你以上说的这些道理，乍听起来很清楚，但心里仍不能透彻地理解，希望你能再详细地说一说。岐伯说：这是人所以能够与天地阴阳相适应的道理，是不可不知的。足太阳经在外与清水相配合，在内联属于膀胱本腑而与全

身运行水液的道路相通；足少阳经在外与渭水相配合在内联属于胆腑；足阳明经在外与海水相配合，在内联属于胃腑；足太阴经在外与湖水相配合，在内联属于脾脏；足少阴经在外与汝水相配合，在内联属于肾脏；足厥阴经在外与渑水相配合，在内联属于肝脏；手太阳经在外与淮水相配合，在内联属于小肠，小肠腑受盛胃的水液，经泌别清浊下入膀胱，膀胱为水腑，受气化而出，故通调水道；手少阳经在外与漯水相配合，在内联属于三焦；手阳明经在外与江水相配合，在内联属于大肠；手太阴经在外与河水相配合在内联属于肺脏；手少阴经在外与济水相配合，在内联属于心脏；手厥阴经在外与漳水相配合，在内联属于心包络。以上所说的五脏六腑，好像十二经水一样，外有源泉，内有所禀，这都是内外相互贯通，如圆环一样无有尽头，人的经脉在体内循行不止，也是如此。天轻清在上属阳，地重浊在下属阴。对人体来说，腰以上像天属阳，腰以下像地属阴。若按脏腑部位，以上下南北分阴阳应经水的话，海水像胃，湖水像脾，脾胃居中；小肠胆与膀胱，居胃之北（下）为阴；肝、肾居脾之北（下）而为阴中之阴。腰以上者为阳，如漳水像心主，心主之上是心肺，所以说漳水以南（上）为阳；河水像肺，肺之下是心与心主，所以说河水以北（下）至漳水为阳中之阴。从内外来说，脏腑之外为三焦，三焦之外为皮毛，三焦像漯水，大肠像江水（大肠与肺相合，肺主皮毛），所以说漯水以南（上）至江水者（指脏腑外围至皮毛的部位），为阳中之太阳，这仅是举一隅的阴阳，说明人与天地相应的意义。

［原文］ 黄帝曰：夫经水之应经脉也，其远近浅深，水血之多少各不同，合而以刺之奈何？岐伯答曰：足阳明，五脏六腑之海也，其脉大血多，气盛热壮，刺此者不深弗散，不留不泻也。足阳明① 刺深六分，留十呼[1]。足太阳② 深五分，留七呼。足少阳③ 深四分，留五呼。足太阴④ 深三分，留四呼。足

少阴⑤深二分，留三呼。足厥阴⑥深一分，留二呼。手之阴阳，其受气之道近，其气之来疾，其刺深者皆无过二分，其留皆无过一呼[2]。其少长大小肥瘦，以心撩⑦之[3]，命曰法天之常。灸之亦然。灸而过此者得恶火，则骨枯脉涩⑧；刺而过此者，则脱气。

［校勘］

①“足阳明”：《素问》血气形志新校正引《甲乙》文，此下有“多血多气”四字。

②“足太阳”：《素问》血气形志新校正引《甲乙》文此下有“多血多气，刺”五字。

③“足少阳”：《素问》血气形志新校正引《甲乙》文此下有“少血多气，刺”五字。

④“足太阴”：《甲乙》卷一第七此下有“多血少气，刺”五字。

⑤“足少阴”：《甲乙》卷一第七此下有“少血多气，刺”五字。

⑥“足厥阴”：《甲乙》卷一第七此下有“多血少气，刺”五字。

⑦“撩”：《甲乙》卷一第一作“料”。史崧《音释》云：“一本作以意料之。”《太素》卷五十二水注：“撩，取也。”

⑧“则骨枯脉涩”：《太素》卷五十二水“则”作“即”，“涩”作“绩”，“绩”字难解，杨注作“溃”。

［注释］

［1］“留十呼”：《类经》九卷第三十三注：“出气曰呼，入气曰吸，曰十呼，七呼之类，则吸在其中矣，盖一呼即一息也。但刺有补泻之异，呼吸有先后之分。故凡用泻者，必候病者之吸而入针，再吸转针，候呼出针；凡用补者，必因其呼而入针，再呼转针，候吸出针。故针赋曰：补者先呼后吸，泻者先吸后呼。正此义也。”呼即呼吸，一呼即呼吸一次，这里指

呼吸一次所需的时间。

［2］“手之阴阳……其留皆无过一呼”：《类经》九卷第三十三注：“手之六经皆在于上，肌肉薄而溪谷浅，故刺不宜深。经脉短而气易泄，故留不宜久。”

［3］“以心撩之”：撩，与“料”通，是料度的意思。以心撩之，指医者针刺治病时，应该心中有数，因人而异，作适当的处理。

［语译］ 黄帝说：自然界的十二经水应于人体的十二经脉，经水与经脉都有远近、深浅及水血多少的不同，如果把两者结合起来，用于针刺治疗是怎样的呢？岐伯回答说：胃受纳水谷，化生精微气血，滋润五脏六腑，所以说足阳明经为五脏六腑之海，其经脉最大而多气多血，其邪气偏盛的，热势必甚，所以刺这一经时，不深刺则邪不能散，不留针则邪气不能泻。足阳明经是多血多气的经脉，针刺六分深，留针时间十呼；足太阳经是多血少气的经脉，针刺五分深，留针时间七呼；足少阳经是少血多气的经脉，针刺四分深，留针时间五呼；足太阴经是多血少气的经脉，针刺三分深，留针时间四呼；足少阴经是少血多气的经脉，针刺二分深，留针时间三呼；足厥阴经是多血少气的经脉，针刺一分深，留针时间二呼。手三阴三阳经脉，均循行人体上半身，它们与输播血气的心肺两脏距离较近，气行迅速，其循行路径的皮肉薄、穴位浅，不宜深刺，经脉短，不宜久留针，刺入的深度，一般不超过二分，留针的时间，一般不超过一呼。但人有老少之分，身体有长短、肥瘦的不同，必须根据具体情况，适当地运用针刺的手法，俟病气去，正气来复，然后出针，这是顺从自然之理，灸法也是如此，如果不能运用这些法则，灸得过度，反损害人体，这是所谓“恶火”，会出现骨髓枯槁，血脉凝涩的病变，针刺过度，会发生脱泄元气的不良后果。

［按语］ 本段语译所述十二经血气多少，是以本书九针论

内容为依据的。至于本书五音五味篇、《素问》血气形志篇与九针论有些不同，可对照比较。

[原文] 黄帝曰：夫经脉之大小，血之多少，肤之厚薄，肉之坚脆，及䐃①之大小，可为量度②乎？岐伯答曰：其可为度量者，取其中度③[1]也，不甚脱肉而血气不衰④也。若失⑤度之人，痟⑥瘦而形肉脱者，恶可以度量刺乎。审切循扪按[2]，视其寒温盛衰而调之，是谓因适而为之真也。

[校勘]

①“䐃”：原作“胭”。据《甲乙》卷一第七及《太素》卷五十二水改，《太素》杨注：“䐃，臑等块肉也。”

②“量度”：周本、张注本作“度量”，《太素》卷五十二水、《甲乙》卷一第七亦作“度量”与此下答语合。

③“中度”：《太素》卷五十二水与《甲乙》卷一第七此下有一“者”字。

④“不衰”：《太素》卷五十二水与《甲乙》卷一第七此下有“者”字。

⑤“失”：原作“夫”，据《甲乙》卷一第一及《太素》卷五十二水改。

⑥“痟”：为“消”之借字，《甲乙》校注云：“痟音消，渴病。”《太素》卷五十二水作“瘠”，杨注“瘠，音藉也”，其义亦通。

[注释]

[1]“中度”：《太素》卷五十二水注：“中度者，非唯取七尺五寸以为中度，亦取肥瘦寒温盛衰，处其适者，以为中度。”

[2]“切循扪按”：《灵枢识》按：“切，谓诊寸口；循，谓循尺肤；盖经脉之大小，肤之厚薄，当寸尺度之；如肉之坚脆，䐃之大小，非一一扪按不能知之，故举此四字，以见其义。

[语译] 黄帝说：人体的经脉有大小，血气有多少，皮肤

有厚薄，肌肉有坚脆，块肉也有大小，这些都能度量吗？岐伯回答说：如果度量上述各方面，不是任何人都可以，要选择中等度身材，肌肉不甚消瘦，血气不甚衰弱的人为标准。若是形体消瘦、肌肉脱陷的人，是不能用同一个标准度量针刺的。所以必须通过切、循、扪、按等方法检查，测知脉力的虚实强弱，皮肤的厚薄，肌肉的坚脆，以及经脉气血的寒温盛衰等具体情况，来进行调治，这才称得起根据不同情况施用不同方法，掌握治疗的真正法则了。

[按语] 本篇以十二经水比喻人身十二经脉，告诉我们，经脉的自身有长短，循行的部位有深浅，运载的气血有多少，在利用针刺治疗时，也必须根据病人身材的高低，形体的胖瘦、体质的强弱以及气血的盛衰，来确定治疗的原则、针刺的手法、深度和留针的时间等，这样才能避免医疗事故而收到预期的效果。

卷之四

经筋[1]第十三

［提要］ 本篇介绍的十二经筋是隶属于十二经脉，位于人体表浅筋肉间互相联系的循行系统。它起于四肢末端的爪甲，结于关节，上于颈项，终于头面，而不与内脏相联。文中指出经筋的循行部位与经脉多相吻合，但其功能则另具特点，同时详述了经筋的病证和治疗原则。

［原文］ 足太阳之筋，起于足①小指②上，结[2]于踝，邪③上结于膝，其下④循足外侧⑤，结于踵[3]，上循跟，结于腘；其别者[4]，结于腨⑥[5]外，上腘中内廉，与⑦腘中并上结于臀，上挟脊上项；其支者，别入结于舌本；其直者，结于枕骨，上头下颜，结于鼻；其支者，为目上网⑧，下结于䪼⑨[6]；其⑩支者，从腋后外廉，结于肩髃；其支者，入腋下，上出缺盆，上结于完骨；其支者，出缺盆，邪上出⑪于䪼。其病小指支，跟肿⑫痛，腘挛⑬，脊反折，项筋急，肩不举，腋支，缺盆中纽⑭痛，不可左右摇。治在燔针[7]劫刺[8]，以知为数[9]，以痛为输[10]，名曰仲春痹[11]也。

［校勘］

①“足”：《太素》卷十三经筋无，且与本篇各条之例不合。似应删除。

②“指”：《太素》卷十三经筋此下有“之”字，似是。

③“邪”：《甲乙》卷二第六及《圣济总录》卷一九一并作“斜”，下同。按：“邪”与“斜”通，《汉书·司马相如传上》：“邪与肃慎为邻。”颜注：“邪读为斜。”

④“下”：《太素》卷十三经筋及《甲乙》卷二第六此下均有“者”字，似应据补。

⑤“侧”：原作“踝”，据胡本改，与《太素》卷十三经筋、《甲乙》卷二第六合。

⑥“腨”：原作“踹”，据《太素》卷十三经筋、《甲乙》卷二第六、《圣济总录》卷一九一及《普济方》卷四百十二改。

⑦“与”：《普济方》卷四百十二作“于”。

⑧“綱”：《太素》卷十三经筋、《甲乙》卷二第六及《圣济总录》卷一九一并作“纲”。

⑨“烦”：《太素》卷十三经筋及《甲乙》卷二第六作“鼽”，下同。

⑩“其”：《甲乙》卷二第六及《太素》卷十三经筋此下有“下”字。

⑪“出”：《甲乙》卷二第六作“入”。

⑫“肿”：《甲乙》卷二第六及《太素》卷十三经筋作“踵”。

⑬“挛”：《甲乙》卷二第六此下有“急”字。

⑭“纽”：《太素》卷十三经筋作“纫”，杨注：“纫，谓转展痛也。”

［注释］

［1］“经筋”：马莳：“经皆有筋，筋皆有病，各有治法，故名篇。”

［2］“结”：《太素》卷十三经筋注：“结，曲也，筋行回曲之处谓之结。”有“聚”的意思。

［3］“踵”：足后跟着地的部分。

［4］“其别者”：《类经》七卷第四注：“此即大筋之旁出

者，别为柔软短筋，亦犹木之有枝也，后凡言别者、支者，皆仿此。”

[5]“腨”：《素问》至真要大论：“腨如别”王注：“腨，骱后软肉处也。”

[6]“頄（qiú 求）”：指眼眶下外侧的高骨，即颧骨。

[7]“燔针”：即火针，将针烧红刺入相应的部位。

[8]“劫刺”：针刺即出，叫劫刺，即疾刺疾出的刺法。

[9]“以知为数”：知，治病获效或病愈的意思；数，指针刺次数的限度。

[10]“以痛为输”：在痛处取穴，即所谓天应穴、阿是穴。马莳：“其所取之腧穴，即痛处是也，俗云天应穴者。”

[11]“仲春痹”：古人以手六经足六经分主一年的十二月，一年分四时，每一时的三个月又以孟、仲、季的顺序分别命名。每个月发生之痹症，也按月的名称分别命名，如春季有孟春痹、仲春痹、季春痹，以此来表示阴阳盛衰的状况。

[语译] 足太阳经之筋，起于足小趾爪甲的外侧，向上结聚于外踝，再斜行向上结聚于膝部，在足背下循行的那一支沿着足外踝结聚于足跟，沿着足跟上行结聚于腘窝内；从外踝别出的一支，结聚于腿肚的外侧，上行至腘窝内缘，与从足跟上行结于腘窝的筋并行，结聚于臀部，上挟脊柱到项部；由此分出的一条筋，别行入内结于舌根；从项部直行的一支，向上结聚于枕骨，上行头顶，由头的前方下行到颜面，结聚于鼻；由此分出的一条支筋，像网络一样围绕上眼胞，然后向下结聚于颧骨处；其下行的支筋，从腋后外侧，结聚于肩髃；另一条支筋，入腋窝下方，然后绕行到缺盆，向上结聚于耳后完骨部；再有一条支筋，从缺盆分出，斜行向上入于颧骨部，与前下行结于颧的支筋相合。足太阳经之筋发病，可见足小趾和足跟部掣引疼痛，腘窝部挛急，脊背反张，项筋拘急，肩不能抬举，腋部牵扯缺盆部似扭折一样作痛，不能左右动摇。治疗本病当

用火针，以速刺疾出法，针刺的次数以病愈为度，以痛处为针刺的穴位，这种病证叫仲春痹。

[**原文**] 足少阳之筋，起于小指次指①，上结外踝，上循胫外廉，结于膝外廉；其支者，别起②外辅骨，上走髀，前者结于伏兔之上，后者结于尻；其直者，上乘眇③[1]季胁，上走腋前廉，系④于膺[2]乳，结于缺盆；直者⑤，上出腋，贯缺盆，出太阳之前，循耳后，上额角，交巅上，下走颔，上结于頄；支⑥者，结于目⑦眦为外维[3]。其病小指次指支转筋，引膝外转筋，膝不可屈伸，腘筋急，前引髀，后引尻，即上乘眇季胁痛，上引缺盆膺乳颈，维筋急，从左之右，右目不开[4]，上过右角，并蹻脉而行，左络于右，故伤左角，右足不用，命曰维筋相交[5]。治在燔针劫刺，以知为数，以痛为输，名曰孟春痹也。

[**校勘**]

①“次指”：《太素》卷十三经筋、《甲乙》卷二第六、《千金》卷十一第一及《圣济总录》卷一九一此下并有“之上”二字，似是。

②“别起”：《太素》卷十三经筋作“起于”、《甲乙》卷二第六及《千金》卷十一第一此下有“于”字。

③“乘眇”：《太素》卷十三经筋、《千金》卷十一第一、《圣济总录》卷一九一及《普济方》卷四百十二作“眇乘”。

④“系”：《千金》卷十一第一作“侠”。

⑤“直者”：《太素》卷十三经筋、《甲乙》卷二第六及《普济方》卷四百十二此下并有“其”字，似应据补，以与前后句法一致。

⑥“支”：《甲乙》卷二第六、《太素》卷十三经筋、《千金》卷十一第一及《圣济总录》卷一九一此上并有“其”字。

⑦“目”：《甲乙》卷二第六、《太素》卷十三经筋、《千金》卷十一第一及《圣济总录》卷一九一此上并有“外”字。

[注释]

[1]“眇”（miǎo 秒）”：指季胁之下空软处。

[2]“膺”：胸侧。

[3]“外维”：指维系目外眦之筋，此筋收缩，即可左右盼视。《太素》卷十三经筋注：“外维，太阳为目上纲，阳明为目下纲，少阳为目外纲。”《类经》七卷第四注：此支者，从颧上斜趋结于目外眦，而为目之外维，凡人能左右盼视者，正以此筋为之伸缩也。”

[4]“从左之右，右目不开”：《太素》卷十三经筋注：“此筋本起于足，至项上而交至左右目，故左箱有病，引右箱目不得开，右箱有病，引左箱目不得开也。”

[5]“上过右角……命曰维筋相交”：《太素》卷十三经筋注：“跻脉至于目眦，故此筋交颠，左右下于目眦，与之并行也。筋既交于左右，故伤左额角，右足不用；伤右额角，左足不用，以此维筋相交故也。”

[语译] 足少阳经之筋，起于足第四趾端，向上行结聚于外踝，沿着胫骨外侧，向上结于膝部外缘；其支筋，别起于外辅骨，上走髀部，分为两支，行于前面的，结聚于伏兔之上，行于后面的，结聚于尻部；其直行的，上行至胁下空软处与软胁部，再向上走腋部的前缘，横过胸旁，结聚于缺盆；其直行的上出于腋部，穿过缺盆，出行于足太阳经筋的前面，沿耳后绕上额角，交于巅顶上，从头顶侧面向下走至颔部，又向上结聚于颧部，分出的支筋，结聚于眼外角为眼的外维。足少阳经之筋发病，可见足第四趾掣引转筋，并牵扯膝外侧也转筋，膝部不能随意屈伸，腘窝部的筋拘急，前面牵扯髀部，后面牵引尻部，向上牵及胁下空软处及软胁部作痛，向上牵引缺盆、胸侧、颈部所维系的筋发生拘急，如果从左侧向右侧维络的筋拘急时，则右眼不能张开，因此筋上过右额角与蹻脉并行，阴阳跻脉在此互相交叉，左右之筋也是交叉的，左侧的筋维络右

侧，所以左侧的额角筋伤，会引起右足不能活动，这叫维筋相交。治疗本病当用火针速刺疾出法，针刺的次数以病愈为度，以痛处为针刺的穴位，这种病证叫孟春痹。

［原文］ 足阳明之筋，起于中三指[1]，结于跗上，邪外上加于辅骨，上结于膝外廉，直上结于髀枢，上循胁，属脊；其直者，上循骭，结于膝；其支者，结于外辅骨，合少阳；其直者，上循伏兔，上结于髀，聚于阴器，上腹而布，至缺盆而结，上颈，上挟口，合于頄，下结于鼻，上合于太阳，太阳为目上网①，阳明为目下网①[2]；其支者，从颊结于耳前。其病足中指支胫转筋，脚跳坚[3]，伏兔转筋，髀前肿，㿉疝，腹筋急，引缺盆及颊，卒口僻[4]，急者目不合，热则筋纵，目不开。颊筋有寒，则急引颊移口；有热则筋弛纵缓，不胜收故僻。治之以马膏[5]，膏其急者，以白酒和桂，以涂②其缓者，以桑钩钩之，即以生桑灰③置之坎中，高下以④坐等，以膏熨急⑤颊，且饮美酒，噉美炙肉，不饮酒者，自强也，为之三拊[6]而已。治在燔针劫刺，以知为数，以痛为输，名曰季春痹也。

［校勘］

①“网”：《太素》卷十三经筋及《甲乙》卷二第六并作“纲”。

②“涂”：《圣济总录》卷一九一及《普济方》卷四百十二此下有“之”字。

③“灰”：张注本、日刻本作“炭”，《太素》卷十三经筋、《圣济总录》卷一九一并同。

④“以”：《太素》卷十三经筋、《甲乙》卷二第六、《圣济总录》卷一九一及《普济方》卷四百十二并作“与”。

⑤“急”：《普济方》卷四百十二作“其”。

［注释］

[1]“中三指”：指足次趾、中趾而言，而以次趾为主，连

及中趾。马莳“厉兑起于次趾，而其筋则自次趾以连三趾。”

[2]“太阳为目上网，阳明为目下网”：《类经》七卷第四注：“网，网维也，所以约束目睫，司开阖者也。”又注：“太阳细筋，散于目上，故为目上网；阳明细筋，散于目下，故为目下网。”

[3]“脚跳坚”：指足部有跳动及强硬不适感，《类经》十七卷第六十九注：“跳者，跳动；坚者，坚强也。”

[4]“卒口僻”：卒，突然的意思。口僻，口角歪斜。卒口僻就是突然发生口角歪斜。

[5]“马膏”：即马油膏，其性味甘平柔润，能养筋治痹，所以此膏可舒缓拘急。

[6]“三拊”：拊，同抚。三拊，即再三抚摩患处。

[语译] 足阳明经之筋，起于足次趾连及中趾间，结聚于足背上，斜行的，从足背的外侧上行至辅骨，结聚于膝的外侧，再直行向上结聚于髀枢，又向上沿胁部联属于脊；其直行的，从足背向上沿胫骨，结聚于膝部。由此所分出的支筋，结聚于外辅骨，与足少阳经的筋相合；其直行的，沿伏兔上行，结于髀部而聚会于阴器，再向上散布于腹部，上行至缺盆部结聚，再上颈挟口合于頄部，继而下结于鼻，从鼻旁上行与太阳经筋相合，太阳经的细筋网维于上眼胞，阳明经的细筋网维于下眼胞；另一从頄部发出的支筋，通过颊部结聚于耳前。足阳明经之筋发病，可见足中趾、胫部转筋，足部有跳动及强硬不舒感，伏兔部转筋，髀前肿，㿗疝，腹筋拘急，向上牵扯到缺盆部及颊部，突然发生口角歪斜，筋拘急之侧眼胞不能闭合，如有热则筋弛纵眼不能开。颊筋有寒，则发生拘急、牵引颊部致口角移动；有热时则筋弛缓收缩无力，故见口歪。治疗口角歪斜的方法，是用马脂涂在拘急一侧的面颊，以润养其筋；用白酒调和桂末涂在弛缓一侧的面颊，以温通脉络，再用桑钩钩其口角，以调整其歪斜；另用桑木炭火放在地坑中，坑的高低

以患者坐位时，能烤到颊部为宜，并以马脂温熨拘急的面颊，同时让患者喝些酒，多吃些熏肉之类的美味，不能喝酒的也勉强喝一些，以活血舒筋，并再三地用手抚摩患处。其它病证的治疗，可应用火针速刺疾出法，针刺的次数以病愈为度，以痛处为针刺的穴位，这种病证叫季春痹。

［按语］ 本段文字，有某些可疑之处，兹讨论如下：

1.“属脊”的“脊”字疑误。考阳明之筋，自跗上至辅骨。犹言“邪外上”，此处自前属后，而曰“上循胁，属脊”，恐无此理。足少阳筋有“出腋，贯缺盆，出太阳之前”诸句，而此自髀枢，循胁，属脊，必与足少阳、足太阳筋相交错无疑，然经无明文，而且本节叙及筋病时，并未涉及背部，故疑“脊”为“腹”字之误。

2.“脚跳坚”疑误，似应作“足跗紧”。《灵枢》、《素问》凡曰“脚”处多谓“足”，“跳”或作“腨”，此处以“跗”讹作“踰”，又讹作“跳”。“坚”与“紧”通。经云“结于跗上”，是急则“足跗紧”，固相合也。

3.“移口”的“移”字疑误，似应作“哆”。《说文》：“哆，张口也。”从本节经文看，前以“目”言，急则目不合，热则目不开；此处以“口”言，急则张不能合，热则㖞僻，上下文义相配。如旧注谓“移口”为移离常处，则与“故僻”相重。

［原文］ 足太阴之筋，起于大指之端内侧，上结于内踝；其直者，上结①于膝内辅骨，上循阴股[1]，结于髀，聚于阴器，上腹，结于脐，循腹里，结于肋②，散于胸中；其内者，著于脊。其病足大指支，内踝痛，转筋痛，膝内辅骨痛，阴股引髀而痛，阴器纽痛，上③引脐④两胁痛，引膺中⑤脊内痛。治在燔针劫刺，以知为数，以痛为输，命曰仲⑥秋痹也。

［校勘］

①“上结”：原作“络”以本经文例言，凡在经脉多称

“络”，在经筋多称“结”，故据《太素》卷十三经筋、《千金》卷十五上第一及《圣济总录》卷一九一改。

②“胁”：原作“肋”，据《太素》卷十三经筋、《甲乙》卷二第六、《千金》卷十五上第一及《圣济总录》卷一九一改。

③“上”：原作“下”，据《甲乙》卷二第六及《太素》卷十三经筋改。

④“引脐”：此下似应据《太素》卷十三经筋补“与”字。

⑤“膺中”：此下似应据《太素》卷十三经筋补“与”字。

⑥“仲”：原作“孟”，据《太素》卷十三经筋改。

[注释]

[1]“阴股”：股的内侧。

[语译] 足太阴经之筋，起于足大趾尖端的内侧，上行结聚于内踝；其直行的筋，向上结聚于膝内辅骨，沿股内侧上行，结于髀部，聚于前阴，再上行至腹部，结聚于脐，沿腹内上行，结于两胁，然后向上散布于胸中；其行于内里的附着于脊旁。足太阴经之筋发病，可见足大趾牵引内踝作痛，转筋，膝内辅骨疼痛，股内侧牵引髀部作痛，阴器有扭转作痛感，同时向上引脐及两胁作痛，并牵引胸膺和脊内也痛。治疗本病应采取火针速刺疾出法，针刺的次数以病愈为度，以痛处为针刺的穴位，这种病证叫仲秋痹。

[按语] 关于将“孟秋”正作“仲秋”，除依据《太素》卷十三经筋外，张介宾、张志聪等人亦曾论及，《类经》十七卷第六十九注：“孟秋当作仲秋，此与下文足少阴条缪误，当迭更之。”张志聪：“酉者八月，主左足之太阴，故为仲秋之痹。”

[原文] 足少阴之筋，起于小指之下①，并足②太阴之筋，邪走③内踝之下，结于踵，与④太阳之筋合而上结于内辅之下，并太阴之筋而上循阴股，结于阴器，循脊内挟膂，上至项，结于枕骨，与足⑤太阳之筋合。其病足下转筋，及所过而结者皆

痛及转筋。病在此者主痫瘛及痉[1]，在⑥外者不能俯，在内者不能仰。故阳病者腰反折不能俯，阴病者不能仰[2]。治在燔针劫刺，以知为数，以痛为输，在内者熨引饮药。此筋折纽⑦，纽发数甚者，死不治⑧，名曰孟⑨秋痹也。

[校勘]

①“之下”：《甲乙》卷二第六及《千金》卷十九第一此下有“入足心”三字。

②“足”：《太素》卷十三经筋、《千金》卷十九第一及《圣济总录》卷一九一无，似是。

③“邪走”：《甲乙》卷二第六及《千金》卷十九第一此上有“而”字。

④“与”：《甲乙》卷二第六此上有“则”字。

⑤“足”：《千金》卷十九第一无，似是。

⑥“在”：《甲乙》卷二第六此上有“病”字。

⑦“纽”：《太素》卷十三经筋作“纫”。

⑧“治”：熊本作“知”。

⑨“孟”：原作“仲”，据《太素》卷十三经筋改。

[注释]

[1]“痫瘛及痉”：《类经》十七卷第六十九注：“痫，癫痫也。瘛，牵急也。痉，坚强反张尤甚于瘛者也。”

[2]“在外者不能俯……阴病者不能仰”：《太素》卷十三经筋注：“背为外为阳也，腹为内为阴也。故病在背筋，筋急故不得低头也；病在腹筋，筋急不得仰身也。”

[语译] 足少阴经之筋，起于足小趾的下方，入足心，行内侧，与足太阴经筋并行，再斜行向上，至内踝之下，结聚于足跟，下与足太阳经筋相合，而向上结于内辅骨之下，在此于足太阴经筋并行，向上沿着股的内侧结于阴器，又沿着脊的深部挟脊旁肌肉上行至项，结于头后部的枕骨，与足太阳经筋相合。足少阴经之筋发病，可见足下转筋，所经过和所结

聚的部位，都有疼痛和转筋的证候。病在足少阴经筋，主要有痫证、抽搐和项背反张等证。病在背侧的不能前俯，在胸腹侧的不能后仰，背为阳，腹为阴，阳病项背部筋急，而腰向后反折，身体不能前俯，阴病腹部筋急而身体不能后仰。治疗本病应用火针速刺疾出法，针刺的次数以病愈为度，以痛处为针刺的穴位，病在胸腹内不宜针刺的，可熨贴患处，按摩导引以舒筋，并饮用汤药以养血。若本经的筋反折纠纽，且发作次数频繁，症状很重的，往往是不治的死证，这种病证叫做孟秋痹。

［按语］ 关于“仲秋”改作“孟秋”，除依据《太素》卷十三经筋外，张介宾，张志聪亦曾论及，《类经》十七卷第六十九注：“仲秋误也，当作孟秋。”张志聪：“申者七月之生阴，主左足之少阴，故为孟秋之痹。”

［原文］ 足厥阴之筋，起于大指之上，上①结于内踝之前，上循胫，上结②内辅之下，上循阴股，结于阴器，络③诸筋④。其病足大指支，内踝之前痛，内辅痛，阴股痛转筋，阴器不用，伤于内则不起，伤于寒则阴缩入，伤于热则纵挺不收。治在行水清阴气⑤[1]。其病转筋者，治在燔针劫刺，以知为数，以痛为输，命曰季秋痹也。

［校勘］

①“上”：《甲乙》卷二第六无。

②“上结”：《太素》卷十三经筋此下有“于”字。

③“络”：《太素》卷十三经筋及《千金》卷十一第一此上并有“结”字。

④“筋”：《甲乙》卷二第六作“经”。

⑤“气”：《太素》卷十三经筋同；而《甲乙》卷二第六作“器”。

［注释］

［1］“治在行水清阴气”：孙鼎宜：“《诗》：‘泉流既清’，

传："水治曰清"。"阴"，厥阴也。水为肝母，故行水即以治厥阴之气。"

［语译］ 足厥阴经之筋，起于足大趾之上，上行结聚于内踝之前，再上沿着胫骨而结于内辅骨之下，又沿着股内侧上行结于前阴，并联络足三阴及足阳明诸经之筋。足厥阴经筋发病，可见足大趾牵引内踝前部疼痛，内辅骨处亦痛，股内侧疼痛转筋，前阴不能运用，若房劳过度耗伤阴精则阴痿不举，伤于寒邪则阴器缩入，伤于热则阴器挺长不收。治疗本病应行水以治厥阴之气。若是转筋疼痛之类的病证，应用火针速刺疾出法，针刺的次数以病愈为度，以痛处为针刺的穴位，这种病证叫季秋痹。

［原文］ 手太阳之筋，起于小指之上，结①于腕，上循臂内廉，结于肘内锐骨[1]之后，弹之应②小指之上[2]，入③结于腋下；其支者，后走腋后廉④，上绕肩胛⑤，循颈出足⑥太阳之筋⑦前，结于耳后完骨；其支者，入耳中；直者⑧，出耳上，下结于颔⑨，上属目外眦。其病小指支⑩肘内锐骨后廉痛，循臂阴入腋下，腋下⑪痛，腋后廉痛，绕⑫肩胛引颈而痛，应耳中鸣痛，引颔目瞑，良久乃得⑬视，颈⑭筋急则为筋瘘⑮颈肿[3]。寒热在颈者，治在燔针劫刺⑯，以知为数，以痛为输，其为肿者，复⑰而锐之⑱，名曰仲夏痹也。

［校勘］

①"结"：《太素》卷十三经筋此上有"上"字。

②"应"：《太素》卷十三经筋此下有"于"字。

③"入"：《太素》卷十三经筋此上有"上"字。

④"后走腋后廉"：《甲乙》卷二第六作"从腋走后廉。"顾氏《校记》云："'走'上'后'字误，当依《圣济总录》作'别'。"

⑤"上绕肩胛"：《甲乙》卷二第六"绕"下有"臑外廉"

三字，“肩”上有“上”字，《甲乙》卷二第六及《千金》卷十三第一“胛”并作“甲”。

⑥“足”：原作“走”，据《甲乙》卷二第六、《太素》卷十三经筋及《千金》卷十三第一改。

⑦“筋”：原脱，据《甲乙》卷二第六、《太素》卷十三经筋及《千金》卷十三第一补。

⑧“直者”：《太素》卷十三经筋“直”上有“其”字，《千金》卷十三第一及《普济方》卷四百十二“直”下无“者”字。

⑨“颔”：日抄本作“颌”。

⑩“其病小指支”：《太素》卷十三经筋“病”下有“手”字，“支”下有“痛”字。《甲乙》卷二第六“支”作“及”。

⑪“腋下”：顾氏《校记》云：“《圣济总录》经脉统论·手太阳小肠经‘腋下’二字不重。”

⑫“绕”：《太素》卷十三经筋此下重一“肩”字。

⑬“得”：《太素》卷十三经筋及《甲乙》卷二第六并作“能”。

⑭“颈”：《圣济总录》卷一九一及《普济方》卷四百十二并作“头”。

⑮“瘘”：张注本作“瘘”，《太素》、《甲乙》及《普济方》亦均作“瘘”，与张注本合。

⑯“劫刺”：此下原有“之”字，据《甲乙》卷二第六、《太素》卷十三经筋及《圣济总录》卷一九一删，与本篇各条句法一致。

⑰“复”：《太素》卷十三经筋作“伤”。

⑱“复而锐之”：此下原有“本支者，上曲牙，循耳前，属目外眦，上颔、结于角。其痛当所过者支转筋。治在燔针劫刺、以知为数，以痛为输”四十一字，与下段手少阳之筋文重，故据《甲乙》卷二第六删除。

[注释]

[1]“锐骨”：锐骨和高骨之义同，骨高耸之谓，此处是指肘内的高骨。

[2]“弹之应小指之上”：《类经》七卷第四注：“于肘尖下两骨罅中，以指捺其筋，则痠麻应于小指之上，是其验也。”

[3]“筋瘘颈肿”：《类经》十七卷第六十九注：“筋瘘颈肿，即鼠瘰之属。”即瘰疬。

[语译] 手太阳经之筋，起于手小指上，结聚于手腕，沿前臂内侧上行，结聚于肘内高骨之后，如用手指弹拨此处的筋，则痠麻之感能反应到小指上，再上行入结于腋下；其支筋，向后走腋窝后缘，上绕肩胛，沿颈部出走足太阳经筋之前，结聚于耳后完骨；由此分出的支筋，入于耳中；其直行的筋，出耳上，下行结于颔部，又上行联属外眼角。足太阳经筋发病，可见手小指掣引肘内高骨后缘疼痛，沿臂的内侧至腋下及腋下后侧等处均痛，绕肩胛牵引颈部作痛，并感到耳中鸣响且痛，而其疼痛牵引颔部且使眼睛闭合，须过较长一段时间才能看清东西，颈筋拘急，可发生筋瘘、颈肿等证。寒热发生在颈部的，其治疗应以火针速刺疾出，针刺的次数以病愈为度，以痛处为针刺的穴位，刺后其肿不消者，再用锐利的针刺治，这种病证叫做仲夏痹。

[原文] 手少阳之筋，起于小指次指之端，结于腕，上①循臂结于肘，上绕臑外廉，上肩走颈，合手太阳；其支者，当曲颊入系舌本；其支者，上曲牙②[1]，循耳前，属目外眦，上乘颔③，结于角。其病当所过者即④支⑤转筋，舌卷。治在燔针劫刺，以知为数，以痛为输，名曰季夏痹也。

[校勘]

①“上”：原作“中”，据胡本改，与《甲乙》卷二第六、《太素》卷十三经筋及《圣济总录》合。

②“牙”：《太素》卷十三经筋作“耳”。

③“颔”：《太素》卷十三经筋作“颌”。

④“即”：《太素》卷十三经筋无，似应据删。

⑤“支”：《证治准绳》八册舌类引此下有“痛”字。

［注释］

［1］“曲牙”：牙下骨，在颊车穴处，其形曲而向前，故名。

［语译］手少阳经之筋，起于无名指靠近小指的侧端，上行结聚于腕部，再沿臂上行结于肘部，向上绕臑的外侧，过肩走至颈，与手太阳经的筋相合；从颈分出的支筋，当曲颊部深入，系于舌根；又有一条支筋，上走曲牙，沿耳前联属外眼角，向上过额部结于额角。手少阳经筋发病，可见本经之筋循行部位掣引、转筋和舌卷。治疗时应用火针速刺疾出，针刺的次数以病愈为度，以痛处为针刺的穴位，这种病证叫季夏痹。

［原文］手阳明之筋，起于大指次指之端，结于腕，上循臂，上结于肘外，上①臑，结于髃；其支者，绕肩胛，挟脊；直者②，从肩髃上颈；其支者，上颊，结于頄；直者③，上出手太阳之前，上左角，络头，下右颔[1]。其病当所过者支痛及转筋，肩不举，颈不可左右视[2]。治在燔针劫刺，以知为数，以痛为输，名曰孟夏痹也。

［校勘］

①“上”：《甲乙》卷二第六此下有“绕”字。

②“直者”：《甲乙》卷二第六此上有“其”字。

③“直者”：《太素》卷十三经筋及《甲乙》卷二第六此上并有“其”字。

［注释］

［1］“上左角，络头，下右颔”：《类经》七卷第四注：“此直者，自颈，出手太阳天窗、天容之前，行耳前上额左角络头，以下右颔。此举左而言，则右在其中，亦如经脉之左之右，右之左也。故右行者，亦上额右角，交络于头；下左颔，

以合于太阳、少阳之筋。”

[2]“不可左右视”：《太素》卷十三经筋注：“其筋左右交络，故不得左右顾视。”

[语译] 手阳明经之筋，起于食指靠近大指的侧端，结聚于腕，沿臂上行结于肘的外侧，上行臑部而结于肩髃；从此分出的支筋，绕过肩胛，挟脊两侧；直行的筋，从肩髃上行至颈，从此分出的支筋，上行至颊，结聚于頄部；直行的筋向上出于手太阳经筋的前方，上至左额角，络于头部而下行入右颔。手阳明经筋发病，可见本经所循行、结聚的部位掣引转筋及疼痛，肩不能抬举，颈部不能左右转动顾视。治疗时应用火针速刺疾出，针刺的次数以病愈为度，以痛处为针刺的穴位，这种病证叫孟夏痹。

[原文] 手太阴之筋，起于大指之上，循指上行，结于鱼①后，行寸口外侧，上循臂，结②肘中，上臑内廉，入腋下，出③缺盆，结肩前髃④上结缺盆，下结⑤胸里，散贯贲[1]，合贲下⑥，抵季胁⑦。其病当所过者支转筋痛，甚成息贲⑧[2]，胁急吐血。治在燔针劫刺，以知为数，以痛为输，名曰仲冬痹也。

[校勘]

①“鱼”：《甲乙》卷二第六此下有“际”字，《圣济总录》卷一九一及《普济方》卷四百十二引此下有“际之”二字。

②“结”：《太素》卷十三经筋此下有“于”字。

③“出”：《甲乙》卷二第六及《千金》卷十七第一此上并有“上”字。

④“前髃”：《千金》卷十七第一作“髃前”。

⑤“结”：《太素》卷十三经筋作“络”，《甲乙》卷二第六下有“于”字。

⑥“合贲下”：《甲乙》卷二第六“贲”作“胁”字，《千金》卷十七第一无“合贲”二字，“下”字属上读。

⑦“抵季胁”：《太素》卷十三经筋及《圣济总录》卷一九一“抵”上并有“上”字，“胁”作“肋”，《甲乙》卷二第六“胁”亦作“肋”。

⑧“甚成息贲”：《太素》卷十三经筋“甚”作“其”，“贲”下有“者”字。《圣济总录》卷一九一及《普济方》卷四百十二引“甚”下并有“则”字。

[注释]

[1]“散贯贲”：《太素》卷十三经筋注：“贲，谓膈也，筋虽不入脏腑，仍散于膈也。”

[2]“息贲”：五积病之一，肺气积于胁下，喘息上贲，因而得名。其证见恶寒发热，右胁痛，背痛，呕逆等。《太素》卷十三经筋注：“息，谓喘息，肺之积，名息贲。在右胁下，大如杯，久不愈，令人洒淅振寒热，喘咳，发肺痈也。”

[语译] 手太阴经之筋，起于手大指之端，沿指上行，结聚于手鱼之后，行于寸口的外侧，沿臂上行结于肘中，上行臑内侧，入腋下，出缺盆，结于肩髃前，再向上结于缺盆，自腋下行的筋则入胸，结于胸内，散布于膈，与手厥阴经之筋合于膈部，下行抵季胁部。手太阴经筋发病，可见本经筋所循行和结聚的部位掣引、转筋、疼痛、重者可成息贲病，或胁下拘急、吐血。治疗时应用火针速刺疾出，针刺的次数以病愈为度，以痛处为针刺的穴位，这种病证叫仲冬痹。

[原文] 手心主之筋，起于中指，与太阴之筋并行，结于肘内廉，上臂阴，结腋下，下散前后挟胁；其支者，入腋①散胸中，结于贲②[1]。其病当所过者支转筋，及胸痛息贲③。治在燔针劫刺，以知为数，以痛为输，名曰孟冬痹也。

[校勘]

①“腋”：《太素》卷十三经筋此下有“下”字。似是。

②“贲”：原作“臂”，据《甲乙》卷二第六及《太素》卷十三经筋改。张介宾谓“臂”当作“贲”。

③“及胸痛息贲”：此上原有“前”字，今据《太素》卷十三经筋删。

[注释]

[1]“结于贲”：指手心主的支筋结聚于膈部。

[语译] 手厥阴心包经之筋，起于手中指之端，沿指上行，通过掌后与手太阴经筋相并行，结聚肘的内侧，上行臂的内侧而结于腋下，从腋下前后布散挟在两胁；其支筋，入于腋下，散布胸中，结于膈部。手厥阴心包经筋发病，可见本经筋所循行、结聚的部位掣引、转筋，以及胸痛或成息贲病。治疗时应用火针速刺疾出，针刺的次数以病愈为度，以痛处为针刺的穴位，这种病证叫孟冬痹。

[原文] 手少阴之筋，起于小指之内侧，结于锐骨，上结肘内廉，上入腋，交太阴，伏①乳里，结于胸中，循贲②，下系于脐，其病内急，心承伏梁[1]，下为肘网③[2]。其病当所过者支④转筋，筋痛⑤。治在燔针劫刺，以知为数，以痛为输。其成伏梁唾⑥血脓⑦者[3]，死不治，名曰季冬痹也⑧。经⑨筋之病，寒则筋急⑩，热则筋弛纵不收，阴痿不用。阳急则反折，阴急则俯不伸。焠刺[4]者，刺寒急也，热则筋纵不收，无用燔针。

[校勘]

①“伏”：原作“挟”，据《太素》卷十三经筋及杨注改。

②“贲”：原作“臂”，据《甲乙》卷二第六及《太素》卷十三经筋改。

③“网”：《甲乙》卷二第六、《太素》卷十三经筋及《圣济总录》卷一九一作“纲”。

④“支”：《太素》卷十三经筋此上有一“则”字。

⑤“转筋，筋痛”：《甲乙》卷三第六及《普济方》卷四百十二“筋”字不重。

⑥“唾”：《甲乙》卷二第六作“吐”。

⑦“血脓”：《甲乙》卷二第六及《太素》卷十三经筋作“脓血”。

⑧“名曰季冬痹也”：此六字原在“无用燔针”之后，今据《医学纲目》卷十四筋类注及《类经》十七卷第六十九注前移至此。

⑨“经”：《甲乙》卷二第六此上有“凡”字。

⑩“筋急”：此上原有“反折”二字，疑涉下文“阳急则反折”致衍，今据《素问》生气通天论、奇病论王注引《灵枢》文及皮部论王注引《针经》文删除，与《太素》卷十三经筋合。

[注释]

[1]“心承伏梁”：承，由下承上之意，心承，指在内的筋拘急坚伏承于心下。伏梁，是五脏积病之一，此病起于心经气血凝滞，久留不愈，脐旁或脐上突起如手臂之物，伏而不动，如屋之梁，因而得名。《太素》卷十三经筋注：“心之积，名曰伏梁，起脐上，如臂，上至心下。其筋循膈下脐，在此痛下，故曰承也。”

[2]“下为肘网”：下，指由胸部下至臂肘部。下为肘网，是指上肢的筋有病，肘部感到如罗网一样的牵急不舒。

[3]“其成伏梁，唾血脓者”：《类经》十七卷第六十九注：“若伏梁已成而唾见血脓者，病剧脏伤，故死不治。”

[4]“吤刺”：《太素》卷十三经筋注：“吤，谓烧针刺之也。”

[语译] 手少阴经之筋，起于小指的内侧，循指上行结于掌后小指侧高骨，再上行结于肘的内侧，上行入腋内，与手太阴经筋相交叉，走胸，伏行于乳内，结于胸中，沿膈下行联系脐部。手少阴经筋发病，可见胸内拘急，心下有积块坚伏名曰伏梁；上肢的筋有病，肘部牵急屈伸不利；手少阴经筋发病，可见本经筋所循行或结聚的部位，掣引转筋和疼痛。治疗时应

用火针速刺疾出，针刺的次数以病愈为度，以痛处为针刺的穴位。若已成伏梁而吐脓血的，为脏器已伤，病情加剧的死证，这种病证叫季冬痹。大凡经筋的病，遇寒则筋拘急，遇热则筋松弛，阴痿不举。背部的筋挛急则脊背向后反张，腹部的筋挛急，身体向前弯曲而不能伸直。焠刺是用来刺治因寒而筋急的病的，若因热而经筋弛缓，就不能用火针了。

［原文］ 足之阳明，手之太阳，筋急则口目为噼[①]，目[②]眦急不能卒视，治[③]皆如右方也。

［校勘］

①“噼”：《甲乙》卷二第六作“僻”，与本篇足阳明条合。

②“目”：原脱，据《甲乙》卷二第六及《太素》卷十三经筋补。

③“治”：《甲乙》卷二第六此下有“此”字。

［语译］ 足阳明经筋和手太阳经筋拘急，则发生口眼歪斜，眼角拘急时不能卒然视物。治疗这些病证都应采用上述的燔针劫刺法，以病愈为度，以痛处为输穴。

［按语］ 张景岳说：“十二经脉之外，而复有所谓经筋者何也？盖经脉营行表里，故出入脏腑，以次相传；经筋联缀百骸，故维络周身，各有定位。虽经筋所行之部，多与经脉相同，然其所结所盛之处，则惟四肢溪谷之间为最，以筋会于节也。筋属木，其华在爪，故十二经筋皆起于四肢指爪之间，而后盛于辅骨，结于肘腕，系于关节，联于肌肉，上于颈项，终于头面，此人身经筋之大略也。筋有刚柔，刚者所以束骨，柔者所以相维，亦犹经之有络，纲之有纪，故手足项背直行附骨之筋皆坚大，而胸腹头面支别横络之筋皆柔细也。但手足十二经之筋又各有不同者，如手足三阳行于外，其筋多刚，手足三阴行于内，其筋多柔；而足三阴、阳明之筋皆聚于阴器，故曰前阴者，宗筋之所聚，此又筋之大会也。然一身之筋，又皆肝之所生，故惟足厥阴之筋络诸筋，而肝曰罢极之本，此经脉经

筋之所以异也。”对于经筋的特点及与经脉的区别作了总结。

骨度第十四

［提要］ 本篇以常人为例，详述了人的头围、胸围、腰围的尺寸，以及头面、颈项、胸腹、四肢等各部位骨的长短、大小和宽窄。根据骨度的长短，可以测知经脉的长短和脏腑的大小，为针灸取穴提供了依据。

［原文］ 黄帝问于伯高曰：脉度[1]言经脉之长短，何以立之？伯高曰：先度其骨节之大小广狭长短，而脉度定矣。黄帝曰：愿闻众人之度[2]，人长七尺五寸者[3]，其骨节之大小长短各①几何？伯高曰：头之大骨围[4]二尺六寸，胸围[5]四尺五寸，腰围[6]四尺二寸。发所复者[7]，颅至项②尺二寸，发以下至颐长一尺，君子参③折[8]。结喉[9]以下至缺盆中长四寸，缺盆以④下至𩩲骬[10]长九寸，过则肺大，不满则肺小[11]。𩩲骬以下至天枢长八寸，过则胃大，不满⑤则胃小[12]。天枢以下至横骨长六寸半，过则回⑥肠广长，不满则狭短[13]。横骨长六寸半，横骨上廉以下至内辅之上廉长一尺八寸，内辅之上廉以下至下廉长三寸半，内辅⑦下廉⑧下至内踝长一尺三寸，内踝以下至地长三寸，膝腘以下至跗属[14]长一尺六寸，跗属以下至地长三寸，故骨围大则太过，小则不及。角以下至柱骨[15]长一尺，行腋中不见者[16]长四寸，腋以下至季胁长一尺二寸，季胁以下至髀枢长六寸，髀枢以下至膝中[17]长一尺九寸，膝以下至外踝长一尺六寸，外踝以下至京骨[18]长三寸，京骨以下至地长一寸。耳后当完骨者广九寸[19]。耳前当耳门者[20]广一尺三寸，两颧之间相去七寸⑨，两乳之间广九寸半[21]，两髀之间[22]广六寸半。足长一尺二寸，广四寸半。肩至肘长一尺七寸，肘至腕长一尺二寸半，腕至中指本节[23]长四寸，本节至其末长四寸半。项发以下至膂⑩骨[24]长三⑪寸半，膂骨[25]

以下至尾骶二十一节长三尺，上节长一寸四分分之一，奇分在下[26]，故上七节⑫至于膂骨九寸八分分之七，此众人之骨⑬度也，所以立经脉之长短也。是故视其经脉⑭之在于身也，其见浮而坚，其见明而大者，多血；细而沉者，多⑮气也⑯。

［**校勘**］

①“各”：《甲乙》卷二第七此上有“知”字。

②“项”：《太素》卷十三骨度此下有“长”字。

③“参”：原作“终”，据《甲乙》卷二第七、《太素》卷十三骨度及《圣济总录》卷一九一改。《太素》杨注：“参，三也”，义较“终”字为长。

④“缺盆以”：《甲乙》卷二第七作“至缺盆”。

⑤“不满”：原作“不及”，据《太素》卷十三骨度及《圣济总录》卷一九一改，使前后句法一致。

⑥“回”：《甲乙》卷二第七作“胃”。

⑦“辅”：《太素》卷十三骨度此下有“之”字。

⑧“下廉”：《太素》卷十三骨度此下有“以”字。

⑨“七寸”：《甲乙》卷二第七作“九寸半”，疑涉下两乳之间而误。

⑩“膂”：原作“背”，据《太素》卷十三骨度及《圣济总录》卷一九一改，与下文合。

⑪“三”：原作“二”，据《甲乙》卷二第七及《太素》卷十三骨度改。

⑫“七节”：《甲乙》卷二第七、《太素》卷十三骨度及《圣济总录》卷一九一此下有“下”字。

⑬“之骨”：原作“骨之”，据《太素》卷十三骨度改。

⑭“脉”：《太素》卷十三骨度及《圣济总录》卷一九一并作“络”。

⑮“多”：《太素》卷十三骨度作“少”，杨注“或作多。”

⑯“是故视……多气也”：《灵枢识》：“此一节与骨度不相涉，疑是他篇错简。”《甲乙》卷二第七“多气也”下有“乃经之长短也”六字。

[注释]

[1]“脉度”：指经脉的长度，此处以骨节的大小、广狭、长短来确定经脉长度。

[2]“众人之度”：指通常人或多数人的身体长度。

[3]“人长七尺五寸者”：此云人长七尺五寸，而经水篇谓“八尺之士”，皆为概数。

[4]“头之大骨围”：即头盖骨周围，以前与眉平，后与枕骨平为计算标准。《太素》卷十三骨度杨注：“自颈项骨以上为头颅骨，以为头大骨也，当其粗处以绳围之”。《灵枢识》简按：“头骨于耳尖上周围而度之。”

[5]“胸围”：在平乳部位绕胸一周的长度。

[6]“腰围”：在平脐部位绕身一周的长度。

[7]“发所复者”：人在仰卧时，自前发际纵行向后度量至后发际，头被发所盖之处的长度。

[8]“君子参折”：君子，此指体格匀称、五官端正的人。参折，是将前发际以下至下颔端一尺长的面部折分三份，三份长度相等。马莳：“言士君子之面部三停齐等，可以始、中、终而三折之也，众人未必然耳。”按：三停，从前发际到眉中为一停，从眉中到鼻端为二停，从鼻端到颐端为三停。三停的长度相等。

[9]“结喉”：系喉头隆起处。

[10]“𩩲骬（hé yú 合于）”：胸骨下端之蔽心骨，也叫鸠尾骨，俗称剑突。

[11]“过则肺大，不满则肺小”：《类经》八卷第十八注：“缺盆之下，鸠尾之上，是为之胸，肺脏所居，故胸大则肺亦大，胸小则肺亦小也。”

［12］“过则胃大，不满则胃小”：《类经》八卷第十八注：“自髑骬之下，脐之上，是为中焦，胃之所居，故上腹长大者胃亦大，上腹短小者胃亦小也。”

［13］“过则回肠广长，不满则狭短”：《类经》八卷第十八注：“自天枢下至横骨，是为下焦，回肠所居也，故小腹长大者回肠亦大，小腹短狭者回肠亦小也。”

［14］“跗属”：跗，跟骨结节；跗属，指跟骨结节的连属组织，即跟腱下端。

［15］“角以下至柱骨”：角，额角。柱骨，肩胛上颈骨隆起处。

［16］“行腋中不见者”：指自柱骨下行至腋横纹头隐伏不见之处。马莳：“自柱骨行于腋下之隐处。”

［17］“膝中”：即膝盖骨外侧中点。

［18］“京骨”：足小趾本节后外侧突出的半圆骨。

［19］“耳后当完骨者广九寸”：指两侧耳后完骨间的距离为九寸。

［20］“耳前当耳门者”：耳门，此指听宫穴部位。耳前当耳门者，指二听宫穴经面部鼻尖的长度。

［21］“两乳之间广九寸半”：指两乳之间的长度为九寸半，检它书所载尺寸与本经有出入。小板营升：“按滑氏《发挥》曰‘自膻中横至神封二寸，神封至乳中二寸左右，合而得八寸也’。《图翼》、《医统》、《针方六集》等俱当折‘八寸’。”

［22］“两髀之间”：髀骨，即股骨，也叫大腿骨。两髀之间，即两股骨之间的距离。

［23］“本节”：手部的掌指关节或足部的跖趾关节均称本节，这里指前者。

［24］“项发以下至膂骨”：项后发际至大椎之间。

［25］“膂骨”，即脊骨，此处指大椎而言。

［26］“奇分在下”：奇分，指有余不尽的分数；下，指七

椎以下。古法以第一椎至第七椎为上七节，每节长一寸四分一厘，七节共长九寸八分七厘。按本经记载，自膂骨（大椎）至尾骶共二十一节，全长为三尺。除去上七节九寸八分七厘外，所余长度用七节以下的十四节平分，有余不尽之数，所以说奇分在下。考《神应经》与《类经图翼》所载，中七椎，每椎一寸六分一厘，共一尺一寸二分七厘。上七、中七十四椎，合共二尺一寸一分四厘，下七椎，每椎一寸二分六厘，共八寸八分二厘，上、中、下共二十一椎，合计二尺九寸九分六厘。在临床上，并不机械地按各节分寸计算，多采用数脊椎法取穴。《类经》八卷第十八注："自大椎而下至尾骶计二十一节，共长三尺。上节各长一寸四分分之一，即一寸四分一厘也。故上之七节，共长九寸八分七厘。其有余不尽之奇分，皆在下部诸节也。"

［语译］ 黄帝问伯高：脉度篇里所说的人身经脉的长短，是依照什么标准确定的呢？伯高回答说：先度量出各骨节的大小、宽窄和长短，而后用这个标准确定脉的长度。黄帝说：我希望你谈谈一般人的骨度，一般人如以身长七尺五寸为准，全身各骨节的大小、长短是多少？伯高说：头盖骨周围长二尺六寸，胸围四尺五寸，腰围四尺二寸。头发所复盖的部位叫颅，从头颅的前发际到颈项后实际长一尺二寸，从前发际下至颐端长一尺，五官端正、体格匀称的人，面部上、中、下三停的部位长度相等。从喉头隆起处到缺盆中（指天突穴处）长四寸，从缺盆中下行到蔽心骨（鸠尾骨）长九寸，若超过九寸的则肺脏也大，不满九寸的肺脏也小。从胸骨下端到天枢穴之间（脐中）长八寸，超过八寸的则胃大，不满八寸的则胃小。从脐到横骨长六寸半，超过六寸半的则大肠粗且长，不满六寸半的大肠细且短。横骨长六寸半，从横骨的上缘向下到股骨内侧上缘长一尺八寸，膝骨内侧部的上缘至下缘长三寸半，从膝骨内侧下缘向下到内踝骨长一尺三寸，从内踝骨向下到地长三寸，从

膝腘之间向下沿小腿外侧到跗属长一尺六寸，从跗属向下到地长三寸，所以骨围大的骨也大，骨围小的骨也小。度量人的侧面，从额角到颈项之根部长一尺，从颈根向下到腋窝横纹隐伏处长四寸，从腋窝到季胁长一尺二寸，从季胁到髀枢长六寸，从髀枢到膝中长一尺九寸，从膝到外踝长一尺六寸，从外踝到京骨长三寸，从京骨到地长一寸。耳后两高骨间的宽度是九寸，耳前两听宫部位的宽度是一尺三寸，两颧之间的宽度是七寸，两乳之间的宽度是九寸半，两髀之间的宽度是六寸半。足的长度是一尺二寸，宽四寸半。肩端至肘长一尺七寸，肘至腕长一尺二寸半，腕至中指末节根部长四寸，手指末节根部至指尖长四寸半。度量人的背部，从项后发际向下到膂骨大椎长三寸半，从大椎到尾骶骨共二十一节，长三尺，上七椎每节长一寸四分一厘，共长九寸八分七厘，其余不尽之数都在以下诸节平均计算，这是一般人周身的骨度，根据这个标准，确定了人体经脉的长短度数。同时可以观察人体的经脉，其呈现在体表浮浅而坚实或明显粗大的是多血之经，细而深伏的是多气之经。

［**按语**］ 本篇所述骨度，说明我国远在两千多年以前，已从事体表度量工作。各部位骨度的尺寸，在目前针灸治疗实践中，具有一定的指导意义，兹列表，以供参考。

常人骨度表

部位	起止点	长度	度量方法
头颈部	头之大骨围	二尺六寸	横量
	发所复者颅至项（前发际至后发际）	一尺二寸	竖量
	发以下至颐	一尺	竖量
	结喉以下至缺盆中	四寸	竖量
	耳后当完骨者（耳后两高骨间）	九寸	横量
	耳前当耳门者（两听宫穴间）	一尺	横量
	两颧之间	七寸	横量
	角以下至柱骨	一尺	竖量
	项发以下至膂骨（后发际至大椎）	三寸五分	竖量

续表

部位	起　止　点	长　度	度量方法
胸腹背部	膂骨以下至尾骶	三　尺	竖　量
	行腋中不见者（从颈根至腋）	四　寸	竖　量
	胸围	四尺五寸	横　量
	腰围	四尺二寸	横　量
	缺盆以下至髑骬	九　寸	竖　量
	髑骬以下至天枢（脐中）	八　寸	竖　量
	天枢以下至横骨	六寸五分	竖　量
	横骨长	六寸五分	横　量
	两乳之间	九寸五分	横　量
	腋以下至季胁	一尺二寸	竖　量
	季胁以下至髀枢	六　寸	竖　量
四肢部	肩至肘	一尺七寸	竖　量
	肘至腕	一尺二寸五分	竖　量
	腕至中指本节	四　寸	竖　量
	本节至其末	四寸五分	竖　量
	横骨上廉以下至内辅上廉	一尺八寸	竖　量
	内辅上廉以下至下廉	三寸五分	竖　量
四肢部	内辅下廉以下至内踝	一尺三寸	竖　量
	内踝以下至地长	三　寸	竖　量
	两髀之间	六寸五分	横　量
	髀以下至膝中	一尺九寸	竖　量
	膝腘以下至跗属	一尺六寸	竖　量
	膝以下至外踝	一尺六寸	竖　量
	跗属以下至地长	三　寸	竖　量
	外踝以下至京骨	三　寸	横　量
	京骨以下至地长	一　寸	竖　量
	足长	一尺二寸	竖　量
	足广（宽）	四　寸	横　量

五十营第十五

［提要］ 本篇主要介绍经脉之气在人体内营运的情况。

［原文］ 黄帝曰：余愿闻五十营[1]奈何？岐伯答曰：天周①二十八宿[2]，宿三十六分，人气行一周②，千八分[3]。日行[4]二十八宿③，人经脉④上下、左右、前后二十八脉[5]，周身十六丈二尺，以应二十八宿，漏水下百刻⑤[6]，以分昼夜。故人一呼，脉再动，气⑥行三寸，一吸，脉亦再动，气⑥行三寸，呼吸定息[7]，气⑥行六寸。十息，气⑦行六尺⑧，日行二分。二百七十息，气行十六丈二尺，气行交通于中⑨，一周于身，下水⑩二刻，日行二十分有奇⑪[8]。五百四十息，气行再周于身，下水四刻，日行四十分[9]。二千七百息，气行十周于身，下水二十刻，日行五宿二十分。一万三千五百息，气行五十营⑫于身，水下百刻，日行二十八宿，漏水皆尽，脉⑬终矣。所谓交通者，并行一数也，故五十营备，得尽天地之寿矣，气⑭凡行八百一十丈也。

［校勘］

①“天周”：《甲乙》卷一第九作“周天”，《素问》八正神明论王注引同。

②“周”：《素问》八正神明论此下有“天”字。

③“日行二十八宿”：《太素》卷十二营五十周作“日行二十八分”，《甲乙》卷一第九无此六字。

④“脉”：《甲乙》卷一第九作“络”。

⑤“漏水下百刻”：《素问》八正神明论王注引作“合漏水百刻”。

⑥“气”：《难经》一难作“脉”字，《循经考穴编》十二经阴阳传注同。

⑦“气”:《甲乙》卷一第九作“脉”。

⑧“六尺”:《医学纲目》卷一阴阳此下有“二十七息,气行一丈六尺二寸”十二字,似是。

⑨“气行交通于中”:《素问》八正神明论王注引无。

⑩“下水”:张注本作“水下”,本书卫气行篇及《素问》八正神明论王注亦作“水下”,与张注本合。

⑪“二十分有奇”:原作“二十五分”,据《甲乙》卷一第九改。按:《太素》卷十二营五十周、《素问》八正神明论王注引均作“二十分”,《医学纲目》卷一谓:“二十五分,当作二十分”,详考其数值,当以《甲乙》为是,故据改。

⑫“营”:《素问》八正神明论王注引及《景岳全书》卷四脉神章引均作“周”。

⑬“脉”:《甲乙》卷一第九此下有“已”字。

⑭“气”:原脱,据《甲乙》卷一第九及《太素》卷十二营五十周补。

[注释]

[1]“五十营”:指营气在周身运行,每昼夜为五十周次。《类经》八卷第二十六注:“五十营者,即营气运行之数,昼夜凡五十度也。”

[2]“天周二十八宿”:二十八宿,是古代天文学的星座名称,周天之星分四方,每方各有七宿,东方七宿是角、亢、氐、房、心、尾、箕;北方七宿是斗、牛、女、虚、危、室、壁;西方七宿是奎、娄、胃、昴、毕、觜、参;南方七宿是井、鬼、柳、星、结、翼、轸,共合二十八宿。天周二十八宿,指天体运行环周于二十八宿之间。

[3]“人气行一周,千八分”:人气行一周,是指经脉之气一昼夜在人身运行五十周次;千八分,指日行二十八宿,每宿三十六分,相乘之数为一千零八分。

[4]“日行”:古人以为太阳绕地球转,故称日行。

[5]“二十八脉”：手足三阴三阳十二经，有十二脉，左右两侧合二十四脉，加阴蹻、阳蹻、任脉、督脉各一，共合二十八脉。

[6]“漏水下百刻”：漏刻，是古代计时的仪器，其构造历代各有不同，而道理相似。《辞海》：“古计时之器也，以铜壶盛水，底穿一孔，壶中立箭，上刻度数，壶中水以漏渐减，箭上所刻亦以次显露，即可知时。……其法总以百刻，分于昼夜，冬至昼漏四十刻，夜漏六十刻，夏至则反之，春秋二分昼夜各五十刻。”古代的计时标准，都是以一百刻作为一昼夜的时间，其计算方法，每刻分为六十分，一百刻共计六千分，将六千分平均分配于一昼夜的十二个时辰，每一时辰各得五百分，折合八刻二十分，所以一昼夜为九十六刻二百四十分，而二百四十分又等于四刻，合共一百刻。

[7]“呼吸定息”：一呼一吸为一息。呼吸定息，是指一次呼吸已尽，下一次呼吸尚未开始之际。

[8]“日行二十分有奇”：此指每一环周所需的日行分数，按五十周与一千八分的关系计算，当为“二十分一厘六毫”，故曰日行二十分有奇。

[9]“日行四十分”：依上所述，当是四十分三厘二毫，四十分乃其概数。

[语译] 黄帝说：我愿意听你说说经脉之气在人体运行五十周的情况是怎样的？岐伯回答说：周天有二十八宿，每宿的距离是三十六分，人体的经脉之气，一昼夜运行五十周，合一千零八分。在一昼夜中日行周历了二十八宿，人体的经脉分布在上下、左右、前后，共二十八脉，脉气在全身运行一周共十六丈二尺，恰好相应于二十八宿，并可用铜壶滴水下注百刻为标准，来划分昼夜，计算环周所需时间。所以人一呼气，脉跳动两次，脉气行三寸，一吸气，脉也跳动两次，脉气又行三寸，一呼一吸叫做一息，气行共六寸，十息气行共六尺。以二

十七息而气行一丈六尺二寸计算，日行为二分有奇。二百七十息，每息六寸，脉气运行十六丈二尺，在此时间内，气行上下交流，内外贯通于经脉之中，在全身运行一周，漏水下注二刻，日行二十分有奇。二千七百息，脉气在全身运行十周，漏水下注二十刻，日行五宿二十分有奇。一万三千五百息，脉气在全身运行五十周，漏水下注一百刻，日行二十八宿。当一百刻的漏水滴尽时，脉气正好运行了五十周。前面所说上下交流，内外贯通的意思，就是二十八脉在全身运行一周的总数。人的脉气如果能够经常保持一昼夜运行五十周的话，身体可健康无病，活到天赋的年龄。脉气在人体运行五十周的总长度是八百一十丈。

[按语] 本文所叙的某些数字，与实际有出入，仅可参考。

营气第十六

[提要] 本篇主要讨论营气的形成和循行的情况。它的输布起始于手太阴经，流注次序与十二经脉一致，最后由肝入肺。其支别者，行于督任二脉后，也注肺中，再从肺发出，如前一样继续循行。

[原文] 黄帝曰：营气之道，内谷为宝①[1]。谷入于胃，气②传之肺，流溢于中，布③散于外，精专[2]者行于经隧[3]，常营无已，终而复始，是谓天地之纪。故气从太阴出④，注予阳明，上行至面⑤，注足阳明，下行至跗上，注大指间，与⑥太阴合，上行抵脾⑦。从脾注心中，循手少阴出腋下臂，注小指之端⑧，合手太阳，上行乘腋出䪼内，注目内眦，上巅下项，合足太阳，循脊下尻，下行注小指之端，循足心注足少阴，上行注肾。从肾注心，外散于胸中，循心主脉出腋下臂，出⑨两筋之间，入掌中，出⑩中指之端，还注小指次指之端，

合手少阳，上行注膻中，散于三焦，从三焦注胆，出胁，注足少阳，下行至跗上，复从跗注大指间，合足厥阴，上行至肝，从肝上注肺⑪，上循喉咙，入颃颡之窍，究于畜门[4]。其支别者，上额循巅下项中，循脊入骶，是督脉也，络阴器，上过毛中，入脐中，上循腹里⑫，入缺盆，下注肺中，复出太阴。此营气之行⑬，逆顺[5]之常也。

［校勘］

①“宝”：《素问》痹论王注引《灵枢》文作“实”，新校正谓别本作“宝”。

②“气”：原作“乃”，据《素问》平人气象论王注引《灵枢》文、五脏别论、痹论、新校正引文及《甲乙》卷一第十改。

③“布”：《素问》平人气象论王注引《灵枢》文作“而”。

④“太阴出”：《甲乙》卷一第十此下有“循臂内上廉”五字。按，此上似脱“手”字。

⑤“至面”：原脱，据《太素》卷十二首篇及，《甲乙》卷一第十补。

⑥“与”：律以上下文例，此下似应有“足”字。

⑦“脾”：原作“髀”，据《太素》卷十二首篇及《甲乙》卷一第十改。

⑧“之端”：原脱，据《太素》卷十二首篇及《甲乙》卷一第十补。

⑨“出”：《太素》卷十二首篇及《甲乙》卷一第十并作“入”。

⑩“出”：《甲乙》卷一第十此下有“手”字。

⑪“肺”：《甲乙》卷一第十作“鬲”。

⑫“循腹里”：《太素》卷十督脉杨注无。顾氏《校记》云，“以上文例之，此下当云‘是任脉也’”。

⑬“行”：此上原有“所”字，此下原有“也”字，据《太素》卷十二首篇及《甲乙》卷一第十删。

[注释]

[1]“内谷为宝”：内，与“纳”同，是受纳的意思，营气乃受纳水谷精气所生成，是维持生命的最宝贵的物质。人能纳谷，营气旺盛；不能纳谷，营气衰败，所以称“内谷为宝”。

[2]“精专”：指饮食物中化生出的最精纯的部分。

[3]“经隧”：隧，隧道。经隧，气血运行的道路。因经脉位置较深，伏而不见，故称经隧。

[4]“究于畜门”：究，终也，畜，同嗅。畜门，指鼻的外孔道。《灵枢识》简按：“畜门者，鼻孔中通于脑之门户。畜，嗅同。以鼻吸气也。”

[5]“逆顺”：张志聪：“逆顺者，谓经脉内外之血气，交相逆顺而行也。”

[语译] 黄帝说：营气由受纳的水谷精气化生而成，运行于肺中，人能纳谷则营气盛，不能纳谷则营气衰，所以说内谷为宝。水谷入胃，化生精微之气先上注到肺，再流溢于中，以营养脏腑，散布于外，以灌溉四肢百骸，其精纯的部分运行在经脉之中，经常不息地在全身营运，终而复始地循环，这与自然界日月不停地运转是同一道理。营气的运行，首先从手太阴经发出，沿着臂内侧上缘，到手大指尖端，经过列缺穴流注到与肺经相表里的手阳明经，然后上行面部，注入足阳明经，再循经下行至足背，流注于足大趾间，与足太阴经相合，沿脾经由足上行腹部至脾脏，从脾注入心中，由此沿手少阴经横出腋部，向下沿臂内侧后缘，流注手小指尖端，与手太阳经相合，由此复出，沿手臂外侧上行越过腋部，向上出于眼眶下，流注于眼的内角，然后上注巅顶，下项，与足太阳经相合，接着沿脊柱两旁向下，经过尻部，下行流注足小趾尖端，再沿足心流注足少阴经，而后循经上行注于肾脏，从肾流注于心包络，散

布于胸中，然后沿心包经出腋下臂内侧，下行前臂掌侧，出两筋之间进入手掌中，直出中指的尖端，再回转注入无名指的尖端，与手少阳经相合，上行注入两乳间的膻中，散于上、中、下三焦，再从三焦注入胆腑，出胁部注入足少阳经，向下行，循经到足背部，又从足背流注到足大趾间，与足厥阴经相合，接着循肝经上行到肝脏，再由肝脏上注到肺，向上沿着喉咙后面入鼻的内窍，终止于鼻的外孔道。从肝支别而行的，上至额部，循巅项下行到项的中间，沿脊骨下入尾骶部，这是督脉循行的道路；继续循行，其脉又络阴器，上过毛际入于脐中，向上入腹里，此是沿任脉所行。再进入缺盆部，然后下行注入肺中，再从手太阴肺经发出，进行新的一周循行。以上所述是营气循行的路径，自上而下，又自下而上，出阴入阳，又出阳入阴，相互逆顺而行的正常情况。

［按语］ 本篇阐述了营气由水谷精气化生而成，其流注路径与十二经顺序一致。不同点在于，十二经的循行，始于肺，渐次传注肝，由肝复入于肺，如此循行不息。营气循行是由肝别出，向上行经额、巅，下项入督脉，再绕阴器而交任脉，由任脉流注于肺，再开始新的循环，这是营气在十四经循行的次序。

附：营气流注次序表

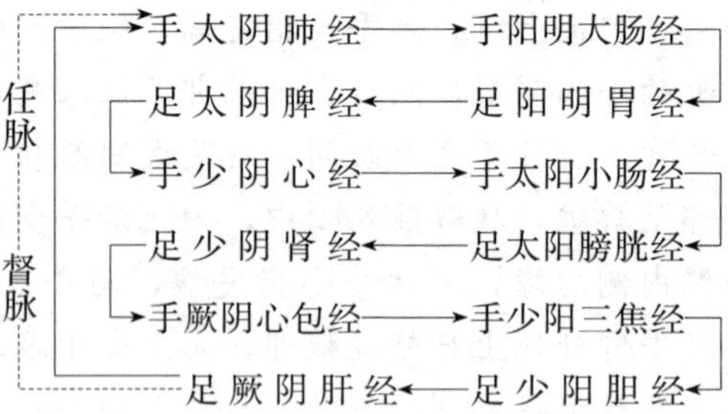

脉度第十七

［提要］ 本篇内容除介绍手、足三阴三阳经脉、跻脉、督脉、任脉的长度外，并对脏腑经脉的生理病理情况以及由于阴阳偏盛所形成的关格，作了简要叙述，最后将跻脉的循行、作用，以及男子以阳跻为经，女子以阴跻为经的问题作了具体分析。

［原文］ 黄帝曰：愿闻脉度。岐伯答曰：手之六阳①，从手至头，长五尺②，五六③三丈。手之六阴④，从手至胸中，三尺五寸⑤，三六一丈八尺，五六三尺⑥，合⑦二丈一尺。足之六阳⑧，从足上至头⑨，八⑩尺，六八四丈八尺。足之六阴⑪，从足至胸中，六⑫尺五寸，六六三丈六尺，五六三尺，合⑦三丈九尺。跻脉从足至目，七尺⑬五寸，二七一丈四尺，二五⑭一尺，合⑦一丈五尺。督脉、任脉各⑮四尺五寸，二四八尺，二五一尺，合⑦九尺。凡都合一十六丈二尺⑯，此气之大经隧也。经脉为里，支而横者为络，络之别者为孙络⑰，孙络之⑱盛而⑲血者疾诛之[1]，盛者⑳泻之，虚者饮药以补之。

［校勘］

①“手之六阳”：《太素》卷十三脉度“手”下有“足”字，《难经》二十三难作“手三阳之脉”。

②“从手至头，长五尺”：《太素》卷十三脉度无“长”字，《太素》卷五十二水杨注“长”前上并“各”字，文义较明显。

③“五六”：《难经》二十三难及《甲乙》卷二第三此下并有“合”字。

④“手之六阴”：《难经》二十三难作“手三阴之脉”。

⑤“三尺五寸”：《难经》二十三难及《甲乙》卷二第三此上并有“长”字。

⑥“五六三尺”：《甲乙》卷二第三“六”下有“合”字。

⑦“合”：《太素》卷十三脉度及《甲乙》卷二第三并作“凡”。

⑧“足之六阳”：《难经》二十三难作“足三阳之脉”。

⑨“从足上至头”：《太素》卷十三脉度及《难经》二十三难“足”上并无“上”字。《太素》卷十三脉度“头”作“顶”。《甲乙》卷二第三作“从头至足”四字。

⑩“八”：《难经》二十三难及《甲乙》卷二第三此上并有“长”字。

⑪“足之六阴”：《难经》二十三难作“足三阴之脉”。

⑫“六”：《难经》二十三难及《甲乙》卷二第三此上并有“长”字。

⑬“七尺”：《难经》二十三难及《甲乙》卷二第三此上并有“长”字。按：《太素》卷十阴阳跻脉杨注引《九卷》“七尺”之前有“各长”二字，始与下文“二七一丈四尺”“二五一尺”相贯，似应据补。

⑭“五”：《甲乙》卷二第三此后有“合”字，下“二四八尺”“二五一尺”同。

⑮“各”：《难经》二十三难及《甲乙》卷二第三此下并有“长”字。

⑯“凡都合一十六丈二尺”：《难经》二十三难“都合”作“脉长”，《太素》卷十三脉度及《要旨》卷三第十“合”下并无“一”字。

⑰“络”：原脱，据《素问》调经论王注引《针经》文及《素问》三部九候论王注引《灵枢》文补，与《太素》卷十三脉度、《甲乙》卷二第三合。

⑱“孙络之”：原脱，据《太素》卷十三脉度及《甲乙》

卷二第三补。

⑲“盛而”:《太素》卷十三脉度及《甲乙》卷二第三此下并有“有”字。

⑳“盛者”:《太素》卷十三脉度此下有“徐”字。

[注释]

[1]“疾诛之”:疾,快也;诛,去除之意。疾诛之,此指立即放血的意思。

[语译] 黄帝说:我愿听你谈谈脉的长度。岐伯回答说:手太阳,手少阳,手阳明,左右共六条手阳经,从手到头,每条经脉长五尺,五六合三丈。手太阴,手少阴,手厥阴,左右共六条手阴经,从手到胸中,每条经脉长三尺五寸,三六是一丈八尺,五六是三尺,共合二丈一尺。足太阳,足少阳,足阳明,左右共六条足阳经,从足上至头,每条经脉长八尺,六八是四丈八尺。足太阴,足少阴,足厥阴,左右共六条足阴经,从足至胸中,每条经脉长六尺五寸,六六是三丈六尺,五六是三尺,共合三丈九尺。左右䠂脉,从足至目,每条长七尺五寸,二七是一丈四尺,二五是一尺,共合一丈五尺。督脉、任脉,每条长四尺五寸,二四是八尺,二五是一尺,两条经脉共合九尺。以上二十八条经脉的总长度是一十六丈二尺,这是营气循行的大隧道。经脉隐伏循行人体深部,从经脉分出支脉横行的是络脉,络脉别出的分支为孙络,孙络盛满而有瘀血的,应当立即用放血法去除瘀血,邪气盛的用泻法,正气虚的应服药进行调补。

[按语] 跻脉有阴跻、阳跻之别,从本篇末段所载“男子数其阳,女子数其阴,当数者为经,其不当数者为络也”来分析,可以理解为男子以阳跻为经,阴跻为络;女子以阴跻为经,阳跻为络,所以本文所说“跻脉从足至目,七尺五寸”,实际上是只计算了一条跻脉的长度,而没有计算作为络的另一条跻脉的长度。马莳说:“跻脉有阳跻、阴跻,阳

跻自足申脉行于目，阴跻自足照海行于目，然阳跻左右相同，阴跻亦左右相同，则跻脉宜乎有四，今曰二七一丈四尺，二五一尺，则止于二脉者何也？观本篇末云‘跻脉有阴阳，何脉当其数？岐伯答曰，男子数其阳，女子数其阴，则知男子之所数者，左右阳跻，女子之所数者，左右阴跻也’。”

［原文］　五脏常内阅[1]于上七窍也①，故②肺气通于鼻，肺③和则鼻能知臭香矣；心气通于舌，心④和则舌能知五味矣；肝气通于目，肝⑤和则目能辨五色⑥矣；脾气通于口，脾⑦和则口能知五谷⑧矣；肾气通于耳，肾⑨和则耳能闻五音矣。五脏不和则七窍不通，六腑不和则留结⑩为痈。故邪在腑⑪则阳脉不和⑫，阳脉不和⑫则气⑬留之，气⑬留之则阳气⑬盛矣。阳气太盛⑭则阴脉⑮不和⑯，阴脉不和⑯则血⑰留之，血⑰留之则阴气⑱盛矣。阴气太盛，则阳气不能⑲荣也，故曰关。阳气太盛，则阴气弗能⑲荣也，故曰格。阴阳俱盛，不得相荣，故曰关格。关格者，不得尽期而死也⑳。

［校勘］

①“七窍也”：《太素》卷六脏腑气液作“在七窍”。

②“故”：《太素》卷六脏腑气液无。

③“肺”：《太素》卷六脏腑气液、《难经》二十三难及《甲乙》卷一第四作“鼻”。按：《史记》仓公列传正义引“肺”作“鼻”，与《太素》等合。

④“心”：《太素》卷六脏腑气液及《甲乙》卷一第四作“舌”。按：《史记》仓公列传正义引“心”作“舌”，与《太素》等合。

⑤“肝”：《太素》卷六脏腑气液及《甲乙》卷一第四作“目”。按：《史记》仓公列传正义引“肝”作“目”，与《太

素》等合。

⑥“五色”：《难经》二十三难作“白黑”。

⑦“脾”：《太素》卷六脏腑气液、《难经》二十三难及《甲乙》卷一第四并作“口”。按：《史记》仓公列传正义引“脾”作“口”，与《太素》等合。

⑧“知五谷”：《甲乙》卷一第四作“别五谷味”，似是。

⑨“肾”：《太素》卷六脏腑气液、《甲乙》卷一第四作“耳”。按：《史记》仓公列传正义引“肾”作“耳”，与《太素》等合。

⑩“结”：原脱，据《难经》二十三难及《甲乙》卷一第四补。

⑪“故邪在腑”：《难经》二十三难作“邪在六腑”。

⑫“和”：《太素》卷六脏腑气液作“利”，下同。

⑬“气”：《难经》二十三难作“脉”，下同。

⑭“阳气太盛”：《难经》二十三难作“邪在五脏”，《甲乙》卷一第四作“邪在脏”。《难经》、《甲乙》似是。

⑮“脉”：原脱，据《难经》二十三难、《甲乙》卷一第四及《太素》卷六脏腑气液补。

⑯“和”：原作“利”，据《难经》二十三难及《甲乙》卷一第四改，下同。

⑰“血”：《太素》卷六脏腑气液作“气”，下同。

⑱“气”：《难经》二十三难作“脉”。

⑲“能”：《难经》二十三难、《甲乙》卷一第四并作“得”，且此下有“相”字。

⑳“不能尽期而死也”：《甲乙》卷一第四无“期”字，《难经》二十三难作“不得尽其命而死矣。”

[注释]

[1]“阅”：经历之意，此处指五脏虽藏于胸腹之内，而其气却可通达于显露在外的七窍。

[语译]　五脏的精气，经常由体内分别外通于面部的七窍。肺气外通于鼻，肺脏的功能正常，鼻就能辨别香臭；心气外通于舌，心脏的功能正常，舌就能辨别五味；肝气外通于目，肝脏的功能正常，目就能辨别五色；脾气外通于口，脾脏的功能正常，口就能辨别饮食的味道；肾气外通于耳，肾脏的功能正常，耳就能辨别五音。如果五脏失于和利，则与其相通的七窍就不通畅；六腑失于调和通利，邪气留阻，气血凝结，发为痈疡。所以，邪在六腑，属阳的经脉会失于和利，阳脉失和则气行留滞，气行留滞则使阳气偏盛。如果阳气偏盛则影响属阴的经脉失于和调通利，阴脉失和，则血行留滞，血留滞则使阴气偏盛。如阴气太盛，影响到阳气不能营运入内与阴气相交，这叫做关。若阳气太盛，阳盛则阴病，阴气亦不能营运外出与阳气相交，这叫做格。若阴阳之气俱盛，表里相隔，彼此不能营运相交，这叫做关格。关格是阴阳离决，两相格拒的表现，出现这种情况，人就不能活到应该活到的年岁而早亡。

[原文]　黄帝曰：跻脉安起安止，何气荣水①？岐伯答曰：跻脉②者，少③阴之别，起于然骨之后[1]，上内踝之上，直上循阴股入阴④，上循⑤胸里入缺盆，上出⑥人迎之前，入頄⑦属目内眦，合于太阳⑧、阳跻而上行，气并相还则为濡目，气不荣则目不合。黄帝曰：气独行⑨五脏，不荣⑩六腑⑪，何也？岐伯答曰：气之不得无行也⑫，如水之流，如日月⑬之行不休，故阴脉荣其脏，阳脉荣其腑，如环之⑭无端，莫知其纪，终而复始。其流溢之气⑮，内溉⑯脏腑⑰，外濡腠理。黄帝曰：跻脉有阴阳，何脉⑱当其数[2]？岐伯答曰：男子数其阳，女子数其阴，当数⑲者为经，其不当数者为络也。

[校勘]

①“荣水”：《太素》卷十阴阳跻脉作“营此”，《甲乙》卷

二第二“水”作“也”,《纲目》卷一作“何荣”。《灵枢识》简按:“荣水不成义。”似可从《甲乙》。

②“跻脉”:《素问》刺腰痛王注引作“阴跻”。楼英曰:“跻脉始终,独言阴跻,而不及阳跻者,有脱简也。”《太素》卷十阴阳跻脉杨注:“阳跻从风池脑空至口边,会地仓承泣,与阴跻于目锐眦相交已。”似可补经文之缺。

③“少”:《素问》刺腰痛王注引此上有“足”字。

④“入阴”:《素问》刺腰痛王注引此下有“而循腹”三字。

⑤“循”:《素问》刺腰痛王注引作“入”。

⑥“出”:《甲乙》卷二第二作“循”。

⑦“烦”:黄校本作“鸠”,《素问》缪刺论王注引《针经》文作“鼽”。按:“鼽”乃“烦”之借字。《素问》刺腰痛篇此下有“内廉”二字,《难经》二十三难虞注同。

⑧“合于太阳”:《难经》二十三难虞注作“合太阳脉”。

⑨“行”:《难经》三十七难此下有“于”字。

⑩“荣”:《难经》三十七难此下有“于”字。

⑪“六腑”:《难经》三十七难此下有“者”字。

⑫“气之不得无行也”:《难经》三十七难作“然气之所行也”。

⑬“如水之流,如日月”:《难经》三十七难作“如水之流,不得息也”。

⑭“之”:本书邪气脏腑病形、经水、营卫生会及动输诸篇均无。

⑮“其流溢之气”:《难经》三十七难作“其不覆溢人气”。

⑯“溉”:《难经》三十七难作“温于”。

⑰“脏腑”:马注本、张注本并作“五脏”。

⑱“脉”:《太素》卷十阴阳跻脉作“者”,《甲乙》卷二

第二同。

⑲“当数”：《甲乙》卷二第二此上重“其阴”二字。

[注释]

[1]“然骨之后”：指然骨后面的照海穴，为阴跻脉的起始部。

[2]“当其数”：数，是指全身脉长一十六丈二尺的总数，因其中仅指出跻脉长七尺五寸，左右共合一丈五尺，如包括阴跻阳跻在内，则左右共四条，这样就和脉长的总数不相符合，所以阴跻、阳跻的长度虽是一样，但计算在总数之内的，男子指的是阳跻，女子指的是阴跻，称为当数。当数的，称为经；不当其数的，称为络，络是没有计算在经脉长度的总数之内的。

[语译] 黄帝说：跻脉从哪里起到哪里止，是哪一经的经气使它像流水一样营运呢？岐伯回答说：阴跻脉是足少阴肾经的别脉，起于然骨之后的照海穴，上行于内踝的上面，直向上沿大腿内侧入于前阴，而后沿着腹部上入胸内，入于缺盆，向上出人迎的前面，入颧部，连属于眼内角，与足太阳经、阳跻脉会合而上行。阴跻与阳跻的脉气并行回还而濡润眼目，若脉气不荣则目不合。黄帝说：阴跻之脉气，独行于五脏，没有营运到六腑是什么道理？岐伯回答说：脏气的流行是没有停息的，像水的流行，日月的运转，永不休止，所以阴脉营运五脏精气，阳脉营运六腑精气，如环无端，终而复始，无从知道它的起点，也无法计算它转流的次数。跻脉之气，流于内，灌溉五脏六腑，溢于外，濡润肌腠皮肤。黄帝说：跻脉有阴跻、阳跻的区别，那么怎样计算跻脉共长一丈五尺的长度，才能符合脉度十六丈二尺的总数呢？岐伯答：男子计算阳跻脉的长度，女子计算阴跻脉的长度，男子以阳跻为经，阴跻为络，女子以阴跻为经，阳跻为络。以前所说，跻脉共长一丈五尺，是从称为经的角度计算的，而络脉是不计算在总长度之内的。

附：二十八脉长度表

经脉名称	经脉长度	合计
手太阳经	从手至头：五尺	左右二脉共长一丈
手少阳经	从手至头：五尺	左右二脉共长一丈
手阳明经	从手至头：五尺	左右二脉共长一丈
手太阴经	从手至胸：三尺五寸	左右二脉共长七尺
手少阴经	从手至胸：三尺五寸	左右二脉共长七尺
手厥阴经	从手至胸：三尺五寸	左右二脉共长七尺
足太阳经	从足至头：八尺	左右二脉共长一丈六尺
足少阳经	从足至头：八尺	左右二脉共长一丈六尺
足阳明经	从足至头：八尺	左右二脉共长一丈六尺
足太阴经	从足至胸：六尺五寸	左右二脉共长一丈三尺
足少阴经	从足至胸：六尺五寸	左右二脉共长一丈三尺
足厥阴经	从足至胸：六尺五寸	左右二脉共长一丈三尺
跻脉	从足至目：七尺五寸	左右二脉共长一丈五尺
督脉	从会阴至后脑：四尺五寸	四尺五寸
任脉	从会阴至咽喉：四尺五寸	四尺五寸
		二十八脉共长十六丈二尺

营卫生会第十八

［提要］ 本篇主要介绍营卫的生成、分布和作用，并以老年人夜不瞑为例说明营卫协调的重要性，同时叙述了三焦的部位及生理活动情况。

［原文］ 黄帝问于岐伯曰：人焉受气？阴阳焉会？何气为营？何气为卫？营安从生？卫于焉[①]会？老壮不同气，阴阳异位，愿闻其会。岐伯答曰：人受气于谷，谷入于胃，以[②]传与[③]肺[④]，五脏六腑，皆以受[⑤]气，其清者为营，浊者

为卫，营在⑥脉中，卫在⑥脉外，营周不休，五十⑦而复大会[1]。阴阳相贯，如环无端。卫气行于阴二十五度，行于阳⑧二十五度，分为昼夜，故气至阳而起⑨，至阴而止。故曰：日中而阳陇⑩[2]为重阳[3]，夜半而阴陇⑩为重阴。故太阴主内，太阳主外，各行二十五度，分为昼夜。夜半为阴陇，夜半后而为⑪阴衰，平旦阴尽而阳受气矣。日中为⑫阳陇⑬，日西而阳衰，日入阳尽而阴受气矣。夜半而大会，万民皆卧，命曰合阴，平旦阴尽而阳受气，如是无已，与天地同纪。

［校勘］

①“于焉”：《甲乙》卷一第十一作“安从”。

②“以”：《甲乙》卷一第十一作“气”，《难经》三十难作“乃”。

③“与”：张注本作“于”。

④“肺”：《难经》三十难作“五脏六腑”。

⑤“以受”：《难经》三十难作“受于”。

⑥“在”：《难经》三十难、《甲乙》卷一第十一及《伤寒论》辨太阳病脉证并治中并作“行”。

⑦“五十”：《灵枢略》六气论此下有“周”字。

⑧“阳”：《甲乙》卷一第十一、《灵枢略》六气论此下有“亦”字。

⑨“起”：《灵枢略》六气论作“行”。

⑩“陇”：《甲乙》卷一第十一校语谓“一作袭，下同”。按：下文“日中为阳陇”日刻本“陇”作“隆”，此处“陇”字似亦应作“隆”，“陇”、“隆”二字声误。

⑪“为”：《甲乙》卷一第十一无，似是。

⑫“为”：胡本、熊本、周本、统本、金陵本、藏本、日抄本并作“而”。

⑬“陇”：日刻本作“隆”，似是。

［注释］

［1］“五十而复大会”：五十，营卫在一昼夜各在人身运行五十周次。大会，指营气与卫气的会合。营行脉中，卫行脉外，两者虽属异途循行，但在一昼夜各行五十周次之后，便会合一次。

［2］“阳陇”：形容阳气最盛时，如同高起的岗陇一样。方以智《通雅》：“阳陇阴陇，子午之桥起关也，犹言拥起为陇，而过此渐平迤也。”

［3］“重阳”：指阳中之阳，阳气盛极的时候。

［语译］ 黄帝问岐伯：人的精气是从何处来的？阴阳二气是怎样交会的？什么叫营？什么叫卫？营气是怎样产生的？卫气与营气是怎样交会的？老年人和壮年人气的盛衰不同，阴阳之气循行的位置互异，我想知道它们是怎样会合的？岐伯回答说：人的精气是依靠水谷精微化生的，饮食入胃，经消化吸收，其精微传注到肺，肺朝百脉，故五脏六腑都能得到营养，水谷化生的精微，其中清的叫营，浊的叫卫，营气行于脉中，卫气走在脉外，两者周流全身，不休止地运行，一昼夜各循行五十周，而后会合一次，这样按照十二经脉阴阳表里的承接顺序依次循行，终而复始，如环无端。卫气夜行于阴二十五周次，昼行于阳二十五周次，划分为昼夜各半，行至阳则人起，行至阴则人卧。所以说，卫气白昼行于阳经，中午时阳气最盛，称为重阳，夜晚行于阴经，夜半时阴气最盛，称为重阴。营卫的循行，营在内，卫在外。营气的循行，起始于手太阴经而复会于手太阴经，故太阴主内。卫气的运行，起始于足太阳经而复会于足太阳经，故太阳主外。营气周流十二经，昼夜各二十五周次，卫气昼行于阳，夜行于阴，亦各二十五周次，营卫各行五十周次，划分昼夜各半。夜半阴气最盛为阴陇，夜半过后则阴气渐衰，待到黎明时阴气已衰尽，而阳气渐盛。中午

阳气最盛为阳陇，夕阳西下时阳气渐衰，黄昏之时阳气已衰尽，而阴气渐盛。夜半时，营气、卫气都在阴分，是相互会合的时候，人要入睡，营卫在半夜会合，这叫做合阴，次日黎明，阴气由盛极渐至衰尽，此时阳气又逐渐转盛，像这样日日夜夜循行不息，如同天地日月运转一样，是有规律的。

[原文] 黄帝曰：老人之不夜瞑者，何气使然？少壮之人不昼瞑①者，何气使然？岐伯答曰：壮②者之③气血盛，其④肌肉滑，气道通⑤，荣卫之行，不失其⑥常，故昼精[1]而夜瞑[2]。老者之⑦气血衰⑧，其肌肉枯，气⑨道涩，五脏之气相搏⑩[3]，其⑪营气衰少而卫气内伐，故昼不精，夜不瞑。

[校勘]

①“不昼瞑”：《甲乙》卷一第十一作“不夜寤”，《难经》四十六难谓“少壮者夜不寤”，与《甲乙》意合，似是。

②“壮”：《医说》卷五此上有“少”字。

③“之”：《医说》卷五无。

④“其”：《医说》卷五无。《景岳全书》卷十八不寐类作“则”。

⑤“通”：《甲乙》卷一第十一作“利”。

⑥“其”：《医说》卷五、《普济方》卷二百三十三作“于”。

⑦“者之”：《医说》卷五作“人”。

⑧“衰”：《甲乙》卷一第十一作“减”。

⑨“气”：《医说》卷五作“营卫之”。

⑩“搏”：原作“摶”，据统本、金陵本、藏本、日抄本及张注本改。《甲乙》卷一第十一作“薄”。

⑪“其”：《甲乙》卷一第十一无。

[注释]

[1]“昼精”：指白天精力充沛，精神饱满。

[2]“夜瞑（míng 明）”：夜间入睡的意思。

[3]“五脏之气相搏”：气，指机能而言；相搏，形容不协调。五脏之气相搏，指五脏机能不够协调。

[语译] 黄帝说：老年人在夜间不能熟睡，是什么气使他们这样呢？少年和壮年人在白天精力充沛夜晚熟睡难醒，又是什么气使他们这样呢？岐伯回答说：少年人和壮年人气血旺盛，肌肉滑利，气道通畅，营气、卫气的运行都很正常，所以在白天精神饱满，在夜间就熟睡难醒。老年人的气血已经衰少，他们的肌肉枯萎，气道涩滞，五脏的机能不够协调，营气衰少，卫气内扰，营卫失调，不能以正常规律运行，所以在白天精力不充沛，精神也不够饱满，在夜里也就不能熟睡。

[原文] 黄帝曰：愿闻营卫之所行，皆何道从来①？岐伯答曰：营出于中焦，卫出于上②焦。黄帝曰：愿闻三焦之所出。岐伯答曰：上焦③出于胃上口④[1]，并咽以上贯膈而布胸中，走腋，循⑤太阴之分而行，还注手⑥阳明，上至舌，下注⑦足阳明，常与营⑧俱行于阳二十五度[2]，行于阴亦二十五度一周也，故五十度⑨而复⑩大会于手太阴矣。黄帝曰：人有热，饮食下胃，其气未定[3]，汗则出，或出于面，或出于背⑪，或出于身半⑫，其不循卫气之道而出何也？岐伯曰：此外伤于风，内开腠理，毛蒸理泄[4]，卫气走之，固⑬不得循其道，此气慓悍滑疾，见开而出，故不得从其道，故命曰漏泄⑭[5]。

[校勘]

①“来”：《太素》卷十二首篇作“行”，《甲乙》卷一第十一作“起”。

②“上”：原作“下”，据《太素》卷十二首篇、《千金》卷二十第四、《外台》卷六三焦脉病引《删繁》及《灵枢略》六气论改，与下文合。

③“上焦”：《病源》卷十五三焦病候此下有“之气”

二字。

④“口”：《千金》卷二十第五及《外台》卷六三焦脉病引《删繁》作“管”。

⑤“循”：《甲乙》卷一第十一、《千金》卷二十第五、《外台》卷六三焦脉病引《删繁》、《普济方》卷四十三引此下有“足”字。

⑥“注手”：原作“至”，据《甲乙》卷一第十一、《外台》卷六三焦脉病引《删繁》，并参考《千金》卷二十第五改。

⑦“注”：原脱，据《甲乙》卷一第十一、《千金》卷二十第五、《外台》卷六三焦脉病引《删繁》及《普济方》卷四十三引补。

⑧“营”：《病源》卷十五三焦病候、《千金》卷二十第五，《外台》卷六三焦脉病引《删繁》、《难经本义》卷下及《普济方》卷四十三引此下有“卫”字。

⑨“度”：《太素》卷十二首篇作“周”。

⑩“五十度而复”：《千金》卷二十第五、《外台》卷六三焦脉病引《删繁》作“日夜五十周身，周而复始”十字。

⑪“出于背”：《千金》卷二十第五此下有“身中皆热”四字。

⑫“半”：《外台》卷六三焦脉病引《删繁》作“手”。

⑬“固”：张注本、《甲乙》卷一第十一及《外台》卷六三焦脉病引《删繁》并作“故”。

⑭“命曰漏泄”：《千金》卷二十第五作“名曰漏气”，《甲乙》卷一第十一“命”作“名”。

［注释］

［1］“上焦出于胃上口”：上焦为肺所居，也是宗气所聚之处，而宗气的主要来源，是由胃中水谷精微所化生，上行布散于胸中，所以称上焦之气出于胃上口。

［2］“常与营俱行于阳二十五度”：营气是依靠宗气推动而

运行于全身的，白昼行二十五周次，夜晚也行二十五周次，一昼夜共行五十周次。阳，是指白天而言，所以说上焦的宗气常与营俱行于阳二十五度。

[3] “其气未定”：指水谷虽入胃中，尚未化生出精华之气。

[4]“毛蒸理泄”：皮毛被风热之邪所蒸而腠理开泄。

[5]“漏泄”：言皮腠为风邪所伤，卫气不能卫护皮肤而汗出，故称漏泄。

[语译] 黄帝说：我愿听你谈谈营卫之气的运行，是从什么部位发出的？岐伯回答说：营气是由中焦发出的，卫气是由上焦发出的。黄帝说：愿听你再谈谈三焦气行由何发出及布散范围。岐伯回答说：上焦之气由胃中水谷精微所化生，出于胃的上口，沿食道穿过膈膜，布散于胸中，再横走于腋下，沿手太阴经的路径下行至手，从手注入手阳明经，由此上行至舌，向下注于足阳明胃经，推动着营气白天行于阳二十五度，夜间行于阴二十五度，一昼夜共行五十度，为一周，总会于手太阴肺经。黄帝说：人在有热的时候，饮食入胃尚未化成精气，就已出汗，有的出在面部，有的出在背部，有的出在半身，并不按照卫气运行的道路而出，这是什么道理？岐伯说：这是因为外为风热所伤，腠理开泄，汗液向外蒸腾，卫气行至肌表疏松的地方，就不能按照它通常的道路通行，卫气的性质强悍，行动滑疾，遇到有开泄的间隙，就从此而出，所以不能按照原来的途径运行了，这种现象，叫做漏泄。

[按语] 本节“三焦之所出”句中的“三”字，酌文义似应作“上”字。据岐伯所答，均言上焦之气的运行与布散，并未连续述及中焦、下焦的内容。再阅本篇后段经文，有黄帝另问“中焦之所出”和“下焦之所出”两段，岐伯据帝所问，分别就中焦、下焦之气由何发出，一一作了回答，故此处不应混言三焦。

［原文］ 黄帝曰：愿闻中焦之所出。岐伯答曰：中焦亦并①胃口②，出③上焦之后，此所④受气者，泌糟粕，蒸⑤津液，化其⑥精微，上注于肺脉⑦，乃化而为血，以奉⑧生身，莫贵于此，故独得行于经隧，命曰营气。黄帝曰：夫血之与气，异名同类，何谓也？岐伯答曰：营卫者精气也，血者神气也⑨，故血之与气，异名同类焉。故⑩夺⑪血者无汗⑫，夺⑪汗者无血，故人生⑬有两死而无两生⑭[1]。

［校勘］

①“并”：日刻本旁注作“出”，《难经》三十一难滑注引作“傍”，义同。

②“口”：原作“中”，据《甲乙》卷一第十一、《病源》卷十五三焦病候、《太素》卷十二首篇及《素问》咳论王注引改。又“亦并胃口”，《千金》卷二十第五及《外台》卷六中焦热及寒泄痢方引《删繁》作“起于胃中管”五字。

③“出”：《千金》卷二十第五、《外台》卷六中焦热及寒泄痢方引《删繁》及《普济方》卷四十三引并作“在”。

④“此所”：《太素》卷十二首篇此下有“谓”字，《病源》卷十五三焦病候无“所”字，《千金》卷二十第五同，然其下有“主化水谷之味”六字。

⑤“蒸”：《病源》卷十五三焦病候及《太素》卷十二首篇作“承”。

⑥“其”：《病源》卷十五三焦病候、《千金》卷二十第五及《脾胃论》卷上并作“为”。

⑦“脉”：《甲乙》卷一第十一无。

⑧“以奉”：《千金》卷二十第五、《外台》卷六中焦热及寒泄痢方引《删繁》及《普济方》卷四十三引并作“奉以”。

⑨“营卫者精气也，血者神气也”：《外台》卷六中焦热及寒泄痢方引《删繁》作“卫是精气，营是神气”。

⑩“故”：《千金》卷二十第五作“而”。

⑪“夺”:《千金》卷二十第五作“脱”。

⑫“汗”:《太素》卷十二首篇作“气”。

⑬“生”:《甲乙》卷一第十一、《千金》卷二十第五、《伤寒论》成注卷一、《儒门事亲》卷十四及《景岳全书》卷三十血证类引并无。

⑭“两死而无两生”:《外台》卷六中焦热及寒泄痢方引《删繁》作“一死而无再生”。

[注释]

[1]“营卫者精气也……故人生有两死而无两生”:《类经》八卷第二十三注:“营卫之气,虽分清浊,然皆水谷之精华,故曰营卫者精气也……然血化于液,液化于气,是血之与气,本为同类,而血之与汗,亦非两种;但血主营,为阴为里,汗属卫,为阳为表,一表一里,无可并攻,故夺血者无取其汗,夺汗者无取其血。若表里俱夺,则不脱于阴,必脱于阳,脱阳亦死,脱阴亦死,故曰人生有两死。然而人之生也,阴阳之气皆不可无,未有孤阳能生者,亦未有孤阴能生者,故曰无两生也。”

[语译] 黄帝说:愿听你谈谈中焦之气,是从什么部位发出的?岐伯回答说:中焦之气与上焦之气一样,也出于胃上口,但其出于上焦之后,所受纳的谷食之气,需经过泌别糟粕,蒸化津液的消化过程,把饮食的精华部分,向上注于肺脉,同时由饮食的精微和津液相和合,乃能化生成为血液,以奉养全身,它是维持人的生命最宝贵的物质,能独行于十二经脉,这就叫做营气。黄帝说:血与气同属一类而名称不同,这是什么道理?岐伯回答说:营气和卫气都是由水谷的精气化生的,血液也是由水谷的精微经心的作用化赤而成的,所以,血与气名称虽不同,但来源同属一类,因此,血液耗伤过度的人,不可再发其汗,汗出过多的人,不可再伤其血,如血汗耗伤过度,可造成亡阴亡阳,亡阳会死,亡

阴也会死，有阳无阴不能生存，有阴无阳也不能生存。

［原文］ 黄帝曰：愿闻下焦之所出。岐伯答曰：下焦者①，别回肠[1]，注于膀胱而渗入焉。故水谷者，常并居于胃中，成②糟粕，而俱下于大③肠，而成下焦，渗而俱下④，济泌⑤别汁[2]，循下焦而渗入膀胱焉。黄帝曰：人饮酒，酒⑥亦入胃，谷⑦未熟而小便独先下何也？岐伯答曰：酒者熟谷之液也，其气悍以清⑧，故后谷而入，先谷而液出焉⑨。黄帝曰：善。余闻上焦如雾[3]，中焦如沤[4]，下焦如渎[5]，此之谓也。

［校勘］

①“下焦者”：《病源》卷十五三焦病候作“下焦之气”，《千金》卷二十第五及《外台》卷六下焦热方引《删繁》此下有“起胃下管”四字。

②“成”：《素问》咳论王注引作“盛”，《普济方》卷二百六十六引作“传”。

③“大”：《难经本义》卷下此下有“小”字。

④“而成下焦，渗而俱下”：《素问》咳论王注引无此八字，似是。盖下文既云“循下焦而渗入膀胱”，则此再云于义为复。《病源》、《千金》及《外台》并无此八字，与《素问》王注合。

⑤“济泌”：《素问》咳论王注引无“济”字，《甲乙》卷一第十一作“渗泄”。

⑥“人饮酒，酒”：《太素》卷十二首篇、《外台》卷六下焦热方引《删繁》及《千金》卷二十第五不重“酒”字。

⑦“谷”：《甲乙》卷一第十一作“米”。

⑧“清”：《太素》卷十二首篇、《甲乙》卷一第十一及《千金》卷二十第五并作“滑”，《甲乙》校语谓“一作清”。

⑨“先谷而液出焉”：《太素》卷十二首篇、《千金》卷二十第五及《外台》卷六下焦热方引《删繁》作“而先谷出焉”。

[注释]

[1]“别回肠”：《类经》八卷第二十三注：“别回肠者，谓水谷并居于胃中，传化于小肠，当脐上一寸水分穴处，糟粕由此别行回肠，从后而出，津液由此别渗膀胱，从前而出”。

[2]“济泌别汁”：济，古文作“涕”，指酿酒，有过滤的意思。济泌别汁，将水液经过精细过滤，以分别清浊，清者即水液渗入膀胱；浊者即糟粕归入大肠。

[3]“上焦如雾”：形容上焦心肺宣发敷布水谷精气的功能，如同雾露弥漫灌溉全身。

[4]“中焦如沤”：形容中焦脾、胃腐熟水谷，吸收精微，进而将营养物质上输转送到全身的功能，如同沤渍食物，使之变化。

[5]“下焦如渎”：形容下焦肾、膀胱排泄水液和糟粕的功能，如同沟道。

[语译] 黄帝说：愿听你谈谈下焦之气是从什么部位发出的？岐伯回答说：下焦泌别由胃传下的水谷，使渣滓别行回肠，由后阴排出，水液渗入膀胱，由前阴排出。所以水谷同时纳入胃中，经过胃的腐熟消化，通过小肠，使清浊分别，其所成糟粕归入大肠，水液由此渗入膀胱。黄帝说：人喝了酒，酒也入于胃中，为什么先入胃的食物尚未腐熟消化，而酒却单独先从小便排泄出去呢？岐伯回答说：酒是谷类经发酵酿制成的液体，酒气的性质慓疾滑利，它虽在食物之后入胃，却在食物腐熟以前排出。黄帝说：很对。我听说上焦的作用是升化蒸腾，像雾露一样弥漫、灌溉全身，中焦的作用是消化饮食，吸收精微，通过脾的转输，以营养全身，像沤渍食物一样使之变化，下焦的作用是排泄，它就像沟渎一样把水液糟粕送出体外，三焦的情况就是这样。

四时气第十九

［提要］ 本篇主要讨论了四时气候变化对人体的影响。指出针刺治疗要根据时令气候的不同，选择适当的穴位，掌握进针的深浅和手法。同时对大肠、小肠、胃、膀胱、胆等腑的病理、治疗，也作了说明。

［原文］ 黄帝问于岐伯曰：夫四时之气，各不同形，百病之起，皆有所生，灸刺之道，何者为定①？岐伯答曰：四时之气，各有所在，灸刺②之道，得气穴③为定。故春取经④、血⑤脉、分肉之间，甚者深刺⑥之，间者浅刺⑥之。夏取盛经孙⑦络[1]，取分间绝皮肤。秋取经腧，邪⑧在腑，取之合。冬取井⑨荥，必深以留之⑩。

［校勘］

①“为定”：《太素》卷二十三杂刺作“可宝”。《甲乙》卷五第一上“定”作“宝”，下同。

②“刺”：原作“别”，据统本、金陵本、藏本、日抄本、张注本改。《太素》、《甲乙》亦作“刺”，与各本合。

③“得气穴”：《甲乙》卷五第一上无“得”字。

④“经”：《素问》水热穴论作“络”。

⑤“血”：《甲乙》卷五第一上引《九卷》作“与”。

⑥“刺”：《甲乙》卷五第一上作“取”，下同。

⑦“孙”：《甲乙》卷五第一上无。

⑧“邪”：《太素》卷二十三杂刺、《甲乙》卷五第一上此下有“气”字。

⑨“井”：原作“并”，据胡本改。《太素》、《甲乙》并作“井”，与胡本合。

⑩“必深以留之”：《甲乙》卷五第一上“必”作“欲”，“以”作“而”。

［注释］

［1］“夏取盛经孙络”：盛经，指阳脉，包括手足阳经；孙络，联系于诸经之间最细小的支络。因夏天阳气充盛，热气熏蒸肌表，所以应该取皮腠间的孙络。

［语译］ 黄帝问岐伯：四时气候的变化，各有不同的性质，人体各种疾病的发生，与气候有一定关系，怎样来决定针灸治疗的原则呢？岐伯回答说：四时气候影响人体时，各有它一定的发病部位，针刺治疗疾病的原则，也应当根据不同的发病季节来确定有关的穴位。春天针刺，宜取用经络、血脉和分肉的间隙，病情较重的，用深刺的方法，病情较轻的宜浅刺。夏天针刺应取手足三阳经皮腠间的支络，或刺分肉之间以及透过皮肤的浅刺法，秋天针刺宜取各经的腧穴，邪气在六腑的，可取阳经的合穴。冬季针刺时宜取各经的井穴和荥穴，但必须深刺且留针时间应较长些。

［原文］ 温疟[1]汗不出，为五十九痏①[2]。风𤸃②[3]肤胀，为五十七③痏，取皮肤④之血者，尽取之。飧泄，补⑤三阴之⑥上，补阴陵泉，皆久留之，热行乃止。转筋于阳治⑦其阳⑧，转筋于阴治⑦其阴，皆卒刺[4]之⑨。

［校勘］

①“痏”：《太素》卷二十三杂刺及《甲乙》卷七第五作“刺”，下同。

②“𤸃”：《太素》卷二十三杂刺及《甲乙》卷八第四并作“水”，下同。

③“七”：《太素》卷二十三杂刺及《甲乙》卷八第四并作“九”。

④“取皮肤”：《太素》卷二十三杂刺作“肤皮”二字。按：“取皮肤”与下“尽取”词复，故《太素》无“取”字似是。

⑤“补”：《景岳全书》卷二十四泄泻类引作“取”。

⑥“之”:《甲乙》卷十一第五作“交”。

⑦“治”:《太素》卷二十三杂刺作“理”,下同。

⑧“阳”:《太素》卷二十三杂刺此下有“卒针之”三字。

⑨“刺之”:《太素》卷二十三杂刺作“针”。

[注释]

[1]“温疟”:属伤于风邪,以先热后寒为特征的一种疟疾。

[2]“五十九痏(wěi 委)”:痏,一般指伤瘢,此指腧穴的意思。五十九痏,就是五十九个治疗热病的穴位,详见热病篇。

[3]“风㽷”:㽷,与水通。马莳:“㽷即水,以水为疾,故加以疾之首。”风㽷,是内有水气,外感风邪,风与水相合而形成的一种水气病。

[4]“卒刺”:此处指用焠针、燔针刺治。

[语译] 患温疟不出汗的,可以取五十九个治疗热病的主要腧穴。患风水病肤胀,可以取五十七个治疗水病的主要腧穴,如果皮肤有血络的,都应针刺放血。脾气虚寒所致飧泄证,应针刺脾经的三阴交,用补的手法,同时补脾经的合穴阴陵泉,都应长时间留针,待针下有热行感再止针。若转筋的部位在外侧的,应取三阳经的腧穴进行刺治,若转筋部位在内侧的,应取三阴经的腧穴进行刺治,且都用火针刺入。

[原文] 徒㽷[1],先取环谷[2]下三寸,以铍针[3]针之①,已刺而筩[4]之,而内之②,入而复之③,以尽其㽷,必坚束之④,束⑤缓则烦悗⑥,束⑤急则安静,间日一刺之,㽷尽乃止。饮闭药[5],方刺之时徒饮之,方饮无食,方食无饮,无食他食,百三十五日。著痹[6]不去,久寒不已,卒取其三里⑦。骨为干⑧,肠⑨中不便[7],取三里,盛泻之,虚补之。疠⑩风[8]者,素⑪刺其肿上,已刺,以锐针针其处⑫,按出其恶气⑬,肿尽乃止,常食方食,无食他食。

［校勘］

①“以铍针针之”：《太素》卷二十三杂刺及《甲乙》卷十一第五“铍”作“鲱”。《太素》卷二十三杂刺不重“针”字，《甲乙》卷十一第五“针之”作“刺之”。

②“已刺而篇之，而内之”：《太素》卷二十三杂刺作“已刺而针之，筒而内之”，《甲乙》卷八第四作“而藏之，引而内之”。

③“之”：《甲乙》卷八第四作“出”。

④“束之”：原脱，据《甲乙》卷八第四及《太素》卷二十三杂刺补。

⑤“束”：原作“来”，据《甲乙》卷八第四改。

⑥“悗”：《太素》卷二十三杂刺作“悤”。

⑦“卒取其三里”：《太素》卷二十三杂刺杨注：“卒，当为‘焠’”。《太素》无“三”字，“里”字属下读。《甲乙》卷十第一下作“为肝痹”三字，原校注云：一作“骭痹”。

⑧“骨为干”：《太素》卷二十三杂刺“干”作“骭”，《甲乙》卷十第一下校语同。《甲乙》卷九第七无“骨为干”，三字。按：“骨为干”三字为经脉篇文，上下不蒙，疑为窜衍者，故不译。

⑨“肠”：《甲乙》卷九第七作“腹”。

⑩“疠”：熊本，日抄本作“厉”，《太素》卷二十三杂刺亦作“厉”。

⑪“素”：《太素》卷二十三杂刺及《甲乙》卷十一第九下作“索”，《卫生宝鉴》卷九引作“当”，《证治准绳》五册疗风类引作“数”。

⑫“以锐针针其处”：《太素》卷二十三杂刺作“以兑针兑其处”，《甲乙》卷十一第九下作“以吮其处”，《甲乙》似是。

⑬“气”：《甲乙》卷十一第九下作“血”。

[注释]

[1]“徒疨”：徒，仅有的意思。徒疨，系指水肿病。若与风水相比较，本病仅有水而没有风。《类经》二十一卷第三十八注：“徒，但也。有水无风，故曰徒水。”

[2]“环谷”：各经均无环谷穴，“环谷下三寸”当位于何处，待考。《太素》卷二十三杂刺杨注“环谷当是齐中也，齐下三寸，关元之穴也。”其说无凭。

[3]“铍（pī 披）针”：古代九针的一种，针的下端如宝剑形，两面有刃，多用于外科刺破痈疽，排出脓血。详见前九针十二原注。

[4]“筩”：与筒同，是指中空如筒的针。楼英：“筩针，针中有空窍，如筩出水也。”

[5]“闭药”：通闭的药物，指利小便之药。马莳：“必饮通闭之药，以利其水，防其再肿。”

[6]“著痹”：是湿邪偏重，以有沉重感为特征的一种痹证。《素问》痹论：“湿气胜者为著痹也。”

[7]“肠中不便”：肠，指大小肠。不便，指功能失常。

[8]“疠风”：《景岳全书》卷三十四疠风类：“疠风，即大风也，又谓之癞风，俗又名谓大麻风。”

[语译] 患水肿病而不兼风邪的，首先在环谷下三寸的部位，用铍针刺之，然后用中空如筒的针，刺入该处，可以反复操作，把水放尽，使原来水肿时松软的肌肉恢复坚实。同时用布带束其腰腹部，如果束得松缓，患者会感觉烦闷不舒；束得紧些则舒适安静，用针刺放水治疗，每隔一日施行一次，至水肿退尽为止。还需要饮服通闭的药物，利其小便，以防再肿。在针刺之初，可配饮通闭药，但正在服药时不要吃食物，刚吃过食物不要立即服药，且要禁吃其它伤脾助湿的食物一百三十五天。湿邪偏重的著痹长久不愈，是寒湿久留在内，用速刺法，刺取足三里。肠胃被伤，其化物、泌别清浊和传导糟粕的

功能异常，可取胃经的合穴足三里，邪气实的用泻法，正气虚的用补法。患麻风的病人，一般当刺其肿起的部位。刺过之后，再用锐利的针刺患处，然后用手按压出毒气恶血，直至肿消为止。刺后应注意饮食调养，吃一些普通常吃的食物，不要吃其它动风发毒的食物。

[原文] 腹①中②常③鸣，气上④冲胸，喘⑤不能久立，邪在大肠，刺肓⑥之原[1]、巨虚上廉、三里。小⑦腹控睾[2]，引腰脊，上冲心⑧，邪在小肠者⑨，连睾系，属于脊⑩，贯肝肺，络⑪心系⑫。气盛则厥逆，上冲肠胃，熏⑬肝⑭，散于肓⑮，结于脐。故取之肓⑮原以散之，刺太阴以予⑯之[3]，取厥阴以下之[4]，取巨虚下廉以去之，按其所过之经以调之。

[校勘]

①“腹”：《脉经》卷六第八、《外台》卷十大肠论及《普济方》卷三十七大肠腑门总论引并作“肠”。

②“中”：《圣济总录》卷一九三治水饮不消灸刺法引作“胀”。

③“常”：《甲乙》卷九第七、《脉经》卷六第八、《千金》卷十八第一及《外台》大肠论并作“雷”，《圣济总录》卷一九三作“肠”。

④“上”：《甲乙》卷九第七作“常”，《素问》至真要大论新校正引《甲乙》亦作“常”。

⑤“喘”：《圣济总录》卷一九三无。

⑥“肓”：原作“盲”，据胡本、统本、金陵本、藏本、日刻本及《脉经》卷六第八、《千金》卷十八第一改。

⑦“小”：《太素》卷二十三杂刺作“少”，《脉经》卷六第四同。

⑧“心”：《甲乙》卷九第八此下有“肺”字。

⑨“者”：《甲乙》卷九第八作“也”，下重“小肠者”三字。《儒门事亲》卷二及《医统》卷六十引无“者”字。

⑩“脊”：《医统》卷六十引作“肾”。

⑪“肺，络”：《医统》卷六十引作“络肺”。《儒门事亲》卷二“络”作“结”。

⑫“心系”：《医统》卷六十引作“系心”。

⑬“熏”：《脉经》卷六第八、《千金》卷十四第一、《太素》卷二十三杂刺、《圣济总录》卷一九一及《普济方》卷四百十二均作“动”。

⑭“肝”：《甲乙》卷九第八、《脉经》卷六第八、《千金》卷十四第一及《圣济总录》卷一九一此下有“肺”字。

⑮“肓”：原作“盲”，据《甲乙》卷九第八改。下“取之肓原”之“肓”字同。

⑯“予”：《脉经》卷六第八作“与”。

[注释]

[1]“肓之原”：本书九针十二原：“肓之原出于脖胦。”脖胦，即脐下一寸半的气海穴。

[2]“控睾”：牵引睾丸。

[3]“刺太阴以予之”：刺手太阴经的穴以补肺虚。

[4]“取厥阴以下之”：刺足厥阴经的穴以泻肝实。

[语译] 腹中经常鸣响，气上逆，冲向胸部，喘促不能久立，这是邪在大肠所致，其治疗当刺气海、上巨虚上侧及足三里穴。小腹控引睾丸作痛、并牵及腰脊，上冲心胸，这是邪在小肠，小肠连于睾系，向后附属于脊，其经脉贯穿肝肺，绕络心系，所以当小肠邪气盛就会厥气上逆，上冲肠胃，熏扰肝脏，布散于肓膜，结聚在脐部，所以应取用肓之原（气海穴）以消散脐部之结，针刺手太阴经以补肺虚，再刺足厥阴经以泻肝实，并刺下巨虚下侧以去小肠的邪气，同时又按抚小肠脉所过之经以调其气。

[按语] 本段自小腹控睾至末尾所述之证候，颇似小肠疝气病，所以在治疗方面，也采用标本兼治的配穴刺法，其脐下

一寸半的肓之原（气海穴）是治疗一切气病的主要腧穴，凡属真气不足，脏虚气弱，久病不愈的虚证，均可取用此穴，用以调节下焦的气机，同时下巨虚也属小肠的合穴，即与小肠有密切关系，故针刺此二穴，对治疗小肠疝气是有效的。此外，临床上常配合使用补手太阴经穴而泻足厥阴穴的所谓补肺泻肝方法，加之选取本经穴位以调其气，其疗效更会提高。

[原文] 善呕，呕有苦①，长②太息，心中憺憺③，恐④人将捕之，邪在胆，逆在胃，胆液泄则口苦，胃气逆则呕苦⑤，故曰呕胆。取⑥三里以下胃气逆⑦，则刺⑧少阳血络⑨以闭⑩胆逆，却调其虚实，以去其邪。饮食不下，膈塞⑪不通，邪在胃脘。在上脘，则刺⑫抑而下之，在下脘，则散而去之。小腹痛⑬肿，不得小便，邪在三焦约，取之⑭太阳大络，视其⑮络脉⑯与厥阴小络结而血者，肿上及胃脘，取三里。睹其色，察其目⑰，知其散复者，视其目色，以知病之存亡也。一其形，听其动静者，持气口人迎以视其脉，坚且盛且滑者病日进，脉软⑱者病将⑲下，诸经实者病三日已。气口候阴，人迎候阳也。

[校勘]

①“善呕，呕有苦”：《脉经》卷六第二及《千金》卷十二“善呕”下不重“呕”字，《脉经》卷六第二“苦”下有“汁”字。《甲乙》卷九第五无“善呕”以下十七字，此十七字为邪气脏腑病形篇文。

②“长”：《证治准绳》五册恐类作“善”，似是。

③“憺憺”：《脉经》卷六第二及《千金》卷十二第一及本书邪气脏腑病形篇并作“澹澹”。

④“恐”：《脉经》卷六第二及《千金》卷十二第一作“善悲恐如”四字。

⑤“苦”：《脉经》卷六第二、《甲乙》卷九第五、《千金》

卷十二第一及《普济方》卷四百十二此下并有“汁”字。

⑥“取”：《脉经》卷六第二、《千金》卷十二第一及《普济方》卷四百十二并作“刺”。

⑦“逆”：《医统》卷二十四呕吐哕门此下有“为哕”二字。

⑧“则刺”：《脉经》卷六第二、《太素》卷二十三杂刺及《千金》卷十二第一均无“则”字。《甲乙》卷九第五、《千金》卷十二第一“刺”下有“足”字。

⑨“血络”：《脉经》卷六第二作“经络”。

⑩“闭”：《证治准绳》三册呕吐类作“开”。

⑪“塞”：《素问》至真要大论新校正引《甲乙》文作“咽”。

⑫“刺”：《甲乙》卷九第七及《普济方》卷三十五并无，似是。

⑬“痛”：《太素》卷二十三杂刺及《脉经》卷六第十一并作“病”字。

⑭“取之”：《太素》卷二十三杂刺及《甲乙》卷九第九此下有“足”字。《脉经》卷六第十一、《千金》卷二十、《普济方》卷四十三“取”下无“之”字。

⑮“视其”：《甲乙》卷九第九此下有“结”字。

⑯“络脉”：《千金》卷二十及《普济方》卷四十三作“结脉”。

⑰“目”：原作“以”，据《太素》卷二十三杂刺改。本书九针十二原、小针解两篇亦并作“目”，与《太素》合。

⑱“软”：《太素》卷二十三杂刺作“濡”。

⑲“将”：《太素》卷二十三杂刺作“持”。

［语译］ 病人时常呕吐，呕吐物挟有苦水，并经常叹气，心中恐惧不宁，好像有人要捕捉一样，这是病邪在胆，阳气上逆于胃的缘故，胆液外泄后，其气上逆则觉口苦，胃气冲逆

时，就会呕吐出苦汁，这叫呕胆病。治疗时，取胃经的足三里，用以降胃气止呕吐，并针刺足少阳胆经部位的血络，以抑胆气上逆，还要根据虚实情况进行调治，以祛除病邪。饮食不能咽下或觉胸膈阻塞不通的，这是病邪留在胃脘的缘故。病在上脘，则针刺上脘，以抑降上逆的胃气，病在下脘，则当温散停积的寒滞。小腹部肿痛，小便不利，是病邪在膀胱的缘故，治疗时，应取足太阳经的大络委阳穴，察看足太阳经的络脉与足厥阴经的小络，有瘀血结聚者，针刺以去其瘀血，如果小腹部肿痛向上连及胃脘，应取足三里治疗。针刺时，看病人的气色，观察患者的眼神，可知正气的散失或恢复。看目色的变化，可知病邪的存在或消失。察看病人的形态、动静，再诊气口、人迎脉，脉象坚实且洪大滑利的，是病证日渐加重，如果脉象软弱缓和，是病邪将退的表现。诸经脉实有力，是正气旺盛，邪气将衰，病在三天左右就可以好了。气口属肺脉，主内，以候手足各脉之阴；人迎为胃脉，主外，以候手足各脉之阳。

[按语] 关于“邪在三焦约”句中的“三焦”之义，本书本输篇：“三焦者……出于委阳，并太阳之正，入络膀胱，约下焦，实则闭隆，虚则遗溺。”据上述证候，当是指膀胱病变。丹波元简也认为：“本节三焦，即指膀胱，上文列六腑之病，而不及膀胱，知是三焦为膀胱明矣。”此说甚是，语译从之。

卷之五

五邪第二十

［提要］ 本篇介绍邪气侵入五脏所引起的病证及治疗时应取的经穴。

［原文］ 邪在肺，则病①皮肤痛，寒热②上气③喘，汗出，咳动肩背。取之膺中外腧[1]，背④三椎⑤之傍，以手疾⑥按之，快然，乃刺之，取之缺盆中[2]以越⑦之。邪在肝，则两胁中痛，寒中，恶血在内，胻⑧善掣⑨，节时肿⑩，取之行间以引胁下，补三里以温胃中，取血脉以散恶血，取耳间青脉，以⑪去其掣[3]。邪在脾胃⑫，则病肌肉痛，阳气有余，阴气不足[4]，则热中善饥；阳气不足，阴气有余[5]，则寒中肠鸣腹痛。阴阳俱有余，若俱不足，则有寒有热，皆调于⑬三里。邪在肾，则病骨痛阴痹[6]，阴痹者，按⑭之而⑮不得，腹胀腰痛，大便难，肩背颈项强⑯痛，时眩。取之涌泉、昆仑，视有血者尽取之。邪在心，则病心痛喜悲，时眩仆，视有余不足而调之其输也。

［校勘］

①“病”：《素问》至真要大论新校正引《甲乙》文、《脉经》卷六第七及《千金》卷十七第一并无。

②“寒热”：《脉经》卷六第七、《甲乙》卷九第三及《千金》卷十七第一此上有“发”字。

③“气”：《脉经》卷六第七、《千金》卷十七第一及《普济方》卷二十六此下重“气”字。

④“背”：《脉经》卷六第七及《千金》卷十七第一此下并有“第”字。

⑤“椎”：原作“节五脏”三字，据《甲乙》卷九第三、《脉经》卷六第七、《千金》卷十七第一及《普济方》卷二十六改，并将原校语删去。

⑥“疾”：《脉经》卷六第七、《千金》卷十七第一及《普济方》卷二十六并作“痛”。

⑦“越”：《太素》卷二十二五脏刺作“起”。

⑧“胻”：原作“行”，据《甲乙》卷九第四、《脉经》卷六第一及《千金》卷十一第一改。

⑨“瘳”：《太素》卷二十二五脏刺作“瘈”。

⑩“肿”：此上原有“脚”字，据《甲乙》卷九第四、《脉经》卷六第一、《太素》卷二十二五脏刺及《千金》卷十一第一删，与上为对文。

⑪“以”：《脉经》卷六第一作“已”。

⑫“胃”：《脉经》卷六第五无。

⑬“于”：《脉经》卷六第五、《甲乙》卷九第七及《普济方》卷二十并作“其”。

⑭“按”：《千金》卷十九第一作“抚”。

⑮“之而”：《太素》卷二十二五脏刺作“如”。

⑯“强”：原脱，据《脉经》卷六第九、《甲乙》卷九第八及《千金》卷十九第一补。

［注释］

［1］“膺中外腧”：指锁骨下窝外侧的中府、云门等穴。

［2］“缺盆中”：缺盆二字，在此处非指缺盆穴，而实指两缺盆之间的天突穴。如本输篇曾说：“缺盆之中任脉也，名曰天突。”

［3］“取耳间青脉，以去其掣”：《类经》二十卷第二十五注：“足少阳经循耳前后，足厥阴主诸经而与少阳为表里，故取耳间青脉，可以去掣节。”

［4］“阳气有余，阴气不足”：系指胃中燥热，伤津耗液，而胃阴不足，致饥饿嘈杂口渴多饮等证。

［5］“阳气不足，阴气有余”：系指脾阳不足，阴寒偏盛，健运失职，致肠鸣腹痛等证。

［6］“阴痹”：马莳：“阴痹者，痛无定所，按之而不可得，即痹论之所谓以寒胜者为痛痹也。”

［语译］ 邪气在肺，就会发生皮肤疼痛，恶寒发热，气上逆而喘，出汗，咳嗽引动肩背作痛。治疗时可取胸部外侧的中府、云门穴，以及背部第三椎旁开一寸半的肺俞穴，针刺前先用手快速地按压，若有舒畅的感觉，即在该处进行针刺，然后再取任脉的天突穴，以散越肺中邪气。邪气在肝，就会发生两胁疼痛，肝气乘脾，木旺土虚，中焦寒气偏盛，出现脾胃虚寒证；肝藏血，肝病可使瘀血留滞体内，肝主筋，若筋脉失养，小腿的筋会出现抽掣，关节时有肿痛。治疗时可取足厥阴肝经的荥穴行间，以引气下行缓解胁痛，补足阳明胃经三里穴，以温胃暖中，并针刺本经血络以散恶血，取足少阳经近耳根处的青络，以去其掣痛的感觉。邪气在脾，就会发生肌肉疼痛，如果阳气有余，阴气不足，阳邪入腑，胃热过盛，则出现进食不久即感饥饿的症状；如果阳气不足，阴气有余，脾脏虚寒，健运失职，则出现肠鸣、腹痛等证。若阴阳都有余，则脾胃邪气俱盛；阴阳都不足，则脾胃正气俱不足，而病发寒热。但无论是寒是热，都可以针刺足阳明经的合穴三里进行调治。邪气在肾，则发生骨痛阴痹，所谓阴痹，其痛无定处，用手按摸也确定不了具体部位，同时会发生腹胀，腰痛，大便难，肩背颈项强痛，时常头眩。治疗时可取足少阴经的涌泉穴和足太阳经的昆仑穴。如发现有郁

血现象，均应刺之出血。邪气在心，则发生心痛，喜悲伤，时常有眩晕、昏仆等证，应视病证的虚实，取本经的腧穴，用补虚泻实的方法进行调治。

［按语］ 本书邪客篇谈到：“心者五脏六腑之大主也，精神之所舍也，其脏坚固，邪弗能容也。容之则伤心，心伤则神去，神去则死矣。故诸邪之在于心者，皆在于心之包络。”本节所论“邪在心”云云，或即指邪在心包络而言，如此，则其治疗“视有余不足而调之其输也”中“其输”二字，当指大陵穴。

寒热病第二十一

［提要］ 本篇主要介绍了皮寒热、肌寒热、骨寒热以及骨痹、热痹的证候、治疗和预后，讨论了天牖五部的部位和主治，叙述了热厥、寒热等证的表现及此类疾病的实证、虚证的治则和治法，最后指出了四时取穴的常规、人体五个重要的针刺部位、中病即止的原则的运用及针刺太过和不及所造成的后果。

［原文］ 皮寒热者，皮①不可附②席，毛发焦③，鼻槁腊[1]不得汗。取三阳之络[2]，以④补手太阴[3]。肌寒热者，肌痛⑤，毛发焦而唇槁腊，不得汗⑥。取三阳于下[4]以去其血者，补足太阴以出其汗。骨寒热者，病⑦无所安，汗注不休。齿未槁⑧[5]，取其少阴于阴股之络；齿已槁，死不治。骨厥亦然。骨痹[6]，举节不用而痛[7]，汗注烦心。取三阴之经，补之。身有所伤血出多，及中风寒，若有所堕坠，四支解㑊⑨[8]不收，名曰体解⑩。取其小⑪腹脐下三结交[9]。三结交者，阳明、太阴也，脐下三寸关元也。厥痹者，厥气上及腹。取阴阳之络，视主病也⑫，泻阳补阴经也[10]。

［校勘］

①“皮”：原脱，据《难经》五十八难、《甲乙》卷八第一上及《太素》卷二十六寒热杂说补。

②“附”：《难经》五十八难作“近”。

③“毛发焦”：《太素》卷二十六寒热杂说杨注作“皮毛焦”。

④“以”：《太素》卷二十六寒热杂说及《甲乙》卷八第一上均无，似是。

⑤“肌痛”：《甲乙》卷八第一上此上有“病”字，《难经》五十八难作“皮肤痛”。

⑥“不得汗”：《难经》五十八难作“无汗”。

⑦“病”：《甲乙》卷八第一上作“痛”。

⑧“齿未槁”：《难经》五十八难及《甲乙》卷八第一上均作“齿本藁痛”。

⑨“解㑊”：原作“懈惰”，据《甲乙》卷十第二下及《太素》卷二十六寒热杂说改。

⑩“解”：原作“惰”，据《甲乙》卷十第二下及《太素》卷二十六寒热杂说改。

⑪“小”：《甲乙》卷十第二下及《太素》卷二十六寒热杂说并作“少”。

⑫“也”：《甲乙》卷十第一下及《太素》卷二十六寒热杂说并作“者”。

[注释]

[1]“鼻槁腊”：腊，干的意思。“槁”与“腊”是同义复词。鼻槁腊，就是鼻腔干燥。

[2]“三阳之络”：三阳，指足太阳经。三阳之络穴即飞扬穴。

[3]“补手太阴”：关于补手太阴的穴位，马莳认为“当取手太阴肺经之络穴列缺”，而张介宾主张是“手太阴之鱼际、太渊”二穴。列缺是肺经络穴，兼通肺与大肠，虚证实证都可

取用；鱼际是肺经的荥穴，太渊是腧穴，可补可泻。故此三穴临床均可随证选用。

[4]“取三阳于下”：指取用足太阳膀胱经下肢的络穴飞扬。马莳：“如不得汗，当取足太阳于下……不言穴者，必俱是络穴耳。”

[5]“骨寒热者……齿未槁”：《类经》二十一卷第四十一注：“肾主骨，骨寒热者，邪在至阴也，阴虚者必躁，故无所安也。阴伤则液脱，故汗注不休也。齿者骨之余，若齿未槁者，阴气尚充，犹为可治，当取足少阴之络穴大钟以刺之。”

[6]“骨痹”：《素问》长刺节论：“病在骨，骨重不可举，骨髓酸痛，寒气至，名曰骨痹。”

[7]“举节不用而痛”：《灵枢识》：“举，合也，谓支节尽痛。”

[8]“解㑊［xièyì 谢亦］”：解即懈怠：㑊即困倦。是指人体感觉困倦和肢体骨节懈怠的症状，可见于虚损、消渴或热性病后，属肝肾虚弱、精血不足所致。《素问》刺要论王注：“解㑊，谓强不强，弱不弱，热不热，寒不寒，解解㑊㑊然，不可名之也。”

[9]“取其小腹脐下三结交”：马莳：“盖本经为任脉，而足阳明胃、足太阴脾经之脉，亦结于此，故谓之三结交也，即脐下三寸关元穴耳。”

[10]“厥痹者……泻阳补阴经也”：《类经》二十二卷第五十注：“厥必起于四支，厥而兼痹，其气上及于腹者，当取足太阴之络穴公孙，足阳明之络穴丰隆，以腹与四肢治在脾胃也。然必视其主病者，或阴或阳而取之。阳明多实故宜泻；太阴多虚故宜补。”

［语译］ 外邪侵入皮毛，皮发寒热，疼痛不可着席，肺主皮毛，开窍于鼻，皮毛被伤，肺津不布，故毛发焦，鼻中干

燥，汗不得出。治疗时取用足太阳经的络穴飞扬，以泄表热，再针刺手太阴经以补肺气。肌发寒热是邪侵肌肉而致肌肉疼痛。脾主肌肉，其荣在唇，肌被邪侵则毛发枯焦口唇干燥，汗不得出。治疗时取用足太阳经下部的络穴飞扬，排出瘀血；再补足太阴脾经以出其汗。骨发寒热是邪伤少阴肾气，其病使人烦躁不安，汗出如注而不止。如果牙齿没有枯燥现象，表示阴气尚充，治疗时当取足少阴经的络穴大钟；如果牙齿已经很干燥，是阴气已经竭绝，为不治的死证。至于骨厥，也可根据齿、爪干燥与否进行诊断、治疗和判断疾病的吉凶。骨痹之病，全身各骨节活动不自如而且疼痛，汗出如注，心中烦乱。治疗时可取三阴经的穴位，察看病在何处，针刺用补法。若身体有破伤，出血很多，又受了风寒的侵袭，或从高处坠堕跌伤，致肢体懈怠无力，这叫做体解病，治疗时可取脐下小腹部的三结交，所谓三结交，是胃经，脾经，任脉三经相交处的关元穴。厥痹，是厥逆之气，由下肢向上，传及腹部，治疗时可取与本病有关的阴经或阳经的络穴，但须察看其主病属阴还是属阳，然后再取穴，在阳经用泻法，在阴经用补法。

［原文］ 颈侧之动脉人迎。人迎，足阳明也，在婴筋[1]之前。婴筋之后，手阳明也，名曰扶突。次脉，手①少阳脉也，名曰天牖。次脉，足太阳也，名曰天柱。腋下②动脉，臂③太阴也，名曰天府。

［校勘］

①“手”：原作“足”，据《太素》卷二十六寒热杂说及杨注改。与本书本输篇合。

②“下”：本输篇作“内”。

③“臂”：本输篇作“手”。

［注释］

［1］“婴筋”：《说文》：“婴，颈饰也。”此处将颈侧的筋称婴筋。

［语译］ 颈部结喉两侧动脉部位的穴叫人迎，属足阳明经，在婴筋的前面。婴筋后面的，是手阳明经的腧穴，名叫扶突。再向后的是手少阳经的腧穴，名叫天牖。天牖后面是足太阳经的腧穴，名叫天柱。腋下三寸处的动脉，是手太阴经的腧穴，名叫天府。

［按语］ 本节所言人迎、扶突、天牖、天柱、天府五个围绕颈项的腧穴，为颈项之间脏腑五部大腧，属手阳明、足阳明、手少阳、足太阳和手太阴五条经脉，然人身十二经脉中的足太阴、足少阴、足厥阴以及手太阳、足少阳等各条经脉也上行颈项，其穴为何不得脉名，杨上善曾予明确解释，《太素》卷二十六寒热杂说注谓：“……名足阳明等者十二经脉，足太阴属脾络胃，上膈侠阳明，连舌本。足少阴从肾上贯膈，入肺循喉咙，挟舌本。足厥阴属肝络胆，循喉咙后，上入颃颡，连目系，上额与督脉会颠，支者，从目系，下颊里。此足三阴至颈项之中，所行处深，故不得其名。足厥阴虽至于颊，不当颈项冲处，故其穴不得脉名。手少阴心脉，虽循胸，系目系，以心不受邪，其气不盛。手心主脉，从心包循胸出胁腋，不至颈项。又是心包，其气更不盛，故此二脉之穴，不得脉名。手太阴肺脉，以肺居脏上，主气，其气强盛，虽不至颈项，发于气穴，得于脉名。手足三阳：手太阳脉，虽循颈上颊，至目兑眦，以是心府，其气不盛，故穴不得脉名。足少阳胆府，脉起目兑眦，下行至胸，以胆谷气不盛，故其穴不得脉名。惟手足阳明，谷气强盛，手少阳三焦之气，足太阳诸阳之长，所以此之四脉，并手太阴，入于五部大输之数也。”

［原文］ 阳逆① 头痛，胸满不得息，取人迎②。暴瘖气鞕③[1]，取④扶突与舌本出血。暴聋气蒙⑤，耳目不明⑥，取天牖。暴⑦挛痫眩，足不任身，取天柱。暴瘅⑧内逆，肝肺相搏，血溢鼻口，取天府。此为天牖⑨五部[2]。

［校勘］

①“逆”：原作“迎”，据《甲乙》卷九第一、《太素》卷二十六寒热杂说、《外台》卷三十九第六及《甲乙》卷十二第七校语引《灵枢》文改。

②“人迎”：此上原有“之”字，据《甲乙》卷九第一及《太素》卷二十六寒热杂说删，与以下四句一致。

③“鞕”：《太素》卷二十六寒热杂说作“鲠”，《外台》卷三十九第二作“哽”，“哽”与“鲠”通。

④“取”：《甲乙》卷十二第二作“刺”。

⑤“蒙”：《甲乙》卷七第一此后有“瞀”字。

⑥“明”：《甲乙》卷七第一作“开”。

⑦“暴”：《甲乙》卷十第三此下有“拘”字，卷十二第七校注引《灵枢》同。

⑧“瘅”：《甲乙》卷十二第七校注引《灵枢》文作“痹”。

⑨“天牖”：《甲乙》卷十二第七、又校语引《灵枢》文及《太素》卷二十六寒热杂说均作“大输”，惟《甲乙》及校语引《灵枢》文，“大输”上有“胃之”二字。

[注释]

[1]“气鞕（yèng 硬）”：鞕，强硬，指咽喉部与舌肌强硬而言。《类经》二十一卷第四十四注：“气鞕，喉舌强鞕也。”

[2] 天牖五部：这是指本节所言的人迎、扶突、天牖、天柱、天府五个腧穴，以天牖居中，其它四穴在其周围，故名。

[语译] 阳邪逆于阳经而发生头痛，出现胸中满闷、呼吸不利，取足阳明经的人迎穴。突然失音，喉舌强硬的，刺扶突穴，并针舌根出血。突然耳聋，经气蒙蔽不通，耳失聪，目不明，取天牖穴。突然发生拘挛、癫痫、眩晕，两足软弱无力，不能支撑身体，取天柱穴。突然患热病使在内气机上逆，肝肺二经内蕴的火邪相扰，致血逆妄行，口鼻出血，取天府穴。以上所取五穴，天牖居中，其它腧穴在其四周，故称天牖五部。

[原文] 臂阳明[1]有入烦遍齿者，名曰大迎①，下齿龋取

之。臂恶寒补之，不恶寒泻之。足② 太阳有入頄③ 遍齿者[2]，名曰角孙，上齿龋取之，在鼻与頄前。方病之时其脉盛，盛则④ 泻之，虚则补之。一曰取之出鼻⑤ 外。方病之时，盛泻虚补⑥。

［校勘］

①“大迎”：《太素》卷二十六寒热杂说作“人迎”，《甲乙》卷十二第六校语引《灵枢》文作“禾窌，或曰大迎”。

②“足”：《甲乙》卷十二第六作“手”。

③“頄”：《太素》卷二十六寒热杂说作“頞”。

④“盛则”：《甲乙》卷十二第六此上有“脉”字。

⑤“鼻”：《甲乙》卷十二第六及《太素》卷二十六寒热杂说作“眉”。

⑥“方病之时，盛泻虚补”：原脱，据《甲乙》卷十二第六及《太素》卷二十六寒热杂说补。

［注释］

[1]“臂阳明”：系指手阳明大肠经。

[2]“足太阳有入頄遍齿者”：足太阳膀胱经的分布，虽不直接进入颧骨内下方鼻旁处，也不遍布上齿，但其经脉系统，却仍和这些部位有着密切的关连。张志聪：“足太阳之络，不入于齿中，此非经脉，亦非支别，乃细微之系，以通二阳之气者也。”

［语译］ 手阳明大肠经入于颧部而遍络于齿的，穴名叫大迎，所以下齿龋痛，应取手阳明经的某些穴位治疗。臂恶寒的多虚，故用补法，不恶寒的多实，故用泻法。足太阳膀胱经入于颧部而遍络于齿的，穴名叫角孙，上齿龋痛，当取鼻及颧前的穴位治疗。在刚发病的时候，其脉气表现充盛，要用泻法，脉虚弱的则用补法。另一种说法，亦可以取鼻外侧的穴位治疗。

［原文］ 足阳明有① 挟鼻入于面者，名曰悬颅，属口，对

入系目本，头痛引颔取之[②]，视有过者取之，损有余，益不足，反者益甚[③]。足太阳有通项入于脑者，正属目本，名曰眼系，头目苦[④]痛取之，在项中两筋间，入脑乃别阴蹻、阳蹻，阴阳相交，阳入阴出，阴阳[⑤]交于目锐眦[⑥]，阳气盛则瞋目，阴气盛则瞑目。

［校勘］

①“有”：《甲乙》卷十二第四作“又”。

②“头痛引颔取之”：原脱，据《甲乙》卷十二第四补。

③“甚”：原作“其”，形近而误，据《甲乙》卷十二第四、《太素》卷二十六寒热杂说及《千金》卷六上第一改。

④“苦”：《太素》卷二十六寒热杂说、《千金》卷六上第一及《普济方》卷七十一眼目门总论引并作“固”。

⑤“阳入阴出，阴阳”：原作“阳入阴，阴出阳”，据《甲乙》卷十二第四、《太素》卷十阴阳跻脉及卷二十六寒热杂说改。

⑥“目锐眦”：《太素》卷二十六寒热杂说、《甲乙》卷十二第四、《千金》卷六上第一及《普济方》卷七十一并无“目”字。《纲目》卷十五多卧类夹注：“以跻脉考之，当作目内眦”，似是。

［语译］ 足阳明经脉有挟于鼻旁而入于面部的，与足少阳经交会的穴位叫悬颅。经脉下行联属于口，上行的对口入系目本，头痛牵引颔部亦痛，治疗时可以刺发病部位的腧穴，凡诊察到口、目及头部有病时，可取本经治疗，泻其有余，补其不足，反之就要加重病情。足太阳膀胱经有通过项部的玉枕穴入络于脑的，直接连属于目本，名叫眼系，头目疼痛的，可在项中两筋间取此穴治疗，此脉由项入脑，分别联属于阴跻、阳跻二脉，这两条脉阴阳相交，阳气内入，阴气外出，阴阳气之出入交于目外眦，当阳气偏盛阳跻盛满阴出于阳时，则两目张开，而阴气偏盛阴跻盛满阴入于阳时，则两目闭合。

［按语］ 原文“目锐眦”，依《纲目》注似应改为“目内眦”，但无古书之据，暂未改动原文，语译亦仍从之。但衡之以理，《纲目》之说义长。

［原文］ 热厥取足太阴、少阳[1]，皆留之；寒厥取阳明①、少阴于足，皆留之。舌纵涎下，烦悗，取足少阴[2]。振寒洒洒②，鼓颔，不得汗出，腹胀烦悗，取手太阴。刺虚者，刺其去也，刺实者，刺其来也。春取络脉，夏取分腠，秋取气口，冬取经输，凡此四时，各以时为齐[3]。络脉治皮肤，分腠治肌肉，气口治筋脉，经输治骨髓、五脏。

［校勘］

①“阳明”：此上原有“足”字，与下“于足”文重，据《甲乙》卷七第三及《太素》卷二十六寒热杂说删。

②“洒洒”：《甲乙》卷七第一中作“凄凄”。

［注释］

［1］“热厥取足太阴、少阳”：《类经》二十二卷第五十注：“热厥者，阳邪有余，阴气不足也，故当取足太阴而补之，足少阳而泻之。”

［2］“舌纵涎下，烦悗，取足少阴”：《类经》二十二卷第五十注：“舌纵不收，及涎下烦闷者，肾阳不足，不能收摄也，故当取足少阴经而补之。”

［3］“各以时为齐”：“齐”与“剂”通，调剂的意思。各以时为齐，是指针刺的部位与深浅，应随四时气候变化而加以调整。

［语译］ 对阳邪有余，阴气不足的热厥，当补足太阴脾经，泻足少阳胆经，并都应作较长时间的留针；对阴邪有余，阳气不足的寒厥，当补足阳明胃经，泻足少阴肾经，并都在足部取穴，亦作较长时间的留针。若舌纵缓不收，口角流涎，胸中烦闷的，是肾虚不能上交于心，当补足少阴肾经。恶寒战栗，两颌鼓动，不出汗，腹胀烦闷，属阳气不足，当补手太阴

经。针刺正气虚的证候，应顺着脉气去的方向施补法，即“追而济之”；针刺邪气实的证候，应迎着脉气来的方向施泻法，即“迎而夺之”。人体的阴阳气血与四时的气候是相应的，所以四季针刺的穴位及进针的深浅，都应随不同季节来决定。春季多取络脉间穴位，夏季多取分肉、腠理间的穴位；秋季多取气口部的穴位，冬季多取各经脉的穴位。刺络脉间穴位可治皮肤的病，刺分腠间穴位可治肌肉的病，刺气口部穴位可治筋脉的病，刺各经脉穴位可治骨髓、五脏的病。

［原文］ 身有五部①：伏兔一；腓②二，腓者腨也③；背三；五脏之腧[1]四；项五。此五部有痈疽[2]者死④。病始手臂者⑤，先取⑥手阳明、太阴而汗出⑦；病始头首者，先取项太阳而汗出；病始足胫者，先取足阳明而汗出。臂太阴⑧可汗出，足阳明可汗出⑨。故取阴而汗出甚者，止之于阳；取阳而汗出甚者，止之于阴。凡刺之害，中而不去则精泄，不中而去则致气；精泄则病甚而恇，致气则生为痈疡⑩也。

［校勘］

①“身有五部”：《甲乙》卷十一第九下“身”之上有“曰，有疽死者奈何，曰”八字，“身”之下无“有”字。《千金翼方》卷二十三本句上有“帝曰，有疽死者奈何？岐伯曰”十一字。

②“腓”：《甲乙》卷十一第九下作“腨”。

③“腓者腨也”：《甲乙》卷十一第九下、《病源》卷三十六疽候、《千金翼方》卷二十三及《普济方》卷二百八十七并无，疑为后人将释语混入正文。

④“此五部有痈疽者死”：《太素》卷二十六寒热杂说无“此”字；《甲乙》卷十一第九下无“痈”字；《千金翼方》卷二十三及《外台》卷二十四并作“五部有疽死也”六字。

⑤“病始手臂者”：《素问》刺热篇此上及下两分句之“病”字上、《甲乙》卷七第一中“病”字上并有“热”字。

《素问》刺热篇“臂”字下有“痛”字。《脉经》卷七第十三本句作“热病先手臂痛”六字。

⑥“先取”:《素问》刺热篇作“刺”，下同。

⑦“汗出”:《素问》刺热篇此下及下两分句“汗出”二字之下并有“止”字。

⑧“阴”:《甲乙》卷七第一中校语谓“《灵枢》作阳”。

⑨“汗出”:《甲乙》卷七第一中及《太素》卷二十六寒热杂说并作“出汗”。

⑩“疡”: 原作“疽”，据本书九针十二原、《甲乙》卷五第四及《太素》卷二十六寒热杂说改。

[注释]

[1]“五脏之腧”：指背部与五脏有密切联系的肺腧、心腧、肝腧、脾腧、肾腧等五个腧穴。

[2]“痈疽”：本节所说的痈疽，包括兔疽、腓腨发、发背、脾发疽、肾俞发及天柱疽等。

[语译] 身体有五处重要部位：一是伏兔部；二是小腿部；三是背部的督脉及膀胱经所行处；四是背部五脏腧穴所居部位；五是项部。这五个部位是经脉通行的要道，有的离脏腑很近，如果患有痈疽，毒气很容易内陷而害及五脏，所以有致死的危险。疾病开始发生在手臂的，可先取手阳明大肠经、手太阴肺经的穴位进行针刺治疗，使其出汗；疾病开始发生在头部的，可先取在项部足太阳膀胱经的穴位进行针刺治疗，使其出汗；疾病开始发生在足胫部的，可先取足阳明胃经的穴位进行针刺治疗，使其出汗。针刺手太阴经的穴位可以出汗，针刺足阳明经的穴位也可出汗。由于阴经与阳经内外互通，所以针刺阴经而出汗过多的，可刺阳经来止汗，针刺阳经出汗过多的，可刺阴经来止汗。错误的针刺会给人体造成危害，已刺中病而仍留针不去的，使人精气耗泄；未刺中病而立即出针的，会使邪气凝聚不散；精气耗泄过度的，会使病情加重、形体羸

瘦；邪气凝滞不散的，能引起疮疡。

癫狂第二十二

［提要］ 本篇阐述了癫狂的发病原因，各种类型的证候及针刺、艾灸的治疗方法，其中对某些癫病也谈到了愈后。此外对风逆、厥逆等病的证治作了简要的叙述。

［原文］ 目眦外决于面者①，为锐眦；在内近鼻者为内眦②，上为外眦，下为内眦。

［校勘］

①“目眦外决于面者”：《三因方》卷十六眼叙论引作“目决其面者”。

②“为内眦”：《甲乙》卷十二第四、《太素》卷三十目痛及《千金》卷六上第一并无，疑非《灵枢》本文。

［语译］ 眼角向外开裂于面颊一侧的，称锐眦；眼角向内开裂于近鼻一侧的，称内眦。上眼胞属外眦，下眼胞属内眦。

［按语］ 关于本段文字，有人怀疑是它篇错简，与本篇内容无关，如《灵枢识》简按：“此节与癫狂不相涉，必是古经残文。”《甲乙》卷十二第四将本文列于足太阴阳明手少阳脉动发目病篇之“目色赤者病在心……”句之前，详细推敲，与文义不属。但也有人认为本段不属衍文，如张介宾说：“本篇所述，皆癫狂厥逆之病，而此节所言目眦若不相涉者何也？盖以癫狂等疾，须察神气，欲察其神，当从目始。且内眦外眦，上网下网，各有分属，病在何经，于此可验，故首及之，示人以知所先也。”因说法不一，各执其理，难于定论，故仍予校释，存疑待考。

［原文］ 癫疾始生，先不乐，头重痛①，视②举目赤，其③作极已而烦心，候之于颜[1]，取手太阳、阳明、太阴[2]，血变而止[3]。癫疾始作④而引口啼呼喘悸者，候之手阳明、太

阳，左强者攻其右，右强者攻其左，血变而止。癫疾始作而[⑤]反僵，因而脊痛，候之足太阳、阳明、太阴、手太阳，血变而止。

[校勘]

①“痛”:《千金》卷十四第五、《圣济总录》卷一百九十二风癫灸刺法无。《要旨》卷二下第十此上有“头”字。

②“视”:《难经》五十九难、《甲乙》卷十一第二、《千金》卷十四第五及《圣济总录》卷一百九十二此上并有“直”字。

③“其”:原作“甚”，据《太素》卷三十癫疾、《千金》卷十四第五及《圣济总录》卷一百九十二改。

④“癫疾始作”:周本作“血甚作极，已而烦心”八字。

⑤“而”:原作“先”，据《太素》卷三十癫疾及《千金》卷十四第五改。

[注释]

[1]“候之于颜”:《类经》二十一卷第三十七注:“颜，天庭也。候之于颜，邪色必见于此也。”

[2]“取手太阳、阳明、太阴”:《类经》二十一卷第三十七注:“当取手太阳支正，小海；手阳明偏历、温溜；手太阴太渊、列缺等穴。”用以上诸穴，治疗癫疾。

[3]“血变而止”:《类经》二十一卷第三十七注:“泻去邪血，必待其血色变而后止针也。”

[语译] 癫病将要发作时，病人先出现精神抑郁、闷闷不乐，头重而痛，两目上视，眼睛发红等症，当其严重发作之后，感到烦乱不宁。诊断时，可通过察看天庭部的色泽，来推测病之将要发作。治疗时，应取手太阳经的支正、小海，手阳明经的偏历、温溜，手太阴经的太渊，列缺等穴，针刺泻去邪血，待其血色变至正常而后止针。癫病开始发作，口角常被牵引以致歪斜，啼哭呼叫或见喘促心悸等证，治疗时，应取手阳

明、太阳二经的穴位，观察其病之所在，采用缪刺法，向左侧牵引的，刺其右侧；向右侧牵引的，刺其左侧，待其血色变至正常，而后止针。癫病开始发作，先出现背强反张，身体僵直，因而脊背疼痛，治疗时，取足太阳经、足阳明经、足太阴经和手太阳经的穴位，观察其病候所在，进行针刺，待其血色变至正常，而后止针。

［原文］ 治癫疾者，常与之①居[1]，察其所当取之处。病至，视之有过者②泻之，置其血于瓠壶[2]之中，至其发时，血独动矣，不动，灸穷骨二十壮，穷骨者，骶骨③[3]也。

［校勘］

①“之”：张注本作“其”。

②“者”：《太素》卷三十癫疾、《甲乙》卷十一第二及《千金》卷十四第五此下有“即”字。

③“骶骨”：《甲乙》卷十一第二、《千金》卷十四第五及《圣济总录》卷一百九十二风癫灸刺法作“尾骶”。

［注释］

［1］“常与之居”：《类经》二十一卷第三十七注：“凡治癫疾者，须常与之居，庶得察其病在何经，及当取之处，不致谬误也。”

［2］“瓠（hú 胡）壶”：张志聪：“瓠壶，葫芦也。”

［3］“骶骨”：马莳：“骶骨，穴名长强”。

［语译］ 治疗患癫病的人，应该常和病人居住在一起，借此可观察发病时的情况和变化，以便确定应当针刺的经脉穴位。即将发病时，看到有病的经脉，施行针刺泻血，把刺出的血，盛在葫芦里，到其发病时，其血独动，若不动时，可在穷骨施灸二十壮，所谓穷骨，就是尾骶骨（指长强穴）。

［按语］ 关于本书所说“血独动”与“不动”，比较难于理解。杨上善说：“病有过者，视其络脉病过之处，刺取病血，盛之瓠壶中，至其发时血自动。不动者，灸穷骨也。”张志聪

说："置其血于壶中，发时而血独动者，气相感召也。如厥气传于手太阴、太阳，则血于壶中独动，感天气太阳之运动也。不动者，病入于地水之中，故当灸骶骨二十壮。"读杨、张二氏之说，也难明了"血动"的真相。历代注家对这一点均无详细的解释，故有待进一步研究。另外，本节介绍灸骶骨治疗癫疾，张志聪曾说："经云：'陷下则灸之'，此疾陷于足太阳、太阴，故当灸足太阳之骶骨。"近世也有针刺长强穴治疗本病获得疗效的报道，所以此法值得重视。

［原文］ 骨癫疾[1]者，顑①[2]齿诸腧分肉皆满，而骨居②，汗出烦悗[3]。呕多涎③沫，气下泄，不治[4]。筋癫疾者，身倦④挛急脉⑤大，刺项大经之大杼⑥。呕多涎③沫，气下泄，不治。脉癫疾者，暴仆，四肢之脉皆胀而纵。脉满，尽刺之出血；不满，灸之挟项太阳，灸⑦带脉[5]于腰相去三寸，诸分肉本输。呕多涎③沫，气下泄，不治。癫疾者，疾⑧发如狂者，死不治。

［校勘］

①"顑"：《甲乙》卷十一第二、《太素》卷三十癫疾及《千金》卷十四第五并作"颔"。

②"居"：《甲乙》卷十一第二及《千金》卷十四第五作"倨"；下有"强直"二字。《灵枢识》简按："骨倨，即强直之义"。

③"涎"：原作"沃"，据《甲乙》卷十一第二、《太素》卷三十癫疾及《千金》卷十四第五改。

④"倦"：《甲乙》卷十一第二及《太素》卷三十癫疾作"卷"，《千金》卷十四第五作"拳"，"拳"乃"卷"之借字。

⑤"脉"：原脱，据《甲乙》卷十一第二及《千金》卷十四第五，将下句"大杼"下之"脉"字移上至此。

⑥"大杼"：此下原有"脉"字，据《甲乙》卷十一第二及《千金》卷十四第五，将"脉"字移上句"挛急"之下。

⑦“灸”：《甲乙》卷十一第二、《千金》卷十四第五此上有“又”字。

⑧“疾”：黄校本作“病”，《太素》卷三十癫疾及《千金》卷十四第五并作“病”，与黄校本合。藏本作“暴”。

[注释]

[1]“骨癫疾”：《类经》二十一卷第三十七注：“骨癫疾者，病深在骨也。”

[2]“顑（kǎn 坎）”：是口外、颊前、颐上的部位，相当于腮部。

[3]“烦悗（mèn 闷）”：指心中烦乱且闭闷不舒。

[4]“呕多涎沫，气下泄，不治”：《类经》二十一卷第三十七注：“若呕多涎沫，气泄于下者，尤为脾肾俱败，必不可治。”

[5]“带脉”：指足少阳胆经带脉穴。

[语译] 病深入骨的骨癫病，在腮、齿各腧穴的分肉之间，被邪气壅滞而胀满，骨骼强直，出汗，心中烦闷。若有呕吐很多涎沫及气陷于下的，为脾肾俱败，这是不治的死证。病入筋的筋癫病，身体蜷曲，痉挛拘急，脉大，可针刺足太阳经在项后第一椎旁的大杼穴。若呕吐很多涎沫，气陷于下的，为脾肾俱败，这是不治的死证。病入脉的脉癫病，卒然仆倒，四肢的脉皆胀而弛纵。如果脉胀满的，都要刺其出血；脉不胀满的，可灸挟项两旁的足太阳经的天柱、大杼等穴，再灸足少阳胆经的带脉穴，此穴在距腰间三寸许的部位。各经分肉之间和四肢的腧穴，皆可酌情取用。若呕吐很多涎沫，气陷于下的，为脾肾俱败，这是不治的死证。患癫病的，如突然发作像狂一样的证候，也是不治的死证。

[原文] 狂始生，先自悲也，喜忘，苦怒，善恐者，得之忧饥，治之取① 手太阴② 、阳明，血变而止，及取足太阴、阳明。狂始发[1]，少卧不饥，自高贤也，自辩智也，自尊贵也，

善骂詈，日夜不休，治之取手阳明、太阳、太阴、舌下、少阴[2]，视脉③之盛者，皆取之，不盛④，释之也。

[校勘]

①“取”：《甲乙》卷十一第二此上有“先”字。

②“阴”：统本、金陵本作“阳”，《太素》卷三十癫疾与统本合。

③“脉”：原脱，据《甲乙》卷十一第二及《太素》卷三十癫疾补。

④“不盛”：《甲乙》卷十一第二及《太素》卷三十癫疾此下有“者”字。

[注释]

[1]“狂始发”：《类经》二十一卷第三十七注：“上节言始生，病生之初也；此节言始发，病成而发也。”

[2]“舌下、少阴”：《类经》二十一卷第三十七注：“舌下者，任脉之廉泉也；少阴者，心经之神门、少冲也。”

[语译] 狂病开始发生时，患者常先有悲哀的心情，好忘事，容易发怒，时常恐惧，大多由于过度忧愁和饥饿所致，治疗时应先取手太阴经、手阳明经的穴位，针刺泻去邪血，待血色变至正常，而后止针，又可刺取足太阴经、足阳明经的穴位，以配合治疗。狂病开始发作时，患者常有睡眠少，不饥饿，自以为了不起，自以为最聪明、最尊贵等理智失常的狂妄表现，并且经常骂人，日夜吵闹不休，治疗时应取手阳明经、手太阳经、手太阴经的穴位和廉泉穴、手少阴心经的神门、少冲等穴。要观察上述各经脉，凡是充盛的都可针刺出血，不充盛的可不取刺。

[原文] 狂言、惊①、善②笑、好歌乐、妄行③不休者，得之④大恐，治之取手阳明、太阳、大阴。狂，目妄见、耳妄闻、善呼者，少气之所生也，治之取手太阳、太阴、阳明、足太阴、头、两顑。狂者多食，善见鬼神，善笑而不发于外

者[1]，得之有所大喜，治之取足太阴、太阳、阳明，后⑤取手太阴、太阳、阳明。狂而新发，未应如此者[2]，先取曲泉左右动脉[3]，及盛者见血，有倾⑥已，不已，以法取之[4]，灸骶骨⑦二十壮。

[校勘]

①“狂言、惊”：《甲乙》卷十一第二作“狂善惊”；《太素》卷三十惊狂“言”作“喜”。

②“善”：《太平御览》七百三十九狂条引《黄帝八十一问》作“妄”。

③“行”：日抄本作“作”。

④“得之”：黄校本此上有“皆”字。

⑤“后”：《太素》卷三十惊狂作“复”。

⑥“有倾”：《甲乙》卷十一第二作“立倾”，《太素》卷三十惊狂作“食倾”。

⑦“骶骨”：原作“骨骶”，据《甲乙》卷十一第二及《太素》卷三十惊狂改。

[注释]

[1]“善笑而不发于外者”：《灵枢集注》癫狂二十二注：“不发于外者，冷笑而无声也。”

[2]“未应如此者”：《类经》二十一卷第三十七注：“谓狂病新起，未有如上文五节之见证也。”

[3]“曲泉左右动脉”：《灵枢识》简按：“此穴属足厥阴肝经，见《本输》篇。而《甲乙》诸书，未有言及动脉者，惟《外台》云：‘横向胫二寸当脉中是也’”。考针灸文献，除《外台》如上所云，均无关于曲泉有动脉的记载。故此处所言左右动脉可作左右曲泉穴理解。

[4]“不已，以法取之”：《类经》二十一卷第三十七注：“如不已，则当照前五节求法以取之。”

[语译] 狂病患者，言语狂妄，善惊，好笑，喜欢歌唱，

乱跑乱动无有休止，是由于受了大惊大恐伤其神志所致，治疗时应取刺手阳明经、手太阳经、手太阴经的穴位。狂病患者，两目妄见异物，两耳妄闻异声，时常呼喊，是由于气衰神怯所致，治疗时应取刺手太阳经、手太阴经、手阳明经、足太阴经及头部、两腮的穴位。狂病患者，饮食量多不知饥饱，幻视似见鬼神，经常冷笑而不出声的，是由于过度喜乐伤神所致，治疗时，应取刺足太阴经、足太阳经、足阳明经的穴位，再刺手太阴经、手太阳经、手阳明经的穴位。狂病属于新起，未出现以上狂病各节证候的，先取足厥阴经的左右曲泉穴，以及各盛满的经脉，刺其出血，病可很快痊愈，如果仍然不好的，可依照前述治狂病的方法取穴刺治，并灸骶骨长强穴二十壮。

［按语］ 注释中引张介宾所言“五节”，见《类经》刺灸癫狂一节，从“狂始生，先自悲也……后取手太阴、太阳、阳明”一段，计分五节叙述注释。另外，关于文中所言治疗狂病应刺的各经穴位，常用的有：手太阴经的太渊、列缺，手阳明经的偏历、温溜，手太阳经的支正、小海，手少阴心经的神门、少冲，足太阴经的隐白、公孙，足阳明经的三里、解豁，足太阳经的委阳、飞扬、仆参、金门等穴，因原经文未提及具体穴位，而只提经脉名称，所以不能认为以上所列之外的穴位为不可取。

［原文］ 风逆[1]暴四肢肿，身漯漯[2]，唏然[3]时寒，饥则烦，饱则善变，取手太阴表里，足少阴、阳明之经，肉①清②[4]取荥，骨清取井、经也。

［校勘］

①“肉”：《甲乙》卷十第二下此下有“反”字。

②“清”：熊本、周本、统本、金陵本、日抄本均作“凊”，下同。

［注释］

［1］“风逆”：《类经》二十二卷第五十注：“风感于外，厥

气内逆，是为风逆。"

[2]"身漯漯"：形容身体如被水淋而寒栗发抖。

[3]"唏然"：形容寒栗时发出的一种唏嘘声。

[4]"清"：寒冷的意思。《广雅》释诂四："清，寒也。"《类经》二十二卷第五十注："清，寒冷也。"

[语译] 外感风邪，厥气内逆的病，突然四肢发肿，全身发冷战栗，口出唏嘘之声，饥饿时感觉烦闷，吃饱后则动扰不宁，治疗时可刺手太阴经及与其相表里的手阳明经的穴位，以祛风邪；又可取刺足少阴经、足阳明经的穴位，以调逆气。如果肌肉清冷，可取刺上述四经的荥穴，以祛其寒；寒冷入骨的，可取刺上述四经的井穴和经穴，以泻其水邪。

[原文] 厥逆为病也，足暴清，胸①若将裂②，肠③若将④以刀切之，膜⑤而不能食，脉大小皆涩，暖取足少阴，清取足阳明，清则补之，温则泻之。

[校勘]

①"胸"：《甲乙》卷七第三此下有"中"字。

②"裂"：《太素》卷三十厥逆作"别"。

③"肠"：《甲乙》卷七第三此上有"腹"字，而《太素》卷三十厥逆作"腹"，似可从。

④"将"：《甲乙》卷七第三无。

⑤"膜"：原作"烦"，据《甲乙》卷七第三改。

[语译] 厥逆为病，两足突然清冷，胸部好像将要裂开一样的难受，腹部好像被刀割切一样的疼痛，膜胀不能进食，脉搏不论大小均呈涩象。这样的病，如身体温暖的，当取刺足少阴经的穴位，身体清冷的，当取刺足阳明经的穴位，清冷的用补法，温暖的用泻法。

[原文] 厥逆腹胀满，肠鸣，胸满不得息，取之下胸二胁①[1]咳而动②手③者，与背腧以手按之立快者是也。内闭不得溲，刺足少阴、太阳与骶上以长针，气逆则取其太阴、阳明，

厥④甚取少阴、阳明动者之经也。少气，身漯漯也，言吸吸[2]也，骨痠体重，懈惰不能动，补足少阴。短气，息短不属，动作气索，补足少阴；去血络也。

[校勘]

①“胁”：《甲乙》卷七第三及《太素》卷三十厥逆并作“肋”。

②“动”：《甲乙》卷七第三此下有“应”字。

③“手”：《甲乙》卷七第三及《太素》卷三十厥逆并作“指”。

④“厥”：此下原有“阴”字，“厥”字原属上读，据《甲乙》卷九第十及《太素》卷三十厥逆删。“厥”字属下读。

[注释]

[1]“下胸二胁”：《类经》二十二卷第五十注：“下胸二胁，谓胸之下，左右二胁之间也。盖即足厥阴之章门、期门，令病人咳，其脉动而应手者，是其穴也。”

[2]“言吸吸”：气虚声怯，言语时续时断，不能连接。

[语译] 厥气上逆，如有腹部胀满，肠鸣，胸满而呼吸不利的，当取刺胸下左右两胁的穴位，让病人咳嗽，动而应手处，即是其穴。再取背部穴位，以手按之有舒快感的部位即是。下焦肾、膀胱的气化功能失常，小便不通的，当取刺足少阴经的穴位和足太阳经的穴位，再在尾骨端的长强穴，用长针刺之。气上逆的，当取刺足太阴脾经、足阳明胃经、足厥阴肝经的穴位，气逆较甚的，取足少阴肾经和足阳明胃经穴位配合施治，并在出现证候的经脉上针刺，以降其逆气。少气的病人，身体发寒战，言语断断续续不能连接，骨节酸疼，身体困重，四肢乏力，懒于动作，治疗这种病当取刺足少阴经的穴位，施以补法。短气的患者，呼吸迫促而不能接续，动作时呼吸更觉困难，治疗时亦当取刺足少阴经，施以补法；如发现有血络的，则当针刺去血。

［按语］ 厥逆为病，针取诸经，其常用穴位如下：足少阴肾经：涌泉、然谷、筑宾；足阳明胃经：厉兑、内庭、解溪、丰隆、三里；足太阳膀胱经：委阳、飞扬、仆参、金门；足太阴脾经：隐白、公孙；足厥阴肝经：章门、期门。选穴时，宜根据具体病症，并结合各穴的主治范围，不可拘泥。

热病第二十三

［提要］ 本篇主要论述了热病的证候、诊断、治疗和预后，对各种热病的施刺和禁针，特别是对皮毛、肌肉、血脉、筋骨等各种热病，依照五行相克的关系，在肝、心、脾、肺、肾各经进行施刺和禁针的情况，作了详尽的说明，同时也介绍了五十九个治疗热病的穴位及气满胸中喘息、心疝的治疗方法。

［原文］ 偏枯①[1]，身偏②不用而痛，言不变，志③不乱，病在分腠之间，宜温卧取汗④，巨针取之⑤，益其不足，损其有余，乃可复也。痱[2]之为病也⑥，身无痛者⑦，四肢不收，智乱不甚⑧，其言微知⑨，可治⑩，甚则不能言，不可治也。病先起于阳，后入于阴者，先取其阳，后取其阴，浮而取之⑪。

［校勘］

①“枯”：《千金》卷八第一此下有“者”字。

②“身偏”：《千金》卷八第一作“半身不随，肌肉偏”七字。

③“志”：《太素》卷二十五热病说作“知”，《甲乙》卷十第二下、《千金》卷八第一并作“智”。

④“宜温卧取汗”：原脱，今据《病源》卷一风偏枯候，并参考《千金》卷八第一及校语引《甲乙》文补。

⑤“巨针取之”：《病源》卷一风偏枯候无。

⑥“痱之为病也”：《千金》卷八第一作“风痱者”，《病源》卷一风痱候作“风痱之状”。

⑦“身无痛者”：《千金》卷八第一无“者”字，《病源》卷一风痱候作“身体无痛”。

⑧“智乱不甚”：《纲目》卷十、《证治准绳》一册中风类引“智”并作“志”，《病源》卷一风痱候作“神智不乱”。

⑨“其言微知”：《千金》卷八第一作“言微可知”。

⑩“可治”：《千金》卷八第一“可”上有“则”字。

⑪“浮而取之”：《甲乙》卷十第二下作“必审其气之浮沉而取之”。

［注释］

［1］“偏枯”：义同偏风，由“虚邪偏客于半身，其入深，内居营卫，营卫稍衰则真气去，邪气独留”而发，其表现多为一侧肢体瘫痪或不能随意运动而疼痛，此病日久，患肢多比健肢枯瘦或麻木不仁。《类经》二十一卷第三十六注：“偏枯者，半身不遂，风之类也，其身偏不用而痛。”

［2］“痱（fèi 费）”：废的意思。本病又称风痱，它与偏枯一样，也出现肢体不能随意运动等症状，但二者是有区别的，偏枯是半身不遂而痛，神志清楚；痱病是四肢不能收引，身体无疼痛，并有意识障碍。《医学纲目》：“痱，废也。痱即偏枯之邪气深者，痱与偏枯是二疾，以其半身无气荣运，名曰偏枯；以其手足废而不收，故名痱。或偏废，或全废，皆曰痱也。”

［语译］ 偏枯的症状，是半身不遂而痛，如患者言语正常，神志清楚，这是病邪尚未入脏，仅在分腠之间。治疗时，应令病人温卧取汗，再采用九针之一的大针进行刺治，属虚的用补法，以补益心气的不足；属实的用泻法，以损泄有余的邪气，这样就可以恢复正常。痱的症状，身体无疼痛的感觉，四肢弛缓不收，如患者神识不甚乱，其言语虽微弱模糊，但仍令

人可辨，是病势较轻，尚可治疗；如果病情严重，以至不能言语，就不可治了。风病如先起于阳分，而后深入阴分的，应先取刺属表的阳经，后取刺属里的阴经，但必须审察清楚风气在表在里，然后确定针刺的深浅。

［按语］ 本篇名为热病篇，主要内容是介绍有关热病的证候、诊断、针刺治疗和禁针的情况，以及预后等，但开篇之首，却论述了与热病无关的偏枯和痱病的证治，其意费解，疑有错简，刘衡如《灵枢经》校勘本校语曾提出“本段在此，文义不属”的看法。至于本段文字该列于何处，刘氏认为，应据《甲乙》卷十第二下，移上《癫狂》篇“骨清取井经也”之后，并指出：“《太素》卷二十五列此于《热病说》中，恐错简已在杨氏之前矣。”刘氏之说，可供参考。

［原文］ 热病[1]三日，而①气口静、人迎躁者，取之诸阳，五十九②刺，以泻其热而出其汗，实其阴以补其不足者③。身热④甚，阴阳皆静者，勿刺也⑤；其可刺者，急取之，不汗出⑥则泻。所谓勿刺者⑦，有⑧死征也。

［校勘］

①“而”：《脉经》卷七第十三、《甲乙》卷七第一中及《伤寒补亡论》卷十二并无。

②“九”：《伤寒论》成注卷二引此下有“穴”字。

③“以补其不足者”：《伤寒论》成注卷二引“以”作“而”，无“者”字。《脉经》卷七第十三、《甲乙》卷七第一中及《伤寒补亡论》卷十二并同。

④“身热”：《伤寒补亡沦》卷十二此上有“热病”二字。

⑤“也”：《甲乙》卷七第一中及《伤寒补亡论》卷十二并作“之”。

⑥“出”：《脉经》卷七第十三、《甲乙》卷七第一中及《太素》热病说并无。

⑦“者”：《甲乙》卷七第一中无。

⑧“有”：《甲乙》卷七第一中此上有“皆”字。

［注释］

［1］“热病”：《类经》二十一卷第四十注：“此下所言热病，即伤寒时疫也。”

［语译］　热病已三日，如果气口的脉象平静而人迎部脉象躁动的，这是邪尚在表，治疗时可随证选取各阳经治热病的五十九穴，以泻其在表之热，使邪气随汗而出，也应配用充实阴经的针法，以补益其不足。如果病人身发高热，气口、人迎的脉象都显沉静，这是阳证得阴脉的现象，不可以针刺；若还有针刺的可能，应当急刺之，虽不得汗，但仍可以泄其病邪。所谓不可针刺的，就是由于脉证相反，有死亡的征象。

［原文］　热病七日①八日，脉口动喘而眩②者，急刺之，汗且自出，浅刺手大③指间。

［校勘］

①“日”：《太素》卷二十五热病说及《伤寒补亡论》卷十二并无，下同。

②“眩”：原作“短”，据《甲乙》卷七第一中、《脉经》卷七第十三及《太素》卷二十五热病说改。《太素》杨注“脉喘动头眩”。日刻本、《类经》卷二十一引并作“弦”，“弦”与“眩”形近易误。

③“大”：《太素》卷二十五热病说无。

［语译］　热病已七、八天，气口脉象躁动并有气喘头眩的，当急速刺治，使其汗出热散，应取手太阴经大指间的少商穴，宜浅刺。

［原文］　热病七日八日，脉微小，病者溲①血，口中干，一日半而②死，脉代者，一日死③。热病已得汗出④，而脉尚躁⑤，喘⑥，且复热，勿庸刺⑦[1]，喘甚者死⑧。

［校勘］

①“溲”：《外台》卷一诸论伤寒及《普济方》卷一百四十

八并作“便”。

②“半而”：周本无，《病源》卷九热病候“半”下无“而”字。

③“脉代者，一日死”：周本无此六字，《病源》卷九热病候“代”下无“者”字。

④“出”：《脉经》卷七第十八、《太素》卷二十五热病说、《甲乙》卷七第一中、《病源》卷九热病候及《伤寒补亡论》卷十三引并无。

⑤“而脉尚躁”：《甲乙》卷七第一中校注“躁，一作盛”。《病源》卷九热病候作“脉尚数躁而喘”。

⑥“喘”：《伤寒补亡论》卷十三无。

⑦“勿庸刺”：原作“勿刺肤”，据《甲乙》卷七第一中《病源》卷九热病候及《太素》卷二十五热病说改。《脉经》卷七第十八及《伤寒补亡论》卷十三均作“勿肤刺”，“肤”与“庸”形近，可见其误传之迹。

⑧“喘甚者死”：《甲乙》卷七第一中作“喘盛者必死”。

［注释］

［1］“勿庸刺”：犹言不可刺。

［语译］ 热病已七、八天，脉象微小，是正气不足的表现。如果病人有尿血、口中干燥等证，是热盛阴竭的死证，一天半可以死亡，若见代脉，是脏气衰绝，一日内可死亡。热病出汗以后，脉象当平静，如仍呈现躁动之象，且气喘，全身发热，此时不可针刺，以防再伤其正气。若气喘加剧的，就会死亡。

［原文］ 热病七日八日，脉不躁，躁[①]不散[②]数，后三日中[③]有汗；三日不汗，四日死。未曾汗者，勿腠[④]刺之。

［校勘］

①“躁”：《甲乙》卷七第一中及《外台》卷一诸论伤寒并无。《脉经》卷七第二十作“喘”。

②“散”:《脉经》卷七第二十、《太素》卷二十五热病说及《病源》卷九热病候并无。

③“后三日中”:《太素》卷二十五热病说“后”上重“数”字,《普济方》卷一百四十八“三日”下无“中”字。

④“膢”:《甲乙》卷七第一中、《太素》卷二十五热病候及《病源》卷九热病候并作“膚”。

[语译] 热病已七、八天,脉已不见躁象,即使略有躁意但也不散不疾,是邪气未退之象,这种情况,再过三日,能出汗的,热随汗解,病可愈。如在三日后仍未得汗出,是正气已衰,到第四天就会死亡。这种正气衰弱,未得汗出的热病,不可针刺。

[原文] 热病先肤痛窒鼻充面,取之皮,以第一针,五十九①,苛②轸鼻③[1],索皮于肺,不得索之④火,火者心也。

[校勘]

①“五十九”:《甲乙》卷七第一中此下有“刺”字,下同。

②“苛”:《脉经》卷七第十三此下有“菌为”二字。

③“轸鼻”:《甲乙》卷七第一中作“鼻干”,校注云:“《灵枢》作诊鼻干”。

④“之”:《甲乙》卷七第一中此下有“于”字。

[注释]

[1]“苛轸鼻”:苛,细小的意思;轸与瘆、胗、疹同。苛轸鼻,即鼻生小疹。《灵枢识》丹波元简按:“苛轸谓小疹也。苛,芥也,本小草之谓,故假为疥之义。《礼记》疾痛苛养,《素问》苛疾肉苛,义并同。轸,本作胗,见《释名》,又作瘆。《病源》多用轸字,乃瘾疹之疹也。”

[语译] 热病初起,有皮肤痛、鼻塞、面部浮肿等证的,是热伤皮毛,其治疗当浅刺皮部,用九针中的第一针(镵针),在五十九个治疗热病与皮表有关的穴位上进行针刺,若鼻生小

疹，也是邪在皮毛，属肺经患病，因肺合皮毛，所以浅刺皮表也即治疗肺经，但不能针刺属火的心经穴位，因为心火能克制肺金。

［**按语**］ 关于“不得索之火”一句，有些注家，比如马莳、张志聪及张介宾等均认为是“不得，索之火”，将其解释为如刺之，而病不得退，则当求之于火，即益心火以制肺金。详酌其义，似属不妥，因肺经病，邪在浅表皮毛，当浅刺皮毛为治；肺热，反益心火，非其治也。当以《太素》卷二十五热病说杨注“此皮毛病，求之肺腧，不得求之心腧，以其心火克肺金也”及刘衡如《灵枢经》校勘本校语，作“不得索之火”为是。

［**原文**］ 热病先身涩，烦而热①，烦悗，唇嗌干②，取之脉③，以第一针，五十九④，腹胀⑤口干，寒汗出⑥[1]，索脉于心，不得索之水，水者肾也。

［**校勘**］

①“烦而热”：原作“倚而热”，据《甲乙》卷七第一中改。《太素》卷二十五热病说作“倚”。《脉经》卷十七第十三及《伤寒补亡论》卷十二均作“傍敦”。按：“傍敦”亦具烦躁义，与《甲乙》义合，故可为据改之参证。

②“唇嗌干”：原作“干唇口嗌”，据《甲乙》卷七第一中改。《太素》卷二十五热病说作“干脣嗌”。

③“脉”：原作“皮”，据马注本、张注本及《伤寒补亡论》卷十二引改。

④“九”：《太素》卷二十五热病说及《甲乙》卷七第一中此下并有“刺”字。

⑤“腹胀”：《甲乙》卷七第一中此上有“热病”二字。

⑥“出”：《太素》卷二十五热病说及《脉经》卷七第十三无。

［**注释**］

[1]“寒汗出”：即出冷汗。

[语译] 热病初起，有身体滞涩不爽、心中烦闷而发热、唇咽发干等证，是热在血脉，当取治血脉，用九针中的第一针(镵针)，在五十九个治疗热病有关血脉的穴位上进行针刺。若腹胀口干，出冷汗，也是邪在血脉，属心经患病，因心舍血脉，所以刺血脉也即治疗心经，但不能刺治属于水的肾经穴位，因为肾水能克制心火。

[原文] 热病嗌干多饮，善惊，卧不能安①，取之肤肉，以第六针，五十九，目眦青②，索肉于脾，不得索之木，木者肝也。

[校勘]

①“安”：原作“起”，据《甲乙》卷七第一中及《脉经》卷七第十三，并参考《太素》卷二十五热病说改。

②“青”：《甲乙》卷七第一中及《脉经》卷七第十三均作“赤”。

[语译] 热病，有咽干、饮水多、时常惊悸不宁、不能安卧等证的，是邪客肌肉，当刺肉分，用九针中的第六针（员利针），在五十九个治疗热病的与肌肉有关的穴位上进行针刺。若眼角色青，属脾经患病，因脾主肌肉，所以刺治肌肉，也即治疗脾经，但不能刺治属于木的肝经穴位，因为肝木能克制脾土。

[原文] 热病面青脑痛①，手足躁②，取之筋间，以第四针③，于四逆④，筋躄⑤目浸⑥[1]，索筋于肝，不得索之金，金者肺也。

[校勘]

①“面青脑痛”：《素问》刺热篇新校正引《灵枢》文作“而胸胁痛”，《太素》卷二十五热病说、《甲乙》卷七第一中及《脉经》卷七第十三并同。《甲乙》校注云：“《灵枢》作面青胸痛”。

②“躁”:《伤寒补亡论》卷十二引作“烦”。

③“针”:《脉经》卷七第十三及《甲乙》卷七第一中此下重“针”字。

④“于四逆”:周本无“于”字,《素问》刺热新校正引无“于四逆”三字,《脉经》卷七第十三“逆”作“达”,《伤寒补亡论》卷十二注引“逆”作“边”。

⑤“躄”:《脉经》卷七第十三、《太素》卷二十五热病说及《伤寒补亡论》卷十二并作“辟”。

⑥“于四逆,筋躄目浸”:此七字《素问》刺热篇新校正引《灵枢》文无,刘衡如《灵枢经》校勘本校语谓“详文义是后人沾注”。

[注释]

[1]“筋躄目浸”:《类经》二十一卷第四十注:“筋躄者,足不能行也。目浸者,泪出不收也。皆为肝病,肝属木,其合在筋,故但求之于筋,即所以求于肝也。”

[语译] 热病,有面色青,头脑作痛,手足躁动等证的,是邪客于筋,当刺筋结之间,用九针中的第四针(锋针)刺于四肢,以治其厥逆。若足不能行,泪出不收,属肝经病患,因肝主筋,所以刺筋结也即治疗肝经,但不能刺治属于金的肺经穴位,因为肺金能克制肝木。

[原文] 热病数惊,瘛疭而狂,取之脉①,以第四针,急泻有余者,癫疾毛发②去,索血于心,不得索之水,水者肾也。

[校勘]

①“脉”:顾氏《校记》:“下言索血于心,则‘脉’当作‘血’。”似可从。

②“发”:《太素》卷二十五热病说作“髦”。

[语译] 热病,有屡发惊痫、手足搐搦、精神狂乱等证的,是邪热入心,当刺血络,用九针中的第四针(锋针),立

即泻去有余的热邪；若阳极阴虚，见癫疾、毛发脱落，属心经患病，当针刺血脉，因心主血脉，所以刺血脉也即治疗心经，但不能刺治属于水的肾经穴位，因为肾水能克制心火。

[原文] 热病①身重骨痛，耳聋而好瞑②，取之骨，以第四针，五十九刺③，骨病不④食，啮⑤齿[1]耳青⑥，索骨于肾，不⑦得索之土，土者脾也。

[校勘]

①“热病”：《素问》刺热篇新校正引此下有“而”字，《脉经》卷七第十三及《伤寒补亡论》卷十二并同新校正。

②“耳聋而好瞑”：《甲乙》卷七第一中“聋”上无“耳”字，《素问》刺热篇“瞑”作“暝”，新校正引《灵枢》同。

③“刺”：《太素》卷二十五热病说无。《灵枢识》丹波氏按：“刺字下句”。

④“不”：《脉经》卷七第十三及《太素》卷二十五热病说并无。“不”下之“食”字似应与下“啮齿”连读。

⑤“啮”：《脉经》卷七第十三此下有“牙”字。《伤寒补亡论》卷十二引同。

⑥“青”：《脉经》卷七第十三作“清”，《甲乙》卷七第一中“青”下有“赤”字。

⑦“不”：《脉经》卷七第十三作“无”。

[注释]

[1] “啮（niè 聂）齿”：张志聪：“啮齿者，热盛而咬牙也。”

[语译] 热病，有身体沉重，骨节疼痛，耳聋，欲闭目等证的，是邪热入肾，当刺治于骨，用九针中的第四针（锋针）在五十九个治疗热病与骨有关的穴位上进行针刺。若骨病而不能食，咬牙，耳呈青色，属肾经患病，当刺骨分，因肾主骨，所以刺骨分也即治肾经，但不能刺治属于肉的脾经穴位，因为脾土能克制肾水。

[按语] 本段原文“五十九刺，骨病不食，啮齿耳青”句，刘衡如《灵枢经》校勘本校语谓“《素问·刺热篇》新校正引《灵枢》文无，详文义，疑是后人沾注。又按本书‘以第四针索骨于肾’，即《素问·刺热篇》‘刺足少阴’之意，《刺热篇》谓‘病甚为五十九刺’，本书乃以病甚后之措施，横插于‘以第四针索骨于肾’一句中间，其非《灵枢》本文，尤为显而易见。”可参。

[原文] 热病不知所痛①，耳聋②不能自收，口干③，阳热甚，阴颇有寒者，热在髓，死不可④治。

[校勘]

①“痛”：《甲乙》卷七第一中作“病”。

②“耳聋”：《太素》卷二十五热病说无。

③“口干”：《伤寒明理论》卷二第三十二引《针经》作“口干舌黑者死”。

④“可”：《太素》卷二十五热病说无，《景岳全书》卷二十七耳证类引同。

[语译] 热病有疼痛但不知痛处，耳聋，四肢弛缓不收，口干，阳气偏盛时发热，阴气偏盛时怕冷等证，是邪热深入骨髓，为不可治的死证。

[原文] 热病头痛，颞颥①[1]，目瘳脉痛②，善衄，厥热病③[2]也，取之以第三针，视有余不足，寒热痔④。

[校勘]

①“颞颥”：《脉经》卷七第十三作一“摄”字，“摄”有迫意。

②“目瘳脉痛”：《太素》卷二十五热病说“瘳”作“瘈”，且无“痛”字，《脉经》卷七第十三及《甲乙》卷七第一中并作“目脉紧”。《说文》：“引纵曰瘳”，“目瘳脉”谓目边脉抽动也。

③“病”：《脉经》卷七第十三及《太素》卷二十五热病说

并无。

④“寒热痔”:《类经》二十一卷第四十注曰:“寒热痔三字,于上下文义不相续,似为衍文”。似可从,暂不译。

[注释]

[1]“颞颥(nièrú 聂如)”:又叫鬓骨,位于眼眶(眉棱骨)的外后方、颧骨弓上方的部位。

[2]“厥热病”:《类经》二十一卷第四十注:“厥热病,热逆于上也。”

[语译] 热病,有头痛,鬓骨部位及眼区筋脉抽掣作痛,鼻常出血,是热逆于上,当用九针中的第三针(鍉针)刺治,根据病情的虚实,泻其有余的实邪,补其正气的不足。

[原文] 热病体重,肠中热[1],取之以第四针,于其腧及下诸指间,索气于胃络①,得气也。

[校勘]

①“络”:“原作“胳”,据《太素》卷二十五热病说、《脉经》卷七第十三及《甲乙》卷七第一中改。

[注释]

[1]“体重,肠中热”:《类经》二十一卷第四十注:“脾主肌肉四支,邪在脾,故体重。大肠小肠皆属于胃,邪在胃则肠中热。

[语译] 热病,因邪在脾而身体沉重,邪在胃而致肠中热,可以用九针中的第四针(锋针),刺于脾胃二经的腧穴太白、陷谷,以及在下部的各足趾间的穴位如历兑、内庭等,同时还可以刺治胃经的络穴(丰隆),以疏泄脾胃二经的邪气。

[原文] 热病挟脐急痛,胸胁①满,取之涌泉与阴陵泉[1],以②第四针,针嗌里[2]。

[校勘]

①“胁”:《脉经》卷七第十三及《伤寒补亡论》卷十二引

此下有“支”字。

②“以”：此上原有“取”字，据《甲乙》卷七第一中、《脉经》卷七第十三及《太素》卷二十五热病说删。

[注释]

[1]“挟脐急痛……阴陵泉”：《类经》二十一卷第四十注：“挟脐急痛，足少阴肾经所行也；胸胁满，足太阴脾经所行也。故在少阴则取涌泉，在太阴则取阴陵泉。”

[2]“针嗌里”：《类经》二十一卷第四十注：“针嗌里者，以少阴太阴之脉俱上络咽嗌，即下文所谓廉泉也。”

[语译] 热病，脐周围拘急疼痛，是邪在足少阴经，胸胁痞满，是邪在足太阴经，治疗时用九针中的第四针（锋针）分别刺治肾经的涌泉穴和脾经的阴陵泉穴，因肾、脾二经之脉均上络咽嗌，故又可针刺舌下部的廉泉穴。

[原文] 热病而汗且出①[1]，及②脉顺可汗者[2]，取之③鱼际、太渊、大都、太白，泻之则热去，补之则汗出，汗出太甚④，取内⑤踝上横脉⑥[3]以止之。

[校勘]

①“而汗且出”：《太素》卷二十五热病说无“而”字。孙鼎宜：“‘且’当作‘自’，形误，热病顺证。”

②“及”：《脉经》卷七第十三作“反”，《伤寒补亡论》作“之”，且属上读。

③“取之”：《甲乙》卷七第一中“取”下无“之”字。

④“太甚”：《脉经》卷七第十三及《伤寒补亡论》卷十二引此下并有“者”字。

⑤“内”：《脉经》卷七第十三无，《太素》同。

⑥“脉”：《脉经》卷七第十三作“文”，《伤寒补亡论》卷十二引同。

[注释]

[1]“热病而汗且出”：《类经》二十一卷第四十注：“热病

阳气外达，脉躁盛者，汗且出也。”

[2]“及脉顺可汗者”：《类经》二十一卷第四十注：“阳证得阳脉者，脉之顺也，皆为可汗。”

[3]“内踝上横脉”：指足太阴经的三阴交穴。

[语译] 热病，因阳气外达而汗出，脉现躁盛的，是阳证得阳脉，脉与证相顺，可以发其汗以去热，取手太阴经的鱼际、太渊和足太阴经的大都、太白等穴，针刺时用泻法即可以退热，用补法可使汗出。倘出汗过多的，可针刺内踝上脾经的三阴交穴，用泻的手法，可以止汗。

[原文] 热病已得汗而脉尚躁盛①，此阴脉②之极也，死；其得汗而脉静者，生。热病③脉尚盛躁而不得汗者，此阳脉之极也，死；脉盛躁得汗静者④，生。

[校勘]

①“尚躁盛”：《太素》卷二十五热病说“尚”作“常”，下同。《甲乙》卷七第一中及《伤寒补亡论》卷十二引“躁盛”下并有“者”字。

②“阴脉”：《脉经》卷七第十八“阴”作“阳”，《千金》卷二十八第十五“脉”作“气”。

③“热病”：此下原有“者”字，据统本、《脉经》卷七第十八、《甲乙》卷七第一中及《外台》卷一诸论伤寒删，与上句为对文。

④“脉盛躁得汗静者”：《普济方》“盛躁”下有“而”字，《病源》卷九热病候“汗”下无“静”字。

[语译] 热病，在出汗以后，邪热退，脉应平静，若脉仍躁盛，这是孤阳不敛，阴脉虚弱已极，属于有阳无阴的征象，故为死证；热病若出汗之后，脉象转为平静的，这是邪去正复的征象，预后良好。热病，若脉现躁象而不能出汗的，这是阳热亢极，阴虚不能作汗外达的死证；若脉虽躁盛，而在出汗后脉象转为平静的，这是顺证，预后必良。

［原文］ 热病不可刺者①有九：一曰，汗不出，大颧发赤哕者死；二曰，泄而腹满甚②者死；三曰，目不明，热不已者死；四曰，老③人婴儿，热而腹满④者死；五曰，汗不出，呕下⑤血者死；六曰，舌本烂，热不已者死；七曰，咳而衄⑥，汗不出，出不至足⑦者死；八曰，髓⑧热者死；九曰，热而痉者死⑨，热而痉者⑩，腰⑪折，瘛疭，齿噤龂[1]也⑫。凡此九者，不可刺也。

［校勘］

①“不可刺者”：《甲乙》卷七第一中及《外台》卷一诸论伤寒并作“死候”二字。

②“甚”：《外台》卷一诸论伤寒校注：“甚，一作黄”。《太平圣惠方》卷十七热病类引无“甚”字。

③“老”：《医心方》卷十四引《太素经》此上有“耆”字。

④“而腹满’：《外台》卷一诸论伤寒、《普济方》卷一百四十八“而”并作“病”。《伤寒补亡论》卷十二引“满”下有“甚”字。

⑤“呕下”：《伤寒补亡论》卷十二引“呕”作“吐”，《甲乙》卷七第一中、《病源》卷九热病候、《太平圣惠方》卷十七热病类、《医心方》卷十四引及《普济方》卷一百五十二引“呕”下并无“下”字。

⑥“咳而衄”：《病源》卷九热病候作“咳血衄血”四字。

⑦“出不至足”：《医心方》卷十四引作“出不止”。

⑧“髓”：《太平圣惠方》卷十七热病候及《普济方》卷一百四十八引并作“体”。

⑨“热而痉者死”：《太素》卷二十五热病说“痉”作“痓”，《医心方》卷十四引“痉”亦作“痓”，与《太素》同。《外台》卷一诸论伤寒“而”作“病”。

⑩“热而痉者”：原脱，据《太素》卷二十五热病说及《甲乙》卷七第一中补。

⑪“腰”：《甲乙》卷七第一中此下有“反”字。

⑫“齿噤齘也”：《针灸问对》卷上“齿”作“口”，《甲乙》卷七第一中“齘”作“断”。

［注释］

[1]“齘（xiè 谢）”：《说文》齿部：“齘，齿相切也。”

［语译］ 热病，有九种死证是不可进行针刺的：一是不出汗，颧部发红、呃逆，为阴液不足，虚阳上越，胃气败绝的死证；二是泄泻、腹部胀甚的，为热病泄下，脾气败绝的死证；三是两眼视物不清，发热不退的，为脏腑精气衰竭的死证；四是老年人和婴儿，发热而腹胀满的。因邪热伤及脾脏，故为死证；五是热病不出汗，呕吐兼有下血的，为阴液损伤太甚的死证；六是舌根溃烂，发热不退的，为三阴俱损的死证；七是咳血衄血，不出汗，即使出汗也达不到足部的，为真阴枯竭的死证；八是热邪已深入骨髓的，为肾气败竭的死证；九是发热而出现痉病的，为耗伤阴血，热极生风的死证，所谓发热而出现痉病的，会有腰背反张，手足抽掣，口噤不开以及牙齿相切等证，凡是出现上述九种证候的，都是热邪太盛，精气阴血竭绝的死证，所以不可针刺。

［原文］ 所谓五十九刺者，两手外内侧各三，凡十二痏[1]；五指间各一[2]，凡八痏，足亦如是①；头入发一寸②傍三③，各三，凡六痏；更入发三寸边五④，凡十痏；耳前后口下者各一⑤，项中一，凡六痏，巅上一，囟会⑥一，发际一[3]，廉泉一，风池二，天柱二。

［校勘］

①“足亦如是”：《伤寒补亡论》卷十二“是”作“之”，夹注有“亦八痏”三字，卷一伤寒脉法及刺法条引“亦八痏”三字乃作“如是”下之正文，前后异。

②“头入发一寸”：《甲乙》卷七第一中“发”下有“际”字，日抄本“一寸”作“二寸”。

③“傍三”：此下原有“分”字，《甲乙》卷七第一中校语注云：“《灵枢》无‘分’字”。刘衡如《灵枢经》校勘本校语谓“应据《甲乙》卷七第一中校语删，以复林亿等所见《灵枢》之旧。”其说为是，故据删。

④“边五”：《脉经》卷七第十三“边”下有“各”字。

⑤“耳前后口下者各一”：《甲乙》卷七第一中校注“口下”作“已下”。《伤寒补亡论》卷一引无“者”字，夹注：“一作目下”。《脉经》卷七第十三作“耳前后口下项中各一”。

⑥“囟会”：《太素》卷二十五热病说、《脉经》卷七第十三并无“囟会”以下十五字。

［注释］

［1］“痏（wěi 委）”：指针瘢，针孔。此指针刺的穴位。《类经》二十一卷第四十注：“有刺必有瘢，故即以痏为数。”

［2］“五指间各一”：《类经》二十一卷第四十注：“五指间者，总言手五指也。各一者，本节之后各一穴也……如手经则太阳之后谿，少阳之中渚，阳明之三间；独少阴之在本节后者，则少府之荥也。”

［3］“发际一”：指前后发际各一。

［语译］ 所谓治疗热病可刺的五十九个穴位，就是两手手指端外侧各三穴，内侧亦各三穴，左右共有十二穴。在五指间，各有一穴，而手太阴、厥阴二经在本节后均无穴位，所以左右两手共八穴；五足趾的本节后也同手指一样各有一穴，而足少阴脉不行于趾，足厥阴经本节后无穴，所以两足共八穴；头部入前发际一寸督脉上星穴的两旁各有三穴，左右共六穴；再从入发际的中行向后三寸的两边各有五穴，左右共十穴；耳前后各一穴，口下一穴，项中一穴，共六穴；巅顶一穴，囟会一穴，前发际一穴，后发际一穴，廉泉一穴，左右风池共二

穴，左右天柱共二穴，共计九穴。上述各部位合起来共五十九穴。

[按语] 治热病可刺五十九穴如下：两手手指端外侧各三穴是少泽、关冲、商阳；内侧各三穴是少商、少冲、中冲；手五指本节后各一穴是后溪、中渚、三间、少府（手太阴、厥阴二经本节后无穴位）、足五趾本节后各一穴是束骨、临泣、陷谷、太白（足少阴经脉不行于趾，足厥阴经本节后无穴）；头部入前发际一寸傍三各三穴是五处、承光、通天；更入发际三寸每边各五穴是临泣、目窗、正营、承灵、脑空；耳前后各一穴是听会、完骨，口下一穴是承浆，项中一穴是哑门；巅顶一穴是百会，囟会一穴是囟会，前发际一穴是神庭，后发际一穴是风府，再加上廉泉，二风池，二天柱，共合五十九穴。

[原文] 气满胸中喘息，取足太阴大指之端，去爪甲如韭①叶，寒则留之，热则疾之，气下乃止。

[校勘]

①“韭”：原作“薤”，据日刻本及《太素》卷三十气逆满改，以与下文一致。

[语译] 胸中气满而发生喘促的，治疗时可取用足太阴经的隐白穴，穴位在足大趾内侧端，距爪甲角如韭叶宽，属寒的，刺治时当用留针法，属热的，刺治时当用疾刺法，待上逆之气下降不喘为止。

[原文] 心疝[1]暴痛，取足太阴、厥阴，尽刺去其血络。

[注释]

[1]“心疝”：是由心气郁积引起的一种疝病，其主证是：少腹部疼痛有积块。《素问》脉要精微论说：“诊得心脉而急，病名心疝，少腹必有形也。”

[语译] 心疝暴痛的，治疗时可取足太阴经与足厥阴经，在二经的血络上进行针刺，以泻其邪。

[原文] 喉痹[1]舌卷，口中干，烦心心痛，臂内廉痛，不

可及头，取[①]手小指次指爪甲下，去端如韭叶[②]。

［校勘］

①“取”：《甲乙》卷九第二此下有“关冲在”三字。

②“叶”：《甲乙》卷九第二此下有“许”字。

［注释］

［1］“喉痹”：咽喉部因气血瘀阻或痰火上泛而闭塞不通。

［语译］ 喉痹，舌卷曲不伸，口中干燥，心烦，心痛，手臂内侧作痛，不能上举到头部，治疗时可取用手少阳经的关冲穴，其穴位在手无名指的小指侧，距爪甲角约韭叶宽。

［原文］ 目中赤痛，从内眦始，取之阴蹻。

［语译］ 眼睛发红疼痛，开始起于内眼角，内眼角是阴跻与阳跻的会合处，治疗时可取用阴跻脉的起点照海穴。

［原文］ 风痉身反折，先取足太阳及腘中及血络出血[①]；中[②]有寒，取三里。

［校勘］

①“出血”：《太素》卷三十风痉无，“及血络”连下“中有寒”为句。

②“中”：《甲乙》卷七第四此上有“痉”字。

［语译］ 风痉出现颈项强直、角弓反张等证，是因邪中背部太阳经，治疗时先取用足太阳经在腘窝中央的委中穴，并在表浅的血络上针刺，令其出血，以泻其邪；内有寒的，应取足阳明经的足三里穴，温中以祛寒。

［原文］ 癃，取之阴蹻及三毛上及血络出血。

［语译］ 小便不通，可取用阴跻始发部（即足少阴经的照海穴）和足厥阴经位于足大趾外侧三毛上的大敦穴，并在肝肾二经的血络上针刺泻血。

［原文］ 男子如蛊[1]，女子如阻[①]，身体腰脊如解，不欲饮食，先取涌泉见血，视跗上盛者，尽见血也。

［校勘］

①“阻”：原作“怚”：据《甲乙》卷八第一上、《千金》卷三十针灸下杂病七及张志聪“‘怚’当作‘阻’，女子如阻者，如月经之阻隔也”之说改。

［注释］

［1］“蛊（gǔ古）”：病名，蛊胀病。此处的“蛊”字，是指病邪深入于肾而导致疝瘕之类的病。《素问》玉机真藏论说：“脾传之肾，病名曰疝瘕，少腹冤热而痛，出白，一名曰蛊。”

［语译］ 男子患了像疝瘕一样的蛊病，女子患了月经阻隔的病，其证为腰脊如同要分解开一样难受，且不思饮食，治疗时，先取刺足少阴经的涌泉穴，使其出血，再观察足背上血络盛满的地方，也同样针刺出血，以祛除病邪。

厥病第二十四

［提要］ 本篇概述由于经气上逆所引起的头痛、心痛的证治，兼论虫瘕、蛟蛕等肠寄生虫病及风痹、耳鸣、耳聋的刺法。

［原文］ 厥头痛[1]，面若肿起而烦心，取之足阳明、太阴①。

［校勘］

①“取之足阳明、太阴”：《太素》卷二十六厥头痛、《甲乙》卷九第一“取”下并无“之”字，“阴”并作“阳”。

［注释］

［1］“厥头痛”：经气逆乱上冲头脑而致的头痛。

［语译］ 经气逆乱上冲造成的头痛，兼有面部浮肿、心烦等症的，可选足阳明胃经、足太阴脾经的有关穴位进行针刺。

［原文］ 厥头痛，头脉痛[1]，心悲，善泣，视头动脉反盛者，刺尽去血①，后调足厥阴。

［校勘］

①“刺尽去血”：《甲乙》卷九第一作“乃刺之尽去血”。

[注释]

[1]“头脉痛”：谓头部沿一定脉络作痛。

[语译] 经气逆乱而致头部沿脉络作痛，病人情绪悲苦，常常哭泣，诊察其头部脉络有搏动激烈、异常盛满之处，先用针刺破，泻出恶血，然后调治足厥阴肝经。

[原文] 厥头痛，贞贞①[1]头重而痛，泻头上五行[2]，行五[3]，先取手少阴，后取足少阴。

[校勘]

①“贞贞”：《甲乙》卷九第一作“员员”。员员，眩晕之意。《素问》刺热篇：“其逆则头痛员员，脉引冲头也。”

[注释]

[1]“贞贞”：不移动。

[2]“五行（háng 杭）”：指头部分布着的五条经脉线路，中行为督脉，其旁左右二行各为足太阳膀胱经，又旁左右二行各为足少阳胆经。

[3]“行五”：上述五行，每行在头部各有五穴，计有：督脉之上星、囟会、前顶、百会、后顶（共五穴），足太阳膀胱经的五处、承光、通天、络却、玉枕（左右各二行共十穴），足少阳胆经的临泣、目窗、正营、承灵、脑空（左右各二行共十穴）等共二十五穴。

[语译] 经气逆乱，以致头部沉重、痛而不移，应在头上选用督脉、足太阳膀胱经、足少阳胆经的穴位，进行局部的针刺，同时泻手少阴心经，然后调补足少阴肾经以壮水制火。

[原文] 厥头痛，意①善忘，按之不得[1]，取头面左右动脉[2]，后取足太阴。

[校勘]

①“意”：《甲乙》卷九第一作“噫”。

[注释]

［1］“按之不得”：寻按不得痛所。孙鼎宜：“阳邪在头而无定所，则按之不得。”

［2］“头面左右动脉”：莫云从：“头面左右动脉，足阳明之脉也。”

［语译］ 经气逆乱而致头痛，以手寻按，找不到头痛的部位，记忆力减退，可取头面左右的动脉进行针刺，然后再刺足太阴脾经加以调理。

［原文］ 厥头痛，项先痛，腰脊为应，先取天柱，后取足太阳。

［语译］ 经气逆乱所致的头痛，项部先痛，而后腰脊也相应作痛的，先取足太阳膀胱经的天柱穴作局部针刺，然后再取该经其他相应的穴位进一步调治。

［原文］ 厥头痛，头痛甚，耳前后脉涌有热[1]，泻出①其血，后取足少阳。

［校勘］

①“泻出”：《甲乙》卷九第一作“先写”。

［注释］

［1］“耳前后脉涌有热”：《类经》二十一卷第四十三注“耳之前后，足少阳经也”。涌，涌盛。

［语译］ 经气逆乱所致的头痛，其头痛剧烈，耳前后脉络充盛而有热感，先刺破脉络出血，再取足少阳胆经有关穴位针刺调治。

［原文］ 真头痛[1]，头痛甚，脑尽痛，手足寒至节，死不治。

［注释］

［1］“真头痛”：不因经气逆乱上冲头部而因邪气在脑所致之剧烈头痛，称真头痛。《难经》第六十难：“手三阳之脉受风寒，伏留而不去者，则名厥头痛，入连在脑者，名真头痛。”虞庶注：“头脑中痛甚，而手足冷至肘、膝者，为真头痛，其

寒气入深故也。”

［语译］ 真头痛，痛得很厉害，病人感到满脑都疼痛，手足冷到肘膝关节，这是邪气盛而正气衰惫，为死症。

［原文］ 头痛不可取于腧者①，有所击堕②，恶血在于内；若肉③伤，痛未已，可则④[1]刺，不可远取也。

［校勘］

①“者”：《甲乙》卷九第一无。

②“堕”：《太素》卷二十六厥头痛、《甲乙》卷九第一并作“坠”。

③“肉”：《太素》卷二十六厥头痛、《甲乙》卷九第一并作“内”。

④“则”：《太素》卷二十六厥头痛、《甲乙》卷九第一并作“即”。

［注释］

［1］“则”：即的意思，相当于“就近”。

［语译］ 头痛有不能取远端腧穴刺治的，如像撞击跌仆之类的外伤，有瘀血内留的，就是如此；假若肌肉损伤，疼痛不止，可就近于局部针刺止痛，不可远取腧穴来治疗。

［原文］ 头痛不可刺者，大痹[1]为恶，日作者，可令少愈，不可已。

［注释］

［1］“大痹”：严重的痹症。

［语译］ 头痛有针刺不易取效的，如严重的痹症酿成的头痛，若天天都发作，针刺后也只能略有好转，但不能根治。

［原文］ 头半寒痛[1]，先取手少阳、阳明，后取足少阳、阳明。

［注释］

［1］“头半寒痛”：即偏头有冷痛感。《类经》二十一卷第四十三注：“头半寒痛者，偏头冷痛也。”

[语译] 偏头痛而半侧发凉的，可先选刺手少阳三焦经、手阳明大肠经的腧穴，再选刺足少阳胆经、足阳明胃经的腧穴取治。

[按语] 手足少阳、阳明经脉俱分布于头侧，故可用治偏头痛。

[原文] 厥心痛[1]，与背相控①[2]，善瘛[3]，如从后触其心②，伛偻[4]者③，肾④心痛也，先取京骨、昆仑，发针不已⑤，取然谷。

[校勘]

①“控”：《甲乙》卷九第二、《千金》卷十三第六、《外台》卷七、《三因方》卷九并作“引”。

②“如从后触其心”：《千金》卷十三第六、《三因方》卷九“如”下并有“物”字。

③“伛偻者”：《甲乙》卷九第二、《千金》卷十三第六、《外台》卷七，“伛”上并有“身”字。

④“肾”：袁刻本作“背”。

⑤“发针不已”：“针”，原作“狂”，据“太素”卷二十六厥心痛、《甲乙》卷九第二改。《甲乙》“不”作“立”。

[注释]

[1]“厥心痛”：因五脏气机逆乱而致之心痛。《难经》第六十难：“其五脏气相干，名厥心痛。”杨玄操注：“诸经络皆属于心，若一经有病，其脉逆行，逆则乘心，乘心则心痛，故曰厥心痛。是五脏气冲逆致痛，非心家自痛也。”

[2]“控”：牵引。《小尔雅》广诂第一：“控，引也。”

[3]“瘛”：拘急。《类经》二十一卷第四十六注：“善瘛，拘急如风也。”

[4]“伛偻”：弯腰曲背。慧琳《一切经音义》卷四十一引《通俗文》云：“曲脊谓之伛偻。”

[语译] 厥心痛牵引到背，并有拘急的现象，有如从背后

触动其心，其人弯腰曲背，这是肾经邪气上犯于心，故称肾心痛。治疗时，先选用与足少阴肾经相表里的足太阳膀胱经的京骨穴和昆仑穴，若针后痛仍不止，则取足少阴肾经的然谷穴。

［原文］ 厥心痛，腹胀胸满①，心尤痛甚，胃心痛也，取之大都、太白。

［校勘］

①“腹胀胸满”：《甲乙》卷九第二，“腹胀”前有“暴泄”二字，“胀”下无“胸”字。《外台》卷七“满”下有“不欲食，食则不消”七字，《三因方》卷九同。

［语译］ 厥心痛，胸腹胀满，心痛特别厉害的，属于胃经的邪气干犯于心，称为胃心痛。治疗取与足阳明胃经相表里的足太阴脾经的大都、太白二穴。

［原文］ 厥心痛，痛如以锥针刺其心①，心痛甚者②，脾心痛也，取之然谷、太溪③[1]。

［校勘］

①“痛如以锥针刺其心”：《千金》卷十三第六无“痛”字。《太素》卷二十六厥心痛、《外台》卷七并无“以”字。《三因方》卷九“心”下有“腹”字。

②“心痛甚者”：《三因方》卷九作“蕴蕴然气满”。

③“然谷、太溪”：张志聪曰：“然谷当作漏谷，太溪当作天溪”。

［注释］

［1］“然谷、太溪”：即足少阴肾经的然谷、太溪二穴。考本篇论述厥心痛之治疗，皆取受病脏器所属经脉或与之相表里的经脉上的穴位，进行针刺，独此脾心痛，却取足少阴肾经之穴，意甚难解。诸家注释多牵强，张志聪谓：“然谷当作漏谷，太溪当作天溪”，以漏谷、天溪俱属脾经，其说可参。语译暂从原文。

［语译］ 厥心痛，痛得像锥刺一样难以忍受，为脾气犯心

所致，称脾心痛，宜刺足少阴肾经的然谷、太溪二穴。

[原文] 厥心痛，色苍苍如死①状，终日不得太②息[1]，肝心痛也，取之行间、太冲。

[校勘]

①“色苍苍如死”：《千金》卷十三第六、卷三十第二，“苍苍”下有“然”字，“死”下有“灰”字。

②“太”：《窦太师流注指要赋》引作“休”。

[注释]

[1]“太息”：指深长的呼吸。

[语译] 厥心痛，面色苍青如死灰，气息不畅，欲作深呼吸而疼痛不止，这是由肝气厥逆犯心而致痛，称为肝心痛，取足厥阴肝经的行间、太冲二穴针治。

[原文] 厥心痛，卧若[1]徒①居[2]心痛间②[3]；动作③痛益甚，色不变，肺心痛也，取之鱼际、太渊。

[校勘]

①“徒”：《太素》卷二十六厥心痛作“徙”。

②“心痛间”：《外台》卷七无“心”字，《甲乙》卷九第二“痛”下有“乃”字。

③“作”：《景岳全书》卷二十五心腹痛类引作“则”。

[注释]

[1]“若”：音义同“或”。

[2]“徒居”：闲居静养。

[3]“间”：缓解。

[语译] 厥心痛，卧床休息或闲居静养的时候，心痛稍有缓解；动作时疼痛就加剧，面色没什么变化，这是肺气逆乱犯心而致，称为肺心痛，应取手太阴肺经的鱼际、太渊二穴针治。

[原文] 真心痛，手足清①至节，心痛甚②，旦发夕死③，夕发旦死。

[校勘]

①“清”：周本、张注本并作“青”，底本原作“凊”，《甲乙》卷九第二、《三因方》卷九、《素问病机气宜保命集》、《难经本义》卷下、《普济方》卷十六引并作“青”。“凊”、“清”、“青”，古通，今据金陵本、统本写作“清”。

②“心痛甚”：《三因方》卷九“心痛甚”作“若甚”。

③“旦发夕死”：《病源》卷十六《心痛候》“旦”作“朝”。《中藏经》卷上第二十四“发”作“得”。

[语译] 邪气犯心而成的真心痛，发作时手足厥冷至肘、膝，这是极严重的疾病，常出现早晨发作晚上死亡、晚上发作不过第二天早晨就死亡的现象。

[按语] 杨上善曰：“心不受邪，受邪甚者，痛聚于心，气亦聚心，故手足冷，所以死速也”。据中医传统理论，心为五脏六腑之大主，犯心之邪，必由心包代受，其症虽危可缓，若心脏受邪，其症必险，常可致死。可参看本书邪客篇有关论述。

[原文] 心痛①不可刺者，中有盛②聚[1]，不可取于腧。

[校勘]

①“痛”：《甲乙》卷九第二、《千金》卷十三第六并作“下”。

②“盛”：《千金》卷十三第六作“成”。

[注释]

[1]“盛聚”：指积聚、瘀血等。《类经》二十一卷第四十六注：“中有盛聚，谓有形之癥，或积或血停聚于中。”

[语译] 心痛有不宜针刺治疗的，如内有积聚、瘀血等，由于这种心痛是有形实邪影响的结果，所以不能用针刺腧穴、调理经气的方法来治疗。

[原文] 肠中有虫瘕及蛟蛕①[1]，皆不可取以小针②；心腹③痛，憹侬[2]发作肿聚④，往来上下行⑤，痛有休止⑥，腹

热⑦，喜渴⑧涎出者，是蛟蛕也。以手聚按而坚持之，无令得移，以大针刺之，久持之，虫不动，乃出针也。恚[3]腹憹痛，形中上者⑨。

［校勘］

①“虫瘕及蛟蛕”：《千金》卷十三第六“虫”下无“瘕及”二字，“蛟蛕”作“蛕咬”。

②“皆不可取以小针”：《甲乙》卷九第二无“皆”字。《太素》卷二十六《厥心痛》“取”下无“以”字。

③“腹”：原作“肠”，今据《脉经》卷六第三《甲乙》卷九第二、《千金方》卷十三第六、《中藏经》卷上第二十四改。

④“懊憹发作肿聚”：原作“憹作痛肿聚”，今据《脉经》卷六第三、《千金方》卷十三第六改。

⑤“往来上下行”：《中藏经》卷上第二十四“往”上有“气”字。《病源》“往”作“气”，“下”后无“行”字。

⑥“痛有休止”：《中藏经》卷上第二十四“有”下有“时”字。《脉经》“止”作“作”。《病源》卷十八“止”作“息”。

⑦“腹热”：《甲乙》卷九第二、《千金》卷十三第六“腹”下并有“中”字。《脉经》卷六第三、《中藏经》卷上第二十四并作“心腹中热。”

⑧“喜渴”：《千金》卷十三第六“喜”下无“渴”字。《中藏经》卷上第二十四“喜渴”作“喜水”。

⑨“恚腹憹痛，形中上者”：详文义疑是后人沾注，且有脱误，《甲乙》卷九第二，《脉经》卷六第三及《千金》卷十三第六并无。

［注释］

［1］“虫瘕及蛟蛕”：虫瘕，因寄生虫结聚而形成的腹内能移动的肿物。蛟蛕，泛指体内寄生虫。蛕，同蛔。

［2］“懊憹”：烦闷。

［3］“恙”：（pēng 烹）满。

［语译］ 肠中寄生虫病，或虫聚成瘕推之可移的，都不宜以小针治疗。虫病常造成心腹疼痛而烦闷难忍，或形成上下移动的肿物，时痛时止，并有腹内发热，口渴流涎等症，治疗时，用手按住肿物或疼痛处，不让它移动，用大针刺入，这样坚持到虫已经不动的时候，然后出针。凡是出现满腹疼痛，烦闷不堪，肿物上下移动的虫病，多用此法治之。

［按语］ 此古代针刺治疗虫病的方法，限于当时的认识，文中所谈对虫病的诊断和治疗均甚简略，只能作诊治虫病时的参考。

［原文］ 耳聋无闻，取耳中；耳鸣，取耳前动脉；耳痛不可刺者，耳中有脓，若有干耵聍[1]，耳无闻也。耳聋取手足①小指次指爪甲上与肉交者，先取手，后取足；耳鸣取手足②中指爪甲上，左取右，右取左，先取手，后取足。

［校勘］

①“足”：原脱，据《太素》卷三十耳聋补。

②“足”：原脱，据《太素》卷三十耳聋补。

［注释］

［1］“耵聍”：即耳垢，俗称耳屎。

［语译］ 耳聋听不到声音，针刺位于耳中的听宫穴（属手太阳小肠经）；耳鸣，针刺耳前动脉旁的耳门穴（属手少阳三焦经）；耳部作痛有些是不能针刺的，如耳中有脓，或者有耳垢壅塞，听觉闭闷而疼痛的，就属这一类；一般的耳聋，可针刺无名指端外侧爪甲角与肉相交处的关冲穴（属手少阳三焦经）和足窍阴穴（属足少阳胆经），次序是先针关冲后针窍阴；耳鸣的治疗，一般取手中指指端爪甲角的中冲穴（属手厥阴心包经）和足大趾外侧爪甲角部的大敦穴（属足厥阴肝经）。左耳鸣的，取右边的穴位，右耳鸣的取左边的穴位，针刺时，先取中冲穴，后取大敦穴。

［原文］ 足①髀[1]不可举，侧而取之，在枢合中，以员利针，大针不可刺。

［校勘］

①“足”：《太素》卷三十髀疾无。

［注释］

［1］“髀（bǐ 比）”：腿股部。

［语译］ 腿股不能活动，令病人侧卧，取大转子部位的环跳穴，以员利针刺之，不要使用大针。

［按语］ 后世治疗此病，针刺环跳穴时，常用较长毫针深刺。

［原文］ 病注①下血，取曲泉。

［校勘］

①“注”：《太素》卷三十癃泄、《千金》卷三第二、《外台》卷三十九第三并作“泄”。

［语译］ 大便泻注而下血，针刺足厥阴肝经的曲泉穴。

［按语］ 因肝失藏血功能而致下血者，针曲泉有效。

［原文］ 风痹淫泺①[1]，病不可已者，足如履冰，时如入汤中②，股③胫淫泺，烦心头痛，时呕时悗④[2]，眩已汗出⑤，久则目眩，悲以喜恐，短气不乐，不出三年，死也⑥。

［校勘］

①“淫泺”：《太素》卷二十八痹论无“泺”字。《甲乙》卷九第二“淫泺”作“注”。按：“淫泺”二字，疑涉下文致衍。

②“时如入汤中”：《太素》卷二十八《痹论》作“时如汤入腹中”。

③“股”：《甲乙》卷九第二作“肢”。

④“悗”：《太素》卷二十八痹论作“惋”。

⑤“眩已汗出”：《永乐大典》卷一三八七九引无“眩已汗出”四字。刘衡如：“疑此四字当在下‘久则目眩’之后。”

可参。

⑥“三年，死也”：《纲目》注云：“一云三日死”。

[注释]

[1]“淫泺（luò 落）”：形容疾病浸淫发展，渐成痼疾。

[2]“悗（mèn 闷）”：烦满，闭闷。

[语译] 风痹病浸淫发展到严重阶段，甚至不可治疗的时候，有时足冷得像踏着冰块，也有时像浸泡在滚热的汤水中，冷热不定。下肢的严重病变，可以向体内发展，出现心烦、头痛、呕吐、满闷，过后又出现目眩，接着汗出，情绪波动，时或悲苦，时或喜悦，时或恐惧，郁郁不乐，气息短弱，这样发展下去，不出三年，就要死亡。

病本第二十五

[提要] 本篇论述治疗疾病时应先解决主要矛盾，而不应主次混淆、轻重倒置。并据此列举疾病发展中的不同表现，例示先主后次的程序，以启发学者运用标本的概念来分析和处理疾病，以利掌握重点、及时解决关键问题。这些论述是中医治疗原则的重要组成部分。

本篇内容与《素问》标本病传论的部分内容大抵相同。

[原文] 先病而后逆者，治其本[1]；先逆而后病者，治其本；先寒而后生病者，治其本；先病而后生寒者，治其本；先热而后生病者，治其本；先病而后生热者，治其本①；先病而后泄者，治其本②；先泄而后生他病者，治其本，必且③调之，乃治其他病；先病而后中满者，治其标[2]；先中满而后烦心者，治其本。

[校勘]

①“先病而后生热者，治其本”：原脱，据《甲乙》卷六第二补入。

②“先病而后泄者，治其本”：原在下文“先病而后中满者，治其标”句下，今据《素问》标本病传论及《甲乙》卷六第二前移至此。又，底本无“而”字，据日刻本、马注本、张注本及《素问·标本病传论》、《甲乙》卷六第二补入。

③“且”：《甲乙》卷六第二作“先”。按：“且”、“先”二字义同，古金石文“祖”作“且”，《尔雅》释诂：“祖，始也”，《广雅》释诂：“先，始也。”

[注释]

[1]“本”：有本源、根本之意，与下文“标”（有枝末、外部表现的意思）相对，古人以“标本”分别概括具有对立含义的两方面事物，借以分析事物矛盾主次的所在。在医学范围内，“本”常指病因、先发的疾病、里病而言；“标”常指症状、后发的疾病、表病而言。通常情况下，“本”概括着疾病矛盾的主要方面，“标”概括着疾病矛盾的次要方面。所以《素问》阴阳应像大论说：“治病必求于本”，但在特定的情况下，“标”所代表的各部分也有可能转化为矛盾的主要方面，于是出现了取标、取本的复杂变化。归结起来，无论先治标还是先治本，都是为了及时解决疾病的主要矛盾。

[2]“标”：见注[1]。

[语译] 先有某种疾病，继而出现四肢厥逆的，治其原来的本病；先有厥逆的症状，而后出现其它疾病的，应先治厥逆这个本病；先有了寒病，而引起其它病变的，治疗寒病这个本病；先有了某种疾病而后产生寒症的，先治原发的那个本病；先有了热病，而后产生其它病变的，治疗热病这个本病；先有了某种疾病，而后发生热症的，治其原发的那个本病；先有某种疾病而后发生泄泻的，治疗其原发的本病；先有泄泻而后转生其他疾病的，须先调治泄泻这个本病，再接着治疗继发的病变；先有某种疾病，而后发生中满的，要治疗中满这个标病；先有中满的病症发生，而后继发心中烦闷的，应先治中满这个

本病。

[原文] 有客气[1]，有同①气[2]。大小便不利，治其标；大小便利；治其本。

[校勘]

①“同”：《甲乙》卷六第二校语谓：“一作固”，《素问》标本病传论新校正引全元起本作“固”。

[注释]

[1]“客气”：指外界风、寒、暑、湿、燥、火六淫之气非时而至，客居体内而言。

[2]“同气”：指应时而至的六气，如春风、夏暑（火）、长夏湿、秋燥、冬寒等，在人体不能适应的情况下，此六气也成为致病因素。

[语译] 人有感受外界非时而至的六淫邪气而发病的，也有因不能适应按时而至的六气而发病的，不论哪种情况，凡出现大小便不利症状的，都应首先救治这个紧急的标病。如果大小便通利而无其它紧急症象的，就先治其本病。

[原文] 病发而有余，本而标之，先治其本，后治其标；病发而不足，标而本之，先治其标，后治其本，谨察①间甚[1]，以意调之，间者并行，甚者②独行。先小大便不利而后生他病者，治其本也。

[校勘]

①“察”：此前原有“详”字，疑是后人沾注，据《素问》标本病传论及《甲乙》卷六第二删。

②“者”：原作“为”。据《素问》标本病传论及《甲乙》卷六第二改。

[注释]

[1]“间甚”：病轻而浅为“间”，病重而深为“甚”。

[语译] 疾病发作之后出现实证的，一般先治其本，祛除病邪，而后治其标，解决病症；疾病发作之后出现虚证的，一

般先治其标，助正补虚，后治其本，祛除病邪。医者应审慎而详细地观察病情的浅深轻重，根据客观情况，发挥主观努力，用心调治。病轻缓的，可标本同治，病深重的，要看准关键的所在，侧重于一个方面。先有大小便不利，而后出现其他病症的，要先治大小便不利这个本病。

杂病第二十六

［提要］ 本篇论述了一些疾病的症状、诊断和治疗方法，所论疾病包括厥气上逆、心痛、喉痹、疟疾、齿痛、耳聋、鼻衄，额、项、腰、膝疼痛，腹胀，大小便不利等，最后介绍了痿厥病的导引和呃逆的刺鼻、闭气等疗法。论述范围较广，可作临症时的参考。

［原文］ 厥挟脊而痛至项①，头沉沉然，目䀮䀮然[1]，腰脊强，取足太阳腘中血络。

［校勘］

①“厥挟脊而痛至项”：“痛”下原有“者”字，据《太素》卷二十六厥头痛及《甲乙》卷七第一、张注本等删。又，“项”原作“顶”，《太素》卷二十六厥头痛作“项”。

［注释］

［1］“䀮䀮（huāng 荒）”：目不明。

［语译］ 经气厥逆造成脊柱两旁的腰背部疼痛，牵连着头顶部，头部感觉沉重，眼睛看不清东西，腰脊强直，这是足太阳经的病变，治疗宜取足太阳经，针刺腘窝委中穴部位的血络，使其出血。

［原文］ 厥胸满面肿，唇漯漯然①[1]，暴言难，甚则不能言，取足阳明。

［校勘］

①“唇漯漯然”：金陵本、黄校本并无“然”字。又，“漯

漯”，《太素》卷二十六厥头痛作“思思”。又，“唇漯漯然”，《甲乙》卷七第三作“肩中热”。

［注释］

［1］“唇漯漯（tà 踏）然”：《类经》二十二卷第五十注：“唇漯漯，肿起貌”。马莳：“唇漯漯然，有涎出唾下之意。”两合其义，即谓口唇肿起，涎唾不收之意。

［语译］ 经气厥逆导致胸满、面唇肿起，涎唾不收，突然言语困难，甚至不能言语的，病在足阳明胃经，治疗时，应取该经的穴位进行针刺。

［按语］ 上病之部位，皆足阳明胃经所过，故治疗时取本经穴位。

［原文］ 厥气[1]走喉而不能①言，手足清，大便不利，取足少阴。

［校勘］

①“能”：《甲乙》卷七第三无。

［注释］

［1］“厥气”：即逆气，此言逆乱之经气。

［语译］ 经气厥逆上冲于喉，不能言语，手足清冷，大便不通，这都是足少阴肾经病变，治疗当取该经穴位进行针刺。

［按语］ 足少阴肾经循喉咙、挟舌本，故厥气上逆而不能言，肾为生气之原，肾气因厥逆而不能布达，故手足清，肾主二便，气逆而大便不利。

［原文］ 厥而腹向向然①[1]，多寒气，腹中瀫瀫②[2]，便溲难，取足太阴。

［校勘］

①“向向然”：《甲乙》卷七第三作“膨膨”。

②“瀫瀫”：《甲乙》卷七第三作“䨴䨴”、《太素》卷二十六厥头痛作“荥”。又，底本“瀫”误作“縠”，按“瀫”为水声（见《集韵》），甚合经义，故改。

［注释］

［1］“向向然”：膨满有声的意思。

［2］“彀彀（hù 户）”：流水的声音。

［语译］ 经气厥逆而造成腹部胀满，寒气内盛，肠鸣作响，大小便不利等，其病在足太阴脾经，应取该经穴位进行针治。

［原文］ 嗌干，口中①热如胶，取足少阴②。

［校勘］

①“中”：《甲乙》卷七第一无。

②“阴”：《甲乙》卷七第一中作“阳”。

［语译］ 咽干，口中觉热，津唾稠黏如胶，这是足少阴肾经病变，治疗应针刺该经穴位。

［按语］《灵枢》经脉篇云：“是主肾所生病者，口热舌干……嗌干及痛……”与本文相合，可互参。

［原文］ 膝中痛，取犊鼻[1]，以员利针①，发而间之，针大如氂[2]，刺膝无疑。

［校勘］

①“针”：《太素》卷三十痛篇、《甲乙》卷十第一下并作“针针”。

［注释］

［1］“犊鼻”：穴名，属足阳明胃经，在外膝眼陷中。

［2］“氂（máo 毛；lí 厘）”：本为氂牛，在此指牛尾之长毛。

［语译］ 膝关节部位疼痛，可用员利针刺足阳明胃经之犊鼻穴，出针之后，间隔一定时间，如不愈，可再刺。员利针大如氂尾长毛，针刺膝部是适宜的，可放胆使用，不必怀疑。

［原文］ 喉痹[1]，不能言，取足阳明；能言，取手阳明①。

［校勘］

①“能言，取手阳明”：周本无此六字。

[注释]

[1]“喉痹”：喉部肿痛闭塞，甚至影响呼吸，多为火盛痰壅所致。

[语译] 喉痹病，若严重到不能说话的，应针刺足阳明经的穴位；若还能说话的，应针刺手阳明经的穴位。

[按语] 喉部，为足阳明经脉所过，故喉痹可针该经及与其相衔接的手阳明经的穴位。

[原文] 疟①，不渴，间日而作，取足阳明②；渴而③日作，取手阳明④。

[校勘]

①“疟”：《太素》卷二十五十二疟篇此下有“而”字。

②“取足阳明”：《素问》刺疟篇作“刺足太阳”，《太素》卷二十五十二疟同。又《太素》卷三十刺疟节度作“足阳明”，与本文义同。刘衡如谓：“《灵》、《素》二书取法不同，杨氏两存其说。”

③“而”：《素问》刺疟篇、《太素》卷二十五十二疟、《甲乙》卷七第五此下并有“间”字。

④“手阳明”：《素问》刺疟篇、《太素》卷二十五十二疟并作“足少阳”。

[语译] 疟疾，没有口渴症状而隔日一发的，应针刺足阳明胃经；有口渴症状而每日一发的，应针刺手阳明大肠经。

[按语] 马莳曰：“此言疟症者，当审其渴不渴，间作日作，而分经以刺之也。”

[原文] 齿①痛，不恶[1]清饮[2]，取足阳明；恶清饮，取手阳明。

[校勘]

①“齿”：《甲乙》卷十二第六此下有“动”字。

[注释]

［1］“恶（wù 勿）”：畏恶，厌恶。

［2］“清饮”：冷饮。

［语译］ 牙齿疼痛，不怕冷饮的，取足阳明胃经穴位针治；怕冷饮的，取手阳明大肠经的穴位针治。

［按语］ 马莳曰：“此言齿痛者，当审其恶冷饮不恶冷饮，而分经以刺之也。胃经恶热不恶寒，大肠恶寒不恶热，故刺之者如此。”可参。

［原文］ 聋而不痛者①，取足少阳；聋而痛者②，取手阳明。

［校勘］

①“者”：《太素》卷三十耳聋、《甲乙》卷十二第五并无。

②“者”：《太素》卷三十耳聋、《甲乙》卷十二第五并无。

［语译］ 耳聋而不疼痛的，宜针刺足少阳胆经的穴位；耳聋而疼痛的，宜针刺手阳明大肠经的穴位。

［按语］ 足少阳正经入耳，手阳明络脉入耳，故均治耳聋，以兼痛与否而分经论治，乃古法，未可拘执。

［原文］ 衄而不止①，衃血流[1]，取足太阳；衃血②，取手太阳。不已，刺宛骨下[2]；不已，刺腘中出血。

［校勘］

①“衄而不止”：《太素》卷三十衄血、《圣济总录》卷一百九十三治鼻疾灸刺法并无“止”字，连下“衃”字为句。

②“衃血”：黄校本“衃”作“衄”。《甲乙》卷十二第七“衃血”上有“大衄”二字。《太素》卷三十衄血“衃”下无“血”字。

［注释］

［1］“衃（pi 丕）”：凝血。

［2］“宛骨下”：宛，同腕。宛骨下，指手太阳小肠经的腕骨穴。

［语译］ 鼻中出血不止，并流出血块，应刺足太阳膀胱经

穴位；若出血不多而兼有血块的，应刺手太阳小肠经穴位；不止，可刺手太阳小肠经的腕骨穴；若再不止，可刺足太阳膀胱经委中穴出血。

［**原文**］ 腰痛，痛① 上寒，取足太阳阳明②；痛③ 上热，取足厥阴；不可以俯仰，取足少阳④。中热而喘，取足少阴、腘中血络⑤。

［**校勘**］

说明：与本文相似的段落，在《素问》刺腰论有二。其一为："腰痛上寒，刺足太阳阳明；上热，刺足厥阴；不可以俯仰，刺足少阳；中热而喘，刺足少阴，刺郄中出血。"其二为："腰痛，上寒不可顾，刺足阳明；上热刺足太阴；中热而喘，刺足少阴。大便难，刺足少阴。少腹满，刺足厥阴。如折不可以俯仰，不可举，刺足太阳。引脊内廉，刺足少阴。"两段相连，新校正谓后段"全元起本及《甲乙经》、《太素》并无，乃王氏所添也。"应从。《太素》关于"腰痛"亦有二段文字与本文相似，其一与《素问》刺腰痛篇前段略同（仅"中热而喘"中"而"字作"如"），其二为《素问》所无，故《太素》之后段，似应取自《灵枢》。下列校勘中，言《素问》者，指第一段；言《太素》者，指第二段。

①"痛"：《素问》刺腰痛篇、《甲乙》卷九第八《圣济总录》卷一百九十四治腰痛灸刺法并无。

②"取足太阳阳明"：《素问》刺腰痛篇、《圣济总录》卷一百九十四治腰痛灸刺法"取"并作"刺"，下同；《太素》卷三十腰痛无"阳明"二字。

③"痛"：《素问》刺腰痛篇、《甲乙》卷九第八、《圣济总录》卷一百九十四治腰痛灸刺法无。

④"不可以俯仰，取足少阳"：《圣济总录》卷一百九十四治腰痛灸刺法无此九字。《太素》卷三十腰痛篇"少"作"太"。

⑤“腘中血络”：《素问》刺腰痛篇作“刺郄中出血”，《圣济总录》卷一百九十四治腰痛灸刺法同。

[语译] 腰痛，若痛处上部发凉，取足太阳膀胱经、足阳明胃经穴位刺治；若上部发热，则取足厥阴肝经穴位刺治；若因腰痛而不能俯仰，取足少阳胆经刺治；若兼有内热气喘的，可一方面针刺足少阴肾经穴位，一方面刺破腘窝部委中穴周围的血络。

[原文] 喜怒而不欲食，言益少①，刺②足太阴；怒而多言，刺足少阳③。

[校勘]

①“少”：原作“小”，据《甲乙》卷九第五及《太素》卷三十喜怒改。

②“刺”：张注本作“取”。

③“少阳”：《甲乙》卷九第九作“少阴”。

[语译] 容易发怒而不思饮食，而且不愿多说话的，是木盛克土、肝强脾弱，应刺足太阴脾经穴位；易怒而且说话多的，是肝胆气盛，应刺足少阳胆经穴位为治。

[原文] 颇①痛，刺手阳明与颇之盛脉[1]出血。

[校勘]

①“颇”：《甲乙》卷九第一作“颔”，张注本同。《太素》卷三十颌痛篇作“颌”。下同。按：“颇”、“颔”双声迭韵，“颔”、“颌”字通。《左传》襄二十六年释文：“颔本作颌。”

[注释]

[1]“刺手阳明与颇之盛脉”：马莳：“手阳明当是商阳穴，颇之盛脉，是胃经颊车穴。”

[语译] 腮部疼痛，应针刺手阳明大肠经穴位与腮部搏动强烈的脉络，使之出血。

[原文] 项痛①不可俯仰，刺足太阳[1]；不可以②顾，刺手太阳③也[2]。

[校勘]

①“项痛”：《甲乙》卷九第一作“头项”。

②“以”：《太素》卷三十项痛篇、《甲乙》卷九第一并无。

③“手太阳”：《甲乙》卷九第一校注云：“一云手阳明”。

[注释]

[1]“刺足太阳”：项部痛，仰头低头都困难，取足太阳膀胱经，是因为该经经过项部。

[2]“刺手太阳也”：马莳曰：“顾则属肩与项。故曰手太阳也。”因手太阳小肠经经过肩、项，故取之。

[语译] 项部疼痛，不能低头仰头的，应取足太阳膀胱经穴位针治；不能左右回顾的，应取手太阳小肠经的穴位针治。

[原文] 小①腹满大，上走胃②，至心，淅淅③[1]身时寒热，小便不利，取足厥阴。

[校勘]

①“小”：《太素》卷三十刺腹满数篇《甲乙》卷九第九并作“少”。

②“胃”：《甲乙》卷九第九作“胸”。

③“淅淅”：《太素》卷三十刺腹满数篇作“泝泝”，《甲乙》卷九第九作“索索然”。按：“淅淅”。与“洒洒”通。《广雅》释诂二：“淅，洒也”。洒，有寒意。

[注释]

[1]“淅淅”：恶寒的样子。

[语译] 少腹胀大，胀闷的感觉上及胃脘心胸，全身恶寒瑟缩而发烧，小便不利，当取用足厥阴肝经穴位，进行针治。

[原文] 腹满，大便不利，腹大，亦上走胸嗌①，喘息②喝喝[1]然，取足少阴③。

[校勘]

①“腹大，亦上走胸嗌”：《太素》卷三十刺腹满数、《甲乙》卷九第七并无“亦”字。《兰室秘藏》卷上中满腹胀论无

“腹大亦”三字。

②“喘息”:《甲乙》卷九第七无。

③“取足少阴”:《太素》卷三十刺腹满数杨注:“取其脉之腧穴，有本少阴为少阳”。《甲乙》卷九第七“少阴”正作“少阳”。

[注释]

[1]“喝喝”：喘息张口，其声喝喝。

[语译] 腹胀满，大便不通，胀闷感觉上及胸部甚至咽部，喘息张口，发出喝喝的声音，应取足少阴肾经穴位针治。

[原文] 腹满，食不化，腹①向向然，不能大便②，取足太阴③。

[校勘]

①“腹”:《甲乙》卷九第七无。

②“不能大便”：《太素》卷三十刺腹满数无“能大”二字。《甲乙》卷九第七“能”作“得”。

③“阴”:《甲乙》卷九第七作“阳”。

[语译] 腹部胀满，食物不得消化，腹内有鸣响，大便不通利的，当取足太阴脾经的穴位针治。

[原文] 心痛引腰脊，欲呕，取①足少阴[1]。

[校勘]

①“取”:《甲乙》卷九第二作“刺”。

[注释]

[1]“取足少阴”：《太素》卷三十刺腹满数注：“足少阴脉行腰脊，上至心，故心痛引腰脊欲呕，取足少阴脉腧穴也。”

[语译] 心痛牵引腰脊作痛，恶心欲吐的，取足少阴经的穴位针治。

[原文] 心痛，腹胀，啬啬然[1]大便不利，取足太阴。

[注释]

[1]“啬啬然”：形容滞涩不爽的样子。

[语译] 心痛，腹胀满，大便涩滞不爽，取足太阴脾经的穴位刺治。

[原文] 心痛引背，不得息，刺足少阴，不已，取手少阳①[1]。

[校勘]

①“阳”：《甲乙》卷九第二、《千金》卷十三第六、《圣济总录》卷一百九十二治心腹痛灸刺法并作“阴”。

[注释]

[1]“心痛引背……取手少阳”：《类经》二十一卷第四十六注：“足少阴之脉贯脊，故痛引于背，手少阳之脉布膻中，故不得息。”

[语译] 心痛牵引背部，妨碍正常的呼吸，应针刺足少阴肾经穴位，若不愈，可取手少阳三焦经的穴位针治。

[原文] 心痛引小腹满①，上下无常②处，便溲③难，刺足厥阴。

[校勘]

①“心痛引小腹满”：《太素》卷二十六厥心痛“痛”下无“引”字。《千金》卷十三第六“腹”下无“满”字。

②“常”：马注本、张注本并作“定”。

③“溲”：《素问病机气宜保命集》作“溺”。

[语译] 心痛牵引少腹，并有少腹满胀，其疼痛部位上下没有定处，大小便困难的，刺足厥阴肝经穴位。

[原文] 心痛，但①短气不足以息，刺手太阴[1]。

[校勘]

①“但”：《千金》卷十三第三、《圣济总录》卷一九二治心腹痛灸刺法并无。

[注释]

[1]“刺手太阴”：《太素》卷二十六厥心痛注：“手太阴主于气息，故气短息不足，取此脉疗主输穴。”

［语译］ 心痛而兼有气短呼吸困难的，刺手太阴肺经穴位。

［原文］ 心痛，当九节刺之①，不已②，刺按之，立已。不已，上下求之，得之立已。

［校勘］

①“当九节刺之”：胡本、熊本、周本、统本、金陵本、藏本、张注本“刺”并作“次”。《素问病机气宜保命集》“当”上有“刺”字，“节”作“穴”，“刺之”属下读。

②“不已”：原作“按已”，据《太素》卷二十六厥心痛改。

［语译］ 心痛，针刺第九椎下的筋缩穴，若疼痛不能止，当在刺后按压，一般可以马上止疼；若压后仍旧疼痛，当在筋缩上的八节之下或筋缩下的十节之下再用此法求治，找到了相当的穴位，用这个方法治疗就可以马上止痛。

［原文］ 顑①痛，刺足②阳明曲周动脉见血，立已；不已，按人迎于经③，立已。

［校勘］

①“顑”：《太素》卷三十颔痛作“颊”。

②“足”：《太素》卷三十颔痛无。

③“按人迎于经”：《甲乙》卷九第一作“按经刺人迎”。

［语译］ 腮痛，针刺足阳明胃经颊车穴周围的动脉，令其出血，痛可立时而止；若不止，按住人迎穴旁的动脉，经过按压后，可马上止痛。

［原文］ 气逆上，刺膺中陷者与下胸①动脉。

［校勘］

①“下胸”：《甲乙》卷九第四作“胁下”。

［语译］ 气逆上冲，针刺胸前足阳明胃经的膺窗或屋翳穴，以及胸下的动脉处。

［按语］ 关于“膺中陷者”，历代注家认识颇不一致，如

马莳认为是足阳明胃经的膺窗穴，张景岳认为是足阳明胃经的屋翳穴，因此二穴并当胸前两旁，同属足阳明胃经，主治亦略同，故二说可并采（马莳："刺膺中陷者，即足阳明胃经膺窗穴也。"张景岳："膺中陷者，足阳明之屋翳也"）。

关于"下胸动脉"，注家说法亦各有异，杨上善曰："胸下动脉，中府等量取也"；张景岳曰："下胸动脉，手太阴之中府也"，与杨注略同；马莳曰："及下胸前之动脉，当是任脉经之膻中穴也"。张志聪通解全句经文曰："气逆上者，气逆于上而不行也，胸膺间，乃足阳明经脉之所循，刺之使在上之逆气，下通于经也。此言阳明之气，从人迎而下循于膺，从膺以下胸，从胸而下脐也。"所谓从胸而下脐，正当任脉所行路线，故似亦与马说相近，据临床实际应用，当以马说为佳。

［原文］ 腹痛，刺脐左右动脉，已刺按之，立已；不已，刺气街，已刺①按之，立已。

［校勘］

①"已刺"：《甲乙》卷九第七无。

［语译］ 腹痛，针刺脐两旁天枢穴处的动脉，针刺后，加以按压，可立即止痛；若痛不止，再刺足阳明胃经的气冲穴，刺后也加按压，可立即止痛。

［原文］ 痿厥[1]为四末①束悗[2]，乃疾解之，日二，不仁者，十日而知，无休，病已止[3]。

［校勘］

①"末"：《太素》卷三十痿厥无。

［注释］

［1］"痿厥"：因经气厥逆而致之四肢软弱无力的痿症。厥，气逆。

［2］"束悗"：束缚而致闷闭的感觉。

［3］"痿厥……病已止"：孙鼎宜："此言治痿厥法，当缚其手足，良久觉烦闷，又必须疾解之，隔半日又缚，后解如

故。不仁者，谓缚久不觉烦闷。知者，谓十日方知烦闷。止，谓止其束。”

［语译］ 气逆而致四肢软弱无力的痿病，在治疗时，将患者四肢缠缚起来，使觉闭闷，难以忍受的时候，迅速解开，每天做两次；有的患者在缠缚四肢时没有闭闷感觉，麻木不仁，但经此法治疗后，十天左右就可以有感觉了，之后，继续这样治疗，不要停顿，直至病愈为止。

［原文］ 哕①，以草刺鼻，嚏，嚏②而已；无息而疾迎③，引之，立已；大惊之，亦可已④。

［校勘］

①“哕”：原作“岁”，据日刻本及《太素》卷三十疗哕、《甲乙》卷十二第一改。

②“嚏”：《太素》卷三十疗哕、《甲乙》卷十二第一并无。

③“迎”：《甲乙》卷十二第一无。

④“已”：《太素》卷三十疗哕无“已”字。

［语译］ 呃逆，以草刺激鼻道，使其喷嚏，打喷嚏后可止；屏住呼吸，等待呃逆上冲时，迅速提气，然后呼气，使气下行，同样能很快止住；或当其发作时突然使他大吃一惊，也能治愈。

周痹第二十七

［提要］ 本篇从发病特点、病理变化、治疗方法各方面分析了周痹与众痹的区别，并以周痹为例，概示同类疾病的治疗原则。

［原文］ 黄帝问于岐伯曰：周痹之在身也①，上下移徙，随脉上下②，左右相应，间不容空，愿闻此痛③，在血脉之中邪[1]？将④在分肉之间乎？何以致是⑤？其痛之移也，间不及下针，其慉痛[2]之时，不及定治，而痛已止矣。何道使然？愿

闻其故。岐伯答曰：此众痹也，非周痹也。黄帝曰：愿闻众痹。岐伯对曰：此[⑥]各在其处，更发更止，更居更起，以右应左，以左应右，非能周也。更发更休也。黄帝曰：善。刺之奈何？岐伯对曰：刺此者，痛虽已止，必刺其处，勿令复起。

［校勘］

①“也”：《甲乙》卷十第一上作“者”。

②“随脉上下”：原作“随脉其上下，据《太素》卷二十八《痹论》删“其”字。又，《古今医统》卷十一痹证门“随脉上下”作“随脉”。

③“痛”：《太素》卷二十八痹论“痛”下有“之”字。

④“将”：《古今医统》卷十一痹证门无“将”字。

⑤“是”：《古今医统》卷十一痹证门作“使”。

⑥“此”：《古今医统》卷十一痹证门引作“凡众痹”。

［注释］

［1］“邪”；同“耶”。表示疑问的语助词。

［2］“慉痛”：疼痛集中于某个部位。慉，聚的意思。另《类经》十七卷第六十八注：“慉痛，动而痛也。”亦可参，语译从前说。

［语译］ 黄帝问岐伯说：人得了周痹，病邪随血脉上下移动，疼痛的部位上下左右相应，时时转移，而又连续不断，没有片刻的间息，我想知道这种疼痛是发生在血脉呢，还是在分肉之间？怎样导致这种病的呢？这种疼痛移动得这样快，以致来不及在痛处下针，当着某个部位疼痛似乎比较集中的时候，还没有决定如何去治，而疼痛就消失了。这是什么道理呀？我很想明白其中的缘故。岐伯回答说：这个病是众痹，不是周痹呀！黄帝说：我很想听你讲一下众痹这个病。岐伯回答说：众痹，它的病邪分布在身体各部，邪气随时停留，随时转移，症状上也就表现为随时疼痛，随时停止，左右相互影响、相互对应，但不是周身都痛。黄帝说：对。可是怎样去刺治呢？岐伯

答道：针刺这种病，要注意疼痛发作的部位，虽然某一个地方疼痛发过以后很快就停止了，但仍须针刺那个部位，不要让它再发。

［原文］ 帝曰：善。愿闻周痹何如？岐伯对曰：周痹者①，在于②血脉之中，随脉以上，随③脉以下，不能左右，各当其所。黄帝曰：刺之奈何？岐伯对曰：痛④从上下者，先刺其下以遏⑤之，后刺其上以脱[1]之，痛从下上者，先刺其上以遏⑤之，后刺其下以脱之。黄帝曰：善。此痛⑥安生？何因而有名⑦？岐伯对曰：风寒湿气，客于外分肉之间⑧，迫切而为沫[2]，沫⑨得寒则聚，聚则排分肉而分裂也⑩分裂⑪则痛，痛则神归之。神归之则热，热则痛解，痛解则厥，厥则他痹发，发⑫则如是。

［校勘］

①“者”：《甲乙》卷十第一上无。

②“于”：《太素》卷二十八痹论无。

③“随”：《太素》卷二十八痹论作“循”。

④“痛”：《甲乙》卷十第一上此上有“其”字。

⑤“遏”：原作“过”，原校语谓“一作遏”，《太素》卷二十八痹论正作“遏”，故据改。《甲乙》卷十第一上作“通”。

⑥“痛”：《甲乙》卷十第一作“病”。

⑦“何因而有名”：《甲乙》卷十第一上作“因何有名”。

⑧“客于外分肉之间”：《千金》卷八第一“客”上有“并”字，“于”下无“外”字。《甲乙》卷十第一、《太素》卷二十八痹论并无“外”字，疑衍。

⑨“沫”：《千金》卷八第一、《素问》痹论王注引并无。

⑩“聚则排分肉而分裂也”：《太素》卷二十八痹论无“则”字。《千金》卷八第一、《素问》痹论王注引并无“而分裂也”四字。

⑪“分裂”：《千金》卷八第一作“肉裂”。

⑫“发”：《太素》卷二十八痹论无。

[注释]

[1]“脱”：解除。

[2]“沫”：津液聚集形成的物质。徐大椿：“经中无痰字，沫即痰也。”可参。按：详文义，此“沫”字虽未必如徐氏所言即指“痰”，但其形成乃由津液受迫凝聚所致，故当稠于生理上的津液。

[语译] 黄帝说：好。我想再听你说说周痹是怎么回事？岐伯答道：周痹，是邪气在血脉之中，随着血脉的上下循行而周遍全身。它的发病，不是左右相互影响和对应，而是邪气走窜到哪里，哪里就发病。黄帝问：怎样进行针刺呢？岐伯答：疼痛从上部发展到下部的，先刺其下部，以阻遏病邪的进一步发展，后刺其上部以解除病痛，疼痛从下部发展到上部的，先刺其上部，以阻遏病邪的进展，后刺其下部以解除病痛。黄帝说：对。那么这个疼痛是怎么发生的呢？为什么称这种病为周痹？岐伯答道：风、寒、湿三气从外侵入，逐步深入到分肉间，将分肉间的津液压迫为沫，沫更因寒而凝聚，进一步排挤分肉使它分裂，从而导致疼痛。而某处疼痛一发生，则心神就集中在那个部位，由于心神能够驾驭人的阳气，所以心神归集的地方也会使阳气聚集而发热，发热可使疼痛缓解，在某处疼痛缓解的时候，邪气又向它处逆行发展，于是邪气所到之处，又发生上述的病理变化，而疼痛也就随着发作，此起彼落，发病如故。

[原文] 帝曰：善。余已得其意矣①。此内②不在脏，而外未发于皮③，独④居分肉之间，真气不能周，故⑤命曰周痹。故刺痹者，必先切循其下之六经⑥，视其虚实，及大络之血结而不通⑦，及虚而脉陷空者而调之⑧，熨而通之，其瘛坚⑨[1]，转引而行之。黄帝曰：善。余已得其意矣，亦⑩得其事也。九[2]者经巽[3]之⑪，理十二经脉阴阳之病也⑫。

[校勘]

①“帝曰……得其意矣”：《类经》十七卷第六十八注：“‘帝曰：善。余已得其意矣’九字，乃下文之误复于此者，今删去之。”考下文仍为岐伯语，故其说似是。

②“内”：《纲目》行痹类引此下有“则”字。

③“而外未发于皮”：《太素》卷二十八痹论无“而”字。《千金》卷八第一“皮”下有“肤”字。

④“独”：《千金》卷八第一无。

⑤“故”：《古今医统》引无。

⑥“必先切循其下之六经”：《甲乙》卷十第一上作“循切其上下之大经”。

⑦“血结而不通”：《太素》卷二十八痹论“结而”作“而结”。《甲乙》卷十第一上“不通”下有者字。

⑧“陷空者而调之”：《要旨》卷二下九“空”下有“中”字。《太素》卷二十八痹论“调”上无“而”字。

⑨“其瘛坚”：《甲乙》卷十第一上作“其瘛紧者”。

⑩“亦”：《太素》卷二十八痹论作“又”。

⑪“九者经巽之”：《太素》卷二十八痹论“九”上有“人”字，“巽”作“络”。

⑫“九者……病也”：顾氏《校记》云：“与上文不相属，疑有脱误”。刘衡如校语谓：“疑是他篇错简，且有脱误”。二说均可参。

[注释]

[1]“瘛坚”：牵引拘急而坚劲。

[2]“九”：指九针。

[3]“巽（xun 迅）”：顺。

[语译] 黄帝说：好。我知道了这个道理。岐伯接着说：引起这个病的邪气，在内没有深入脏腑，在外没有散发到皮肤，而单单留在分肉间，因而使人体的真气不能正常的周流，

所以称这种病为周痹。因此，针刺痹病的方法，必先沿发病部位所在的经脉，进行切按，观察其属虚属实，看其大络的血液是否瘀结不通，经脉是否陷下空虚，按虚实加以调治，或用熨法温通经络、驱除邪气，有牵引拘急坚劲的情况，可以按摩导引以行其气血。黄帝说：对。我明白了这个病的机理，也明白了治疗的方法。看来九针可以使经气顺达，治疗十二经脉的虚实阴阳各种病症啊。

口问第二十八

［提要］ 本篇概述发病的原因，提出外感六淫、内伤七情和生活规律的失常为病因的三个重要方面，在此基础上分析了上部空窍的某些病变和其它病变的原因、机理、治疗等，所论疾病包括欠、哕、唏、振寒、噫、嚏、亸、太息、涎下、耳鸣、啮舌等，并论及上气、中气、下气不足的症状表现。

［原文］ 黄帝闲居，辟[1]左右而问于岐伯曰①：余已闻九针之经，论阴阳逆顺，六经已毕，愿得口问。岐伯避席再拜②曰：善乎哉问也，此先师之所口传也。黄帝曰：愿闻口传。岐伯答曰：夫百病之始生也，皆生于风雨寒暑，阴阳喜怒，饮食居处，大惊卒恐，则③血气分离，阴阳破败④，经络决⑤绝，脉道不通，阴阳相逆，卫气稽留，经脉虚空，血气不次[2]，乃失其常。论不在经者，请道其方。

［校勘］

①“辟左右而问于岐伯曰”：《太素》卷二十七十二邪“辟”作“避”“问”下无“于”字。

②“拜”：《太素》卷二十七十二邪此下有“对”字。

③“则”：《太素》卷二十七十二邪无。

④“败”：熊本、周本、统本，金陵本、藏本、日抄本、

张注本并作“散”，《太素》卷二十七十二邪同。

⑤“决”：原作“厥”，据《太素》卷二十七十二邪改。

[注释]

[1]“辟”：去也。

[2]“次”：秩序。

[语译] 黄帝闲居，让左右的人避开，对岐伯说：我已经知道关于针术方面的记载，也研究了十二经脉的阴阳逆顺等问题，我还想了解一下你从别人的口述中得到的医学知识。岐伯离开座位，再拜着说：您问的好啊！我这就讲给您听，这些都是先师口传给我的啊！黄帝说：我很想听这些口传的医学知识。岐伯答道：各种疾病的发生，大多由于风雨寒暑外界致病因素的侵袭，引起体内的阴阳失调，或是喜怒惊恐的精神刺激，以及居处不宜、饮食不调等原因，导致了血气分离而不协从，阴阳失去平衡，经络闭塞，脉道不通畅，阴阳逆乱，卫气不能正常敷布，经脉空虚，气血循行紊乱，于是人体就失去正常而生病。下面请允许我谈一下您想了解而经典上又没有记载的一些有关的医学道理吧。

[原文] 黄帝曰：人之欠[1]者，何气使然？岐伯答曰：卫气昼日①行于阳，夜半则②行于阴，阴者③主夜，夜者主④卧；阳者主上，阴者主下，故阴气积于下⑤，阳气未尽⑥，阳引⑦而上，阴引⑦而下，阴阳相引⑧，故数⑨欠。阳气尽⑩，阴气盛，则目瞑；阴气尽而阳气盛，则寤矣⑪。泻足少阴，补足太阳。

[校勘]

①“日”：《甲乙》卷十二第一无。

②“半则”：《太素》卷二十七十二邪无“半”字。《甲乙》卷十二第一无“半则”二字。

③“者”：《甲乙》卷十二第一无。

④“主”：原脱。据《甲乙》卷十二第一及《太素》卷二

十七十二邪补入。

⑤“故阴气积于下”：《病源》卷三十数欠候作“其阴积于下者”。

⑥“阳气未尽”：《病源》卷三十数欠候作“而阳未尽”。

⑦“引”：《甲乙》作“行”。

⑧“阴阳相引”：《病源》卷三十数欠候本句下有“二气交争，而挟有风者，欠则风动，风动与气相击”十九字。

⑨“数”：《伤寒论》成注卷一第二引无。

⑩“尽”：《太素》卷二十七十二邪此下有“而”字。

⑪“则寤矣”：《甲乙》卷十二第一，此下有“肾主欠故”四字。

[注释]

[1]“欠”：俗称“打呵欠”。

[语译] 黄帝说：人打呵欠，是什么气造成的？岐伯答道：卫气白昼行于阳分，夜间行于阴分，阳主昼主动，阴主夜主静，所以白昼一般清醒，入夜则多睡眠，阳气主升发而向上，阴气主沉降而向下，人将要入睡的时候，阴气原已聚集于下，阳气开始入于阴分，但还未尽入，阳引阴气向上，阴引阳气向下，阴阳上下相引，于是连连呵欠。等到阳气尽入于阴分，阴气盛时，就能闭目安眠；若天明阴气渐退，阳气外盛，人就清醒了。对于这样的病，应该泻足少阴肾经以抑阴，补足太阳膀胱经以助阳。

[按语] 上文言“欠”的机理，兼论寤寐，经义较难领会。前人注释之较详者，以张介宾为最，兹录其论以供参考。他说：“夫阳主昼，阴主夜，阳主升，阴主降。凡人之寤寐，由于卫气。卫气者，昼行于阳则动而为寤，夜行于阴则静而为寐，故人于欲卧未卧之际，欠必先之者，正以阳气将入阴分，阴积于下，阳犹未静，故阳欲引而升，阴欲引而降，上下相引而欠出生也。”依理推之，昼寝之人，卫气亦当行入阴分，夜

醒之人，卫气亦当行于阳分，临床所见，寐则恶风寒，寤则不恶风寒，卫气之运行变化可知，故卫气依昼夜而分行于阳分阴分之说，经虽有言，但不无疑义。

[原文] 黄帝曰：人之哕者，何气使然？岐伯曰：谷入于①胃，胃气上注于肺。今有故寒气与新谷气②，俱还入于胃③，新故相乱，真邪相攻，气并④[1]相逆，复出⑤于胃，故为⑥哕。补手太阴，泻足少阴⑦。

[校勘]

①“于”：《甲乙》卷十二第一无。

②“故寒气与新谷气”：史崧《灵枢经》叙引作“新谷气入于胃，与故寒气相争”。《医统》卷二十四呕吐哕门引作“寒气、邪气、谷气”。

③“还入于胃”：《要旨》卷二下二十六引无“入”字。《医统》卷二十四呕吐哕门引无“于”字。

④“气并”：《太素》卷二十七十二邪无“气”字。《甲乙》卷十二第一无“气并”二字。

⑤“出”：《太素》卷二十七十二邪无。

⑥“为”：史崧《灵枢经》叙引作“曰”。

⑦“补手太阴，泻足少阴”：《甲乙》卷十二第一“补”上有“肺主哕故”四字。“少”作“太”。《景岳全书》卷十九呃逆类引“补”作”取”。

[注释]

[1]“并”：搏结、混合之意。

[语译] 黄帝问道：人患呃逆症，是什么原因？岐伯说：在正常情况下，饮食物入胃，经过胃的腐熟、消化，在脾气推动下将精微上注到肺。若胃中原有寒气在内，使新化生的饮食精微，也留滞胃中，新的水谷之气与原有的寒气这二者发生了邪正相争，相互搏结的状况而同时上逆，从胃中倒行而出，造成呃逆。治疗时，应补手太阴肺经令其气化功能加强，以利于

水谷精微之气的布化，泻足少阴肾经以减弱其阴寒之气的凝阻。

[原文] 黄帝曰：人之唏[1]者，何气使然？岐伯曰：此阴气盛而阳气虚，阴气疾而阳气徐，阴气盛而①阳气绝，故为唏。补②足太阳，泻足少阴[2]。

[校勘]

①“而”：《甲乙》卷十二第一、《太素》卷二十七十二邪并无。

②“补”：《甲乙》卷十二第一此上有“故”字。

[注释]

[1]“唏（xī 希）”：“唏”同“欷”。人在悲泣时的抽咽称为唏。《后汉书》刘盆子传注：“唏与欷同”。《文选》闲居赋善注引《苍颉》：“欷歔，泣余声也。”《类经》十八卷第七十九注：“悲忧之气，生于阴惨，故为阴盛阳虚之候。”

[2]“补足太阳，泻足少阴”：《类经》十八卷第七十九注：“补太阳之申脉，阳蹻所出也；泻少阴之照海，阴蹻所出也。”

[语译] 黄帝问：人有时发生唏歔抽咽，这是什么原因所致？岐伯说：这是由于阴气盛而阳气虚，阴气运行快速，阳气被阴气阻遏而运行反而缓慢，甚至阴气过盛，阳气衰微所造成。治疗时，应补足太阳经以宣发阳气，泻足少阴经以抑制阴气。

[按语] 本文论唏，总的精神是阴盛阳虚，阳气为阴气所阻，不得宣发，故肺气抑郁而致。所谈阴气盛而阳气绝，不可理解为阴阳将欲离决之势。

[原文] 黄帝曰：人之振寒[1]者，何气使然？岐伯曰：寒气客于皮肤，阴气盛，阳气虚，故为①振寒寒慄，补诸阳[2]。

[校勘]

①“为”：《太素》卷二十七十二邪无。

［注释］

［1］“振寒”：发冷之意。振，发也。《左传》文十六年“振廪同食”注：“振，发也。”

［2］“补诸阳”：《太素》卷二十七十二邪注：“以阳虚阴盛，阳虚故皮肤虚，阴盛故寒客皮肤，故振寒寒慄，宜补三阳之脉。”

［语译］ 黄帝问：振寒是怎样发生的？岐伯说：这是由于寒邪侵入肌肤，阴寒之气偏盛，而体表阳气偏虚，不能很好地发挥温煦作用，所以出现发冷、战抖的症状，治疗时，当采用温补各阳经以振奋阳气的方法。

［原文］ 黄帝曰：人之噫[1]者，何气使然？岐伯曰：寒气客于胃，厥逆从下上散，复出于胃，故为噫[2]。补足太阴、阳明①[3]。

［校勘］

①“明”：此后原有“一曰补眉本也”六字，系校语，今从原文中删去，录此备考。

［注释］

［1］“噫”：即嗳气，人在过饱或寒气入胃时，气从口中逆出者。《古今医统》卷二十四嗳气注云：“《内经》名噫气，俗作嗳气，今从之，即饱食有声出是也”。

［2］“寒气客于胃……故为噫”：《类经》十八卷第七十九注：“此节与上文之哕，皆以寒气在胃而然，但彼云故寒气者，以久寒在胃，言其深也。此云寒客于胃者，如客之寄，言其浅也。故厥逆之气，从下上散，则复出于胃而为噫”。

［3］“补足太阴、阳明”：《太素》卷二十七十二邪注：“脾胃腑脏皆虚，故补斯二脉。”《类经》十八卷七十九注：“使脾胃气温，则客寒自散，而噫可除”。二注可合参。

［语译］ 黄帝问：人发生嗳气，是什么原因？岐伯回答说：寒气侵入胃中，扰乱胃气，使其不得顺降而发生厥逆，逆

气从下而上散，又从胃中到口倒行而出，这就形成了嗳气。应该温补足太阴脾经和足阳明胃经来治疗。

[原文] 黄帝曰：人之嚏者，何气使然？岐伯曰：阳气和利，满于心①，出于鼻，故为嚏。补足太阳荣②、眉本③。

[校勘]。

①“心”：孙鼎宜曰：“‘心’当作‘胸’，字误。”按：作“胸”于义更妥。

②“荣”：《太素》卷二十七十二邪杨注：“太阳荥在通谷，足指外侧本节前陷中。”据杨注，“荣”应作“荥”。

③“本”：此后原有“一曰眉上也”五字，此为校语，据《甲乙》卷十二第一从正文中删除，并录于此备考。

[语译] 黄帝说：喷嚏是怎样形成的？岐伯说：阳气和利，布满心胸而上出于鼻，成为喷嚏，治疗时应补足太阳荥穴通谷，以及眉根部的攒竹穴。

[原文] 人之亸①[1]者，何气使然？岐伯曰：胃不实则诸脉虚，诸脉虚则筋脉懈惰，筋脉懈惰则②行阴用力，气不能复，故为亸。因其所在③，补分肉间。

[校勘]

①“亸”：《太素》卷二十七十二邪作“撣”，下同。《甲乙》卷十二第一“亸”作“軃”，下同。

②“则”：《太素》卷二十七十二邪无。

③“因其所在”：《太素》卷二十七十二邪无，杨注云：“筋脉皆虚，故取病所在分肉间补之。”据杨注则“因其所在”四字似系注文，后人传刻，误混入于正文。

[注释]

[1]“亸（tǔo 妥）”：下垂的样子。指肢体疲困、全身无力的懈惰状态。

[语译] 黄帝问：人发生全身无力、疲困懈惰的亸症是什么原因？岐伯说：胃气虚，不能供给各经脉以充足的营养，以

致各经脉皆虚，经脉的虚衰就导致筋骨肌肉的懈惰无力，在这样的情况下，若再强力入房，则元气就会损伤而不能迅速恢复，于是出现了懈惰无力的亸症，治疗时应根据病变发生的重点部位，在分肉间施以补法。

[原文] 黄帝曰：人之哀而泣涕出①者，何气使然？岐伯曰：心者，五脏六腑之主也；目者，宗脉之所聚也，上液之道也[1]；口鼻者，气之门户也。故悲哀愁忧则心动，心动则五脏六腑皆摇，摇则宗脉感，宗脉感则液道开，液道开，故泣涕出焉[2]。液者，所以灌精②濡空窍者也，故上液之道开则泣③，泣④不止则液竭，液竭则精不灌，精不灌则目无所见矣，故命曰夺精。补天柱经侠颈⑤。

[校勘]

①“泣涕出”：《甲乙》卷十二第一“涕”下无“出”字。按：“泣涕出”下脱“目无所见”四字，探下“精不灌则目无所见”句可证。杨注：“涕泣多，目无所见，何气使然”，是杨所据本犹未脱，故杨云然。

②“精”：《太素》卷二十七十二邪此下有“而”字。《灵枢略》六气论同。

③“则泣”：《太素》卷二十七十二邪、《灵枢略》六气论并无。

④“泣”：《太素》卷二十七十二邪此下有“出”字，《灵枢略》六气论同。

⑤“侠颈”：熊本、周本“侠”并作“挟”。《太素》卷二十七十二邪“颈”作“项”。按：《甲乙》卷三第六“天柱在侠项后发际”，与《太素》之义合。

[注释]

[1]“目者，宗脉之所聚也，上液之道也”：《太素》卷二十七十二邪注：“手足六阳及手少阴、足厥阴等诸脉凑目，故曰宗脉所聚，大小便为下液之道，涕泣以为上液之道。”《类

经》十八卷第七十九注："宗，总也。凡五脏六腑之精气，皆上注于目而为之精，故目为宗脉之所聚。"二说可并参。

[2]"悲哀愁忧则心动……故泣涕出焉"：《太素》卷二十七十二邪注："有物相感，遂即心动。以其心动，即心脏及于四脏并六腑，亦皆摇动。脏腑既动，脏腑之脉皆动，脏腑宗脉摇动，则目鼻液道并开，以液道开，故涕泣出也。"

[语译] 黄帝问：人在哀伤时涕泪俱出，这是什么原因？岐伯答道：心是整个脏腑的主宰，而眼睛是许多经脉聚会的地方，五脏六腑的精气都上注于眼目，也是精液由上而外泄的道路；至于口鼻，那是气的通路和门户。人的悲哀忧愁等情志变化，首先激动了心神，心为之不安，继则影响到其他脏腑和波及各经脉，从而使眼及口鼻的液道开张，涕泪就由此而出。人体的液，有灌输精微物质濡养空窍的作用，所以当上液之道开张而流泪的时候，会损耗精液，而哭泣不止则可耗竭精液而不能灌输精微、濡养空窍，没有精气的注入，所以目无所见，这叫作夺精。治疗时应补足太阳经在后项部位的天柱穴。

[原文] 黄帝曰：人之太息[1]者，何气使然？岐伯曰：忧思则心系急[2]，心系急则气道约①，约②则不利[3]，故太息以伸出之③。补手少阴、心主、足少阳留之也④。

[校勘]

①"心系急则气道约"：《要旨》卷二下三十二引"急"上无"心系"二字，"气"下无"道"字。

②"约"：《太素》卷二十七十二邪此上有"气道"二字。《要旨》卷二下三十二引此上有"气"字。

③"以伸出之"：《太素》卷二十七十二邪"伸"作"申"，无"之"字。

④"之也"：《古今医统》卷二十四嘈杂门引无。

[注释]

[1]“太息”：忧叹中发作的较深长的呼吸。《楚辞》九思·伤时：“顾章华兮太息。”王注：“太息，忧叹也。”

[2]“忧思则心系急”：《太素》卷二十七十二邪注：“忧思劳神，故心系急。”

[3]“心系急则气道约，约则不利”：《太素》卷二十七十二邪注：“心系连肺，其脉上迫肺系，肺系为喉通气之道，既其被迫，故气道约不得通也。”

[语译] 黄帝说：人有时常叹息的，这是什么原因所造成？岐伯说：忧愁思虑则心系急迫，心系与肺相连，肺又与气道相通，心系急迫可约束气道，使其不通畅，所以不时长叹作深呼吸以舒伸其气。治疗时应补手少阴经、手厥阴心包络经、足少阳胆经，采用留针的方法。

[按语] 上文言太息之治法，大要为补火疏通阳气，心与心胞二经属火，故补之，胆经属木，木能生火，故亦补足少阳。张介宾曰：“助木火之脏，则阳气可舒，抑郁可解，故皆宜留针补之。”

[原文] 人之涎下者，何气使然？岐伯曰：饮食者①，皆入于胃，胃中有热则虫动②，虫动则胃缓，胃缓则廉泉开[1]，故③涎下。补足少阴[2]

[校勘]

①“者”：《甲乙》卷十二第一无。

②“胃中有热则虫动”：日抄本“虫”作“蛊”，下同。《太素》卷二十七十二邪、《甲乙》卷十二第一“热”下并重“热”字。

③“故”：《纲目》卷十七、《要旨》卷二下三十三引此上并重“廉泉开”三字。

[注释]

[1]“廉泉开”：《太素》卷二十七十二邪注：“廉泉，舌下孔，通涎道也，人神守，则其道不开，若为好味所感，神者失

守。则其孔开涎出也。亦因胃热虫动，故廉泉开，涎因出也。”

［2］“补足少阴”：足少阴肾经属水，补之以壮水制火。《类经》十八卷第七十九注：“肾为胃关，而脉系于舌，故当补之，以壮水制火，则液有所主而自止也。”另：《太素》卷二十七十二邪注：“肾足少阴之脉，上侠舌本，主于津涎。今虚，故涎下是也。”二注可合参。

［语译］ 黄帝问：人有时口流涎液，是什么原因造成的？岐伯说：饮食入胃，若胃中有热，寄生虫因热而蠕动，会使胃气弛缓，胃通于口，胃缓则舌下廉泉开张而流出口涎。因肾为胃之关，其脉系于舌根，故治疗时应补足少阴肾脉，一者补水以退火，一者约束廉泉，而口涎自止。

［原文］ 黄帝曰：人之耳中鸣者，何气使然？岐伯曰：耳者，宗脉①之所聚也，故胃中空②则宗脉虚，虚则下，溜脉[1]有所竭者③，故耳鸣。补客主人[2]、手大指爪④甲上与肉交者也。

［校勘］

①“脉”：《要旨》卷二下二十二引作“筋”，下同。

②“故胃中空”：《要旨》卷二下二十二引无“故”字。《甲乙》卷十二第一“空”下重“空”字。

③“者”：《要旨》卷二下二十二引无。

④“爪”：《甲乙》卷十二第一无。

［注释］

［1］“溜脉”：溜，流行之意，溜脉即流行的经脉，在此指流行过耳的经脉。《太素》卷二十七十二邪注：“溜脉，入耳之脉，溜行之者也，有竭不通，虚故耳鸣也。”

［2］“客主人”：即足少阳胆经之上关穴，为手少阳三焦经、足少阳胆经及足阳明胃经的会穴，位于耳前，耳病常取之。

［语译］ 黄帝问：人发生耳鸣，是什么原因所致？岐伯答

道：耳部是宗脉聚集的地方，而宗脉的虚实决定于胃内水谷精气的供养情况，若胃中空虚，水谷精气供给不足，则宗脉必虚，宗脉虚则阳气不升，精微不得上奉，上入耳部的经脉气血不充而有耗竭的趋势，所以耳中鸣响。治疗时，应在足少阳胆经的客主人穴及位于手大指爪甲角的手太阴肺经少商穴施以补法，以升阳益气。

[原文] 黄帝曰：人之自啮舌者①，何气使然？岐伯曰②：此厥逆走上，脉气辈③至也[1]。少阴气至则④啮舌，少阳气至则啮颊，阳明气至则啮唇矣。视主病者⑤，则⑥补之[2]。

[校勘]

①“人之自啮舌者”：《甲乙》卷十二第一“啮”，作“啮”。《古今医统》卷六十四舌候叙论引作“人有啮舌者”。

②“岐伯曰”：原脱，据《太素》卷二十七十二邪补，与上下文例相合。

③“辈”：《甲乙》卷十二第一作“皆”。

④“则”：《甲乙》卷十二第一此下有“自”字。

⑤“视主病者”：《古今医统》卷六十四舌候叙论引作“治”。

⑥“则”：《甲乙》卷十二第一无。

[注释]

[1]“此厥逆走上，脉气辈至也”：《类经》十八卷第七十九注：“厥逆走上则血涌气腾，至生奇疾，所至之处，各有其部。如少阴之脉行舌本，少阳之脉循耳颊，阳明之脉环唇口，故或为肿胀，或为怪痒，各因其处，随而熯之，不独止于舌也”。据此，则“脉气辈至”，意为脉气厥逆分别到达一定的部位。

[2]“视主病者，则补之”：《太素》卷二十七十二邪注：“此辈诸脉，以虚厥逆。故视其所病之脉补也。”此处经气厥逆而用补法，应理解为因经气虚而邪气乘之，所谓补者，扶正祛

邪之意。详下文可知。

[语译] 黄帝说：人有时自咬其舌，是什么原因所致？岐伯说：这一类的疾病，是由于厥气上逆，影响到各经脉气分别上逆而致。如少阴脉气上逆，而因足少阴肾脉通到舌的根部，所以人就会咬舌，少阳脉气上逆，而因少阳脉经过耳颊的部位，所以人就会自咬其颊部，阳明脉气上逆，而因阳明脉环绕口唇，所以人就会咬唇。治疗时，应诊视发病部位，确定属于何经，而施以扶正祛邪的方法。

[原文] 凡此十二邪者①，皆奇邪[1]之②走空窍者也。故③邪之所在，皆为④不足。故上气不足，脑为之不满，耳为之苦⑤鸣，头为之苦⑥倾，目为之眩⑦；中气不足，溲便为之变⑧，肠为之苦鸣；下气不足，则乃为痿厥心悗⑨。补足外踝下留之⑩。

[校勘]

①“十二邪者”：《甲乙》卷十二第一“二”作“四”。按；《甲乙》增“善忘”、“善饥”两条，故成十四之数，本经则入之大惑论，故此云“十二邪”。

②“之”：《甲乙》卷十二第一无。

③“故”：《甲乙》卷十二第一无。

④“为”：《太素》卷二十七十二邪此下有“之”字。

⑤“苦”：《太素》卷二十七十二邪、《甲乙》卷十二第一并作“善”。

⑥“苦”：《太素》卷二十七十二邪、《甲乙》卷十二第一并无。《脾胃论》卷中三焦元气衰旺条引同。

⑦“眩”：周本此上有“苦”字。《循经考穴编》足太阳·昆仑穴注引作“瞋”。

⑧“溲便为之变”：熊本、统本、金陵本“便”并作“使”。周本“溲便”作“胃使”。《素问》脏气法时论王注引作“则腹为之善满”。

⑨“则乃为痿厥心悗”：《太素》卷二十七十二邪“则”下无“乃”字，“心悗”作“足闷”。

⑩“补足外踝下留之”：藏本“留”作“溜”。按：疑“补足外踝下留之”七字涉下误衍，此言病因、病证，不应插入治法。

[注释]

[1]“奇邪”：奇亦邪也，奇邪为同义复词，作邪解。

[语译] 上述十二种病，都是邪气侵入空窍造成的，而邪气所以能侵害这些部位，多由正气的不足。凡上气不足，则脑髓不充，有空虚之感，耳鸣，头部支撑无力而低垂，两目昏眩；中气不足，则升降障碍，二便失常，且有肠中鸣响；下气不足，两足痿弱无力而厥冷，阳气不得宣行而心胸闷窒。治疗时，用留针法在足太阳经位于足外踝后部的昆仑穴上施补。

[原文] 黄帝曰：治之奈何？岐伯曰：肾主为欠，取足少阴；肺主为哕，取手太阴、足少阴；唏者，阴盛①阳绝，故补足太阳、泻足少阴；振寒者②，补诸阳；噫者②，补足太阴、阳明；嚏者②，补足太阳眉本；亸，因其所在，补分肉间；泣出，补天柱经侠颈，侠颈者，头中分也；太息，补手少阴、心主，足少阳留之；涎下，补足少阴；耳鸣，补客主人、手大指爪甲上与肉交者；自啮舌，视主病者，则补之；目眩头倾③，补④足外踝下留之；痿厥心悗，刺足大指间⑤上二寸留之，一曰足外⑥踝下留之。

[校勘]

①“盛”：原作“与”，据《甲乙》卷十二第一及《太素》卷二十七十二邪杨注改。

②“者”：《太素》卷二十七十二邪无“者”字。

③“头倾”：《太素》卷二十七十二邪“头倾”作“项强”。

④“补”：《太素》卷二十七十二邪无“补”字。

⑤“刺足大指间”：《甲乙》“刺”上有“急”字，“大指”

下无“间”字。

⑥“外”：日刻本无“外”字。《甲乙》卷十二第一此上有“补”字。

［语译］ 黄帝说：上述各病，在治疗上都怎么办？岐伯说：以肾气虚为主的呵欠，应补足少阴肾经；以胃中水谷精气不能上归于肺而致的呃逆，应补手太阴肺经、足少阴肾经；抽咽唏嘘的，是由于阴盛阳衰，所以要补足太阳膀胱经、泻足少阴肾经，以助阳抑阴；身上发冷的，要在各条阳经选穴施补；嗳气，应补足太阴脾经和足阳明胃经；时作喷嚏的，当补足太阳膀胱经的攒竹穴；头部肢体垂萎无力的，各在发病部位，补分肉间；哭泣、涕泪俱出的，当补位于项后中行两旁的足太阳经天柱穴；时作叹气的，当补手少阴心经、手厥阴心包经和足少阳胆经，用留针法；口流涎液的，补足少阴肾经；耳鸣的，补足少阳胆经的客主人穴，及位于手大指爪甲角部的手太阴肺经少商穴；自咬其舌的，据发病部位所属经脉而分别施用补法；两目昏眩、头垂无力的，补足外踝后的昆仑穴，用留针法；足软无力而厥冷、心胸窒闷的，刺足大趾本节后二寸处，用留针法，另有治此病用针刺足外踝后昆仑穴的，也用留针法。

卷之六

师传第二十九

［提要］ 本篇介绍了如何从问诊中通过病人的恶欲来了解其特质，从中推论病机和正确得宜的医疗方法，论述中列举了某些疾病的症状，以作临床确定病机时的参考。篇中辩证地谈到病人的恶欲与疾病治疗上的需要相互矛盾时，医生应该采取的正确做法。此外还讲述了通过外部形态的观察，测知内部脏气的盛衰常变的一般规律，强调了望诊在诊断中的重要作用。

［原文］ 黄帝曰：余闻先师，有所心藏，弗著于方[1]。余愿闻而藏之，则而行之，上以治民，下以治身，使百姓无病，上下和亲，德泽下流，子孙无忧，传于后世，无有终时，可得闻乎？岐伯曰：远乎哉问也。夫治民与自治①，治彼与治此，治小与治大，治国与治家，未有逆而能治之②也，夫惟顺而已矣。顺者，非独阴阳脉论③气之逆顺也，百姓人民，皆欲顺其志也。

［校勘］

①“自治”：《太素》卷二顺养作“治自”。

②“之”：《太素》卷二顺养、《甲乙》卷六第二并作“者”。《景岳全书》卷十五寒热类引“之”下有“者”字。

③“论”：详文义“论”字疑衍，《太素》卷二顺养杨注正无“论”字。

［注释］

［1］“方”：古代记载文字的木板。《管子》霸形：“削方墨笔。”房注：“方，谓版牍也。”按：版牍即记载文字之木板。

［语译］ 黄帝说：我听说先师有一些学习心得，没有在著作之中记载下来，我想知道这些心得，把它牢牢记住，作为准则来加以奉行，这样既可治疗别人的疾病，又可以作自己医疗保健的参考，使百姓都不受疾病的痛苦，上下亲和愉快，把这个好处遗给后人，让子子孙孙不因疾病而忧虑，让后世无休止地把这经验永远流传，我可以听你讲讲这些心得吗？岐伯说：你提到的问题真够深远啊！不论治民、治身，治彼、治此，治理小范围的问题还是大范围的问题，治国还是理家，没有倒行逆施可以治理好的，只有顺应客观规律，才能行得通呀。所谓顺，并不单纯指医学上的阴阳、经脉、气血的逆顺，就连政治方面的问题也是如此，对待官员和普通的老百姓，也都应该顺应他们的意志。

［原文］ 黄帝曰：顺之奈何？岐伯曰：入国问俗①，入家问讳，上堂问礼，临病人②问所便[1]。黄帝曰：便病人奈何？岐伯曰：夫③中热消瘅[2]则便寒；寒中之属则便热。胃中热则消谷，令人县心[3]善饥，脐④以上皮热；肠中热则出黄如糜⑤[4]，脐以下皮寒⑥。胃中寒，则腹⑦胀；肠中寒，则肠鸣飧泄。胃中寒、肠中热则胀而⑧且泄；胃中热、肠中寒则疾饥，小⑨腹痛胀。

［校勘］

①“入国问俗”：《甲乙》卷六第二作“故入国问其俗”，下无“入家问讳，上堂问礼”八字。

②“人”：《甲乙》卷六第二无。

③“夫”：《太素》卷二顺养此下有“人”字。

④“脐”：《纲目》卷二十一引作“胗”。

⑤“糜”：《甲乙》卷六第二此下有“色”字。

⑥“脐以下皮寒”：刘衡如曰：“详文义‘寒’字似应改为

‘热’。自杨上善以下，历代注家解释此句，语多牵强，或以此五字属下．或改前‘上’为‘下’，义均未安，如易‘热’字，则文义豁然矣。”证之临床，肠中热自无“脐以下皮寒”之理，而以“脐以下皮热”为是，语译从之。

⑦“腹”：《太素》卷二顺养、《甲乙》卷六第二作“腹”。

⑧“而”：《太素》卷二顺养、《甲乙》卷六第二并无。

⑨“小”：《太素》卷二顺养作“少”。

[注释]

[1]“便”：适宜的意思。病人之所便，是指如何使病人更安适、更减少痛苦的条件与要求。如下文所谈“寒中之属则便热”，是说受了寒的病人多喜热，此热即为病人之所便。《类经》十二卷第二注：“便者，相宜也，有居处之宜否，有动静之宜否，有阴阳之宜否，有寒热之宜否，有性情之宜否，有气味之宜否。临病人而失其宜，施治必相左矣。故必问病人之所便，是皆取顺之道也。”

[2]“中热消瘅”：因热而致之消渴病，分上、中、下三消，此指中消，其表现为多食、易饥。《太素》卷二顺养注：“中，肠胃中也。肠胃中热，多消饮食，即消瘅病也。瘅，热也，热中宜以寒调。”另，《素问》通评虚实论王注：“消，谓内消。瘅，谓伏热。”

[3]“县心”：县，同悬。悬心，指胃脘空虚的感觉。

[4]“出黄如糜”：指粪便如黄色的稀粥。

[语译] 黄帝说：怎样做才算是顺呢？岐伯说：到了一个国家，要先了解当地的风俗习惯，到了一个家庭，要先了解人家有什么忌讳，进到正室里，要问清礼节，临证时，要问清病人的恶欲，借以确定疾病的性质。黄帝说：怎样通过了解病人的喜好来了解疾病的性质？岐伯说：因内热而致多食易饥的消瘅病，病人欲寒，得寒则舒；属于寒邪内侵一类的病，病人欲热，得热则舒；胃中有热，则谷食易化而常有饥饿感，胃脘空

虚难忍，脐以上的腹部发热；肠中积热，则排泄黄色的稀粥样的粪便，脐下小腹部发热。胃中寒，则出现腹胀；肠中寒，则肠鸣、便泄、粪便中有没经消化的谷食。胃中寒、肠中热的寒热错杂证，则见腹胀而且便泄；胃中热、肠中寒的错杂证则易饥而又小腹胀痛。这些都可作判定疾病性质的参考。

[原文] 黄帝曰：胃欲寒饮①，肠欲热饮，两者相逆，便②之奈何？且夫王公大人，血食[1]之君，骄恣从③欲，轻人而无能禁之，禁之则逆其志，顺之则加其病，便之奈何？治之何先④？岐伯曰：人之情，莫不恶死而乐生，告之以其败⑤，语之以其善⑥，导⑦之以其所便，开之以其所苦，虽有无道之人，恶有不听⑧者乎？

[校勘]

①“饮”：原作“饥”，今据《甲乙》卷六第二、《太素》卷二顺养及马注本改。

②“便”：《甲乙》卷六第二作“治”。

③“从”：张注本作“纵”。

④“治之何先”：周本无“治之何”三字，“先”字属上读。

⑤“败”：《太素》卷二顺养作“驭”。按：“驭”、“御”同。“御”有“治”之义。《诗》思齐：“以御于家。”郑笺：“御，治也。”

⑥“善”：《太素》卷二顺养作“道”。

⑦“导”：《太素》卷二顺养作“示”，下无“之”字。

⑧“听”：《太素》卷二顺养此下有“令”字。

[注释]

[1]“血食”：指吃荤而言，生活优裕，饮食中多有动物性食物，即曰血食。

[语译] 黄帝说：胃中有热的欲得寒饮，肠中有寒的欲得热饮，本身的病在性质上就互相矛盾，怎样做才能适应病人的

需要？还有那些高官厚禄，养尊处优，整天吃着膏粱厚味的大人们，骄傲自大，恣意妄行，他们看不起人，受不得一点约束，医生的嘱咐，若一定让他去遵守，就会违逆了他的情志，但若任从他的欲望，却会加重其病情，在这个时候，如何措置才算得宜呢？岐伯说：愿意活而不愿意死，这是人之常情，遇有上述情况，应对病人进行说服和开导，告诉他不遵医嘱的危害，说清楚遵从医嘱对恢复健康的好处，同时诱导病人创造适宜治愈疾病所需的条件，让他明白不适应病情将会有更大的痛苦，这样做了之后，即使有不通情理的人，哪里还会听不进去呢？

[原文] 黄帝曰：治之奈何？岐伯曰：春夏先治其标，后治其本；秋冬先治其本，后治其标[1]。黄帝曰：便其相逆者奈何[2]？岐伯曰：便此者，食饮衣服，亦①欲适寒温，寒无凄怆②，暑无出汗。食饮者，热无灼灼，寒无沧沧③，寒温中适，故气将④持，乃不致邪僻也。

[校勘]

①“亦”：《医心方》卷二十七引《太素经》作“且”。《甲乙》卷六第二无。

②“凄怆”：《太素》卷二顺养作“凄凄”，《甲乙》作“悽怆”。按：《说文》无“凄”字，古只有“淒”字，“凄”为“淒”之讹字。淒、悽、萋通。“凄怆”即“悽怆”。《汉书》王褒传：“不忧至寒之悽怆。”颜注：“悽怆，寒冷也。”

③“沧沧”：《脾胃论》作“悽悽”。

④“将”：《甲乙》卷六第二作“博”。

[注释]

[1]“春夏先治其标……后治其标”：《太素》卷二顺养注：本，谓根与本也。标，谓枝与叶也。春夏之时，万物之气上升在标，秋冬之时，万物之气下流在本。候病所在。以行疗法，故春夏取标，秋冬取本也。”《类经》十二卷第二注：“春夏发

生，宜先养气以治标，秋冬收藏，宜先固精以治本。”

[2]“便其相逆者奈何”：杨上善曰：“谓适于口则害于身，违其心而利于体者奈何。”

[语译] 黄帝说：怎样治疗呢？岐伯说：春夏之时，应先治其在外的标病，后治其在内的本病，因此时人体适应天时而阳气生发向外，秋冬之时，应先治其在内的本病，后治其在外的标病，因此时人体适应天时而精气收敛闭藏。黄帝说：对那种意志与病情矛盾的情况如何措置才算适宜？岐伯说：顺应这样的病人，在饮食衣服方面，也应注意使他寒温适中，天冷时，衣服要加厚，不要着凉，天热时，衣服要单薄，不要使他热得出汗，饮食也不要过冷过热。寒热适中，病人正气就能支持不惫，邪气就不能进一步侵害了。

[原文] 黄帝曰：本脏[1]以身形支节䐃肉[2]，候五脏六腑之小大焉。今夫王公大人，临朝即位之君而问焉，谁可扪循[3]之而后答乎？岐伯曰：身形支节者，脏腑之盖也，非面部之阅也。黄帝曰：五脏之气，阅于面者，余已知之矣，以肢节知而阅之奈何？岐伯曰：五脏六腑①者，肺为之盖，巨②肩陷咽，候见其外。黄帝曰：善。岐伯曰：五脏六腑③，心为之主，缺盆为之道，𩩲④骨[4]有余，以候⑤𩩲骬[5]。黄帝曰：善。岐伯曰⑥：肝者主为将⑦，使之候外，欲知坚固，视目小大。黄帝曰：善。岐伯曰：脾者，主为卫⑧，使之迎粮，视唇舌好恶，以知吉凶。黄帝曰：善。岐伯曰：肾者主为外⑨，使之远听，视耳好恶，以知其性。黄帝曰：善。愿闻六腑之候。

[校勘]

①“六腑”：《甲乙》卷一第三无。

②“巨”：疑误，似应作“上”。巨（丘）、上（　）篆形易误。“上肩”与“陷咽”对文。本书经脉篇“肺手太阴脉所生病者，咳，上气，喘喝。”凡此诸证，气上则咽上肩陷，气下则咽下肩举，故曰“上肩陷咽”。

③“黄帝曰：善。岐伯曰：五脏六腑”：《甲乙》卷一第三无此十一字。

④“骺”：原作“骷”，今据胡本、周本、统本、金陵本、藏本、日抄本及《甲乙》卷一第三改。

⑤“候”：日抄本作“侯”，下同。

⑥“黄帝曰善岐伯曰”：《甲乙》卷一第三无此七字。

⑦“肝者主为将”：《甲乙》卷一第三作“肝为之主将”。

⑧“脾者主为卫”：《甲乙》卷一第三作“脾主为胃”，校注云：“《九墟》、《太素》作卫。”

⑨“外”：《太素》卷二十九津液作“水”。

[注释]

[1]“本脏”：本书第四十七篇篇名。

[2]“䐃（jǒng 窘）肉”：肌肉突起的部分。

[3]“扪循”：按循、抚摸。

[4]“骺（kuò 括）骨”：指胸骨上方锁骨内侧端部分。沈彤《释骨》：“此骺骨乃谓缺盆骨两旁之端，即肩端骨也”。

[5]“𩩲骬（hé yú 合于）”：指胸骨下剑突部位，俗称蔽心骨。

[语译] 黄帝说：本脏篇中说到根据人的形体、四肢、关节、䐃肉等的情况，可以测知五脏六腑的大小。但是若当朝的统治者和王公大人们想知道自己的身体情况，医生又不能随便地按扪抚摸加以检查，那怎么回复他们呢？岐伯答说：身形肢节，覆盖在五脏六腑的外部而与内脏有一定的关系，观察这些，确实可以知道内脏的情况，但观察身形肢节并不像观望面色以察五脏精气虚实那样的简单。黄帝说：从面部色泽来察知五脏精气的盛衰，这些道理，我已经懂得了。但从肢节形体的表现来察知内脏的情况究竟是怎样的？岐伯说：肺位最高，为五脏六腑之华盖，根据肩部的上下动态，咽部的升陷情况，可以推测肺的虚实。黄帝说：对。岐伯继续说：心为五脏六腑的

主宰，缺盆为血脉的通路，观察缺盆两旁的肩端骨距离远近，再配合观察胸骨剑突的长短等，可以测知心脏的小大坚脆等情况。黄帝说：好。岐伯说：肝为将军之官，开窍于目，欲知肝脏的坚固情况，可以看眼睛的大小。黄帝说：对。岐伯说：脾主水谷精微的运化和输布，从而充实人体卫外能力，它的强弱，直接表现在食欲方面，所以了解唇舌口味的好坏，可以知道脾脏的虚实和脾病的吉凶。黄帝说：对。岐伯又说：肾脏的功能，表现在外的就是人的听觉，因肾开窍于耳，根据耳的听力的强弱，就可判断肾脏的虚实。黄帝说：好。希望再听你讲一下测候六腑的方法。

［原文］ 岐伯曰：六腑者，胃为之①海，广胲②[1]，大颈，张胸，五谷乃容。鼻隧③[2]以长，以候大肠。唇厚，人中长，以候小肠。目下果④[3]大，其胆乃横。鼻孔在外，膀胱漏泄。鼻柱中央起，三焦乃约[4]，此所以候六腑者也。上下三等[5]，脏安且良矣。

［校勘］

①“为之”：日刻本作“之为”。《类经》卷四第二十九亦作“之为”，与日刻本合。

②“胲”：原作“骸”，据《千金》卷十六第一改。《汉书》东方朔传：“树颊胲。”颜注：“颊肉曰胲。”于此，作“胲”义胜，故从《千金》。

③“隧”：周本作“遂”。

④“果”：《甲乙》卷一第三作“裹”。张介宾曰：“果，裹同，目下囊裹也。”

［注释］

［1］“胲”：颊肉。

［2］“鼻隧”：此指鼻道而言。

［3］“下果”：下眼胞。

［4］“约”：好的意思。《广雅》释诂：“约，好也”。一说，

作约束解。姑从前义。

[5]“上下三等”：三，指面部三个区域，自发际至印堂为上部；自山根至鼻准为中部；自人中至颏部下缘为下部。此三个部位的距离相等，谓上下三等。

[语译] 岐伯说：六腑的测候方法是这样的：胃为水谷之海，若颊部肌肉丰满，颈部粗壮，胸部开阔，胃容纳水谷的量就多。鼻道是否深长，可测知大肠的状况。口唇的厚薄，人中的长短，可测候小肠。下眼胞大，胆气就强。鼻孔掀露于外，则膀胱易于漏泄。鼻梁高起的，三焦正常。这就是测候六腑的一般情况。面部的上、中、下三个部位距离相等的，一般说来，内脏是安好的。

[按语] 上文所谈以外部形态观测内脏的方法，为古人据临床观察所得出的一些结论，这些结论是否完全正确，还有待进一步的研究。另，关于上文“上下三等”一语，虽暂从马莳、张介宾之说注译，但还有某些疑义，在此提出讨论：古“三”与“参”通。“参”有“相”字之义，《谷梁传》桓五年注：“盖参讥之。”疏：“参者交互之义。”《荀子》王制：“天地之参也。”杨注：“参，谓与之相参共成化育也。”均可证。据此，“上下三等”，似有上下相等之义。马莳、张介宾以三停相等为说，虽有丹波元简直引麻衣相法为证，但亦恐未尽善。

决气第三十

[提要] 本篇论述人体精、气、津、液、血、脉六气的生成、功能及病理表现。

[原文] 黄帝曰：余闻人有精、气、津、液、血、脉，余意以为一气耳，今乃辨①为六名，余不知其所以然②。岐伯曰：两神相搏③[1]，合而成形，常先身生，是谓精。何④谓气？岐伯曰：上焦开发⑤，宣五谷味，熏肤⑥充身泽毛，若雾⑦露之

溉，是谓气。何谓津？岐伯曰：腠理发泄，汗出溱溱⑧[2]，是谓津。何谓液？岐伯曰：谷入⑨气满，淖泽[3]注于骨，骨属屈伸，泄⑩泽补益脑髓，皮肤润泽，是谓液。何谓血？岐伯曰：中焦受气取汁，变化而赤，是谓血。何谓脉？岐伯曰：壅遏[4]营气，令无所避，是谓脉。

[校勘]

①“辨”：藏本、张注本并作“辩”，《灵枢略》六气论亦作“辩”。

②“余不知其所以然”：《太素》卷二六气“所以”下无“然”字，有“愿闻何谓精”五字。《灵枢略》作“余不知所以，愿闻何谓”。

③“搏”：统本、金陵本、张注本并作“搏”。《素问》调经论王注引作“薄”，《太素》卷二六气、《灵枢略》六气论并同。

④“何”：《灵枢略》六气论此上有“帝曰”二字。

⑤“开发”：《太素》卷十三肠度杨注无。《卫生宝鉴》卷二十二引“开发”作“如雾”。

⑥“熏肤”：《太素》卷二六气此下有“熏肉”二字。《灵枢略》六气论、《卫生宝鉴》卷二十二引并作“熏”。

⑦“雾”：《灵枢略》六气论无。

⑧“汗出溱溱”：《太素》卷十三肠度杨注作“出汗”，无“溱溱”二字。《素问》调经论王注引、《太素》卷二六气、《甲乙》卷一第十二“溱溱”并作“腠理”。

⑨“入”：《太素》卷二六气、卷十三肠度及《灵枢略》六气论均无。

⑩“泄”：《甲乙》卷一第十二此上有“出”字。《太素》卷十三肠度此下有“淖”字。

[注释]

[1]“两神相搏”：指男女媾合。

［2］“汗出溱溱（zhēn zhēn 珍珍）”：“溱”与“蓁’，通。《诗》桃夭：“其叶蓁蓁。”《通典》礼十九作“其叶溱溱。”毛传：“蓁蓁，至盛貌。”这里形容汗出盛多。

［3］“淖（nào 闹）泽”：濡润之意。

［4］“壅遏”：限制的意思。

［语译］ 黄帝说：人的精、气、津、液、血、脉，我认为都是一气所生，现在把它分为六种名称，我不懂这是怎么回事。岐伯说：男女交合之后，可以产生新生命，在形体出现之前形成的物质叫做精。黄帝问：什么是气？岐伯答：上焦将饮食精微宣发布散到全身各部，以温煦皮肤，充实形体，润泽毛发，像雾露灌溉着各种生物一样，这就叫做气。黄帝问：什么叫做津？岐伯说：肌腠疏泄，流出大量的汗液，这汗液就叫做津。黄帝问：什么叫做液？岐伯说：水谷入胃以后，化生精微，向全身布散，使全身精气充满，渗润骨髓，使骨骼关节屈伸自如，流泄润泽于脑，以补益脑髓，渗润皮肤，使皮肤滑润，这渗润于骨、脑和皮肤的精微物质就称为液。黄帝问：什么叫做血？岐伯说：中焦脾胃消化了饮食物，其中精微物质，经气化作用变成红色液体，这就叫做血。黄帝问：什么叫做脉？岐伯说：限制营血，使其不向外流溢的管道，就叫做脉。

［原文］ 黄帝曰：六气者，有余不足，气①之多少，脑髓之虚实，血脉之清浊，何以知之？岐伯曰：精脱者，耳聋；气脱者，目不明；津脱者，腠理开，汗大泄；液脱者②，骨属屈伸不利，色夭，脑髓消，胫痠，耳数③鸣；血脱者，色白，夭然不泽；脉脱者④，其脉空虚，此其候也。

［校勘］

①“气”：据上下文，“气”上似脱“精”字。

②“者”：《卫生宝鉴》卷十引此下有“则”字。

③“数”：《卫生宝鉴》卷二十二、《普济方》卷一百一十七并无“数”字。

④“脉脱者”：原脱，今据《甲乙》卷一第十二补。丹波元简谓：“本经脱‘脉脱者’三字，当补。若不然，则六脱之候不备。”

［语译］ 黄帝问：上述精、气、津、液、血、脉六气的有余不足，气的多少，脑髓的虚实，血脉的清浊等，怎样知道呢？岐伯答：精虚的，会发生耳聋；气虚的，眼睛看不清东西；津虚的，腠理开泄，大量出汗；液虚的，骨胳连接处的关节屈伸不利，面色枯槁不润，脑髓不充满，小腿发痠，时作耳鸣等；血虚的，肤色苍白枯槁；脉脱的，脉道空虚下陷，从这些方面就可以了解六气的有余不足等问题。

［原文］ 黄帝曰：六气者，贵贱[1]何如？岐伯曰：六气者，各有部主[2]也，其贵贱善恶[3]，可为常主[4]，然五谷与胃①为大海也。

［校勘］

①“胃”：《太素》卷二六气无。

［注释］

［1］“贵贱”：指重要与否。

［2］“部主”：指六气的统领脏器，如肾主精、心主血脉等。

［3］“善恶”：善。正常；恶，反常。

［4］“常主”：指六气固定的统领脏器。

［语译］ 黄帝问：六气的重要性各有什么不同？岐伯说：六气都分别有它自己的统领的脏器，所以它们在人体中的重要性以及正常失常等，都因这些固定的主管脏器的情况而定。虽然如此，但六气都由五谷精微所化生，而这些精微又都化生于胃，所以胃是这六气化生的源泉。

肠胃第三十一

［提要］ 本篇叙述消化道各器官的大小、长短和部位，因消化道以肠胃为主，故以“肠胃”名篇。

［原文］ 黄帝问于伯高曰：余愿闻六腑传谷者，肠胃之小大长短，受谷之多少奈何？伯高曰：请尽言之，谷所从出入浅深远近长短之度：唇至齿长九分，口①广二寸半，齿以后至会厌[1]，深三寸半，大容五合[2]；舌重十两，长七寸，广二寸半②；咽门重十两③，广一④寸半，至胃⑤长一尺六寸[3]；胃纡⑥曲屈，伸之⑦，长二尺六寸，大一尺五寸，径五寸，大容三斗五升⑧；小肠后附脊⑨，左环回周⑩迭积，其注于回肠者，外附于脐上，回运环反⑪十六曲，大二寸半，径八分分之少半，长三丈二⑫尺；回肠当脐，右⑬环回周叶⑭积而下，回运环反十六曲，大四寸，径一寸寸之⑮少半，长二丈一尺；广肠傅⑯脊，以受回肠，左环叶⑭积⑰上下，辟大⑱八寸，径二寸寸之⑲大半，长二尺八寸。肠胃所入至所出，长六丈四寸四分，回曲环反，三十二曲也。

［校勘］

①“口”：《甲乙》卷二第七无。

②“舌重十两，长七寸，广二寸半”：《太素》卷十三肠度无此十一字。

③“咽门重十两”：《太素》卷十三肠度无“门重十两”四字，“咽”字属下读。

④“一”：胡本、周本、藏本、日刻本、张注本并作“二”，《太素》卷十三肠度、《甲乙》卷二第七、《外台》卷十六同。

⑤“胃”：《外台》卷十六此下有“管”字。

⑥“纡”：《千金》卷十六第一作“迂”。

⑦“伸之”：《千金》卷十六第一无“之”字，“伸”字属上读。

⑧“三斗五升”：统本、金陵本、藏本“三”作“二”，《甲乙》卷二第七校注云：“三，一作二。”《太素》卷十三肠度无“五升”二字。

⑨“小肠后附脊”：《太素》卷二十三杂刺杨注无“后”字，“附”作“傅”。

⑩“回周”：《太素》卷十三肠度无。

⑪“反”：原脱，据《太素》卷十三肠度、《甲乙》卷二第七、《千金》卷十四第一补，以与下文相合。

⑫“二”：胡本、周本、藏本、日抄本、张注本并作“三”。

⑬“右”：原作“左”，据《素问》奇病论王注引《灵枢》文及《难经》四十二难、《千金》卷十八第一改。

⑭“叶”：疑误，似应作“迭”。“叶”，从“枼”声，音牒，与“迭”声误。

⑮“寸之”：《太素》卷十三肠度无。

⑯“傅”：原作“传”，据《太素》卷十三肠度改。按：“傅”通“附”，《素问》奇病论王注引《灵枢》文作“附”。

⑰“积”：原作“脊”，据《素问》奇病论王注引《灵枢》文及《太素》卷十三肠度、《甲乙》卷二第七改。

⑱“大”：《素问》王注引《灵枢》文重“大”字。

⑲“寸之”：《太素》卷十三肠度无。

[注释]

[1]“会厌”：当气管与食道交会处。在呼吸或谈话时，会厌开启以通气，在吞咽或呕吐时，会厌将气管盖住，以免食物等进入呼吸道。

[2]“合（gě 阁）”：容积单位，每升为十合。此处所谈之

斗、升、合等的容量，与现代不同。

[3]“一尺六寸”：此指食道之长度，其中尺寸为古代度制标准，与现代不同。

[语译] 黄帝问伯高说：我想了解一下六腑中负责饮食物消化传导的器官肠胃等的大小、长短、受盛水谷的多少是怎样的？伯高说：请让我详细地谈谈从饮食物入口一直到废物的排出，所经过的所有消化道的深浅、远近、长短等情况：自唇到牙齿长九分，口的宽度是二寸半，从牙齿之后到会厌，深三寸半，整个口腔可容五合的食物；舌的重量为十两，长七寸，宽二寸半；咽门重十两，宽一寸半；自咽门到胃为一尺六寸；胃体是弯曲的，伸直了长二尺六寸，周围长一尺五寸，直径五寸，容积二斗五升；小肠的后部附于脊部，从左向右环绕堆迭，下接回肠，外附于脐之上方，共有十六个弯曲，周围二寸半，直径不到八分半，长三丈二尺；回肠在脐部开始向右环绕而重迭，也有十六个弯曲，周围四寸，直径不到一寸半，长两丈一尺；广肠附着于脊部，接受回肠的内容物，向左环绕盘迭脊部上下，周围八寸，直径二寸半有余，长二尺八寸。整个消化道从食物入口算起直到糟粕排出，总长六丈四寸四分，有弯曲的地方三十二处。

[按语] 本篇所记载的消化道各部分的容积、长短、重量等，为古代解剖学的知识，据近人考证，仅从长度而论，古人之记载与现代解剖学的认识相近，足证中国古代医学在解剖这个领域还是相当发达的，由于历史条件的限制，其中自有不甚准确之处，尤其古今度、量、衡制的不同，对其数据更难确考，解剖部位的名称和所包括的范围，古今亦不一致，所以本篇内容仅供参考。

附：东汉以前度量衡制与今制的比较：

年 代	朝 代	一尺合市尺	一两合市两	一升合市升
公元前 1066 年—前 221 年	周	0.5973	0.46	0.1937
公元前 221 年—前 206 年	秦	0.8295	0.52	0.3425
公元前 206 年—公元 23 年	西 汉	0.8295	0.52	0.3425
公元 25 年—220 年	东 汉	0.6912	0.45	0.1981

（本表数据选自《简明中医辞典》）

平人绝谷第三十二

［提要］ 本篇就健康人连续七日不进饮食就导致死亡的一般情况，说明胃肠摄取饮食、补充营养是维持生命的关键所在。篇中指出胃肠各部的大小和容积，分析了平人绝谷七日而死的原因，尤其论述了“胃满则肠虚，肠满则胃虚，更虚更满，故气得上下，五脏安定，血脉和利，精神乃居”的观点，强调保持胃肠消化系统畅通而不壅满对于人体健康的重要意义，对于临床治疗有很大指导作用。

［原文］ 黄帝曰：愿闻人之不食，七日而死何也[①]？伯高曰：臣请言其故。胃大一[②]尺五寸，径五寸，长二尺六寸，横屈受水谷三斗五升[③]，其中之谷，常留二斗，水一斗五升[④]而满。上焦泄气，出其精微，慓悍滑疾，下焦下溉诸[⑤]肠。

［校勘］

①“何也”：《太素》卷十三肠度此上有“其故”二字。

②“一”：《太素》卷十三肠度无。

③“横屈受水谷三斗五升”：《千金》卷十六第一无“横屈”二字。《太素》卷十三肠度作“横屈受三斗”。

④“五升”：《太素》卷十三肠度无。

⑤“诸”：《甲乙》卷二第七、《千金》卷十六第一“诸肠”并作“泄诸小肠”，《普济方》卷三十五胃腑门总论引同。

［语译］ 黄帝说：想听你讲一下，人七天不进饮食就会死亡，这究竟是什么道理？伯高说：请让我说明其中的缘故。胃周长一尺五寸，直径五寸，长二尺六寸，它的位置横列，形状弯曲，可容纳水谷三斗五升，通常情况下存留食物二斗、水一斗五升就满了。饮食消化而形成的精微，经上焦之气的开发宣泄而布散全身，其中一部分形成慓悍滑疾的阳气，所余之物在下焦灌渗于诸肠之中。

［原文］ 小肠大二寸半，径八分分之少半，长三丈二尺，受谷二斗四升[①]，水六升三合合之大半。回肠大四寸，径一寸寸之[②]少半，长二丈一尺，受谷一斗[③]，水七升半。广肠大八寸，径二寸寸之[④]大半，长二尺八寸，受谷[⑤]九升三合八分合之一。肠胃之长，凡五丈八尺四寸[⑥]，受水谷九斗二升一合合之大半[⑦]，此肠胃所受水谷之数也。

［校勘］

①“受谷二斗四升”：《太素》卷十三肠度作“受一斗三合合之大半，谷四升”。

②“寸之”：《太素》卷十三肠度无。

③“受谷一斗”：《太素》卷十三肠度作“受一斗七升升之半，谷一斗”。

④“寸之”：《太素》卷十三肠度无。

⑤“谷”：《太素》卷十三肠度无。

⑥“凡五丈八尺四寸”：《太素》卷十三肠度作“凡长六丈四寸四分”。按：《太素》与本书肠胃篇“肠胃所入所出，长六丈四寸四分”之记述相合，系将唇至齿，齿至会厌及咽至胃的一段亦合计在内所得。

⑦“九斗二升一合合之大半”：《太素》卷十三肠度作“六斗六升六合八分合之一”。《难经》四十二难作“八斗七升六合八分合之一”。

［语译］ 小肠的周长二寸半，直径略小于八分半，长三丈

二尺，能容食物二斗四升，水六升三合半稍多一点。回肠周长四寸，直径略小于一寸半，长二丈一尺，能容食物一斗，水七升半。广肠周长八寸，直径二寸半稍多，长二尺八寸，能容食物九升三又八分之一合，肠胃的总长度，计五丈八尺四寸，容纳饮食物九斗二升一合半稍多，这是肠胃受纳水谷的总量。

［按语］关于广肠未谈及受纳水液量而只谈受纳食物量的问题，概因广肠为大肠之一部，至此水液与食物糟粕业经分离，肠中只留食物残渣的缘故，徐灵胎谓："广肠止云受谷，而不及水，义最精细，盖水谷入于大肠之时，已别泌精液，入于膀胱，惟糟粕传入广肠，使从便出，故不云受水多少也。"

［原文］平人则不然，胃满则肠虚，肠满则胃虚，更虚更满①，故②气得上下，五脏安定，血脉和利③，精神乃居，故神者，水谷之精气也。故肠胃之中，常留谷二斗④，水一斗五⑤升，故平人日再后，后二升半，一日中五升，七日五七三斗五升，而留水谷尽矣。故平人不食饮七日而死者，水谷精气津液皆尽故也。

［校勘］

①"更虚更满"：《甲乙》卷二第七、《太素》卷十三肠度及《千金》卷十六第一"更虚更满"并作"更满更虚"。

②"故"：《千金》卷十六第一、《灵枢略》六气论、《普济方》卷三十五胃腑门总论引并无。

③"利"：周本作"则"。

④"常留谷二斗"："常"原作"当"，据日刻本、《甲乙》卷二第七及《太素》卷十三肠度改。又，《甲乙》卷二第七、《太素》卷十三肠度及《千金》卷十六第一"二斗"下有"四升"二字。

⑤"五"：《太素》卷十三肠度及《千金》卷十六第一、《普济方》并作"一"。

［语译］常人在受纳水谷方面与实际的肠胃容量并不相

同，这是因为当胃中饮食充满时，肠是空虚的，饮食下行至肠时，胃里就空虚了，这样，肠胃之间，此满彼虚，彼满此虚，人的气机才能上下通畅，五脏才能安和，血脉才能通利和调顺，精神才能健旺，所以说人的神气，是由水谷精微化生而来的。人的肠胃之内，通常留有食物二斗、水液一斗五升。常人每天解大便二次，每次排出二升半，一天就排出五升，七天排出三斗五升，这样，肠胃原来保有的水谷都排尽了，所以，常人若七天不进饮食，就要死亡，根本的原因，是水谷精气津液耗竭所致。

海论第三十三

[提要] 本篇以比喻的方法提出人体四海（水谷之海——胃；血海——冲脉；气海——膻中；髓海——脑）在生命活动中的重要性，论述了四海经气运行的俞穴及其有余、不足的表现，并指出维持四海正常功能所应遵循的原则。

[原文] 黄帝问于①岐伯曰：余闻刺法于夫子，夫子之所言，不离于营卫血气。夫十二经脉者，内属于腑脏，外络于肢节，夫子乃合之于四海乎②？岐伯答曰：人亦③有四海、十二经水。经水者，皆注于海。海有东西南北，命曰四海。黄帝曰：以人应之奈何？岐伯曰：人④有髓海，有血海，有气海，有水谷之海，凡此四者，以⑤应四海也。

[校勘]

①“于”：《太素》卷五四海合无。

②“夫子乃合之于四海乎”：《太素》卷五四海合“子”上无“夫”字，“海”下有“何”字。按：“何”疑“可”之误，有“可”字文义较顺。

③“亦”：《甲乙》卷一第八无“亦”字。

④“人”：《甲乙》卷一第八无“人”字。

⑤“以”：《太素》卷五四海合此上有“所”字。

[语译] 黄帝问岐伯说：我听你讲述刺法，你所谈的总离不开营卫血气，而运行营卫血气的十二经脉，内部联属于脏腑。外部维系着肢节，你能把十二经脉的作用和四海联合起来谈一下吗？岐伯回答说：自然界有东西南北四个海，称为四海，经水都流注于海中，人也有与外界四海相应的四海和与十二经水相应的十二经脉。黄帝说：人到底怎样和它们相应呢？岐伯说：人身有髓海、血海、气海和水谷之海，这四海可以与自然界的四海相应。

[原文] 黄帝曰：远乎哉，夫子之合人天地四海也，愿闻应之奈何？岐伯答曰：必先明知阴阳表里荥[①]输所在，四海定矣。

[校勘]

①“荥”：《太素》卷五四海合作“营”。

[语译] 黄帝说：这个问题实在深远啊，你把人与天地间的四海联系起来，可它们究竟是如何相应的呢？岐伯说：首先必须明确地了解人身的阴阳、表里、经脉的荥、输等具体分布，然后就可以确定人身的四海了。

[原文] 黄帝曰：定之奈何？岐伯曰：胃者[①]，水谷之海，其输上在气街[②]，下至[③]三里；冲脉者，为[④]十二经之海，其输上在于[⑤]大杼，下出于巨虚之[⑥]上下廉；膻中者，为[⑦]气之海，其输上在于柱骨之上下[⑧]，前在于人迎；脑[⑨]为髓之海，其输上在于其盖，下在风府。

[校勘]

①“者”：《素问》阴阳应象大论、《素问》平人气象论、王注引《灵枢》文并作“为”。《太素》卷五四海合、《甲乙》卷一第八此下并有“为”字。

②“街”：马注本、张注本并作“冲”。

③“至”：《纲目》卷七引作“在”。

④“为”：《素问》痿论、《素问》骨空论王注引并无。

⑤“于”：《甲乙》卷一第八无。

⑥“之”：《甲乙》卷一第八无。

⑦“为”：《纲目》卷七引无。

⑧“其输上在于柱骨之上下”：张注本及《甲乙》卷一第八、《太素》卷五四海合并无“于”字。《针灸问对》卷上引“柱骨”下无“之上”二字。

⑨“脑”：《甲乙》卷一第八此下有“者”字，有“者”字与以上文例合。

[语译] 黄帝说：四海及其经脉重要穴位是怎样确定的呢？岐伯说：胃的功能是受纳饮食物，故称水谷之海。它的气血输注的重要俞穴，在上边的是气冲穴，在下边的是足三里穴；冲脉与十二经都有密切联系，故称十二经之海，它的气血输注的重要俞穴，在上边的是大杼穴，在下边的是上巨虚、下巨虚两穴；膻中为宗气积聚之处，故称气海，它的气血输注的重要俞穴，上边的有天柱骨（即第七颈椎）上的痖门穴和天柱骨下的大椎穴，前边的有人迎穴；髓充满于脑，所以脑称为髓海，它的气血输注的重要俞穴，上边的有脑盖中央的百会穴，下边的是风府穴。

[原文] 黄帝曰：凡此四海者，何利何害？何生何败？岐伯曰：得顺者生，得逆者败，知调者利，不知调者害。

[语译] 黄帝说：这四海的功能，对人说来怎样使其有利？怎样就会有害？又怎样能促进人的生命活动？怎样会使生命活动受到损害？岐伯说：四海功能调顺正常的，就会促进人的生命机能使其健旺；四海功能不能正常发挥的，生命就容易败亡。知道调养四海的，就有利于健康，不知道调养四海的，就有害于健康。

[原文] 黄帝曰：四海之逆顺奈何？岐伯曰：气海有余，则[1]气满胸中悗，急[2]息面赤；气海不足[3]，则气少不足以言。

血海有余[4]，则常想其身大，怫然不知其所病；血海不足，则[5]常想其身小，狭[6]然不知其所病。水谷之海有余，则腹满[7]；水谷之海不足，则饥不受谷食。髓海有余，则轻劲多力，自过其度；髓海不足，则脑转耳鸣，胫痠眩冒，目无所见，懈怠安卧。

[校勘]

①“则”：原作“者”，属上读，据《甲乙》卷一第八改，以与后文句法一致。

②“急”：原脱。据《甲乙》卷一第八及《太素》卷五四海合补。

③“气海不足”：《甲乙》卷一第八无“气海”二字，下“血海”、“水谷之海”、“髓海”同。

④“血海有余”：《太素》卷五四海合此下有“者”字，下同。

⑤“则”：原作“亦”，据《甲乙》卷一第八及《太素》卷五四海合改。

⑥“狭”：日抄本作“挟”。

⑦“则腹满”：《甲乙》卷一第八“腹”下有“胀”字，《太素》卷五四海合“满”下有“胀”字。

[语译] 黄帝说：人身四海的正常与反常的情况怎样？岐伯说：气海有余，则出现气盛壅满于胸中，烦闷，喘急，面色红赤；气海不足，则出现气少说话无力。血海有余，常自觉身体庞大，郁闷，没有其它显著的症状；血海不足，则常自觉身体瘦小，紧敛，也无更显著的病态。水谷之海有余，则腹部胀满；水谷之海不足，即使饥饿也吃不下东西。髓海有余，则身体轻健，动作有力，超过其长度；髓海不足，则头脑眩晕，耳鸣，胫膝痠软，眼睛看不清东西而感到昏闷，身体懈怠懒动，常想静卧。

[原文] 黄帝曰：余已闻逆顺，调之奈何？岐伯曰：审守

其输，而调其[①]虚实，无犯其害，顺者得复，逆者必败。黄帝曰：善。

[校勘]

①“其”：《纲目》卷七引无。

[语译] 黄帝说：我已经知道四海的逆顺情况了，而当出现病态后，如何调治呢？岐伯说：根据病情，把握住四海气血输注的各个要穴，补虚泻实，不要违背了“虚则补之，实则泻之”的治疗原则而造成有害的后果。能够遵循这样的原则而使其功能调顺的，身体就能康复，违背上述治疗原则而其功能不能恢复正常的，就会有败亡的危险，

[按语] 前述冲脉为十二经之海，因其气血沟通于十二经，而且联系密切，后文只论及血海有余不足，未提到十二经之海，按前人解释，血海即十二经之海，均指冲脉而言。

五乱第三十四

[提要] 本篇论述营卫逆行、清浊相干、气机紊乱、阴阳相悖所致的病症和治疗，篇中举出气乱于心、气乱于肺、气乱于肠胃、气乱于臂胫、气乱于头等五个方面、所以称为“五乱”。

[原文] 黄帝曰：经脉十二者，别为五行，分为四时，何失而乱？何得而治？岐伯曰：五行有序，四时有分，相顺则[①]治，相逆则[①]乱。

[校勘]

①“则”：《甲乙》卷六第四作“而”。

[语译] 人的十二经脉分属于五行，并和四时变化密切相应，怎样就会引起失调而功能紊乱？怎样就能达到正常？岐伯说：木、火、土、金、水五行的生克各有一定的秩序，春夏秋冬四季变化，也各有一定的规律，人的经脉气血的活动与五

行、四时的变化规律相符合，相适应，就会正常，相违背，就会功能反常和紊乱。

[原文] 黄帝曰：何谓相顺而治[①]？岐伯曰：经脉十二者[②]，以应十二月。十二月者，分为四时。四时者，春秋冬夏，其气各异，营卫相随，阴阳已和[③]，清浊不相干，如是则顺之[④]而治。

[校勘]

①“而治”：原脱。据《甲乙》卷六第四补。

②“者”：《甲乙》卷六第四无。

③“已和”：《甲乙》卷六第四“已和”作“相合”。

④“之”：《太素》卷十二营卫气行、《甲乙》卷六第四并无。

[语译] 黄帝说：什么叫相顺而治？岐伯说：人身的十二经脉，与一年的十二个月分相应。十二个月又分为四季，也就是春夏秋冬，这四季气候各不相同，人体与其相适应，也有相应的差别。如果在这自然变化的影响之下，营卫之气内外相随，运行有序，阴阳协调，清浊的升降也互不干犯，这就适应了自然而达到经脉功能正常，叫做相顺而治。

[原文] 黄帝曰：何谓相[①]逆而乱？岐伯曰：清气在阴，浊气在阳，营气顺脉[②]，卫气逆行，清浊相干，乱于胸中，是谓大悗。

[校勘]

①“相”：原脱，据《甲乙》卷六第四补。

②“脉”：《太素》卷十二营卫气行作“行”。

[语译] 黄帝说：什么叫做相逆而乱？岐伯说：清阳之气应上升，居于上部外部，浊阴之气应沉降，居于下部和内部，若清气不能升散，而反居于下部和内部，浊气不能沉降而反居于上部和外部，这就是经气逆乱的表现。营气顺脉而行，而卫气的循行却不按常规，这和上面说的情况一样，都属于清浊混

淆、阴阳紊乱。乱于胸中的，则使人十分烦闷。

［原文］故气乱于心，则烦心密嘿[①]，俯首静伏；乱于肺，则俯仰喘喝，接[②]手以呼；乱于肠胃，则为霍乱；乱于臂胫，则为四厥；乱于头，则为厥逆，头重[③]眩仆。

［校勘］

①“嘿”：《甲乙》卷六第四作“默”。

②“接”：《甲乙》卷六第四作“按”。

③“重”：《甲乙》卷六第四作“痛”。

［语译］气乱于心，则心神烦躁，沉默少言，垂头无力而懒动；气乱于肺，则呼吸不利，气喘喝喝，俯仰不安，两手交叉于胸部以呼气；气乱于肠胃，则成上吐下泻、升降失常的霍乱症；气乱于四肢，会造成四肢厥冷；气乱于头，就会发生气逆上冲，头重脚轻，眩晕仆倒的病症。

［原文］黄帝曰：五乱者，刺之有道乎？岐伯曰：有道以来，有道以去，审知其道，是谓身宝。黄帝曰：善。愿闻其道。岐伯曰：气在于心者，取之手少阴、心主之输[①]；气在于肺者[②]，取之手太阴荥、足[③]少阴输；气在于肠胃者，取之足太阴、阳明，不下者[④]，取之[⑤]三里；气在于头者，取之天柱、大杼，不知，取足太阳[⑥]荥输；气在于臂足，取之先去[⑦]血脉，后取其阳明、少阳之荥输。

［校勘］

①“手少阴心主之输”：《太素》卷十二营卫气行“阴”下有“经”字，“主”下无“之”字。

②“者”：《太素》卷十二营卫气行无“者”字，下同。

③“足”：《甲乙》卷六第四此上有“手”字。

④“不下者”：《太素》卷十二营卫气行无“不”字，“下者”二字，连上“阳明”为句。

⑤“之”：《太素》卷十二营卫气行无。

⑥“足太阳”：《甲乙》卷六第四“太阳”下有“之”字。

校注云："足，《灵枢》作手。"

⑦"取之先去"：《太素》卷十二营卫气行无"取之"二字，《甲乙》卷六第四同，"去"下有"于"字。

[语译] 黄帝说：对五乱的病症，针刺时有一定规律吗？岐伯说：疾病的发生发展是有规律的，它的祛除也有一定的规律可循，探明疾病发生发展以及治疗的规律，这对保持正常的生命机能是十分宝贵的。黄帝说：好。想听你讲讲治疗方面的规律。岐伯说：气乱于心的，应刺治手少阴心经的俞穴神门和手厥阴心包经的俞穴大陵；气乱于肺的，应刺治手太阴肺经的荥穴鱼际和足少阴肾经的俞穴太溪；气乱于肠胃的，应刺治足太阴脾经和足阳明胃经，如不愈，可再刺足三里穴；气乱于头的，应刺治足太阳膀胱经的天柱和大杼穴，如不愈，可再刺足太阳膀胱经的荥穴通谷和该经的俞穴束骨；气乱于臂足四肢的，如局部有血瘀现象，应先刺破瘀血的脉络，然后取手阳明大肠经的荥穴二间、俞穴三间，以及手少阳三焦经的荥穴液门、俞穴中渚治疗手臂的病患，取足阳明胃经的荥穴内庭、俞穴陷谷，以及足少阳胆经的荥穴侠溪、俞穴临泣治疗足胫的病患。

[原文] 黄帝曰：补泻奈何？岐伯曰：徐入徐出，谓①之导气。补泻无形，谓之同精②[1]。是非有余不足也，乱气之相逆也。黄帝曰：允乎哉道，明乎哉③论，请著之玉版，命曰治乱④也。

[校勘]

①"谓"：《甲乙》卷六第四此上有"是"字。

②"谓之同精"：日抄本"同"作"固"。《太素》卷十二营卫气行"谓"上有"所以"二字。

③"道，明乎哉"：周本无此四字，"论"字连上"允乎哉"成文。

④"治乱"：顾氏《校记》云："篇题五乱，而此云治乱，

必有一误。”

［注释］

［1］“同精”：精，在此作神解，《文选》神女赋注：“精，神也。”同，聚的意思，同精，即针刺时使人体神气聚集，拨乱反正，以达调整气机的目的。

［语译］ 黄帝说：补泻的手法是怎样的？岐伯说：慢进针，慢出针，这种手法叫做导气，也就是引导和归顺经气使其正常，使扶正祛邪的调整作用，在不施明显的补泻手法的情况下发挥出来，这叫做同精，因为上述五乱病既不是有余的实证，也不是不足的虚证，只是气机逆乱，所以采用这样的方法。黄帝说：这些论述的确是十分恰当的，上面的分析也真是明白确切，请把这些记在玉版上，就叫做治乱吧。

胀论第三十五

［提要］ 本篇论述胀病的病因、病机、诊断和治疗的常规，并依照病证的不同而将胀病作了简单的分类，因篇中所论均与胀病有关。故以“胀论”作为篇名。

［原文］ 黄帝曰：脉之应于寸口，如何而胀？岐伯曰：其脉大坚以涩者①，胀也。黄帝曰：何以知②脏腑之胀也？岐伯曰：阴为脏③，阳为腑。黄帝曰：夫气之令人胀也，在于血脉之中耶？脏④腑之内乎？岐伯曰：三⑤者皆存焉，然非胀之舍也。黄帝曰：愿闻胀之舍。岐伯曰：夫胀者，皆在于脏腑之外，排脏腑而郭⑥胸胁，胀皮肤，故命曰胀。

［校勘］

①“其脉大坚以涩者”：《甲乙》卷八第三及《太素》卷二十九胀论“脉”作“至”。《甲乙》卷八第三“坚”下有“直”字。

②“知”：《甲乙》卷八第三此下有“其”字。

③“脏”：《太素》卷二十九胀论、《甲乙》卷八第三此下并有“而”字。

④“脏”：《甲乙》卷八第三此上有“抑”字。

⑤“三”：底本此下原有校语“一云二字。”《太素》卷二十九胀论、《甲乙》卷八第三并作“二。”

⑥“郭”：《甲乙》卷八第三作“廓”。

[语译] 黄帝说：在寸口出现什么脉象是有胀病？岐伯说：脉象表现大、坚而又涩滞的，就是有胀病。黄帝说：怎样知道胀在脏还是胀在腑呢？岐伯说：出现了阴脉是胀在脏，出现了阳脉是胀在腑。黄帝说：气的失常可以使人发生胀病，它的发病是在血脉之中呢，还是在脏腑里面？岐伯说：血脉、脏、腑都有不正常的气，但这不是胀病的发病部位。黄帝说：想听你讲一下胀病的发病部位。岐伯说：胀气的发病，都在脏腑之外，向内排压脏腑，向外开张胸胁，使人皮肤发胀，所以称为胀病。

[原文] 黄帝曰：脏腑之在胸胁腹里之内也[①]，若匣匮之藏禁器也，各有次舍，异名而同处，一域[②]之中，其气各异，愿闻其故。岐伯曰[③]：夫胸腹者[④]，脏腑之[⑤]郭也。膻中者，心主之宫城也[⑥]。胃者，太仓也。咽喉小肠[⑦]者，传送[⑧]也。胃之[⑨]五窍者，闾里门户也。廉泉玉英者，津液之道[⑩]也。故五脏六腑者，各有畔界，其病各有形状。营气循脉，卫气逆[⑪]为脉胀，卫气并脉[⑫]，循分[⑬]为肤胀。三里而泻[⑭]，近者一下，远者三下，无问虚实，工在疾泻。

[校勘]

①“在胸胁腹里之内也”：《太素》卷二十九胀论“里”作“裏”。《甲乙》卷八第三无“胸胁腹里之”五字。

②“域”：《太素》卷二十九胀论作“城”

③“岐伯曰”：此前原有“黄帝曰来解其意再问”九字，据《甲乙》卷八第三及《太素》卷二十九胀论删。

④“者”：原脱，据《甲乙》卷八第三及《太素》卷二十九胀论补，与下文例合。

⑤“之”：《甲乙》卷八第三及《太素》卷二十九《胀论》此下并有“城”字。

⑥“心主之宫城也”：《甲乙》卷八第三作“心主之中宫也”，《太素》卷二十九胀论作“主之宫也”。

⑦“小肠”：《甲乙》卷八第三作“少腹”。

⑧“送”：《甲乙》卷八第三、《太素》卷二十九胀论并作“道”。

⑨“胃之”：孙鼎宜曰：“‘胃之’二字衍。”

⑩“道”：《甲乙》卷八第三作“道路。”

⑪“卫气逆”：《太素》卷二十九胀论无。《甲乙》卷八第三校注引《灵枢》文与《太素》合。

⑫“脉”：《甲乙》卷八第三此上有“血”字。

⑬“循分”：《甲乙》卷八第三此下有“肉”字。

⑭“三里而泻”：《甲乙》卷八第三作“取三里泻之。”

［语译］ 黄帝说：脏腑居于胸胁腹腔之内，就像贵重的东西收藏在匣柜中一样，而在胸腹内的脏器，都有一定的部位，既有不同的名称，又各有不同的功能，其发生胀病也有不同的表现，请你讲一下这方面的道理。岐伯说：胸腹为脏腑的城郭，膻中是心脏的宫城，胃是贮存水谷的仓廪，咽部和小肠是食物传送的道路，消化道的咽门、贲门、幽门、阑门、魄门这五个关卡，称为胃的五窍，就如里巷中的门户一样。廉泉、玉英，是津液的通路。五脏六腑各有其固定的位置界线，它们的病状也有不同的表现。若营气在脉内正常循行而卫气在脉外逆行，就会发生脉胀，卫气并入脉中，循行于分肉之间，就会发生肤胀。治疗时应取足阳明胃经的三里穴，施用泻法，若胀的部位离穴位较近，一次即可，若较远，需针治三次。不问虚实，胀病初起时都宜赶快施用泻法，以治其标。

［原文］ 黄帝曰：愿闻胀形。岐伯曰：夫心胀者，烦心短气，卧不安①。肺胀者，虚满而喘咳②。肝胀者，胁下满而痛引小腹。脾胀者，善哕，四肢烦悗③，体重不能胜衣④，卧不安⑤。肾胀者，腹满⑥引背央央然[1]，腰髀痛⑦。六腑胀⑧：胃胀者，腹满，胃脘痛，鼻闻焦臭，妨于食，大便难。大肠胀者，肠鸣而痛濯濯⑨[2]，冬日重感于寒，则飧泄不化⑩。小肠胀者，少⑪腹䐜胀，引腰⑫而痛。膀胱胀者，少腹满而气癃[3]。三焦胀者，气满于皮肤中⑬，轻轻然而不坚⑭。胆胀者，胁下痛胀⑮，口中苦⑯，善太息⑰。凡此诸胀者，其道在一，明知逆顺，针数不失。泻虚补实，神去其室，致邪失正，真不可定，粗之⑱所败，谓之夭命。补虚泻实，神归其室，久塞其空，谓之良工。

［校勘］

①“卧不安”：《甲乙》卷八第三“不”下有“得”字。《中藏经》作“夜卧不宁”。

②“虚满而喘咳”：《脉经》卷六第七“满而”作“而满”，“喘咳”下有“逆倚息目如脱状其脉浮”十字。《中藏经》作“则其人喘咳，而目如脱，其脉浮大”。

③“烦悗”：《太素》卷二十九胀论、《脉经》卷六第五、《中藏经》、《病源》卷十五脾胀病候、《千金》卷十五上第一、《普济方》卷二十引并作“急”。《千金》校注云：“急，一作实”。

④“不能胜衣”：《太素》、《脉经》、《甲乙》、《千金》、《普济方》并无“胜”字。《千金》校注云：“胜衣，一作收”。《病源》“胜衣”作“胜置”。《中藏经》“不能胜衣”作“不食善噫”。

⑤“卧不安”：此三字疑涉“心胀”条误衍。《太素》、《脉经》、《甲乙》、《千金》并无此三字。

⑥“腹满”：《素问病机气宜保命集》卷下无。《中藏经》卷中第三十“腹”下有“痛”字。

⑦“央央然，腰髀痛”：《太素》卷二十九胀论“央央然”作“怏然”，《甲乙》卷八第三作“怏怏然”。《千金》卷十五上第一“髀”下有“并”字。《中藏经》、《千金》校注“髀”并作“痹”。

⑧“六腑胀”：《甲乙》卷八第三无。

⑨“濯濯”：《脉经》卷六第八、《千金》卷十八第一并无。

⑩“冬日重感于寒则飧泄不化”：周本无“泄”字。《太素》卷二十九胀论“飧泄”作“泄食”。《脉经》卷六第八、《千金》卷十八第一“冬日重感于寒则飧泄不化”并作“寒则泄食不化”。按：《脉经》等似是，“冬日重感于寒”系邪气脏腑病形篇文，后人因先后同为大肠病而据以妄增“冬日重感于”五字。

⑪“少”：统本作“小”，《甲乙》卷八第三同。

⑫“腰”：《脉经》卷六第四、《千金》卷十四第一、《中藏经》卷上第二十五并作“腹”。

⑬“中”：《脉经》卷六第十一、《千金》卷二十第四并无。

⑭“轻轻然而不坚”：《太素》卷二十九胀论、《脉经》卷六第十一、《甲乙》卷八第三“轻”并作“壳”。按：作“壳”似是，“壳”本作“㱿”，物皮空也，与“不坚”意相贯。《病源》卷十五三焦病候“坚”作“牢”。

⑮“胁下痛胀”：《中藏经》卷上第二十三作“舌下痛”。

⑯“口中苦”：《太素》卷二十九胀论、《脉经》卷六第二，《甲乙》卷八第三、《中藏经》卷上第二十三、《千金》卷十二、《普济方》卷三十四均作“口苦”。

⑰“善太息”：《甲乙》卷八第三、《太素》“善”并作“好”。《脉经》卷六第二、《普济方》卷三十四并无“善”字。

⑱“之”:《甲乙》卷八第三作“工”,似是。

[注释]

[1]“央央然”:闭闷不畅。

[2]“濯濯(zhuó zhuó 浊浊)”:肠鸣的声音。

[3]“气癃”:《类经》十六卷第五十六注:“气癃,膀胱气闭,小便不通也。”

[语译] 黄帝说:我想听你讲一下胀病的表现。岐伯说:心胀病,心烦气短,睡卧不宁。肺胀病,呼吸无力而胸中满胀,喘促咳逆。肝胀病,胁下胀满疼痛而牵引少腹。脾胀病。多呃逆,四肢闷胀不舒,身体重滞,连衣服都觉沉甸甸的,同时睡眠不安定。肾胀病,腹胀满,牵引到背部闭闷不舒,腰髀部感到疼痛。六腑的胀病:胃胀病,腹部胀满而胃脘疼痛,鼻中常闻到焦臭的气味,妨碍正常的食欲,大便也不通畅。大肠胀病,肠鸣濯濯有声而腹痛,若冬季再受寒,就会出现完谷不化的飧泄。小肠胀病,少腹胀满,牵引腰部作痛。膀胱胀病,少腹满而小便不利。三焦胀病,气充满在皮肤里面,胀满虚浮,按之空软。胆胀病,胁下胀痛,口苦,常作深长的呼吸而发出叹息的声音。上述有关脏腑的胀病,其发生与治疗都有共同的规律。只要明确了气血运行逆顺的道理并正确恰当地运用针刺技术,就能够治愈。如果虚证用了泻法,实证用了补法,治不对症,神气就要耗散,真气就不能安定,身体就受损伤,容易使人夭折性命,这种治疗上的失当,是粗浅的医术所造成的恶果,如能正确做到补虚泻实,就可达到神气内守,肉䐃致密,很快恢复健康,若平时就能让人保养神气,使经脉肉䐃充实就不会有厥逆发生,这样的人就可以称为优秀的医生。

[按语] 前文所说“无问虚实、工在疾泻”,指胀病初起时的治法,寓有“急则治标”之意。本文所说“泻虚补实”,“神去其室”,“补虚泻实、神归其室”,强调根据疾病的虚实,

采取相应的补泻正治的法则，则指在一般情况下“治病必求于本”的原则的运用，古人强调这两个方面在胀病治疗中都应加以严格的注意。

[原文] 黄帝曰：胀者焉生？何因而有①？岐伯曰：卫气之在身也，常然并脉循分肉②，行有逆顺，阴阳相随，乃得天和，五脏更始③，四时循④序，五谷乃化。然后⑤厥气在下，营卫⑥留止，寒气逆上，真邪相攻，两气相搏⑦，乃合为胀也。黄帝曰：善。何以解惑？岐伯曰：合之于真⑧，三合而得。帝曰：善。

[校勘]

①“有”：《甲乙》卷八第三、《太素》卷二十九胀论此下并有“名”字。

②“常然并脉循分肉”：《甲乙》卷八第三、《太素》卷二十九胀论并无“然”字。《太素》“分”下无“肉”字。

③“五脏更始”：《甲乙》卷八第三“更”作“皆”。《太素》卷二十九胀论及《甲乙》卷八第三“始”作“治”。

④“循”：胡本、周本、明本、日抄本并作“有”，《太素》同。《甲乙》卷八第三作“皆”。

⑤“后”：《甲乙》卷八第三作“而”。

⑥“营卫”：《古今医统》引“营卫”作“荣气”。

⑦“搏”：周本、统本、金陵本、日刻本并作“摶”。《甲乙》、《太素》并作“薄”。

⑧“合之于真”：“合”字疑蒙上误，似应作“下”，“合（）”、“下（）”草书形误。“于”有“为”义，“下之于真”犹云“下之为正”。下句“合”字亦应作“下”。

[语译] 黄帝说：胀病是怎样发生的？什么原因导致胀的病变？岐伯说：卫气在人体内，常依傍着经脉而循行于分肉之间，其循行有逆顺的不同，营卫之气在脉内脉外相随顺，则与天地间阴阳的规律相合，五脏的经气输注运转，就像四季变化

一样有一定次序，这样，生命机能就能正常发挥，饮食物也可以正常地消化吸收。若阴阳不相随顺，营卫之气循行紊乱，气逆于下，则易为寒邪所凑，营卫便不能正常流通而凝涩，寒气上逆，邪气与正气相搏结，这就形成了胀病。黄帝说：对。能否说的更明白些？岐伯说：确切地说，就是邪气乘营卫之气的逆乱而侵入人体，与正气相搏结，分别存在于血脉、五脏、六腑这三个地方。黄帝说：好！

［原文］ 黄帝问于岐伯曰：胀论言无问虚实①工在疾泻，近者一下，远者三下。今有其三而不②下者，其过焉在？岐伯对曰：此言陷于肉肓[1]而中气穴[2]者也。不中气穴，则气内闭③；针④不陷肓，则气不行，上⑤越中肉，则卫气相乱，阴阳相逐⑥。其于胀也，当泻不泻⑦，气故不下，三而不下⑧，必更其道，气下乃止，不下复始⑨，可以万全，乌有殆者乎？其于胀也，必审[3]其胗⑩，当泻则泻，当补则补，如鼓⑪应桴，恶有不下者乎？

［校勘］

①“胀论言无问虚实”：《太素》卷二十九胀论“言”下有“曰”字。顾氏《校记》云：“‘胀论’二字误，当作‘夫子,”。

②“不”：胡本、熊本、统本、金陵本、明本并作“下”。

③“则气内闭”：《甲乙》卷八第三“则”作“而”，“闭”下有“藏”字。

④“针”：《甲乙》卷八第三无。

⑤“上”：《太素》卷二十九胀论作“不”。

⑥“逐”：《太素》卷二十九胀论作“遂”，《甲乙》卷八第三作“逆”。

⑦“当泻不泻”：《甲乙》卷八第三“当泻”下有“而”字。

⑧“三而不下”：《甲乙》卷八第三无。

⑨“始”：《甲乙》卷八第三作“起”。

⑩“胻”：《太素》卷二十九胀论、《甲乙》卷八第三并作“诊”。周学海曰：“胻，即诊也。诊，即证也，即五脏六腑之胀形也”。

⑪“鼓”：《甲乙》卷八第三、《太素》卷二十九胀论此下并有“之”字。

[注释]

[1]“肓”：此处指肌肉间的空隙。

[2]“气穴”：针刺的穴位。

[3]“审”：慎重的意思。《吕氏春秋》音律高注：“审，慎也。”

[语译] 黄帝问岐伯说：前面说到，胀病初起，不问虚实，都应迅速采取泻法针治，离病位较近的针泻一次，离病位较远的针泻三次，即可获愈，但是现有连续针泻三次而无效的，到底它的原因在哪里呢？岐伯回答说：前面提到的针泻一次或针泻三次都可以痊愈的说法，是指针刺时确能深到肌肉的空隙，而刺中了气血输注的穴位而言。若没有刺入肌肉的空隙并刺中穴位，则经气仍不能畅行，邪气仍旧闭留在内，甚至上越，妄中肌肉，则卫气更会逆乱，营卫阴阳之气相互争逐排斥而不随顺，对于胀病而言，当泻而未泻，厥逆之气不能下行，所以病不能愈。针三次而气仍不下，胀病不减的，定要变更针刺的位置，厥逆之气下行了，胀病就可痊愈。如果胀病仍然不愈，可再调整位置重新针刺，这样做，总会把病治愈的，而且不会有什么害处。对于那些不是急发的胀病，要采取治本的方法，一定要慎重地诊察其证状，当泻就泻，当补就补，这样做了，就像以槌击鼓必有响声一样，定能很快见效。

五癃津液别①第三十六

［提要］ 本篇指出津、液的功能及其区别，说明了人体水液代谢过程中的某些方面，并解释了津液的活动如汗出、溺下、出泣、出唾、髓液的流动等，也谈到气道不通、三焦不泻而形成水胀的过程。

［原文］ 黄帝问于岐伯曰：水谷入于口，输于肠胃，其液别为五。天寒衣薄则为溺与气②[1]，天热③衣厚则为汗；悲哀气并则为泣；中热胃缓则为唾。邪气内逆，则气为之闭塞而不行，不行则为水胀，余知其然也，不知其何④由生，愿闻其道⑤。

［校勘］

①“五癃津液别”：刘衡如谓：“据本篇末句及《甲乙》卷一第十三篇目，此五字当是‘津液五别’四字，因系篇名，沿用已久，姑仍其旧。”从之。

②“与气”：《伤寒论》成注卷五引无。

②“热”：《甲乙》卷一第十三作“暑”。按：以下文“天暑衣厚则腠理开”句例之，作“暑”似是。

④“何”：张注本作“所”，《太素》卷二十九津液同。

⑤“道”：《太素》卷二十九津液作“说”。

［注释］

［1］“溺（niào 尿）与气”：溺，同尿。《类经》十六卷第五十八注：“腠理闭密则气不外泄，故气化为水，水必就下，故留于膀胱，然水即气也，水聚则气生，气化则水注，故为溺与气。”

［语译］ 黄帝问岐伯说：水谷入于口而转输到胃肠，所化生的津液分为五种。如天气寒冷，衣服单薄时，多化尿与气；天热，衣服厚时，多化汗；情绪悲哀，气并于上，就化为泪；

因中焦有热而胃弛缓，则化为唾液。邪气内阻，阳气闭塞，不能宣散水气，就成为水胀。我知道这些情况，但不知其化生的道理，请你讲一下。

［原文］岐伯曰：水谷皆入于口①，其味有五，各②注其海[1]，津液各走其道。故三③焦出气，以温肌肉，充皮肤，为其津；其流④而不行者为液。天暑衣厚则腠理开，故汗出；寒留⑤于分肉之间，聚沫则为痛。天寒则腠理闭，气湿⑥不行，水下留⑦于膀胱，则为溺与气。五脏六腑，心为之主，耳为之听，目为之候⑧，肺为之相，肝为之将，脾为之卫，肾为之主外⑨[2]。故五脏六腑之津液，尽上渗于目，心悲气并则心系急，心系急则肺举⑩，肺⑪举则液上溢。夫心系与肺⑫，不能常举⑬，乍上乍下，故咳[3]而泣出矣⑭。中热则胃中消谷，消谷则虫⑮上下作，肠胃充郭故胃⑯缓，胃缓则气逆，故唾出。

［校勘］

①“水谷皆入于口”：《脾胃论》卷上脾胃虚实传变论引作“水谷入口”。

②“各”：《甲乙》卷一第十三作“分”。

③“三”：《甲乙》卷一第十三、《太素》卷二十九津液作“上”。

④“流”：《甲乙》卷一第十三、《太素》卷二十九津液并作“留”。

⑤“留”：藏本作“溜”。

⑥“湿”：《甲乙》卷一第十三、《太素》卷二十九津液并作“涩”。

⑦“留”：马注本、张注本并作“流”，《甲乙》卷一第十三同。《太素》卷二十九津液作“溜”。按：“留”、“流”二字相通。《庄子》天地篇：“留动而生物。”释文：“留或作流”。“流”、“溜”二字则义相近。《说文》水部：“流，水行也”。

《文选》射雉赋："泉涓涓而吐溜。"注："溜，水流貌也"。由于二字义近，故可相假。据是，"留"、"溜"、"流"三字可互通。

⑧"候"：《纲目》卷十三目泪不止类引作"视"。

⑨"外"：《太素》卷二十九津液作"水"。

⑩"心系急则肺举"：《素问》痿论王注作"悲则心系急，肺布叶举"。《甲乙》卷一第十三、《太素》卷二十九津液并无"心系"二字，"肺"下并有"叶"字。

⑪"肺"：《甲乙》卷一第十三、《太素》卷二十九津液并无。

⑫"与肺"：《太素》卷二十九津液"与"作"举"、《甲乙》卷一第十三作"急"。"肺"字并属下读。

⑬"常举"：张注本"常"作"尽"。统本、金陵本、日抄本"举"并作"与"。

⑭"故呿而泣出矣"："呿"原作"咳"，据《太素》卷二十九津液改。《甲乙》卷一第十三"泣"作"涎"。

⑮"虫"：日抄本作"蛊"。

⑯"胃"：《太素》卷二十九津液无。

[注释]

[1]"海"：指四海而言，即气海、血海、髓海、水谷之海。详见本书海论。

[2]"五脏六腑心为之主……肾为之主外"：《类经》十六卷第五十八注："心总五脏六腑，为精神之主，故耳、目、肺、肝、脾、肾，皆听命于心。是以耳之听，目之视，无不由乎心也。肺朝百脉而主治节，故为心之相，肝主谋虑决断，故为心之将，脾主肌肉而护养脏腑，故为心之卫，肾主骨而成立其形体，故为心之主外也。"

[3]"呿（qù 去）"：张口貌。此指泣出之时引气张口的动作，即抽泣之状。《太素》卷二十九津液注："身中五官所管津

液，并渗于目为泣。呿者，泣出之时，引气张口也。”

［语译］ 岐伯说：饮食物都从口入，其中包括的酸苦甘辛咸五味所化生的精微，分别注入相应的脏器及人体四海，以营养全身。饮食物所化之津液，分别沿一定的道路布散。经由三焦布散的精气，可以温润肌肉，充养皮肤，叫做津。那些流注于脏腑、官窍，补益脑髓而不布散的，叫做液。热天穿衣服较厚，腠理就会开泄而出汗。如果寒邪留滞分肉之间，津液凝聚为沫，阻碍阳气流通，就会产生疼痛。天气寒冷，腠理就闭塞而不能出汗，阳气闭塞，水湿不得蒸化宣行，水液下注于膀胱，就化为尿与气。五脏六腑之中，心为主宰，其它脏器，都在心的支配下活动。耳的听声，目的看物，都服务于心。肺朝百脉而主治节，起宰相的作用，肝主谋虑决断，犹如将军，脾主肌肉而保护整个机体，就像卫士一样，肾主骨而支撑全身的活动，所以可为主外。五脏六腑的津液都渗于眼目，人在悲哀时，气向上并于心，心系因而拘紧，肺叶随着上举，液道也开大，津液就向上流溢。而心系和肺叶不能经常拘紧和上举，时上时下，所以发生抽咽而流泪。中焦有热，谷食易于消化，胃中容易空虚，寄生虫追寻食物，就上下窜扰于胃肠，胃肠因而宽满，胃发生弛缓，气因之上逆，津液随着上升，于是发生涎唾从口外流的现象。

［原文］ 五谷之津①液，和合而为膏者，内渗入于骨空，补益脑髓，而下流于阴股②。阴阳不和，则使液溢而下流于阴，髓液皆减而下，下过度则虚，虚故腰背痛而胫痠③。阴阳气道不通，四海闭塞，三焦不④泻，津液不化，水谷并行⑤肠胃之中，别于回肠，留于下焦，不得渗膀胱，则下焦胀，水溢则为水胀，此津液五别之逆顺也。

［校勘］

①“津”：周本、日刻本、张注本并作“精”。

②“而下流于阴股”：《太素》卷二十九津液“阴”下无

“股”字。按：“而下流于阴股”六字，疑涉下“则使液溢而下流于阴”句误衍。

③“虚故腰背痛而胫痠”：《太素》卷二十九津液“腰背”作“骨脊”。《甲乙》卷一第十三“故”作“则”，“背”作“脊”。

④“不”：周本作“下”。

⑤“行”：周本作“于”，《甲乙》、《太素》同。

［语译］ 五谷所化的津液，也有和合成膏状的，渗灌于体内的骨空，并可补充脑髓，而在阴阳不和，阳气不能固摄的时候，精液即下流阴窍，而使髓液减少，精液流泄而髓液减少得过度，就会造成阴虚，出现腰背脊骨疼痛和足胫痠楚。阴阳的气道阻滞不通，四海发生闭塞，三焦不能输泄，津液不得布化，水谷共同在肠胃中传行，积在回肠，留于下焦，不能渗泄到膀胱，于是下焦胀满，水溢而成为水胀。这些就是津液分五路运行的顺逆情况。

五阅五使第三十七

［提要］ 本篇论述五脏与官窍的相应关系及观察五官、五色以测候五脏常变的方法。内容多与诊断有关。

五阅，指五脏的外候；五使，指五脏的常变所使令发生的脏气变化。因本篇主要论述观察五官五色以测候五脏常变的方法故名五阅五使篇。

［原文］ 黄帝问于岐伯曰：余闻刺有五官五阅，以观五气。五气者，五脏之使也，五时之付也。愿闻其五使当安出？岐伯曰：五官者，五脏之阅也。黄帝曰：愿闻其所出，令可为常。岐伯曰：脉出①于气口，色见于明堂[1]，五色更出，以应五时，各如其常②，经气入脏，必当治里。

［校勘］

①“出”：《证治准绳》八册鼻颊引作“见”。

②“常”：马注本、张注本并作“藏”。

［注释］

［1］“明堂”：指鼻部。

［语译］ 黄帝问岐伯说：我听说刺法中有关于以五官五阅来测候五脏之气的说法，五气的盛衰，是五脏所使令。由于五脏本身的变化与时令有关，所以五气的盛衰也是与五时相配合的，我想了解一下五脏之气的变化是怎样表现出来的。岐伯说：五官就是五脏的外候。黄帝说：请说说五官外部表现与五脏的关系，以作为诊断中的常规。岐伯说：五脏的变化既可表现在气口脉的变化上，也可表现在鼻部的色泽变化上。这五色的变化，与五时的更迭相适应，都有一定的常规，出现反常的情况，就说明五脏发生了疾病，邪气循经内传于五脏，则应治疗五脏。

［原文］ 帝曰：善。五色独决于明堂乎？岐伯曰：五官已辨①，阙庭[1]必张，乃立明堂。明堂广大，蕃蔽[2]见外，方壁高基[3]，引垂居外[4]，五色乃治，平博广大，寿中百岁。见此者，刺之必已，如是之人者，血气有余，肌肉坚致，故可苦②以针。

［校勘］

①“已辨”：周本、统本、日刻本、金陵本“已”并作“以”。

②“苦”：疑误，似应作“取”，“苦”古在模韵，“取”，古今俱在侯韵，模侯音转，此韵误，连下文应作“取以针”。

［注释］

［1］“阙庭”：两眉之间为阙，额部为庭。

［2］“蕃蔽”：两颊外侧为蕃，耳门为蔽。

［3］“方壁高基”：面部肌肉曰壁，方壁即面方而肌肉丰厚。下颚部曰基。高基，即指下颚部位高厚隆满。

[4]“引垂居外”：连接耳垂凸露在外。又，孙鼎宜曰：“‘引’读曰‘矧’，声误。《曲礼》注：‘齿本曰矧’。按即‘龂’之假字。《说文》：‘龂，齿本也。’‘垂，远边也。’‘引垂居外者’，谓齿本肉足以安置齿牙，不致齿大而龂反小。如是者，血气有余，故下文曰‘肌肉坚致’。”孙氏之说亦可参。

[语译] 黄帝说：好。那么五色的表现只是决定于明堂部位吗？岐伯说：健康人的五官能够辨别色、嗅、味、声等，天庭眉宇也较开阔。另外，在测候明堂的部位时，若明堂广大，颊部及其外侧至耳门部肌肉丰隆，凸满，下颚高厚，连接着长大的耳垂在面部外侧凸露，五官的位置平正匀称而开阔，面部五色也表现正常，就可以活到百岁。这样的人气血充盛，肌肉坚实，腠理致密，所以能适应针刺疗法。

[原文] 黄帝曰：愿闻五官。岐伯曰：鼻者，肺之官也；目者，肝之官也；口唇①者，脾之官也；舌者，心之官也；耳者，肾之官也。黄帝曰：以官何候？岐伯曰：以候五脏。故肺病者②，喘息鼻张③；肝病者，眦青④；脾病者，唇黄⑤；心病者，舌卷短⑥，颧⑦赤；肾病者，颧与颜黑⑧。

[校勘]

①“唇”：《素问》生气通天论、《素问》六节脏象论王注无。

②“故肺病者”：《甲乙》卷一第四无“故”字。《五行大义》无“者”字。下同。

③“张”：原作“胀”，据胡本、熊本、周本、统本、金陵本、藏本、日抄本、日刻本及《甲乙》卷一第四改。

④“眦青”：《甲乙》卷一第四此上有“目”字。《五行大义》此下有“目闭”二字。

⑤“唇黄”：《五行大义》“唇黄”作“口唇黄乾”。

⑥“短”：《甲乙》卷一第四无。

⑦“颧”：《五行大义》作“颜”。

⑧“黑”：《五行大义》此下有“黄耳聋”三字。

［语译］ 黄帝说：我想知道一下什么是五官。岐伯说：鼻是肺的官窍；眼睛是肝的官窍；口唇是脾的官窍；舌为心的官窍；耳为肾的官窍。黄帝说：从五官可以测候什么呢？岐伯说：可测候五脏的发病情况。肺病时，呼吸喘急，鼻翼煽张；肝病时，眼角发青；脾病时，口唇发黄；心病时，舌卷而短缩，两颧发红；肾病时，两颧、额角与眉目之间发黑。

［原文］ 黄帝曰：五脉安出，五色安见，其常色①殆者如何？岐伯曰：五官不辨，阙庭不张，小其明堂，蕃蔽不见，又埤其墙[1]，墙下无基，垂角去外，如是者，虽平常殆，况加疾哉！

［校勘］

①“色”：疑蒙上衍，以下“虽平常殆”句律之，可证。

［注释］

［1］“又埤其墙”：埤同卑，其同基，“埤其”即“卑基”。《荀子》宥坐杨注：“埤读为卑”。《诗》吴天有成命释文“其，本作基”。“又埤其墙”与本书天年篇“又卑基墙”句义同。

［语译］ 黄帝说：有的人平时色脉正常，而一得病就比较厉害，这是怎么回事？岐伯说：五官功能失常，不能分辨色、味、嗅、声，眉宇、天庭窄小，颊部与耳门之间削薄，面部没有丰满的肌肉，下颚平陷，耳垂和耳上角尖窄而孤零地向外反出，这样的人，虽平时色脉正常，但说明禀赋薄弱，平时就不健康，何况再加上疾病呢！

［原文］ 黄帝曰：五色之见于明堂，以观五脏之气，左右高下，各有形乎？岐伯曰：腑①脏之在中也，各以次舍，左右上下，各如其度也。

［校勘］

①“腑”：张注本作“五”。

［语译］ 黄帝说：五色表现在明堂部位，可以据此来观察五脏之气的变化，在明堂的左右上下，有一定的分属部位吗？岐伯说：脏腑深居胸腹之中，各有一定的位置，所以反映五脏之气盛衰的五色，在面部的左右上下也有一定的位置。

［按语］ 本篇所论，可作望诊时的参考，但不可拘泥于五官的位置决定健康程度的说法，这些理论，尚待研究。

逆顺肥瘦第三十八

［提要］ 本篇论述对具有不同生理特征的人的不同针刺方法。举出肥瘦、壮士与婴儿、血清气浊、气涩血浊等诸方面，分别加以说明，昭示针刺疗法的运用，应因人制宜、灵活处理。此外，本篇也谈到十二经脉的走向规律和气血上下的逆顺原则，以作临证施针、调理阴阳的指导。

［原文］ 黄帝问于岐伯曰：余闻针道于夫子，众多毕悉矣。夫子之道①，应若失②，而据[1]未有坚然者也。夫子之问学熟乎，将审察于物而心生之乎③？岐伯曰：圣人之为道者，上合于天，下合于地，中合于人事，必有明法，以起度数，法式检押[2]，乃后可传焉。故匠人不能释尺寸而意短长，废绳墨以起平水④也，工人不能置规而为圆，去矩而为方。知用此者，固自然之物，易用之教，逆顺之常也。

［校勘］

①“道”：《太素》卷二十二刺法无。

②“失”：似应作“矢”，形误，言“矢”者，喻其言之确，如矢之中的。

③“心生之乎”：《太素》卷二十二刺法作“生乎”二字。

④“平水”：“水”原作“木”，据胡本、熊本改。《太素》卷二十二刺法“平水”作“水平”。

［注释］

[1]“据”：抵抗。

[2]“法式检押”：法式，法则之意。“押”通“柙”，检柙，规矩的意思，《后汉书》仲长统传·法诫篇：“是妇女之检柙”注：“检柙，犹规矩也。”

[语译] 黄帝问岐伯说：我听您讲针道，了解的很多也很细了，按照您讲的道理去应用，常可手到病除，甚至那些沉疴痼疾，也抵挡不住针刺的效力，您的知识是勤学好问得来的，还是从观察事物的过程，逐步体验、思考得来的？岐伯说：圣人的道理，符合天地自然及社会人事的变化规律，所以都有一定的法度和标准，按照这个法度和标准去指导行动，这就成为人们应该遵循的原则，而可以传给后世。匠人不能丢开尺寸去猜长短，放弃绳墨去求平直。工人也不能离开规矩而取方圆。这是自然事物的一般道理，是易于理解和应用的，人的生理也有逆顺常变的标准，掌握了它，就可以更好地在治疗中加以应用了。

[原文] 黄帝曰：愿闻自然奈何①？岐伯曰②：临深决水，不用功力，而水可竭也，循掘决冲③，而经可通也，此言气之滑涩，血之清浊，行之逆顺也。

[校勘]

①“自然奈何”：《甲乙》卷五第六作“针道自然”。

②“曰”：《甲乙》卷五第六此下有“用自然者”四字。

③“循掘决冲”：“掘”当作“堀”，占书“堀”字多讹“掘”。“堀”，穴也，即土室。袁刻《太素》“掘”作“地”，偏旁犹尚未误。“决”有“开”义，“决冲”谓开道，“循堀决冲”与上“临深决水”相对。又《甲乙》卷五第六“决冲”下有“不顾坚密”四字，与上“不用功力”亦相对，似应据补。

[语译] 黄帝说：请讲一下怎样适应自然？岐伯说：从深处决堤放水，不用很大功力，就能把水放尽。循着地下的空穴

来开决水道，也很容易使其通行。人的生理也是这样，气有滑涩的区别，血有清浊的差异，经脉运行有逆顺的变化等，每个人的客观情况不尽相同，治疗时也要因势利导。

［**原文**］ 黄帝曰：愿闻人之白黑肥瘦少①长，各有数乎？岐伯曰：年质壮大，血气充盈②，肤革③坚固，因加以邪，刺此者，深而留之。此肥人也④。广肩腋，项肉薄⑤，厚皮而黑色，唇临临然⑥[1]，其血黑以⑦浊，其气涩以迟⑧。其为人也⑨，贪于取与⑩，刺此者，深而留之，多益其数也。黄帝曰：刺瘦人奈何？岐伯曰：瘦人者，皮薄色少⑪，肉廉廉然[2]，薄唇轻言，其血清气滑⑫，易脱于气，易损于血，刺此者，浅而疾之。

［**校勘**］

①“少”：原作“小”，据《甲乙》卷五第六及《太素》卷二十二刺法改。

②“盈”：《甲乙》卷五第六作“盛”。

③“肤革”：《甲乙》卷五第六作“皮肤”。

④“此肥人也”：《太素》卷二十二刺法无。按：“此肥人也”四字疑衍，考杨注有“此为肥人”四字，似传抄将杨注误入经文。

⑤“薄”：《针灸大成》卷一引无。

⑥“然”：《甲乙》卷五第六此下有“者”字。

⑦“以”：《太素》卷二十二刺法作“而”。

⑧“以迟”：《太素》卷二十二刺法无。

⑨“为人也”：《甲乙》卷五第六无。

⑩“与”：《甲乙》卷五第六作“予”。

⑪“少”：《针灸大成》卷一引作“白”。

⑫“其血清气滑”：《甲乙》卷五第六“气”上有“其”字。《针灸大成》卷一引“清气”作“气清”，下无“滑”字。

［注释］

［1］临临然”：肥大的样子。《广雅》释诂一：“临，大也。”

［2］“廉廉然”：瘦薄的样子。丹波元简：“瘦臞而见骨骼。”

［语译］ 黄帝说：人有黑白、胖瘦、年龄长幼的不同，针刺的浅深及次数有一定标准吗？岐伯说：壮年人，一般的气血充盛，皮肤坚固，感受外邪时，应采取深刺的方法，留针时间要长。肥壮的人，肩、腋宽阔，项肉却薄消的，皮厚而色黑，口唇肥大，血黑而浓浊，气涩而迟滞，性格好胜而勇于进取，慷慨乐施，在针刺这样的人时，要刺的深，留针时间要长，而且可以增加针刺的次数。黄帝说：针刺瘦人的时候又怎样呢？岐伯说：瘦人一般都是皮肤薄，颜色淡，肌肉消瘦，口唇薄，言语声音轻弱，血清稀而气滑利，气易散，血易耗，刺这样的人，应该轻浅而快速出针。

［原文］ 黄帝曰：刺常人奈何？岐伯曰：视其白黑，各为调之，其端正敦厚者，其血气和调，刺此者，无失常数也。

［语译］ 黄帝说：怎样针刺正常人呢？岐伯说：要根据皮肤颜色的黑白，分别调治，对于那些端正敦厚的人，因血气和调，针刺时，不要越出一般的常规刺法。

［原文］ 黄帝曰：刺壮士真骨者①奈何？岐伯曰：刺壮士真骨②，坚肉缓③节监监④然[1]，此人重则气涩血浊，刺此者，深而留之，多益其数。劲则气滑血清，刺此者，浅而疾之。

［校勘］

①“真骨者”：按：“真骨者”三字，疑涉下衍。

②“刺壮士真骨”：“真”，似应作“者”，字误。“骨”字属下读，连下文似应作“刺壮士者，骨坚肉缓，节监监然”。

③“缓”：《太素》卷二十二刺法作“纵”。

④“监监”：《甲乙》卷五第六作“验验”。

［注释］

［1］“监监然”：监同鉴，清晰、明显的样子。《广雅》释器：“鉴谓之镜。”

［语译］ 黄帝说：强壮的人怎样进行针刺？岐伯说：体格强壮的人，骨骼坚实，肌肉缓纵，骨节明显外露，其中动作重缓的，多属气涩血浊，应在针刺时，采取深刺留针的方法，并增加针刺的次数。而动作轻劲的，多属气滑血清，针刺时，下针要浅，出针要快。

［原文］ 黄帝曰：刺婴儿奈何？岐伯曰：婴儿者，其肉脆，血少气弱，刺此者，以毫针①，浅刺而疾发针，日再可也。

［校勘］

①“毫针”：原作“豪刺”，据周本、日刻本、张注本改“豪”作“毫”，据黄校本及《甲乙》卷五第六、《太素》卷二十二刺法改“刺”作“针”。

［语译］ 黄帝说：对婴儿怎样进行针刺？岐伯说：婴儿肌肉脆薄，血少气弱，针刺时，应选较细的毫针浅刺而快出，一天可以针两次。

［原文］ 黄帝曰：临深决水奈何？岐伯曰：血清气滑①，疾泻之，则气竭焉。黄帝曰：循掘决冲奈何？岐伯曰：血浊气涩，疾泻之，则经可通也。

［校勘］

①“滑”：原作“浊”，据《太素》卷二十二刺法改。

［语译］ 黄帝说：针刺方面与前述临深决水相类似的情况怎样？岐伯说：血清气滑的人，若采取疾泻的方法，则容易引起真气耗竭。黄帝说：那么，与循掘决冲的情况相类似的又怎么样呢？岐伯说：对于血浊气涩的人，就要像循着空穴开冲水道那样，找到合适的经穴，急疾地采取泻法，他的经脉气血就能畅通而疾病亦可很快痊愈。

［原文］ 黄帝曰：脉行之逆顺奈何？岐伯曰：手之三阴，从脏走①手；手之三阳，从手走头；足之三阳，从头走足；足之三阴，从足走腹。

［校勘］

①“走”：《太素》卷十冲脉篇作“起”。

［语译］ 黄帝说：经脉循行的逆顺怎样区别？岐伯说：正常的情况是，手三阴经都从胸部经上肢走向手指；手三阳经从手指部向上经肩部到头；足三阳经从头部经躯干和下肢到足部；足三阴经从足部向上到达腹部。

［原文］ 黄帝曰：少阴之脉独下行何也？岐伯曰：不然①。夫冲脉者，五脏六腑之海也，五脏六腑皆禀焉。其上者，出于颃颡，渗诸阳，灌诸精②；其下者，注少阴之大络，出于气街③，循阴股内廉，入④腘中，伏行骭⑤骨[1]内，下至内踝之后⑥属而别。其下者，并于少阴之经，渗三阴，其前者，伏行出跗属[2]，下循跗⑦，入大指间，渗诸络而温肌肉⑧。故别络结则跗上不动，不动则厥，厥则寒矣。黄帝曰：何以明之？岐伯曰：以言⑨导之，切而验之，其非必动，然后乃可明逆顺之行也。黄帝曰：窘乎哉！圣人之为道也。明于日月，微⑩于毫厘，其非夫子，孰能道之也。

［校勘］

①“不然”：《甲乙》卷二第二无。

②“精”：《甲乙》卷二第二作“阴”。

③“街”：黄校本“街”作“冲”，《甲乙》卷二第二同。

④“入”：《甲乙》卷二第二此上有“斜”字。按：本书动输篇此上有“邪”字，“斜”、“邪”古通，故与《甲乙》合。

⑤“骭”：马注本、张注本及《太素》卷十冲脉并作“骺”，本书动输篇作“胫”，义并同。《甲乙》卷二第二作“髀”。

⑥“后”：《太素》卷十冲脉无。

⑦“下循跗”：顾氏《校记》云：“‘下’乃‘上’之误。下文‘别络结则跗上不动’即其证。”

⑧“渗诸络而温肌肉”：本书动输篇作“注诸络以温足胫”。

⑨“以言”：周学海曰：“据经义当是‘循而’二字。”似是。

⑩“微”：《太素》卷十冲脉作“彻”。

［注释］

［1］“骭（gān 干）骨”：即胫骨。

［2］“跗属”：跟骨上缘。

［语译］ 足三阴经脉既然都上行到腹，怎么唯独足少阴经向下行？岐伯说：不，这不是足少阴经，而是冲脉。冲脉，是五脏六腑十二经脉之海，五脏六腑都禀受它的气血的濡养。这条经脉上行的一支，出喉咙上口上腭骨旁的鼻道，向诸阳经灌渗精气。它的向下的一支，注入足少阴肾经的大络，从气街部位浮出，沿着大腿的内侧下行，进入膝腘窝中，再下行于小腿深部胫骨的内侧，直到足内踝之后的跟骨上缘而分出两支，向下行的分支，与足少阴经相并行，同时将精气灌注于三阴经；向前行的分支，从内踝后的深部跟骨上缘处向外浮出，沿着足背进入足大趾间，将精气灌渗大大小小的络脉而温养肌肉，所以冲脉在下肢分出的络脉如果瘀结不通，足背的脉跳动就要减弱，气血厥逆，引起局部发凉。黄帝说：怎样查明经脉气血的逆顺呢？岐伯说：检查时，先向病人讲明道理，取得他的合作，然后细细地按循，如果不是厥逆，那足背的动脉就一定会搏动，而若有了病邪的存在并出现了经气厥逆的情况，搏动就会减弱。这就可以弄明白经脉气血逆顺的情况了。黄帝说：这个问题实在难解答啊！圣人研究的这些道理，明白得像日月照耀一样，细微得毫厘都不放过，若不是先生，谁能讲得出来！

血络论第三十九

［提要］ 本篇着重论述针刺瘀血的脉络时所出现的各种情况，并对不同情况的产生原因作了分析。篇末谈到“肉著”即滞针的原因。

［原文］ 黄帝曰：愿闻其奇邪而不在经者①。岐伯曰：血络是也。黄帝曰：刺血络而仆者，何也？血出而射者，何也？血出②黑而浊者，何也？血出清而③半为汁者，何也？发针而肿者，何也？血出若④多若少而面色苍苍然⑤者，何也？发针而面色不变而烦悗者，何也？多出血而不动摇者，何也？愿闻其故。

［校勘］

①“愿闻其奇邪而不在经者”：《太素》卷二十三量络刺、《纲目》卷七引并无“其”字。《甲乙》卷一第十四“者”下有“何也”二字。

②“出”：原作“少”，据《甲乙》卷一第十四及《太素》卷二十三量络刺改。

③“血出清而”：《太素》卷二十三量络刺作“血清”。

④“若”：《太素》卷二十三量络刺无。

⑤“然”：原脱，今据《太素》卷二十三量络刺及《甲乙》卷一第十四补。

［语译］ 黄帝说：想听你讲一下那种未侵入经脉的奇邪所引起的疾病。岐伯说：病邪留滞在络脉，引起络脉瘀血，就是这种病。黄帝曰：有时刺破血络会使病人昏倒，是怎么回事？有的针刺后，血液喷射而出，是怎么回事？有的针刺放出的血液很少而浓浊发黑，有的却清稀淡薄，一半像水液一样，这是什么道理？出针后，皮肤发肿是怎么回事？有的出血可能多些，也有的可能少些，虽然出血量不同，却在针刺后出现面色

苍白。有的出针后面色不变，而感觉心胸烦闷。还有的虽出血很多，病人却不感到有什么难受，这都是什么原因呢？我很想知道其中的道理。

［**原文**］ 岐伯曰：脉气盛而血虚者①，刺之则脱气，脱气则仆。血气俱盛而阴气多者，其血滑，刺之则射；阳气畜②积，久留而不泻者，其血黑以浊，故不能射。新饮而液渗于络，而未合③和于血也，故血出而汁别焉；其不新饮者，身中有水，久则为肿。阴气积于阳，其气因于络④，故刺之血未出而气先行，故肿。阴阳之气，其⑤新相得而未和合，因而泻之，则阴阳俱脱，表里相离，故脱色面⑥苍苍然。刺之血出多⑦，色不变而烦悗者，刺络而⑧虚经，虚经之属于阴者，阴脱⑨，故烦悗⑩。阴阳相得而合为痹者，此为内溢于经，外⑪注于络，如是者，阴阳俱⑫有余，虽多出血而弗能虚也。

［校勘］

①“脉气盛而血虚者”：统本、金陵本“盛”并作“甚”，《甲乙》卷一第十四同。张注本无“血”字。

②“畜”：《甲乙》卷一第十四、《太素》卷二十三量络刺作“蓄”。

③“合”：《纲目》卷七引无。

④“其气因于络”：《太素》卷二十三量络刺“其”上有“则”字。按：“因”字疑为“困”字之误，谓阴气困积于络脉。

⑤“其”：《太素》卷二十三量络刺无。

⑥“面”：原作“而”，据《太素》卷二十三量络刺改。

⑦“血出多”：《甲乙》卷一第十四无。丹波元简：“‘血出多’三字衍。”《太素》卷二十三量络刺“血”下无“出”字。

⑧“而”：《太素》卷二十三量络刺作“中”。

⑨“脱”：《甲乙》卷一第十四此上有“气”字。

⑩“悗”：胡本、明本、藏本、日抄本并作“闷”。

⑪“外”:《甲乙》卷一第十四此上有“而”字。

⑫“俱”:《甲乙》卷一第十四作“皆”。

［语译］ 岐伯说：经脉中气盛而血虚的，刺络放血，血失而气亦易随之脱失，气脱就会昏倒。血气俱盛而经脉中阴气较多且无郁滞的，他的血行滑利，在刺络时，血就会喷射出来。若阳气蓄积而留滞在血络，长久不得宣泄，就出现血黑而浓浊的情况，所以血不能射出。刚刚饮过水，水渗到血络中，尚未与血混合时，针刺血络，就会流出血水的混合物，而显得清稀淡薄；若不是由于刚刚饮过水而出血中也有较多水分的，那是原来体内有水气，日久水气凝滞不泄就会发生水肿。阴气积蓄于阳分，困滞在络脉，所以在刺络脉时，还没有出血，而气已先血而行，阴气闭于肉腠而发肿。阴阳二气刚刚相遇而尚未调和既济的时候，妄用泻法就使阴阳相脱而气血耗散，而出现面色苍白的现象。刺络出血过多，面色不变而心胸烦闷，这是因为泻络时经脉亦随之而虚，如果这虚弱的经脉是阴经，还可以进一步引起相应的五脏的阴精虚脱，从而出现心胸烦闷的现象。阴阳邪气相合壅闭于体内，而成痹证，邪气内溢于经，外注于络，经络中邪气盛满，刺后虽出血多，而所泻多为邪气，所以不致引起虚弱的现象。

［原文］ 黄帝曰：相之奈何？岐伯曰：血脉盛者①，坚横以赤，上下无常②处，小者如针，大者如筯③，即④而泻之万全也。故无失数矣。失数而反⑤，各如其度。

［校勘］

①“盛者”：原作“者盛”，据《太素》卷二十三量络刺改。

②“常”：《太素》卷二十三量络刺无。

③“筯”：原作“筋”，《太素》卷二十三量络刺作“揞”。按：作“筋”、作“揞”均不合，详文义，应作“筯”。“筯”、“筋”形误，“揞”应为“櫡”，“揞”、“櫡”形误，“櫡”同

“箣”，俗谓筷。《甲乙》卷一第十四作“箸”，义同。今据《甲乙》之义，并参考原字形改。

④“即”：原作“则”，据《太素》卷二十三量络刺改。《甲乙》卷一第十四作“刺”。按：“即而泻之”，谓即于其病所采取泻针法，甚合文义。

⑤“反”：《甲乙》卷一第十四作“返”。

［语译］ 黄帝说：怎样观察血络？岐伯说：血脉中邪气盛的，血络坚硬、充盈而色红，或上或下，没有固定部位，小的像针，大的像筷子。见到这种情况，就在该处针刺出血，万无一失。施治时，切不可违反用针的原则。若违反了原则，就会像上面说的，出现各种不良后果。

［原文］ 黄帝曰：针入而肉著者①，何也？岐伯曰：热气因于针，则针②热，热则肉著于针，故坚焉。

［校勘］

①“针入而肉著者”：《甲乙》卷一第十四作“针入内者”。

②“针”：《甲乙》卷一第十四无。

［语译］ 黄帝说：进针后，肌肉紧紧地裹住针身，这是什么道理？岐伯说：这是由于进针时，因遇到热气，而针身发热，肌肉与针粘在一起，所以十分坚紧。

阴阳清浊第四十

［提要］ 本篇论述人体清气、浊气在性质、分布等方面的区别，并根据这些不同的性质和分布情况，讨论相应部位发病时的一般刺法。

［原文］ 黄帝曰：余闻十二经脉，以应十二经水①。十二经水者，其五色各异，清浊不同，人之血气若一，应之奈何？岐伯曰：人之血气，苟能若一，则天下为一矣，恶有乱者乎？黄帝曰：余问一人，非问天下之众。岐伯曰：夫一人者，亦有

乱气[2]，天下之众，亦有乱人[3]，其合为一耳。

［校勘］

①“应十二经水”：原无“十二经水”四字，“应”字连下“十二经水者”为句。今据《太素》卷十二营卫气行补入。

②“气”：统本作“人”。

③“人”：《太素》卷十二营卫气行作“气”。

［语译］ 黄帝说：我听说人的十二经脉与自然界十二条大河相应，而这十二条大河的颜色和清浊各有不同，而人身十二经脉气血都一样，怎样相应呢？岐伯说：人的气血若真的都一样，那普天下也就都能整齐划一了，那不就没有作乱的人了吗？黄帝说：我问的是一个人的情况，不是问普天之下人的情况。岐伯说：一个人身上也会有乱气，就和天下的人中总会有作乱的人一样，这是一个道理。

［原文］ 黄帝曰：愿闻人气之清浊[1]。岐伯曰：受谷者浊，受气者清。清者注[2]阴，浊者注阳[1]。浊而清者，上出于咽；清而浊者，则下行。清浊相干，命曰乱气。

［校勘］

①“浊”：《甲乙》卷一第十二此下有“者何也”三字。

②“注”：日抄本作“主”。

［注释］

［1］“受谷者浊……浊者注阳”：《类经》四卷第十九注：“人身之气有二：曰清气，曰浊气。浊气者谷气也，故曰受谷者浊；清气者，天气也，故曰受气者清。喉主天气，故天之清气，自喉而注阴，阴者五脏也。咽主地气，故谷之浊气，自咽而注阳，阳者六腑也。”

［语译］ 黄帝说：我想听你讲讲人的清气和浊气的情况。岐伯说：人体受纳的水谷有形之物是浊气，吸收的天空之气是清气，天阳之气注入脏，水谷浊气注入腑，水谷浊气所化生的清阳之气，上升出于咽，天空之气中的浊气则下降。若清气和

浊气互相干扰不能正常的升降，就叫做乱气。

[原文] 黄帝曰：夫阴清而阳浊，浊者①有清，清者①有浊，别②之奈何？岐伯曰：气之大别，清者上注于肺，浊者下走③于胃。胃之清气，上出于口；肺之浊气，下注于经，内积于海[1]。

[校勘]

①“者”：《甲乙》卷一第十二作“中”。

②“别”：此上原有“清浊”二字，系蒙上文“清浊”误衍，今据《甲乙》卷一第十二及《太素》卷十二营卫气行删。

③“走”：《甲乙》卷一第十二及《太素》卷十二营卫气行并作“流”。

[注释]

[1]“气之大别……内积于海”：《类经》四卷第十九注：“大别，言大概之分别也。上文以天气、谷气分清浊，而此言清中之浊，浊中之清，其所行复有不同也。清者上升，故注于肺；浊者下降，故走于胃。然而浊中有清，故胃之清气上出于口，以通呼吸津液；清中有浊，故肺之浊气下注于诸经，以为血脉营卫；而其积气之所，乃在气海间也。”

[语译] 黄帝说：清气注脏，浊气注腑，浊中有清，清中有浊，这些情况如何判别？岐伯说：清浊之气的区别是这样的：天空的清气，上注于肺脏；水谷的浊气，下注于胃腑。而胃内水谷浊气中的清气向上出于口；肺中的浊气，则向下输注经脉中，并内积于胸中气海。

[原文] 黄帝曰：诸阳皆浊，何阳独甚乎①？岐伯曰：手太阳独受阳之浊[1]，手太阴独受阴之清。其清者上走空②窍，其浊者下行诸经③。诸④阴皆清，足太阴独受其浊。

[校勘]

①“何阳独甚乎”：“独”原作“浊”，据张注本、《甲乙》卷一第十二、《太素》卷十二营卫气行改为“独”，以与下文

合。周本“何”下有“太”字。

②“空”：《甲乙》卷一第十二“空”作“孔”。

③“诸经”：日抄本作“诸阴”。

④“诸”：《甲乙》卷一第十二此上有“故”字。

［注释］

［1］“手太阳独受阳之浊”：《太素》卷十二营卫气行注：“胃者腐熟水谷，传与小肠，小肠受盛，然后传与大肠，大肠传过，是为小肠受秽浊最多，故小肠经受阳之浊也。”

［语译］ 黄帝说：诸阳经都受浊气的渗注，其中哪一经受浊气最甚？岐伯说：小肠受胃的水谷，将清浊分离，所以它以及它所属的手太阳小肠经受的浊气最多。肺脏主气而司呼吸，所以它以及它所属的手太阴肺经所受的清气最多。大凡清气都上走空窍，浊气都下灌到阳经中，五脏虽都受纳清气，而脾主运化水谷精微，与胃关系最密切，所以唯有脾脏及其所属的足太阴脾经独受浊气。

［原文］ 黄帝曰：治之奈何？岐伯曰：清者其气滑，浊者其气涩，此气之常也。故刺阳者①，深而留之；刺阴者②，浅而疾之；清浊相干③，以数调之也。

［校勘］

①“刺阳者”：“阳”原作“阴”，据《太素》卷十二营卫气行改为“阳”，以与本书逆顺肥瘦篇“气涩血浊，刺此者深而留之”义合。

②“刺阴者”：“阴”原作“阳”，据《太素》卷十二营卫气行改为“阴”，以与本书逆顺肥瘦篇“气滑血清，刺此者浅而疾之”义合。

③“干”：原作“于”，形误，据《甲乙》卷一第十二及《太素》卷十二营卫气行改。

［语译］ 黄帝问：阴阳清浊在治疗上怎样处理？岐伯说：清气滑利，浊气涩滞，这是一般的情况。因为阳经受浊

气，所以针治时应深刺而留针时间长些；阴经受清气，所以针治时应浅刺而快出针。如果清浊相干、升降失常，应察清病情，掌握病机，了解清浊混乱的病位和程度，按相应的方法去调治。

卷之七

阴阳系日月第四十一

[提要] 本篇以天人相应的观点，谈到人体的上部、下部，手经、足经，左侧、右侧等与日、月、天干、地支相对应所表现的阴阳属性，并据此提出针刺方面的注意事项。

[原文] 黄帝曰：余闻天为阳，地为阴，日为阳，月为阴，其合之于人，奈何？岐伯曰：腰以上为天，腰以下为地，故天为阳，地为阴。足之十二经脉①，以应十二月，月生于水，故在下者为阴。手之十指，以应十日，日生于火②，故在上者为阳。

[校勘]

①“足之十二经脉”：“足”上原有“故”字，据《太素》卷五阴阳合删。又，《太素》同篇无“经”字。

②“日生于火”：“生于”原作“主”，据《太素》卷五阴阳合改，与上“月生于水”适成对文。

[语译] 黄帝说：我听说天为阳，地为阴，日为阳，月为阴。这天、地、日、月与人相对应的关系是怎样的？岐伯说：人体的腰以上为阳，腰以下为阴，以应天地，足三阳和足三阴左右合计共十二条经脉在下，与一年中的十二个月份相对应，月生于水，属阴，所以在下的属阴。手的十指在上，与十日相对，日生于火，属阳，所以在上的为阳。

[原文] 黄帝曰：合之于脉，奈何？岐伯曰：寅者，正月

之生阳也，主左足之少阳；未者，六月，主右足之少阳；卯者，二月，主左足之太阳；午者，五月，主右足之太阳；辰者，三月，主左足之阳明；巳者，四月，主右足之阳明，此两阳合于前[①]，故曰阳明。申者，七月之生阴也，主右足之少阴；丑者，十二月，主左足之少阴；酉者，八月，主右足之太阴；子者，十一月，主左足之太阴；戌者，九月，主右足之厥阴；亥者，十月，主左足之厥阴，此[②]两阴交尽，故曰厥阴。

［校勘］

①“此两阳合于前”：《素问》阴阳类论王注引作“两阳合明”。

②“此”：《素问》阴阳类论王注引无。

［语译］ 黄帝说：上面说的十二月和十日怎样与经脉相配合？岐伯说：以十二地支代表十二月，它们的配合及与足部十二经脉的相应关系是这样的：正月在地支上配寅，称为正月建寅，此时为阳气初生，主左足的少阳经；六月未，主右足的少阳经；二月卯，主左足的太阳经；五月午，主右足的太阳经；三月辰，主左足的阳明经；四月巳，主右足的阳明经；三、四月间，是自然界阳气旺盛的阶段，它的前面和后面是分别主少阳和太阳的正月二月以及五月六月，因此三、四两个月夹在两阳的中间，而为两阳合明，所以叫做阳明。七月申，自然界阴气渐生，主右足的少阴经；十二月丑，主左足的少阴经；八月酉，主右足的太阴经；十一月子，主左足的太阴经；九月戌，主右足的厥阴经；十月亥，主左足的厥阴经。因七、八月与十一、十二月分主少阴、太阴经，九、十月夹在中间为阴气交会的时间，所以称为厥阴。

［按语］ 本段经文所述十二月与足之左右各六经相合有一定规律可循，一岁之中上半年为阳，所以前六个月分主阳经，下半年为阴，所以后六个月分主阴经。上半年的正、二、三月阳气渐盛，为阳中之阳，而左为阳，右为阴，所以这三个月分

主左足的阳经，四、五、六月阳气由盛而渐衰，为阳中之阴，所以这三个月分主右足的阳经。七、八、九月，阴气渐进，为阴中之阴，所以这三个月分主右足的阴经。十、十一、十二月，阴气渐退，阳气渐生，为阴中之阳，所以这三个月主左足之阴经。

［**原文**］ 甲主左手之少阳，己主右手之少阳，乙主左手之太阳，戊主右手之太阳，丙主左手之阳明，丁主右手之阳明，此两火并合，故为阳明。庚主右手之少阴，癸主左手之少阴，辛主右手之太阴，壬主左手之太阴。

［**语译**］ 以天干所代表的固定日子与上肢十条经脉分别相应的关系是这样的：甲日主左手的少阳经，己日主右手的少阳经，乙日主左手的太阳经，戊日主右手的太阳经，丙日主左手的阳明经，丁日主右手的阳明经，十天干按五行归类，丙、丁都属火，所以丙日丁日这是两火合并，因此称为阳明。庚日主右手的少阴经，癸日主左手的少阴经，辛日主右手的太阴经，壬日主左手的太阴经。

［**按语**］ 十天干配日，是依时间顺序每十天一循环，往复无穷。十天干只配上肢左右各五经，无手厥阴心包经。张介宾说："足言厥阴，而手不言者，盖足以岁言，岁气有六；手以旬言，旬惟五行而已。且手厥阴者，心包络也，其脏附心，故不言耳。"

［**原文**］ 故足之阳者，阴中之少阳也；足之阴者，阴中之太阴也；手之阳者，阳中之太阳也；手之阴者，阳中之少阴也。腰以上者为阳，腰以下者为阴。

［**语译**］ 足在下，属阴，所以足的阳经，为阴中的少阳，阳气微弱；足的阴经，为阴中的太阴，阴气重盛；手在上，属阳，所以手的阳经，为阳中的太阳，阳气隆盛；手的阴经，为阳中的少阴，阴气微弱。总的说来，腰以上属于阳位，腰以下属于阴位，在阳位的阳经，阳气就隆盛，即使是阴经，阴气也

微薄；在阴位的阴经，阴气就重盛，即使是阳经，阳气也微弱。

［原文］ 其于五脏也，心为阳中之太阳，肺为阳[1]中之少阴，肝为阴中之少阳，脾为阴中之至阴，肾为阴中之太阴。

［校勘］

①“阳”：原作“阴”，据日刻本、张注本、黄校本及《太素》卷五阴阳合改，以与本书九针十二原篇合。

［语译］ 把这个划分阴阳的方法，结合到五脏来说，心肺居于膈上，就属于阳，心属火，所以为阳中的太阳，肺属金，所以为阳中的少阴。肝、脾、肾居于膈下，就属于阴。肝属木，所以为阴中的少阳。脾属土，所以为阴中的至阴，肾属水，所以为阴中的太阴。

［原文］ 黄帝曰：以治之奈何？岐伯曰：正月、二月、三月，人气在左，无刺左足之阳；四月、五月、六月，人气在右，无刺右足之阳；七月、八月、九月，人气在右，无刺右足之阴，十月、十一月、十二月，人气在左，无刺左足之阴。

［语译］ 黄帝说：以经脉与十二月的阴阳配属关系，结合到治疗上是怎样的呢？岐伯说：正月、二月、三月，分主左足的少阳、太阳、阳明经，说明此时人的阳气偏重在左，所以不宜针刺左足的三阳经；四月、五月、六月，分主右足的阳明、太阳、少阳经，说明此时人的阳气偏重在右，所以不宜针刺右足的三阳经；七月、八月、九月，分主右足的少阴、太阴、厥阴经，说明此时人的阴气偏重在右，所以不宜针刺右足的三阴经；十月、十一月、十二月，分主左足的厥阴、太阴、少阴经，说明此时人的阴气偏重在左，所以不宜针刺左足的三阴经。

［原文］ 黄帝曰：五行以东方甲乙木王[1]春，春者，苍色，主肝，肝者足[2]厥阴也，今乃以甲为左手之少阳，不合于数，何也？岐伯曰：此天地之阴阳也，非四时五行之以次行

也。且夫阴阳者，有名而无形，故数之可十，离[3]之可百，散[4]之可千，推之可万，此之谓也。

［校勘］

①“王”：周本作“主”，《太素》卷五阴阳合同。

②“足”：《太素》卷五阴阳合此上有“主”字。

③“离”：马注本作“推”，《素问》五运行大论亦作“推”。

④“散”：张注本作“数”。

［语译］　黄帝说：从五行归类来说，方位上的东方，天干中的甲、乙，同属于木，木气旺于春季，在颜色上为苍色，在内脏应于肝，而肝的经脉是足厥阴。现在以甲来配属左手的少阳，与五行配天干的规律不符，这是什么道理？岐伯说：这是根据天地阴阳消长变化的规律，来配合干支，以说明手足经脉的阴阳属性的，不是按四时之序的五行属性配合干支来分阴阳，所以不是一回事。而且，阴阳是抽象的概念，有名无形，用它可以概括一切事物的对立的属性来说明某一事物，所以它的运用是广泛而没有范围的，可以说明一两个事物，也可以扩大到十、百、千、万乃至无数的事物。

［按语］　本篇所述，重在强调手的十经和足的十二经分别与日序、月序相配合的关系，从天地四时（推及日序、月序）的阴阳消长来应合这些经脉脉气的衰旺，也就是说明各经脉的衰旺与时序间的联系，由此出发而指导临床针刺，提醒人们，在治疗时，不但要考虑具体的病症，也要因时制宜，注意在不同的时间，人体经脉气血衰旺的自然变化，而在治疗中加以考虑，这样重视时序自然变化对人体经脉气血的影响的观点，在针刺技术上逐步发展为后世的子午流注针法，这种观点显然符合祖国医学天人相应的总精神，但在具体运用中，若过分强调这一方面而忽略具体病症的辨证论治，也是片面的，这种以天干与日序的配合来划分某日的阴阳属性，在理论上颇具独特

性，因此这是在学习与研究中需要进一步加以探讨的。

病传第四十二

[提要] 本篇论述疾病由外而内逐步侵入脏腑的层次，更谈到脏腑疾病的传变规律，以及不同的传变方式对疾病预后的影响。

[原文] 黄帝曰：余受九针于夫子，而私览于诸方，或有导引行气[1]、乔①摩[2]、灸、熨、刺、焫②[3]、饮药之一者，可独守耶，将尽行之乎？岐伯曰：诸方者，众人之方也，非一人之所尽行也。

[校勘]

①“乔”：《甲乙》卷六第十“乔”作“按”。周学海曰：“‘乔’即‘跷’字”。

②“焫”《甲乙》卷六第十作“爇”。

[注释]

[1]“导引行气”：即气功疗法。

[2]“乔摩”：即按摩疗法。

[3]“焫（ruì 瑞）”：烧灼的意思，指火针之类的方法。

[语译] 黄帝说：我从您这里学习了九针的知识，又自己阅读了一些方书，其中如导引行气、按摩、灸、熨、针刺、火针及服药等疗法，不一而足，对这些疗法，在应用时，是只采取其中的一种坚持下去，还是同时统统使用上呢？岐伯说：方书上所谈到的各种疗法，是为适应不同的人的不同疾病而设的，不是单为治疗某个人的疾病所设的，当然不能在一个人身上都使用。但不论选择的治疗方法是哪一种，总的治疗原则却是一定的。

[原文] 黄帝曰：此乃所谓守一勿失，万物毕者也[1]。今余已闻阴阳之要①，虚实之理，倾移之过，可治之属[2]，愿闻

病之变化，淫传绝败而不可治者，可得闻乎？岐伯曰：要乎哉问！道，昭乎其如旦②醒，窘乎其如夜瞑，能被而服之，神与俱成，毕将服之，神自得之，生神之理，可著于竹帛，不可传于子孙。

［校勘］

①“今余已闻阴阳之要”：马注本、张注本并无“已”字。《甲乙》卷六第十无“今”字。

②“旦”：原作“日”，据胡本、周本、熊本、明本、藏本及《甲乙》卷六第十改。

［注释］

［1］“守一勿失，万物毕者也”：指医生从各种疗法中总结出治疗的原则，坚持下去，各种疾病就都会得到最适当的治疗了。马莳：“诸方虽行于众病，而医工当知守一，守一者，合诸方而尽明之，各守其一而勿失也，庶乎万物之病，可以毕治而无误矣。”

［2］“可治之属”：即治疗疾病的适当方法。

［语译］ 黄帝说：这就是掌握了一个总的原则，以此为指导，就能解决各样复杂具体事物的道理。现在我已经懂得了阴阳的要点，虚实的理论，由失于调护，正伤邪侵而造成的疾病的一般情况，以及治愈疾病的合适方法等方面的知识，我希望了解一下疾病变化的情况，以及邪气在体内的传变发展致使脏气败绝而不易救治的道理，你能告诉我吗？岐伯说：这个问题至关重要。这些医学道理，明白它就像白天头脑清醒，什么事物都能一目了然一样，不明白它，就像在黑夜中闭上眼睛，什么都难以察觉一样，所以不但要接受和掌握这些道理，而且要按照它去实际运用，在学习和运用中，聚精会神地体验和探索，就能达到全部理解的境地，而在不折不扣地按照这些道理实际应用的过程中，也就会抓住要领，出神入化，得心应手，解决实际问题，这种神妙的理论，应该写在竹帛上传于后世，

不应该据为私有，只传给自己的子孙。

［原文］ 黄帝曰：何谓旦醒？岐伯曰：明于阴阳，如惑之解，如醉之醒。黄帝曰：何谓夜瞑？岐伯曰：瘖乎其无声，漠乎其无形，折毛发理，正气横倾，淫邪泮衍[1]，血脉传溜①，大气入脏，腹痛下淫，可以致死，不可以致生。

［校勘］

①“溜”：《甲乙》卷六第十“溜”作“留”。

［注释］

［1］“泮衍”：扩散、蔓延。

［语译］ 黄帝说：什么是旦醒？岐伯说：明白了阴阳的道理，就好像迷惑的难题得到透彻的解释，在酒醉中清醒过来一样。黄帝说：什么是夜瞑？岐伯说：病邪侵入人体后所引起的内部变化，既没有声音，也没有形象，看不见摸不着，就像在黑夜闭上眼睛，十分隐晦、渺茫，常在不知不觉之中出现了毛发毁折、腠理开泄多汗等症状，这是邪气侵犯了皮毛肌腠。若正气大伤，邪气弥漫而经过血脉传到内脏，就会引起腹痛、精气遗泄等病症，到了邪盛正虚的严重阶段，就不易救治了。

［原文］ 黄帝曰：大气入脏奈何？岐伯曰：病先发于心①，一日而之肺②，三日而之肝③，五日而之脾④，三日不已，死。冬夜半，夏日中。

［校勘］

①“病先发于心”：《千金》卷十三第一“心”下有“者心痛”三字，《脉经》卷六第三、《甲乙》卷六第十并同。《素问》标本病传论“病先发于心”作“心病先心痛”。

②“一日而之肺”：《脉经》卷六第三、《甲乙》卷六第十、《千金》卷十三第一无“而”字。《脉经》、《千金》“之肺”下并有“喘咳”二字，《甲乙》有“而咳”二字。

③“三日而之肝”：《素问》标本病传论新校正引《甲乙》“三”作“五”。《脉经》卷六第三、《千金》卷十三第一“之

肝”下并有“胁痛支满”四字，《甲乙》卷六第十有“肋支满”三字。

④“脾”：《脉经》卷六第三、《千金》卷十三第一此下并有“闭塞不通，身痛体重”八字，《甲乙》卷六第十略同，惟无“痛”字。

［语译］ 黄帝说：猖獗的邪气入侵内脏，会怎么样？岐伯说：邪气入脏，若疾病先从心开始发生，过一天就会传到肺，三天就传到肝，五天就传到脾，再过三天如果不愈，就会死亡，冬天死于夜半，夏天死于中午。

［原文］ 病先发于肺[①]，三日而之肝[②]，一日而之脾[③]，五日而之胃[④]，十日不已，死。冬日入，夏日出。

［校勘］

①“肺”：《脉经》卷六第七、《甲乙》卷六第十、《千金》卷十七第一，此下并有“喘咳”二字。

②“肝”：《脉经》卷六第七、《千金》卷十七第一此下并有“胁痛支满”四字。《甲乙》卷六第十略同，惟无“痛”字。

③“脾”：《脉经》卷六第七、《千金》卷十七第一此下并有“闭塞不通，身痛体重”八字，《甲乙》卷六第十有“而身体痛”四字。

④“胃”：《脉经》卷六第七、《千金》卷十七第一此下并有“腹胀”二字，《甲乙》卷六第十有“而胀”二字。

［语译］ 若疾病先发生在肺，过三天，就会传至肝，再过一天就传到脾，再过五天而传到胃，若十天之后仍不痊愈，就会死亡。冬天死在日没的时候，夏天死在日出的时候。

［原文］ 病先发于肝[①]，三[②]日而之脾，五日而之胃[③]，三日而之肾[④]，三[⑤]日不已，死。冬日入[⑥]，夏早食。

［校勘］

①“肝”：《脉经》卷六第一、《千金》卷十一第一，此下并有“头目眩，胁痛支满”七字。《甲乙》卷六第十有“头痛

目眩，肋多满”七字。

②“三”：《甲乙》卷六第十、《脉经》卷六第一、《千金》卷十一第一并作“一”。

③“五日而之胃”：《脉经》卷六第一及《千金》卷十一第一“五”并作“二”。“之胃”下有“而腹胀”三字。

④“肾”：《脉经》卷六第一及《千金》卷十一第一“肾”下并有“少腹腰脊痛，胫痠”七字。《甲乙》卷六第十有“腰脊少腹痛，胻痠”七字。

⑤“三”：《脉经》卷六第一及《千金》卷十一第一并作“十”。

⑥“入”：《甲乙》卷六第十作“中”。

［语译］ 若疾病先发生在肝，三天后就传到脾，五天后传到胃，再过三天传到肾，再过三天仍不能痊愈的，就会死亡。冬天死在日落的时候，夏天死在吃早饭的时候。

［原文］ 病先发于脾，一日而之胃[①]，二日而之肾[②]，三日而之膂膀胱[③]，十日不已，死。冬人定，夏晏食。

［校勘］

①“胃”：《脉经》卷六第一、《千金》卷十一第一此下并有“而腹胀”三字。《甲乙》卷六第十略同，惟无“腹”字。

②“肾”：《脉经》卷六第一、《千金》卷十一第一、《甲乙》卷六第十此下并有“少腹腰脊痛胫痠”七字。

③“三日而之膂膀胱”：《素问》标本病传论新校正引“膂”作“胆”。《脉经》卷六第一、《甲乙》卷六第十、《千金》卷十一第一并无“而”、“膂”二字，“膀胱”下有“背胆筋痛小便闭”七字。

［语译］ 若疾病先发生在脾，一天后就传到胃，再过两天传到肾，过三天传到脊背和膀胱。过十天而仍不愈，就会死亡。冬天死于黄昏，人们刚入睡的时候，夏天死于吃晚饭的那个时间。

[原文] 病先发于胃①，五日而之肾②，三日而之膂膀胱③，五日而上之心④，二⑤日不已，死。冬夜半⑥，夏日昳[1]。

[校勘]

①“胃”：《甲乙》卷六第十、《脉经》卷六第六及《千金》卷十六第一，此下并有“胀满”二字。

②“肾”：《甲乙》卷六第十、《脉经》卷六第六及《千金》卷十六第一，“肾”下并有“少腹腰脊痛胫痠”七字。

③“胱”：《甲乙》卷六第十、《脉经》卷六第六及《千金》卷十六第一，“胱”下并有“背汍筋痛小便闭”七字。

④“之心”：《脉经》卷六第六作“之脾”，《千金》卷十六第一作“之心脾”。按：《素问》标本病传论王注：“膀胱水府传于脾也”。新校正云：“膀胱传心为相胜。而身体重，今王氏言传脾者误也。”但因《脉经》作“之脾”，王氏之说亦非无据，《千金》“心脾”两义并含，可见当时对此有不同认识。

⑤“二”：《素问》标本病传论、《甲乙》卷六第十及《脉经》卷六第六并作“六”。《脉经》校语谓：“一作三”。《千金》卷十六第一作“三”。

⑥“半”：《素问》标本病传论、《脉经》卷六第六、《千金》卷十六第一此下并有“后”字。

[注释]

[1]“日昳（dié 迭）”：午后，约当未时。

[语译] 若疾病首先发生在胃，五日就会传到肝，再过三天传到脊背和膀胱，过五天上传到心，又过两天而不愈的话，就要死亡。冬天死在夜半，夏天死在午后。

[原文] 病先发于肾①，三日而之膂②膀胱，三日而上之心，三日而之小肠③，三④日不已，死。冬大晨[1]，夏晏⑤晡[2]。

[校勘]

①“肾”：《脉经》卷六第九、《甲乙》卷六第十、《千金》卷十九第一，此下并有“少腹腰脊痛、胫痠”七字。

②“三日而之膂”：《甲乙》卷六第十、《脉经》卷六第九、《千金》卷十九第一并无“而”、“膂”二字。

③“三日而上之心，三日而之小肠”：《甲乙》卷六第十、《脉经》卷六第九、《千金》卷十九第一并作“二日上之心，心痛，三日之小肠胀”。《素问》标本病传论新校正引《灵枢经》作“三日之小肠，三日上之心”，与本文互倒。守山阁校本注云：“原刻此二句误倒，依林亿校《素问》引此文乙转”。似应据林亿新校正改为“三日而之小肠，三日而上之心”。

④“三”：《脉经》卷六第九及《千金》卷十九第一作“四”。

⑤“晏”：原作“早”，据《素问》标本病传论、《甲乙》卷六第十、《脉经》卷六第九及《千金》卷十九第一改。

[注释]

[1]“大晨”：天光大亮，约当卯时。

[2]“晏晡”：黄昏的时候，约当戌时。

[语译] 若疾病首先发生在肾。三天传到脊背和膀胱，又过三天，上传到心，再过三天传至小肠，三天而不愈，就会死亡。冬天死于天亮时，夏天死于黄昏时分。

[原文] 病先发于膀胱①，五日而之肾，一日而之小肠②，一日而之心③，二日不已，死。冬鸡鸣，夏下晡④[1]。

[校勘]

①“胱”：《脉经》卷六第十，《千金》卷二十第一此下并有“背胆筋痛，小便闭”七字。《甲乙》卷六第十有“小便闭”三字。

②“肠”：《脉经》卷六第十、《千金》卷二十第一此下并有“胀”字。《甲乙》卷六第十有“而肠胀”三字。

③“一日而之心”：《甲乙》卷六第十“一”作“二”，

“心”作“脾”。《素问》标本病传论王注引及《脉经》卷六第十、《千金》卷二十第一均作“脾”。

④“下晡”：《脉经》卷六第十校注、《千金》卷二十第一校注并云：“一云日夕”。

[注释]

[1]“下晡”：午后，约当未时。

[语译] 若疾病首先发生在膀胱，五天可传到肾，再过一天而到小肠，又过一天传到心。若两天后仍不愈的就会死亡。冬天死在鸡鸣的时候，夏天死在午后。

[原文] 诸病以次相传，如是者皆有死期，不可刺也，间一脏，及二、三、四脏者①[1]，乃可刺也。

[校勘]

①“间一脏，及二、三、四脏者”：《素问》标本病传论作“间一脏止及至三、四脏者”。《甲乙》卷六第十无此九字。按：《素问》标本病传论新校正云：“按《甲乙经》无‘止’字。”似林亿等所见之《甲乙》有与《素问》雷同之文字，惟无“止”字而已。以《素问》之文与《灵枢》之文相较，《灵枢》无“止”字，文义似胜。

[注释]

[1]“间一脏，及二、三、四脏”：间一脏，是指在依五行相克规律的传变过程中，隔过一个脏器，如：按五行相克传变是肝→脾→肾→心→肺，间一脏就是肝传肾，同样，间二脏就是肝传心，间三脏就是肝传肺，间四脏则为自传，即脏腑表里相传，如肝传胆等，因为这些传变方式都打破了向其所胜者传变的次序，所以都有回生的可能。但如按前文所述依五行相克的次序传变，则疾病难已，甚至死期可定。《素问》玉机真脏论云：“五脏相通，移皆有次，五脏有病，则各传其所胜。”《素问》平人气象论亦云：“脉反四时及不间脏，曰难已。”此外，《难经》五十三难曰：“七传者死，间脏者生。”其释间脏

为传其所生（如肝传心等），与本文有异，亦可备一说。

［语译］ 上述各脏发生疾病，都依相克的次序相传，这样就都有一定的死期，所以不可针刺。如果疾病传变次序是间隔一脏或间隔二、三、四脏的，就没有危险，可以针刺治疗。

［按语］ 本篇所论疾病传变的次序，日数及死期的推定，可能是古人局部经验的总结，征之临床实际，似难吻合，因此只可参考，不可拘泥，尤其在治疗过程中由于药物和机体双方相互作用的复杂情况，这些结论就更显得机械和失实。

淫邪发梦第四十三

［提要］ 本篇讨论因邪气的干扰及脏腑虚实等原因所引起的不同梦境，提示分析梦境以丰富诊断资料的具体方法。

［原文］ 黄帝曰：愿闻①淫邪泮[1]衍奈何？岐伯曰：正邪[2]从外袭内②，而③未有定舍，反④淫于脏，不得定处，与营卫俱行⑤，而与⑥魂魄飞扬，使人卧不得安而喜梦⑦。气⑧淫于府，则⑨有余于外，不足于内；气淫于脏，则有余于内，不足于外。

［校勘］

①“愿闻”：《甲乙》卷六第八无。

②“正邪从外袭内”：《病源》卷四虚劳喜梦候“邪”上无“正”字，“袭”作“集”。《太平御览》卷三十九人事部，叙梦类引“邪”下无“从”字。

③“而”：《甲乙》卷六第八、《病源》卷四并无。

④“反”：《千金》卷一序例诊候第四、《灵枢略》并作“及”。

⑤“与营卫俱行”：《太平御览》卷三十九引无。

⑥“与”：《灵枢略》无。

⑦“不得安而喜梦”：《灵枢略》无“得”字。

⑧“气”:《甲乙》卷六第八、《千金》卷一第四此上并有“凡”字。

⑨“则”:《甲乙》卷六第八此下有“梦”字。

[注释]

[1]“泮(pàn判)衍”:浸淫、扩散之意。

[2]“正邪”:指能够刺激和干扰身心正常活动的各种因素,如情志活动,饥饱,劳逸等。《类经》十八卷第八十五注:“凡阴阳劳逸之感于外,声色嗜欲之动于内,但有干于身心者,皆谓正邪。”

[语译] 黄帝说:我想知道关于邪气在体内浸淫扩散引起的反应,它们到底是怎样的?岐伯说:正邪从外侵袭体内,有时没有固定的侵犯部位,却流溢于内脏,而且与营卫之气一起流行,没有一定处所,伴随魂魄一起飞扬,从而使人睡卧不宁而多梦。若邪气侵扰于腑,在外的阳气就有余,在里的阴气就不足;若邪气侵扰于脏,在里的阴气就有余,在外的阳气就不足。

[原文] 黄帝曰:有余不足,有形乎?岐伯曰:阴气盛①,则梦涉大水而②恐惧;阳气盛,则梦大火而燔焫③[1];阴阳俱盛④,则梦相杀⑤。上盛则梦飞⑥,下盛则梦堕⑦;甚饥则梦取⑧,甚饱则梦予⑨;肝气盛,则梦怒;肺气盛,则梦恐惧、哭泣、飞扬⑩;心气盛,则梦善笑、恐畏⑪;脾气盛,则梦歌乐,身体重不举⑫;肾气盛,则梦腰脊两解不属⑬。凡此十二盛者,至而泻之,立已。

[校勘]

①“阴气盛”:《病源》卷四虚劳喜梦候“阴气”上有“若”字。《素问》脉要精微论,《太素》卷十四四时脉诊“阴”下并无“气”字,《甲乙》卷六第八、《千金》卷一第四、《医说》卷五同。

②“而”:《素问》脉要精微论、《太素》卷十四四时脉诊、

《医说》卷五并无。

③“则梦大火而燔焫”：《列子》周穆王篇“梦”下有“涉”字，《千金》“梦”下有“蹈”字，《千金》似是。《素问》脉要精微论、《太素》卷十四四时脉诊、《医说》卷五“焫”并作“灼”，《病源》卷四虚劳喜梦候作“爇”。

④“盛”：《医统》卷七十诸梦叙论引作“病”。

⑤“相杀”：《列子》“相”作“生”。《素问》脉要精微论此下有“毁伤”二字，《太素》卷十四四时脉诊、《甲乙》卷六第八、《千金》卷一第四、《医说》卷五、《太平御览》卷三十九引并同。

⑥“飞”：《太素》卷十四四时脉诊、《千金》卷一第四此下并有“扬”字。

⑦“下盛则梦堕”：周本、日刻本“盛”并作“甚”，《类经》卷十八梦寐篇同。《医统》卷七十诸梦叙论“盛”作“虚”，“堕”作“坠”。

⑧“甚饥则梦取”：《医说》引“饥”上无“甚”字，下“甚饱”亦无“甚”字。《病源》卷四虚劳喜梦候“取”作“卧”。

⑨“予”：《病源》卷四虚劳喜梦候“予”作“行”，《列子》、《千金》卷一第四并作“与”。

⑩“肺气盛，则梦恐惧、哭泣、飞扬”：《素问》脉要精微论作“肺气盛，则梦哭”，《太素》卷十四四时脉诊作“肺气盛，则梦哀”，《千金》卷一第四“哭泣”下无“飞扬”二字。按：无“飞扬”二字似是，否则与下“肺不足则梦飞扬”虚实同候矣。

⑪“则梦善笑、恐畏”：日刻本“善”作“喜”。《中藏经》卷上第二十四、《千金》卷一第四“笑”下并有“及”字。《太平御览》卷三十九、《医统》卷七十引并无“恐畏”二字。按：无“恐畏”二字似是，因前有肺气盛梦“恐惧”之说，今

心气盛，又梦“恐畏”，复矣。

⑫“身体重不举”：《脉经》卷六第五、《甲乙》卷六第八、《千金》卷一第四并无“身”字，“体重”下有“手足”二字。《病源》卷四作“体重身不举”，《太平御览》卷三十九引同。

⑬“则梦腰脊两解不属”：《太平御览》卷三十九引无“腰”字。《甲乙》卷六第八、《千金》卷一第四“解”下并有“而”字。《脉经》卷六第九“不”下有“相”字。

[注释]

[1]“燔焫（ruì 瑞）”：烧灼之意。

[语译] 黄帝说：有余不足，有什么表现吗？岐伯说：阴气盛，就会梦见渡涉大水而感到恐惧；阳气盛，就会梦见大火而感到灼热；阴阳都盛，就会梦见互相杀伐；上部邪盛，会梦见向上飞腾；下部邪盛，会梦见向下坠堕；过度饥饿的时候，会梦见向人索取东西；过饱的时候，会梦见给予别人东西；肝气盛，会有忿怒的梦；肺气盛，会有恐惧、哭泣的梦；心气盛，会梦见喜笑、恐惧和畏怯；脾气盛，则梦见歌唱、娱乐，或身体沉重难举；肾气盛，会梦见腰脊分离而不相连接。上面所谈的这十二种气盛的病，可分别根据梦境察出其病邪所在，针刺时在相应部位使用泻法，就可痊愈。

[原文] 厥①气客于心，则梦见丘山烟火②；客于肺，则梦飞扬，见金铁之③奇物；客于肝，则梦见山林树木④；客于脾，则梦见⑤丘陵大泽，坏屋⑥风雨；客于肾，则梦临渊⑦，没居水中⑧；客于膀胱，则梦游行；客于胃，则梦饮食；客于大肠，则梦田野；客于小肠，则梦聚邑冲衢⑨[1]；客于胆，则梦斗讼自刳⑩[2]；客于阴器⑪，则梦接内⑫；客于项，则梦⑬斩首；客于胫⑭，则梦行走而不能前⑮，及居深地窌苑[3]中⑯；客于股肱⑰，则梦礼节拜起⑱；客于胞脏⑲[4]，

则梦溲便[20]。凡此十五[21]不足者，至[22]而补之立已也。

［校勘］

①“厥：《中藏经》卷上第二十二作“邪”。

②“则梦见丘山烟火”：《中藏经》卷上第二十二“梦”下无“见”字，《病源》卷四虚劳喜梦候“丘山烟火”作“山嶽熛火”，《太平御览》卷三十九引“烟”作“燔”。

③“之”：《甲乙》卷六第八此下有“器及”二字《脉经》卷六第七、《病源》卷四虚劳喜梦候、《千金》卷一第四此下并有“器”字。

④“树木”：《中藏经》卷上第二十二作“茂盛”。

⑤“见”：《脉经》卷六第五、《中藏经》卷上第二十六并无“见”字，《天中记》引同。

⑥“坏屋”：《中藏经》卷上第二十六无。

⑦“渊”：《中藏经》卷中第三十、《病源》卷四虚劳喜病候并作“深”。

⑧“没居水中”：《中藏经》卷中第三十作“投水中”；《病源》卷四虚劳喜病候“没居”作“没于”。

⑨“则梦聚邑冲衢”：《病源》卷四虚劳喜梦候“梦”下有“游”字，“冲”作“街”。《脉经》卷六第四、《千金》卷一第四、《太平御览》卷三十九引“冲衢”并作“街衢”。

⑩“自刭”：《脉经》卷六第二、《中藏经》卷上第二十三并无“自刭”二字。《病源》卷四虚劳喜梦候“刭”作“割”。

⑪“器”：《病源》卷四虚劳喜梦候无，《太平御览》卷三十九引同。

⑫“则梦接内”：《千金》卷一第四作“则梦交接斗内”。

⑬“梦”：《病源》卷四虚劳喜梦候此下有“多”字。

⑭“胫”：《千金》卷一第四作“跨”，《太平御览》卷三十九引作“足”。

⑮“前”：《太平御览》卷三十九引无，《千金》卷一第四

此下有“进”字。

⑯“及居深地窌苑中”:《病源》卷四虚劳喜梦候作“又居深地中”,《千金》卷一第四作“池渠穿窌中居”。

⑰“胘”:《病源》卷四虚劳喜梦候、《千金》卷一第四并无。

⑱“起”:《甲乙》卷六第八及《千金》卷一第四并作“跪”。

⑲“膭”:《病源》卷四虚劳喜梦候无。

⑳“则梦溲便”:《甲乙》卷六第八“便”下有“利”字。《天中记》引无“便”字。《千金》卷一第四作“则梦溲溺便利”。

㉑“十五”:统本、金陵本、藏本“十五”并作“有数”;《医统》“十五”作“数”。

㉒“至”:《病源》卷四虚劳喜梦候无。

[注释]

[1]“聚邑冲衢”:聚邑,指聚集着很多人的地方;冲衢,指交通要冲。

[2]“刳(kū 枯)”:剖割的意思。

[3]“窌苑(jiào yuàn 窖怨)”:窌,同窖,指地窖而言;苑,古代养禽兽、植林木的地方称苑。

[4]“胞膭(zhí 直)”:胞,指膀胱之下的尿路而言;膭,即直肠。

[语译] 因正气虚弱而邪气干扰,客于心脏,就会梦见山丘烟火弥漫;客于肺脏,就会梦见飞扬腾越,或看到金属一类的奇怪东西;客于肝脏,就会梦见山林树木;客于脾脏,就会梦见连绵的丘陵和巨大的湖沼,以及风吹雨淋之中的破漏房屋;客于肾脏,就会梦见身临深渊或浸没在水中;客于膀胱,就会梦见到处游荡不定;客于胃中,就会梦见饮食;客于大肠,就会梦见广阔的田野;客于小肠,就会梦见人物聚集的交

通要冲；客于胆，就会梦见与人斗殴、打官司，或愤怒中剖割自己；客于生殖器官，就会梦中性交；客于项部，就会梦见杀头；客于足胫，就会梦见想要行走却不能前进，或者梦见被困于地窖、苑囿之中；客于股肱，就会在梦中行跪拜的礼节；客于尿道和直肠，就会梦到小便和大便。以上这十五种因正虚而致邪扰的疾病，可根据梦境察出其因虚致邪的脏腑或部位，针刺时，在相应的地方施以补法，就可痊愈。

［按语］ 本篇对人体阴阳、脏腑及某些组织的盛衰、虚实等病理变化所导致的种种梦境，进行了分析归纳，所举梦境多与发生某种病理改变的脏腑和组织的性质与功能密切相关（如邪客于肝则梦山林树木，是因肝性属木），也有一定的事实根据；但梦境的出现是与人体内外环境直接关联的，其变化也是复杂多端的，古人着重强调内环境中的病理改变的一面，而对于引起梦境的生活经历、心理环境等方面未作深入探讨。这可能是由于在祖国医学的脏腑学说中，把精神刺激等因素同某一脏腑的病理变化密切结合起来的缘故。

此外，我们不应把某种病理变化同梦境表现之间的联系绝对化起来，古人的描写只是为临床诊断提供一定的线索和启示，决不可仅仅根据梦境而决定疾病的诊断。

《素问》脉要精微论和方盛衰论中，也有关于疾病与梦境之间联系的描述，可与本篇互参。

顺气一日分为四时第四十四

［提要］ 本篇谈到疾病的旦慧、昼安、夕加、夜甚及其道理，也论述了疾病不按上述的规律发生轻重变化的原因，次而谈到脏、色、时、音、味等五变的意义以及五变主病与刺治五腧的相应关系，以作为临床治疗时的参考。

［原文］ 黄帝曰：夫百病之所始生者，必起于燥湿寒暑风

雨，阴阳喜怒，饮食居处，气合而有形，得脏而有名[1]，余知其然也。夫百①病者，多以旦慧[2]、昼安、夕加、夜甚，何也？岐伯曰：四时之气使然。

[校勘]

①“百”：《甲乙》卷六第六无。

[注释]

[1]“气合而有形，得脏而有名”：气合，指邪气犯人；有形，指有脉证变化的形迹；得脏，指邪气入脏；有名，指各种疾病都有一定的名称。

[2]“慧”：病轻而病人感觉神气清爽。

[语译] 黄帝说：各种疾病的发生。都由于燥湿寒暑风雨等外邪的侵犯，以及喜怒不节等情志刺激，饮食起居失常，生活没有规律所致，邪气侵犯内脏之后就会有各种病态出现，并且都有一定的病名。这些情况我已经知道，而疾病发生后，病人大多在早晨感觉病情轻减，神气爽快，白昼较安静，傍晚病势渐渐增重，夜间病势最甚，这是什么道理呢？岐伯说：这是由于四时的不同变化使人的阳气发生相应的盛衰而造成的。

[原文] 黄帝曰：愿闻四时之气。岐伯曰：春生、夏长、秋收、冬藏，是气之常也，人亦应之。以一日分为四时①，朝则为春，日中为夏，日入为秋，夜半为冬。朝则人气始生，病气衰，故旦慧；日中人气长，长则胜邪，故安；夕则人气始衰，邪气始生，故加；夜半②人气入脏，邪气独居于身，故甚也。

[校勘]

①“一日分为四时”：《甲乙》卷六第六“一日”下有“一夜”二字，“四时”下有“之气”二字。

②“半”：《甲乙》卷六第六无。

[语译] 黄帝说：想听你讲一下关于四时之气的问题。岐

伯说：春天阳气生发，夏天阳气隆盛，秋天阳气收敛，冬天阳气闭藏，这是一年中自然界四时阳气变化的一般规律，人体的阳气变化也与此相应。以一昼夜来分四时，早晨就像春天，中午就像夏天，傍晚就像秋天，夜半时就像冬天。人的阳气变化与此相适应，早晨阳气生发，机能逐渐活跃，邪气衰退。所以病人在早晨感到清爽；中午，人的阳气逐渐隆盛，正能压邪，所以病情安静；傍晚，人的阳气开始收敛，机能渐渐衰退，邪气就相应地开始增强，所以病情加重；到了夜半，人的阳气闭藏于内脏，邪气却乘机大振，处于优势，所以疾病就显得深重。

[原文] 黄帝曰：其时有反者[1]何也？岐伯曰：是不应四时之气，藏独主其病者，是必以脏气之所不胜时者甚[2]，以其所胜时者起[3]也。黄帝曰：治之奈何？岐伯曰：顺天之时[4]，而病可与期。顺者为工，逆者为粗。

[注释]

[1]“其时有反者”：指疾病的轻重变化与前文提到的旦慧、昼安、夕加、夜甚的规律不同。

[2]“以脏气之所不胜时者甚”：“脏气之所不胜时”，指受病的内脏被时日所克，因为内脏分别具有一定的五行属性，时日也分别具有五行的属性，遇到时日的五行属性克制内脏的五行属性时，病情就要加重，例如肝病逢庚辛日或申酉时辰（金克木）就要加重。五脏分配五行：肝属木，心属火，脾属土，肺属金，肾属水。代表日的天干配五行：甲乙属木，丙丁属火，戊己属土，庚辛属金，壬癸属水。代表时的地支配五行：寅卯属木，巳午属火，辰戌丑未属土、申酉属金，亥子属水。

[3]“以其所胜时者起”：受病内脏克制所逢时日，疾病则趋向轻减，如肝病逢戊己日和辰戌丑未的时辰（木克土）则轻。

［4］“顺天之时”：治疗时能够根据日、时的五行配属与受病内脏的五行配属关系，施以补泻，以避免时日克脏。如脾病，则于属木的甲乙日或寅卯时，采补土泻木的方法，肺病则于属火的丙丁日或巳午时，采取补金泻火的方法等，即为顺天之时。

［语译］ 黄帝说：疾病在一天中的轻重变化，也有和你说的旦慧、昼安、夕加、夜甚不同的情况，是怎么回事？岐伯说：这是疾病变化不和四时相应的缘故，这种情况出现在某一内脏单独对疾病发生决定性影响的时候。而这样的疾病，它的变化也和时间有一定的关系，当受病内脏的五行属性被时日的五行所克的时候，病就会加重，而受病内脏的五行属性克制时日的五行属性时，疾病就轻减。黄帝说：治疗时怎么办？岐伯说：治疗时，按照时日与受病内脏的五行关系，在适当时候施以补泻，使病脏不被时日克伐太过，疾病的治愈就大有希望。能这样做，就是高明的医生，不能这样做，就是粗劣的庸医了。

［原文］ 黄帝曰：善。余闻刺有五变[1]，以主五输①[2]，愿闻其数。岐伯曰：人有五脏，五②脏有五变，五③变有五输，故五五二十五输，以应五时[3]。黄帝曰：愿闻五变。岐伯曰：肝为牡脏[4]，其色青，其时春，其日甲乙，其音角，其味酸④；心为牡脏，其色赤，其时夏，其日丙丁，其音徵，其味苦；脾为牝脏[4]，其色黄，其时长夏，其日戊己，其音宫，其味甘；肺为牝脏，其色白，其时秋，其日庚辛，其音商，其味辛⑤；肾为牝脏，其色黑，其时冬，其日壬癸，其音羽，其味咸，是为五变。

［校勘］

①“余闻刺有五变，以主五输”：《甲乙》卷一第二此句作“五脏五输”。

②“五”：《甲乙》卷一第二、《太素》卷十一变输并无。

③“五”：《甲乙》卷一第二、《太素》卷十一变输并无。

④“其日甲乙，其音角，其味酸”：原作“其音角，其味酸，其日甲乙”，与心、脾、肾诸脏以色、时、日、音、味为序者不合，故据《甲乙》卷一第二移。

⑤“其时秋、其日庚辛，其音商，其味辛”：原作“其音商，其时秋、其日庚辛，其味辛”，与心、脾、肾诸脏以色、时、日、音、味为序者不合，故据《甲乙》卷一第二移。

[注释]

[1]“五变”：五种变化。本篇前面提到“人有五脏，五脏有五变”，似指每一脏器与色、时、日、音、味五者之间的关系。下文在论及与五输的关系时又仅提到脏、色、时、音、味五个方面，即将“脏”本身作为“五变”之一，而未提及“日”的问题，前后文不同，结合原文提到的五输分主五变的针刺法则，综合起来看，以疾病的表现突出在脏，在色泽，在时（时间时甚），在音，在味（饮食）这几个方面，称为五变为妥。

[2]“五输”：指井、荥、俞、经、合五类输穴。

[3]“五时”：指春、夏、长夏、秋、冬五季而言。

[4]“牡脏”、“牝（pìn 聘）脏”：雄性称牡，雌性称牝。五脏中肝、心为牡脏，脾肺、肾为牝脏。马莳：“肝为阴中之阳，心为阳中之阳，故皆称曰牡脏。脾为阴中之至阴，肺为阳中之阴，肾为阴中之阴，故皆称曰牝脏。”张志聪：“肝属木，心属火，故为牡脏，脾属土，肺属金，肾属水，故为牝脏。”二说俱可参。

[语译] 黄帝说：好。我听说刺法中有根据五变来决定针刺井、荥、俞、经、合五种输穴的情况，请谈一下其中的规律。岐伯说：人有五脏，五脏各有相应的色、时、日、音、味的五种变化，每种变化都有井、荥、俞、经、合五种输穴分别与之相应，五五相乘，所以这样的输穴有二十五个，又分别与

五季相应。黄帝说：想听你讲一下五变是什么？岐伯说：肝属木，为阴中之少阳，所以称为牡脏，在色为青，在时为春，在日为甲乙，在音为角，在味为酸；心属火，为阳中之太阳，所以也称牡脏，在色为赤，在时为夏，在日为丙丁，在音为徵，在味为苦；脾属土，为阴中之至阴，所以称为牝脏，在色为黄，在时为长夏，在日为戊己，在音为宫，在味为甘；肺属金，为阳中之少阴，所以称为牝脏，在色为白，在时为秋，在日为庚辛，在音为商，在味为辛；肾属水，为阴中之太阴，所以也称为牝脏，在色为黑，在时为冬，在日为壬癸，在音为羽，在味为咸。这就是五变。

［原文］ 黄帝曰：以主五输奈何？岐伯曰①：脏主冬，冬刺井②；色主春，春刺荥③；时主夏，夏刺输④；音主长夏，长夏刺经⑤；味主秋，秋刺合⑥。是谓五变以主五输[1]。

［校勘］

①“岐伯曰”：原脱。守山阁校本注云：“原刻上脱岐伯曰三字，今按文义补”。按：《太素》卷十一变输有“岐伯曰”三字，与守山阁校本注同，故据补。

②“刺井”：《千金》卷二十九针灸上“刺”作“取”，下同。《难经》七十四难“井”作“合”。

③“荥”：《难经》七十四难作“井”。

④“输”：《难经》七十四难作“荥”。

⑤“长夏刺经”：《难经》七十四难“长夏”作“季夏”，“经”作“俞”。

⑥“合”：《难经》七十四难作“经”。

［注释］

［1］“五变以主五输”：马莳：“五变主于五输者，何也？盖五脏主于冬，故凡病在于脏者、必取五脏之井，如肝取大敦，必取少冲之类。色生于春，故凡病在于色者，必取五脏之荥，如肝取行间，心取少府之类。时主于夏，故凡病时间时甚

者，必取心脏之输，如肝取太冲，心取神门之类。音主于长夏，故凡病在于音者，必取五脏之经，如肝取中封，心取灵道之类。味主于秋，故凡病在于胃及饮食不节得病者，必取五脏之合，如肝取曲泉，心取少海之类。是之谓五变以主五输，所谓五五二十五输以应五时也。”

［语译］ 黄帝说：以五变分主五俞穴，是怎样的呢？岐伯说：五脏主冬，冬季刺井穴；五色主春，春季刺荥穴；五时主夏。夏季刺俞穴；五音主长夏，长夏刺经穴；五味主秋，秋季刺合穴。这就是五变分主五俞的情况。

［按语］ 本节从春、夏、长夏、秋、冬的五时与五脏之气的相应关系来讨论按不同季节分刺五输的问题，提出了脏主冬，色主春，时主夏、音主长夏、味主秋的问题，把五季分别与脏、色、时、音、味联系起来，虽然结语说“是谓五变以主五输”，但这里的“五变”，与前面提到的色、时、日、音、味的五变内容不尽相同。而这里提出的按季分刺五输的方法，重点是季节时间与所刺俞穴的相应关系，而没有考虑“五变”的发病特征，这与后文谈五变的发病特征从而确定针刺相应的五输而不按时序取穴，实则不是一回事。

［原文］ 黄帝曰：诸原安合，以致六输？岐伯曰：原独不应五时，以经合之[1]，以应其数，故六六三十六输。

［注释］

[1]“以经合之”：以经穴来包括原穴，即以经穴代原穴为用。此以五时分配井、荥、俞、经、合五种腧穴，六腑本有六俞，其中除上述五俞之外，尚有原穴，而“原独不应五时”，所以将原穴合在经穴中，此时经穴和原穴具有相同的属性，以与五变相应。

［语译］ 黄帝说：上边谈到的五输分别与五时相应，在井、荥、俞、经、合之外六腑本有原穴，为了达到六输之数，这些原穴怎么来配合呢？岐伯说：六腑的原穴，独与五时不相

配合，而把它归在经穴之中来配应五时，这样六腑各有井、荥、俞、原、经、合六穴，六六三十六个输穴，数目就满了，而且都能与五时发生对应的联系。

[原文] 黄帝曰：何谓脏主冬，时主夏，音主长夏，味主秋，色主春？愿闻其数。岐伯曰：病在脏者，取之井；病变于色者，取之荥；病时间时甚者，取之输；病变于音者，取之经；经[①]满而血者，病在胃及以饮食不节得病者，取之合[②]，故命曰味主合，是谓五变[③]也。

[校勘]

①“经”：《甲乙》卷一第二校注云：“经，一作络”。《千金》卷十七第一作“结”。

②“取之合”：原作“取之于合”，据《甲乙》卷一第二删“于”字，以与上文律齐。

③“变”：周本、日刻本并作“病”，《类经》卷二十同。

[语译] 黄帝问：什么叫做脏主冬，时主夏，音主长夏，味主秋，色主春？我想知道其中的道理。岐伯答：病在脏，邪气深，治疗时应刺井穴；疾病变化显现于面色，治疗时应刺荥穴；病情时轻时重的，治疗时应刺俞穴；疾病影响到声音发生变化的，应刺经穴；经脉盛满而有瘀血现象的，病在足阳明胃，与那些因饮食不节引起的消化、营养方面的病一样，治疗时都应刺合穴。由阳明胃腑及饮食不节所致的病都与五味营养的消化吸收有关，所以说味主合。这就是五变所表现的不同特征以及五输相应的针刺法则。

外揣第四十五

[提要] 本篇强调阴阳内外的密切联系与相互影响，说明察外以知内，知内而测外的道理。以启发人们既重视外在客观的临床表现，作为诊断疾病的依据，又明确内部疾病表现于外

的理论，以作为分析病情的法则。

[原文] 黄帝曰：余闻九针九篇，余亲受其调①[1]，颇得其意。夫九针者，始于一而终于九[2]，然未得其要道也。夫九针者，小之则无内，大之则无外，深不可为下，高不可为盖，恍惚无穷，流溢无极，余知其合于天道人事四时之变也，然余愿②杂③之毫毛，浑束为一，可乎？

[校勘]

①“亲受其调”：“受”，原作“授”，据《太素》卷十九知要道改。顾氏《校记》云：“当云‘亲受其词’”。

②“愿”：《太素》卷十九知要道此下有“闻”字。

③“杂”：似应作“集”。“集”，古作“雧”；“杂”，古作“雥”，于形易误，“集”有“合”义。

[注释]

[1]“亲受其调（diào 吊）”：亲身接受他的智慧和才略结晶的理论。调，才略，智慧。《晋书》王接传：“才调秀出，见赏知音。”

[2]“始于一而终于九”：指九针的理论和各种针具的名称，因为叙述这些理论及各种类型针具的使用，都要有条理和次序，所以称为“始于一而终于九”，此文原出九针十二原篇。

[语译] 黄帝说：我听了关于九针的九篇论文，亲身领略了这种充满智慧的理论，对其中的意义，也有了不少体会。九针的内容这么丰富，从一到九，道理繁复，含义深刻，我还没有掌握其中主要的精神。九针的理论，可说是精得不能再精，多得不能再多，深得不能再深，高得不能再高了。道理玄妙，而庞杂散漫，与天道、人世、四时变化等等都有关连，可是我想把这些多如毫毛的论述，归纳成一个系统的理论，你看可以做到吗？

[原文] 岐伯曰：明[1]乎哉问也！非独针道①焉，夫治国

亦然。黄帝曰：余愿闻针道，非国事也。岐伯曰：夫治国者，夫惟道焉，非道何可小大浅深杂合为一乎?

［校勘］

①“道”：《太素》卷十九知要道无。

［注释］

［1］“明”：详备、全面。

［语译］ 岐伯说：问得真全面呀！不但九针的道理应该归纳成为纲领性强的统一的理论，就是治理国家，也应该这样。黄帝说：我想听的是用针的道理，不是治国的方略。岐伯说：治理国家也罢，用针也罢，都必须有原则和法度，没有法度怎么能使小、大、浅、深的复杂事物统一到一起呢?

［原文］ 黄帝曰：愿卒闻之。岐伯曰：日与月焉，水与镜焉，鼓与响焉。夫日月之明，不失其影，水镜之察，不失其形，鼓响之应，不后其声，动摇则应和①，尽得其情。

［校勘］

①“动摇则应和”：《太素》卷十九知要道作“治则动摇应和”。

［语译］ 黄帝说：希望你把有关的问题都讲给我。岐伯说：事物之间是有密切联系的，比如日与月，水与镜，鼓和声响等，日、月照着物体，马上会有影的出现。水和镜可以清楚地反映物体的形象，击鼓时会立刻发出响声，这声音和击鼓的动作几乎同时发生。这都说明一个问题，就是一个变化出现，马上就会引起一定的反应，就像影、形、声的变化一样。了解了这个道理，那么用针的理论，也就掌握了。

［原文］ 黄帝曰：窘乎哉！昭昭之明不可蔽①。其不可蔽②，不失阴阳也。合而察之，切而验之，见而得之，若清水明镜之不失其形也。五音不彰，五色不明，五脏波荡，若是则内外相袭[1]，若鼓之应桴，响之应声，影之似形。故远者司外揣[2]内，近者司内揣外，是谓阴阳之极，天地之盖，请藏之灵

兰之室[3]，弗敢使泄也。

[校勘]

①“蔽”：《太素》卷十九知要道此下有“也”字。

②“蔽”：《太素》卷十九知要道此下有“者”字。

[注释]

[1]“相袭”：指相互影响而言，“袭”有“及”义，《楚辞》九歌少司命：“芳菲菲兮袭余。”

[2]“揣”：推测。

[3]“灵兰之室”：传说中黄帝藏书的地方。《素问》气交变大论王冰注：“灵兰室，黄帝之书府也”。

[语译] 黄帝说：这个问题说起来真是困难呀！尽管问题复杂，可是这深刻、内在的道理就像日月的光芒一样是无法遮蔽的，说它不会遮蔽，是因为它的理论基础没有离开作为天地间的规律的阴阳这个总纲。把临床的各种现象综合起来观察，用切诊来查验脉象的变化，以望诊来获知外部的征象，而后以阴阳来分析归纳，就像清水明镜反映物体形象一样的真切。如果人的声音沉滞不响亮，色泽晦暗，这些外部的现象就说明五脏有了病变。这是由于人体阴阳内外相互影响的结果，内脏的病变表现在外部，就如同以槌击鼓，响声必随着打击而发出来，也像影子和形体相随而又相似一样。从外部说，掌握了外部变化就可以测知内脏的疾病，从内部说，察知内脏的疾病，就可以推测外部的证候，这些道理是阴阳理论的重点，天地之大，都离不开这个规律，请让我把它珍藏在灵兰之室，而不要散泄出去。

五变第四十六

[提要] 本篇借自然现象说明事物的变化是外因通过内因而起作用，进而推论疾病的产生和发展也是“内外相得”，不

能只从外界病因的角度来认识疾病。同时，以五种病变为例进一步说明内因是发病过程中的决定因素。

[原文] 黄帝问于少俞曰：余闻百疾之始期也，必生于风雨寒暑，循毫毛而入腠理，或复还[1]，或留止，或为风肿汗出，或为消瘅，或为寒热，或为留痹①，或为积聚。奇邪淫溢，不可胜数，愿闻其故。夫同时得病，或病此，或病彼，意者天之为人生风乎，何其异也？少俞曰：夫天之生②风者，非以私百姓也，其行公平正直，犯者得之，避者得无殆，非求人而人自犯之。

[校勘]

①“痹”：原作“瘅”，据元刊本、胡本、藏本、日刻本、黄校本改，以与后文相合。

②“生”：统本、金陵本、黄校本并无“生”字。

[注释]

[1]“复还”：孙鼎宜：“复还，谓传变。”

[语译] 黄帝向少俞问道：我听说各种疾病在开始发生的时候，都由于风雨寒暑这些外邪，沿着毛窍侵入人体，到达腠理，有的发生传变，有的就留在一定的部位，邪气滞留以后，可以发展成为各种疾病，或形成风肿汗出，或发为消瘅、或为寒热往来，或为留痹，或为积聚，各不相同。到处乱窜、不能意测其行动规律的邪气，蔓延滋扰，盛于体内，就造成无以数计的各色各样的病证。我想了解一下这究竟是什么缘故。还有这样的情况，同时得病，有的生这种病，有的生那种病，我想，难道是自然有意为人安排了各种不同性质的风邪吗？不然怎么会有这么大差别呢？少俞说：自然界有风的产生，不是为这个那个人设置的，风的活动是客观存在。对哪个人都没有什么偏倚。侵犯到了谁，谁就得病；谁能够及时预防，躲避了风邪的袭击，谁就会不受危害，并不是它一定要侵犯哪个人，而是人自己未加预防而感触了它的缘故。

[原文] 黄帝曰：一时遇风，同时得病，其病各异，愿闻其故。少俞曰：善乎哉问！请论以比匠人。匠人磨斧斤[1]，砺刀削[2]，斫[3]材木，木之阴阳[4]，尚有坚脆，坚者不入，脆者皮弛[5]，至其交节，而缺斤斧焉。夫一木之中，坚脆不同，坚者则刚，脆者易伤，况其材木之不同，皮之厚薄，汁之多少，而各异耶。夫木之蚤[6]花先生叶者，遇春霜烈风，则花落而叶萎；久曝大旱，则脆木薄皮者，枝条汁少而叶萎，久阴淫雨，则薄皮多汁者，皮溃而漉；卒风暴起，则刚脆之木，枝折杌[7]伤；秋霜疾风，则刚脆之木，根摇而叶落。凡此五者，各有所伤，况于人乎！

[注释]

[1] “斤”：就是刀。

[2] “削”：刀之别名。《书》顾命疏：“刀，一名削”。

[3] “斫（zhuó 浊）”：砍伐、砍削。

[4] “木之阴阳”：树木向日面为阳，背日面为阴。

[5] “皮弛”：皮，作“离”解，不是树木之皮。《广雅》释诂王念孙疏证：“《释言》云：‘皮，剥也’，《韩策》云：‘因自皮面、抉眼，自屠出肠’，是离之义也。”皮弛。即松散。裂开，形容木质不坚。

[6] “蚤”：同早。

[7] “杌：（wù 勿）”：树木光秃秃的，没有枝叶。慧琳《音义》卷三引《韵英》：“树无枝曰杌”。

[语译] 黄帝说：同时触冒风邪，而又同时得病，所生的病却不同，这是什么缘故？我很想知道。少俞说：问得好啊！请让我以工人砍伐树木为例，来说明这个问题吧。工匠磨快了刀斧，去砍削木材，木材本身的阳面阴面，就有坚硬和脆薄的差别，坚硬的不易砍削，脆薄的松散易裂，砍削不费力气。砍到树木枝杈交节的地方，就更加坚硬，连刀斧的刃都可能崩损而出现缺口，同一个树木，它的各部分就有坚硬、脆薄的区

别，坚硬的地方和脆薄的地方结实程度会大不相同，更何况不同的树木材料，其外皮的厚薄，内含水分的多少，也都不相同。树木中开花长叶较早的，遇到早春的大风和寒霜，就会花落叶萎；木质脆而外皮薄的，遇到烈日的长期曝晒或大旱，就会枝条垂落，水分蒸发过多而干枯，树叶萎黄；如果长期阴雨连绵，那些皮薄而含水量多的树木，就会树皮溃烂，水湿漉漉；如果狂风骤起，就会使刚脆的树木折断枝干，树叶掉光；遇到秋季的严霜、大风，刚脆的树木，就会树根动摇，树叶零落。这五种情况说明，不同的树木，受外界气候的影响，损伤还有这么大的区别，更何况不同的人呢！

［原文］ 黄帝曰：以人应木，奈何？少俞答曰：木之所伤也，皆伤其枝，枝之刚脆而坚，未成伤也[1]。人之有常病也，亦因其骨节皮肤腠理之不坚固者，邪之所舍也，故常为病也。

［注释］

［1］“未成伤也”：即未必受到伤害。成，在此作“必”解，见《国语》吴语韦注。

［语译］ 黄帝说：以人和上面说的树木的情况相比，究竟是怎样的呢？少俞回答说：树木的损伤，主要表现为损折树枝，而如果树枝坚硬刚强，就未必会损折。人也是这样，有的人经常生病，这也是因为他的骨节、皮肤、腠理等部分不够坚固，因而外邪会侵入和留在那里，而经常发病。

［原文］ 黄帝曰：人之善病风厥漉汗者①，何以候之？少俞答曰：肉②不坚，腠理疏，则善病风③。黄帝曰：何以候肉之不坚也？少俞答曰：䐃④肉不坚，而无分理者，肉不坚，肤粗而皮不缀者⑤，腠理疏，此言其浑然[1]者。

［校勘］

①“厥漉汗者”：《甲乙》卷十第二上作“洒洒汗出者”。

②“肉”：《景岳全书》卷十二汗证类引作“内”。

③“风”：《景岳全书》卷十二汗证类引此下有“厥漉汗”

三字。

④“䐃”：原作“䐜”，据《甲乙》卷十第二改。丹波元简曰：“《甲乙》作‘䐃’为是。以䐃肉候通身之肌肉，见本脏等论，诸家以‘䐜’释之，非也”。

⑤“而无分理者，肉不坚，肤粗而皮不缀者”：原作“而无分理，理者，粗理，粗理而皮不缀者”，考底本文义欠妥，今据《甲乙》卷十第二上改。

［注释］

［1］“浑然”：大致的情况。浑，大的意思。《文选》幽通赋注：“浑，大也”。

［语译］ 黄帝说：人有时常患风邪内侵逆于体表而汗出不止的，怎样从外表察看出来？少俞回答说：肌肉不坚固，腠理疏松，就容易患风病。黄帝问道：怎样测知肌肉不坚固呢？少俞答道：看肌肉结集突起的部位就可以知道，如果这些地方薄弱，而又看不清皮肤的纹理，就表明全身的肌肉不坚固。皮肤粗疏而不缀密，腠理也就疏松。这些说的是观察肌肉坚固与否的大致情况。

［原文］ 人之善病消瘅[1]者，何以候之？少俞答曰：五脏皆柔弱者，善病消瘅。黄帝曰：何以知五脏之柔弱也？少俞答曰：夫柔弱者，必有①刚强，刚强②多怒，柔者易伤也。黄帝曰：何以候柔弱之与刚强？少俞答曰：此人薄皮肤，而目坚固以深者，长衡③直扬[2]，其心刚，刚则多怒，怒则气上逆，胸中畜积，血气逆留，𩩲皮充肌④[3]，血脉不行，转而为热，热则消肌肤⑤，故为消瘅。此言其人⑥暴刚而肌肉弱者也。

［校勘］

①“有”：《甲乙》卷十二第六无。

②“刚强”：周本“刚强”二字不重。

③“衡”：原作“衝”，据《甲乙》卷十一第六改，以与本书论勇篇合。

④“臆皮充肌”:《甲乙》卷十一第六作“腹充皮胀”。

⑤“肤”:《甲乙》卷十一第六无。

⑥“人”:《甲乙》卷十一第六无。

[注释]

[1]“消瘅”:即消渴病。消,指津液消耗而瘦,瘅,指内热,消瘅即指热盛于内,津液消灼而成的多饮多食及消瘦的病症。

[2]“长衡直扬”:衡,指眉上的部位言,《文选》魏都赋刘注:“眉上曰衡”。扬,原指眉上下的部位,见《诗》君子偕老孔疏。这里指眉言。长衡直扬,指眉上长而且直,形容横眉瞪目的样子。

[3]“臆皮充肌”:臆,同宽。臆皮充肌是指皮肤肌肉充胀。

[语译] 黄帝说:人有常患消瘅病的,怎样察知呢?少俞回答说:五脏都柔弱的人就容易患消瘅病。黄帝说:怎样知道五脏是柔弱的呢?少俞回答:五脏柔弱的人,必有刚强的性气,由于性情刚暴,就会因情志变动而更伤五脏。黄帝说:怎样从外表看出五脏柔弱与性气刚强呢?少俞回答说:这类人皮肤薄弱,两目转动不灵活,眼睛深陷在眶窝中,两眉上长而直,带着怒色。这样的人性情刚强、多怒,发怒就会使气上逆,血随气上,积留胸中,使皮肤肌肉充胀,血脉通行不利,郁积而成热,热能消灼津液而使肌肤瘦薄,所以成为消瘅病,以上所谈到的,是性情刚暴而肌肉脆弱的人的情况。

[原文] 黄帝曰:人之善病寒热者,何以候之?少俞答曰:小骨弱肉①者,善病寒热。黄帝曰:何以候骨之小大,肉之坚脆,色之不一也?少俞答曰:颧骨者,骨之本也。颧大则骨大,颧小则骨小。皮肤薄而其肉无䐃②,其臂懦懦然,其地色殆③然,不与其天同色[1],污然独异,此其候也。然臂④薄者,其髓不满,故善病寒热也。

［校勘］

①“肉”：此下似脱“色不一”三字，以下帝再问语核之可证。

②“皮肤薄而其肉无䐃”：《甲乙》卷八第一上作“皮薄而肉弱无䐃”。

③“殆”：《甲乙》卷八第一上作“炲”。

④“臂”：此前原有“后”字，据《甲乙》卷八第一上删，以与上文合。

［注释］

［1］“地色殆然，不与其天同色”：地，指地阁，即下巴。天，指天庭，即前额部位。殆然，色夭不泽而无神气。

［语译］ 黄帝说：人有常患发冷发热这类病的，怎样测候？少俞回答说：骨骼小、肌肉弱的人，易患发冷发热的病。黄帝说：怎样测候骨骼的大小，肌肉的强弱和气色的不一致呢？少俞答说：颧骨是人身骨骼的基本标志，颧骨大的，全身骨骼就大，颧骨小的，全身骨骼都小。皮肤薄而肌肉瘦弱，没有显著突出的肉块，两臂懦然没有力气，地阁部位的色泽污暗没有光泽，和天庭部位的色泽不一样，这些就是赖以察肌肉强弱、色泽不一的外部表现。而臂部肌肉薄弱无力的，骨髓多不盛满，这说明他的阴精不足，所以易患发冷发热的病。

［原文］ 黄帝曰：何以候人之善病痹者？少俞答曰：粗理而肉不坚者，善病痹。黄帝曰：痹之高下有处乎？少俞答曰：欲知其高下者，各视其部①。

［校勘］

①“各视其部”：《甲乙》卷八第一上作“视其三部”。

［语译］ 黄帝说：人有易患痹证的，怎样测候呢？少俞回答说：皮肤纹理粗疏，而肌肉又不坚实的人，就容易患痹证。黄帝说：痹病部位的上下，有固定地方吗？少俞答说：想知道痹证发病部位的上下，要察看各部位的情况，虚的部位就容易

患病。

[原文] 黄帝曰：人之善病肠中积聚①者，何以候之？少俞答曰：皮肤②薄而不泽，肉不坚而淖泽[1]。如此，则③肠胃恶，恶则邪气留止，积聚乃作④，脾胃之间，寒温不次，邪气稍至，稸[2]积留止，大聚乃起。

[校勘]

①“聚”：《甲乙》卷八第二、《千金》卷十一第五并无。

②“肤”：《甲乙》卷八第二、《千金》卷十一第五并无。

③“则”：统本、金陵本并无。

④“作”：原作“伤”，据《甲乙》卷八第二改。作，发生之意。积聚本为病名，“积聚乃作”犹言“积聚乃生”，文义“较积聚乃伤”更胜，故据改。

[注释]

[1]“淖泽”：微有湿润。《素问》经络论王冰注：“淖泽，谓微湿润也”。

[2]“稸”：同畜，蓄积的意思。慧琳《音义》引《苍颉篇》云：“稸，聚也，积也”。

[语译] 黄帝说：人有易患肠中积聚病的，怎样测候呢？少俞回答说：皮肤薄而不润泽，肌肉虽微觉滑润却不坚实，说明他的肠胃不好，以致产生的营养津液不足，肠胃机能差，就容易使邪气留滞在内，形成积聚。当着饮食寒温失了正常的秩序，邪气在脾胃间稍有侵犯，就容易造成蓄积停留，形成较重的积聚病。

[原文] 黄帝曰：余闻病形[1]，已知之矣！愿闻其时[2]。少俞答曰：先立其年，以知其时。时高则起，时下则殆[3]，虽不陷下，当年有冲通，其病必起，是谓因形而生病[4]，五变之纪也。

[注释]

[1]“病形”：即显示某种疾病存在的形态特征，如前文所

言，“小骨弱肉者，善病寒热”，而表现小骨（如颧骨小）、弱肉（其肉无䐃）的各种外部形态变化，就是病形。

［2］“时”：指正在生病的时间及其与疾病的关系。

［3］“时高则起，时下则殆”：疾病的发生发展与外界气候因素有密切关系，而根据运气学说，气候的变化又决定于各年的不同时序，大致说来，不同的年份，有不同的全年气候总特征，这个年度的总特征称为大运，每年分成五个季节，各有固定的气候特征，称为主运，按纪年的干支，又有每年各不相同的依时序出现的五种非固定气候，称为客运。此外，一年之内，还分成六个阶段，每个阶段有永远不变的固定的气候因素，称为主气，依纪年干支而又有各阶段的不固定的气候因素，称为客气，因此影响某年的某个时季气候的因素很多，这些因素又都不是孤立存在，而是相互作用的，就对疾病的影响来说，以气与运的关系和主、客气之间的关系状况为最重要。而这些关系是根据五行的生克来表现的。某一时序的气候因素，尤以主气客气相互作用对人体影响更大。若把主气和客气合起来，就能更具体地推测一年气候的逆顺等情况，以测知对人体的影响，每年轮转的客气加在固定不变的主气上，便称为客主加临，若客气胜过主气，就称为顺，以客气为上，主气为下，这种客气加临于主气之上的情况就是上胜下，而上胜下的顺，实际上标志当时气候变化较小，不剧烈，对人体来说，有利于机体的正常活动，发病轻缓，疾病易愈，这种情况就是“时高则起”。反之，若主气胜过客气，则称为逆，也就是下胜上，标志当时的气候变化大而剧烈，使人体发病重、急、病不易愈，这就是“时下则殆”的意思。

［4］“因形而生病”：形，指人本身的五行属性。古人根据人的气质，将人分成五种类型，分别以五行加以概括，如木形之人，土形之人等，不同类型的人，在不同的时间里，由于五行生克、反侮关系而导致生病，即谓之“因形而生病”。如：

因反侮关系，而金形之人病于丁壬年（属木）及木形之人病于甲己年（属土）等。

［语译］ 黄帝说：我了解了疾病的外部表现，已经知道怎样从外部测候疾病变化的常识。还想知道时序因素对疾病影响的情况。少俞回答说：先要确定代表某一年的干支，从干支来推算每年的客气加临于主气时的顺逆情况，一般地说，客气胜过主气，为上胜下，属顺，这时，疾病易于趋向轻缓和痊愈，反之，主气胜过客气，为下胜上，属逆，这时疾病容易转向危重。有时虽然不属主气胜于客气的下胜上的情况。但由于年运的影响，也会发病，这是因各人不同的身体、气质类型与年运的五行属性的生克、反侮等关系所导致的。这些都是五变的纲领性的认识。

［按语］ 本节文字，后人多从五运六气学说的观点加以解释，但关于运气学说起源的时间，尚有争议，有人认为当在东汉或东汉之前；有人认为当在魏晋之后或唐代，因此，以运气观点释此文字是否正确，尚难定论。丹波元简谓："本节诸家并以运气家之言而解之，然运气之说，昉于唐以后，乃不可以彼解此，必别有义之所存，候考。"

本文注释及语译，暂从诸家以运气立说，不当之处，待知者正之。

本脏第四十七

［提要］ 本篇论述血、气、精、神、脏、腑等的生理功能及脏腑与体表组织的联系，指出脏腑的大小坚脆等不同状况对人体与外环境适应能力的影响。同时，从诊断的角度谈到以色泽、肤纹、肌肉等外部表现测候脏腑状态的方法，为临床诊断和治疗的指导。

［原文］ 黄帝问于岐伯曰：人之血气精神者，所以奉生而

周于性命者也。经脉者，所以行血气而营阴阳①，濡筋骨，利关节者也。卫气者，所以温分肉，充皮肤，肥②腠理，司关③合者也。志意者，所以御[1]精神，收魂魄，适寒温，和喜怒者也。是故血和则经脉流行，营复阴阳[2]，筋骨劲强，关节清④利矣。卫气和则分肉解利⑤[3]，皮肤调柔，腠理致密矣。志意和则精神专直[4]，魂魄不散，悔怒不起⑥，五脏不受邪矣。寒温和则六腑化谷，风痹不作，经脉通利，肢节得安矣。此人之常平也。五脏者，所以藏精神血气魂魄者也。六腑者，所以化水谷而行津液者也。此人之所以具受于天也，无⑦愚智贤不肖，无以相倚也。然有其⑧独尽天寿，而无邪僻之病，百年不衰，虽犯风雨，卒寒大暑，犹弗⑨能害也。有其不离屏蔽室内，无怵惕之恐；然犹不免于病⑩，何也？愿闻其故。

［校勘］

①“阳”：《云籍七签》卷五十七第三引此下有“荣气者”三字。

②“肥”：《普及方》卷一百二十二伤寒门恶风类引作“实”。

③“关”：张注本作“开”，《素问》生气通天论、阴阳应象大论王注引《灵枢》文亦作“开”。

④“清”：《太素》卷六五脏命分、《灵枢略》并作“滑”。

⑤“分肉解利”：《太素》卷六五脏命分作“分解滑利”，《灵枢略》作“爪解筋滑和”。

⑥“悔怒不起”：《灵枢略》“怒”作“忿”，“起”作“至”，《太素》卷六五脏命分同。

⑦“无”：《太素》卷六五脏命分无。

⑧“有其”：《太素》卷六五脏命分作“其有”。

⑨“弗”：此前原有“有”字，文义不安，今据《太素》卷六五脏命分删。又，日抄本“弗”作“不”。

⑩“病”：《太素》卷六五脏命分此下有“者”字。

[注释]

[1]“御”：驾驭，统率的意思。

[2]“营复阴阳”：指血脉流动，往复营运于身体的内外。阴阳，这里是指内外而言。

[3]“解利”：犹言舒利。《汉书》律历志上颜注引孟康曰：“解，脱也。”“脱”有“舒”字之义，见《淮南》精神训高注。故“解”乃“舒”的意思。

[4]“精神专直”：指精神集中、思维敏达。

[语译] 黄帝问岐伯说：人体的血气精神，是奉养生命以维持正常生理机能的物质；经脉可以通行气血，并通过气血的不断往复运行来营养身体的内部和外部，濡润筋骨，通利关节；卫气可以温养肌肉，滋润皮肤，充实腠理，同时把握汗孔的关合；人的志意，可以统御精神活动，收摄魂魄、调节人体对冷热刺激的适应能力和情志变化。因此血脉和调和保持正常，则气血畅行，全身内外都在其往复循行的过程中得到充分的营养，从而筋骨劲强有力，关节滑利自如；卫气的功能正常，就会使肌肉舒展滑润而富有弹力，皮肤调和柔润，腠理也能致密；志意和顺，就会精神集中，思维敏达，魂魄的活动有条不紊，没有懊悔愤怒等过度的情志刺激，从而使五脏安定，正气健旺，不会被邪气干扰而生病；若人能对气候、饮食的冷暖很好地适应与调摄，六腑运化水谷的功能就正常，气血来源充盛，经脉运行通利，则不易感受外邪而发生风病痹病，肢体关节都能保持正常的活动。这些就是人体的正常生理状态。五脏是贮藏精神气血魂魄的，六腑是传化水谷运行津液的，因而它们的活动很重要。而这些功能，都是禀受于先天的，不论愚笨和聪明，好人与坏人，都没有两样。但有的人能够享尽天年，不被外邪所伤，身无疾病，老而不衰，虽然感受了大寒大暑急风暴雨的激烈致病因素，也不能伤害他。另外，有的人虽然不出屋门，居室严密，没有风雨侵扰，也没有忧伤惊恐的情

志刺激，但还是免不了要生病。这是什么道理呢？我想知道其中的缘故。

［原文］ 岐伯对曰：窘乎哉问也。五脏者，所以参天地，付[1]阴阳，而连①四时，化五节[2]者也。五脏者，固②有小大、高下，坚脆、端正、偏倾③；六腑④亦有小大、长短、厚薄、结直、缓急。凡此二十五⑤者[3]，各⑥不同，或善或恶，或吉或凶，请言其方。

［校勘］

①“连”：周本、张注本并作“运”。

②“固”：统本、金陵本“固”并作“故”。按：“固”、“故”通。《史记》鲁周公世家：“咨于固实”。集解引徐广“固，一作故”可证。

③“倾”：此后原有“者”字，守山阁校本注云：“‘倾’下衍‘者’字，今删去，与下句一例”。从之。

④“腑”：《太素》卷六五脏命分此下有“者”字。

⑤“五”：《甲乙》卷一第五此下有“变”字。

⑥“各”：《太素》卷六五脏命分、《甲乙》卷一第五“各”下并重“各”字。

［注释］

［1］“付”：配合。

［2］“化五节”：《太素》卷六五脏命分注：“从五时而变，即化五节，节，时也”。也就是五脏各与五季（春、夏、长夏、秋、冬）的五行变化相应。

［3］“二十五者”：指五脏分别有大小、坚脆、高下、端正、偏倾等不同情况，合为二十五种。

［语译］ 岐伯对答说：这真是个难题呀！五脏的机能，是与天地自然相适应，与阴阳的类别相配合，与四时相连通，与五个季节的五行变化相适应的。五脏本身有着大小、高低、坚脆及端正偏斜的区别；六腑也有大小、长短、厚薄、曲直、松

缓和敛急的区别，这二十五种情况，分别标志着善恶吉凶，请让我分别加以说明。

[原文] 心小则安，邪弗能伤①，易伤以②忧；心大则忧不能伤，易伤于邪③。心高则满于肺中，悗而善忘，难开以言；心下则脏外[1]，易伤于寒，易恐以言。心坚则脏安守固；心脆则善病消瘅热中。心端正，则和利难伤；心偏倾则④操持不一，无守司也。

[校勘]

①“邪弗能伤”：《甲乙》校注：“《太素》云：外邪弗能伤”。按：今《太素》卷六五脏命分无“外”字。

②“以”：《甲乙》卷一第五作“於”。

③“邪”：《甲乙》校注：“邪，《太素》亦作外邪”。

④“则”：《太素》卷六五脏命分无。

[注释]

[1] “心下则脏外”：心脏低，则内部心阳涣散。外，作“疏”解。《礼记》大学：“外本内末”。孔疏：“外，疏也。”引申为疏散、涣散。

[语译] 心脏小的，则神气安定收敛，外邪不易伤害，但因其收敛，而易伤于忧患的情志变化；心脏大的，神气疏阔，不易因忧患而受伤，却因其疏阔而容易伤于外邪。心位偏高，上迫肺脏使肺气壅滞，所以多致烦闷不舒，气郁神呆而喜忘，遇事难以言语开导；心位偏低，则心阳不振易于涣散，使神气因之怯弱而易感寒邪，同时经不起言语的恫吓。心脏坚实，则神气安定，守卫固密；心脏脆弱，内守不固而心火易动则易患消瘅和中焦的热症。心端正，则神气血脉和利，不易受到伤害；心偏倾不正，则神志不定，操守不坚，遇事没有定见。

[原文] 肺小则①少饮，不病喘喝②；肺大则多饮③，善病胸痹④、喉痹、逆气。肺高则⑤上气，肩息咳⑥；肺下则居贲迫肺⑦，善胁下痛。肺坚则不病咳⑧上气；肺脆则苦病消瘅

易伤⑨。肺端正则和利难伤；肺偏倾则胸⑩偏痛也。

［校勘］

①“肺小则”：丹波元简曰：“以前后文例推之，‘肺小则’下，恐脱‘安’字。”

②“喝”：《甲乙》卷一第五无。

③“肺大则多饮”：《太素》卷六五脏命分无“肺”字。“则”下无“多饮”二字。《千金》卷十七第一“则”下有“寒喘鸣”三字。

④“痹”：《千金》卷十七第一无。《甲乙》卷一第五此下无“喉痹”二字。

⑤“则”：《千金》卷十七第一此下有“热”字。

⑥“肩息咳”：《太素》卷六五脏命分“肩息”下有“欲”字。《千金》卷十七第一“息”作“急”，“咳”下有“逆”字。《甲乙》同。

⑦“肺下则居贲迫肺”：《甲乙》卷一第五“居”作“逼”。《太素》卷六五脏命分、《千金》卷十七第一“肺”并作“肝”。孙鼎宜曰：“按‘贲’当作‘鬲’，字误，心肺同居鬲上，肺虽下，必不出鬲。‘肺’当作‘心’，字误。如是者，当病胸痛，以胸与胁相连，故著其善胁痛也。”

⑧“咳”：《甲乙》卷一第五此下有“逆”字。

⑨“肺脆则苦病消瘅易伤”：《甲乙》卷一第五、《太素》卷六五脏命分及《明堂》残本“苦”作“善”。《甲乙》校注云：“一云易伤于热，喘息鼻衄”，《千金》卷十七第一作“脆则易伤于热，喘息鼻衄。”

⑩“则胸”：《千金》卷十七第一“则”下有“病”字。《甲乙》卷一第五“胸”下有“胁”字。

［语译］ 肺脏小，则饮邪很少停留，所以不病喘息；肺脏大，则饮邪易于停留而常患胸痹、喉痹及气逆等病。肺位高易致气机逆上，而有喘息抬肩及咳嗽等病；肺位低则居处接近横

膈，胃脘上迫于肺，易致胁下作痛。肺脏坚固，不易扰于外邪，所以不病咳逆上气；肺脏脆弱，气机不易宣达而郁滞，容易化热而发生消瘅病。肺脏端正，则肺气和利宣通，不易受伤；肺脏偏倾，则气不宣畅而患胸中偏痛。

［原文］ 肝小则脏①安，无胁下之病②；肝大则逼胃迫咽，迫咽则苦③膈中，且胁下痛。肝高则上支贲，切胁悗④，为息贲；肝下则逼⑤胃，胁下空，胁下⑥空则易受邪。肝坚则脏安难伤；肝脆则善病消瘅易伤。肝端正则和利难伤；肝偏倾则胁下⑦痛也。

［校勘］

①“脏”：《甲乙》卷一第五、《太素》卷六五脏命分无。

②“病”：张注本作“痛”。

③“迫咽则苦”：统本、金陵本并不重“迫咽”二字。《千金》卷十一第一无“则”字。《甲乙》卷一第五及《千金》卷十一第一“苦”作“善”。

④“切胁悗”：《甲乙》卷一第五、《千金》卷十一第一“切”并作“加”，“悗”并作“下急”。按：“切”似应作“且”，“切”、“且”声误。

⑤“逼”：《太素》卷六五脏命分作“安”。

⑥“胁下”：《甲乙》卷一第五及《太素》卷六五脏命分、《千金》卷十一第一并无。

⑦“下”：《甲乙》卷一第五及《太素》卷六五脏命分、《千金》卷十一第一此下并有“偏”字。

［语译］ 肝小则脏气安定，不会发生胁下的病痛，肝大则压迫胃脘，牵扯食道，而形成食不下的膈中症，两胁作痛。肝位偏高，则向上支撑膈部，而且紧贴着胁部而使其发生闷胀，成为息贲病；肝位偏低，则逼近胃脘，使胁下空虚，这就容易招致邪气的侵袭。肝脏坚实则脏气安定不易受伤；肝脏脆弱则肝阳易动，郁热内发而常病消瘅。肝脏位置端正，则肝气条

达，不易受邪；肝脏位置偏斜则气机不利而胁下疼痛。

［原文］ 脾小则脏① 安，难伤于邪也；脾大则苦② 湊𦝫[1]而痛，不行疾行。脾高则𦝫引季胁[2]而痛；脾下则下加于大肠，下③ 加于大肠，则脏苦受邪④ 。脾坚则脏安难伤；脾脆则善病消瘅易伤。脾端正则和利难伤；脾偏倾则善满⑤ 善胀也。

［校勘］

①“脏”：《太素》卷六五脏命分、《甲乙》卷一第五并无。

②“苦”：《甲乙》卷一第五及《太素》卷六五脏命分作“善”。

③“下”：《太素》卷六五脏命分无。

④“脏苦受邪”：《太素》卷六五脏命分作“脏外善受邪”。《甲乙》卷一第六“苦”作“易”。

⑤“善满”：《甲乙》卷一第五作“瘈疭”，《太素》卷六五脏命分作“喜瘈”。

［注释］

［1］“湊𦝫（miǎo 秒）”：湊，充聚的意思。𦝫，胁下空软处。

［2］“季胁”：第十一肋骨。

［语译］ 脾小，则脏气安定，不易被邪气伤害；脾大，则使胁下空软处充塞疼痛，不能快步行走。脾位偏高，则胁下空软处牵连着季胁疼痛；脾位偏低，则向下加临大肠之上，易为邪气所伤。脾脏坚实，则脏气安和，外邪不易侵犯和伤害；脾脏脆弱，则脏气失运而易患消瘅。脾脏位置端正，则脏气安和通利，不易受伤；脾脏位置偏斜，则脏气不利，运化失职，易生胀满。

［原文］ 肾小则脏安难伤；肾大则① 善病腰痛，不可以② 俛仰，易伤以③ 邪。肾高则苦背膂痛④ ，不可以俛仰⑤ ；肾下则腰尻[1] 痛，不可以⑥ 俛仰，为狐疝。肾坚则不病腰背痛⑦ ；肾脆则善⑧ 病消瘅易伤。肾端正则和利难伤；肾偏倾则苦腰

尻⑨痛也。凡此二十五变者，人之所苦常病也⑩。

[校勘]

①“则”：《甲乙》卷一第五校注云：“‘则’下，一本有‘耳聋或鸣，汁出’二字”，《千金》卷十九第一正有此六字。

②“可以”：《千金》卷十九第一作“得”字。

③“以”：《甲乙》卷一第五作“于”。

④“苦背膂痛”：《甲乙》卷一第五及《太素》卷六五脏命分“苦”作“善”。黄校本、“苦”作“其”。《千金》卷十九第一“苦背膂痛”作“背急缀痛”。

⑤“肾高则苦背膂痛，不可以俛仰”：本句下原有校语“一本云：背急缀，耳脓血出或生肉塞”，《千金》卷十九第一正有此文。惟“缀”后多一“痛”字。

⑥“以”：《甲乙》卷一第五无。

⑦“肾坚则不病腰背痛”：《甲乙》卷一第五、《千金》卷十九第一“腰”下并无“背”字。按：《太素》杨注：“肾坚则腰不痛”，释文未及“背”字，似杨氏所据本，亦无“背”字。

⑧“善”：胡本、熊本、周本、统本、金陵本、明本、藏本、日抄本并作“苦”。

⑨“尻”：《太素》卷六五脏命分、《千金》卷十九第一此下并有“偏”字。

⑩“人之所苦常病也”：《甲乙》卷一第五、《太素》卷六五脏命分“所”下有“以”字。底本无“也”字，据日刻本、马注本、张注本及《甲乙》卷一第五、《太素》卷六五脏命分补，以使语意完整。

[注释]

[1]“尻（kāo）”：自骶骨下至尾骶骨部分称尻。

[语译]　肾小，则脏气安定，不易被外邪所伤；肾大则常发腰痛，不能前后俯仰，而且易被外邪所伤。肾位偏高，就会经常发生背膂疼痛不能俯仰；肾位偏低，就会发生腰尻部疼

痛，也不能俯仰，同时发生狐疝病。肾脏坚实的，精气旺盛，就不会发生腰背疼痛；肾脏脆弱，则阴精不足，相火妄动而易患消瘅病，而且易为外邪所伤。肾脏位置端正，则精气融合，不易受伤；肾脏位置偏斜的，就易发生腰尻疼痛。以上所谈的这二十五种病变，由五脏的大小、坚脆、高低、端正、倾斜等普通原因所造成，所以是人经常发生的病症。

[原文] 黄帝曰：何以知其然也？岐伯曰：赤色小理者，心小；粗理者，心大。无髃骬者，心高；髃骬小、短、举者，心下。髃骬长者，心①坚，髃骬弱小②以薄者，心脆。髃骬直下不举者，心端正；髃骬倚③一方者，心偏倾也。

[校勘]

①“心”：此下原有“下”字，据《甲乙》卷一第五，《太素》卷六五脏命分及《千金》卷十三第一删。

②“小”：《太素》卷六五脏命分、《千金》卷十三第一无。

③“倚”：《千金》卷十三第一作“向”，《甲乙》卷一第五无“倚”字。

[语译] 黄帝说：怎样知道五脏的大小，坚脆等情况呢？岐伯说：皮肤色红、纹理致密的，心脏小；纹理粗疏的，心脏大。胸骨剑突不显的，心位偏高；胸骨剑突短小而高，突如鸡胸的，心位偏低。胸骨剑突长的，心脏坚实；胸骨剑突薄弱而小的，心脏脆弱。胸骨剑突直向下方而没有突起的，心位端正；胸骨剑突歪斜的，心位偏倾不正。

[原文] 白色小理者，肺小；粗理者，肺大。巨肩反①膺[1]陷喉者，肺高；合腋张胁[2]者，肺下。好肩背厚者，肺坚；肩背薄者，肺脆。背膺厚②者，肺端正；胁偏疏③者肺偏倾也。

[校勘]

①“反”：《甲乙》卷一第五校语曰：“‘反’，一作‘大’”。

②“背膺厚”：《太素》卷六五脏命分作“好肩膺”，《千

金》卷十七第一作“肩膺好”。

③“胁偏疏”：《甲乙》卷一第五、《千金》卷十七第一“胁”并作“膺”。《甲乙》卷一第五、《太素》卷六五脏命分“疏”作“竦”，《甲乙》校语谓“一作欹”，《千金》卷十七第一正作“欹”。

[注释]

[1]“膺”：胸前两旁的部位。

[2]“合腋张胁”：《类经》四卷第二十八注：“合腋张胁者，腋敛胁开也”。指两腋窄紧，胸廓上部敛缩，下部开张。

[语译] 皮肤色白，纹理致密的，肺脏小；纹理粗疏的，肺脏大。两肩高起，胸膺部位突出而咽喉下陷的，肺位偏高；两腋之间窄紧，胸廓上部敛缩，胁部开张的，肺位偏低。肩部发育匀称，背部肌肉厚实的，肺脏坚实；肩背部瘦薄的，肺脏脆弱。胸背肌肉厚实匀称的，肺位端正；肋骨歪斜而显出疏密不匀的，肺位偏倾不正。

[原文] 青色小理者，肝小；粗理者，肝大。广胸①反骹[1]者，肝高；合胁兔②骹[2]者，肝下。胸胁好③者，肝坚；胁骨弱者，肝脆。膺腹好相得者④，肝端正；胁骨偏举者，肝偏倾也。

[校勘]

①“胸”：《千金》卷十一第一作“胁”。

②“兔”：《太素》卷六五脏命分作“菟”，《甲乙》卷一第五作“脆”；《千金》卷十一第一作“危”，校语谓：“一作兔”。按：“兔”、“菟”通，《尔雅》释器：“兔罟谓之罝。”释文：“兔，本作菟。”

③“胸胁好”：《千金》卷十一第一作“胁坚骨”。

④“膺腹好相得者”：《甲乙》卷一第五“膺”下有“胁”字。《千金》卷十一第一“膺腹”作“胁腹”，“相”下无“得”字。

[注释]

[1]“反骹”：偏下的肋骨称骹。反骹，即偏下的肋骨突起。《类经》四卷第二十八注：“胁下之骨为骹也。反骹者，胁骨高而张也”。

[2]“兔骹”：偏下的肋骨隐伏内凹。《类经》四卷第二十八注：“兔骹者，胁骨低合如兔也”。

[语译] 皮肤色青，纹理致密的，肝脏小；纹理粗疏的，肝脏大。胸部宽阔、胁骨高张突起的，肝位偏高；胁骨低合内收的，肝位偏低。胸胁发育匀称健壮的，肝脏坚实；胁骨软弱的，肝脏脆弱。胸部与腹部发育良好、比例匀称的，肝脏端正；胁骨偏斜突起的，肝脏也偏斜。

[原文] 黄色小理者，脾小；粗理者，脾大。揭①唇者，脾高；唇下纵②者，脾下。唇坚者，脾坚；唇大而不坚者，脾脆。唇上下好者，脾端正；唇偏举者，脾偏倾③也。

[校勘]

①“揭”：《千金》卷十五上第一“揭”下有“耸”字。

②“下纵”：《千金》卷十五上第一“下纵”作“垂大而不坚”。

③“偏倾”：《千金》卷十五上第一“偏倾”作“偏痛好胀”。

[语译] 皮肤色黄，纹理致密的，脾脏小；纹理粗疏的，脾脏大。口唇翘起而外翻的，脾位偏高；口唇低垂弛缓的，脾位偏低。口唇坚实的，脾脏坚实；口唇大而松弛不坚的，脾脏脆弱。口唇上下端正、匀称，发育完好的，脾脏位置端正；口唇不正，一侧偏高的，脾脏位置也歪斜。

[原文] 黑色小理者，肾小；粗理者，肾大。耳高①者，肾高；耳后陷者，肾下。耳坚者，肾坚；耳薄不坚②者，肾脆。耳好前居牙车[1]者，肾端正；耳偏高者，肾偏倾③也。凡此诸变者，持则安，减则病也。

［校勘］

①“耳高”：原作“高耳”，据《甲乙》卷一第五、《千金》卷十九第一改，以与下文律齐。

②“不坚”：《千金》卷十九第一无。

③“倾”：《千金》卷十九第一作“欹”。

［注释］

［1］“牙车”：此处指颊车而言。

［语译］ 皮肤色黑，纹理致密的，肾脏小；纹理粗疏的，肾脏大。耳的位置偏高的，肾位也偏高；耳向后方陷下的，肾位偏低。耳坚挺厚实的，肾脏就坚实；耳瘦薄不坚实的，肾脏就脆弱。耳发育完好而端正，前方的位置贴近颊车的，肾脏端正；两耳偏斜不正，高低不对称的，肾脏也偏斜。上述各种有关五脏的强弱、位置等不同的情况，虽然表现着一定的差异，但凡能注意调摄，保持正常功能的，都不致发生疾病而可以安然无恙，但若受到损害，那就要产生各种疾病了。

［原文］ 帝曰：善。然非余之所问也。愿闻人之有不可病者，至尽天寿，虽有深忧大恐，怵惕之志①，犹不能感②也，甚寒大热，不能伤也；其有不离屏蔽室内，又无怵惕之恐，然不免于病者，何也？愿闻其故③。岐伯曰：五脏六腑，邪之舍也，请言其故④。五脏皆小者，少病，苦燋心，大⑤愁忧；五脏皆大者，缓于事，难使以⑥忧。五脏皆高者，好高举措；五脏皆下者，好出人下。五脏皆坚者，无病；五脏皆脆者，不离于病。五脏皆端正者，和利得人心⑦；五脏皆偏倾者，邪心而⑧善盗，不可以⑨为人平⑩[1]，反复言语也。

［校勘］

①“志”：熊本作“至”。按：作“至”似更胜。此句承上句言，“怵惕”即“忧恐”。《广雅》释训：“怵惕，恐惧也。”“至”字为“深”的表态词。

②“感”：原作“减”，据《甲乙》卷一第五及《太素》卷

六五脏命分改。按：《广雅》释诂二："感，伤也。"伤，为伤之本字。"不能感"与下文"不能伤"字异义同。

③"愿闻其故"：《甲乙》卷一第五无此四字。

④"请言其故"：《甲乙》卷一第五无此四字。

⑤"大"：《太素》卷六五脏命分无。

⑥"以"：《太素》卷六五脏命分无。

⑦"心"：《太素》卷六五脏命分无。

⑧"而"：《太素》卷六五脏命分无。

⑨"以"：《甲乙》卷一第五无。

⑩"平"：《甲乙》卷一第五作"卒"。

[注释]

[1]"平（bìng 病）"：集市中掌握与评定物价的人。《法言》学行："一哄之市，必立之平。"

[语译] 黄帝说：讲得好！但是你讲的这些不是我所要问的问题，我想了解的是，有的人从来不生病，而且可以享尽天年，虽然有忧恐、惊惕等巨大的情志刺激及严寒酷热的外邪干扰，而终究不能伤害他；而另外却有整天深居密室，屏隔帐围，保护得很好，又没有惊恐等的情志刺激，可还是不免于生病的人，我想知道其中的缘故。岐伯说：人的五脏六腑是内外邪气栖止的关键地方，请让我就这个问题详细谈谈其中的道理吧。五脏都小的，较少因外邪内侵而致病，但却经常焦心思虑，多愁善感；五脏都大的，作事从容和缓，精神开阔，难得使他忧愁。五脏位置偏高的，举止好高骛远，空想自大，不切实际。五脏位置偏低的，意志卑弱，甘居人下，不求进取；五脏都坚实的，内外邪气不能侵犯，所以不生疾病；五脏都脆弱的，易受病邪侵袭，所以病不离身。五脏位置都端正的，脏气匀调，性情和顺，为人平正，办事易得人心；五脏位置偏斜的思想不端正，唯利是图，经常偷盗，不能让这样的人去主持市场交易的物价。这种人反复无常，说话是不算数的。

[按语] 以五脏的高低偏斜来推断思想行为的特点，这是把得之于社会实践的思想意识，归因于生理特征，显然是不妥的；生理方面的差异，导致性格特点的差异，则是有可能的。

[原文] 黄帝曰：愿闻六腑之应。岐伯答曰：肺合大肠，大肠者，皮其应①；心合小肠，小肠者，脉其应；肝合胆，胆者，筋其应；脾合胃，胃者，肉其应；肾合三焦膀胱，三焦膀胱者，腠理毫毛其应。

[校勘]

①“应”：《甲乙》卷一第五、《太素》卷六脏腑应候此下并有“也”字，下同。

[语译] 黄帝说：我想了解一下六腑与身体某些部位的相应关系。岐伯答道：肺与大肠相合，大肠外应于皮；心与小肠相合，小肠外应于脉；肝与胆相合，胆外应于筋；脾与胃相合，胃外应于肉；肾与膀胱三焦相合，三焦膀胱外应于腠理毫毛。

[原文] 黄帝曰：应之奈何？岐伯曰：肺应皮。皮厚者，大肠厚；皮薄者，大肠薄；皮缓，腹裹①大者，大肠缓②而长；皮急者，大肠急而短；皮滑者，大肠直[1]；皮肉不相离[2]者，大肠结。

[校勘]

①“裹”：原作“里”，据《甲乙》卷一第五、《千金》卷十八第一改。《太素》卷六脏腑应候作“果”。按：“裹”、“果”同，“果”乃“裹”之简写。

②“缓”：原作“大”，据《甲乙》卷一第五、《千金》卷十八第一、《普济方》卷三十七大肠腑门总论改，以与下“急”字对。

[注释]

[1]“直”：通顺。

[2]“不相离（li 利）”：离，附丽、依附。不相离，即不

相附丽，如皮皱脱屑。

[语译] 黄帝说：五脏六腑与各组织的相应关系如何体现呢？岐伯说：肺与皮肤相应，又与大肠相合。皮肤厚的，大肠就厚；皮肤薄的，大肠也薄；皮肤弛缓，腹围大的，大肠松弛而且长；皮肤绷急的，大肠也紧而短；皮肤滑润的大肠就通顺；皮肤干燥脱屑，与肌肉不相附丽的，大肠就结涩。

[原文] 心应脉①，皮厚者，脉厚，脉厚者，小肠厚；皮薄者，脉薄，脉薄者，小肠薄；皮缓者，脉缓，脉缓者，小肠大而长；皮薄而脉冲[1]小者，小肠小而短；诸阳经脉皆多纡屈者，小肠结。

[校勘]

①“脉”：《千金》卷十四第一“脉”作“皮”。

[注释]

[1]“冲”：薄嫩弱小。冲，原意为虚，《老子》：“大盈若冲。”

[语译] 心与脉相应，又与小肠相合，皮肤厚的，说明脉体也厚，脉厚，小肠就厚；皮肤薄的，说明脉体也薄，脉薄，小肠就薄；皮肤纵缓的，说明脉体也纵缓，脉体纵缓的，小肠就宽松粗大而长；皮肤薄而脉也嫩薄小弱的，小肠也小而短；三阳经脉的部位多见弯弯曲曲的血络的，小肠就结涩。

[按语] 张介宾对于以皮的变化候小肠，曾说：“心与小肠为表里，心应脉，故小肠府状，亦可因脉而知也。然脉行皮肉之中，何以知其厚薄，但察其皮肉，即可知也。”可作参考。

[原文] 脾应肉①，肉䐃坚大者，胃厚；肉䐃麽[1]者，胃薄。肉䐃小而麽者，胃不坚；肉䐃不称②身者，胃下，胃下者，不管约不利。肉䐃不坚者，胃缓；肉䐃无小果③累[2]者，胃急。肉䐃多小④果累者，胃结，胃结⑤者，上⑥管约不利也。

[校勘]

①“肉”：《普济方》卷三十五胃腑门总论“肉”下有

“䐃”字。

② “称”：《甲乙》卷一第五、《太素》卷六脏腑应候、《千金》卷十六第一此下并有“其”字。

③ “果”：原作“里”，据《太素》卷六脏腑应候、《千金》卷十六第一改。下“果”字同。《甲乙》卷一第五“果”作“裹”，“裹”下复有“标紧”二字。

④ “小”：原作“少”，据《甲乙》卷一第五、《太素》卷六脏腑应候及《千金》卷十六第一改，以与上文相合。

⑤ “胃结”：《太素》卷六《藏府应候》不重“胃结”二字。

⑥ “上”：《太素》卷六脏腑应候、《千金》卷十六第一、《普济方》卷三十五胃腑门总论此上并有“胃”字。

[注释]

[1] “麽”：细小。慧琳《音义》卷四十六引《通俗文》：“细小曰麽”。

[2] “小果累”：小颗粒累累无数。

[语译] 脾与肉相应，而脾胃相合，所以肉䐃坚实而大的，胃体就厚；肉䐃细薄的，胃体就薄。肉䐃细小薄弱的，胃也薄弱不坚实；肉䐃瘦薄与整个身体不相协调的，胃的位置偏下，并因其位置偏下而致胃下口被压迫而收紧，食物不能顺利通过，肉䐃不坚实的，胃体纵缓；肉䐃周围没有小颗粒累累相连的，胃体紧敛；肉䐃周围多有小颗粒累累相连的，胃气结涩，胃气结涩的，其上口紧缩，饮食不能顺利下行。

[原文] 肝应爪①，爪厚色黄者，胆厚；爪薄色红②者，胆薄。爪坚色青者，胆急；爪濡③色赤者，胆缓。爪直色白无纹④者，胆直；爪恶色黑多纹者，胆结也。

[校勘]

① “爪”：《甲乙》卷一第五及《千金》卷十二第一、《普济方》卷三十四胆腑门总论并作“筋”。

②“色红”：《太素》卷六脏府应候无。下文亦无“色青”、“色赤”诸字。

③“濡”：《千金》卷十二第一“濡”作“软”，《普济方》卷三十四胆腑门总论亦作“软”。

④“纹”：原作“约”，律以下文，“约”字当为“纹”字之误，故予改正。

［语译］ 肝与爪相应，而肝胆相合，所以观察爪甲的变化，可以候知胆的状况。爪甲厚而色黄的，则胆厚；爪甲薄而色红的，胆也薄。爪甲坚实而色青的，胆紧敛；爪甲濡软而色赤的，胆弛缓。爪甲直正而色白无纹的，胆气舒畅和顺；爪甲畸形而色黑多纹的，胆气郁结不畅。

［按语］ 本篇前文言“肝合胆，胆者，筋其应”，此论以爪候胆，对此，杨上善曾说：“肝以合胆，胆以应筋，爪为筋余，故以爪候胆也。”可资参考。

［原文］ 肾应骨，密里厚皮者，三焦、膀胱厚[1]；粗理薄皮者，三焦、膀胱薄。疏腠理者①，三焦、膀胱缓；皮急②而无毫毛者，三焦、膀胱急。毫毛美而粗者，三焦、膀胱直；稀毫毛者，三焦、膀胱结也。

［校勘］

①“疏腠理者”：《甲乙》卷一第五、《太素》卷六脏腑应候、《千金》卷二十第一、《普及方》卷四十二并作“腠理疏者”。

②“皮急”：《太素》卷六脏腑应候、《千金》卷二十第一并作“急皮”。

［注释］

［1］“密里厚皮者，三焦膀胱厚”：倪冲之：“太阳之气主皮毛，三焦之气通腠理，是以视皮肤腠理之厚薄，则内应于三焦膀胱矣。”

［语译］ 肾与骨相应，而与膀胱三焦相合，膀胱三焦又外

应于皮毛。纹理致密，皮肤厚的，三焦、膀胱就厚；纹理粗疏、皮肤削薄的，三焦、膀胱也薄。腠理疏松的，三焦、膀胱就弛缓；皮肤紧急而无毫毛的，三焦、膀胱也紧急。毫毛美润而粗的，三焦、膀胱之气就顺畅；毫毛稀疏的，三焦、膀胱之气就郁结不畅。

［原文］ 黄帝曰：厚薄美恶皆有①形，愿闻其所病。岐伯答曰：视其外应②，以知其内脏，则知③所病矣。

［校勘］

①“有”：《甲乙》卷一第五此下有“其”字。

②“视其外应”：《甲乙》卷一第五、《太素》卷六脏腑应候“视”上有“各”字。《太素》卷六脏腑应候“外”上并有“所”字。

③“知”：《太素》卷六脏腑应候此下有“其”字。

［语译］ 黄帝说：脏腑的厚薄、好坏都有一定的形迹，而它们所发生的病变究竟怎样，我也想了解。岐伯答道：观察它们各自外应的皮肉筋骨等组织，看这些部分的变化，就可以知道脏腑的状况，根据脏腑的不同状况，结合前面所谈，就可以了解到所发生的病变了。

［按语］ 本篇所论依据体表组织的情况，测候内脏的坚脆、厚薄及位置等，可作临床诊断参考，究竟体表组织与内脏的关系是否如文中所谈的那样，尚需进一步的研究。

卷之八

禁服第四十八

［提要］ 本篇说明针刺必须懂得经脉的循行规律，及其与卫气的关系。同时指出通过人迎、寸口脉象的变化，可以测知人体经脉脏腑的病变，并应根据疾病虚实寒热性质的不同，确定补泻治则，以施用灸、刺、饮药等不同治疗方法。

［原文］ 雷公问于黄帝曰：细子[1]得受业，通于九针六十篇，旦暮勤服之，近者编绝[2]，久者简垢①[3]，然尚讽诵弗置，未尽解于意矣。《外揣②》言浑束为一，未知③所谓也。夫大则无外，小则无内，大小无极，高下无度，束之奈何？士之才力，或有厚薄，智虑褊浅[4]，不能博大深奥，自强于学④若细子，细子恐其散于后世，绝于子孙，敢问约之奈何？黄帝曰：善乎哉问也！此先师之⑤所禁，坐[5]私传之⑥也，割臂歃血之盟[6]也，子若欲得之，何不斋乎！雷公再拜而起曰：请闻命于是也。乃斋宿[7]三日而请曰：敢问今日正阳[8]，细子愿以受盟。黄帝乃与俱入斋室⑦，割臂歃血。黄帝亲⑧祝曰：今日正阳，歃血传方，有⑨敢背此言者，必⑩受其殃。雷公再拜曰：细子受之。黄帝乃左握其手，右授之书，曰：慎之慎之，吾为子言之。

［校勘］

①"近者编绝，久者简垢"：《太素》卷十四人迎脉口诊"久"作"远"，杨注："其简之书，远年者编有断绝，其近年

者，简生尘垢。”按：“近”与下“久”字误倒，似应作“久者编绝，近者简垢”。

②“揣”：周本此下有“其”字。

③“知”：此后似应据《太素》卷十四人迎脉口诊、《甲乙》卷四第一上补“其”字。

④“学”：《太素》卷十四人迎脉口诊其下有“未”字。

⑤“之”：《太素》卷十四人迎脉口诊无。

⑥“之”：《太素》卷十四人迎脉口诊作“为”。

⑦“室”：张注本作“堂”。

⑧“亲”：《太素》卷十四人迎脉口诊无。

⑨“有”：《太素》卷十四人迎脉口诊无。

⑩“必”：原作“反”，据《太素》卷十四人迎脉口诊改。

[注释]

[1]“细子”：俗称小子，自谦之辞。

[2]“编绝”：古时无纸，文字都书于竹简上，而用皮条将其连贯起来，称为编，编绝，是指连贯竹简用的皮条断了。

[3]“简垢”：简即竹简；垢，尘污。简垢，是指竹简上有污垢。

[4]“褊浅”：褊，狭也；浅，肤浅。褊浅，狭隘肤浅的意思。

[5]“坐”：《一切经音义》二引《苍颉》：“坐，罪（zuì罪）也。”盖谓慎于传授，否则当以为罪也。

[6]“割臂歃（shà 厦）血之盟”：割臂就是在臂膊上刀割出血；歃血，是盟者以血涂口旁。割臂歃血之盟是古代最郑重的一种盟誓的仪式，以示决不背信弃约。

[7]“斋宿”：即沐浴更衣，素食独宿，止其嗜欲，使心志专一，以示至诚。

[8]“正阳”：即正午的时间。

[语译] 雷公向黄帝问道：我自从接受了您所传授的九针

六十篇以后，从早到晚勤奋地加以学习，尽管编绝简垢，仍不断地阅读背诵，虽然如此，还是不能完全了解其中的精义。《外揣》里说的“浑束为一”，我还未解其意。既然说九针的道理，大到不可再大，细到不能再细，它的大与小已经到了极点；它的至高无上，至深无下，也到了无法度量的境地，这样的博大精深，怎样将其归纳总结起来呢？况且人们的聪明才智，有厚有薄，有的智慧过人，思虑周密，也有的浅见薄识，不能领会它的高深的道理，又不能像我一样的刻苦努力学习，我恐怕这样长期下去，这一精深的学术就会流散，就会失传，子孙也就难于逐代的继承下来。因此我想向你请教怎样把它概括起来？黄帝说：你问的很好。这正是先师再三告诫，禁止轻易地传授给人的重要内容，必须经过割臂歃血的盟誓，才可以传授的。你要想得到它，何不至诚地斋戒呢！雷公很有礼貌地说：我愿遵照你说的去做。于是雷公很虔诚地斋宿三天，然后再来请求说：在今天正午的时候，我愿受盟传方。黄帝和他一同进入斋室，举行割臂歃血的仪式，黄帝亲自祝告说：今天在正午的时候，通过歃血的仪式传授医学要道，如果谁违背了今天的誓言，必定遭受灾殃。雷公说：我愿接受盟戒。黄帝就用左手握住雷公的手，右手将书授给雷公，并且说：一定要慎而又慎啊！我现在给你讲一下其中的道理。

［原文］ 凡刺之理，经脉为始，营其所行，知其度量，内次①五脏，外别②六腑，审察卫气，为百病母，调其③虚实，虚实乃止④，泻其血络，血尽不殆矣⑤。雷公曰：此皆细子之所以通，未知其所约也。黄帝曰：夫约方[1]者，犹约囊[2]也，囊满而⑥弗约，则输泄，方成弗约，则神与弗俱⑦[3]。雷公曰：愿为下材者，勿⑧满而约之。黄帝曰：未满而知约之，以为工，不可以为天下师⑨。

［校勘］

①“次”：原作“刺”，音同而误，据本书经脉篇及《太

素》卷十四人迎脉口诊改。

②“别”：原作“刺”，据《太素》卷十四人迎脉口诊改。

③“其”：黄校本作“诸”。

④“乃止”：《太素》卷十四人迎脉口诊此上不重“虚实”二字。“乃止”二字连下读。

⑤“血尽不殆矣”：《太素》卷十四人迎脉口诊“血”下有“络”字。“尽”下有“而”字。《纲目》引同。

⑥“而”：《太素》卷十四人迎脉口诊无。按：无“而”字似是，“囊满弗约”与“方成弗约”句法一律。

⑦“与弗俱”：《太素》卷十四人迎脉口诊作“弗与俱”。

⑧“勿”：周本、日刻本、张注本并作“弗”。

⑨“不可以为天下师”：《太素》卷十四人迎脉口诊“以”下无“为”字。按：“可”下“以”字疑衍，“以”与“为”字义同。《玉篇》：“以，为也。”此蒙上文“以为”致误。

［注释］

［1］“约方”：将医道中的许多诊断和治疗方法，提纲挈领，归纳起来，叫做约方。

［2］“约囊”：是将布袋口扎起来的意思。

［3］“神与弗俱”：即无神或不能传神的意思。

［语译］ 凡是要掌握针刺治病的道理，首先要熟悉经脉，掌握它循行的规律，知道它的长短和每经气血多少的差异，内知五脏的次序，外别六腑的功能，同时要审察卫气的变化，以作为研究百病发生原因的根据，进而用适当的方法，调治疾病的虚实，若治疗得宜，则由于虚实而出现的病变，都会停止发展。病在血络的，用刺络法，泻其血络，使邪血尽去，病情就会好转。雷公说：这些道理我是知道的，但还不能归纳起来掌握其要领。黄帝说：约方就像将一个袋子的口扎住一样，袋子满了，如果不扎住袋口，则所装的东西就会漏掉。学到的许多诊断和治疗方法，如果不能提纲挈领加以总结归纳，则杂而不

精，不能出神入化，运用自如。雷公说：愿作下等人才的人，不求学识渊博，不等学的完满，就想归纳精简，其结果会怎样呢？黄帝说：这样的人只能做个一般的医生，而不能成为一个高明医生，更不能成为天下的师表。

［原文］ 雷公曰：愿闻为工。黄帝曰：寸口主中①，人迎主外，两者相应，俱往俱来，若引绳大小齐等[1]，春夏人迎微大，秋冬寸口微大，如是者名曰平人②[2]。

［校勘］

①“中”：《甲乙》卷四第一上作“内”。按：《素问·至真要大论》新校正引《甲乙》亦作“中”，与本篇合。

②“如是者名曰平人”：《素问》至真要大论新校正引《甲乙》作“故名曰平也”。

［注释］

［1］“若引绳大小齐等”：形容人迎、寸口脉搏的跳动相等。《太素》卷十四人迎脉口诊注：“二人共引一绳，彼牵而去，其绳并去：此引而来，其绳并来。寸口人迎，因呼吸牵脉往来，其动是同，故曰齐等也。”

［2］“平人”：指无病之人。

［语译］ 雷公说：我愿听一听做一般医生所应知道的理论。

黄帝说：寸口脉主候在内的五脏的变化，颈部的人迎脉，主候在外的六腑的变化，寸口、人迎二脉表里相应，往来不息，其搏动力量从理论上说应该大小相等，但春夏阳气盛，人迎脉略大一些，秋冬阴气盛，寸口脉略大一些，这就是无病之人的表现。

［原文］ 人迎大一倍于寸口，病在足①少阳，一倍而躁，在手少阳②。人迎二倍，病在足太阳③，二倍而躁，病在手太阳。人迎三倍，病在足阳明④，三倍而躁，病在手阳明。盛则为热，虚则为寒，紧则为痛痹，代则乍甚乍间。盛则泻之，虚

则补之，紧痛[⑤]则取之分肉，代则取之[⑥]血络且饮药[⑦]，陷下则灸之[⑧]，不盛不虚，以经取之，名曰经刺。人迎四倍者，且大且数，名曰溢阳，溢阳为外格[⑨]，死不治。必审按其本末，察其寒热[⑩]，以验其脏腑之病。

［校勘］

①“足”：《太素》卷十四人迎脉口诊、《甲乙》卷四第一上并无，下同。疑是后人依本书终始篇妄增。

②“一倍而躁，在手少阳”：马注本、张注本“在”上有“病”字。按：有“病”字，与下文义合。《太素》卷十四人迎脉口诊，《甲乙》卷四第一上并无“一倍而躁在手少阳”八字。按：无此八字似是，此疑沿终始篇致衍，下同。

③“人迎二倍，病在足太阳”：《甲乙》卷四第一上作“再倍病在太阳”。

④“人迎三倍，病在足阳明”：《甲乙》卷四第一上作“三倍病在阳明”。

⑤“痛”：《甲乙》卷四第一上无“痛”字。按：以下“代则”句律之，《甲乙》似是。

⑥“之”，原脱，据《甲乙》卷四第一上补，与上“取之分肉”句法一致。

⑦“且饮药”：胡本、熊本、周本、统本、金陵本、明本、藏本、日抄本、“且”并作“具”。《甲乙》卷四第一上“饮”下有“以”字。

⑧“陷下则灸之”：《甲乙》卷四第一上“陷下”下有“者”字。“则”下有“从而”二字。

⑨“名曰溢阳，溢阳为外格”：《太素》卷十四人迎脉口诊、《甲乙》卷四第一上并无“溢阳溢阳为”五字，疑是后人依本书终始篇妄增。

⑩“必审按其本末，察其寒热”：《景岳全书》卷十六关格类引无“本末察其”四字。

［语译］ 人迎比寸口的脉象大一倍，是病在足少阳经，大一倍而躁疾的，病在手少阳经，人迎脉大于寸口的两倍，病在足太阳经，大二倍而躁疾的，是病在手太阳经。人迎脉大于寸口三倍，病在足阳明经，大三倍而躁疾，则病在手阳明经。人迎脉盛大，阳气内盛则为热，脉虚小，阳气内虚则为寒。脉紧的为痛痹，出现代脉的，则有忽痛忽止，时轻时重的病症。治疗时，脉盛的用泻法，脉虚的用补法，脉紧而疼痛的，则针刺分肉之间的穴位，脉代的取血络放血，并配合服药。脉陷下不起的，有寒滞，用灸法治疗。不盛不虚，正经自病的，则取治于有病的本经，这叫做经刺。人迎脉比寸口大四倍，大而且数，阳脉甚盛，名曰溢阳，溢阳是阴气格阳于外的现象，阴阳将要离决，属不治的死症。必须详细研究其疾病的全过程，辨清属寒属热，以判明脏腑的病变，并据以进行治疗。

［原文］ 寸口大于人迎一倍①，病在足②厥阴，一倍而躁，在手心主③。寸口二倍，病在足少阴④，二倍而躁，在手少阴。寸口三倍，病在足太阴⑤，三倍而躁，在手太阴。盛则胀满，寒中食不化⑥，虚则热中，出糜⑦[1]，少气，溺色变，紧则痛痹⑧，代则乍痛乍止。盛则泻之，虚则补之，紧则先刺⑨而后灸之，代则取血络而后调之⑩，陷下则徒[2]灸之⑪，陷下者，脉血结于中⑫，中有著血[3]，血寒，故宜灸之，不盛不虚，以经取之⑬。寸口四倍者，名曰内关，内关者，且大且数，死不治。必审察其本末之寒温⑭，以验其脏腑之病。

［校勘］

①“寸口大于人迎一倍”：《甲乙》卷四第一上作“寸口大一倍于人迎”。按：律之上文，《甲乙》似是。

②“足”：《太素》卷十四人迎脉口诊、《甲乙》卷四第一上并无。

③“一倍而躁，在手心主”：马注本、张注本“在”上并

有“病”字。《太素》卷第十四人迎脉口诊、《甲乙》卷四第一上并无“一倍而躁在手心主”八字。下同。

④“寸口二倍，病在足少阴”：《甲乙》卷四第一上作“再倍病在少阴”。

⑤“寸口三倍，病在足太阴”：《甲乙》卷四第一上无此九字。

⑥“寒中食不化”：《甲乙》卷四第一上作“寒则食不消化”。

⑦“糜”：原作“縻”，据张注本、日刻本、黄校本、《太素》卷十四人迎脉口诊、《甲乙》卷四第一上改。

⑧“紧则痛痹”：《甲乙》卷四第一上“则”下有“为”字。《太素》卷第十四人迎脉口诊“痛”作“为”。按：有“为”字，与前段“紧则为痛痹”句合，《甲乙》似是。

⑨“刺”《甲乙》卷四第一上此下有“之”字。

⑩“而后调之”：《太素》卷十四人迎脉口诊作“而泄之”。《甲乙》校注云：“调，《太素》作泄”。

⑪“陷下则徒灸之”：《甲乙》卷四第一上“陷下”下，有“者”字，“徒”作“从”。

⑫“脉血结于中”：张注本“结”作“络”。《甲乙》卷四第一上“脉”上有“其”字。

⑬“之”：马注本此下有“名曰经刺”四字。

⑭“必审察其本末之寒温”：《太素》卷十四人迎脉口诊“必”下无“审”字。《甲乙》卷四第一上作“必审按其本末，察其寒热”。按：律以上文，《甲乙》似是。

[注释]

[1]“出糜（mǐ 米）”：谓粪便如糜粥状。

[2]“徒”：仅仅。

[3]“著血”：指脉管内有瘀血附着。

[语译] 寸口脉大于人迎一倍，病在足厥阴经，大一倍而

加以躁疾，病在手厥阴经。寸口脉大于人迎二倍，病在足少阴经，大二倍而加以躁疾，则病在手少阴经，寸口脉大于人迎三倍，病在足太阴经，大三倍而加以躁疾，则病在手太阴经。寸口脉主阴，寸口脉现盛大的，是阴气过盛，可出现胀满，寒滞中焦，食不消化等症。寸口脉现虚弱的，是阴虚，阴虚则阳气来乘，出现肠胃中热，排出的大便如糜粥样，少气，溺色也变黄。脉紧的属寒，出现痛痹，脉代的是血脉不调，时痛时止。治疗时，脉盛的用泻法，脉虚的用补法，脉紧的先针刺而后用灸法，脉代的刺血络泄去邪血，而后用药物调治。脉虚陷下不起的，采用灸法治疗。脉虚陷下不起是脉中的血行凝结，并有瘀血附着在脉中，这是因为寒气深入于血，血因寒而滞，故宜用灸法以通阳散寒。不盛不虚本经自病的，可以从本经取穴治疗。寸口脉大于人迎脉四倍，叫做内关，内关是阴气过盛，使阳气不能与阴气相交而外越，内关的脉象是大而且数，因阴阳隔绝，是不易治疗的死症。必须详细审察致病的本末及其寒热的不同，从而判明脏腑的病变，加以治疗。

［原文］ 通其营①输[1]，乃可传于大数[2]。大数曰②：盛则徒泻之③，虚则徒补之④，紧则灸刺⑤且饮药，陷下则徒灸之，不盛不虚，以经取之。所谓经治者，饮药，亦用⑥灸刺。脉急则引[3]，脉大以弱⑦，则欲安静，用力无劳也⑧。

［校勘］

①“营”：《太素》卷十四人迎脉口诊、《甲乙》卷四第一上作“荥”。

②“大数曰”：《甲乙》卷四第一上无“数”字。《太素》卷十四人迎脉口诊“曰”作“日”。按：《甲乙》似是，“数”字涉上衍。

③“盛则徒泻之”：《甲乙》卷四第一上“徒”作“从”，“泻”下无“之”字。按：“徒”作“从”似是。《诗》既辞：“从以孙子。”郑笺：“从，随也”。“曰”有“以”义。“大曰盛

则从泻之”犹云脉象大以盛者，则随而泻之也。

④“虚则徒补之”：《甲乙》卷四第一上“虚”上有“小曰”二字，“徒”作“从”，“小曰虚则从补之”与上“大曰盛则从泻之”相对。《甲乙》似是。

⑤“紧则灸刺”：《甲乙》卷四第一上作“紧则从灸刺之”。

⑥“用”：原作“曰”，据《甲乙》卷四第一上改。

⑦“脉大以弱”：《甲乙》卷四第一上“大”作“代”，《太素》卷十四人迎脉口诊同，下无“以弱”二字。

⑧“用力无劳也”：《甲乙》卷四第一上、《太素》卷十四人迎脉口诊作“无劳用力”。

[注释]

[1]“通其营输”：营指营运，输指输注，通其营输指通晓经脉运行和输注的道理。

[2]“大数”：指治疗上的大法而言。

[3]“引”：导引的意思。

[语译] 必须通晓脉的运行和输注的道理，才能进一步传授针灸治病的大法。大法的原则是：脉盛的用泻法，脉虚的用补法，脉紧的可灸刺服药三者并用。脉虚陷不起的则用灸法，脉不盛不虚本经自病的，就从本经取穴治疗。所谓经治，就是或服药，或灸刺，随其经脉所宜而选用施治方法。脉急的是邪盛，可兼用导引法以去病。脉大而弱的属于阴不足，宜安静以养阴。不要用力太过，烦劳过度。

五色第四十九

[提要] 本篇是色诊大纲。篇中说明了脏腑和肢节的病变反应于面部时，各自分布的位置，及与五色的配合关系，指出根据面部色泽的变化可以判断疾病，推断疾病的转归、预后等。同时又联系到脉诊，以色脉的结合运用，察知病之间甚，

在临床诊断上有很大的指导意义。

［原文］ 雷公问于黄帝曰：五色独决于明堂乎？小子[1]未知其所谓也。黄帝曰：明堂者鼻也，阙者眉间也，庭者颜也，蕃者颊侧也，蔽者耳门也，其间欲方大[2]，去之十步，皆见于外，如是者，寿必中[3]百岁。

［注释］

［1］“小子”：自谦之词，指年少言。《类经》六卷第三十二注：“诸臣之中，惟雷公独少，故自称小子。”

［2］“方大”：指端正、宽大、丰隆的意思。

［3］“中（zhòng 仲）”：在此有“得”义。

［语译］ 雷公向黄帝问道：五色的善恶变化，能单独取决于明堂的部位吗？我还不太清楚其中的道理。黄帝说：明堂就是鼻，阙就是两眉中间的部位，庭就是天庭，即额部，蕃就是两颊的外侧，蔽是耳门前的部位。这些部位之间，要丰隆端正宽大，在十步以外都能看得明朗清楚的，就是年寿必得百岁的象征。

［原文］ 雷公曰：五官之辨①奈何？黄帝曰：明堂骨高以起，平以直，五脏次[1]于中央，六腑挟[2]其两侧，首面上于阙庭，王宫在于下极[3]，五脏安于胸中，真色以致，病色不见，明堂润泽以清，五官恶得无辨①乎。雷公曰：其不辨①者[4]，可得闻乎？黄帝曰：五色之见也②，各出其色部③。部骨④陷者，必不免于病矣。其色部⑤乘袭[5]者，虽病甚，不死矣。雷公曰：官五色奈何⑥？黄帝曰：青黑为痛，黄赤为热，白为寒，是谓⑦五官。

［校勘］

①“辨”：藏本作“辩”。

②“五色之见也”：《甲乙》卷一第十五“五色”上有“五脏”二字，“也”作“者”。

③“各出其色部”：周本“色”作“邪”。《甲乙》卷一第

十五“各”作“皆”，“其”下无“色”字。

④“部骨”：《甲乙》卷一第十五此上有“其”字。

⑤“色部”：《甲乙》卷一第十五作“部色”。

⑥“官五色奈何”：《甲乙》卷一第十五作“五官具五色，何也”。

⑦“谓”：马注本作“为”，《景岳全书》卷二十七鼻证类引同。

[注释]

[1]“次”：居的意思，在此可作依次排列解。

[2]“挟”：附的意思。

[3]“王宫在于下极”：《类经》六卷第三十二注：“下极居两目之中，心之部也，心为君主，故曰王宫。”

[4]“其不辨者”：“其”，为假设连词，有“若”义。“不”，为语中助词。“其不辨者”犹云“若辨者”，与上“恶得无辨”相应。

[5]“乘袭”：在此指母子相承，即母之部见子之色。张志聪：“承（乘）袭者，谓子袭母气也。如心部见黄，肝部见赤，肺部见黑，肾部见青，此子之气色，承（乘）袭于母部。”

[语译] 雷公说：五官应怎样辨别呢？黄帝说：鼻骨要高起，平正而端直，五脏依次分布在鼻的中部，六腑在鼻的两旁，在上的阙中和天庭是头部的部位，心在两目之间的下极部位。若五脏和平而安居胸中，则正常的五色出现，而不见病色，鼻部的色泽必然润泽清明。所以说，五官是不难辨别的。雷公说：请你告诉我，怎样进一步辨别呢？黄帝说：五色之见，各有一定的部位，如果在一定的部位上有变化，就是要发病的征象。在其部位上有乘袭之色，病虽严重，也没有死亡的危险。雷公说：五色所主的病症是什么呢？黄帝说：青和黑主痛，黄和红主热，白主寒，这就是五官所主。

[原文] 雷公曰①：病之益甚[1]，与其方衰[2]如何？黄帝

曰[②]：外内皆在焉。切其脉口[3]，滑小紧以沉者，病[③]益甚，在中；人迎气大紧以浮者，其[④]病益甚，在外。其脉口浮滑[⑤]者，病日损[⑥]；人迎沉而滑者，病日损。其脉口滑以[⑦]沉者，病日进，在内；其人迎脉滑盛以浮者，其病日进，在外。脉之浮沉及人迎与寸口气小大等者[⑧]，病难已。病之[⑨]在脏，沉而大者，易已[⑩]，小[⑪]为逆；病之[⑫]在腑，浮而大者，其病易已[⑬]。人迎盛坚[⑭]者，伤于寒；气口盛坚者[⑮]，伤于食[⑯]。

［校勘］

①“雷公曰”：《甲乙》卷四第一上作“黄帝问曰”。

②“黄帝曰”：《甲乙》卷四第一上作“岐伯对曰”。

③“病”：《太素》卷十四人迎脉口诊此上有“其”字。

④“其”：《甲乙》卷四第一上无。

⑤“浮滑”：《太素》卷十四人迎脉口诊作“滑而浮”。《甲乙》卷四第一上“浮”下有“而”字。

⑥“损”：原作“进”，据《太素》卷十四人迎脉口诊改。

⑦“以”：张注本作“而”，《甲乙》卷四第一上同。

⑧“寸口气小大等者”：《甲乙》卷四第一上“寸口”作“气口”，“小大”下有“齐”字。

⑨“之”：《甲乙》卷四第一上无。《纲目》卷二诊病愈剧类引同。

⑩“易已”：《甲乙》卷四第一上、《纲目》卷二诊病愈剧类此上并有“其病”二字。

⑪“小”：《甲乙》卷四第一上此上有“以”字。

⑫“之”：原脱，据《太素》卷十四人迎脉口诊补。

⑬“易已”：此下应有“小为逆”三字，方与上“在脏”文相对。惟古人之文，有蒙上而省者，此或其一例。

⑭“坚”：《太素》卷十四人迎脉口诊、《甲乙》卷四第一上并作“紧”。

⑮“气口盛坚者”：统本、金陵本“盛”并作“甚”。《太

素》卷十四人迎脉口诊、《甲乙》卷四第一上“气”并作“脉”，“坚”并作“紧”。

⑯“食”：《太素》卷十四第一上此下有“饮”字。

［注释］

［1］“益甚”：指病情逐渐加重。

［2］“方衰”：指病邪日衰，病渐好转。《类经》六卷第三十二注：“益甚言进，方衰言退也”。

［3］“脉口”：亦称寸口、气口，三者名虽不同，都是指手腕桡侧的切脉部位。

［语译］ 雷公说：病势的进退应如何判断呢？黄帝说：应该色脉结合，作表里内外的全面观察。切按病人的寸口脉，如出现滑、小、紧而沉者，主阴分邪盛病进，病在五脏；若人迎脉出现大、紧而浮者，主阳分邪盛病进，病在六腑；寸脉浮滑的，主气和病退；若人迎脉沉而滑的，主阳邪渐退，其病渐减。寸口脉滑而沉的，是阴邪渐盛，为病进，其病在脏；若人迎脉滑盛而浮的，是阳邪逐渐旺盛，主病势渐进，其病在腑。若寸口与人迎的脉象浮沉大小一样，就与春夏人迎微大，秋冬寸口微大的正常生理相悖，所以病难治愈。病在五脏，若脉见沉而大的，为阴气充足，病容易治好。如见小脉，为阴气不足，病难治。病在六腑，若脉见浮而大，是正气充足，病易治；若见小脉，为正气虚不能抗邪，病难治。人迎主表，脉盛而紧者，主伤于寒邪，为外感病。寸口主里，脉盛而紧者，主伤于饮食不节，为内伤病。

［原文］ 雷公曰：以色言病之间甚奈何？黄帝曰：其色粗以明①[1]，沉夭②[2]者为甚，其色上行者，病益③甚，其色下行如云彻散者，病方已。五色各有脏部[3]，有外部，有内部也。色④从外部走内部者，其病从外走内；其色从内走外者⑤，其病从内走外。病生于内者，先治其阴，后治其阳，反者益甚；其病生于阳者⑥，先治其外⑦，后治其内⑧，反者益甚。其脉

滑大以代而长者，病从外来，目有所见，志有所恶[9]，此阳气之并也[10]，可变而已[11]。雷公曰：小子闻风者，百病之始也，厥逆者[12]，寒湿之起也[13]，别之奈何？黄帝曰：常候阙中[14]，薄泽[4]为风，冲浊[5]为痹，在地[6]为厥，此其常也，各以其色言其病。

［校勘］

①“明”：《甲乙》卷一第十五此下有“者为间”三字。“为间”与下“为甚”相对，文义甚明。日刻本“明”字下，有旁注“为间”二字。

②“夭”：《甲乙》卷一第十五作“垩”。按：“夭”依《甲乙》作“垩”亦通。《山海经》北山经：“渑水其中多黄垩”。郭注：“垩，土也”。“沉垩”谓色深如土，与上“粗明”义正相对。胡本、熊本“夭”并作“大”。

③“益”：《甲乙》卷一第十五作“亦”。

④“色”：《甲乙》卷一第十五此上有“其”字。有“其”字与下句“其色从内走外者”为对文。

⑤“从内走外者”：《甲乙》卷一第十五作“从内部走外部”六字。

⑥“其病生于阳者”：《甲乙》卷一第十五“病”上无“其”字。“阳”作“外”。按：以上“病生于内”句例之，《甲乙》似是。

⑦“外”：《甲乙》卷一第十五作“阳”。

⑧“内”：《甲乙》卷一第十五作“阴”。

⑨“所恶”：《甲乙》卷四第一上作“所存”。

⑩“此阳气之并也”：日抄本“并”作“病”。《甲乙》卷四第一上“阳”下无“气”字。

⑪“其脉滑大……可变而已”：此三十一字，系论脉，置“以色言病”之后，似不合。疑有窜乱。《甲乙》卷四第一上移置“经脉篇”中“气口盛坚者伤于食”下，似较恰合。

⑫“厥逆者”:《甲乙》卷一第十五“逆”下无“者”字。按:“逆”疑误,似应作“痹”,与下“冲浊为痹,在地为厥”相应,且作“厥痹者,寒湿之气也”,于文亦顺。

⑬“寒湿之起也”:日抄本“起”作“气”。《景岳全书》卷三十一湿证类引“起”作“气”,与日抄本合。《甲乙》“之”下有“所”字。

⑭“常候阙中”:《甲乙》卷一第十五作“当候眉间”。

[注释]

[1]“色粗以明”:谓色略微显现,为病轻之证。《文选》东京赋:“故粗为宾言其梗概如此。”薛注:“粗,犹略也”。《类经》六卷三十二释“粗”为“显”,另备一义。

[2]“沉夭”:即晦滞的意思。

[3]“脏部”:指五色所主的脏腑部位。张志聪:“脏部,脏腑之分部也”。

[4]“薄泽”:与浮泽同。指色浮浅而光泽。

[5]“冲浊”:冲是深的意思,浊是浑浊不清。冲浊即色深沉而混浊的意思。

[6]“地”:指面的下部,即地阁,在巨分,巨屈处(巨分、巨屈,参见下文注释)。

[语译] 雷公问:怎样从色泽的表现来判断疾病的轻重呢?黄帝说:色的表现若含蓄而略显明润的病轻,晦滞的病重。色上行的,是浊气方升病气较盛,色日增,是疾病向严重方面发展的现象。色下行的,是浊气渐退,病气渐衰,如乌云消散,天空晴朗,为病将愈的现象。五色见于面部,分现于脏腑所属的部位。鼻两侧为外部,外部属六腑,鼻中央为内部,内部属五脏。病色从外部走向内部者,为病邪从表入里;病色从内部走向外部者,为病邪从里出表。脏为阴,腑为阳,病生于五脏的,当先治其脏,后治其腑,如先后颠倒,是舍本治末,诛伐无过,病情必然加重。病生于六腑的,应该先治其

表，后治其里，内外表里颠倒而误治，也会引邪深入，加重病情。

如脉见滑大或更易以长脉，这都是阳脉，是阳邪太盛，侵犯人体，使人目有妄见，神志反常，这是因为邪入于阳，则阳邪盛，阴不胜其阳而出现的病变。通过恰当的治疗，如泻阳补阴，使阴阳协调，病变就会好的。

雷公说：我听说百病的发生，多从受风开始，厥痹病变，都由寒湿引起，从面色上应怎样鉴别呢？黄帝说：在通常情况下，观察两眉之间的气色变化就可判断出来。色现浮薄而光泽的是风病的表现，沉浊而晦暗的为痹病，若沉浊晦暗的颜色出现在地阁部位，为厥逆病。这是根据面色的不同来判断疾病的一般规律。

[原文] 雷公曰：人不病卒[1]死①，何以知之？黄帝曰：大气[2]入于②脏腑者不病而卒死矣。雷公曰：病小愈③而卒死者，何以知之？黄帝曰：赤色出两颧④，大如母⑤指[3]者，病虽小愈⑥，必卒死。黑色出于庭⑦，大如母指⑧，必不病而⑨卒死。雷公再拜曰：善哉！其死有期乎？黄帝曰：察⑩色以言其时。

[校勘]

①“人不病卒死”：《甲乙》卷一第十五“人”下有“有”字。《千金翼方》卷二十五第一作“人有不病而卒死者”。

②“于”：金陵本作“干”。

③“病小愈”：《甲乙》卷一第十五“病”上有“凡”字，“小”作“少”，《千金翼方》卷二十五第一同，下同。

④“赤色出两颧”：《甲乙》卷一第十五“出”下有“于”字，《难经本义》卷下引同。《千金翼方》卷二十五第一“颧”下有“上”字。

⑤“母”：《甲乙》卷一第十五、《难经本义》卷下并作“拇”。按：“母”、“拇”通。《易》咸：“咸其拇。”释文：“拇，

苟作母”。

⑥“愈”：《难经本义》卷下引“瘉”作“瘉”。按：愈，瘉通。《汉书》艺文志：“以瘉为剧。”颜注：“瘉读与愈同”。

⑦“庭”：《甲乙》卷一第十五作“颜”。《千金翼方》卷二十五第一作“颜貌”。

⑧“指”：《千金翼方》卷二十五第一此下有“者”字。

⑨“不病而”：《千金翼方》卷二十五第一无。此答“少愈卒死”，若作“不病卒死”，似不合。

⑩“察”：《甲乙》卷一第十五此下有“其”字。

[注释]

[1]“卒（cù促）死”：即突然死亡。

[2]“大气”：就是大邪之气，指极峻厉的病邪言。《类经》六卷三十二注：“大气，大邪之气也，大邪之入者，未有不由元气大虚而后邪得袭之，故致卒死。”另说，指胸中之气而言。张锡纯：“是大气者，原以元气为根本，以水谷之气为养料，以胸中之地为宅窟者也。夫均是气也，至胸中之气，独名为大气者，诚以其能撑持全身，为诸气之纲领，包举肺外，司呼吸之枢机，故郑而重之曰大气”。

[3]“大如母指”：母指即大指。是形容搏聚成块的病色。

[语译] 雷公问：人没有病象而突然死亡，是何道理？又怎么会知道呢？黄帝说：这是因为人的元气大虚，又加以大邪之气乘之，侵入脏腑，元气衰败故不病而突然死亡。雷公问：病稍愈而突然死亡的，怎么会知道呢？黄帝说：如两颧发现赤色，大如拇指的，病虽暂时好转，仍会突然死亡。

黑色出现在天庭的部位，大如拇指一样，为肾绝，虽外无显著病象，也会突然死亡。雷公说：讲的好啊！病的死期能预先知道吗？黄帝说：根据观察面部气色的变化，就可以判断出死亡的大概时间。

[按语] 本节经文指出在色诊中出现的几个突然死亡的病

象，这是古人临床实践所得出来的宝贵经验，是有相当价值的。对大气入于脏腑而卒死一节，后世医家如张锡纯有所发挥，他说："夫人之膈上，心肺皆脏，无所谓腑也，经既统言脏腑，指膈下脏腑可知，以膈上之大气，入于膈下之脏腑，非下陷乎？大气既陷，元气包举肺外以鼓动其阖辟之机，则呼吸顿停，所以不病而猝死也。"因制"升陷汤"三方，可作为我们学习这段经文理论联系实际的参考。

［**原文**］ 雷公曰：善乎！愿卒闻之。黄帝曰：庭①者，首面也；阙上者②，咽喉也；阙中者③，肺也；下极者，心也；直下[1]者，肝也；肝左者，胆也；下者[2]，脾也；方上[3]者，胃也；中央[4]者，大肠也；挟大肠者④，肾也；当肾者，脐也；面王[5]以上者，小肠也；面王以下者，膀胱⑤子处也；颧者，肩也；颧后者，臂也；臂⑥下者，手也；目内眦上者，膺乳也；挟绳而上[6]者，背也；循牙车[7]以下⑦者，股也；中央者，膝也；膝以下者，胫也；当胫以下者，足也；巨分[8]者，股里也；巨屈[9]⑧者，膝膑也。此五脏六腑肢节⑨之部也，各有部分。有部分⑩，用阴和阳，用阳和阴，当⑪明部分，万举万当，能别左右，是谓大道⑫，男女异位，故曰阴阳，审察泽夭⑬，谓之良工。

［**校勘**］

①"庭"：《甲乙》卷一第十五作"颜"。

②"阙上者"：《甲乙》卷一第十五作"眉间以上"。

③"阙中者"：《甲乙》卷一第十五作"眉间以中"。

④"挟大肠者"：《甲乙》卷一第十五作"侠傍"。按：作"侠傍"似是，"侠傍"与上"中央"对，则"侠傍"者，谓挟面中央之傍，其指两颊甚明。

⑤"胱"：《甲乙》卷一第十五此下有"字"字。

⑥"臂"：《甲乙》卷一第十五此下有"以"字。

⑦"下"《甲乙》卷一第十五作"上"。

⑧“巨屈”：《内经知要》卷上色诊篇作“巨阙”。

⑨“肢节”：《甲乙》卷一第十五作“支局”。

⑩“有部分”：此三字似无所附，疑蒙上文误衍。

⑪“当”：《甲乙》卷一第十五作“审”。

⑫“道”：《甲乙》卷一第十五作“通”，与上下协韵。

⑬“夭”：《甲乙》卷一第十五作“垩”。《甲乙》在此之前“沉垩者为甚”之“垩”字下原有校语“一作‘夭’，下同。”本书此间正作“夭”。

[注释]

[1] “直下”：指鼻柱部位，下极的直下方。鼻柱部位应肝。

[2]“下者”：指肝之下为脾。亦即鼻之准头部位。

[3]“方上”：指鼻准头的两旁处。即迎香略上方处。《类经》上卷三十二注：“准头两旁为方上，即迎香之上，鼻隧是也。”

[4]“中央”：两颧稍下，鼻两旁迎香以外的部位。《类经》六卷三十二注“中央者，面之中央，谓迎香之外，颧骨之下，大肠之应也。”

[5]“面王”：即鼻头部位。

[6]“挟绳而上”：绳，指耳边部位。蒋示吉：“绳，耳边也。耳边如绳突起，故曰绳。”马元台：“挟，近也。故近耳边直上之部分，所以候脊之病。”挟绳而上即在颊部的稍外方，靠近耳边，蕃的部位以下的地方。

[7]“牙车”：即牙床，颊车穴部位。

[8]“巨分”：巨，大也。分，指上下齿床大分处。是指口吻旁的大纹处。

[9]“巨屈”：在颊下的曲骨部。

[语译] 雷公说：好啊！我愿意全面地听你讲一遍。黄帝说：脏腑肢节应于面的部位是：天庭应头面；眉心之上应咽

喉；眉心应肺；两目之间应心；由此直下的鼻柱部位应肝；鼻柱左边应胆，鼻头应脾；鼻准两旁应胃；面的中央部位应大肠；挟面中央两旁的颊部应肾；肾与脐相对，故肾所属颊部的下方应脐；在鼻准的上方两侧，两颧以内的部位应小肠；鼻准以下的人中穴处应膀胱和子宫；颧骨处应肩；颧骨的后方应臂；臂下部应手；内眼角以上的部位应胸与乳房；颊的外部上方应背；沿颊车以下应股；两牙床的中央部应膝；膝以下的部位应胫；胫部以下应足；口角大纹处应股的内侧；颊下曲骨的部位应膝盖。以上是五脏六腑肢体分布在面的部位。而五色主病也是各有一定部位的。脏腑肢节在颜面的分属部位既已决定，阴阳也就明确了。治疗时，阴衰而致阳盛的，应该补阴以配阳，阳衰而致阴盛的，应该助阳以和阴，只要明确部位和五色的关系以及阴阳盛衰，辨证治疗就会恰当。左右者，阴阳之道路，阴气右行，阳气左行。能别左右，就能知道阴阳运动的规律了。男女病色的转移，其位置是不同的，男子左为逆，右为从，女子右为逆，左为从，这是因为男子属阳，女子属阴，男女阴阳不同的缘故。能掌握阴阳的演变规律，再根据所属部位去审察面色的润泽和晦暗，从而诊察出病的善恶逆从，才是一个高明的医生。

［**原文**］ 沉浊为内，浮泽①为外，黄赤为风②，青黑为痛，白为寒，黄而膏润③为脓，赤甚者为血，痛甚为挛④，寒甚为皮不仁。五色各见其部⑤，察其浮沉，以知浅深，察其泽夭，以观成败，察其散抟⑥[1]，以知近远⑦，视色上下，以知病处，积神于心，以知往今。故相气不微，不知是非，属意勿去，乃知新故。色明不粗，沉夭为甚；不明不泽，其病不甚。其色散，驹驹然[2]未有聚，其病散而气痛，聚未成也。

［**校勘**］

① “泽”：《甲乙》卷一第十五及《千金》卷十九第一作“清”，与上为对文。

②“风’：《难经本义》卷下引作“热”。以前文律之，作“热”似是。

③“润”：《甲乙》卷一第十五作“泽”，下有“者”字。

④“痛甚为挛”：《甲乙》卷一第十五“痛甚”下有“者”字。下“寒甚”同。

⑤“五色各见其部”：《甲乙》卷一第十五“各见”上无“五色”二字。

⑥“抟”：《甲乙》卷一第十五作“浮”。

⑦“近远”：原作“远近”，据《甲乙》卷一第十五改，与“抟”协韵。

[注释]

[1]“抟（tuán 团）”：同团，聚结不散的意思，

[2]“驹驹（jū 拘）然”：驹，有两种解释，一者认为驹是稚马，奔驰无定所，驹驹然就是形容病色如驹无定，散而不聚的样子。如《类经》六卷三十二注：“稚马曰驹，驹驹然者如驹无定，散而不聚之谓，故其为病尚散。”另据《淮南》精神训高注，“驹驹，好貌”，形容其色匀散而又美好，故决其未有积聚，而其病亦将散。暂从《类经》注。

[语译] 面色沉滞晦暗的，为在里在脏的病，浮露而鲜明的，为在表在腑的病。色见黄赤主风，色见青黑主痛，色见白的，主寒症，色黄而局部软如膏，皮肤润泽的，为痈脓已成。赤色深的为有留血，痛甚的多因筋脉发生挛急。寒伤皮肤，寒邪较甚则使皮肤麻痹不仁，不知痛痒。五色各表现在面的一定部位上，可以从色的浮沉中，以察知病邪的浅深，色浮的病浅，色沉的病深。从对病色的润泽与晦暗的观察中，就可以判断疾病的预后吉凶，色润泽的预后好，色晦暗的预后不好。观察病色的消散与聚结，可以知道病程的长短，色散漫的病程短，为新病，色团聚的病程长，为久病。从病色出现的上下脏腑肢节部位，就可以知道病在何处。医生聚精会神地望色辨

证，就能正确分析和判断已往病的情况，和当前病的发展变化。所以，对于气色的变化，如果不作精微细致的观察，就判断不出疾病的是非来。必须专心致志地分析研究，才能知道新病旧病的关系及其发展变化的规律。面色不显现应有的明亮，却见沉滞而晦暗的，主病重。虽不明亮，亦不润泽，只要没有晦暗的现象，其病不致趋向严重。色散而不聚的，则其病势亦将分散，即使有痛症，也仅是由于气滞不通所引起，而不是积聚的病。

［原文］ 肾乘心，心先病，肾为应，色皆①如是。男子色在于②面王，为小③腹痛，下为卵痛[1]，其圜直[2]为茎痛，高为本，下为首[3]，狐疝㿉阴④[4]之属也，女子在⑤于面王，为膀胱、子处之病⑥，散为痛，抟为聚，方员左右，各如其色形。其随而下至胝⑦为淫[5]，有润如膏状，为暴食不洁。左为左，右为右⑧，其色有邪，聚散⑨而不端，面色所指者也。色者，青黑赤白黄，皆端满[6]有别乡[10]。别乡[7]赤者，其色亦⑪大如榆荚，在面王为不月⑫。其色上锐，首空上向，下锐下向，在左右如法。以五色命脏，青为肝，赤为心，白为肺，黄为脾，黑为肾。肝合筋，心合脉，肺合皮，脾合肉，肾合骨⑬也。

［校勘］

①“皆”：《甲乙》卷一第十五作“其”。

②“于”：《甲乙》卷一第十五无“于”字。下“女子”句同。

③“小”：黄校本作“看”。

④“阴”：《甲乙》卷一第十五此下有“病”字。

⑤“在”：《甲乙》卷一第十五此上有“色”字。

⑥“膀胱子处之病”：《甲乙》卷一第十五“膀胱”后有“字”字，“处”下无“之”字。

⑦“胝”：《甲乙》卷一第十五作“骶”。按：“胝”，“骶”

并误。盖此为面王之色诊，不应望至尾骶。“胝”疑“脤”之形误，“脤”为“脣”之借字。“其随而下行至脤”者，谓望其色由面王而下至脣也。

⑧“左为左，右为右”：《甲乙》卷一第十五作“左为右，右为左”。

⑨“散”：《甲乙》卷一第十五作“空满”。

⑩“乡”：周本作“目”。

⑪“亦”：马注本、张注本并作“赤”。《甲乙》卷一第十五“亦”下有“赤”字。

⑫“月”：原作“日”，据《甲乙》卷一第十五改。丹波元简：“今依《甲乙》不日作不月，连上文女子在于面王之章，俱为女子之义，则似义稍通。”

⑬“肝合筋……肾合骨”：此十五字，《甲乙》卷一第十五作“肝合筋，青当筋；心合脉，赤当脉；脾合肉，黄当肉；肺合皮，白当皮；肾合骨，黑当骨。”其中“青当筋”、“赤当脉”、“黄当肉”、“白当皮”、“黑当骨”等十五字，疑是皇甫谧所加，不足为据。

[注释]

[1]“卵痛”：指睾丸作痛。

[2]“圜（yuán 员）直”：圜同园。园直，指园而直的人中沟而言。李念莪：“圜直，指人中水沟穴也。人中有边圜而直者，故人中色见，主阴茎作痛”。

[3]“高为本，下为首”：在人中上半部者称高，为阴茎根痛；在人中下半部者为茎头痛。李念莪：“在人中上半者曰高，为茎根痛，在人中下半者为茎头痛。”

[4]“㿉（tuí 颓）阴”：㿉同㿗。㿉阴又名阴㿗，就是阴囊偏大的㿗疝病。

[5]“淫”：即白淫的意思。《素问》痿论：“及为白淫。”王注：“白淫，谓白物淫衍，如精之状，女子阴器中绵绵而

下也。”

[6]“端满”：即端正盈满的意思。《类经》六卷第三十二注：“端谓无邪，满谓充足”。按：邪与斜同。

[7]“别乡”：犹言他乡，即别的部位。

[语译] 肾邪侵犯心脏，是因为心先病，心虚，故肾乘虚而入，这时肾的黑色就会出现在心所属的部位上。一般病色的出现，若不是某一部位上应见的本色，都可依此类推。男子病色出现在鼻准上的，主小腹痛，向下牵引到睾丸也痛。若病色出现在人中沟上，主阴茎作痛，病色出现在人中沟上半部的主茎根痛，出现在下半部的主茎头痛。这些都是属于狐疝和阴癞之类的疾病。女子病色出现在鼻准上的，主膀胱和胞宫的病，其色散而不聚的为无形之气，其色抟而不散的，为有形之血凝，为积聚病。其积聚或方或圆、或左或右，都和它的病色的形态相似。若病色一直下行到唇部，则为白淫带浊病。其色润泽如膏状，多因暴饮暴食，内伤饮食不洁，饮食停滞之证。色的表现和病的部位是一致的，色现于左的病在左，色现于右的病在右。其色斜，或聚或散而不端正的，一如其面色所指，即可以知其病变所在。上面所言色者，即青、黑、赤、白、黄五种色，都应该端正盈满地表现在所应出现的部位上。如赤色不出现在心的部位，而出现在鼻准的部位且大如榆荚，则为女子经闭的征象。

如病色的尖端向上的，就是头面部的正气空虚，病邪有乘机向上发展之势，病色尖端向下的，病邪有向下的趋势，在左在右都和这个辨认法相同。以五色与五脏相应的关系来说，青为肝色，赤为心色，白为肺色，黄为脾色，黑为肾色。而肝合于筋，心合于脉，肺合于皮，脾合于肉，肾合于骨。依据这种内外相应的关系，就可以诊察疾病所在的内脏和组织。

论勇第五十

［提要］ 本篇主要论述从皮肤、肌肉的厚薄坚脆和色泽的表现，来观察人体对四时虚邪贼风的耐受力，并以人体内外各部组织的强弱，来判断人的勇怯、忍痛与不忍痛。由于本篇的主要内容是论勇怯之士，故以论勇作为篇名。

［原文］ 黄帝问于少俞曰：有人于此，并行并立，其年之长少等也，衣之厚薄均也，卒然遇烈风暴①雨，或病或不病，或皆病②，或皆不病③，其故何也？少俞曰：帝问何急[1]？黄帝曰：愿尽闻之。少俞曰：春温④风，夏阳风[2]，秋凉风，冬寒风。凡此四时之风者，其所病各不同形。黄帝曰：四时之风，病人如何？少俞曰：黄色薄皮弱肉者，不胜春之虚风[3]；白色薄皮弱肉者，不胜夏之虚风；青色薄皮弱肉者⑤，不胜秋之虚风；赤色薄皮弱肉者⑤，不胜冬之虚风也。黄帝曰：黑色不病乎？少俞曰：黑色而皮厚肉坚，固不⑥伤于四时之风。其皮薄而肉不坚、色不一者，长夏至而有虚风者，病矣。其皮厚而肌肉坚者，长夏至而有虚风⑦，不病矣。其皮厚而肌肉坚者，必重感于寒，外内皆然，乃病。黄帝曰：善。⑧

［校勘］

①“暴”：《甲乙》卷六第五作“疾”。

②“病”：《甲乙》卷六第五作“死”。

③“或皆不病”：《甲乙》卷六第五无此四字。

④“温”：原作“青”，据《甲乙》卷六第五改，与下“阳”、“凉”、“寒”义合。

⑤“者”：原脱，据《甲乙》卷六第五补，与上文句法一致。

⑥“不”：《甲乙》卷六第五此下有“能”字。

⑦“风”：《甲乙》卷六第五此下有“者”字。

⑧ 守山阁校本注云："自篇首至此，并与论勇无涉。《甲乙经》以为黄帝岐伯问答，与'贼风篇'连合为一，当得其真也。"

[注释]

[1]"急"：先的意思。《吕氏春秋》情欲："邪利之急。"高注："急犹先。"

[2]"夏阳风"：水为阴，火为阳，夏阳风，是指夏季的热风。

[3]"虚风"：即虚邪贼风的意思。《类经》四卷第二十一注："虚风者，虚乡不正之邪风也"。也就是指反常的邪风而言。

[语译] 黄帝向少俞问道：假使有人在这里一同行走，一同站立，他们的年龄大小一致，穿的衣服厚薄也相等，突然遭遇狂风暴雨，有的生病，有的不生病，或都生病，或都不病，这是什么缘故？少俞说：你先问哪一个问题呢？黄帝说：我都想听一听它的道理。少俞说：春季当令的是温风，夏季是热风，秋季是凉风，冬季是寒风，四季的风，性质不同，影响到人体发病的情况也不同。黄帝说：四季的风，怎样使人发病呢？少俞说：色黄皮薄而肌肉柔弱的人，是脾气不足，不能抗拒春天的虚邪贼风；色白皮薄肌肉柔弱的人，是肺气不足，经不住夏季的虚邪贼风；色青皮薄肌肉柔弱的人，是肝气不足，不能抗拒秋天的虚邪贼风；色赤皮薄肌肉柔弱的人，是心气不足，不能抗拒冬天的虚邪贼风。黄帝说：色黑的人不受病吗？少俞说：色黑而皮肤宽厚，肌肉致密坚固，就不会被四季虚邪贼风所伤。如果其人皮肤薄弱，肉不坚实，又不是始终保持黑色，到了长夏的季节，遇到了虚邪贼风就会生病。如果其人色黑皮肤宽厚，肌肉坚实，虽遇到长夏季节的虚风，因抵抗力强，也不会发病。这样的人必须是外伤于虚风，内伤于饮食生冷，外内俱伤，才会生病。黄

帝说：你讲的很好。

［**按语**］ 外因是变化的条件，内因是变化的根据，外因通过内因而起作用。本节经文以朴素的语言，说明内因在人体发病过程中的主导作用。这些宝贵的实践经验和理论知识，体现了中医朴素辩证的发病观。

关于薄皮弱肉易于感邪致病的道理，朱永年作了较好的说明，他说："盖皮肤肌腠之间，五脏元真之所通会，是以薄皮弱肉，则脏真之气虚矣。五脏之气虚，则不能胜四时之虚风矣"。说明外因必须通过内因而发病的道理。

［**原文**］ 黄帝曰：夫人之忍痛与不忍痛者，非勇怯之分也。夫勇士之不忍痛者，见难则前，见痛则止①；夫怯士之忍痛者，闻难则恐，遇痛不动。夫勇士之忍痛者，见难不恐，遇痛不动。夫怯士之不忍痛者，见难与痛，目转面盻②[1]，恐不能言，失气惊悸③，颜色变化④，乍死乍生[2]。余见其⑤然也，不知其何由，愿闻其故。少俞曰：夫忍痛与不忍痛者，皮肤之薄厚，肌肉之坚脆缓急之分也，非勇怯之谓也。

［**校勘**］

①"止"：统本作"正"。按："止"、"正"二字，古书时歧。《庄子》应帝王："萌乎不震不正。"释文："正本作止。"是其证。

②"面盻"："面"字，疑因形近而致误，详文义似应改为"而"。《类经》四卷第二十一注云："目转眩旋，面盻惊顾。"丹波元简："盻音系。《说文》：'恨观貌。'于义难叶，疑是眄讹，眄音面，衺视也。班固叙传：'虞卿以顾眄而捐相印。'又，马援：'据鞍顾眄。'即与张义符。"按：衺（xié）同斜。丹波之论可参。

③"悸"：原脱，据周本、日刻本及《类经》四卷第二十一补，使成四言。

④"化"：周本、日刻本并作"更"。《类经》卷四第二十

一与周本合。与下句“生”协韵。

⑤“其”：周本作“不”。

［注释］

［1］“目转面盻”：目转是形容由于惊恐而头眩眼花，视物像旋转一样。面盻是形容面部斜侧向外，惊恐得不敢正视的样子。

［2］“乍死乍生”：《一切经音义》十七引《苍颉》：“乍，两辞也。”所谓两辞，是疑而未定的意思。乍死乍生，犹疑死疑生。

［语译］ 黄帝说：人能够忍受疼痛与否，不能以性格的勇敢和怯懦来分别。勇敢而不能耐受疼痛的人，遇到危难时可以勇往直前，而当遇到疼痛时，则退缩不前；怯懦而能耐受疼痛的人，虽然他听说有危难的事就恐慌不安，但是遇到疼痛，却能忍耐而不动摇。勇敢而又能耐受疼痛的人，见到危难不恐惧，遇到疼痛也能忍耐。怯懦而又不能耐受疼痛的人，见到危难，遇到疼痛，就会吓得头眩眼花，颜面变色，两眼不敢正视，话也不敢说，心惊气乱，死去活来。我看到这些情况，却不知是什么原因，愿意听一下其中的道理是什么。少俞说：忍痛与否，主要决定于皮肤的厚与薄，肌肉的坚实、脆弱及松紧的不同，是不能用性格的勇敢、怯弱来说明的。

［原文］ 黄帝曰：愿闻勇怯之所由然。少俞曰：勇士者，目深以固[1]，长衡①直扬，三焦理横，其心端直，其肝大以坚，其胆满以傍[2]，怒则气盛而胸张，肝举而胆横，眦裂而目扬，毛起而面苍，此勇士之由然者也。黄帝曰：愿闻怯士之所由然。少俞曰：怯士者，目大而不减②，阴阳相失[3]，其③焦理纵，䯏骬短而小，肝系④缓，其胆不满而纵，肠胃挺[4]，胁下空[5]，虽方大怒，气不能满其胸，肝肺虽举⑤，气衰复下，故不能久怒，此怯士之所由然者也。

［校勘］

①“衡”：马注本、张注本并作“衝”，

②“减”：《类经》四卷第二十一张注：“减当作缄，封藏之谓。”孙鼎宜曰：“按减当作䁍，字误。《说文》：䁍，目陷也。”

③“其”：周本作“三”。按：作“三”则与上“三焦理横”为对文。

④“系”：似应作“糸”（mì密）。慧琳《音义》卷十五引《说文》：“糸，细丝也”。怯士肝细缓，与勇士肝大坚，义正相对。

⑤“肝肺虽举”：“肺”似应作“胆”。此与上文“肝举胆横”相对。如作“肝肺”则不合。

[注释]

[1]“目深以固”：目光深邃而坚定的意思。

[2]“傍”：同“旁”，有“盛”的意思，《广雅》释训：“旁旁，盛也”。文中“肝大以坚”与“胆满以盛”义正相对。又，《类经》卷四第二十一注：“满以傍者，傍即傍开之谓，过于人之常度也。”

[3]“阴阳相失”：是指血气易乱的意思。

[4]“肠胃挺”：挺，是纵缓的意思。肠胃挺，就是形容肠胃缓纵不强健。

[5]“胁下空”：指肝气不充实的意思。

[语译] 黄帝说：我愿意知道，人为什么会有勇敢和怯懦的不同。少俞说：勇敢的人，目光深邃而坚定，眉毛宽大长直，皮肤肌腠的纹理是横的。心脏端正，肝脏坚厚，胆汁盛满，在发怒时，气壮盛而胸廓张大，肝气上举，胆气横溢，眼瞪的很大，日光逼射，毛发竖起，面色铁青，这就是决定勇士性格的基本原因。黄帝说：我还愿意知道怯懦的人性格的产生是什么道理？少俞说：怯懦的人，目虽大而不深固，神气散乱，气血不协调，皮肤肌腠的纹理纵而不横，肌肉松弛，胸骨

剑突短而小，肝系松缓，胆汁也不充满，胆囊松弛，肠胃纵缓，胁下空虚而肝气不能充满，虽值大怒，怒气也不能充满胸中，肝肺虽因怒而上举，但坚持不久，气衰即复下落，所以不能长时间发怒，这就是决定怯士性格的原因。

［原文］ 黄帝曰：怯士之得酒，怒不避勇士[1]者，何脏使然？少俞曰：酒者，水谷之精，熟谷之液也，其气慓悍，其入于胃中，则胃胀，气上逆，满于胸中，肝浮胆横。当是之时，固①比于勇士，气衰则悔。与勇士同类，不知为之②，名曰酒悖[2]也。

［校勘］

①“固”：统本、金陵本并作“同”。

②“不知为之”：原作“不知避之”，“避”字，义与上文不贯，系蒙上“怒不避勇士”句致误。统本“避”作“为”，义胜，据改。

［注释］

［1］“怒不避勇士”：避，《一切经音义》九引《苍颉》：“避，去也。”引申有差别之意。“怒不避勇士”，犹云怯士得酒，醉以致怒，则与勇士相去无几。

［2］“酒悖（bèi 倍）”：饮酒之后，妄作妄为，悖乎常态，称为酒悖。

［语译］ 黄帝说：怯懦的人喝了酒以后，当他发怒的时候也和勇士差不多，这是哪一脏的功能使他这样呢？少俞说：酒是水谷的精华，是谷类酿造而成的液汁，其气迅利猛急，当酒液进入胃中以后，促使胃部胀满，气机上逆，而充满于胸中，同时也影响到肝胆，使肝气冲动，胆气横逆。酒醉的时候，他的言谈举止，虽然和勇士差不多，但当酒气一过，则怯态如故，反而懊悔自己不该那样冲动。酒醉以后，言谈举止悖逆冲动，像勇士那样行为不知避忌的表现，称为酒悖。

［按语］ 本节从内因为主的角度，论述了人的勇怯与内脏

器官及气机强弱盛衰的关系，当然，这种性格上的差异，与社会实践亦有很大关系，这是由于精神意志对性格变化有密切影响，而精神活动与社会实践也是密不可分的。

背腧第五十一

［提要］ 本篇主要说明背部五脏俞穴的部位及灸治的补泻方法。由于这些俞穴，都是内应五脏，在治疗上虽有特殊功效，但都不宜深刺，否则会发生危险，因此对初学的人提出宜于灸疗，而不宜妄行针刺的告诫。

［原文］ 黄帝问于岐伯曰：愿闻五脏之腧，出于背者。岐伯曰：胸①中大腧在杼骨之端[1]，肺腧在三椎②之傍③，心腧在五椎之傍，膈腧在七椎之傍④，肝腧在九椎之傍，脾腧在十一椎之傍，肾腧在十四椎之傍，皆⑤挟脊相去三寸所，则欲得而验之⑥，按其处，应在⑦中而痛解[2]，乃其腧也。灸之则可，刺之则不⑧可。气⑨盛则泻之，虚则补之。以火补者，毋吹其火，须[3]自灭也。以火泻者，疾吹其火，传⑩其艾，须其火灭也。

［校勘］

①“胸”，日刻本、马注本、张注本、《类经》七卷第十一、《要旨》卷二下第六十七并作“背”。《太素》卷十一气穴篇作“胸”，《太素》杨注云：“杼骨一名大杼，在于五脏六腑输上，故是胸之膻中气之大输者也。”明清注家改“胸”为“背”，误。

②“椎”：原作“焦”，据《太素》卷十一气穴、《甲乙》卷三第八、《素问》血气形志篇王注引《灵枢》及《中诰》文改，下文所有“椎”字俱同。

③“傍”：原作“间”，据《素问》血气形志篇王注引《灵枢》及《中诰》文改，下文所有“傍”字俱同。

④“膈腧在七椎之傍”：《素问》血气形志篇王注引无。按：本文论五脏之腧，膈腧似无所附，疑为后人补窜。

⑤“皆”：原作“背”，据胡本改。

⑥“则欲得而验之”：《太素》卷十一气穴“则”作“即”，无“得”字。

⑦“在”：《太素》卷十一气穴无。

⑧“不”：《太素》卷十一气穴无，似是。

⑨“气”：《甲乙》卷三第八无。

⑩“传”：《太素》卷十一气穴作“傅”，《甲乙》卷三第八作“拊”。按：“傅”、“传”古通，《庄子》天运：“鱼傅沫。”释文：“傅本作传。”

[注释]

[1]“胸中大腧在杼骨之端”：大腧指大杼穴。在背腧穴之中，大杼的穴位高居于五脏六腑各腧穴之上，所以称为大腧。杼骨之端，是指项后第一椎棘突下两旁，距督脉大椎穴左右各旁开一寸半。

[2]“应在中而痛解”：有两种意思：一指用手按压在穴位上，病人感到痠胀痛的即是穴位；一指原有疼痛的用手指按压能使疼痛缓解，病人感觉快然的即是穴位。

[3]“须”：等待。《礼记》杂记下：“敢不敬须以俟命。”孔疏：“须，待也。”

[语译] 黄帝向岐伯问道：我愿意知道五脏的俞穴，都出于背部什么部位？岐伯说：胸中的大腧是在项后第一椎骨下的两旁，肺俞在第三椎下的两旁，心俞在第五椎下的两旁，膈俞在第七椎下的两旁，肝俞在第九椎下的两旁，脾俞在十一椎下的两旁，肾俞在十四椎下的两旁，这些穴位，都在脊骨的两旁，左右穴位相距三寸，距脊中各约一寸五分许。要确定这些穴位，检验的方法是用手按其俞穴部位，病人感到痠麻胀痛，或者原有痠痛不适通过按压而缓解的，便是穴位的所在处。这

些俞穴，在治疗上可以灸疗，不可妄用针刺。在施灸时，邪气盛的用泻法，正气虚的用补法。用艾火来补的时候，艾火燃着后，不要吹其火，让它慢慢燃烧以待自灭。用艾火来泻的时候，艾火燃着后，迅速吹旺，并用手傅拥其艾，使之急燃而迅速熄灭。

卫气① 第五十二

［提要］ 本篇主要介绍了营气和卫气的生理功能，十二经脉的标本穴位所在，胸、腹、头、胫的气街部位，及其主治疾病范围，同时说明了辨别虚实进行补泻的方法。

［原文］ 黄帝曰：五脏者，所以藏精神魂魄者也；六腑者，所以受水谷而行化物者也②。其气内干五脏③，而外络肢节。其浮气[1]之不循④经者，为卫气；其精气之行于经者，为营气。阴阳相随，外内相贯，如环之⑤无端，亭亭淳淳⑥[2]乎，孰能穷之。然其分别阴阳，皆有标本虚实所离之处。能别阴阳十二经者，知病之所生。知⑦候虚实之所在者，能得病之高下。知六腑⑧之气街[3]者，能知解结契绍于门户⑨[4]。能知虚实之坚软者⑩，知补泻之所在。能知六经标本者，可以无惑于天下。

［校勘］

①“卫气”：篇名疑误，《太素》卷十作“经脉标本”，《甲乙》卷二第四作“十二经标本”，以篇中内容衡之，《太素》、《甲乙》近是。

②“而行化物者也”：周本、黄校本“行化”并作“化行”。《甲乙》卷二第四“而”下无“行”字。

③“内干五脏”：《太素》卷十经脉标本“干”作“入于”二字。《甲乙》卷二第四“内”下有“循”字。《太素》作“入”似是，“于”字疑衍。

④“循”：《甲乙》卷二第四此下有“于”字。

⑤“之”：《甲乙》卷二第四无。

⑥“亭亭淳淳”：《太素》卷十经脉标本作“混”。作“混”于义为长。“混”与“浑”通。《淮南》精神训：“浑然而往。”高注：“浑，转行貌。”浑转无穷与上“如环无端”义正相贯。

⑦“知”：原脱，据《太素》卷十经脉标本补。

⑧“腑”：《甲乙》卷二第四作“经”。

⑨“能知解结契绍于门户”：《太素》卷十经脉标本“能”下无“知”字，“解”下有“经”字。《甲乙》卷二第四“结”下无“契”字。

⑩“虚实之坚软者”：“实”，原作“石”，据《太素》卷十经脉标本、《甲乙》卷二第四及张注本改。《甲乙》卷二第四“软”作“濡”。

［注释］

［1］“浮气”：卫气浮出于脉外，循行于皮肤分肉之间，故称为浮气。

［2］“亭亭淳淳”：亭亭，在此是远的意思。淳淳，在此是流行不息的意思。亭亭淳淳是形容营气和卫气在人体内流行的既长且远，没有休止。

［3］“气街”：是指气行往来的径路。《类经》七卷第十二注：“街，犹道也”。

［4］“解结契绍于门户”：解结，疏通的意思。契，开的意思。绍，达的意思。解结契绍于门户，形容知道了六腑气街之后，就像会解开绳结，会开达门户一样。另一种解释，认为契有合的意思；绍有维的意思。《类经》七卷第十二注：“契，合也。绍，维也。门户，出入要地也。六腑主表皆属阳经，知六腑往来之气街者，可以解其结聚。凡脉络之相合相维，自表自内，皆得其要，故曰契绍于门户。”

［语译］ 黄帝说：五脏是贮藏精神魂魄的，六腑是受纳和传化水谷的。由饮食所化生的精微之气，在内入于五脏，在外则行于全身的肢节。浮而在外不循行于经脉之中的气叫卫气，行于经脉之中的精气叫营气。卫行于脉外属阳，营行于脉中属阴，阴阳互相依随，内外互相贯通，有如圆环之无端，有如水之源远流长，运行不息，谁能穷尽其中的道理。然而，经脉分为阴阳，都有标本虚实和离合之处，所以能分别三阴三阳十二经脉的起止径路，就能知道疾病生于何经。能察知疾病的虚实所在，就能进而了解发病部位的在上在下。能知六腑之气的通行径路，就会知道在治疗中解决关键问题的方法，像解开绳结、开达门户一样的自如。能通晓虚的部位柔软，实的部位坚硬的道理，就可以知道补虚泻实的所在。能掌握六经的标部和本部，就能充分认识疾病，而在治疗时毫无疑惑。

［原文］ 岐伯曰：博哉圣帝之论。臣请尽意①悉言之[1]。足太阳之本，在跟以②上五寸中，标在两络③命门[2]，命门者，目也。足少阳之本，在窍阴之间，标④在窗笼之前，窗笼者，耳也⑤。足少阴之本，在内踝下上三寸中⑥，标在背俞⑦与舌下两脉也。足厥阴之本，在行间上五寸所，标在背腧也。足阳明之本，在厉兑，标在人迎颊挟颃颡⑧也。足太阴之本，在中封前上⑨四寸之中，标在背腧与舌本也。手太阳之本，在外踝之后，标在命门之上一寸⑩也。手少阳之本，在小指次指之间上二寸⑪，标在耳后上角下外眦也。手阳明之本，在肘骨中，上至别阳[3]，标在颜下合钳上⑫[4]也。手太阴之本，在寸口之中⑬，标在腋内动也⑭。手少阴之本，在锐骨之端，标在背腧也。手心主之本，在掌后两筋之间二寸中⑮，标在腋下⑯三寸也。凡候此者，下⑰虚则厥，下盛则热⑱，上虚则眩，上盛则热痛。故实⑲者绝而止之，虚者引而起之。

［校勘］

①“尽意”：《甲乙》卷二第四无。

②“以”：《甲乙》卷二第四无。

③“络”：《太素》卷十经脉标本作“缓”。

④“标”：《千金》卷十一第一作“应”，余例同。

⑤“耳也”：《千金》卷十第一作“耳前上下脉，以手按之动者是也。”本书根结篇“耳”下有“中”字。

⑥“下上三寸中”：《太素》卷十经脉标本、《千金》卷十九第一“上三寸”并作“二寸”。丹波元简曰：“据《千金》内踝下二寸，考《甲乙》等无穴，疑是下字衍，三寸作二寸为是，复溜、交信，并在内踝上二寸，止隔一条筋，踝上三寸亦无穴。”

⑦“背俞”：《千金》卷十九第一无。

⑧“颊挟颃颡”：《太素》卷十经脉标本“颊”下有“下上”二字。《甲乙》卷二第四“颊挟”作“上颊”，校注引《九卷》云：“标在人迎，颊上侠颃颡”。周学海曰：“颊下当有脱字。揣文义是申释人迎穴在颊下挟颃颡之处也”。

⑨“上”：《甲乙》卷二第四无。

⑩“一寸”：《太素》卷十经脉标本，《千金》卷十三第一并作“三寸”。《千金》“寸”下有“命门者，在心上一寸”八字。《太素》杨注：“其末在目上三寸也。”仍以命门为目。

⑪“二寸”：《甲乙》卷二第四作“三寸”。

⑫“颜下合钳上”：《太素》卷十经脉标本，“颜”作“颊”，“合”下有“于”字。

⑬“之中”：《千金》卷十七第一此后有“掌后两筋间二寸中”八字。

⑭“腋内动也”：《甲乙》卷二第四“腋”下有“下”字，“动”下有“脉”字，《太素》卷十经脉标本同。《千金》卷十三第一“内”作“下”。

⑮“二寸中”：《甲乙》卷二第四无。

⑯“下”：“下”字原重，据《太素》卷十经脉标本、《甲乙》卷二第四删其一。丹波元简曰：“一下字恐剩文。”

⑰“下”：《甲乙》卷二第四此上有“主”字。

⑱“热”：《太素》卷十经脉标本此下有“痛”字。

⑲“实”：原作“石”，据《太素》卷十经脉标本、《甲乙》卷二第四改。

［注释］

［1］“尽意悉言之”：把所有知道的东西尽数说出来。《太素》卷十经脉标本注：“尽意，欲穷所知也；悉言，欲极其理也。”

［2］“两络命门”：目内眦外睛明穴左右各一，故称为两络。命门在这里指目而言。

［3］“别阳”：《太素》卷十经脉标本注：“手阳明脉起大指次指之端，循指上廉至肘外廉骨中，上至背臑。背臑，手阳明络，名曰别阳”。《灵枢经白话解》认为“背臑”或系“臂臑之古称”。臂臑的部位在曲池直上七寸，它是手阳明络的会穴，也是手足太阳、阳维的会穴，故又称为别阳。又，孙鼎宜认为别阳是商阳穴，他说：“别阳，当作绝阳。绝、别叠韵，声误，即商阳穴”。暂从《太素》注。

［4］“钳上”：《太素》卷十经脉标本注：“颊下一寸，人迎后，扶突上，名为钳。钳，颈铁也，当此铁处，名为钳上。”

［语译］ 岐伯说：你提出的问题是很高深博大的，现就我知道的尽量谈一谈。足太阳膀胱经之本，在足根以上五寸中的附阳穴，其标在两目内眦的睛明穴。足少阳胆经之本，在足第四趾外侧端的窍阴穴处，其标在窗笼之前，即在耳珠前陷中的听宫穴。足少阴肾经之本，在内踝下上三寸的复溜、交信穴，其标在背部第十四椎下两旁的肾俞穴，与舌下阴维、任脉交会的廉泉穴。足厥阴肝经之本，在行间穴上五寸的中封穴，其标

在脊背第九椎下两旁的肝俞穴。足阳明胃经之本，在足大指次指端的厉兑穴，标在颊下结喉两旁的人迎穴。足太阴脾经之本，在中封穴前上四寸中的三阴交穴，其标在脊背第十一椎下两旁的脾俞穴与舌根部。手太阳小肠经之本，在手外踝之后的养老穴，其标在睛明穴上一寸处。手少阳三焦经之本，在手小指次指之间的液门穴，约当无名指尖端之上二寸许，其标在耳后上角的角孙穴，与下外眦的丝竹空穴。手阳明大肠经之本，在肘骨中的曲池穴，上至臂臑穴处，其标在颊下一寸，人迎后，扶突上颈钳处。手太阴肺经之本，在寸口中的太渊穴，其标在腋内动脉，就是腋下三寸的天府穴处。手少阴心经之本在掌后锐骨之端的神门穴，其标在脊背第五椎下两旁的心俞穴。手厥阴心包经之本在掌后两筋之间二寸内关穴处，其标在腋下三寸的天池穴处。

十二经标本，上下各有所主的疾病，其一般发病规律是，在下的为本，下虚则元阳衰于下而为厥逆，下盛则阳亢于下而为热痛，在上的为标，上虚则清阳不升而为眩晕，上盛则阳盛于上而为热痛。属实证的当泻，以绝其根而使疾病停止发展，属虚证的当补，以助其气振其衰。

十二经脉标本表

经别	本		标	
	部位	穴位	部位	穴位
足太阳经	跟以上五寸所	附阳	两络命门	睛明
足少阳经	窍阴之间	足窍阴	窗笼之前	听宫
足少阴经	内踝上二寸所	复溜，交信	背俞，舌下两脉	肾俞，廉泉
足厥阴经	行间上五寸所	中封	背俞	肝俞
足阳明经	历兑	历兑	人迎颊下，挟颃颡	人迎
足太阴经	中封前上四寸中	三阴交	背腧与舌本	脾俞，廉泉

续表

经别	本		标	
	部位	穴位	部位	穴位
手太阳经	外踝之后	养老	睛明穴上一寸	
手少阳经	小指次指之间上二寸	液门	耳后上角下外眦	角孙穴，丝竹空
手阳明经	肘骨中，上至别阳	曲池臂臑	颊下合钳上	颊下一寸，人迎后，扶突上
手太阴经	寸口之中	太渊	腋内动脉	天府
手少阴经	锐骨之端	神门	背腧	心俞
手厥阴经	掌后两筋之间二寸中	内关	腋下三寸	天池

[原文] 请言气街：胸气有街[1]，腹气有街，头气有街，胫气有街。故气在头者，止①之于脑。气在胸者②，止之膺[2]与背腧。气在腹者，止之背腧③与冲脉于脐左右之动脉④者。气在胫者，止之于气街与承山、踝上以⑤下。取此者用毫针，必先按而在久⑥，应于手，乃刺而予之[3]。所治⑦者，头痛眩仆⑧，腹痛中满⑨暴胀，及有新积。痛⑩可移者，易已也；积不痛⑪，难已也。

[校勘]

①“止”：《甲乙》卷二第四作“上”。

②“气在胸者”：《甲乙》卷二第四作“在胸中者”。

③“气在腹者，止之背腧”：日抄本无此八字。《太素》卷十经脉标本、《甲乙》卷二第四“止之”下，并有“于”字。

④“脉”：《太素》卷十经脉标本无。

⑤“以”：《太素》卷十经脉标本无。

⑥“在久”：《甲乙》卷二第四作“久存之”。

⑦“治”：《甲乙》卷二第四作“刺”。

⑧“头痛眩仆”：《太素》卷十经脉标本“头”上有“谓”字。“眩”下无“仆”字。而注中云：“头痛眩仆”，似有“仆”

为是。

⑨“腹痛中满”：《太素》卷十经脉标本作“腹中痛满”。

⑩“痛”：《甲乙》卷二第四无。

⑪“积不痛”：《太素》卷十经脉标本、《甲乙》卷二第四“痛”下并有“者”字。按：“不痛”下，疑脱“不移”二字。杨注：“积而不痛，不可移者若难已。”似杨所据本未脱“不移”二字。

[注释]

[1]“街”：街，即道路的意思。气街，即气行的道路。《太素》卷十经脉标本注：“胸、腹、头、胫四种，身之要也。四处气行之道，谓之街也。”

[2]“膺”：在前胸部两侧的肌肉隆起处。《类经》七卷十二注：“胸之两旁为膺。”

[3]“刺而予之”：“予”与“与”字义同。刺而予之，是刺而与之补泻的意思。

[语译] 让我再来谈一下各部气所通行的道路。胸、腹、头、胫之气，各有所聚所行的道路。气在头部的，聚于脑，气在胸之前部的，聚于胸之两旁的膺部。气在胸之后部的，聚于背俞，即自十一椎膈膜之上，足太阳经诸脏之俞。气在腹部的，聚于背俞，即自十一椎膈膜以下，足太阳经诸脏之俞穴，并聚于腹前冲脉及在脐左右动脉处的穴位（肓俞、天枢等穴）。气在胫部的，则聚于足阳明经的气街穴，及承山穴和足踝部上下等处。凡刺各部之气往来行聚的部位，要用毫针，操作时，用手先在穴位上作较长时间的按压，待其气至，然后针刺予以补泻。

刺各部气街的穴位能治疗头痛、眩晕、中风眩仆、腹痛、中满、腹部突然胀满，及新得的积聚。疼痛而按之移动的，容易治好；积聚之不疼痛的，难以治好。

论痛第五十三

［提要］ 本篇说明人的筋骨、肌肉、皮肤、腠理以及肠胃之厚薄坚脆不同，而对于针刺、灸火和药物的耐受力也不相同，示人在临床上，应根据体质的不同情况，因人制宜地施用不同的治疗方法。

［原文］ 黄帝问于少俞曰：筋骨之强弱，肌肉之坚脆，皮肤之厚薄，腠理之疏密，各不同，其于针石火焫之痛何如？肠胃之厚薄坚脆亦不等，其于毒药何如？愿尽闻之。少俞曰：人之骨强筋弱①肉缓皮肤厚者耐痛，其于针石之痛，火焫②亦然。黄帝曰：其耐火焫者，何以知之？少俞答曰：加以黑色而美骨者③，耐火焫④。黄帝曰：其不耐针石之痛者，何以知之？少俞曰：坚肉薄皮者，不耐针石之痛，于火焫④亦然。

［校勘］

①“弱”：《甲乙》卷六第十一作“劲”。

②“焫”：《甲乙》卷六第十一作“热”。

③“加以黑色而美骨者”：《甲乙》卷六第十一“美”作“善”。《要旨》卷二下三引“黑色”上无“加以”二字。

④“焫”：《甲乙》卷六第十一作“爇”。

［语译］ 黄帝向少俞问道：人的筋骨有强弱，肌肉有坚脆，皮肤有厚薄，腠理有疏松和致密的不同，他们对于针刺和艾火灸灼引起疼痛的耐受情况怎样呢？人的肠胃的厚薄、坚脆亦不相等，他们对于有强烈刺激作用，能攻毒疗病的药物的耐受情况又怎样呢？愿你详尽地讲给我听。少俞说：人的骨强、筋软弱、肌肉舒缓、皮肤厚实，就能耐受疼痛，无论是针刺、艾火烧灼的疼痛其耐受力都一样。黄帝说：怎样知道有些人能耐受艾火的灼痛呢？少俞答道：骨强筋弱肉缓皮肤厚，而加以皮肤色黑，骨骼发育完善而强劲的人，能耐灸火的灼痛。黄帝

问道：怎样知道有些人不能耐受针刺的疼痛呢？

少俞说：肉坚而皮薄的人不能耐受针刺的疼痛，同时也不能耐受灸火痛。

［原文］ 黄帝曰：人之病，或①同时而伤，或易已，或难已，其故何如？少俞曰：同时而伤，其身②多热者易已，多寒者难已。黄帝曰：人之胜毒，何以知之？少俞曰：胃厚色黑大骨及③肥者，皆胜毒；故其瘦而薄胃者，皆不胜毒也④。

［校勘］

①“或”：疑涉下“或易”、“或难”误衍。

②“其身”：《伤寒论》成注卷二引无。

③“及”：《甲乙》卷六第十一作“肉”。

④“胃厚色黑……皆不胜毒也”：《病源》卷二十六解诸毒候作“凡人若色黑大骨及肥者，皆胃厚，则胜毒；若瘦者，则胃薄，不胜毒也。”文较明顺。《甲乙》卷六第十一“其瘦”上无“故”字，“薄”下无“胃”字。

［语译］ 黄帝问道：同时患同样的病，有的人容易痊愈，有的人不易痊愈，是什么道理呢？少俞说：同时患同样的病，如果其身多热，是气盛而抗病能力强，所以容易痊愈；若其身多寒，是气衰而抗病能力弱，就不易痊愈。黄帝问道：怎样知道人对毒性药物耐受能力的大小呢？少俞说：胃厚、色黑，骨骼粗壮，肥胖的人，气血充盈，对毒性药物有较强的耐受力；体瘦而胃薄的人，气血不足就不能耐受毒性药物的刺激。

天年第五十四

［提要］ 本篇说明人的形成和生长衰老过程，并重点指出寿命的长短与血气的盛衰，脏器的强弱，皮肤，肌肉以及营卫运行的正常与否等有关。篇中论述了从出生到百岁这一段生命过程中生理上、体态上、性格上的变化，从而说明防止衰老、

摄生防病的重要意义。

[原文] 黄帝问于岐伯曰：愿闻①人之始生，何气②筑为基，何立而③为楯，何失而死，何得而生？岐伯曰：以母为基，以父为楯[1]，失神者死，得神者生也。黄帝曰：何者为神？岐伯曰：血气已和④，荣卫已通，五脏已成，神气舍心[2]，魂魄毕具，乃成为人⑤。

[校勘]

①“愿闻”：《灵枢略》作“夫”。

②“气”：《灵枢略》无。

③“而”：《灵枢略》无。

④“已和”：《灵枢略》作“和合”。

⑤“成为人”：《灵枢略》作“成人也”。

[注释]

[1]“以母为基，以父为楯”：基，基础。楯，栏槛，《说文》段注：“栏槛者，今之阑干是也，纵曰槛，横曰楯。”引申有捍卫和遮蔽的意思，如慧琳《音义》卷八十九引郑注《周礼》云：“楯可以藩蔽者也。”“以母为基，以父为楯”是形容人体胚胎的形成，全赖父精母血，阴阳两性结合而成。阴血为基础，阳气为外卫，阴阳互用，从而促成了胚胎的发育生长。

[2]“神气舍心”：舍，止或藏的意思。即神气舍藏于心。

[语译] 黄帝向岐伯问道：我愿意知道人在生命开始的时候，是以什么气作为基础，以什么气作为捍卫，失去什么就要死亡，得到什么才能维持生存？岐伯说：以母的阴血为基础，以父的阳精为捍卫，由父精母血结合而产生神气，失神气的就会死亡，有神气的才能维持生命。黄帝问：什么是神呢？岐伯说：神，就是生命活动力的表现。当人体的血气和调，营卫的运行通畅，五脏形成之后，就产生了主持生命活动的神气，神气藏之于心，表现精神意识和器官活动功能的魂魄也都具备

了，才能成为一个健全的人体。

［原文］　黄帝曰：人之寿夭各不同，或夭①寿，或卒死，或病久，愿闻其道。岐伯曰：五脏坚固，血脉和调，肌肉解利[1]，皮肤致密，营卫之行，不失其常，呼吸微徐[2]，气以度行，六腑化谷，津液布扬，各如其常，故能长久。

［校勘］

①“夭”：《太素》卷二寿限此下有“或”字。

［注释］

［1］“肌肉解（xiè 谢）利”：解，是气行道路开放的意思。肌肉解利，就是形容肌肉之间，气行滑顺通利。

［2］“呼吸微徐”：指气息调匀，不粗不疾。《太素》卷二寿限注：“谓吐纳气，微微不粗，徐徐不疾。”

［语译］　黄帝说：人的寿命长短各不相同，有中年夭亡的，有年老长寿的，有猝然死亡的，有患病很久而能绵延时日的，这是什么道理呢？岐伯说：五脏强健，血脉调顺，肌肉之间通利无滞，皮肤固密，营卫的运行正常，呼吸均匀徐缓，气机有规律地运行，六腑也能正常地消化饮食物，使精微、津液能敷布周身，全身生理活动都保持正常，所以能够使生命维持长久而多寿。

［原文］　黄帝曰：人之寿百岁而死①，何以致②之？岐伯曰：使道隧以长[1]，基墙③高以方[2]，通调营卫，三部三里起[3]，骨高肉满，百岁乃得终。

［校勘］

①“死”：《太素》卷二寿限此下有“者”字。

②“致”：张注本作“知”。

③“基墙”：《太素》卷二寿限杨注作“墙基”，与本书寿夭刚柔篇合。

［注释］

［1］“使道隧以长”：使道，有两种说法：一是指鼻孔，

《太素》卷二寿限注："使道谓是鼻空使气之道。"一指人中沟。马莳："使道者，水沟也。"隧以长，深而且长的意思。从《太素》注。

[2]"基墙高以方"：面之地部，即地阁部位为基，蕃蔽为墙。高以方，高厚方正的意思。又，《太素》卷二寿限注："鼻之明堂，墙基高大方正，为寿二也。"意指墙基为鼻部。

[3]"三部三里起"：三部三里，指面部的上、中、下三停。起，高起而不平陷。马莳："面之三里，即三部也，皆已耸起。"又，张志聪："三部者，形身之上中下，三里者，手阳明之脉，皆起发而平等也。"《太素》卷二寿限于三部三里处断句，"起"字连下"骨"字为句，杨注："起骨，谓是明堂之骨。"另备一义。兹从马注。

[语译] 黄帝说：有些人可活到百岁，怎样才可以知道呢？岐伯说：长寿的人，他的鼻道深邃而长，面部的地阁和蕃蔽部位肌肉高厚而方正，营卫的循行通调无阻，面之上中下三部匀停，耸起而不平陷，肌肉丰满，骨骼高起，这种人能活到百岁而终其天年。

[原文] 黄帝曰：其气之盛衰，以至其死，可得闻乎？岐伯曰：人生十岁①，五脏始定，血气已通，其气在下，故好走[1]。二十岁，血气始盛，肌肉②方长，故好趋[2]。三十岁，五脏大定，肌肉坚固③，血脉盛满④，故好步⑤[3]。四十岁，五脏六腑十二经脉，皆大盛以平定⑥，腠理始疏⑦，荣华颓⑧落，发颇斑白⑨，平盛不摇⑩，故好坐。五十岁，肝气始⑪衰，肝叶始薄，胆汁始灭⑫，目始不明。六十岁，心气始衰，苦⑬忧悲，血气懈惰⑭，故好⑮卧。七十岁，脾气虚⑯，皮肤枯⑰。八十岁，肺气衰，魄离⑱，故言善误。九十岁，肾气焦⑲，四脏经脉空虚⑳。百岁㉑，五脏皆虚，神气皆去，形骸独居而终矣。

［校勘］

①“人生十岁”：《甲乙》卷六第十二“生”作“年”，《普济方》卷四百十一引同。

②“肉”：《太平圣惠方》卷一论形气盛衰法引作“骨”。

③“固”：《卫生宝鉴》卷二灸之不发条引无，《普济方》卷四百十一同。

④“血脉盛满”：《太平圣惠方》卷一论形气盛衰法引作“气血盛溢”。

⑤“步”：《普济方》卷四百十一引作“起”。

⑥“皆大盛以平定”：《太平圣惠方》卷一论形气盛衰法引作“其盛平定”。《甲乙》卷六第十二“盛”下无“以”字。

⑦“疏”：《甲乙》卷六第十二作“开”。

⑧“颓”：《甲乙》卷六第十二作“剥”。《素问》阴阳应象大论王注引作“稍”。《太平圣惠方》卷一论形气盛衰法引作“渐”。按：作“稍”作“渐”较合。“稍”、“渐”义通。

⑨“发颇斑白”：熊本、周本、统本、金陵本“斑”作“班”。按：作“班”似是。古多以“班”为“斑”字，《说文》无“斑”字。《太素》卷二寿限“发颇”作“发鬓”，“班”作“颁”。《素问》阴阳应象大论王注引“发”下无“颇”字。按：无“颇”字似是。以“颁”衍“班”，又误“颁”为“颇”。“颁白”谓年老之发白黑相杂，见《诗》绵疏。

⑩“平盛不摇”：《太平圣惠方》卷一论形气盛衰法作“气血平减而不摇动”。按：“平盛”作“平减”似是。否则与上“大盛以平定”义复。上云“大盛”此云“平减”者，乃言人年四十，则由壮渐老，由盛而渐衰也。

⑪“始”：《太平圣惠方》卷一论形气盛衰法无。下“心气”句同。

⑫“始灭”：周本、日刻本、《太素》卷二寿限、《甲乙》卷六第十二“灭”并作“减”。《太平圣惠方》卷一论形气盛衰

法“始灭”作“减少”。

⑬“苦”：周本、张注本作“善”。《卫生宝鉴》卷二灸之不发条、《普济方》卷四百十一、《医部汇考》六十二引并作“善”。《甲乙》卷六第十二作“乃善”。《太素》卷二寿限作“喜”。

⑭“惰”：《甲乙》卷六第十二作“堕”。按：“懈惰”古多作“懈堕”。如《吕氏春秋》求人：“不有懈堕”。《淮南》要略训：“则懈堕分学。”均其证。

⑮“好”：《太平圣惠方》卷一形气盛衰法作“多”。

⑯“虚”：《太平圣惠方》卷一论形气盛衰法作“衰”。《卫生宝鉴》卷二灸之不发引作“始衰”。

⑰“皮肤枯”：《甲乙》卷六第十二“皮肤”下有“始”字，“枯”下有“故四肢不举”五字。《卫生宝鉴》卷二灸之不发条“皮肤”下有“已”字。

⑱“魄离”：《太素》卷二寿限篇此下重“魄离”二字，属下读。《甲乙》卷六第十二“魄离”作“魂魄离散”。《普济方》卷四百十一“魄”下有“魂”字。

⑲“焦”：《太平圣惠方》卷一形气盛衰法此下有“竭”字。

⑳“四脏经脉空虚”：《太素》卷二寿限“四脏”，作“脏枯”，《甲乙》卷六第十二作“脏乃萎枯”四字。《太平圣惠方》卷一论形气盛衰法无“四脏”二字。

㉑“百岁”：《甲乙》卷六第十二此上有“至”字。

[注释]

[1]“走”：慧琳《音义》卷五十九引《释名》云：“疾趋曰走。”

[2]“趋”：慧琳《音义》引《释名》云：“疾行曰趋”。

[3]“步”：慧琳《音义》卷十一引《说文》云：“行也。”由以上可知走疾而趋徐，步最缓。

[语译] 黄帝曰：人生百岁的过程中，血气盛衰的情况，以及从出生到死亡这一过程的情况是怎样的呢？可以讲给我听一听吗？岐伯说：人生长到十岁的时候，五脏始发育到一定的健全程度，血气的运行畅通无阻，而人之生长，先本于肾脏之精气，生气自下而上，所以喜动而好跑步。人到二十岁，血气开始壮盛，肌肉也正在发达，所以行动更为敏捷，走路也快。三十岁的时候，五脏已经发育强健，全身的肌肉坚固，血气充盛，所以步履稳重，爱好从容不迫的行走。到了四十岁的时候，五脏六腑十二经脉，都发育得很健全，已到了不能再继续盛长的程度，从此腠理开始疏松，颜面的荣华逐渐衰落，鬓发开始花白，精气平定盛满不再有突出的发展，而是向衰老方面变化了，精力也已不十分充沛，所以好静不好动，而好坐。人到五十岁，肝气开始衰退，肝叶薄弱，胆汁也减少，目为肝窍，所以两眼开始昏花。人到六十岁的时候，心气开始衰弱，心气不足，经常出现忧愁悲伤的情绪。血气衰弱，运行不利，形体惰懈，所以好卧。七十岁的时候，脾气虚弱，皮肤干枯不泽。八十岁的时候，肺气衰弱，不能藏魄，言语也时常发生错误。

九十岁的时候，肾气也要枯竭了，其他四脏的经脉气血也都空虚了。到了百岁，五脏的经脉俱已空虚，五脏所藏的神气也都消失，只有形骸存在，因而天年终结。

[原文] 黄帝曰：其不能终寿而死者，何如？岐伯曰：其五脏皆不坚，使道不长，空外以张，喘息暴疾，又卑基墙，薄脉少血，其肉不实，数中风寒[①]，血气虚，脉不通[②]，真邪相攻，乱而相引，故中寿而尽也[③]。

[校勘]

①“其肉不实，数中风寒”：《太素》卷二寿限无“寒”字。“实”原作“石”，据《太素》改。

②“血气虚，脉不通”：《太素》卷二寿限无“虚”、“脉”

二字。

③“故中寿而尽也”：《太素》卷二寿限作“故中年而寿尽矣”。

［语译］ 黄帝说：有的人不能活到应该活到的岁数而死亡，这是为什么呢？岐伯说：不能长寿的人，是他的五脏不坚固，鼻道不深邃，而向外开张着，呼吸急促疾速，或者面部的地阁及蕃蔽部位肌肉塌陷，脉体薄弱，脉中血少而不充盈，肌肉不坚实，腠理松弛，再屡被风寒侵袭，血气更虚，血脉不通利，外邪就易于侵入，与真气相攻，真气败乱，邪气内入，促使他中年而死。

［按语］ 本篇根据内脏的强弱、血气的盛衰，探讨了寿夭的原因。应该指出的是，如果先天秉气薄弱，后天犹可资培，若更能无犯贼风虚邪，重视体育锻炼，亦可享长寿，先天条件并不是绝对的。

逆顺第五十五

［提要］ 本篇说明人体气有逆顺、脉有盛衰，针刺也有原则大法，指出针刺时应根据气之逆顺、脉之盛衰、疾病的具体情况，把握时机，尽量做到早期诊断，早期治疗，不失时机地刺其病之未生，刺其未盛，刺其已衰，才能收到良好的效果。同时阐明病之可刺、未可刺、已不可刺三种情况。

［原文］ 黄帝问于伯高曰：余闻气有逆顺，脉有盛衰，刺有大约[1]，可得闻乎？伯高曰：气之逆顺者，所以应天地①、阴阳、四时、五行也。脉之盛衰者，所以候血气之虚实有余不足也②。刺之大约者，必明知病之可刺，与其未可刺，与其已不可刺也。

［校勘］

①“天地”：《太素》卷二十三量顺刺作“天下”。

②“也”：原脱，据张注本、日刻本补。顾氏《校记》云：“也字当补”。

［注释］

[1]“约”：在这里当法或原则讲。《太素》卷二十三量顺刺注：“约，法也”。“刺有大约”就是针刺有原则大法。

［语译］ 黄帝向伯高问道：我听说气的运行有逆顺，血脉有盛衰，针刺有大法，这些道理，你能告诉我吗？伯高说：气行的逆顺，和天地、阴阳、四时、五行是相适应的，当其时的为顺，非其时的为逆。脉之有力无力是气血虚实的表现，故可从脉象的表现上诊察出气血的有余和不足。针刺的大法，必须明确掌握病机的可以刺、不可以刺、或已经到了不可施行针刺的程度等三种类型。

［原文］ 黄帝曰：候之奈何？伯高曰：《兵法》曰①：无迎逢逢②之气[1]，无击堂堂之阵[2]。《刺法》曰③：无刺熇熇之热④[3]，无刺漉漉之汗⑤[4]，无刺浑浑之脉[5]，无刺病与脉相逆者。

［校勘］

①“曰”：《太素》卷二十三量顺刺无。

②“逢”：《太素》卷二十三量顺刺作“逄”。按：“逄”、“逢”同。《孟子》离娄下：“逄蒙学射于羿。”《汉书·艺文志兵书略》作“逢门”，可证。

③“《刺法》曰”：《素问》疟论作“经言”。

④“热”：《素问》疟论新校正云：“按全无起本及《太素》热作气。”今本《太素》作“热”。

⑤“无刺漉漉之汗”：《素问》疟论此句在“无刺浑浑之脉”之后。

［注释］

[1]“逢逢（péng 彭）之气”：有二义，一是形容鼓声，如《诗》大雅灵台：“鼍（tuó 陀）鼓逢逢”。二是盛大的意

思，“逢”与“蓬”通，《墨子》耕柱：“逢逢白云。”孙诒让曰：“逢、蓬通。”《毛诗》小雅·采菽传云：“蓬蓬，盛貌。”逢逢之气是形容军队来势急疾，气焰甚盛。

［2］“堂堂之阵”：是形容军队的阵势盛大整齐。《孙子》军争：“勿击堂堂之阵。”杜佑：“堂堂者，盛大之貌也。”

［3］“熇熇（hè 贺）之热”：王冰：“熇熇，盛热也”。

［4］“漉漉之汗”：形容汗出如洗。

［5］“浑浑之脉”：形容脉象浊乱而无端绪的意思。王冰：“浑浑，言无端绪也”。《太素》卷二十三量顺刺注：“浑浑，浊乱也。”二义可合参。

［语译］ 黄帝问：怎样诊察可刺与不可刺的病机呢？伯高说：《兵法》曾说：作战时当对方来势急疾、气焰甚盛的当儿，不可迎击其锐势。对敌人盛大整齐的阵势，亦不可冒然出击。《刺法》也曾这样说：热势炽盛者不可刺，大汗如洗的时候不可刺，脉象浊乱、模糊不清时不可刺，脉象和病情不符的，不可刺。

［原文］ 黄帝曰：候其可刺奈何？伯高曰：上工，刺其未生者也。其次，刺其未盛①者也。其次，刺其已衰者也。下工，刺其方袭者也，与其形之盛者也，与其病之与脉相逆者也。故曰②：方其盛也③，勿敢毁伤④，刺其已衰⑤，事必大昌。故曰：上工治未⑥病，不治已病。此之谓也。

［校勘］

①“盛”：《甲乙》卷五第一上作“成”。

②“故曰”：《素问》疟论作“故经言曰”。

③“也”：《素问》疟论、《太素》卷二十五三疟并作“时”。

④“勿敢毁伤”：《素问》疟论作“必毁”。《太素》卷二十五三疟作“勿敢必毁”。

⑤“刺其已衰”：《素问》疟论作“因其衰也”。

⑥“未”：《太素》卷二十三量顺刺作“不”。

［语译］ 黄帝说：怎样掌握可刺的时机呢？伯高说：高明的医生，在病未发作，邪气尚浅的时候针刺；其次，在病虽发作，邪气未盛的时候针刺；再次，在邪气已衰正气欲复的时候针刺。技术低劣的医生，却在邪气旺的时候针刺，不知避其锐气，或刺外形貌似强盛，实则外强中虚的人，或在病情与脉象不符的情况下进行针刺。因为在邪气正盛的时候，迎其锐气而刺，就会损伤元气，加重病情。当邪气开始衰退的时候去进行针刺，就会取得事半功倍的效果。所以说，高明的医生，是在未病之先予为防治，并不是在已发现病症的时候，才去治疗。这就是上工治未病的道理。

五味第五十六

［提要］ 本篇主要说明五谷、五菜、五果、五畜中的五种性味，对人体所起的不同生理作用。并说明了五味对于五脏疾病的宜忌，这些宜忌，都是药物治疗和饮食疗法，以及病人饮食调补的基本原则。

［原文］ 黄帝曰：愿闻谷气有五味，其入五[①]脏，分别奈何？伯高[②]曰：胃者，五脏六腑之海也，水谷[③]皆入于胃，五脏六腑皆禀气[④]于胃。五味各走其所喜，谷[⑤]味酸，先走[⑥]肝，谷味苦，先走心，谷味甘，先走脾，谷味辛，先走肺，谷味咸，先走肾。谷气[⑦]津液已行，营卫大通，乃化[⑧]糟粕，以次传下。

［校勘］

①“五”：《甲乙》卷六第九无。

②“伯高”：《甲乙》卷六第九作“岐伯”。

③“水谷”：《甲乙》卷六第九无。

④“气”：《太素》卷二调食无。

⑤“谷”:《甲乙》卷六第九此上有“故”字。

⑥“走”:《类说》卷三十七引作“入”，下同。

⑦“谷气”:《甲乙》卷六第九此下有“营卫俱行”四字。

⑧“化”:《甲乙》卷六第九无。

[语译] 黄帝说：五谷有五种性味，当五味进入人体后，是怎样分别归于五脏的呢？伯高说：一切饮食物都要先进入胃中，五脏六腑都要接受胃所化生的精微，以维持其机能活动，所以五脏六腑都受气于胃，而胃就成为五脏六腑营养汇集的地方。饮食物的五味归属五脏，是根据五脏以及五味的特性，各归入其同性的所喜之脏。谷味酸的入胃之后，先入肝，味苦的，先入心，味甜的，先入脾，味辛的，先入肺，味咸的，先入肾。水谷的精微，化为津液营卫，运行全身，以营养脏腑四肢百骸，其糟粕部分，次第下传于大肠膀胱，成为便溺，排出体外。

[原文] 黄帝曰：营卫之①行奈何？伯高曰：谷始入于胃，其精微者，先出于胃之两焦，以溉五脏，别出两行②，营卫之道。其大气[1]之抟而不行者，积于胸中，命曰气海，出于肺，循喉咽③，故呼则出，吸则入。天地之精气④[2]，其大数常出三⑤入一[3]，故谷不入，半日则气衰，一日则气少矣。

[校勘]

①“之”:《甲乙》卷六第九作“俱”。

②“别出两行”:《甲乙》卷六第九“两”下有“焦”字，“行”下有“于”字，连下读。《太素》卷二调食同。

③“咽”:《太素》卷二调食、《甲乙》卷六第九并作“咙”。

④“天地之精气”:《太素》卷二调食无“地”字。杨注：“天之精气，则气海中气也。”

⑤“三”:《甲乙》卷六第九此下有“而”字。

［注释］

［1］“大气”：指宗气而言。《类经》十一卷第二注：“大气，宗气也。”

［2］“天地之精气”：天之精气，指天阳之气。地之精气，指水谷精微之气。

［3］“出三入一”：历代注家解释不同。马莳、张介宾认为是指谷食之气呼出三分，天地之气吸入一分而言。《太素》卷二调食注：“气海之中，谷之精气，随呼吸出入也。人之呼也，谷之精气，三分出已，及其吸也，一分还入，即须资食充其肠胃之虚，以接不还之气。”任谷庵说：“五谷入于胃也，其糟粕津液宗气分为三隧，故其大数常出三入一。盖所入者谷，而所出者乃化糟粕，以次传下，其津液溉五脏而生营卫，其宗气积于胸中，以司呼吸，其所出有三者之隧道，故谷不入半日则气衰，一日则气少矣。”任氏所解，似得其旨。

［语译］　黄帝问：营卫是怎样运行的呢？伯高说：水谷入胃后，所化生的精微部分，从胃出至中、上二焦，经肺灌溉五脏。它在输布于全身时，分别为两条途径，其清纯部分化为营气，浊厚部分化为卫气，分别从脉中脉外的两条道路运行于周身。同时所产生的大气，则聚于胸中，称为气海。这种气，自肺部沿咽喉而出，呼则出，吸则入，保证人体正常的呼吸运动。天阳之气和饮食物的精微是维持健康的主要来源，它在体内的消耗情况，大概是这样的，就是从宗气、营卫和糟粕三方面输出，但另一方面又要从天地间吸入空气与摄取饮食物的精微，以补给全身营养的需要。所以半日不吃饭，就会气衰，一天不进食，就会气少了。

［原文］　黄帝曰：谷之五味，可得闻乎？伯高曰：请尽言之。五谷：秫米[1]甘①，麻②[2]酸，大豆咸，麦③苦，黄黍④[3]辛。五果：枣甘，李酸，栗咸，杏苦，桃辛。五畜：牛⑤甘，犬酸，猪⑥咸，羊苦，鸡辛。五菜：葵[4]甘，韭酸，藿[5]咸，

薤[6]苦，葱辛。五色：黄色⑦宜甘，青色宜酸，黑色宜咸，赤色宜苦，白色宜辛。凡此五者，各有所宜。五宜⑧：所言五宜⑨者，脾病者，宜食秔米饭牛肉枣葵⑩；心病者，宜食麦羊肉杏薤⑪；肾病者，宜食大豆黄卷猪肉栗藿⑫；肝病者，宜食麻犬肉李韭⑬；肺病者，宜食黄黍鸡肉桃葱⑭。

［校勘］

①“秔米甘”：《太素》卷二调食“秔”作“粳”，《素问》藏气法时论、《甲乙》卷六第九并同。《太素》卷二调食“粳米”后有“饭”字。《千金》卷二十九第四及《外台》卷三十九五脏六腑变化流注出入傍通“秔米”作“稷”。

②“麻”：《素问》藏气法时论作“小豆”。

③“麦”：《甲乙》卷六第九“麦”上有“小”字。

④“黄黍”：《五行大义》引《甲乙》“黍”上无“黄”字。《千金》卷二十九第四“黍”作“稻”。

⑤“牛”：《甲乙》卷六第九此下有“肉”字，下“犬”、“猪”、“羊”、“鸡”同。

⑥“猪”：《甲乙》卷六第九作“豕”，《五行大义》作“彘”，下同。

⑦“色”：《甲乙》卷六第九无，下同。

⑧“五宜”：周本、马注本、张注本及《太素》卷二调食无。

⑨“宜”：原作“色”，据《太素》卷二调食改，与上下文义合。

⑩“葵”：《甲乙》卷六第九此下有“甘者入脾用之”六字。《五行大义》引《黄帝养生经》脾病与肺病宜食互易，作“脾病宜食鸡肉桃黍葱”。

⑪“薤”：《甲乙》卷六第九此下有“苦者入心用之”六字。

⑫“大豆黄卷猪肉栗藿”：《甲乙》卷六第九无“黄卷”

二字，“藿”下有“咸者入肾用之”六字。《五行大义》“卷”作“黍”，《普济方》卷二百五十七食治门同。

⑬“麻犬肉李韭”：《素问》藏气法时论“麻”作“小豆”。《甲乙》卷六第九“李韭”下有“酸者入肝用之”六字。

⑭“宜食黄黍鸡肉桃葱”：《甲乙》卷六第九“桃葱”下有“辛者入肺用之”六字。《五行大义》作“宜食糯米饭牛肉枣葵”。本句后有“此五食者，肝心肾三藏实，故各以其本味补之；脾肺虚，故以其子母相养者也”三十字。

［注释］

［1］“秔（jing 京）米”：秔，俗作粳，就是粳米。

［2］“麻”：《类经》十一卷第二注：“麻，芝麻也。”

［3］“黄黍”：即黍米。《类经》十一卷第二注：“黍，糯米也，可以酿酒，北人呼为黄米，又曰黍子。”

［4］“葵”：即冬葵。《太素》卷二调食注：“冬葵子味甘寒，无毒，黄芩为之使。葵根味甘寒，无毒。叶为百菜主，心伤人。”

［5］“藿”：即豆叶。《别录》称小豆叶为藿，张介宾称大豆叶为藿。

［6］“薤”：即薤白。

［语译］ 黄帝说：饮食中的五谷性味都是怎样的呢？可以告诉我吗？伯高说：请让我详细地说给你听。在五谷当中，粳米味甘，芝麻味酸，大豆味咸，麦味苦，黄米味辛。在五果之中，枣子的味甘，李子的味酸，栗子的味咸，杏子的味苦，桃子的味辛。在五畜之中，牛肉的味甘，狗肉的味酸，猪肉的味咸，羊肉的味苦，鸡肉的味辛。在五菜之中，葵菜的味甘，韭菜的味酸，豆叶的味咸，薤的味苦，葱的味辛。五色与五味的关系，黄色属土属脾，宜食甘味，青色属木属肝，宜食酸味，黑色属水属肾，宜食咸味，赤色属火属心，宜食苦味，白色属金属肺，宜食辛味。这五种色味，各有其相宜的关系。所言五

宜，就是在五脏患病时，所应该选用的相适宜的五味。如患脾病者，宜食粳米饭、牛肉、枣子、葵菜，甘入脾，故宜用此甘味；心病者，宜食麦、羊肉、杏子、薤，苦入心，故宜用此苦味；肾病者，宜食大豆芽、猪肉、栗子，藿，咸入肾，故宜用此咸味；肝病者，宜食芝麻、犬肉、李、韭，酸入肝，故宜用此酸味；肺病者，宜食黄米、鸡肉、桃、葱，辛入肺，故宜用此辛味食物。

［**原文**］ 五禁：肝病禁辛，心病禁咸，脾病禁酸，肾病[①]禁甘，肺病禁苦。肝色青，宜食甘，秔米饭牛肉枣葵皆甘[②]。心色赤，宜食酸，犬肉麻李韭皆酸[③]。脾色黄，宜食咸，大豆豕肉栗藿[④]皆咸。肺色白，宜食苦，麦羊肉杏薤皆苦[⑤]。肾色黑，宜食辛，黄黍鸡肉桃葱皆辛[⑥]。

［**校勘**］

①“肾病”：《甲乙》卷六第九“肾病”“肺病”两句互易。《五行大义》同。此五脏，以相生为次，肺宜在脾下，《甲乙》似是。

②“枣葵皆甘”：《太素》卷二调食“枣”下无“葵”字。《难经十四难》虞注引《素问》“葵”下有“味”字。

③“宜食酸，犬肉麻李韭皆酸”：“犬”，原作“大”，据《素问》藏气法时论、《太素》卷二调食改。《素问》“食酸”下有“小豆”二字，无“麻”字。《太素》“犬肉”下无“麻韭”二字。按：根据前后各条体例，“麻”似应移于“犬肉”之前。

④“宜食咸，大豆豕肉栗藿”：《太素》卷二调食“栗”下无“藿”字。《五行大义》作“宜食苦，大豆豕肉栗”。

⑤“杏薤皆苦”：《太素》卷二调食无“薤”字。《五行大义》“苦”作“甘”。

⑥“黄黍鸡肉桃葱皆辛”：《太素》卷二调食“桃”下无“葱”字。《五行大义》无“黄”字。“鸡肉”下无“桃葱皆辛”四字。

［语译］　五脏之病对五味各有禁忌，肝病应禁忌辛味，心病应禁忌咸味，脾病应禁忌酸味，肾病应禁忌甘味，肺病应禁忌苦味。肝主青色，肝病苦急，宜食粳米饭，牛肉、枣、葵等甘味食物以缓和之。心主赤色，心病苦缓，宜食犬肉、芝麻、李、韭等酸味的食物以收敛之。脾主黄色，脾病宜食大豆、猪肉、栗、藿等咸味食物。肺主白色，肺病苦气上逆，故宜食麦、羊肉、杏、薤等苦味食物以泄之。肾主黑色，肾病苦燥，故宜食黄黍、鸡肉、桃、葱等辛味食物以润泽之。

卷之九

水胀第五十七

［提要］ 本篇介绍了水胀、肤胀、鼓胀、肠覃、石瘕等病的病因、症状、鉴别诊断和治疗方法。

［原文］ 黄帝问于岐伯曰：水与肤胀、鼓胀、肠覃[1]、石瘕、石水①[2]，何以别之②。岐伯答曰：水③始起也，目窠④上微肿⑤，如新卧起之状⑥，其⑦颈脉[3]动，时咳⑧，阴股间寒⑨，足胫瘇⑩，腹乃大，其水已成矣。以手按其腹⑪，随手而起，如⑫裹水之状，此其候也。

［校勘］

①“石水”：《甲乙》卷八第四、《千金》卷二十一第四、《外台》卷二十水肿门、《普济方》卷一百九十一水病门总论并无。惟《太素》卷二十九胀论有，杨注“石水一种，缺而不解也”。按：以经文并未释及“石水”律之，“石水”二字疑衍。

②“之”：《太素》卷二十九胀论无。

③“水”：《甲乙》卷八第四、《千金》卷二十一第四，此下并有“之”字。

④“目窠”：《金匮》卷中第十四、《脉经》卷八第八及《病源》卷二十一水肿候“窠”均作“裹”。《太素》卷二十九胀论、《千金》卷二十一第四“窠”均作“果”，即“裹”之简体。《素问》平人气象论及《外台》卷二十水肿门作“裹”，乃

“裹”之误字。《太素》卷十五尺诊杨注“目果，眼睑也。”后人不知此义，误改本篇及论疾诊尺篇之“裹”为“窠”，校勘《甲乙》者又据本书而改，故《甲乙》卷八第四亦作“窠”。

⑤“微肿”：《金匮》卷中第十四、《脉经》卷八第八“肿”作“拥”，《太素》卷二十九胀论及卷十五均作“痈”。《千金》卷二十一第四校注云：“《灵枢》、《太素》作微拥”。按：本经论疾诊尺篇“肿”作“痈”。“肿”疑当作“壅”。《素问》评热病论王注：“壅，谓目下壅如卧蚕形也。”“痈”、“壅”音同，故以“痈”为“壅”。《医垒元戎》卷十引正作“壅”，可证，至《千金》校注谓作“拥”，“拥”、“壅”音同义通。

⑥“新卧起之状”：《太素》卷二十九胀论“新卧起”作“卧新起”。论疾诊尺篇无“之”字。

⑦“其”：《太素》卷二十九胀论、《甲乙》卷八第四、《病源》卷二十一水肿候、《千金》卷二十一第四及《外台》卷二十水肿候并无。

⑧“时咳”：《素问病机气宜保命集》卷下肿胀论引无“时”字。

⑨“阴股间寒”：《病源》卷二十一水肿候“寒”作“冷”。《太平圣惠方》卷五十四水病论作“股间冷”。

⑩“足胫瘇”：藏本、马注本“瘇”并作“肿”，按：“瘇”、“肿”通用。《尔雅·释木》郭注：“瘿肿无枝条”释文：“肿本或作瘇”。《甲乙》卷八第四、《千金》卷二十一第四、《外台》卷二十水肿候“瘇”并作“肿”，与藏本合。《太素》卷二十九胀论“胫瘇”作“胫痈”。

⑪“其腹”：《病源》卷二十一水肿候、《太平圣惠方》卷五十四水病论并作“肿处”。

⑫“如”：《病源》卷二十一水肿候此下有“物”字，《太平圣惠方》卷五十四水病论此下有“皮”字。

［注释］

[1]“肠覃（xún 寻）”：病名，指附肠而生之肿物。丹波元简：“覃义未详，盖此与蕈同……菌生木上。又《玉篇》：蕈，地菌也。肠中垢滓，凝聚生瘜肉，犹湿气蒸郁，生蕈于土木，故谓肠覃”。《太素》卷二十九胀论注：“肠覃凡有六别，一者，得之所由，谓寒客于肠外，与卫气合，瘕而为内；二者所生形之大小；三者成病久近，久者或可历于年岁；四者按之坚鞕；五者推之可移；六者月经时下。肠覃所由与状，有斯六种也。”

[2]“石水”：病名。本篇对于石水有问无答。但在本书邪气脏腑病形篇曾有说明：“肾脉……微大为石水，起脐以下，至小腹腄腄然，上至胃脘，死不治”。又《素问》阴阳别论：“阴阳结邪，多阴少阳，名曰石水，小腹肿。”又，大奇论：“肾肝并沉，为石水。”《金匮》：“石水，其脉自沉，外证腹满不喘。”均可参阅。

[3]“颈脉”：指人迎脉而言，王冰：“颈脉，谓耳下及结喉傍人迎脉者也。”

[语译] 黄帝向岐伯问道：水胀、肤胀、鼓胀、肠覃、石瘕、石水，怎样进行鉴别诊断呢？

岐伯回答说：水胀开始发病时，病人的下眼胞微肿，好像刚睡醒起来的样子，人迎脉有明显的搏动，并时时咳嗽，在大腿内侧有寒凉的感觉，足胫部浮肿，腹部胀大，出现这些症状，说明水胀病已经形成了。以手按压他的腹部，放手后，随手而起，有如按在裹水的袋子上一样，这就是水胀病的症候。

[原文] 黄帝曰：肤胀何以候之①？岐伯曰：肤胀者，寒气客于皮肤②之间，鼟③鼟然[1]不坚，腹大，身尽肿，皮④厚，按其腹，窅⑤[2]而不起，腹色不变，此其候也。鼓胀何如？岐伯曰：腹胀身皆大⑥，大与⑦肤胀等也，色⑧苍黄，腹筋⑨起，此其候也。

[校勘]

①“肤胀何以候之”:《素问病机气宜保命集》作“肤胀何如”。

②“皮肤”:《素问病机气宜保命集》作“皮中”。

③“鼟”:《太素》卷二十九胀论、《甲乙》卷八第四、《千金》卷二十一第四、《外台》卷二十水肿门并作“殼殼”。按:作“殼”似是。“殼”本作“㱿”,义见胀论“愿闻胀形”节。

④“皮”:《甲乙》卷八第四“此”下有“肤”字。

⑤“窅”:《甲乙》卷八第四作“腹陷”,《千金》卷二十第四、《外台》卷二十水肿门、《普济方》卷一百九十一水病门总论并作“陷”。

⑥“腹胀身皆大”:《太素》卷二十九胀论无“胀”字。《甲乙》卷八第四此上有“鼓胀者”三字,《普济方》卷一百九十一水病门总论同,惟“腹胀身皆大”作“腹身皆肿大”。《千金》卷二十一第四、《外台》卷二十水肿门“皆”并作“肿”。

⑦“与”:《甲乙》卷八第四作“如”,《证治准绳》第二册胀满类引同。

⑧“色”:《甲乙》卷八第四、《千金》卷二十一第四此上并有“其”字。

⑨“筋”:《太素》卷二十九胀论、《千金》卷二十一第四、《外台》卷二十水肿门、《普济方》卷一百九十一水病门总论并作“脉”。《甲乙》卷八第四校语谓“一本作脉”。

[注释]

[1]“鼟鼟(kōng 空)然”:鼓声。另,丹波元简:“鼟字亦从鼓从空,盖中空之义,诸注为鼓声,岂有不坚而有声之理乎。”盖谓仅表示中空,而无象声之义,可参。暂从前意。

[2]“窅(yǎo 杳)而不起”:窅,深的意思。窅而不起,形容深陷不起。

[语译] 黄帝说:肤胀怎样诊断呢?岐伯说:肤胀病是因

寒邪侵入皮肤之间，临床表现有腹部胀大，叩击之如鼓，空而不实，皮厚，全身肿，用手按在腹上，深陷而不起，腹部的皮色，也无变化，这就是肤胀病的证候。黄帝问：鼓胀病的证候是什么样的呢？岐伯说：鼓胀病的腹部胀大和全身肿胀与肤胀病的表现一样，但鼓胀的肤色青黄，青筋暴露，这是它的症候特点。

［**原文**］ 肠覃何如？岐伯曰①：寒气客于肠外，与卫②气相搏，气③不得荣，因有④所系，癖⑤而内著，恶气乃起，瘜肉[1]乃生⑥。其始生也⑦，大⑧如鸡卵，稍以益大，至其成也⑨，如怀子之状，久者离岁⑩[2]，按之则坚，推之则移，月事以时下⑪，此其候也。

［**校勘**］

①“曰”：《甲乙》卷八第四、《千金》卷二十第四此下并有“肠覃者”三字。

②“卫”：《千金》卷二十第四作“胃”，《普济方》卷一百九十一水病门总论同。

③“气”：《甲乙》卷八第四，《千金》卷二十一第四、《外台》卷二十水肿门此上并有“正”字。《卫生宝鉴》卷十八肠覃论引此上有“卫”字。

④“有”：《太素》卷二十九胀论作“其”。

⑤“癖”：《太素》卷二十九胀论、《甲乙》卷八第四、《千金》卷二十第四并作“瘕”。

⑥“瘜肉乃生”：《太素》卷二十九胀论、《甲乙》卷八第四、《千金》卷三十第四“瘜”并作“息”。按：息与瘜通。《素问病机气宜保命集》引无“乃”字。

⑦“其始生也”：《太素》卷二十九胀论无“生”字。《千金》卷二十第四、《普济方》卷一百九十一水病门总论并无“其”、“生”二字。“始也”二字连下“如鸡卵”读。《素问病机气宜保命集》引“生”作“大”。

⑧“大”：《千金》卷二十一第四、《普济方》卷一百九十一水病门总论无。

⑨“也”：原脱，据《太素》卷二十九胀论、《甲乙》卷八第四、《千金》卷二十一第四、《外台》卷二十水肿候补，与上“其始生也”为对文。

⑩“岁”：周本、张注本作“脏”。《甲乙》卷八第四、《千金》卷二十一第四、《外台》卷二十水肿门此下并有“月”字。

⑪“月事以时下”：《甲乙》卷八第四、《千金》卷二十一第四、《普济方》卷一百九十一水病门总论并无“以”字。《外台》卷二十水肿门、《素问病机气宜保命集》“事”下并有“不”字。《太素》卷二十九胀论无“下”字。

[注释]

[1]“瘜肉”：恶肉。

[2]“离岁”：《太素》卷二十九胀论注：“离，历也。”就是经历了许多岁月。

[语译] 黄帝说：肠覃病的证候是什么样的呢？岐伯说：寒邪侵袭机体后停留在肠外，和卫气相搏，阻碍了卫气的正常运行，因而邪气留滞，血瘀不通，附着在肠外，病邪日渐滋长，瘜肉才生成，初时象鸡卵一样大，渐渐长大，等到病已成的时候，形似怀孕。病程长的可以经历许多岁月。用手按压患部，很坚硬，推之又能移动，月经仍能按期来潮，这就是肠覃的证候表现。

[原文] 石①瘕何如？岐伯曰：石瘕生于胞中，寒气客于子门，子门②闭塞，气不得通③，恶血当泻不泻，衃以留止④[1]，日以⑤益大，状如怀子，月事不以时下⑥。皆生于女子，可导而下[2]。黄帝曰：肤胀鼓胀可刺邪？岐伯曰：先泻其胀⑦之血络，后调其经，刺去其血络⑧也。

[校勘]

①“石”：此前似脱“黄帝曰”三字。

②“门”：《千金》卷二十一第四、《普济方》卷一百九十一水病门总论并作“宫”。

③“气不得通”：《太素》卷二十九胀论、《甲乙》卷八第四并无“得”字。《卫生宝鉴》石瘕论引作“使气不通”。

④“衃以留止”：《甲乙》卷八第四“衃以”作“血衃乃”。《素问病机气宜保命集》“衃”作“因”。

⑤“以”：《卫生宝鉴》石瘕论引作“久”。

⑥“月事不以时下”：熊本、日抄本“下”并作“不”，属下读。《素问病机气宜保命集》作“月事不时”。

⑦“先泻其胀”：《太素》卷二十九胀论、《甲乙》卷八第四“泻”并作“刺”。“胀”并作“腹”，《千金》卷二十一第四、《外台》卷二十水肿候同。

⑧“刺去其血络”：《太素》卷二十九胀论、《甲乙》卷八第四、《外台》卷二十水肿候“刺”上并有“亦”字，“络”作“脉”。《千金》卷二十一第四同。按：“去”字疑衍，《医垒元戎》卷八引即无“去”字。据《太素》卷二十九胀论则此句应作“亦刺其血脉”，与上“先泻”异。

[注释]

[1]“衃（pēi 胚）以留止”：《说文》“衃，凝血也。”《类经》十六卷第五十七注：“衃，凝败之血也。”衃以留止，就是败恶凝聚之血停留在内的意思。

[2]“可导而下”：有两种解释，一种认为是用导血之剂下之。另一种解释，认为导是坐导药，其病在胞中，故用坐药以导下之。

[语译] 黄帝说：石瘕病的证候是什么样的呢？岐伯说：石瘕病生在胞宫之内，因寒气侵入于子门，使子门闭塞，气血不能流通，恶血不得排泄，以致凝结成块滞留在胞中，逐渐长大，像怀孕一样，月经也不按期来潮。这种病都发生在妇女，在治疗时可用通导攻下的方法，以去其凝聚的瘀血。黄帝说：

腹胀和鼓胀，可用针刺治疗吗？岐伯说：首先用针泻其瘀血的络脉，然后再根据虚实的不同来调理经脉，但必须先刺去其血络上的恶血。

贼风第五十八

［提要］ 本篇指出疾病的发生是内外二因互相作用的结果，虽然有时对所感受的贼风邪气不易察觉，但疾病的发生绝不是因为鬼神所致。本篇旗帜鲜明地批判了鬼神致病的错误认识，表现了朴素唯物主义的疾病观。

［原文］ 黄帝曰：夫子言贼风邪气之伤人也，令人病焉，今有其①不离屏蔽，不出室穴[1]之中②，卒然③病者，非必④离[2]贼风邪气，其故何也？岐伯曰：此皆尝有所伤，于[3]湿气藏于血脉之中，分肉之间，久留而不去；若[4]有所堕坠，恶血在内而不去。卒然喜怒不节，饮食不适，寒温不时，腠理闭而不通。其开而遇风寒⑤，则⑥血气凝结，与故邪相袭，则为寒痹。其有热则汗出，汗出则受风，虽不遇贼风邪气，必有因加而发焉。

［校勘］

①“其”：《甲乙》卷六第五无。

②“室穴之中”：“室”，原作“空”，据统本、明本、日刻本、张注本，并参考《甲乙》卷五第六、《太素》卷二十八诸风杂论改。

③“然”：《甲乙》卷五第六此下有“而”字。

④“必”：原作“不”，据《太素》卷二十八诸风杂论改。

⑤“其开而遇风寒”：《甲乙》卷六第五无“其开”二字。“而”下有“适”字。

⑥“则”：《太素》卷二十八诸风杂论作“时”，属上读。

［注释］

[1]“室穴”：因上古之人有穴居野处者，故称室穴。

[2]“离”：借为“罹”字，遭遇的意思。如《淮南》汜论高注：“离，遭也。”

[3] “于”：在这里作“如或”解，见《古书虚字集释》卷一。

[4]“若”：在这里有“或”的意思。

[语译] 黄帝说：先生常说贼风邪气伤害了人体，才会生病，但有人并没有离开房屋或遮蔽得很严密的地方，却突然生起病来，他并没有遭遇到贼风邪气的侵袭，这是什么缘故呢？岐伯说：这都是平素就受到邪气的伤害而没有察觉。如曾经为湿气所伤，不能及时排除而潜伏在血脉之中和分肉之间，长久滞留在体内；或者因为跌仆，从高处堕坠下来，致瘀血留积在内，有了这样的内因，加上突然发生的喜怒过度等情志变化，或饮食不当，气候忽冷忽热等，则使腠理闭塞，壅而不通。或正当腠理开泄时而感受风寒，这样使血气凝结，新感风寒和宿邪湿气相互搏结，就会发生寒痹病。又有因热而汗出，因汗出肌腠疏松，则易受风邪，虽然未受到贼风邪气的侵袭，但是，有了这个内因，而后加以外因，就能使人发病。

[原文] 黄帝曰：今①夫子之所言者，皆病人之②所自知也，其毋所遇邪气③，又毋怵惕[1]之所④志，卒然而病者⑤，其故何也？唯有因⑥鬼神之事乎？岐伯曰：此亦有故邪留而未发，因而志有所恶，及有所⑦慕，血气内乱，两气相搏⑧。其所从来者微，视之不见，听而⑨不闻，故似鬼神。黄帝曰：其祝而已者⑩[2]，其故何也？岐伯曰：先巫者，因⑪知百病之胜，先知其病之所从生者⑫，可祝而已也。

[校勘]

①“今”：张注本、《甲乙》卷六第五并无。

②“之”：周本、日刻本、《甲乙》卷六第五并无。

③“其毋所遇邪气”：《甲乙》卷六第五作“其无遇邪风”。

④“所”：《甲乙》卷六第五、《太素》卷二十八诸风杂论并无。

⑤“者”：《甲乙》卷六第五无。

⑥“因”：《太素》卷二十八诸风杂论无。

⑦“所”：《太素》卷二十八诸风杂论此下有“梦”字。

⑧“搏”：《甲乙》卷六第五、《太素》卷二十八诸风杂论并作“薄”。

⑨“而”：《甲乙》卷六第五作“之”。

⑩“其祝而已者”：《甲乙》卷六第五“其”下有“有”字，“祝”下有“由”字，下同。

⑪“因”：《太素》卷二十八诸风杂论作“固”。

⑫“先知其病之所从生者”：《甲乙》卷六第五作“先知百病之所从者”。

[注释]

[1]“怵惕”：恐惧的意思。“又毋怵惕之所志”之怵惕一词，泛指内伤而言。孙鼎宜：“邪气，谓外感。怵惕，谓内伤。”

[2]“祝而已者”：祝，就是祝由。是古代所用的一种精神疗法。王冰说：“祝说病由，不劳针石而已。”正是指的这种精神疗法。吴鞠通说：“按祝由二字，出自《素问》。祝，告也。由，病之所从出也。近时以巫家为祝由科，并列于十三科之中，内经谓信巫不信医不治，巫岂可列之医科中哉。吾谓凡治内伤者，必先祝由，详告以病之所由来，使病人知之，而不敢再犯，又必细体变风变雅，曲察劳人思妇之隐情，婉言以开导之，庄言以振惊之，危言以悚惧之，必使之心悦诚服，而后可以奏效如神。”吴氏明确指出祝由科不得与巫医之流混列，并具体指明精神疗法的内容。

[语译] 黄帝说：你所讲的，都是病人自己所能知道的，但有的人既没有邪气侵犯的外因，也没有惊恐等情志刺激的内

因，却突然发病，这是什么缘故呢？是否因为鬼神作祟呢？岐伯说：这也是因为有宿邪潜伏在内而未发作，由于情感上有所变化，如遇厌恶之事，或有所怀慕而不能遂心，引起体内血气逆乱，和潜伏在体内的病邪互相作用，因而发生病变。这种内在的变化极为细微，没有明显的迹象，看不见，听不到，病人也没感觉，所以好像鬼神作祟一样。黄帝说：既然不是鬼神作祟，为什么用祝告的方法就能治好病呢？岐伯说：古时的巫医，因为他知道疾病发生的原因，又知道治疗各种疾病的方法，因此，遇到一些可用精神疗法治愈的疾病，他采用祝告的方法，是可以治愈的。

卫气失常第五十九

［提要］ 本篇主要论述卫气运行失常，留滞在胸腹中，所引起的各种病变，以及刺治的方法，同时介绍了皮、肉、气、血、筋、骨病的诊断和治疗。并指出由于人的体型有肥瘦大小、年龄有老壮少小的不同，在辨证和治疗时要因人制宜。

［原文］ 黄帝曰：卫气之留于腹中①，穑②积不行[1]，苑蕴③不得常所[2]，使人支胁胃中满④，喘呼逆息者，何以去之？伯高曰：其气积于胸中⑤者，上取之；积于腹中者，下取之；上下皆满者，傍取之。黄帝曰：取之奈何？伯高对曰：积于上者⑥，泻人迎⑦、天突、喉中[3]；积于下者，泻三里与气街；上下皆满者，上下⑧取之，与季胁之下⑨一寸[4]；重者⑩，鸡足取之[5]。诊视其脉大而弦⑪急，及绝不至者，及腹皮急⑫甚者，不可刺也。黄帝曰：善。

［校勘］

①“卫气之留于腹中”：《甲乙》卷九第四“气”下无“之”字。“腹”作“脉”。按：“腹”上疑脱“胸”字，以下

“积于胸”，“积于腹”证之，则其脱显然。

②“稸”：原作“搐”，据马注本、张注本、黄校本及《甲乙》卷九第四改。

③“苑蕴”：马注本、张注本“苑”并作“菀”。按：“苑”、“菀”二字虽通，但以作“菀”为是。《诗》小雅。都人士：“我心苑结。”释文：“苑作菀”。“菀”、“蕴”二字可互训，即蕴结之义。

④“支胁胃中满”：《甲乙》卷九第四作“楮胁中满”。

⑤“中”：周本无。

⑥“者”：原脱，据《甲乙》卷九第四补。按：有“者”字，与下“积于下者”句法一致。

⑦“人迎”：周本、张注本、黄校本“人”并作“大”。《纲目》卷二十七喘类引“人”亦作“大”。

⑧“下”：《甲乙》卷九第四此下有“皆”字。

⑨“下”：《甲乙》卷九第四此下有“深”字。

⑩“重者”：疑此二字，与上文“与季胁之下一寸”误倒。连上下文当作“上下皆满者，上下皆取之；重者，与季胁之下一寸，鸡足取之。”文义方合，否则，上下皆满者，与上下皆满之“重者”无别矣。

⑪“弦”：《甲乙》卷九第四作“强”。

⑫“急”：《甲乙》卷九第四作“绞”。按：“急”、“绞”义同，《论语》泰伯：“直而无礼则绞。”郑注：“绞，急也。”

[注释]

[1]“稸（xù 蓄）积不行”：慧琳《音义》六十五引苍颉篇：“稸，聚也，积也。”稸积不行，是形容卫气的运行受到阻碍，积聚而不能畅行。

[2]“苑蕴不得常所”：形容卫气郁结而不能运行到所应该运行的部位。

[3]“喉中”：指廉泉穴。

[4]“与季胁之下一寸”：指章门穴而言。

[5]“鸡足取之”：指上取人迎、天突、喉中，下取三里、气冲，中取章门，上、中、下三取之，若鸡足之分三岐。又，鸡足为针法之一种，详本书官针篇。

[语译] 黄帝说：卫气的循行失常，留滞在胸腹中，蓄积不行，郁结成病，发生胸胁与胃部胀满，喘息气逆等症，应当怎样治疗呢？伯高说：气蓄积在胸中而发病的，当取用上部的穴位治疗；蓄积在腹中的，当取下面的俞穴治疗；如果胸腹部气机蓄积的，应该取上下部的穴位和附近经脉的穴位。黄帝说：取用哪些穴位治疗呢？伯高说：蓄积在胸中的，泻足阳明胃经的人迎穴，及任脉的天突和廉泉穴；蓄积在腹中的，泻足阳明胃经的三里穴和气冲穴；胸腹部都有蓄积的，应当上下部的穴位都取；病重的，像鸡足那样分三岐取之，即上取人迎、天突、喉中，下取三里、气冲，中取章门。在诊察时若见脉大而弦急，或脉绝不至，以及腹皮绷急而紧张的现象，都不可以针刺治疗。黄帝说：讲得好。

[原文] 黄帝问于伯高曰：何以知皮、肉、气、血、筋、骨之病也①？伯高曰：色起两眉薄泽者②，病在皮③。唇色青黄赤白黑者④，病在肌⑤肉。营气濡然者⑥，病在血气⑦。目色青黄赤白黑者，病在筋。耳焦枯受尘垢⑧，病在骨。黄帝曰：病形何如⑨？取之奈何？伯高曰：夫百病变化，不可胜数，然⑩皮有部[1]，肉有柱[2]，血气有输⑪，骨有属[3]。黄帝曰：愿闻其故。伯高曰⑫：皮之⑬部，输于四末⑭。肉之柱，在臂胫诸阳分肉之间与足少阴分间⑮。血气之输，输于诸络⑯，气血留居[4]，则盛而起。筋部无阴无阳，无左无右⑰，候病⑱所在。骨之属者⑲，骨空之所以受液而益脑髓者也⑳。黄帝曰：取之奈何？伯高曰：夫病变化，浮沉深浅，不可胜穷，各在其处㉑，病㉒间者浅之，甚者深之，间者少㉓之，

甚者众之[24]，随变而调气[25]，故曰上工。

［校勘］

①“何以知……病也”：《甲乙》卷六第六“知”下有“其”字。《千金翼方》卷二十五第一作“察色知病何如”。

②“色起两眉薄泽者”：《甲乙》卷六第六“眉”下有“间”字。《千金翼方》作“白色起于两眉间薄泽者”。

③“皮”：《千金翼方》卷二十五第一此下有“肤”字。

④“唇色青黄赤白黑者”：《纲目》卷二诸脉诊病杂法引“唇”下无“色”字，《千金翼方》卷二十五第一“赤”下无“白”字。

⑤“肌”：《千金冀方》卷二十五第一无。

⑥“营气濡然者”：《纲目》卷二诸脉诊病杂法引“营气”作“荣卫”。《千金翼方》卷二十五第一“濡”作“需”。按，“需”、“濡”字通，“需”之古音读“如”。“濡”以“需”为声，故朱骏声谓“需”即今所用湿理之“濡”字。“需”亦通“懦”，《考工记》辀人郑注：“需，读为畏懦之懦。”是其证。

⑦“气”：《千金翼方》卷二十五第一作“脉”。

⑧“垢”：《甲乙》卷六第六、《千金翼方》卷二十五第一此下并有“者”字。

⑨“病形何如”：《甲乙》卷六第六“病形”作“形病”。《千金翼方》卷二十五第一作“病状如是”。

⑩“夫百病变化，不可胜数，然”：《甲乙》卷六第六、《千金翼方》卷二十五第一并无此十字。

⑪“血气有输”：《甲乙》卷六第六、《千金翼方》卷二十五第一“血气”并作“气血”。《千金翼方》卷二十五第一“输”作“轮”，下有“筋有结”三字，按：下文“筋部无阴无阳”云云，正承“筋有结”而言。本篇夺此三字，似当据《千金翼方》补。

⑫“黄帝曰：愿闻其故。伯高曰”：《千金翼方》卷二十

五第一作“经曰”。

⑬“之”：《千金翼方》卷二十五第一无，下“肉之柱”句同。

⑭“输于四末”：《甲乙》卷六第六“输”下有“在”字。《千金翼方》卷二十五第一“输”作“左”，“末”作“肢”。

⑮“分间”：《千金翼方》卷二十五第一作“分肉之间”。

⑯“输于诸络”：《甲乙》卷六第六作“在于诸络脉”。《千金翼方》卷二十五第一作“在于诸经络脉”。

⑰“无阴无阳，无左无右”：《千金翼方》卷二十五第一“无阴”下无三“无”字。

⑱“候病”：《千金翼方》卷二十五第一作“唯疾之”三字。

⑲“者”：《千金翼方》卷二十五第一无。

⑳“骨空之所以受液而益脑髓者也”：“受液”原作“受益”，《甲乙》卷六第六作“受液”，“而益”作“而溢”。《千金翼方》卷二十五第一“之”下有“间”字。“受益”作“受津液”，据《甲乙》并参考《千金翼方》改“受益”为“受液”。

㉑“黄帝曰……各在其处”：此二十六字《千金翼方》卷二十五第一作“若取之者，必须候病为甚者也”。按：“取之奈何”，上文已作问词，此不应再重。“夫病变化”句，亦与上文为复。《千金翼方》似是。

㉒“病”：《千金翼方》卷二十五第一无。

㉓“少”：原作“小”，据马注本及《甲乙》卷六第六、《千金翼方》卷二十五第一改，与下为对文。

㉔“甚者众之”：《千金翼方》卷二十五第一无“甚者”二字，“众”作“多”，“多之”二字移于上文“深之”之下。

㉕“气”：《千金翼方》卷二十五第一作“之”。

[注释]

[1]“皮有部”：即皮病有其一定的部属，如张志聪：“卫气行于皮，输于四末，为所主之部。”

[2]“肉有柱”：柱就是䐃肉。《类经》二十卷二十六注：“柱者，䐃之属也。”即在上下肢高起处的肌肉，因其坚厚隆起，有支柱的作用。

[3]“骨有属”：属，即指两骨相交的关节部位。丹波元简：“属者跗属之属，两骨相交之处，十二关节皆是。”

[4]“气血留居”：留、居二字同有“止”义。故可演为停滞闭塞之义。《吕氏春秋》圜道：“一不欲留。”高注：“留，滞。”“一有所居则入虚。”高注：“居，犹壅也。”“气血留居”，犹言气血滞塞。

[语译] 黄帝向伯高问道：根据什么可以知道皮、肉、气、血、筋、骨的病变呢？伯高说：病色出现在两眉之间，浮薄而光泽的，主病在皮。口唇出现青、黄、赤、白、黑之色的，主病在肌肉。皮肤湿润而多汗的，是病在血气。目现青、黄、赤、白、黑等色的，是病在筋。耳轮枯暗如尘的，是病在骨。黄帝说：病变表现是怎样的呢？如何治疗？伯高说：很多病都是千变万化，这些变化是数不尽的，但皮有部，肉有柱，血气有输，骨有属，都有它所主的部位。黄帝说：愿意听你讲一下其中的道理。伯高说：皮之部，在于四末。肉之柱，在上肢的臂、下肢的胫手足六阳经肌肉隆起之处，与足少阴经循行通路上的肌肉较厚之处。血气之输，在于诸经的络穴，若气血壅滞，则络脉壅盛而高起。病在筋的，不必分其阴阳左右，但随其发病所在部位治疗就可以了。病在骨的，当取治于骨之所属，即关节部位，因为骨空是输注精液的，而骨又与脑通，所以骨空受液而能补益脑髓。黄帝说：怎样取穴治疗呢？伯高说：由于疾病变化不一，病有浮沉，刺有浅深，治疗的方法是很多的，主要是根据发病的具体情况和部位来决定治法。病轻

者浅刺，病重者深刺，病轻者用针宜少，病重者用针宜多。随着病情的变化而调整其气机，这样治疗就会适当，这才是高明的医生。

[原文] 黄帝问于伯高曰：人之肥瘦大小寒温[1]，有①老壮少小，别之②奈何？伯高对曰：人年五十已上为老，三③十已上为壮，十八已上为少④，六岁已上为小。黄帝曰：何以度[2]知⑤其肥瘦？伯高曰：人有脂⑥、有膏、有肉。黄帝曰：别此奈何？伯高曰：䐃⑦肉坚，皮满者，脂⑧。䐃肉不坚，皮缓者，膏。皮肉不相离者，肉。黄帝曰：身之寒温何如？伯高曰：膏者其肉淖[3]，而⑨粗理者身寒，细理者身热。脂者其肉坚，细理者热⑩，粗理者寒。

[校勘]

①“有”：日抄本此下有“者”字。

②“别之”：《甲乙》卷六第六作“之别”。

③“三”：原作“二”，据《甲乙》卷六第六、《千金》卷五第一引《小品方》改。

④“十八已上为少”：胡本、熊本、明本“已”并作“以”。《千金》卷五第一引《小品方》“十八”作“十六”。

⑤“知”：胡本、熊本、周本、明本、藏本并作“之”。《甲乙》卷六第六无“知”字。

⑥“脂”：原作“肥”，据《甲乙》卷六第六改，以与后文合。

⑦“䐃”：日刻本作“䐃”，下同。《甲乙》卷六第六与日刻本合。

⑧“脂”：原作“肥”，据《甲乙》卷六第六改，以与后文合。

⑨“而”：疑衍，下“细理者热，粗理者寒”与“粗理者身寒，细理者身热”文正相应，有“而”字则文义不属。

⑩“热”：《甲乙》卷六第六作“和”。

[注释]

[1]“寒温”：指身之冷与暖而言。

[2]“度”：即测候揆度的意思。《礼记》明堂位：“颁度量。”郑注：“度，谓丈尺高卑广狭也。”引申有揆义。《国语》晋语：“君不度而贺。”韦注：“度，揆也。”

[3]“淖”：柔润的意思。

[语译] 黄帝向伯高问道：人体的肥瘦，身形的大小，体质的寒温，以及年龄上的老壮少小的不同，应该怎样来区别呢？伯高说：人的年龄到了五十岁以上为老，三十岁以上为壮，十八岁以上为少，六岁以上为小。黄帝说：用什么标准了解人的肥瘦差异呢？伯高说：人有脂、膏、肉的不同。黄帝说：这三种类型怎样区别呢？伯高说：䐃肉坚厚皮肤丰满的为脂。䐃肉不坚厚，皮肤松缓者为膏。皮肉紧紧相连者为肉。黄帝说：人的身体有寒暖的不同，是什么道理呢？伯高说：属于膏型的人肌肉柔润，纹理粗疏的卫气外泄，身体多寒，肌肉纹理致密者卫气收藏，身体多热。属于脂型的人肌肉坚厚，纹理致密者身体多热，纹理粗疏的身体多寒。

[原文] 黄帝曰：其肥瘦大小奈何？伯高曰：膏者，多气而皮纵缓，故能纵腹垂腴[1]。肉者，身体容大。脂者，其身收小。黄帝曰：三者之气血多少何如？伯高曰：膏者多气，多气者热，热者耐寒。肉者多血则充形①，充形②则平[2]。脂者，其血清，气滑少，故不能大。此别③于众人者也。黄帝曰：众人奈何？伯高曰：众人皮肉脂膏不能相加也④，血与气不能相多，故其形不小不大，各自称其身⑤，命曰众人。黄帝曰：善。治之奈何？伯高曰：必先别其三⑥形，血之多少，气之清浊，而后调之，治无失常经。是故膏人⑦，纵腹垂腴；肉人者，上下容大；脂人者，虽脂不能大者⑧。

[校勘]

①“肉者多血则充形”：张注本“多血”下重“多血”二

字。按：重“多血”二字，与上“多气”句法一致。《甲乙》卷六第六正有“多血者”三字，与张注本合。《甲乙》卷六第六“充形”作“形充”。

②“形”：《甲乙》卷六第六此下有“者”字。

③“别”：统本、金陵本并作“安”。

④“众人皮肉脂膏不能相加也”：《甲乙》卷六第六“人”下有“之”字。统本、金陵本并无“能”字。

⑤“身”：统本、金陵本并作“形”。

⑥“三”：《甲乙》卷六第六作“五”。

⑦“膏人”：统本“膏”作“高”。《甲乙》卷六第六此下有“者”字。

⑧“者”：周本、张注本、日刻本并作“也”。《甲乙》卷六第六“大”下无“者”字。

[注释]

[1]“纵腹垂腴（yú 于）”：《说文》肉部：“腴，腹下肥也。”纵腹垂腴，就是形容腹部的肌肉宽纵，肥肉下垂的样子。

[2]“肉者多血则充形，充形则平”：说明肉型的人血多，血能养形，使形体充实，则气质平和。《类经》四卷第十八注：“肉者多血，血养形，故形充而气质平也。”

[语译] 黄帝说：人体的肥瘦大小怎样区别呢？伯高说：膏型的人，阳气充盛，皮肤宽纵弛缓，所以出现腹肌宽纵，肥肉下垂的形态。肉型的人，身体宽大。脂型的人，肉坚而身形小。黄帝说：这三种人气血的多少怎样呢？伯高说：膏型的人多气，气为阳，故体质偏于阳盛而能耐寒。肉型的人多血，则形体充盛，而气质平和。脂型的人，其血清，气滑利而少，所以身形不大，这是三种人气血多少的情况，和一般人比较起来是有区别的。黄帝说：一般人的情况又是怎样的呢？伯高说：一般的人，其皮、肉、脂、膏、血、气都没

有偏多的情况，所以形体也不大不小而匀称，这就是一般人的标准。黄帝说：好。怎样进行治疗呢？伯高说：首先必须辨别三种不同类型的形体，掌握各型之人血的多少，气的清浊，然后根据虚实进行调治。根据具体情况按照常规治法就可以了。所以膏人的体型是腹肌宽纵、腹肉下垂；肉人的体型是上下肢体都很宽大；脂型的人，虽脂多，体型却不大。在治疗时要分别对待。

玉版第六十

［提要］ 本篇以痈疽为例说明疾病的形成都是“积微之所生”，因此要早预防，早诊断，早治疗。同时指出五逆的具体表现以及逆治的危害性，最后举出迎刺五里的害处，来说明小针虽为细物，可以治病活人，也可以误治杀人，启示医者在临床诊断和治疗时要认真负责。

［原文］ 黄帝曰：余以小针①为细物也，夫子乃言②上合之于天，下合之于地，中合之于人，余以为过针之意矣，愿闻其故。岐伯曰：何物大于天③乎？夫大于针者，惟五兵者焉。五兵[1]者，死之备也，非生之具④。且夫人者，天地之镇⑤[2]也，其不⑥可不参乎？夫治民者，亦唯针焉。夫针之与五兵，其孰小乎？

［校勘］

①“小针”：《太素》卷二十三痈疽逆顺刺“小”作“少”。按：“小”、“少”二字义可互通。

②“言”：《太素》卷二十三痈疽逆顺刺无。

③“天”：《太素》卷二十三痈疽逆顺刺作“针者”二字。

④“具”：《太素》卷二十三痈疽逆顺刺作“备也”。

⑤“镇”：《太素》卷二十三痈疽逆顺刺此下有“塞”字。

⑥“不”：《太素》卷二十三痈疽逆顺刺无。

［注释］

［1］“五兵”：是指五种兵器。文献记载名称不一，《太素》卷二十三痈疽逆顺刺注：“兵有五者，一弓，二殳，三矛，四戈，五戟”。《类经》十八卷八十九注：“五兵即五刃，刀剑矛戟矢也。”

［2］“且夫人者，天地之镇”：镇，重的意思。这里是说在天地万物之中，人是最宝贵最重要的。

［语译］ 黄帝说：我认为小针是一种细小的东西，你却说它上能合于天，下能合于地，中能合于人，我认为这是把针的意义说得过分了，愿听你讲一下其中的道理。岐伯说：天能包罗万物，还有什么东西能够比天更大呢？能大于针的，惟有五种兵器。但五种兵器都是准备在战争中杀人所用的，不像针具是用来治病活人的。天地之间，最宝贵的就是人，而小针又能治疗人的疾病，所以它的功用可以与天地相参。治疗人民的疾病，小针是重要的工具和手段，这样对比起来，针和五种兵器的作用，谁大谁小，不是很清楚了吗！

［原文］ 黄帝曰：病之生①时，有喜怒不测，饮食不节，阴气不足，阳气有余，营气不行，乃发为痈疽。阴阳②不通，两③热相搏，乃化为脓，小针能取之乎？岐伯曰：圣人不能使化④者，为之邪不可留也⑤。故两军相当[1]，旗帜相望，白刃陈于中野者，此非一日之谋也，能使其民，令行禁止，士⑥卒无白刃之难者，非一日之教⑦也，须臾之得也⑧。夫至⑨使身被痈疽之病，脓血之聚者，不亦离道远乎。夫痈疽之生，脓血之成也，不从天下，不从地出⑩，积微⑪之所生也。故圣人自治于未有形也⑫，愚者遭其已成也。黄帝曰：其已⑬形，不予遭⑭，脓已成，不予见⑮，为之奈何？岐伯曰：脓已成，十死一生，故圣人弗使已成⑯，而明为良方，著之竹帛，使能者踵而传之后世[2]，无有终时者，为其不予⑰遭也。黄帝

曰：其已有脓血而后遭乎[18]，不导之以小针治乎[19]？岐伯曰：以小治小者其功小，以大治大者多害[20]，故其已成脓血[21]者，其唯砭石铍锋之所取也[22]。

［校勘］

①“之生”：《太素》卷二十三痈疽逆顺刺作“生之”。

②“阳”：《太素》卷二十三痈疽逆顺刺、《甲乙》卷十一第九下此下并有“气”字。

③“两”：黄校本《甲乙》卷十一第九下作“而”。

④“化”：孙鼎宜曰：“化上疑脱邪字”。

⑤“为之邪不可留也”：马注本、张注本“之”并作“其。”《太素》卷二十三痈疽逆顺刺“之邪”作“邪之”。孙鼎宜曰：“不可二字衍文。”

⑥“士”：《太素》卷二十三痈疽逆顺刺无。

⑦“教”：《太素》卷二十三痈疽逆顺刺作“务”。

⑧“须臾之得也”：《太素》卷二十三痈疽逆顺刺“臾之”作“久之方”三字。

⑨“至”：《甲乙》卷十一第九下作“致”。

⑩“不从天下，不从地出”：《甲乙》卷十一第九下无此八字。

⑪“微”：《甲乙》卷十一第九下作“聚”。

⑫“圣人自治于未有形也”：《太素》卷二十三痈疽逆顺刺“自”作“之”，“于”上有“自”字。《甲乙》卷十一第九下“未”下无“有”字。

⑬“已”：周本“已”作“以”。《太素》卷二十三痈疽逆顺刺作“以”，与周本合，“以”下有“有”字。《甲乙》卷十一第九下同。

⑭“不予遭”：《太素》卷二十三痈疽逆顺刺“予”作“子”。下同。《甲乙》卷十一第九下无“不予遭”三字。按：

"予"，《太素》作"子"似是。古者称师为子，见《仪礼》士冠礼"愿吾子之教之也"贾疏。此乃黄帝问岐伯之辞，故尊曰"子"，以下"子能反之乎"例之，可证。杨注释"子"为百姓，似未合。

⑮"不予见"：《甲乙》卷十一第九下无。

⑯"弗使已成"：《太素》卷二十三痈疽逆顺刺"弗"作"不"。周本"已"作"以"。

⑰"予"：《太素》卷二十三痈疽逆顺刺作"子"。

⑱"其已有脓血而后遭乎"：《太素》卷二十三痈疽逆顺刺"乎"作"子"。《甲乙》卷十一第九下"已"下有"成"字，无"而后遭乎"四字。

⑲"不导之以小针治乎"：周本"导之"作"道乎"。守山阁校本注云："'不'下衍'导之'二字，甚为费解，今据文义删改。"《太素》卷二十三痈疽逆顺刺"不导之"作"可造"。按：《太素》作"可"与《甲乙》卷十一第九下合，惟"造"字疑衍。

⑳"以大治大者多害"：《甲乙》卷十一第九下"多害"作"其功大"，下有"以小治大者多害大"八字。丹波元简曰："原文义难通，得《甲乙》其旨甚晰，盖以大治大，谓以砭石铍针取大脓血也。"

㉑"血"：《太素》卷二十三痈疽逆顺刺无。

㉒"砭石铍锋之所取也"：《太素》卷二十三痈疽逆顺刺"砭"作"砚"、"铍"作"铗"，《甲乙》卷十一第九下同。

[注释]

[1]"两军相当"：当，是敌的意思。《公羊》庄十三年传："臣请当其臣。"何注："当，犹敌也。"即两军相敌的意思。

[2]"使能者踵而传之后世"：踵，继的意思。就是使贤能的人继承下来而一代一代的传下去。

[语译] 黄帝说：病初生的时候，因喜怒无度，或饮食

无节，造成体内阴气不足，而阳热有余，故使营气的运行失常，营气郁滞不行与阳热互结而发生痈疽，进而营卫气血阻滞不通，体内有余的阳热与营卫气血郁滞产生的邪热互相搏结，邪热熏蒸肌肤而化为脓，这样的病小针能治疗吗？岐伯说：聪明的人发现了这种病，就要早期治疗，等到病已形成，再想要除掉，就不是很简单的事了。所以说最好的办法，是使病邪不要久留在体内，以免久留生变。譬如两军作战，旗帜相望，刀光剑影遍于旷野，这必是策划已久，决不是一天的计谋。能够使民众服从命令，有令必行，有禁必止，使兵士敢于冲锋陷阵，不怕牺牲，这也不是一天教育的结果，顷刻之间就能办得到的。等到身体已经患了痈疽之病，脓血已经形成，这时再想用微针治疗，那就距离太远了。从痈疽的产生，直到脓血生成，既不是从天而降，也不是从地而生，而是病邪侵犯机体后，未得及时去除，通过逐渐积累而成的。所以聪明的人能够防微杜渐，积极预防，不使疾病发生。愚拙的人，预先不知防治，就会遭遇到疾病形成后的痛苦。黄帝说：如果痈疽已经形成，因生于内脏而不能予先诊察到，脓已形成，也不能预先看出，这又怎么办呢？岐伯说：脓已成的，十死一生，所以高明的医生能早期诊断，不等疾病形成就消灭在萌芽阶段，并将一些好的方法，记载在竹帛上，制成专书，使有才能的人能够继承下来，并能一代一代的传下去，为的是使人们不再遭受痈疽病的痛苦。黄帝说：已经形成脓血的，难道不能用小针来治疗吗？岐伯说：用小针治疗，功效不大，用大针治疗，又可能产生不良后果，所以对于已形成脓血的，只有采用砭石，或用铍针、锋针及时排脓最为适宜。

［原文］ 黄帝曰：多害者其不可全乎？岐伯曰：其在逆顺焉[①]。黄帝曰：愿闻逆顺。岐伯曰：以为伤[②]者，其白眼青黑，眼小[③]，是一逆也；内药而呕[④]，是二逆也；腹[⑤]痛、渴甚，

是三逆也；肩项中不便⑥[1]，是四逆也；音嘶色脱[2]，是五逆也。除此五者为顺矣⑦。

［校勘］

①“其在逆顺焉”：《甲乙》卷十一第九下无“其”字，“焉”下有“耳”字。

②“伤”：“伤”与“疡”通。慧琳《音义》卷八引郑笺《毛诗》云：“疡，伤也。”

③“其白眼青黑，眼小”：《太素》卷二十三痈疽逆顺刺“白”上无“其”字。《甲乙》卷十一第九下“眼”作“睛”。《病源》卷三十二痈溃后候、卷三十三痈发背溃后候作“眼白睛青黑而眼小”。《外台》卷三十七痈疽发背证候等论“眼”作“而”。

④“呕”：此下原有“者”字，据《太素》卷二十三痈疽逆顺刺篇、《甲乙》卷十一第九下、《病源》卷三十二痈溃后候卷三十三痈发背溃后候删，与上下文例合。

⑤“腹”：《病源》卷三十二痈溃后候、卷三十三痈发背溃后候，《外台》卷三十七痈疽发背证候并作“伤”。

⑥“肩项中不便”：《病源》卷三十二痈溃后候、《外台》卷三十七痈疽发背证并作“髆项中不仁”。

⑦“除此五者为顺矣”：《太素》卷二十三痈疽逆顺刺、《病源》卷三十二痈溃后候并无“五”字。《病源》卷三十二痈溃后候“为”上有“并”字。

［注释］

[1]“肩项中不便”：肩属于手三阳经所过，项属手足六阳及督脉经所过，肩项转动不便，说明阳气受伤。

[2]“音嘶色脱”：心主言，心合脉，其荣色，音嘶色脱是心伤的表现。或言音嘶为肺衰，色脱为脏伤。二义可并参。

［语译］ 黄帝说：有些痈疽病多向恶化方面发展，这样还

能治好吗？岐伯说：这主要根据病症的逆顺来决定。黄帝说：我愿听你谈一下病症的逆顺。岐伯说：白睛青黑，眼小，是逆症之一；服药而呕的，是逆症之二；伤痛而口渴甚，是逆症之三；肩项转移不便，是逆症之四；声音嘶哑，面无血色，是逆症之五。除了这五种逆症之外，便是顺症了。

[原文] 黄帝曰：诸病皆有逆顺，可得闻乎？岐伯曰：腹胀，身热，脉小①，是一逆也；腹鸣而满，四肢清，泄②，其脉大，是二逆也；衄而③不止，脉大，是三逆也；咳且溲血脱形，其脉小劲，是四逆也；咳④，脱形身热，脉小以疾，是谓五逆也，如是者，不过十五日而死矣。其腹大胀，四末清，脱形，泄甚，是一逆也；腹胀便⑤血，其脉大，时绝，是二逆也；咳，溲血，形肉脱，脉搏⑥，是三逆也；呕血，胸满引背，脉小而疾，是四逆也；咳呕腹胀，且飧泄，其脉绝，是五逆也。如是者，不及⑦一时而死矣。工不察此者而刺之，是谓逆治。

[校勘]

①“小”：原作“大”，《甲乙》卷四第一下校注云：“大一作小”。盖腹胀，身热，脉大为顺；脉小则脉证不合，故云逆也。故作“小”为是，据改。

②“四肢清，泄”：“清”似应作“清”，“泄”字疑衍，恐涉下文“四末清，脱形，泄甚”致误。

③“而”：《甲乙》卷四第一作“血”。

④“咳”：《医统》卷四五逆脉条引此下有“而”字。

⑤“便”：《甲乙》卷四第一校注：“便，一作后。”

⑥“脉搏”：《甲乙》卷四第一作“喘”。

⑦“及”：马注本、张注本并作“过”。

[语译] 黄帝问：各种病都有逆顺，你可以讲一讲吗？岐伯说：腹胀满，身发热，脉小，是邪盛正虚，为一逆；腹满而肠鸣，四肢逆冷，脉大，是阴证而得阳脉，为二逆；衄血不

止，脉大，是阴虚而邪实，为三逆；咳嗽且兼小便溺血，肌肉消瘦，脉小而强劲的，是四逆；咳而肌肉消脱，身发热，脉小而急疾，是正气衰而真脏脉见，为五逆。若出现五逆症状表现的，不过十五天就会死亡。

至于五逆的急症，腹大而胀，四末逆冷，形肉已脱，泄泻不止，是脾阳已败，为一逆；腹胀满，大便下血，脉大而有间歇，是孤阳将脱，为二逆；咳而小便溺血，形肉已脱，脉坚搏指，为胃气已绝，真脏脉见，是三逆；呕血，胸部胀满连及背部，脉小而劲疾，是真元大亏，虽虚而火盛气逆仍甚，故为四逆；上而咳、呕，中而腹胀，下而泄下不止，完谷不化，而脉绝不至，是有邪无正，真元已脱，为五逆。若出现这五逆症状的，不过一天的时间就会死亡。医生对这些危象，如不细加审察而妄行针刺，就叫逆治。

［原文］ 黄帝曰：夫子之言针甚骏[1]，以配天地，上数天文，下度地纪[2]，内别五脏，外次六腑，经脉二十八会[3]，尽有周纪[4]，能杀生人，不能起死者，子能反之乎①？岐伯曰：能杀生人，不能起死者也②。黄帝曰：余闻之则为不仁，然愿闻其道，弗行于人。岐伯曰：是明道也，其必然也，其如刀剑之可以杀人，如饮酒使人醉也，虽勿诊，犹可知矣。黄帝曰：愿卒闻之。岐伯曰：人之③所受气者，谷也。谷之所注者，胃也。胃者，水谷气血之海也。海之所行云气者④，天下也。胃之所出气血者，经隧也⑤。经隧者，五脏六腑之大络⑥也，迎而夺之而已矣⑦。黄帝曰：上下有数乎？岐伯曰：迎之五里，中道而止⑧，五至而已，五往⑨而脏之气尽矣，故五五二十五而竭其输矣，此所谓夺其天气者也，非⑩能绝其命而倾其寿者也。黄帝曰：愿卒闻之。岐伯曰：阚⑪门而刺[5]之者，死于家中⑫，入门而刺[5]之者，死于堂上⑬。黄帝曰：善乎方，明哉道，请著之玉版，以为重宝，传之后世，以为刺禁，令民勿敢犯也。

［校勘］

①“不能起死者，子能反之乎”：《甲乙》卷五第一下“者”作“人”，下无“子能反之”四字。

②“不能起死者也”：《甲乙》卷五第一下作“不起死生者”。

③“之”：《灵枢略》六气论无。

④“海之所行云气者”：《甲乙》卷五第一下“气”作“雨”。《灵枢略》六气论作“海之所出者，雰雾而布太虚也”。

⑤“胃之所出气血者，经隧也”：此十字《灵枢略》六气论作“胃之所出者气血而行经隧也。”

⑥“络”：疑应作“路”。

⑦“迎而夺之而已矣”：《甲乙》卷五第一下“迎”作“逆”。《灵枢略》无此七字。

⑧“止”：《素问》气穴论王注引《针经》“止”作“上”。

⑨“往”：《素问》气穴论王注引“往”作“注”。《甲乙》卷五第一下校注：“往，一作注。”与王注同。

⑩“非”：孙鼎宜曰；“非下应补针字。”

⑪“阙”：孙鼎宜曰：“阙，当作开，声误”。

⑫“中”：《甲乙》卷五第一下无。

⑬“上”：《甲乙》卷五第一下无。

［注释］

［1］“骏”：大的意思。《尔雅》释诂：“骏，大也”。

［2］“地纪”：即地理的意思。如《白虎通》三纲六纪：“纪者，理也”。

［3］“经脉二十八会”：是指手足十二经脉，左右共二十四脉，加以两𫊹、督、任，共为二十八脉。

［4］“周纪”：谓经脉运行都有一定规律和交会之所。

［5］“阙（kuī亏）门而刺”、“入门而刺”：阙，与窥同。门，是指气血出入的门户。阙门言浅刺，入门言深刺。《类经》

二十二卷六十一注："门，即生气通天等论所谓气门之门也。阈门而刺，言犹浅也，浅者害迟，故死于家中，入门而刺，言其深也，深则害速，故死于堂上。"

[语译] 黄帝说：先生说针刺的作用很大，可以与天地相配，合于自然规律的变化，内而分别关联五脏，外而依次贯通于六腑，并能疏通经脉，宣导气血，使二十八脉的循行畅通。但也有的人用针能杀生人，而不能起到救死扶伤的作用，你能告诉我使针术做到起死回生而又不伤害人的道理吗？岐伯说：不善用针的人，就会杀生人，而不能救死者。黄帝说：我听到这些，感觉太不仁了，但我还是愿听你讲一下其中的道理，不要再错施于人。岐伯说：这是很明显的道理，也是必然会出现的结果。比如刀剑可以杀人，饮酒可以醉人，这个道理不用诊察，也可以知道它的原因。黄帝说：我还是愿意听你详细介绍给我听。岐伯说：人所禀受的精气，是从水谷来的。水谷所注入的部位是胃，所以胃是容纳水谷，化生气血的所在，海所行云气的地方是广阔的天际，胃所化生的气血，则随着十二经的经隧流动，所谓经隧，就是联络五脏六腑的大络，如果在这些大络要害的地方，行迎而夺之的刺法，就会误泻真气，误治杀人。黄帝说：经隧在手足经脉，有一定的数目和部位吗？岐伯说：误用迎而夺之的泻法，比如针刺手阳明大肠经的五里穴，就会使脏气运行到中途而止。一脏的真气，大约是五至而已，所以若连续五次用迎而夺之的泻法，则一脏的真气泻尽。若连续泻二十五次，则五脏所输注的脏气就会竭绝。这就是所谓劫夺了人的天真之气，然而，并不是针本身能够绝其生命使之短寿的，这是不知刺禁的人误刺夺其天真之气的结果。

黄帝说：愿意听你再详尽地说明一下。岐伯说：在气血出入门户的要害处妄行针刺，若刺之浅则害迟，病人回到家中就死亡，若刺之深则害速，病者就会死在医者的堂上。

黄帝说：你讲的这些方法很完善，道理也很明确，请把它著录在玉版上面，作为最珍贵的文献，留传于后世，做为禁刺的戒律，使人们提高警觉性，不要违犯，而避免再造成严重的医疗事故。

［按语］ 微针虽小而作用甚大，正确运用它，可以治疗疾病，起死回生，若错用亦可以杀人害命，因此，要注意学习针刺的理论，掌握针刺治疗疾病的规律，并要熟知“刺禁”，才不会造成医疗事故的发生。那种不认真学习祖国医学针灸的理论，只学会几个俞穴就妄行针刺的做法是不足取的。文中举出手阳明大肠经的五里穴为例，使人知道妄刺该穴，会造成五脏的脏气竭绝而死的严重后果，以为妄行针刺者之戒！

五禁第六十一

［提要］ 本篇以论述针刺的宜忌为中心，重点介绍了针刺的五禁、五夺、五过、五逆等禁忌，示人在治疗时知所避忌。篇中提出“刺有九宜”，但并未详叙，恐因简脱所致。

［原文］ 黄帝问于岐伯曰：余闻刺有五禁，何谓五禁？岐伯曰：禁其不可刺也。黄帝曰：余闻刺有五夺。岐伯曰：无泻其不可夺者也。黄帝曰：余闻刺有五过①[1]。岐伯曰：补泻无过其度。黄帝曰：余闻刺有五逆。岐伯曰：病与脉相逆，命曰五逆。黄帝曰：余闻刺有九宜②。岐伯曰：明知九针之论，是谓九宜。

［校勘］

①“五过”：后未详叙，当有脱简，《素问》有疏五过论。

②“九宜”：后未列举，当有脱简。本书后有九针论。守山阁校本注云：“按下无五过、九宜之说，盖脱简也。”

［注释］

[1]“五过”：是指补泻均超出一定限度而言。《类经》二十三卷第五十八注：“补之太过，资其邪气；泻之过度，竭其

正气，是五过也。”余伯荣说：“五过者，五脏外合之皮脉肉筋骨，有邪正虚实，宜平调之，如补泻过度，是为五过。”

［语译］ 黄帝向岐伯问道：我听说刺有五禁，什么叫五禁呢？岐伯说：五禁就是说明禁止针刺的时日，凡逢到禁日，对某些部位，应避免针刺。黄帝说：我听说刺有五夺。岐伯曰：五夺是说明气血衰弱元气大虚时不可用泻法针刺。黄帝说：我听说刺有五过。岐伯说：五过就是补泻不要过其常度。黄帝说：我听说刺有五逆。岐伯说：疾病与脉象相反，就叫五逆。黄帝说：我听说刺有九宜。岐伯说：明确知道九针的理论，并能恰当运用，谓之九宜。

［原文］ 黄帝曰：何谓五禁？愿闻其不可刺之时。岐伯曰：甲①乙日自乘[1]，无刺头，无发蒙[2]于耳内。丙②丁日自乘，无振埃[3]于肩喉廉泉③。戊己日自乘四季④，无刺腹⑤去爪[4]泻⑥水。庚⑦辛日自乘，无刺关节于股膝。壬⑧癸日自乘，无刺足胫。是谓五禁。黄帝曰：何谓五夺？岐伯曰：形肉已夺⑨，是一夺也；大夺血之后，是二夺也；大汗出⑩之后，是三夺也；大泄之后，是四夺也；新产及大血之后⑪，是五夺也。此皆不可泻。黄帝曰：何谓五逆？岐伯曰：热病脉静，汗已出，脉盛躁，是一逆也；病泄，脉洪大，是二逆也；著痹不移，䐃肉破，身热，脉偏绝，是三逆也；淫[5]而夺形身热，色夭然白，及后下血⑫衃，血衃⑬笃重，是⑭四逆也；寒热夺形，脉坚搏，是⑭五逆也。

［校勘］

①“甲”：《纲目》卷九刺禁类，此上有“春”字。

②“丙”：《纲目》卷九刺禁类此上有“夏”字。

③“廉泉”：此二字，似系“喉”字旁注，误入正文。盖本篇五禁刺，均以身形部位称，无言及穴位者，则其误显然。

④“戊己日自乘四季”：《纲目》卷九刺禁类“戊”上有

“长夏”二字。“四季”二字疑衍，以甲乙日各句例律之可证。

⑤“腹”：《要旨》卷二上二十作“足”。据马注：“天干应于人身，……戊己为手足”，作“足”似是。

⑥“泻”：张注本作“通”。

⑦“庚”：《纲目》卷九刺禁类此上有“秋”字。

⑧“壬”：《纲目》卷九刺禁类此上有“冬”字。

⑨“形肉已夺”：《医统》卷七五夺条引“肉”作“容”。《针灸大成》卷一引“已夺”作“已脱”。按：“夺”、“脱”二字通用。但此以形肉言，则似应作“脱”。《说文》肉部：“脱，消肉臞也。”王筠曰：“其肉消尽，臞之甚也。”

⑩“汗出”：《甲乙》卷五第一下作“夺汗”。

⑪“新产及大血之后”：张注本无“之后”二字。《医统》卷七五夺条、《针灸大成》卷一引“产”下无“及”字。《甲乙》卷五第一下“大”下有“下”字。《纲目》卷九刺禁类作“新产又大下血”。

⑫“血”：黄校本作“之”。

⑬“血衃”：《甲乙》卷五第一下无。

⑭“是”：此下原有“谓”字，据《甲乙》卷五第一下及《医统》卷四五逆脉条删，与上文例相合。

[注释]

[1]“自乘”：是言干支值日的意思。不同的干支，应人身不同的部位，每一天都能逢到一个值日的天干，叫做自乘。《类经》二十二卷五十八注：“日自乘者，言其日之所直也。”孙鼎宜：“《淮南》氾论高注：乘，加也。谓甲乙加于十二支，故曰自乘也。”

[2]“发蒙”：是治疗耳目头面之疾的一种刺法的名称（详见本书刺节真邪篇）。

[3]“振埃”：是治疗阳气逆于胸中，喘咳胸满，肩息上气等病的一种刺法名称（详见刺节真邪篇）。

[4]“去爪”：是指治疗关节脉络四肢病以及阴囊水肿的一种刺法的名称（详见刺节真邪篇）。

[5]“淫”：这里泛指耗伤阴津的病变。周学海：“淫，谓肠澼沃沫，精遗淋漓盗汗之类皆是。”

[语译] 黄帝说：什么叫五禁？我愿知道什么时间不可针刺。岐伯说：天干应于人身，甲乙应头，所以逢到甲乙日，不要刺头部。也不要用发蒙的针法刺耳内。丙丁应肩喉，逢到丙丁日，不要用振埃法刺肩、喉及廉泉穴。戊己应手足四肢，逢到戊己日，不可刺腹部和用去爪法泻水。庚辛应于股膝，逢庚辛日，不可刺股膝的穴位。壬癸应足胫，逢壬癸日，不可刺足胫的穴位。这就是所谓五禁。黄帝问：什么叫五夺？岐伯说：五夺，是五种大虚的病症。形体肌肉消瘦已极，是一夺；大失血之后，是二夺；大汗出之后，是三夺；大泄之后，是四夺；新产流血过多，及大量出血之后，是五夺。五夺症都是元气大虚，不可再用泻法。黄帝问：什么叫五逆？岐伯说：热性病，脉应洪大，但反见沉静，在出汗之后，脉应沉静，但反见躁动，脉症相反，是逆症之一；患泻下的病，脉宜沉静，而反见洪大之脉，是正虚邪盛，为逆症之二；肢体痹着，久病不愈，高起的肌肉破溃，身体发热，一侧的脉搏难以摸到，为逆症之三；久病遗、泄、淋、浊、汗等致阴血受损，使形体消瘦，若见发热，肤色苍白，枯晦不泽，大便下血块较严重的，为逆症之四；人有久发寒热，身体消瘦，脉坚硬搏指的，是逆症之五。

动输[1] 第六十二

[提要] 本篇主要论述在十二经之中，手太阴、足阳明、足少阴三经之输，独动而不休止的道理，及与全身气血输注的关系，同时对营卫运行中络绝径通的道理，也作了说明。

[**原文**] 黄帝曰：经脉十二，而手太阴，足少阴、阳明②独动不休，何也？岐伯曰：足阳③明胃脉也。胃为④五脏六腑之海，其清⑤气上注于肺，肺⑥气从太阴而行之，其行也，以息往来[1]，故人一呼脉再动，一吸脉亦再动，呼吸不已，故动而不止。黄帝曰：气之过于寸口也，上十⑦焉息？下八⑧焉伏[2]？何道从还？不知其极。岐伯曰：气之离⑨脏也，卒然⑩如弓弩之发，如水之下岸⑪，上于鱼以反衰[3]，其余气⑫衰散以逆上，故其行微。

[**校勘**]

①“动输”：《医部汇考》卷六十三：“案别本《灵枢》作动输篇，本卷马莳解题云：内论手太阴、足少阴、足阳明之俞穴，独动不止，故名篇。足见输原作腧。卷目亦误输。”按：输、俞、腧三字通。

②“手太阴、足少阴、阳明”：《甲乙》卷二第一下“太阴”下有“之脉”二字。无“足少阴阳明”五字，《千金方》卷十七第一，《普济方》卷二十六同。

③“足阳”：原作“是”字，据《太素》卷九脉行同异篇、《甲乙》卷二第一下、《千金》卷十七第一、《普济方》卷二十六改。

④“为”：《太素》卷九脉行同异、《甲乙》卷二第一下、《千金》卷十七第一、《普济方》卷二十六并作“者”。

⑤“清”：《千金》卷十七第一、《普济方》卷二十六并作“精”。

⑥“肺”：《太素》卷九脉行同异无。

⑦“十”：日刻本眉批：“十，寸之误也。”《太素》卷九脉行同异无“十”字。《甲乙》卷二第一下作“出”。

⑧“八”：日刻本眉批：“八，尺之误也。”《太素》卷九脉行同异无。《甲乙》卷二第一下“八”作“出”，廖平：“当作入”。

⑨“离”：《太素》卷九脉行同异、《甲乙》卷二第一下此下并有“于”字。

⑩“然”：《太素》卷九脉行同异篇无。

⑪“如水之下岸”：《太素》卷九脉行同异“岸”作“崖”。《甲乙》卷二第一下作“如水岸之下”。

⑫“气”：《太素》卷九脉行同异无。

[注释]

[1]“以息往来”：息，一呼一吸谓之一息。以息往来，是指呼吸与脉气的往来运行有密切的关系。

[2]“上十焉息，下八焉伏”：马莳：“……然脉之过于寸口也，上之从息而行者，可拟十分，下之伏于脏内者，可拟八分，但不知其何道而来，何道而还……又从肺经而行之一昼一夜，共五十度，但其上鱼之际，十焉在息，下鱼之后，八焉伏藏，故上鱼既已，则气似反衰……”《类经》八卷第十三：“寸口，手太阴脉也，上下言进退之势也；十、八喻盛衰之形也；焉，何也；息，生长也。上十焉息，言脉之进也其气盛，何所来而生也；下八焉伏，言脉之退也其气衰，何所去而伏也。此其往还之道，真君有难穷其极者。”这里从《类经》注。

[3]“上于鱼以反衰”：鱼，谓鱼际。此指脉气从寸口上鱼际之后，出现由盛而反衰的现象。

[语译] 黄帝说：在十二经脉之中，为什么惟独手太阴肺经，足少阴肾经，足阳明胃经之脉搏动不止而表现于外呢？岐伯说：足阳明胃脉与脉搏跳动有密切关系，因为胃是五脏六腑的营养来源，胃中水谷精微所化生的清气，上行注入于肺，肺气从手太阴肺经开始，循行于十二经脉，肺气的运行，是随着人的呼吸而往来的，故人一呼脉跳动两次，一吸脉亦跳动两次，呼吸不停，所以脉搏的跳动也不停止。黄帝说：脉气通于寸口时，上下出入是怎样运行的呢？都是什么道理呢？岐伯说：脉气离开内脏而外行经脉时，像箭离弦一样的迅急，如水

冲决堤岸一样的迅猛，所以，开始时脉气是强盛的，当脉气上达鱼际后，就呈现由盛而衰的现象，但还要借此衰散之力逆而上行，所以它运行的气势就很微弱了。

[原文] 黄帝曰：足之阳明何因而动？岐伯曰：胃气上注于肺，其悍气上冲头者，循咽①，上走空窍、循眼系，入络脑、出顑②[1]，下客主人，循牙车[2]，合阳明，并下人迎，此胃气别③走于阳明者[3]也。故阴阳上下，其动也若一[4]。故阳病而阳脉小者为逆，阴病而阴脉大者为逆。故阴阳俱静俱动④若引绳，相倾⑤者病。

[校勘]

①“咽”：《甲乙》卷二第一下作“喉”。

②“顑”：《太素》卷九脉行同异、《甲乙》卷二第一下并作“頷”。楼英曰：“顑疑额字之误。”按：“顑”、“頷”二字叠韵，可通用。

③“别”：《甲乙》卷二第一下无。

④“故阴阳俱静俱动”：《太素》卷九脉行同异篇“俱动”作“与其动”。《甲乙》卷二第一下作“阴阳俱盛与其俱动”。

⑤“倾”：《太素》卷九脉行同异作“顿”。

[注释]

[1]“顑（hàn 汉）”：指头面之部位。廖平：“据杂病篇曰顑痛。癫狂篇曰取头两顑。盖皆言头面之部位也。此节言自脑出顑下客主人，则此当在脑之下，鬓之前，客主人之上，其即鬓骨之上两太阳之间为顑也。”

[2]“牙车”：即曲牙，颊车的部位。

[3]“胃气别走于阳明者”：这是说人迎脉搏动的原因，是由于胃气上注于肺，悍气上冲头，循咽，入络脑，下客主人、合阳明，并下人迎的缘故。这种由胃气上注肺的循行与足阳明经脉的循行略有不同，所以说胃气别走于阳明。《太素》卷九脉行同异注：“十二经脉别走，皆从脏之阴络，别走之阳；亦

从府之阳络，别走之阴。此之别走，乃别胃腑盛气，还走胃脉阳明经者。何也？答曰：胃者，水谷之海，五脏六腑皆悉禀之。别起一道之气，合于阳明，故阳明得在经脉中，长动在结喉两箱，名曰人迎。五脏六腑，脉气并出其中，所以别走，与余不同。”

[4]“阴阳上下，其动也若一”：阴，谓寸口，指手太阴肺脉；阳，谓人迎，指足阳明胃脉。上，谓人迎；下，谓寸口。人迎在颈，所以为上；寸口在手，所以为下。人迎与寸口两者的搏动是相应的，从理论上说是一致的，但因受时令影响，即本书禁服篇所云，“春夏人迎微大，秋冬寸口微大”，所以二者似一而非一，故说“其动也若一”。《太素》卷九脉行同异注：“人迎寸口之动，上下相应俱来，譬之引绳，故若一也。”

[语译] 黄帝说：足阳明胃脉为什么搏动不止呢？岐伯说：这是因为胃气上注于肺，其上冲于头的慓悍之气，则循咽而上走于空窍，循眼系，入络脑，从脑出于顑部，下行会于足少阳胆经的客主人穴，沿颊车，合于足阳明本经，即循经下行至结喉两旁的人迎穴，这就是胃气别走而又合于阳明，使阳明独动不休的原因。由于手太阴寸口脉，和足阳明人迎脉阴阳上下之气互相贯通，所以它的跳动也是一致的。阳病而阳明脉反小的为逆象，阴病而太阴脉大的为逆象。所以，在正常情况下，脉气的阴阳动静，是内外相应的。因此，寸口和人迎脉应当基本上协调一致，静则俱静，动则俱动，像牵引绳索一样的均匀，若有一方偏盛，失去平衡，就是病态。

[原文] 黄帝曰：足少阴何因而动？岐伯曰：冲脉者，十二经①之海也，与少阴之大络②，起③于肾下，出于气街，循阴股内廉，邪④入腘中，循胫骨内廉⑤，并少阴之经，下入内踝之后，入⑥足下，其别者，邪入踝⑦，出属、跗⑧[1]上，入大指⑨之间，注诸络，以温足胫⑩，此脉之常动者也。

[校勘]

①“经”：《甲乙》卷二第一下此下有“脉”字。

②“与少阴之大络”：《素问》阴阳离合论王注引《灵枢》“少阴”上有“足”字。《太素》卷十冲脉篇杨注引《九卷》“大”作“本”。

③“起”：《素问》阴阳离合论王注引此上有“皆”字，大奇论王注：“皆又作俱”。

④“邪”：《素问》奇病论，大奇论王注作“斜”。《甲乙》卷二第一下同。按：“邪、斜”二字通。本书逆顺肥瘦篇无“邪”字。

⑤“循胫骨内廉”：本书逆顺肥瘦篇作“伏行胻骨内”。

⑥“入”：《甲乙》卷二第一下无。

⑦“踝”：《甲乙》卷二第一下此下有“内”字。

⑧“属跗”：周本及《甲乙》卷二第一下“跗”作“附”。本书逆顺肥瘦篇“属跗”作“跗属”。

⑨“大指”：汪昂曰：“大指当作小趾”。文献无征，似出臆断。彼盖以经脉篇谓“肾足少阴之脉，起于小指之下”，故云。但彼篇言正经，此篇明言“其别者”。若果别脉亦入小趾，则与正经何异？

⑩“胫”：《甲乙》卷二第一下作“跗”。

[注释]

[1]“属、跗”：属，据《太素》卷十冲脉注谓：“胫骨与跗骨相连之处曰属也。”跗，指足背而言。

[语译] 黄帝说：足少阴肾经的动脉，为什么独动不休呢？岐伯说：足少阴脉动，是因为冲脉与之并行的缘故。冲脉，为十二经之海，它和足少阴之络，同起于肾下，出于足阳明胃经的气街（气冲穴），沿大腿内侧，向下斜行入腘中，再沿胫骨内侧，与少阴经相合而下行入于足内踝之后，入于足下。其中又分出一条支脉，斜入内踝，出而入于胫骨、跗骨相

连之处的属部，以及足背，进入大趾之间，再进入诸络脉之中，发挥温养胫部和足部的作用，这就是足少阴经脉独动不休的原因。

［原文］ 黄帝曰：营卫①之行也，上下相贯，如环之无端，今有其卒然遇邪气②，及逢大寒，手足懈惰③，其脉阴阳之道，相输之会，行相失也，气何由④还？岐伯曰：夫四末阴阳之会者，此气之大络⑤也，四街者，气之径路⑥也。故络绝则径⑦通，四末解则⑧气从合，相输如环。黄帝曰：善。此所谓如环无端⑨，莫知其纪，终而复始，此之谓也。

［校勘］

①“营卫”：《甲乙》卷二第一下作“卫气”。

②“今有其卒然遇邪气”：“其”字疑衍。《甲乙》卷二第一下作“今有卒遇邪气”。

③“懈惰”：《甲乙》卷二第一下作“不随”。

④“由”：《太素》卷十冲脉篇此下有“得”字。

⑤“络”：疑应作“路”。“络”、“路”声形易误。本节以营卫之道，输之会，气入街为言，是以道、路、街、径譬经脉，故“络”作“路”方合。

⑥“径路”：《太素》卷十冲脉篇无“路”字。《甲乙》卷二第一下“径路”作“经”。

⑦“径”：《太素》卷十冲脉篇，《甲乙》卷二第一下并作“经”。

⑧“解则”：金陵本作“阴阳”。

⑨“此所谓如环无端”：守山阁校本注云：“按如环无端三句，系八卷脉度篇文。”

［语译］ 黄帝说：营气和卫气的运行，是上下互相贯通，如环一样的无端，而循环不息，现在突然遇到邪气的侵袭，或遭到了严寒的刺激，外邪留居四肢，则手足懈惰无力，营卫在经脉内外运行，阴阳有度，若邪气居之，则其运行之道路及运

输会合之处，都因外邪的影响而阻滞不通，运行失常，在这样的情况下，营卫之气是怎样往返循环的呢？岐伯说：四肢末端是阴阳会合的地方，也是营卫之气通行的径路，头、胸、腹、胫四部的气街，是营卫之气循行必经之路，故邪气阻塞了小的络脉后，则像四街这样的一些径路就能开通，使之运行如常，当四末的邪气得以解除后，则络脉又沟通，气又从这里输运会合，如环之无端，周而复始，运行不息。黄帝说：好。有了这种络绝则径通的协调配合作用，才能保持营卫之气环周运输，往来不息，道理就在于此。

五味论①第六十三

［提要］　本篇主要论述五味与人体经络脏腑的关系，及五味偏嗜、太过所出现的病理变化及引起的各种疾病。

［原文］　黄帝问于少俞曰：五味入于口也②，各有所走，各有所病。酸走筋，多食之③，令人癃；咸走血，多食之④，令人渴；辛走气，多食之⑤，令人洞⑥心；苦走骨，多食之⑦，令人变呕⑧；甘走肉⑨，多食之⑩，令人悗心⑪。余知其然也，不知其何由，愿闻其故。

［校勘］

①“论”：张注本无。

②“五味入于口也”：《太素》卷二调食“味”下有“之”字。《五行大义》卷三论配气味引《养生经》作“五味之入口也。”

③“之”：《千金》卷二十六序论一、《普济方》卷二百五十七食治门杂论并作“酸”。

④“之”：《千金》卷二十六序论一、《普济方》卷二百五十七食治门杂论并作“咸”。

⑤“之”：《千金》卷二十六序论一、《普济方》卷二百五

十七食治门杂论并作“辛”。

⑥“洞”:《千金》卷二十六序论一、《普济方》卷二百五十七食治门杂论并作“愠”。按:“愠”似应作“煴”,说详下“辛走气”节校语。

⑦“之”:《千金》卷二十六序论一、《普济方》卷二百五十七食治门杂论并作“苦”。

⑧“变呕”:《五行大义》卷三论配气味作“挛”。

⑨“肉”:《五行大义》卷三论配气味作“皮”。

⑩“之”:《千金》卷二十六序论一、《普济方》卷二百五十七食治门杂论并作“甘”。

⑪“悗心”:《太素》卷二调食作“心悗”,《素问》生气通天论王注作“心闷”。按:“悗”与“闷”通。《五行大义》卷三论配气味,《千金》卷二十六序论一、《普济方》卷二百五十七食治门杂论“悗”并作“恶”。

[语译] 黄帝向少俞问道:饮食的五味摄入口中之后,各有其所喜欢进入的脏腑经络,也各有在其影响下所发生的病变。如酸味走筋,多食酸味的东西,会引起小便不通;咸味走血,食咸过多,会引起口渴;辛味走气,多食辛味,会引起心内空虚感;苦味走骨,多食苦味,使人发生呕吐;甘味走肉,多食甘味,使人心中烦闷。我虽然知道这些情况,但是不明白是什么原因,我想了解其中的道理。

[原文] 少俞答曰:酸入于①胃,其气涩以收②,上之两焦③[1],弗能出入也④,不出即留于胃中⑤,胃中和温,则下注膀胱⑥,膀胱之胞[2]薄以濡⑦,得酸则缩绻⑧,约而不通,水道不行⑨,故癃⑩。阴者,积筋之所终也⑪[3],故酸入而走筋矣⑫。黄帝曰:咸走血,多食之,令人渴,何也?少俞曰:咸入于⑬胃,其气上⑭走中焦,注于⑮脉,则血气走之⑯,血与咸相得则凝⑰,凝则胃中汁注之⑱,注之则胃中竭⑲,

竭⑳则咽路[4]焦。故舌本干而善渴㉑。血脉者，中焦之道也，故咸入㉒而走血矣。

［校勘］

①“于”：《太素》卷二调食、《甲乙》卷六第九并无。

②“以收”：《甲乙》卷六第九无。

③“上之两焦”：《千金》卷二十六序论一、《普济方》卷二百五十七食治门杂论“之”并作“走”。《甲乙》卷六第九无“上之两焦”四字。

④“上之两焦，弗能出入也”：《千金》卷二十六序论一“弗”上有“两焦之气涩”五字。《普济方》卷二百五十七食治门杂论作“两焦气涩之不能出入”。

⑤“留于胃中”：《千金》卷二十六序论一、《普济方》卷二百五十七食治门杂论“留”并作“流”。《卫生宝鉴》卷二酸多食之令人癃条无“于”字。

⑥“则下注膀胱”：《甲乙》卷六第九“注”下有“于”字，“膀胱”之下有“之胞”二字。《卫生宝鉴》卷二同。

⑦“膀胱之胞薄以濡”：周本无“之”字，《千金》卷二十六序论一、《普济方》卷二百五十七食治门杂论“之”并作“走”，“胞”下并重“胞”字。“濡”，原作“懦”，《太素》卷二调食作“濡”，守山阁校本注云：“原刻误作懦。”《甲乙》卷六第九作“耎”。按：“濡”，杨注训为“耎”，与《甲乙》合，“濡、耎”二字通，并有软义，今据《太素》并参《甲乙》改为“濡”。

⑧“绻”：《太素》卷二调食、《千金》卷二十六序论一并作“卷”。按：“卷”为“绻”之省叚字。《诗》民劳：“以谨缱（qiǎn 遣）绻，”释文：“绻，一本作卷。”“卷”有“曲”义，见《诗》卷阿：“有卷者阿”毛传。

⑨“行”：《太素》卷二调食作“通”，《千金》卷二十六序论一、《普济方》卷二百五十七食治门杂论并作“利”。

⑩“故癃”：《卫生宝鉴》卷二作“故癃而涩”。

⑪“积筋之所终也”：《甲乙》卷六第九、《千金》卷二十六序论一“终”下并有“聚”字，《普济方》卷二百五十七食治门杂论“积”作“精”，“终”作“中聚”。

⑫“故酸入而走筋矣”：《甲乙》卷六第九“入”下有“胃”字，《普济方》卷二百五十七食治门杂论同。《千金》卷二十六序论一作“故酸入胃走于筋也”。

⑬“于”：《甲乙》卷六第九、《千金》卷二十六序论一并无。

⑭“上”：《千金》卷二十六序论一、《普济方》卷二百五十七食治门杂论并无。

⑮“于”：《甲乙》卷六第九、《千金》卷二十六序论一此下并有“诸”字。

⑯“则血气走之”：《甲乙》卷六第九、《千金》卷二十六序论一并作“脉者，血之所走也”。

⑰“血与咸相得则凝”：《千金》卷二十六序论一无“血”字；“则”作“即”，下有“血”字。《太素》卷二调食、《甲乙》卷六第九“凝”并作“涘”。

⑱“凝则胃中汁注之”：《太素》卷二调食无“中”字，《千金》卷二十六序论一“注之”作“泣”。《甲乙》卷六第九“胃中”下无“汁注之，注之则胃中”八字。按：《千金》校注引《甲乙》有此八字。

⑲“注之则胃中竭”：《千金》卷二十六序论一作“汁泣则胃中干竭”。

⑳“竭”：《千金》卷二十六序论一作“渴”。按：“竭”乃“渴”之叚音。段玉裁曰：“古文竭字多用渴。”

㉑“故舌本干而善渴”：《千金》卷二十六序论一“故”上有“焦”字，“舌”下无“本”字，《太素》卷二调食、《甲乙》卷六第九并同。

㉒“入”:《千金》卷二十六序论一此下有“胃”字。

[注释]

[1]“上之两焦”:之,行或走之意,两焦即上、中二焦。

[2]“胞”:皮的意思。刘衡如说:“杨注训皮,极是。注家或训为溲脬、或训为子宫,均误。”

[3]“阴者,积筋之所终也”:阴,指前阴而言;积筋,即诸筋或宗筋。人的前阴,就是人身诸筋终聚之处。如《太素》卷二调食注:“人阴器,一身诸筋终聚之处。”《类经》十一卷第二注:“阴者,阴气也,积筋者,宗筋之所聚也。”二说可并参。

[4]“咽路”:即咽道。《太素》卷二调食注:“咽为下食,又通于涎,故为路也。”

[语译] 少俞回答说:酸味入胃后,它的气味涩滞,有收敛的作用,只能行于上中两焦,随气化之出入运行较困难,其气味不能遽行出入,就留在胃中,若胃中调和,功能正常,使之难以久留,促使它下注膀胱,膀胱之皮薄而软,遇到酸味就卷曲而收缩,致使膀胱出口处亦约束而紧缩,影响水液的通行,而形成小便不利的病证。前阴为宗筋之所聚,肝主筋,其味酸,故内为膀胱之癃,而外走肝经之筋。黄帝说:咸味善走血分,食咸过多就令人口渴,是什么道理呢?少俞说:咸味入胃后,它的气味上行于中焦,输注到血脉,与血相合,血与咸相得则血易浓稠,需要胃中的津液不断的予以补充和调剂,这样胃中的津液就不足,影响到咽部的津液也不足,则咽道和舌根部均觉干燥,而出现口渴的现象。血脉是输送中焦精微于周身的道路,血亦出于中焦,咸味上行于中焦,所以咸入胃后,就走入血分。

[原文] 黄帝曰:辛走气,多食之,令人洞心①,何也?少俞曰:辛入于胃,其气走于上焦,上焦者,受②气而营诸阳者也,姜韭之气薰之③,营卫之气不时受之④,久留心下⑤,

故洞心[6]。辛[7]与气俱行，故辛入而与汗俱出[8]。黄帝曰：苦走骨，多食之，令人变呕[9]，何也？少俞曰：苦入于胃[10]，五谷之气，皆不能[11]胜苦，苦入下脘[12]，三焦之道皆闭而不通[13]，故[14]变呕。齿者，骨之所终也，故苦入[15]而走骨，故入而复出[16]，知[17]其走骨也。黄帝曰：甘走肉，多食之，令人悗[18]心，何也？少俞曰：甘入于胃[19]，其气弱小[20]，不能上至于上焦[21]，而与谷留于胃中者[22]，令人柔润者也[23]，胃柔则缓，缓则虫动[24]，虫动则令人悗心。其气外通于肉[25]，故甘走肉[26]。

［校勘］

①“洞心”：《千金》卷二十六序论一作“愠心”，《甲乙》卷六第九校注：“洞，一作煴”。按：“洞”似应作“煴”，此言姜韭之气薰之，犹烟煴之气上蒸，故曰“煴（yūn）心”。

②“受”：《甲乙》卷六第九此下有“诸”字，《千金》卷二十六序论一此下有“使诸”二字。

③“之”：《甲乙》卷六第九、《千金》卷二十六序论一并作“至营卫”三字。

④“营卫之气不时受之”：《甲乙》卷六第九、《千金》卷二十六序论一并无“之气”二字，“营卫”二字连下“不时受之”为句。

⑤“久留心下”：《甲乙》卷六第九“留”下有“于”字，《千金》卷二十六序论一作“却留于心下”。

⑥“洞心”：《千金》卷二十六序论一作“愠愠痛也”四字。

⑦“辛”：《太素》卷二调食、《甲乙》卷六第九、《千金》卷二十六序论一此下并有“者”字。

⑧“故辛入而与汗俱出”：《甲乙》卷六第九“入”下有“胃”字。《难经本义》卷下引“入”下有“心”字，“而”作

“则”。《千金》卷二十六序论一作“故辛入胃而走气，与气俱出，故气盛也”。

⑨“令人变呕”：孙鼎宜：“按变字疑衍。或谓其变为呕，寻上下文例，殆非也。若者气寒，寒伤胃，伤胃故呕。”

⑩“胃”：《千金》卷二十六序论一此下有“其气燥而涌泄”六字。

⑪“能”：《千金》卷二十六序论一无。

⑫“脘”：《甲乙》卷六第九、《千金》卷二十六序论一此下并有“下管者”三字。

⑬“三焦之道皆闭而不通”：《甲乙》卷六第九“道”作“路”，《千金》卷二十六序论一“而”作“则”。

⑭“故”：《甲乙》卷六第九、《千金》卷二十六序论一此下并有“气”字。

⑮“入”：《甲乙》卷六第九、《千金》卷二十六序论一此下并有“胃”字。

⑯“复出”：《甲乙》卷六第九此后有“必黧疏”三字，《千金》卷二十六序论一同，惟“必”上有“齿”字。

⑰“知”：《甲乙》卷六第九此上有“是”字。

⑱“悗”：《千金》卷二十六序论一作“恶”。

⑲“胃”：《甲乙》卷六第九作“脾”。按：作“脾”似是。本书九针论：“甘入脾”，《素问》宣明五气篇同。

⑳“小”：《太素》卷二调食、《甲乙》卷六第九并作“少”。《千金》卷二十六序论一作“劣”。

㉑“不能上至于上焦”：《太素》卷二调食无“至”字、《甲乙》卷六第九无“于”字。《千金》卷二十六序论一“至”作“进”。

㉒“而与谷留于胃中者”：《甲乙》卷六第九、《千金》卷二十六序论一“谷”下并有“俱”字，“中”下并无“者”字，《太素》卷二调食同。

㉓“令人柔润者也”：《太素》卷二调食、《甲乙》卷六第九“令人”上并有“甘者”二字。《千金》卷二十六序论一作“甘入则柔缓”。

㉔“缓则虫动”：周本、马注本、张注本“虫”并作“蛊”，下同。《千金》卷二十六序论一“缓则虫动”作“柔缓则扰动”。

㉕“其气外通于肉”：《甲乙》卷六第九作“其气通于皮”。

㉖“故甘走肉”：《太素》卷二调食作“故曰甘入走肉矣”。《甲乙》卷六第九“肉”作“皮”。《千金》卷二十六序论一“走肉”下有“则肉多粟起而胝”七字。

［语译］ 黄帝说：辛味善走气分，多食辛味，则使人觉得心中空虚，这是什么道理呢？少俞说：辛味入胃后，它的气味走向上焦，上焦的功能，是秉受中焦之气而运行于腠理，以发挥卫外的作用。若姜、韭的辛味常熏蒸于上焦，营卫之气时常受其影响，因其气久留在胃中，所以使人出现心内空虚的感觉。辛味走散，能和卫气一同运行，故辛入胃而能开发腠理与汗液一同外出。黄帝说：苦味善走骨，多食令人变呕，是什么道理呢？少俞说：苦入胃后，五谷之气味都不能胜过苦味，当苦味进入下脘后，三焦的通路皆受其影响而气机阻闭不通利，三焦不通，则入胃之水谷，不得通调而散，胃阳受到苦味的影响而运化失常，胃气上逆而变为呕吐。苦入胃后走骨亦走齿，因为齿为骨之余。黄帝说：甘味善走肌肉，多食则令人心中烦闷，这是什么道理呢？少俞说：甘味入胃后，其气柔弱而小，不能上达上焦，与饮食物一同存留胃中，所以胃气亦柔润，胃柔则气缓，久则甘从湿化，致生诸虫，虫因食甘味而动于胃，使人心中闷乱。甘入脾，脾主肌肉，所以甘味外通于肌肉。

［按语］ 本篇根据五脏嗜欲不同，各有所喜，故五味之

走，亦各有所先，《素问》至真要大论言五味各有先入，义与此同，可互参。

阴阳二十五人第六十四

［**提要**］　本篇根据人的禀赋不同，运用阴阳五行学说的理论，结合五色，五音归纳分述了二十五种人的不同特性，指出了他们的肤色、体形、性格以及对时令适应方面的差异，同时，又根据手足三阳经脉循行人体上下部位时的气血盛衰变化，说明表现于形色上的特征。并根据二十五种人的不同特点而提出不同的治疗原则。

［**原文**］　黄帝曰：余问①阴阳之人何如？伯高曰②：天地之间，六合之内[1]，不离于五，人亦应之。故五五二十五人之政③，而阴阳之人不与焉。其态又不合于众者五，余已知之矣。愿闻二十五人之形，血气之所生，别而以候，从外知内何如？岐伯曰：悉乎哉问也，此先师之秘也，虽伯高犹不能明之也。黄帝避席遵循④而却[2]曰：余闻之，得其人弗教，是谓重失[3]，得而泄之，天将厌之。余愿得而明之，金柜藏之，不敢扬之。岐伯曰：先立五形金木水火土，别其五色，异其五形之人⑤，而二十五人具矣。黄帝曰：愿卒闻之。岐伯曰：慎之慎之，臣请言之。

［**校勘**］

①“问”：原作“闻”，守山阁校本注云：“原刻问误作闻，今按文义改正。”从改。

②“伯高曰”：守山阁校本注云：“按下文所引系二十卷通天篇文。彼云少师，而此云伯高。张介宾疑伯高即少师，然张仲景《伤寒论》序云：上古有神农、黄帝、岐伯、伯高、雷公、少俞、少师、仲文。则伯高、少师之为二人明矣。疑经文有误字，检《甲乙经》亦作少师。”

③“政”：《甲乙》卷一第十六作“形”。《甲乙》似是。下文“愿闻二十五人之形”，正作“形”字。

④“遵循”：守山阁校本注云：“遵循盖即逡巡，以声近通用。”

⑤“五形之人”：《甲乙》卷一第十六作“五声”。

[注释]

[1]“六合之内”：六合指上下左右前后，六合之内，就是宇宙间的意思。

[2]“遵循而却”：遵循同逡巡。逡巡，却退貌。此即却步而不敢向前，表示非常恭谨的样子。

[3]“重失”：严重的损失。

[语译] 黄帝说：我听说人有阴阳类型的不同，他们是怎样区别的呢？伯高说：天地之间，六合之内，一切事物之理，都离不开五行，人也是这样。所以五五二十五人之形，各有其特征，而不包括阴阳两类人在内。这二十五种类型的人与阴阳之人的五种形态是不同的，阴阳五人的情况我已知道了。我愿意再了解一下二十五人的形态，及由于血气不同而产生的各种特点，究竟怎样从外部表现就能测知内部的情况？岐伯说：你问得真详细呀。这是先师秘而不传的，就是伯高也不能彻底明白其中的道理。黄帝离开座位后退了几步，很恭谨地说：我听说，遇到可以传授学术的人而不教给他，就是重大损失。得到了这种学术，而不加重视，随便泄露，将会受到天的厌弃。我希望得到这种学术知识，并且将它弄明白，藏之金柜，不敢随便传扬出去。岐伯说：先明确金、木、水、火、土五种类型的人，然后再根据五色的不同加以区别，这样就容易知道二十五种人的形态了。黄帝说：我希望听你详尽地讲一下。岐伯说：一定要慎而再慎啊！就让我给你说一说吧。

[原文] 木形之人，比于上角[1]，似于苍帝[2]。其为人①，苍色，小头，长面，大肩背②，直身，小手足，有才，

好③劳心，少力，多忧劳于事。能④春夏不能秋冬，感而病生⑤，足厥阴佗佗然[3]。大角⑥之人[4]，比于左足少阳，少阳之上遗遗然[5]。左角⑦（一曰少角）之人，比于右足少阳，少阳之下随随然[6]。钛角（一曰右角）之人[7]，比于右足少阳，少阳之上推推然⑧[8]。判角之人[9]，比于左足少阳，少阳之下栝栝然⑨[10]。

［校勘］

①“似于苍帝，其为人”：《甲乙》卷一第十六无此七字。

②“背”：《甲乙》卷一第十六此上有“平”字。

③“有才，好”：原作“好有才”，据《千金》卷十一第一改，使“好”字与下文“劳心”连读，义大胜。又，“才”字，《甲乙》卷一第十六作“材”。

④“能”：《甲乙》卷一第十六作“奈”。下同。按：“能”同“耐”。《千金》卷十一第一正作“耐”。《汉书》食货志上：“能风与旱”。颜注：“能读曰耐。”

⑤“感而病生”：《甲乙》卷一第十六“而病”作“而成病”，“生”作“主”，属下读。按：以下文例之，“感”上应重“秋冬”二字，《千金》卷十一第一正有“秋冬”二字。

⑥“大角”：《甲乙》卷一第十六校注：“大角一曰左角。”

⑦“左角”：《甲乙》卷一第十六“左”作“右”，校注云：“一曰少角。”按：五音五味篇：“判角与少角，调右足少阳下。”据此，以作“少角”似是。

⑧“推推然”：《甲乙》卷一第十六作“鸠鸠然”。

⑨“栝栝然”：《甲乙》卷一第十六“栝”作“括”，“栝”与“括”通用。

［注释］

[1]“比于上角”：比，是比类的意思。《类经》四卷第三十一注：“比，属也。”马莳：“以人拟角，故曰比。”角，是五音之一，属木。上角、大角、左角、钛角、判角是木音的分

类。比于上角，是将木形之人，比类于上角，而其它属木的四型人，则分别比类于大角、左角、钛角、判角。说明五行之中，每一行也和音调一样的变化多端。如《类经》四卷三十一注："上角厥阴者，总言木形之全也。后云大角、左角、钛角、判角少阳者，分言木形之详也。兹于上角而分左右，左右而又分上下，正以明阴阳之中，复有阴阳也。"

[2]"似于苍帝"：苍帝是神话中的上天五帝之一，《周礼》天官·大宰："祀五帝。"疏："五帝者，东方青（一作苍）帝，南方赤帝，中央黄帝，西方白帝，北方黑帝。"似于苍帝，是形容木形的人，皮肤现苍色。

[3]"佗（tuó 驼）佗然"：佗佗然，安重之意。另一种解释为雍容自得之貌，如丹波元简曰："案《诗经》国风·君子偕老篇云：委委佗佗。朱注云：雍容自得之貌。"另《尔雅》释训云："委委佗佗，美也。"这里形容木形之人柔美而安重的样子。

[4]"大角之人"：《类经》四卷第三十一注："禀五形之偏者各四，曰左之上下，右之上下。而此言木形之左上者，是谓大角之人也。其形之见于外者，属于左足少阳之经。"

[5]"遗遗然"：遗遗然，是形容其美而长的意思。除此之外，注家尚有不同解释，如《类经》四卷三十一注："遗遗，柔退貌。"马莳："如有所遗失然，行之不骤而驯也。"张志聪："遗遗，谦下之态，如枝叶之下垂也。"这是形容木形之左上者大角之人的特征。结合下文所谓"足少阳之上，气血盛则通髯美长"，更进一步说明遗遗然有美长而逶迤不断之义。

[6]"随随然"：随随然，是从顺的样子。《广雅》释诂："随，顺也。"这是形容木形之右下者左角之人的特征。

[7]"钛（dì 地）角之人"：钛角即右角，比于右足少阳。大角为左上，此为右上。

[8]“推推然”：张志聪：“推推，上进之态，如枝叶之上达也。”

[9]“判角之人”：判角即大角之下，比于左足少阳。左角为右下，此为左下。

[10]“栝栝（tiān添）然”：正直的样子。如张志聪曰：“栝栝，正直之态，如木体之挺直也。”

[语译] 木形的人属于木音中的上角，他的特征是：皮肤苍色，像东方的苍帝一样，头小，面长，肩背宽大，身直，手足小，有才智，好用心机，体力不强，多忧劳于事物，对时令的适应，能耐受春夏，不能耐受秋冬，秋冬容易感受病邪而发生疾病。这一类型的人，属于足厥阴肝经，其特征是柔美而安重，是禀受木气最全的人。禀木气之偏者有四，分为左右上下：左之上方，在木音中属于大角一类的人，类属于左足少阳经之上，其特征是逶迤而美长。右之下方，在木音中，属于左角一类的人，类属于右足少阳经之下，其特征是随和而顺从。

右之上方，在木音中属于钛角一类的人，类属于右足少阳经之上，其特征是努力向前进取。左之下方，在木音中属于判角一类的人，类属于左足少阳经之下，其特征是正直而不阿。

[原文] 火形之人，比于上徵[1]，似于赤帝。其为人①赤色，广䏢②，锐③面小头，好肩背髀腹，小手足，行④安地，疾心⑤，行摇，肩背肉满，有气轻财，少⑥信，多虑，见事明⑦，好颜，急心，不寿暴死。能春夏不能秋冬，秋冬感而病生⑧，手少阴核核然⑨。质⑩徵之人，比于左手太阳，太阳之上肌肌然⑪。少徵之人，比于右手太阳，太阳之下慆慆然[2]。右徵之人，比于右手太阳，太阳之上鲛鲛然[3]。质判⑫之人，比于左手⑬太阳，太阳之下支支颐颐然⑭[4]。

［校勘］

①“似于赤帝。其为人”：《甲乙》卷一第十六无此七字。

②“广朋”：周本“朋”作“矧”。按：周本似是。“矧”有齿本之义。见《礼记》曲礼上“笑不至矧”郑注。“广矧”犹言齿本宽露。此由色及齿，及面，及头，条次甚明。马莳、张介宾均依“朋”释为“脊肉”，与下“背肉满”义复，不合。

③“锐”：原作“脱”，周本、日抄本、张注本并作“锐”，据改。

④“行”：“行”下似脱“不”字。以下“行摇”之句律之可证。

⑤“疾心”：《千金》卷十一第一无“心”字。按：《千金》似是。如作“疾心”与下“急心”义复。

⑥“少”：《甲乙》卷一第十六作“必”。

⑦“明”：《甲乙》卷一第十六、《千金》卷十一第一“明”下并有“了”字。

⑧“病生”：《甲乙》卷一第十六作“生病”。《千金》卷十一第一作“中病”。

⑨“手少阴核核然”：《甲乙》卷一第十六“手少阴”上有“主”字。下“土形”等条同。“核”作“窍”。丹波元简曰：“案疑是窍窍误字，形相似。”按：作“窍”似是。“核”与“窍”通用。《说文》穴部：“窍，空也。”此言火性上越，故曰空空然。张介宾释“核核”为“火不得散而结聚为形”，想系望文生义。

⑩“质”：《甲乙》卷一第十六作“太”。

⑪“肌肌然”：按：“肌肌”疑应作“朓朓”，形误。“朓朓”引申为月明貌。火性之人，取象于离。离为火、为明故也。

⑫“质判”：《甲乙》卷一第十六“质判”作“判徵”。

⑬“手”：《永乐大典》卷三千七阴阳二十五人条引“手”

作“足”。

⑭“支支颐颐然”：《甲乙》卷一第十六“支支”下有“然”字。“颐”作“熙”。

［注释］

［1］“比于上徵（zhǐ 止）”：徵，五音之一，属火。徵音又有上徵、质徵、少徵、有徵、质判的五种分类，上徵，五徵音之一。这里用上徵比拟禀火气最全的人。

［2］“慆慆（tāo 滔）然”：多疑的样子。《类经》四卷第三十一注：“慆慆，不反貌，又多疑也。”

［3］“鲛鲛（jiāo 交）然”：踊跃的意思。马莳：“鲛鲛者，踊跃之义也。”

［4］“支支颐颐然”：形容怡然自得而无忧愁烦恼的样子。《类经》四卷第三十一注：“支支，枝离貌，颐颐，自得貌。”

［语译］ 火形的人，属于火音中的上徵，他的皮肤类似赤帝。其特征是肤色赤，齿根宽广，颜面瘦小，头小，肩背髀腹各部的发育匀称美好，手足小，行路步履急速，心性急，走路时身摇，肩部和背部的肌肉丰满，有气魄，轻财，但少信用，多忧虑，对事物观察和分析很敏锐和明白，颜色好，性情急躁，不能享长寿，多暴死。这种人对时令的适应，多能耐受春夏的温暖，不能耐受秋冬的寒凉，秋冬时感受外邪，容易发生疾病。这一类人在五音中比为上徵，属于手太阴心经，是禀火气最全的一种类型的人。其特征是讲求实效，对事物认识很深刻。禀火气之偏的有上下左右四种类型。左之上方，在火音中属于质徵一类的人，类属于左手太阳之上，这一类型的人的特征是为人光明正大而明白事理。右之下方，在火音中属于少徵一类的人，类属于右手太阳经之下。这一类型人的特征是多疑。右之上方，在火音中属于右徵一类的人，类属于右手太阳之上，这一类型人的特征是勇猛而不甘落后。左之下方，在火音中属于质判一类的人，类属于左手太阳之下，这一类型的人

的特征是乐观、怡然自得而无忧愁烦恼。

[原文] 土形之人，比于上宫，似于上古黄帝。其为人①黄色，园面，大头，美肩背，大腹，美②股胫，小手足③，多肉，上下相称，行安地，举足浮④，安心，好利人，不喜权势，善附人也。能秋冬不能春夏，春夏感而病生，足太阴敦敦然[1]。大宫之人，比于左足阳明，阳明之上婉婉然[2]。加宫之人，比于左足阳明，阳明之下坎坎然⑤[3]。少宫之人比于右足阳明，阳明之上枢枢然[4]。左宫之人，比于右足阳明，阳明之下兀兀然[5]。

[校勘]

①“似于上古黄帝，其为人”：《甲乙》卷一第十六无此七字。

②“美”：《甲乙》卷一第十六作“好”。

③“小手足”：“小”疑应作“大”。上文曰：“园面、大头、大腹”而手足独小，何以上下相称？故应作“大手足”上下文义方合。

④“举足浮”：“浮”，似应作“孚”。《礼记》聘义注：“孚读为浮。”此二字原可互通。“孚”有“信”义，“举足孚”谓行事足以取信于人，与下水形之人“善欺绐人”正相对。

⑤“坎坎然”：《甲乙》卷一第十六“坎”作“炫”。

[注释]

[1]“敦敦然”：诚恳而忠厚的样子。《诗》常武笺：“敦当作屯”。“屯屯”与“肫肫”“纯纯”义并同。《礼记》中庸：“肫肫其仁。”郑注：“肫肫或为纯纯，恳诚貌也。”

[2]“婉婉然”：和顺的样子。《文选》谢宣远张子房诗：“婉婉幙中画”。善注：“婉婉，和顺貌也。”

[3]“坎坎然”：喜悦的样子。《尔雅》释训：“坎坎，喜也。”郝懿行曰：“坎者，赣之叚音也。玉篇云：赣，和悦之响也。今作坎。和悦即喜。”按：《甲乙》卷一第十六作“炫”。

《玉篇》火部："炫，炽也。"以火言，引申亦有喜义。

[4]"枢枢然"：园转的样子。《类经》四卷第三十一注："枢枢，园转貌。"

[5]"兀兀（wù勿）然"：独立不动的样子。

[语译] 土形的人，属于土音中的上宫，他的皮肤颜色类似黄帝。他们的特征是：皮肤黄色，面圆、头大，肩背丰满而健美，腹大，下肢从大腿到足胫部都很健壮，手足小，肌肉丰满，全身上下各部都很匀称，步履稳重，做事足以取信于人。人很安静，不急躁，好帮助别人，不争逐权势，善于团结人。这种人对时令的适应，能耐于秋冬，不能耐于春夏，春夏感受了外邪就易于生病。这一类在土音中称为上宫的人，属于足太阴脾经，这种类型的人是禀土气最全的人。其特征是诚恳而忠厚。禀土气之偏的有左右上下四类：左之上方，在土音中属于大宫一类的人，类属于左足阳明经之上，其特征是平和而柔顺。左之下方，在土音中属于加宫一类的人，类属于左足阳明经之下，其特征是神情喜悦快活。右之上方，在土音中属于少宫一类的人，类属于右足阳明经之下，其特征是神情表现兀兀然而独立不动。

[原文] 金形之人，比于上商，似于白帝。其为人①方面，白色，小头，小肩背，小腹，小手足，如骨发踵外，骨轻，身清廉②，急心，静悍，善为吏③。能秋冬不能春夏，春夏感而病生，手太阴敦敦然④。钛⑤商之人，比于左手阳明，阳明之上廉廉然[1]。右⑥商之人，比于左手阳明，阳明之下脱脱然[2]。大⑦商之人，比于右手阳明，阳明之上监监然[3]。少商之人，比于右手阳明，阳明之下严严然[4]。

[校勘]

①"似于白帝，其为人"：《甲乙》卷一第十六无此七字。

②"如骨发踵外，骨轻，身清廉"：周学海曰："如骨发踵外，骨轻，身清廉，十字中疑有误字。"《千金》卷十七第一此

十字作“发动身轻，精瘦。”

③“善为吏”：《千金》卷十七第一作“性喜为吏治”。

④“敦敦然”：《千金》卷十七第一。“敦敦”作“廉廉”。按：作“廉廉”于义似胜，但与下文重复，不能据改。其实此“敦敦”二字，与上足太阴“敦敦”义不同。《庄子》逍遥游释文引司马注：“敦，断也”。“断”有斩截之义。金性之人，峭薄寡恩，故敦敦然非如土形之人敦厚也。

⑤“钛”：《甲乙》卷一第十六作“太”。

⑥“右”：日刻本作“左”。《永乐大典》卷三千七引“右”作“左”，与日刻本合。

⑦“大”：胡本、熊本、统本、金陵本、明本、藏本并作“右”。周本、张注本、黄校本并作“左”，《甲乙》卷一第十六同。

［注释］

［1］“廉廉然”：廉洁的意思。张志聪：“廉廉，如金之洁而不污。”形容其人清廉，洁身自好。

［2］“脱脱然”：潇洒貌。马莳：“脱脱然者，无累之义也。”《诗》野有死麕：“舒而脱脱兮。”马氏《传笺通释》曰：“脱脱，状吉士之好貌也。”

［3］“监监然”：多察貌。张志聪：“监监，如金之鉴而明察也。”是形容能够明察是非的意思。

［4］“严严然”：严肃庄重的意思。《荀子》儒效：“严严兮其能敬己也。”杨注：“严严，有威重之貌。”

［语译］ 金形的人，属于金音中的上商，其肤色类似白帝，其特征是：面方，皮肤白色，小头，小肩背，小腹，小手足，足跟坚壮，其骨如生在足踵的外面一样，行动轻快，禀性廉洁，性急，不动则静，动时则猛悍异常，明于吏治，有斧断之才。对时令的适应上，能耐受秋冬，不能耐受春夏，感受了春夏的邪气易于患病。这一类型在金音中称为上商的人，属于

手太阴肺经，这是禀金气最全的人。其特点是峭薄寡恩。禀金气之偏的有上下左右四类。左之上方，在金音中，属于钛角一类的人，类属于左手阳明经之上。其特征是廉洁自守。左之下方，在金音中属于右角一类的人，类属于左手阳明经之下。其特征是美俊而潇洒。右之上方，在金音属于大商一类的人，类属于右手阳明经之上，这一类型人的特征是善于明察是非。右之下方，在金音中属于少商一类的人，类属于右手阳明经之下，这一类型人的特征是有威严而庄重。

[原文] 水形之人，比于上羽，似于黑帝。其为人①黑色，面不平，大头②，广③颐，小肩，大腹，动手足④，发行摇身，下尻长，背延延然[1]，不敬畏，善欺绐人，戮⑤死。能秋冬不能春夏，春夏感而病生，足少阴汗汗然⑥。大羽之人，比于右足太阳，太阳之上颊颊然[2]。少⑦羽之人，比于左足太阳，太阳之下纡纡然[3]。众之为人，比于右足太阳，太阳之下洁洁然⑧[4]。桎之为人，比于左足太阳，太阳之上安安然[5]。是故五形之人二十五变者，众之所以相欺⑨者是也。

[校勘]

①“似于黑帝，其为人”：《甲乙》卷一第十六无此七字。

②“面不平，大头”：《甲乙》卷一第十六作“大头，面不平。”校注云：“面不平，一云曲面。”《千金》卷十九第一作“大头曲面”，与校注合。

③“广”：原作“廉”，据《甲乙》卷一第十六、《千金》卷十九第一改。

④“动手足”：《甲乙》卷一第十六“动”作“小”。校注云：“小一作大。”《甲乙》卷一第十六、《千金》卷十九第一均作“小”，前木、火、土、金四形之人皆“小手足”，《甲乙》卷一第十六校语“小一作大”，似应据改为“大”。

⑤“戮”：《甲乙》卷一第十六“戮”上有“殆”字。

⑥“汗汗然”：熊本、周本、“汗”并作“汙”。《甲乙》卷

一第十六、《千金》卷十九第一“汗”并作“污”。《永乐大典》引作“汙”。按:，作“汙”似是，“汙”、“污”，古今字。“汙汙”卑下貌。《文选》西征赋：“体川陆之汙隆。”善注引《汉书音义》：“或曰：汙，下也。”

⑦“少”：周本、统本、金陵本、藏本并作“小”。以上少角，少征，少宫，少商各条例之，作“小”误。

⑧“洁洁然”：金陵本“洁”作“絜”。“洁”“絜”同，古今字。

⑨“欺”：刘衡如曰：“疑当作异”。

[注释]

[1]“延延然”：长的意思。《广雅》释训：“延延，长也。”

[2]“颊颊然”：快意或得意的意思。“颊”与“愜”通，“颊”、“愜”谐声。《说文》心部：“愜，快心。”《类经》四卷第三十一注：“颊颊，得色貌。”义与此近。

[3]“纡纡然”：屈曲的意思。《周礼》考工记·矢人：“中弱则纡。”郑注：“纡，曲也。”《汉书》叙传：“纡体衡门。”注：“屈也”。或释为心情郁闷不舒。《楚辞》九章·惜诵：“心郁结而纡轸。”

[4]“洁洁然”：静的意思。《广雅》释言：“洁，静也。”

[5]“安安然”：舒徐、安定之意。《诗》大雅·皇矣：“攸馘安安。”陈奂曰：“安安，犹连连，亦舒徐之意。”《礼》曲礼：“安安而能遇。”孙希旦《集解》：“安安谓心安于所安，凡身之所习，事之所便者，皆是也。”

[语译] 水形的人，属于水音中的上羽，其肤色类似于黑帝。他们的特征是：皮肤黑色，面多皱纹，大头、颐部宽广，两肩小，腹部大，手足喜动，行路时摇摆身体，尻骨较长，脊背亦长，对人的态度既不恭敬又不畏惧，善于欺诈，常被杀身死。对时令的适应上，能耐受秋冬，不能耐受春夏，若春夏感受外邪，容易发生疾病。这一类在水音中称为上羽的人，属于

足少阴肾经，这是禀水气最全的人，其特征是人格卑下。禀水气之偏者，有左右上下四种：右之上方，在水形中，属于大羽一类的人，类属于右足太阳经之上，这一类型之人，其特征是神情洋洋自得。左之下方，在水音中属于少羽一类的人。类属于左足太阳经之下。这一类型人的特征是心情经常郁闷不舒。右之下方，在水音中属于众羽一类的人，类属于右足太阳经之下，这种人的特征是很文静，像水一样清澈。左之上方，在水音中属于桎羽一类的人，类属于左足太阳之上。这种人的特征是很安定，就好像身被桎梏，不能随便活动一样。

以上木、火、土、金、水五种形态的人，因各自的不同特征，又分为二十五种不同的类型。因为禀赋的不同，所以才有这二十五种不同的变化。

［按语］ 以上六节，根据不同的生理特征和意识形态，将五形之人又分为二十五种不同的类型，每一行之中有一种是禀本气最全的，还有四种是得本气之偏的，告诉我们在临床辨证和治疗时，要重视人体禀赋的不同，并要同中求异，异中求同，区别对待，因人制宜，更好地达到准确施治的目的。正如《类经》四卷第三十一张介宾注所言：“此以木火土金水五行之人，而复各分其左右上下，是于各形之中，而又悉其太少之义耳。总皆发明禀赋之异，而示人以变化之不同也。”

［原文］ 黄帝曰：得其形[1]，不得其色，何如？岐伯曰：形胜色，色胜形[2]者，至其胜时年加①[3]，感②则病行，失则忧矣。形色相得者③，富贵大乐。黄帝曰：其形色④相胜之时，年加可知乎？岐伯曰：凡人之⑤大忌，常加九岁⑥，七岁，十六岁，二十五岁，三十四岁，四十三岁，五十二岁，六十一岁，皆人之大⑦忌，不可不⑧自安也，感则病行⑨，失则忧矣。当此之时，无为奸事[4]，是谓年忌。

［校勘］

①“加”：疑误，似应作“忌”，“忌”、“加”声误。下

“年加”句同。

②“感”:《甲乙》卷一第十六作“害”。

③“者”:《甲乙》卷一第十六无。

④“形色”:《永乐大典》卷三千七引无。

⑤“凡人之”:原作“凡年忌下上之人”,据《甲乙》卷一第十六改。

⑥“九岁”:原无。据《甲乙》卷一第十六补。

⑦“大”:《甲乙》卷一第十六无。

⑧“不”:《永乐大典》卷三千七引无。

⑨“行”:《甲乙》卷一第十六无。

[注释]

[1]“得其形”:形色贵于相得,相称,得其形即指二十五形之人各表现其应有的特征。《类经》四卷第三十二注:“此言形色当相合,否则为病矣。得其形者,如上文之所谓二十五形矣。”

[2]“形胜色,色胜形”:这是根据五行生克学说而言的,如木形人色见黄,为木能胜土;火形之人色见白,为火能胜金等,为形胜色。若火形之人见黑色,为色胜形。马莳曰:“人有形胜色者,如木形人而黄色现也;有色胜形者,如木形人而白色现也。”

[3]“至其胜时年加”:年加,指年忌之所加。所谓年忌,就是不利于其人的年龄,或曰有所禁忌的年龄。当形色相胜之时,值有年忌相加,这样的年龄易于患病。马莳:“年忌何如?大凡人方七岁是阳之少也,再加九岁,乃十六岁,再加九岁,乃二十五岁,再加九岁,乃三十四岁,再加九岁,乃四十三岁,再加九岁,乃五十二岁,再加九岁,乃六十一岁,盖九为老阳,而阳极必变,故此皆为人之大忌,不可不自安其分也,当此各年之时,毋为奸淫之事,犹可自免,否则形色不相得而相胜,值此年忌加之,斯感则病行,而失则忧也。”

[4]“奸事”：即奸邪不正当之事。

[语译] 黄帝说：人体已经具备了五形的体形特征，但并未显现出每一类型应出现的肤色，又将怎样呢？岐伯说：根据五行生克学说，体形的五行属性克制肤色的五行属性，或肤色的五行属性克制形体的五行属性，有这种形色相克的现象出现，每逢有年忌相加，若感受了病邪就要生病，若有失治、误治、或自己疏失不重视，就难免有生命之忧。如果形色相称，则气质调和，是康泰的表现。黄帝问：在形色相克制之时，年忌的相加能够知道吗？岐伯说：凡人重大的年忌，从七岁这一大忌之年算起，以后就在此基础上递加九年，则十六岁，二十五岁，三十四岁，四十三岁，五十二岁，六十一岁，这些年龄，都是大忌之年，当此之年，必须注意精神和身体的调护，否则容易感受病邪而发生疾病，既病之后又加之有所疏失，就有性命之忧了。所以，在这种年龄时候，要谨慎保养，预防疾病的发生，更不要做那些奸邪之事，以损伤精神和身体，以上讲的就是年忌。

[原文] 黄帝曰：夫子之言，脉之上下，血气之候，以知形气奈何？岐伯曰：足阳明之上，血气盛则髯[1]美长①；血少气多则髯短②；故气少血多则髯少③；血气皆少则无髯，两吻多画[2]。足阳明之下，血气盛则下毛美长至胸；血多气少则下毛美短至脐，行则善高举足，足指④少肉，足善寒⑤；血少气多则肉而善瘃⑥[3]；血气皆少则无毛，有则稀枯悴⑦，善痿厥足痹。

[校勘]

①“髯美长”：《甲乙》卷一第十六“髯”作“须”。下同。《病源》卷二十七令毛发不生候：“髯美长”作“发美”。《普济方》卷四百十二足阳明胃经条引“髯美长”作“鬑短”。按：“髯”似应作“须”。与本书五音五味篇“美须者阳明多血”义合，且免与下“足少阳”条混淆。考足阳明之脉，循鼻外挟口

环唇，上循发际，故血气盛，或“须”美，或“发”美，于义均通。

②“血少气多则髯短”：《甲乙》卷一第十六“血少气多”作“血多气少”。《普济方》卷四百十二无此七字。

③“故气少血多则髯少”：《甲乙》卷一第十六、《图经》卷二补注引并无“故”字。《甲乙》卷一第十六“气少血多”作“气多血少”。

④“足指”：《甲乙》卷一第十六作“足大指”。

⑤“寒”：《普济方》卷四百十二引“寒”作“瘃”。

⑥“血少气多则肉而善瘃”：《图经》卷二补注引“而”作“面”。《甲乙》卷一第十六无“而”字。《普济方》卷四百十二无此九字。

⑦“有则稀枯悴”：《甲乙》卷一第十六“稀”下有“而”字。连下“枯悴”为句。马注本“悴”作“瘁”。按：“悴、瘁”同。《汉书》叙传上：“夕而焦瘁。”颜注：“瘁与悴同。”《甲乙》“悴”作“瘁”，与马注本合。慧琳《音义》二引《字书》云：“枯顇，瘦恶貌。或作悴。”

[注释]

[1]“髯”：生在颊部的胡须叫髯。《汉书》高祖记颜注：“在颐曰须，在颊曰髯。”

[2]“两吻多画”：吻，即口角。画，指口角的纹理而言。《类经》四卷第三十二注：“吻，口角也；画，纹也。阳明血气不充两吻，故多纹画。

[3]“瘃（zhú 竹）”：冻疮。《说文》病部：“瘃，中寒肿覈。”段玉裁曰：“肿覈者，肿而肉中鞕，如果中有核也。”

[语译] 黄帝说：你曾经说过，手足三阳的经脉循行于人体的上部和下部，根据其气血的多少变化，反映到体表的现象又是怎样的呢？岐伯说：循行于机体上部的足阳明经脉，若血气充足，则两颊的胡须美好而长；血少气多的髯就短；气少血

多的髯稀少；血气皆少则两颊完全无髯，而口角两旁的纹理很多。循行于机体下部的足阳明经脉，若气血充足，下部的毛美好而长，可上至胸部亦生毛；血多气少则下部之毛虽美而短小，可下至脐部亦生毛。走路时善高举足，足趾的肌肉较少，足部常觉寒冷；血少气多的则易生冻疮；血气皆不足，则下部不生毛，即便有亦甚稀少，而枯槁憔悴，并且易患痿、厥、痹等病。

[原文] 足少阳之上，气血盛则通髯[1]美长；血多气少则通髯美短；血少气多则少髯；血气皆少则无须①，感于寒湿则善痹，骨痛②爪枯也。足少阳之下，血气③盛则胫毛美长，外踝肥；血多气少则胫毛美短，外踝皮坚而厚；血少气多则胻④毛少，外踝皮薄而软；血气皆少则无毛，外踝瘦⑤无肉。

[校勘]

①“须”：似应作“髯”，与上三句方为一致。

②“痛”：《图经》卷二补注引作“疼”。“痛”、“疼”义通。《广雅》释诂二：“疼，痛也。”

③“气”：《永乐大典》卷三千七引无。

④“胻”：《图经》卷二补注、《普济方》卷四百十二并作“胫”。按：作“胫”似是。与上二句一致。

⑤“瘦”：《甲乙》卷一第十六“瘦”下有“而”字。

[注释]

[1]“通髯”：即俗称连鬓胡须。马莳：“所谓通髯者，乃连鬓而生者也。”

[语译] 循行于上部的足少阳经脉，若气血充盛，则生于两颊连鬓的胡须美而长；若血多气少则生于两颊连鬓的胡须虽美而短小；血少气多则少胡须；血气皆少则不生胡须，感受了寒湿之邪则易患痹证，及骨痛，爪甲干枯等症。循行于下部的足少阳经脉，若血气充盛，则腿胫部的毛美好而长，外踝附近的肌肉丰满；若血多气少则腿胫部的毛虽美好而短小，外踝处

皮坚而厚；若血少气多则腿胫部的毛少，外踝处皮薄而软；血气都少则不生毛，外踝处瘦而没有肌肉。

[原文] 足太阳之上，血气盛则美眉，眉有毫毛①[1]；血多气少则恶眉[2]，面多小②理[3]；血少气多③则面多肉；血气和则美色。足太阳④之下，血气盛则跟肉满，踵坚；气少血多则瘦，跟空[4]；血气皆少则喜转筋，踵⑤下痛。

[校勘]

①“血气盛则美眉，眉有毫毛”：《病源》卷二十七令生眉毛候作“血气盛则眉美有毫”。《图经》卷二补注引“有”上不重“眉”字。

②“小”：原作“少”，据《甲乙》卷一第十六改。

③“气多”：《甲乙》卷一第十六作“气盛”。

④“阳”：原作“阴”，马注本、张注本、日刻本、黄校本并作“阳”。《永乐大典》卷三千七引亦作“阳”，与马注本合，据改。

⑤“踵”：《病源》卷二十二转筋候此上有“喜”字。

[注释]

[1]“毫毛”：指眉中的长毛。张志聪：“毫毛者，眉中之长毛，因血气盛而生长。”

[2]“恶眉”：眉毛枯焦稀疏。张志聪：“恶眉者，无华彩而瘁也。”

[3]“面多小理”：指面部多有细小之纹理。张志聪：“面多小理者，多细小之纹理，盖气少而不能充润皮肤也。”

[4]“跟空”：跟，足后着地处。跟空，形容足跟部瘦，少肉。《释名》释形体：“足后曰跟，又谓之踵。”

[语译] 循行于上部的足太阳经脉，若血气充足，则眉毛清秀而长，眉中并出现长的毫毛；若血多气少，则眉毛枯瘁，脸面部多细小皱纹；血少气多则面部肌肉丰满；气血调和则面色秀丽，循行于下部的足太阳经脉，若气血充盛则足跟部肌肉

丰满，坚实；若气少血多则跟部肌肉瘦削，甚者无肉；气血都少的，易发生转筋、足跟痛等症。

［原文］ 手阳明之上，血气盛则髭[1]美①；血少气多则髭恶；血气皆少则②无髭。手阳明之下，血气盛则腋下毛美，手鱼③肉以温；气血皆少则手瘦以④寒。手少阳之上，血气盛则眉美以长，耳色美；血气皆少则耳焦恶色。手少阳之下，血气盛则手卷⑤多肉以温；血气皆少则寒以瘦⑥；气少血多则瘦以多脉[2]。手太阳之上，血气盛则多须⑦，面多肉以平；血气皆少则面瘦恶⑧色。手太阳之下，血气盛则掌⑨肉充满；血气皆少则掌瘦以寒。

［校勘］

①“血气盛则髭美”：《甲乙》卷一第十六“则”下有“上”字。《病源》卷二十七令生髭候作“血盛则髭美而长。”

②“则”：《甲乙》卷一第十六此下有“善转筋”三字。

③“鱼”：《普济方》卷四百十二手阳明大肠经条引作“肤”。

④“以”：《图经》卷二补注、《普济方》卷四百十二引无。

⑤“卷”：《甲乙》卷一第十六作“拳”。

⑥“血气皆少则寒以瘦”：《图经》卷二补注引“血气”下无“皆”字。《甲乙》卷一第十六“寒以瘦”作“瘦以寒”。

⑦“血气盛则多须”：“则”下原有“有”字，据《甲乙》卷一第十六及《图经》卷二补注删。又，《甲乙》卷一第十六“须”作“髯”。《纲目》卷四引作“血气盛则颔多须”。

⑧“恶”：《甲乙》卷一第十六作“黑”。

⑨“掌”：《图经》卷二补注引此下有“中”字。

［注释］

[1]“髭”：口上胡须曰髭，口下胡须曰须。《类经》四卷第三十二注：“在口上曰髭，在口下曰须。”

[2]“多脉”：形容因皮肉瘦削而脉络多呈现在外面。另外

一种解释认为多脉即因皮肉瘦削而出现较多的皱纹。

[语译] 手阳明经脉的上部，若气血充盛则髭清秀华美；若血少气多则髭粗疏无华；血与气都少则不生髭。手阳明经脉的下部，若气血充盛则腋下的毛秀美，手部的肌肉经常是温暖的；若气血皆不足则手部肌肉瘦削而寒凉。

手少阳经脉的上部气血充盛则眉毛美好而长，耳部的气色明润；血气都少则耳部焦枯无光泽。手少阳经脉的下部气血充盛则手部的肌肉丰满，且常觉温暖；气血都不足的，则手部肌肉消瘦且寒凉；气少血多则手部肌肉消瘦而络脉多浮显而易见。

手太阳经脉的上部血气充盛则须多而美，面部丰满；血气少则面部消瘦而无光华。手太阳经脉的下部气血充盛则掌肉充实而丰满；气血少则掌部肌肉消瘦而寒凉。

[原文] 黄帝曰：二十五人者，刺之有约[1]乎？岐伯曰：美眉者，足太阳之脉气血多；恶眉者，血气少；其肥而泽者，血气有余；肥而不泽者，气有余①，血不足；瘦而无泽者，气血俱不足。审察其形气有余不足而调之，可以知逆顺矣。黄帝曰：刺其诸②阴阳奈何？岐伯曰：按其寸口人迎，以调阴阳，切循其经络之凝涩，结而不通者，此于身皆为痛痹③，甚则不行，故凝涩。凝涩者，致气以温之，血和乃止。其结络④者，脉结血不和⑤，决[2]之乃行。故曰：气有余于上者，导而下之；气不足于上者，推而休之⑥；其稽留不至者，因而迎之，必明于经隧，乃能持之。寒与热争者，导而行之；其宛陈血不结者⑦，则而予之⑧。必先明知二十五人，则⑨血气之所在，左右上下，刺⑩约毕也。

[校勘]

①“余”：《要旨》卷二下二引此下有“而”字。

②“诸”：《甲乙》卷一第十六无。

③“此于身皆为痛痹”：《永乐大典》卷一三八七八痹类引

“此”作“在”。《甲乙》卷一第十六“皆”作“背”。

④“络”：孙鼎宜曰：“络字衍。”

⑤“和”：周本、张注本、日刻本并作“行”。《甲乙》卷一第十六作“行”，与各本合。

⑥“推而休之”：《甲乙》卷一第十六“休”作“往”。周学海曰：“休字疑误。《灵枢》官能曰：上气不足，推而扬之。”似应据本书官能篇改“休”为“扬”。

⑦“其宛陈血不结者”：“不”字疑衍，似应作“其宛陈血结者”，否则，血即不结，乌得谓为“宛陈”？

⑧“则而予之”：《甲乙》卷一第十六作“即而取之”。

⑨“则”：《甲乙》卷一第十六作“别”。

⑩“刺”：《甲乙》卷一第十六此上有“则”字。此与上文“刺之有约乎”相应，犹言刺之标准尽于此矣。

［注释］

［1］“约”：在这里当“的”讲，即准的、标准的意思。“约”与“的”同，均从勺声，故通。《文选》七发：“九寡之珥以为约。”善注引《字书》：“约亦的字也。”是其证。《类经》四卷第三十二注释“约”为“度”，似无据。

［2］“决”：是开泄的意思。《文选》甘泉赋：“天阃决兮地垠开。”善注：“决亦开也。”《类经》四卷第三十二注：“决者开泄之谓。”

［语译］　黄帝说：这二十五种不同类型的人，在针刺治疗时有一定的准则吗？岐伯曰：眉清秀而美者，是足太阳经脉的气血充足；眉毛粗疏不好者，是气血均少；人体肌肉丰满而润泽的，是血气有余；肥胖而无润泽的，是气有余、血不足；瘦而不润泽的，是气血均不足。根据其形体外在表现和体内气血的有余不足，就可以知道疾病的虚实，病势的顺逆，这样就可以做出恰当的治疗，不致贻误病机。

黄帝说：怎样去针刺三阴三阳经所出现的病变呢？岐伯

说：切诊其人迎、寸口脉，以审察阴阳盛衰之变化，再循按其经络所行之处，看有无聚结等气血凝滞阻涩不通的现象，若发现气血闭阻不通的结聚现象，大都会出现痛痹之病，严重者，气血不能通行，故出现气血凝结涩滞的现象。气血出现凝涩了，应当用针补气，使阳气运行至该处以温通其涩滞的气血，待其气血通调，然后停止治疗。若有小的脉络出现气血的结聚，而血不通行的，可刺出瘀血，开通脉络，脉络开通，气血就可以正常地运行了。所以说，凡是上部病气有余的，应该采取上病下取的取穴方法，以引导病气下行；凡上部正气不足的，用推而扬之的针法，催其气以上行。这样就会达到气血新的平衡。其气迟迟不至者，或气行迟滞，中途滞留者，当于其滞留之处，再用针速刺之，以接引其气使继续运行至病所。必须明了经脉的循行，才能正确采用各种不同的针刺方法。如有寒热交争的现象，根据其阴阳偏盛不同情况，予以补不足，泄有余，引导其气血达到平衡。其脉中虽有郁滞而血尚未瘀结的，根据不同情况，予以不同的治疗。总之，必须先了解二十五种人的不同外部特征和内部上下气血的盛衰、通滞等具体情况，左右上下各方面的情况都很清楚了，针刺的各种标准以及原则，也就尽在其中了。

卷之十

五音五味[1]第六十五

［提要］ 本篇承接阴阳二十五人篇的部分内容，进一步阐述对二十五人的调治方法，对五音所属的各种类型的人，从性质和部位上，分别说明其与手足阳经与五脏阴经的密切关系，又根据五味和五脏的关系，列举了五谷、五畜、五果和五味，配合五色、五味，在调治上的重要意义。文中并介绍了妇人、宦者、天宦不能生须的道理，及三阴三阳经脉气血多少的一般规律，以作为针刺补泻治疗时的参考。

［原文］ 右徵与少徵，调右手太阳上。左商与左徵，调左手阳明上。少徵与大宫，调左手阳明上。右角与大角，调右足少阳下。大徵与少徵，调左手太阳上。众羽与少羽，调右足太阳下。少商与右商，调右手太阳下。桎羽与众羽，调右足太阳下。少宫与大宫，调右足阳明下。判角与少角，调右足少阳下。钛商与上商，调右足阳明下。钛商与上角，调左足太阳下。

［校勘］

①“五音五味”：孙鼎宜：“是编《类经》隶脏象类，题曰五音五味分配脏腑，义亦未安。何者？以中五条言之，五谷、五畜、五果、五色、五时并列，则不仅五音五味，以配五经，及五脏之经，亦未赅备六腑。自乐经残缺、乐律绝传，此篇之义遂不可解。”

［语译］ 属于火音中的右徵和少徵之类的人，应当调治右侧手太阳小肠经的上部。属于金音中的左商和火音中的左徵之类的人，应当调治左侧手阳明大肠经的上部。属于火音中的少徵和土音中的大宫之类的人，应当调治左侧手阳明大肠经的上部。属于木音中的右角和大角之类的人，应当调治右侧足少阳胆经的下部。属于火音中的大徵和少徵之类的人，应当调治左侧手太阳小肠经的上部。属于水音中的众羽和少羽之类的人，应当调治右侧足太阳膀胱经的下部。属于金音中的少商和右商之类的人，应当调治右侧手太阳小肠经的下部。属于水音中的桎羽和众羽之类的人，应当调治右侧足太阳膀胱经的下部。属于土音中的少宫和大宫之类的人，应当调治右侧足阳明胃经的下部。属于木音中的判角和少角之类的人，应当调治右侧足少阳胆经的下部。属于金音中的钛商和上商之类的人，应当调治右侧足阳明胃经的下部。属于金音中的钛商和木音中的上角之类的人，应当调治左侧足太阳膀胱经的下部。

［按语］ 本节所列举五音之中左右上下各型的人与前篇左右上下的顺序与调治经脉及其上下部位并不完全一致，怎样认识这些不同的地方，历代注家的意见也不一致，第一种意见认为是因传抄的错误；第二种意见认为人体经脉气血是互相交通往来的，因此可以通融调治，如张志聪说："按此节论调手足之三阳，有左右上下之相通者，有手太阳而调之手阳明者，有手阳明而调之手太阳者，有手阳明而调之足阳明者，……而调治错综，抑经气之交通，或鲁鱼之舛误，姑从臆见笺疏，以俟后贤参考。"因此，本节内容值得进一步研究，并有待临床家从实践中进一步验证。

［原文］ 上徵与右徵同，谷麦，畜羊，果杏，手少阴，脏心，色赤，味苦，时夏。上羽与大羽同，谷大豆，畜彘，果栗，足少阴，脏肾，色黑，味咸，时冬。上宫与大宫同，谷稷，畜牛，果枣，足太阴，脏脾，色黄，味甘，时季夏。上商

与右商同，谷黍，畜鸡，果桃，手太阴，脏肺，色白，味辛，时秋。上角与大角同，谷麻，畜犬，果李，足厥阴，脏肝，色青，味酸，时春。

［语译］ 上徵与右徵同属火音之人，在五谷为麦，在五畜为羊，在五果为杏，在经脉为手少阴经，在脏为心，在色为赤，在五味为苦，在时为夏。上羽与大羽同属水音之人，在五谷为大豆，在五畜为猪，在五果为栗，在经脉为足少阴经，在脏为肾，在色为黑，在五味为咸，在时为冬。上宫与大宫同属土音之人，在五谷为稷，在五畜为牛，在五果为枣，在经脉为足太阴经，在脏为脾，在色为黄，在五味为甜，在时为长夏。上商与右商同属金音之人，在五谷为黍，在五畜为鸡，在五果为桃，在经脉为手太阴经，在脏为肺，在色为白，在五味为辛，在时为秋。上角与大角同属木音之人，在五谷为芝麻，在五畜为犬，在五果为李子，在经脉为足厥阴经，在脏为肝，在色为青，在五味为酸，在时为春。

［按语］ 本节以五谷、五畜、五果、五味，调养五音之人及二十五变之人，如上徵与右徵同者，举一而概四，皆可以于同类的关系中，选择适宜的食味进行调治。同时指出五色、时令与五脏的密切关系。正如仇汝霖所说："五音之人，及二十五变之形，总以此谷畜之五味调养，前后错综，分列二十余条者，重在经气有上下之交通也，学者识之。"

［原文］ 大宫与上角同，右足阳明上。左角与大角同，左足阳明上。少羽与大羽同，右足太阳下。左商与右商同，左手阳明上。加宫与大宫同，左足少阳上。质判与大宫同，左手太阳下。判角与大角同，左足少阳下。大羽与大角同，右足太阳上。大角与大宫同，右足少阳上。

［语译］ 大宫属土音，上角属木音，这两种类型的人都可以调治右侧足阳明胃经的上部。属木音的左角与大角一类的人，都可以调治左侧足阳明胃经的上部。属水音的少羽与大羽

一类的人，都可以调治右侧足太阳膀胱经的下部。属金音的左商与右商一类的人，都可以调治左侧手阳明大肠经的上部。属土音的加宫与大宫一类的人，都可以调治左侧足少阳胆经的上部。属于火音中的质判与土音中的大宫之类的人，都可以调治左侧手太阳小肠经的下部。属木音的判角与大角一类的人，都可以调治左侧足少阳胆经的下部。属水音的大羽与属木音的大角一类的人，都可以调治右侧足太阳膀胱经的上部。属木音的大角与属土音的大宫一类的人，都可以调治右侧足少阳胆经上部。

［按语］ 本节承接首节，进一步说明五音所属的各种类型的人，其宜于调治的经脉和部位，因为调治的经脉和五音所属各型之人其间关系比较复杂，并且文字上有缺漏和重复，所以有一派意见认为这段经文错简较多，“义多难晓”，如张介宾曰：“此篇乃承前篇阴阳二十五人，而详明其五行相属之义，但前节言调者十二条，后节言同者九条，总计言角者十二，徵者六，宫者八，商者八，羽者七，有重者如左手阳明上，右足太阳下，右足阳明下，右足少阳下；有缺者，如左手阳明下，右手阳明下，右手阳明上，左足太阳上，左足阳明下。且有以别音互入，而不合于表里左右五行之序者。”但亦有顺文诠释者，如张志聪等，其道理亦似可通。又，仇汝霖说：“以此经而调彼经者，论经气之交通也；以本经而调本经者，论左右上下之相通也。”录此以供参考。

［原文］ 右徵、少徵、质徵、上徵、判徵。右角、钛角，上角、大角、判角。右商、少商、钛商、上商、左商。少宫、上宫、大宫、加宫、左角[①]宫。众羽、桎羽、上羽、大羽、少羽。

［校勘］

①“角”：马注本、黄校本并无。

［语译］ 右徵、少徵、质徵、上徵、判徵等五种，都属火

音的不同类型。右角、钛角、上角、大角、判角等五种，都属木音的不同类型。右商、少商、钛商、上商、左商等五种，都属金音的不同类型。少宫、上宫、大宫、加宫、左宫等五种，都属土音的不同类型。众羽、桎羽、上羽、大羽、少羽等五种，都属水音的不同类型。

[按语] 这是总结上文，说明五音之各分为五，共有二十五人之数。其名称和左右上下互有出入，如何理解，张志聪提出一种说法，可作参考。他说："五变之中，又不必专主于质在左而少在右，质在上而少在下，故复序此一节，盖欲使学者通变以论阴阳，不可胶柱而鼓瑟也。"

[原文] 黄帝曰：妇人[①]无须者，无血气乎？岐伯曰：冲脉、任脉[②]皆起于胞中[③]，上循背[④]里，为经络之[⑤]海。其浮而外者，循腹右上行[⑥]，会于咽喉，别而[⑦]络唇口。血气盛则充肤热肉[⑧]，血独盛则澹渗[⑨]皮肤，生[⑩]毫毛。今妇人之生[⑪]，有余于气，不足于血，以其数脱血也[⑫]，冲任之[⑬]脉，不荣口唇[⑭]，故须[⑮]不生焉。黄帝曰：士人有伤于阴[⑯]，阴气绝而不起[⑰]，阴不[⑱]用，然其须不去[⑲]，其故何也[⑳]？宦者独去何也[㉑]？愿闻其故[㉒]。岐伯曰：宦者去其宗筋，伤其冲脉，血泻不复，皮肤内结[㉓]，唇口不荣，故须不生[㉔]。黄帝曰：其有[㉕]天宦者，未尝被伤[㉖]，不脱于血，然其须不生，其故何也？岐伯曰：此[㉗]天之所不足也[㉘]，其[㉙]任冲不盛，宗筋不成，有气无血，唇口不荣，故[㉚]须不生。

[校勘]

①"人"：《太素》卷十任脉此下有"之"字。

②"脉"：《素问》骨空论王注引《针经》、《甲乙》卷二第二此下并有"者"字。

③"中"：《病源》卷三十八漏下候作"内"。

④“背”：《素问》骨空论王注引、《太素》卷十任脉、《甲乙》卷二第二并作“脊”。

⑤“络之”：《太素》卷十任脉无“之”字，《病源》卷三十八漏下候“络”作“脉”。

⑥“循腹右上行”：《素问》腹中论、奇病论、骨空论王注引《针经》作“循腹各行”。顾氏《校记》云：“右乃各字之误。”廖平曰：“右字误，不分左右。”《太素》卷十任脉、《甲乙》卷二第二并无“右”字。

⑦“而”：《医统》卷六十六髭发门引无。

⑧“血气盛则充肤热肉”：《素问》骨空论王注引“充”作“皮”，无“肉”字。廖平曰：“血字衍。”

⑨“澹渗”：《素问》骨空论王注引《针经》、《甲乙》卷二第二并作“渗灌”。

⑩“生”：《证治准绳》唇类引此上有“而”字。

⑪“今妇人之生”：《太素》卷十任脉无“之”字，《甲乙》卷二第二无“今之生”三字，“妇人”二字属下读。

⑫“以其数脱血也”：《甲乙》卷二第二“以其”下有“月水下”三字，“血”下有“任冲并伤故”五字。《太素》卷十任脉“血”下有“故”字。

⑬“之”：《甲乙》卷二第二此下有“交”字。

⑭“不荣口唇”：《太素》卷十任脉“荣”下有“其”字，《甲乙》卷二第二作“不营其唇”。

⑮“须”：《甲乙》卷二第二此上有“髭”字。

⑯“士人有伤于阴”：《甲乙》卷二第二无“士”字。《辍耕录》卷二十八黄门条引《针经》同，但“有”下有“具”字。《太素》“有”下有“其”字。

⑰“阴气绝而不起”：《证治准绳》唇类引无“阴气”二字。按：马莳注：“阴器绝而不起。”似以“气”为“器”。

⑱“不”：《甲乙》卷二第二此下有“为”字，《辍耕录》

此下有“能”字。

⑲“然其须不去”：《甲乙》卷二第二作“髭须不去”。

⑳“其故何也”：《甲乙》卷二第二、《医统》卷六十六髭发门、《辍耕录》卷二十八黄门条引并无此四字。

㉑“宦者独去何也”：《太素》卷十任脉“宦”作“宫”，《辍耕录》卷二十八黄门条引“独”下重“独”字。肖延平曰：“《太素》‘宦’作‘宫’，下同。宦，《说文》训仕，《左传》“宦三年矣”，训学。虽后世有宦官，惟闻有自宫而为宦者，未有宦刑，宫刑二字连称，应以‘宫’为允。”

㉒“愿闻其故”：《甲乙》卷二第二、《医统》卷六十六髭发门引并无此四字。

㉓“皮肤内结”：《太素》卷十任脉“皮”作“肉”。孙鼎宜曰：“内结未详，或为气结之误。”

㉔“故须不生”：《甲乙》卷二第二作“故无髭须”。

㉕“有”：《太素》卷十任脉作“病”。

㉖“未尝被伤”：《证治准绳》唇类引作“未尝有所伤”。

㉗“此”：《太素》卷十任脉此下有“故”字。

㉘“黄帝曰……此天之所不足也”：《甲乙》卷二第二无此三十五字。

㉙“其”：《甲乙》卷二第二此上有“夫宦者”三字，《医统》卷六十六髭发门作“禀”。

㉚“故”：《甲乙》卷二第二此下有“髭”字。

［语译］ 黄帝说：妇女没有胡须，是没有血气吗？岐伯说：冲脉和任脉都起于胞中，向上在脊背的里面循行，为经脉、络脉气血汇集之海。其浮行在体表的，沿腹部上行，在咽喉部相交会，其中的一个分支，从咽喉部别行环绕于口和唇的周围。血气充盛则肌肉丰满，皮肤润泽，是肌肤得到气血温煦和濡养的结果。若血独盛则渗灌到皮肤中而生毫毛。妇女的生理特征是气有余，血不足，其原因是每月均有月经排出，冲任

之脉的血气，不能营养口唇，所以妇女不生胡须。黄帝又问道：有人损伤了阴器，阴萎而不能勃起，丧失了性的功能，但其胡须仍然继续生长，这是什么原因呢？而宦官的胡须就不生长了，又是什么原因呢？请你将其中的道理讲给我听。岐伯说：宦官的阴茎连同睾丸均被割掉了，冲脉受伤，血泻出后不能复行于正常的循行路径，皮肤被伤后伤口干结，唇口得不到冲脉任脉气血的营养，所以胡须就不生长了。黄帝说：有人是天阉，其宗筋没受外伤，也不像妇女那样经常排出月经，但就是不能生长胡须，这是什么原因呢？岐伯说：这是先天生理上的缺陷，其人任、冲二脉不充盛，阴茎和睾丸发育也不健全，虽然有气，而血不足，不能上行营养唇口，所以不能生长胡须。

[原文] 黄帝曰：善乎哉！圣人之通万物也，若日月之光影，音声①鼓响，闻其声而知其形，其非夫子，孰能明万物之精[1]。是故圣人视其颜色②，黄赤者多热③气，青白者少热气④，黑色者多血少气。美眉者太阳多血，通髯极须者少阳多血，美须者阳明多血，此其时然也[2]。夫人之常数，太阳常⑤多血少气，少阳常多气少血，阳明常多血多⑥气，厥阴常多气少血⑦，少阴常多血少气⑧，太阴常多血少⑨气，此天之常数也⑩。

[校勘]

①“声”：《太素》卷十任脉此下有“之”字。

②“颜色”：《太素》卷十任脉“颜”作“真”。《医统》卷六十六髭发门引“颜色”作“髭须”。

③“多热”：《医统》卷六十六髭发门、《证治准绳》唇类引此下并有“多”字。按：“多热”疑应作“多血”，下“少热”应作“少血”亦上下对文。盖“血”在屑韵，“热”在薛韵，乃韵误。

④“青白者少热气”：《医统》卷六十六髭发门、《证治准

绳》唇类引并作“白者，少血少气”。

⑤“常”：日抄本作“当”。《太素》卷十九知形志所宜无，下同。

⑥“多”：《太素》卷十任脉无。

⑦“厥阴常多气少血”：《太素》卷十九知形志所宜作“厥阴多血少气”。本书九针论、《素问》血气形志篇并作“多血少气”，与《太素》合。

⑧“多血少气”：周本、马注本、张注本并作“多气少血”。《素问》血气形志篇、《太素》卷十九知形志所宜并作“少血多气”，与周本合。

⑨“少”：《太素》卷十九知形志所宜无。

⑩“此天之常数也”：按：“天”字疑当作“人”，与上“人之常数”相应，否则，一作“天”，一作“人”，前后不合。

[注释]

[1]“其非夫子，孰能明万物之精”：这是黄帝称赞岐伯能精通万物。《太素》卷十任脉注：“见表而知里，睹微而识著，瞻日月而见光影，听音声而解鼓响，闻五声而通万形，察五色而辨血气者，非岐伯至圣，通万物之精，孰能若此也。”

[2]“此其时然也”：其，作“则”字解；时，作“常”字解；然，作“如此”解。“此其时然也”，乃承接上文，犹言视颜色眉发，而知血气多少，原则常常如此也。或释作一般规律是这样的。

[语译] 黄帝说：很好。有才智的人能通晓万事万物，就好像日、月之有光和影，鼓响之有声音，听到声音就能知道它的形状，由此可以知彼，除非是先生，谁能够对万物这样精通和明白呢！所以有才智的人看到人的容颜和气色的变化，就可以知道体内气血的盛衰。如面现黄赤色的，就知其体内气血热。青白色出现，就知其气血寒。面现黑色，知其多血少气。眉毛秀美者，是太阳经多血。须髯很长的，是少阳经多血。胡

须美好的，阳明经多血。这是一般的规律。人体的气血多少是有一定规律的。太阳经常常是多血少气；少阳经常常是多气少血；阳明经常常是气血俱多；厥阴经常常是多气少血。少阴经常常是多血少气。太阴经亦常多血少气。这是人体生理的正常规律。

［按语］ 气血多少，以本书本篇与九针论、《素问》血气形志篇、《太素》任脉篇、知形志所宜篇参核互有岐异。杨上善注两存其说，犹有存疑求是之意，张介宾谓当以血气形志篇为是，似觉失之武断。以上几种不同的说法均可作参考。

百病始生第六十六

［提要］ 本篇主要论述疾病发生的原因，不外风、雨、清、湿、寒、暑，以及喜怒等因素，并详细讨论了这些病因的发病规律和病理机转，明确提出内因在发病过程中的重要意义，进而说明增强体质对预防疾病的积极作用。最后以察痛知应，有余不足，提出当补当泄的治疗原则。

［原文］ 黄帝问于岐伯曰：夫百病之始生也，皆生于风雨寒暑，清[1]湿喜怒。喜怒不节则伤脏，风雨则伤上，清湿则伤下。三部之气，所伤异类①，愿闻其会[2]。岐伯曰：三部之气各不同，或起于阴，或起于阳，请言其方。喜怒不节，则伤脏，脏伤则病起于阴也②；清湿袭虚，则病起于下；风雨袭虚，则病起于上，是谓三部。至于③其淫泆，不可胜数。

［校勘］

①“异类”：《甲乙》卷八第二作“各异”。

②“喜怒不节，则伤脏，脏伤则病起于阴也”：“则伤脏，脏伤”五字，似蒙上文致衍。此应作“喜怒不节，则病起于

阴”，与下“清湿”、“风雨”句例一律。

③“于”：《太素》卷二十七邪传、《甲乙》卷八第二无。

[注释]

[1]“清”：即凉的意思。《庄子》人间世释文：“清，凉也。”

[2]“会”：即会通的意思。《太素》卷二十七邪传注：“所伤之类不同，望请会通之也。”

[语译] 黄帝向岐伯问道：各种疾病的发生，都因于风、雨、寒、暑、凉、湿等外邪的侵袭，及喜、怒等情志内伤。若喜、怒不加节制，则使内脏受伤；风雨之邪，伤人体的上部；清、湿之邪，伤人体的下部。上中下三部所伤之邪气不同，我愿意知道其中的道理。岐伯说：喜怒，风雨，清湿，这三种气的性质不同，或病先发生于阴分，或病先发生于阳分，请允许我讲一下其中的道理。凡喜怒过度的，则内伤五脏，五脏为阴，所以说脏伤则病起于阴。清湿之邪善于乘虚侵袭人体下部虚弱之处，所以说病起于下。风雨之邪善于乘虚侵袭人体上部，所以说病起于上。这就是邪气容易侵犯的三个部位。至于邪气在体内浸淫，发展变化泛滥传布，就更加复杂难以数计了。

[原文] 黄帝曰：余固不能数，故问先师①，愿卒闻其道。岐伯曰：风雨寒热，不得虚，邪②不能独伤人。卒然逢疾风暴雨而不病者③，盖无虚，故邪不能独伤人④。此⑤必因虚邪之风，与其⑥身形，两虚相得[1]⑦，乃客其形，两实相逢[2]，众人肉坚⑧。其中于虚邪也，因于天时，与其身形⑨，参以虚实，大病乃成，气有定舍，因处为名[3]，上下中⑩外，分为三员⑪[4]。是故虚邪之中人也，始于皮肤，皮肤缓则腠理开，开则邪从毛发入⑫，入则抵深⑬，深⑭则毛发立，毛发立则淅然⑮，故⑯皮肤痛。留而不去，则传舍于络脉⑰，在络⑱

之时，痛⑲于肌肉，其病时痛时息⑳，大经乃代[5]。留而不去，传舍于经，在经之时，洒淅喜惊。留而不去，传舍于输，在输之时，六经不通，四肢则肢节痛㉑，腰脊乃强。留而不去，传舍于伏冲之脉㉒[6]，在伏冲之㉓时，体重身痛㉔。留而不去，传舍于肠胃，在㉕肠胃之时，贲响腹胀，多寒则肠鸣飧㉖泄，食㉗不化，多热则溏出麋[7]。留而不去，传舍于肠胃之外、募原之间，留著于脉，稽留㉘而不去，息而成积[8]。或著孙脉㉙，或著络脉，或著经脉㉚，或著输脉[9]，或著于伏冲之脉，或著于膂筋[10]，或著于肠胃之募原，上连于缓筋㉛[11]，邪气淫泆，不可胜论。

［校勘］

①“故问先师”:《太素》卷二十七邪传作“故问于天师”。《素问》上古天真论有“乃问于天师”句，故《太素》似是。

②“不得虚，邪”:《素问》上古天真论王注引作“邪不得其虚”。《九灵山房集》卷十九抱一翁传引无此四字。

③“卒然逢疾风暴雨而不病者”：周本无。《九灵山房集》卷十九引“卒”上有“有”字，“雨”作“寒”。

④“人”:《甲乙》卷八第二无。

⑤“此”:《太素》卷二十七邪传无。

⑥“其”:《九灵山房集》卷十九引无。

⑦“得”:《甲乙》卷八第二作“搏”。《九灵山房集》卷十九引作“感”。

⑧“众人肉坚”:《甲乙》卷八第二作“中人肉间”。

⑨“身形”:《甲乙》卷八第二，《太素》卷二十七邪传并作“躬身”。

⑩“中”:《甲乙》卷八第二作“内”。

⑪“员”：周本作“贞”。《太素》卷二十七邪传与周本合。《甲乙》卷八第二作“真”。按：“真”、“贞”义通。《广

雅》释诂“贞，正也。”正者，谓不移易，乃言上中下三部各有分别，故曰三正。

⑫“开则邪从毛发入”：《甲乙》卷八第二“开”上重“腠理”二字。《太素》卷二十七邪传“从”上无“开则邪”三字。

⑬“入则抵深”：《甲乙》卷八第二“入”上有“毛发”二字，“抵”作“稍”。《太素》卷二十七邪传“抵”作“柩”。杨注：“柩，久也。”

⑭“深”：《甲乙》卷八第二作“稍深”。

⑮“毛发立则淅然”：《太素》卷二十七邪传、《甲乙》卷八第二“淅”上并无“毛发立则”四字。

⑯“故”：《太素》卷二十七邪传、《甲乙》卷八第二并无。

⑰“脉”：《甲乙》卷八第二无。

⑱“络”：《太素》卷二十七邪传此下有“脉”字。

⑲“痛”：《甲乙》卷八第二作“通”。按：“痛，通”义通。《释名》释疾病：“痛，通也，通在肤脉中也。”

⑳“其病时痛时息”：原作“其痛之时息”，据《甲乙》卷八第二改。《太素》卷二十七邪传作“其痛之时”。

㉑“四肢则肢节痛”：《太素》卷二十七邪传作“四支节痛”。《甲乙》卷八第二作“四节即痛”。按：“肢节”二字衍。本句似应作“四支则痛”。

㉒“之脉”：《太素》卷二十七邪传无。

㉓“之”：《甲乙》卷八第二此下有“脉”字。

㉔“体重身痛”：《甲乙》卷八第二作“身体重痛”。《太素》卷二十七邪传注：“冲脉为经络之海，故邪居体重。”据杨注，“身痛”二字似衍。

㉕“在”：《太素》卷二十七邪传作“舍于”二字。

㉖“飧”：《太素》卷二十七邪传作“飱”。按：《说文》食部：“飧，铺也。”又“餐，吞也，从食餐声。飱，餐或从水。”据是，则“飧”、“飱”二字本义不通。惟“飧”字引申有熟食之义，见《诗》伐檀“不素飧兮”传，而“飱”字，据《汉书》高后记注引韦昭说，亦同有其义。二字由于引申义同，故亦通用。

㉗“食”：《甲乙》卷八第二无。

㉘“留”：《太素》卷二十七邪传无。

㉙“脉”：《太素》卷二十七邪传、《甲乙》卷八第二并作“络”。

㉚“或著经脉”：“经”字上，疑脱“阳明”二字，律以下文“其著于阳明之经”句可证。

㉛“上连于缓筋”：“上连”疑当作“或著”，与上文一律。作“上连”者，涉下“外连”误。

[注释]

[1]“两虚相得”：即指天之虚邪（外界致病因素）与人体内在的虚弱结合起来，相互影响而发生疾病。马莳：“然此诸外感者，不得天之虚邪，则不能伤人，又不得人之本虚，亦不能伤人，此以天之虚，人身形之虚，两虚相得，所以诸邪得以客其形耳。”

[2]“两实相逢”：即指天之四时正气与人之壮健的身体相遇，这样就不会发生疾病。《太素》卷二十七邪传注：“风雨寒暑四时正气，为实风也。众人肉坚，为实形也。两实相逢，无邪客病也。”

[3]“气有定舍，因处为名”：气，指邪气而言；舍，寄留潜藏之处所。气有定舍，指邪气侵入人体后，寄留潜藏在一定的处所。根据其潜伏部位、处所的不同而定其名称。内藤希哲：“邪之中人，在表，则名太阳病、阳明病、少阳病；在里，则名太阴病，少阴病，厥阴病，此因处为名也。”

［4］“上下中外，分为三员”：三员即三部的意思。人体自纵而分，则以上、中、下为三部，自横而言之，则以表、里、半表半里为三部，故谓上下中外，分为三员。

［5］“大经乃代”：大经指经脉，对络而言。代是替代。大经乃代，指邪气深入，在络脉的邪气，现在已传入经脉，由经脉代其承受邪气了。

［6］“伏冲之脉”：指冲脉之循行靠近脊柱里面者。《类经》十三卷第二注：“伏冲之脉，即冲脉之在脊者，以其最深，故曰伏冲。”

［7］“溏出麋”：泛指泄或痢而言。《太素》卷二十七邪传注：“糜，黄如糜也。”丹波元简：“麋、糜古通用，乃糜烂也。溏出麋，盖谓肠垢赤白滞下之属。”

［8］“息而成积”：息，生长的意思。言虚邪滞留于脉，逐渐长大而成积病。孙鼎宜：“《孟子》告子上赵注：‘息，长也。’言虚邪留著于脉，生长则为积，此积之由也。”

［9］“输脉”：指足太阳经脉而言。《太素》卷二十七邪传注：“输脉者，足太阳脉，以管五脏六腑之输，故曰输脉。”

［10］“膂筋”：谓附于脊膂之筋。《太素》卷二十七邪传注：“膂筋，谓肠后脊膂之筋也。”

［11］“缓筋”：泛指足阳明筋。《太素》卷二十七邪传注：“缓筋，谓足阳明筋，以阳明之气主缓。”一指宗筋而言。丹波元简：“缓筋即宗筋也。王氏痿论注云：横骨上下齐两旁竖筋，正宗筋也。此可以证下文云：其著于缓筋也，似阳明之积。乃与痿论冲脉者，经脉之海也，主渗灌溪谷，与阳明合于经筋相符。”

［语译］ 黄帝说：我对千变万化的病变不能尽数说出来，所以才请教你，我愿意彻底明白其中的道理。岐伯说：风雨寒热之邪，如果不是遇到身体虚弱，是不会独自伤害人体而致病的。突然遭遇到疾风暴雨而不生病的，就是因为他的身

体健壮而不虚弱，故邪气不能单独伤人致病。凡疾病的发生，必然是身体虚弱，又感受了贼风邪气的侵袭，两虚相互结合，才发生疾病。如果身体壮健，肌肉坚实，四时之气正常，就不易发生疾病。所以说凡是疾病的发生，决定于四时之气是否正常，以及身体是否虚弱。若正虚邪实．就会发生疾病。邪气一般都根据其性质不同侵袭人体的一定部位，或潜伏寄留在一定的部位上，随其部位、处所的不同，而命以不同的名称。纵的分为上、中、下三部，横的分为表、里、半表半里三部。所以虚邪贼风之侵害人体，首先侵犯皮肤，若皮肤无力，不能收紧，则腠理开泄，腠理开则邪从毛孔而入，继而逐渐向深处侵犯，这时会出现寒栗，故毛发竖起，皮肤亦可出现疼痛。若邪气滞留不散，则渐渐传入到络脉，邪在络脉的时候，肌肉可出现疼痛。若疼痛时作时止，是邪气将由络脉传到经脉。邪气滞留在经脉之时，就会出现洒淅恶寒和常常惊恐的现象。邪气滞留不散，可传入并伏藏在输脉，当邪气留滞在输脉的时候，因六经之俞穴均在足太阳经，故六经之气因被邪气阻滞而不能通达四肢，因而四肢关节疼痛，腰脊也强硬不适。若邪气滞留不能祛除，则传入在脊里的冲脉，邪气侵犯到伏冲之脉时，则出现体重身痛的症状。若邪气滞留不能祛除，则进一步传入并伏藏在肠胃，在肠胃的时候，则出现肠鸣腹胀的症状。寒邪盛则肠鸣而泄下不消化食物，食不消化，热邪盛则可发生泄痢等病。若邪气滞留而不能祛除，则传到肠胃外面的膜原之间，留著于血脉之中，滞留不去，邪气就与气血相互凝结，生长结聚为积块。总之，邪气侵犯到人体后，或留着于小的孙脉，或留着于络脉，或留着于经脉，或留着于输脉，或留着于伏冲之脉，或留着于膂筋，或留着于肠胃的膜原，或留着于缓筋，邪气浸淫泛滥，是说不尽的。

［原文］ 黄帝曰：愿尽闻其所由然。岐伯曰：其著孙络之

脉而成积者，其积①往来上下，臂手②孙络之居也，浮而缓③，不能句积而止之④，故往来移行肠胃之间，水⑤湊渗注灌，濯濯[1]有音，有寒则䐜䐜满雷引⑥，故时切痛。其著于阳明之经，则挟脐而居，饱食则益大⑦，饥则益小。其著于缓筋也，似阳明之积，饱食则痛，饥则安。其著于肠胃之募原也，痛⑧而外连于缓筋，饱食则安，饥则痛。其著于伏冲之脉者，揣揣⑨应手而动，发手[2]则热气下于两股，如汤沃[3]之状。其著于膂筋，在肠后者⑩，饥则积见，饱则积不见，按之不得。其著于输之脉者，闭塞不通，津液不下，孔窍干壅⑪，此邪气之从外入内，从上下也。

［校勘］

①“其积”：《甲乙》卷八第二无。

②“臂手”：《甲乙》卷八第二作“擘乎”。孙鼎宜：“擘，读曰辟。《庄子》桑庚楚释文引崔注：辟，相著也。《史记》扁鹊仓公列传索隐：辟，犹聚也。居，犹处也，言积聚著于孙络之处，是为孙络积也。”据此，则《甲乙》似是。

③“浮而缓”：“浮”上似脱“络”字。《太素》卷二十七邪传注“孙络浮缓”，似杨所据本有“络”字。

④“不能句积而止之”：《太素》卷二十七邪传“句”作“勾”。《甲乙》卷八第二“句”作“拘”。按：“句、勾”音同。《礼记》月令孟春：“其神句芒。”释文：“句，古候反。”即读“句”为“勾”。“句”亦与“拘”通，见《荀子》哀公杨注。“积”乃“稽”之误字。“句稽”犹云“勾留”也。

⑤“肠胃之间，水”：《甲乙》卷八第二作“肠胃之外”，《太素》卷二十七邪传作“肠间之水”。

⑥“有寒则䐜䐜满雷引”：周本、日刻本“䐜满”作“胀满”。马注本、张注本、黄校本并不重“䐜”字。《太素》卷二十七邪传“则䐜”作“则脉”。《甲乙》卷八第二“则䐜”作“则腹”。

⑦“饱食则益大”：《甲乙》卷八第二无“食”字，下同。按：“益”疑误，似应作“脉”。下“益小”同。以下文“卒然多食饮，则脉满”证之，则“益”之误显然。

⑧“痛”：金陵本作“病”。

⑨“揣揣”：原作“揣之”，据《太素》卷二十七邪传改。“揣”与“喘”并从耑声，故义相通。《说文》口部“喘，疾息也。”引申有脉动疾急之义。脉来疾甚故曰“揣揣”。作“揣之”者，盖因草书“揣揣”作“揣揣”传写形误。

⑩“其著于膂筋在肠后者”：孙鼎宜：“‘肠’当作‘背’，膂筋在背，故曰‘在背后’，三字疑注文误入经者。”

⑪“蘊”：《甲乙》卷八第二无。

[注释]

[1]“濯濯（zhuó zhuó 浊浊）”：水声。

[2]“发手”：即举手、抬手的意思。《广雅》释诂一：“发，举也。”

[3]“沃”：即灌的意思。

[语译] 黄帝说：我希望你将其始末原由讲给我听。岐伯说：邪气留著在孙络而成积的，能够上下往来活动，这是积聚著于孙络之处，孙络之积的特点。因孙络浮浅而松弛，不能拘束其积使之固定不移，所以可以在肠胃间往来活动。若有水出现，则发生濯濯的水声；有寒则腹部胀满雷鸣，并出现像刀割一样的疼痛症状。如果邪气留著在阳明经脉而成积的，其积则位于脐的两旁，饱食时则积块显大，饥时则显小。如果邪气留著在缓筋而成积的，其形状表现和阳明经脉之积相似，饱食则出现疼痛，饥时则不痛。其邪气留著在肠胃之膜原而成积的，疼痛时向外牵连到缓筋亦随之作痛，饱食时则不痛，饥饿时则疼痛。其邪气留著在伏冲之脉而成积的，其积应手跳动，举手时则觉有一股热气下行于两股部之间，就好像用热汤浇灌一样的难以忍受。其邪气留著在膂筋而成积的，饥饿时肠胃空虚，

积形可以见到，饱食后肠胃充满就见不到，也摸不到。其邪气留著在输脉而成积的，会使脉道闭塞不通，津液不能上下流通，致使毛窍干涩壅塞不通，这些都是邪气从外部侵犯到内部，从上部而传变到下部的临床表现。

［原文］ 黄帝曰：积之始生①，至其已成奈何？岐伯曰：积之始生，得寒乃生，厥②乃成积也。黄帝曰：其成积奈何③？岐伯曰：厥气生足悗④[1]，悗⑤生胫寒，胫寒则血脉凝涩⑥，血脉凝涩则寒气上入于肠胃⑦，入于肠胃则䐜胀，䐜胀则肠外之汁沫迫聚不得散⑧，日以成积。卒然多食饮，则脉满⑨，起居不节，用力过度，则络脉伤，阳络伤则血外溢，血外⑩溢则衄血，阴络伤则血内溢，血内溢则后⑪血，肠胃⑫之络伤，则血溢于肠外，肠外⑬有寒，汁沫与血相抟，则并合凝聚不得散而积成矣。卒然外中于寒，若内伤于忧怒⑭，则气上逆，气上逆则六输不通[2]，温气不行，凝血蕴裹⑮而不散，津液涩渗⑯，著而不去，而积皆成矣。

［校勘］

①“生”：《甲乙》卷八第二作“也”。

②“厥”：《太素》卷二十七邪传此下有“上”字。

③“其成积奈何”：《太素》卷二十七邪传无“其”字。《甲乙》卷八第二无“积”字。

④“悗”：《甲乙》卷八第二作“溢”，下同。

⑤“悗”：《太素》卷二十七邪传、《甲乙》卷八第二此上并有“足”字。按：此叠上“足悗”二字成句，则“足”字似应有。《景岳全书》积聚类引有“足”字。《类经》卷十三引则无之，未审张氏何以两异？

⑥“血脉凝涩”：《甲乙》卷八第二“涩”作“泣”。《太素》卷二十七邪传“凝涩”作“涘泣”。杨注云：“涘，凝也。”

⑦“血脉凝涩则寒气上入于肠胃”：《太素》卷二十七邪传作“寒气上入肠胃”。《甲乙》卷八第二作“寒热上下入于肠胃”。

⑧“䐜胀则肠外之汁沫迫聚不得散”：《甲乙》卷八第二无“䐜胀则肠”四字。《证治准绳》四册腹痛类引无“䐜胀则”三字。《太素》卷二十七邪传无“得”字。“肠外之”三字，据杨注似应作“肠胃之外”。

⑨“脉满”：原作“肠满”，据《太素》卷二十七邪传、《甲乙》卷八第二改。“脉满”谓饮食之气入于脉中也，于义甚合。

⑩“血外”：《太素》卷二十七邪传无“血”字。《甲乙》卷八第二无“血外”二字。下“内溢”句同。

⑪“后”：《太素》卷二十七邪传、《甲乙》卷八第二并作“便”。

⑫“肠胃”：《甲乙》卷八第二作“外”，《太素》卷二十七邪传作“肠外”。

⑬“肠外”：《甲乙》卷八第二无。

⑭“怒”：《甲乙》卷八第二作“恐”。

⑮“裹”：原作“里”，据《甲乙》卷八第二改。“里、裹”形误。

⑯“津液涩渗”：《太素》卷二十七邪传“涩渗”作“泣澡”。《甲乙》卷八第二作“凝涩”。

［注释］

［1］“厥气生足悗”：厥气，指厥逆之气，即从下逆上之气。足悗，是足部痛滞，行动不便的意思。厥气生足悗，是说寒气从下部侵犯后，逆行向上，致使足部痛滞，行动不利。《类经》十三卷第二注：“寒逆于下，故生足悗，谓肢节痛滞，不便利也。”

［2］“六输不通”：指六经之输脉不通。

[语译] 黄帝说：积病的开始发生，一直到它的长成，情况怎样呢？岐伯说：积病的开始发生，是受到寒邪的侵犯而产生的，寒邪由下厥逆而上行，遂产生积病。黄帝说：寒邪造成积病的病理过程是怎样的呢？岐伯说：寒邪造成的厥逆之气，首先使足部痛滞不利，继而由足部的痛滞而发展到胫部亦寒凉，足胫发生寒凉后，就使得血脉凝涩，血脉凝涩不通则寒气进而向上侵犯到肠胃，肠胃受寒则发生胀满，肠胃胀满就迫使肠胃之外的汁沫聚留不能消散，这样积以时日，就逐渐发展形成积病。又因突然的暴饮暴食，使肠胃过于充满，或因生活起居不能节慎，或因用力过度，均可使细小的络脉损伤。如果阳络受到损伤，则血在伤处外溢，而出现衄血。若阴络受到损伤则血在伤处内溢，而出现便血。若肠外之络脉受到损伤，则血流散于肠外，适逢肠外有寒邪，则肠外的汁沫与外溢之血相抟聚，两者合在一起，凝聚不能消散而发展成为积病。如果在外突然感受了寒邪，在内又被情志如忧思、郁怒所伤，则气机上逆，致使六经的气血运行不畅，阳气温煦的作用受到影响，血液得不到阳气的温煦而形成凝血，凝血蕴裹不得消散，津液亦干涩不能渗灌，留著而不得消散，于是积聚病就形成了。

[原文] 黄帝曰：其生于阴者奈何？岐伯曰：忧思伤心；重寒伤肺；忿怒伤肝；醉以入房，汗出当风[①]伤脾；用力过度，若入房汗出浴[②]，则伤肾。此内外三部之所生病者[③]也。黄帝曰：善。治之奈何？岐伯答曰：察其所痛，以知其应，有余不足，当补则补，当泻则泻，毋逆天时，是谓至治。

[校勘]

①“风”：《太素》卷二十七邪传、《甲乙》卷八第二此下并有“则”字。

②“若入房汗出浴”：张注本无“浴”字，《医部汇考》九十三、三百十六引并无“浴”字，与张注本合。《甲乙》卷八

第二无“若”字，“浴”下有“水”字，《太素》同。

③“者”：《甲乙》卷八第二无。

[语译] 黄帝说：病发生在阴脏的又是什么原因造成的呢？岐伯说：忧愁思虑过度则心脏受伤；体表受寒再加寒冷饮食的刺激，这双重的寒邪会使肺脏受伤；忿恨恼怒过度则肝脏受伤；酒醉后行房，汗出而又受风，则脾脏受伤；用力过度或行房后汗出浴于水中，则肾脏受伤。以上就是内外三部发生疾病的一般情况。黄帝说：你说的很好。怎样治疗呢？岐伯答道：审察其疼痛的部位，可以知道病变所在，根据其虚实具体表现，当补的就补，当泻的就泻。但同时也不要违背四时气候和脏腑的关系，这就是正确的治疗原则。

[按语] 本篇主要论述百病发生的原因和疾病发生的部位有阴阳内外上中下三部的区别，并特别强调了内因在发病过程中的主导作用，外邪之所以能侵袭人体，是由于人的体质虚弱，正气不足，“风雨寒热，不得虚，邪不能独伤人”、“此必因虚邪之风，与其身形，两虚相得，乃客其形”，提示了增强体质对预防疾病的作用。同时，对外邪侵入人体后，由表入里，“始于皮肤”，“传舍于络脉”，“传舍于经”，“传舍于俞”……的传变发展过程及其症状表现作了细致的描述，指出邪气留着在内，可形成积、胀、痛等病变，并强调了积聚的病因，与寒邪有一定关系，这一观点对后世临床医学有深刻的指导意义，对于今日研究积聚肿块的发病机制，也有参考价值。

行针第六十七

[提要] 本篇讨论了由于人的体质阴阳偏盛、偏衰的不同，对针刺治疗会产生不同的反应，因而在治疗时就要区别对待，针对每种人的不同情况，而采取不同的针刺方法。同时指出由于不明白人体形气的情况，不能因人施治，以致造成“数

刺病益甚”的严重后果，对于类似现象，要知所儆戒。

[原文] 黄帝问于岐伯曰：余闻九针于夫子，而行之于[①]百姓，百姓之血气各不同形，或神动而气先针行；或气与针相逢；或针已出[②]气独行；或数刺乃知；或发针而气逆；或数刺病益剧，凡此六者，各不同形，愿闻其方。

[校勘]

①“于”：《太素》卷二十三量气刺无。

②“已出”：此下似脱“而”字，律以下文“针已出而气独行者”句可证。

[语译] 黄帝向岐伯问道：我从先生这里了解了九针的道理，给百姓治病，发现百姓的血气盛衰是不一样的，有的神气易受激动，气行在针之先；有的则针刺后马上就有得气的感觉；有的在出针后才有反应；有的经过数次针刺后，才有反应；有的下针后就出现气逆、晕针等不良反应；有的经过几次针治后病情反而加重。这六种情况，表现各不相同，我愿知道其中的道理是什么。

[原文] 岐伯曰：重阳之[①]人，其神易动，其气易往[1]也。黄帝曰：何谓重阳之人？岐伯曰：重阳之人，熇熇蒿蒿[②][2]，言语善疾，举足善高，心肺之脏气有余，阳气滑盛而扬[3]，故神动而气先行。黄帝曰：重阳之人而神不先行者，何也？岐伯曰：此人颇有阴者也。黄帝曰：何以知其颇有阴也？岐伯曰：多阳者多喜，多阴者多怒，数怒者易解，故曰颇有阴，其阴阳之离[③]合难，故其神不能先行也。

[校勘]

①“之”：《甲乙》卷一第十六“之”下有“盛”字。

②“熇熇蒿蒿”：原作“熇熇高高”，《甲乙》卷一第十六作“矫矫蒿蒿”。《太素》卷二十三量气刺“高”作“蒿”，与《甲乙》同，据改。《诗》大雅·板：“多将熇熇。”传：“熇熇然，炽盛也。”《礼记》祭义：“焄蒿凄怆。”郑注：“蒿，谓气

烝出貌。”据是，则“熇熇蒿蒿”系谓重阳之人气盛，故以此炽盛气出之四字形容之，如作“高高”，则文义难通矣。

③“离”：《太素》卷二十三量气刺无。

[注释]

[1]“往”：至的意思。《广雅》释诂一：“往，至也。”

[2]“熇熇蒿蒿”：这里形容阳气炽盛的样子。

[3]“扬”：散的意思。《易》夬：“扬于王庭。”郑注：“扬，越也。”“越”字与“散”同义。张志聪曰：“扬字含易散意。”甚确。

[语译] 岐伯说：重阳的人，其神气易于激动，针刺时得气很快。黄帝问：什么样的人才算重阳之人呢？岐伯说：重阳之人，其气就像火热一样的炽盛，说话爽朗流利，趾高气扬，这是因为其人心肺之脏气有余，阳气滑利充盛而激扬发越的缘故，所以他的神气易于激动而针刺得气很快。黄帝又问道：有些重阳之人，其神气并不易于受到激动，这是什么道理呢？岐伯说：这种人虽然阳气炽盛，但是阴气亦盛，阳中有阴。黄帝问道：怎么知道其人阳中有阴呢？岐伯说：多阳者精神愉快，经常有喜悦的心情。多阴者精神抑郁，经常心情恼怒不快，好发脾气，但也很容易缓解，根据以上特点说明其人阳中有阴。这种人阳中有阴，阳为阴滞，阴阳离合困难，所以其神气不易受到激动，神气不能先行。

[原文] 黄帝曰：其气与针相逢奈何？岐伯曰：阴阳和调而[1]血气淖泽滑利，故[2]针入而气出，疾而相逢也。黄帝曰：针已出而气独行者，何气使然？岐伯曰：其阴气多而阳气少[3]。阴气沉而阳气浮，沉者内藏[4]，故针已出，气乃随其后，故独行也。黄帝曰：数刺乃知[5]，何气使然？岐伯曰：此人之多阴而少阳[6]，其气沉而气往[7]难，故数刺[8]乃知也。黄帝曰：针入而气逆者[9]，何气使然？岐伯曰：其气逆与其数刺病益甚者，非阴阳之气，浮沉之势也，此皆粗之所败，工[10]之所失，

其形气无过焉。

[**校勘**]

①“而”：《甲乙》卷一第十六作“者”。

②“故”：《太素》卷二十三量气刺无。

③“其阴气多而阳气少”：《甲乙》卷一第十六“阴”、“阳”下并无“气”字。《甲乙》似是。此涉下“阴气”“阳气”致衍。“阴多阳少”杨上善谓为“多阴少阳之人”，如作“阴气多阳气少”则不合。

④“沉者内藏”：原脱“沉”字，据马注本，张注本补。《太素》卷二十三量气刺作“沉者藏”。

⑤“知”：《太素》卷二十三量气刺此下有“者”字。

⑥“此人之多阴而少阳”：《太素》卷二十三量气刺“人”下无“之”字。《甲乙》卷一第十六作“其多阴而少阳者”。

⑦“往”：《太素》卷二十三量气刺作“注”。萧延平曰：“据上文经云：其气易往。注字恐系往字传写之误。”

⑧“刺”：《甲乙》卷一第十六此下有“之”字。

⑨“针入而气逆者”：《太素》卷二十三量气刺“而”下无“气”字。丹波元简：“推上下文例，者下似脱‘其数刺病益甚者’七字。”

⑩“工”：原作“上”，据日刻本、张注本、黄校本及《太素》卷二十三量气刺、《甲乙》卷一第十六改。

[**语译**] 黄帝说：有的人下针后，很快得气，这是什么道理呢？岐伯说：这是由于人的阴阳协调，气血濡润和畅，所以针刺入之后就很快出现得气的反应。黄帝又问：有的人，在出针之后，才出现反应，这是哪一种气的作用促使的呢？岐伯说：这是其人多阴而少阳，阴的性质主沉，阳的性质主浮，因阴偏盛主沉潜敛藏，所以针刺时反应迟缓，当针出后，阳气随其针而上浮，才出现反应。黄帝问：经过几次针刺后才产生反应，是什么道理呢？岐伯说：这是因为其人多阴而少阳，其气

机沉敛而气至难，所以经过几次针刺后，才出现反应。黄帝问：有的人在针刚刚刺入时，即出现气逆晕针等反应，这是什么道理？岐伯说：出现气逆的不良反应和经过多次针刺后病情加重恶化的，并不是人的体质的偏阴偏阳，以及气机的或浮或沉所造成，这都是因为医生技术不高明，是治疗上的错误，和病人的形气体质是无关的。

［**按语**］ 本节强调由于人的体质不同，阴阳之气有盛衰，所以下针得气的反应也不一致。重阳的人，针感明显，阳中有阴的人，感觉迟钝，阴阳和调之人，血气濡润滑利，以其气和，故针入即气应，适时而至，阴气多、阳气少的人，得气最慢，往往在出针后始有反应，或“数刺乃知”。文中根据祖国医学理论，阐明了这几种不同针感的机理。最后并明确指出“针入而气逆”的晕针现象，及“数刺病益甚”，即针刺后病情加重的现象与患者体质无关，是医者技术上的过失，提醒术者针刺时宜采取审慎的态度和对技术精益求精。

上膈第六十八

［**提要**］ 本篇着重阐述膈食症中属于下脘虫积成痈的病因、症状和疗法。文中开始是以“气为上膈”、“虫为下膈”两方面作为论证提纲，所以取“上膈”二字作为篇名。

［**原文**］ 黄帝曰：气为上膈[1]者，食饮①入而还出，余已知之矣；虫为下膈[2]，下膈者，食晬时[3]乃出，余未得其意，愿卒闻之。

岐伯曰：喜怒不适，食饮不节，寒温不时，则寒汁流②于肠中，流于肠中则虫寒，虫寒则积聚，守于下管③[4]，则肠胃④充郭，卫⑤气不营[5]，邪气居之。人食则虫上食，虫上食则下管虚，下管虚则邪气胜之，积聚以留，留则痈成，痈成则下管约。其痈在管内者，即而痛深；其痈在⑥外者，则痈外而痈浮，痈上皮热。

[校勘]

①“食饮”：《甲乙》卷十一第八无“饮”字，重“食”字。

②“流”：《甲乙》卷十一第八作“留”，下同。

③“管”：《甲乙》卷十一第八皆作“脘”。

④“肠胃”：《太素》卷二十六虫痈作“下管”。

⑤“卫”：《甲乙》卷十一第八作“胃”。

⑥“在”：《甲乙》卷十一第八此下有“脘”字。

[注释]

[1]“上膈”：食后即吐的噎膈症，俗称膈食。膈，指膈膜上下，壅塞不通。《太素》卷二十六虫痈注：“鬲（膈），痈也。气之在于上管（脘），痈而不通，食入还即吐出”。

[2]“下膈”：食后经一定时间，仍复吐出的病症，属于反胃之类，但这里是指虫痈为主因的一种膈症。

[3]“晬（zuì 醉）时”：即一周时，即二十四小时。

[4]“守于下管”：指虫积盘据在下脘部。管同脘。

[5]“卫气不营”：卫气，指脾胃的阳气。《类经》卷二十二第四十八注：“气，脾气也。脾气不能营运，故邪得聚而居之。”

[语译] 黄帝问：因气机郁结在上，形成食入即吐的上膈症，我已知道了。至于因由积在下所形成的下膈症，食入后周时才会吐出，我还不解其意，希望详尽地告诉我。

岐伯说：由于情志不遂，饮食不节，寒温不调，以致脾胃运化失常，使寒湿流注于肠中，肠中寒湿流注，适于寄生虫的滋生，虫喜寒湿便积聚不去，盘据在下脘。因此，肠胃形成壅塞，使阳气不得温通，邪气也就稽留在这里。当人在饮食的时候，虫闻到气味，便向上求食，虫上行求食，下脘便空虚，邪气就此乘虚侵入，积聚在内，稽留日久，就形成了内痈。既成内痈，就会使肠道狭窄，传化不利，所以食后周时，仍会吐出。其痈在下脘里面的，痈的部位较深；痈在下脘外面的，痈的部位浮浅，同时，成痈的部位上，皮肤是发热的。

［原文］ 黄帝曰：刺之奈何？岐伯曰：微按其痈，视气所行[1]，先浅刺其傍，稍内[2]益深，还而刺之，毋过三行，察其浮沉①[3]，以为浅深②，已刺必熨，令热入中，日使热内[4]，邪气益衰，大痈乃溃。伍以参禁③，以除其内[5]；恬憺[6]无为，乃能行气。后以咸苦④，化谷乃下[7]矣。

［校勘］

①“浮沉”：原作“沉浮”，据《甲乙》卷十一第八改，与“深”协韵。

②“浅深”：原作“深浅”，据《甲乙》卷十一第八改，与“沉”协韵。

③“伍以参禁”：《太素》卷二十六虫痈作“以参伍禁”。《甲乙》卷十一第八“伍”作“互”。

④“后以咸苦”：《甲乙》卷十一第八“以”作“服”，“咸”作“酸”，《太素》卷二十六虫痈同。

［注释］

［1］“视气所行”：指通过按诊，以观察病气发展的动向。《太素》卷二十六虫痈注：“以手轻按痈上以候其气，取知痈气所行有三：一欲知其痈气之盛衰；二欲知其痈之浅深；三欲知其刺处之要，故按以视也。”

［2］“内”：同纳。《说文》入部：“内，入也”。

［3］“浮沉”：指浅深。《太素》卷二十六虫痈注：“沉浮，浅深也。察痈之浅深，以行针也。”

［4］“热内”：即“热入”。内，义见注[2]。

［5］“伍以参禁以除其内”：伍，配伍。参，参合。互相配合参考，通称“参伍”。《太素》卷二十六虫痈注：“参伍，揣量也。”“伍以参禁，以除其内”，是指治疗应与护理互相配合，

使饮食起居调养得宜，勿犯禁忌，以免致病因素再伤内脏。《类经》卷二十二第四十八注："三相参为参，五相伍为伍。凡食息起居，必参伍宜否，守其禁以除内之再伤。"

[6]"恬憺（tián dàn 甜淡）"：心情安静。

[7]"后以咸苦，化谷乃下"：《类经》卷二十二第四十八注："咸从水化，可以润下软坚；苦从火化，可以温胃，故皆能下谷也。"

[语译] 黄帝说：怎样刺治这种病症呢？岐伯说：刺治的方法是，用手轻按患部，以观察病气发展的动向，先浅刺痈部的周围，入针后稍有感觉，再逐渐深刺，然后照样反复进行刺治，但不可超过三次，主要根据病位的深浅，来确定深刺或浅刺的标准，针刺之后，必须加用温熨法，使热气直达内部，只要使阳气日渐温通，邪气就日趋衰退，内痈自然溃散，再配合适当的护理，不要犯各种禁忌，以消除致病因素再伤内脏的可能性；清心寡欲，以调养元气，随后再给服咸苦的药物，以软坚化积，使饮食得以下传，就不会再朝食暮吐了。

忧恚无言第六十九

[提要] 本篇论述失音症的病因和刺治方法，并分别说明各个发音器官的功能及其病理。文中开始，是以突然忧忿引起失音为论题，故篇名"忧恚无言"。

[原文] 黄帝问于少师曰：人之卒然忧恚[1]，而言无音者，何道之塞？何气不①行，使音不彰？愿闻其方[2]。少师答曰：咽喉②者，水谷之道也。喉咙者，气之所以上下者也。会厌[3]者，音声之户也。口唇者，音声之扇[4]也。舌者，音声之机[5]也。悬雍垂者，音声之关[6]也。颃颡者，分气之所泄[7]也。横骨者，神气所使，主发舌[8]者也。故人之鼻洞[9]涕出不收者，颃颡不开，分气失也[10]。是故厌小而薄③，则发气疾，

其开阖利，其出气易；其厌大而厚，则开阖难，其气出迟④，故重言⑤[11]也。人卒然无音者，寒气客于厌⑥，则厌不能发，发不能下⑦[12]，至其开阖不致⑧[13]，故无音。

[校勘]

①“不”：原作“出”，据《甲乙》卷十二第二及《灵枢略》改。

②“喉”：疑涉下“喉咙”致衍，似应删。《释名》释形体：“咽，咽物也。”与“水谷之道”义相贯通。

③“薄”：此前原有“疾”字，据《甲乙》卷十二第二及《灵枢略》删。“疾”字涉下“气疾”误衍。“小而薄”与“大而厚”，文正相对。

④“其气出迟”：《甲乙》卷十二第二、《灵枢略》“气出”并作“出气”。按：作“出气”似是。与上“其出气易”文正相对。

⑤“故重言也”：《甲乙》卷十二第二此下有“所谓吃者，其言逆，故重之”十字，《灵枢略》有“所谓吃者，其言重”七字。

⑥“寒气客于厌”：《病源》卷一风失音不语候作“风寒客于会厌之间。”

⑦“则厌不能发，发不能下”：《甲乙》卷十二第二作“发不能下至其机扇”。

⑧“至其开阖不致”：《甲乙》卷十二第二作“机扇开阖不利”。

[注释]

[1]“恚”：怒恨。

[2]“方”：即道理，《易·恒卦》注：“方，犹道也。”又《广雅·释诂》：“方，始也。”引申为原因。亦通。

[3]“会厌”：为软骨组织，位于咽喉交会之处，而覆于气管上口，发声则开，咽食则阖，《类经》二十一卷第四十五注：

“会厌者，喉间之薄膜也，周围会合，上连悬雍，咽喉食息之道得以不乱者，赖以遮厌，故谓之会厌。能开能阖，声由以出，故谓之户。”

[4]“口唇者，音声之扇”：《说文》：“扇，扉也。”即门户。这是形容口唇的张合，好像门扇一样，语言音声，从此而出。张志聪：“口开阖而后语言清明，故为音声之扇。”

[5]“舌者，音声之机”：张志聪：“舌动而后能发言，故为音声之机。”

[6]“悬雍垂者，音声之关”：悬雍垂，简称悬雍。为一圆锥形小肌肉，在软腭后端，界于口腔与咽喉之间，悬于正中而下垂，张口时可见，俗称小舌头。《类经》二十一卷第四十五注：“悬雍垂者，悬而下垂，俗谓之小舌，当气道之冲，为喉间要会，故谓之关。”.

[7]“颃颡者，分气之所泄”：颃颡，即后鼻道。张志聪：“颃颡者，腭之上窍，口鼻之气及涕唾，从此相通。故为分气之所泄，谓气之从此而分出于口鼻者也。”

[8]“横骨者，神气所使，主发舌”：横骨，指附于舌根部的软骨。沈彤《释骨》：“牙之后横舌本者，曰横骨。”这是说，附于舌根的横骨，受意识所支配，而能控制舌的运动。张志聪：“横骨者，在舌本内，心藏神，而开窍于舌，骨节之交，神气之所游行出入，故为神气之所使，主发舌者也。盖言横骨若弩舌之发机，神气之所使也。”

[9]“鼻洞”：《中国医学大辞典》：“鼻洞，鼻外孔也。”

[10]“颃颡不开，分气失也”：《类经》二十一卷第四十五注：“颃颡之窍不开，则清气不行，清气不行，则浊液聚而下出，由于分气之失职也。”

[11]“重言”：即言语阻涩重复，俗称口吃，张志聪：“重言，口吃而期期也。”

[12]“厌不能发，发不能下”：张志聪：“厌不能发，谓不

能开也；发不能下，谓不能阖也。”

［13］“开阖不致”：指发声器官开阖失常，不能致用。《类经》二十一卷第四十五注：“不致，不能也。寒气客于会厌，则气道不利，既不能发扬而高，又不能低抑而下，开阖俱有不便，故卒然失音。”

［语译］ 黄帝问少师说：有的人因为突然忧郁或愤怒，引起说话不能发音的。是人体内哪一条道路阻塞了？是哪一种气不能通行，才使发声不响亮呢？愿意倾听其中的道理。少师回答说：咽部下通于胃，是受纳水谷必经之路。喉咙下通于肺，是呼吸气息出入上下的要道。会厌在咽喉之间，能开能阖，相当于发出声音的门户。口唇的开阖，好像是启发言语音声的门扇，舌是言语音声的枢机。悬雍垂，是发音成声的关键所在。颃颡，是口鼻互相通气的窍孔，分泌鼻涕和唾液，从此而出。附于舌根的横骨，受意识所支配，为控制舌体运动的枢机，所以人患鼻腔中流涕不止的，多伴有鼻塞声重等现象，这是颃颡不开，分气失职的缘故。就一般情况来说，凡是会厌薄小的人就会呼气畅快，开阖流利，由于出气容易，所以言语流畅；若会厌厚大的，就开阖不利，出气迟缓，所以说话口吃。至于突然失音的人，是因为会厌受了风寒，气道不利，使说话声音的高低，不能自如，以至发声器官失去开阖作用，就形成了失音症。

［原文］ 黄帝曰：刺之奈何？岐伯曰：足之少阴①，上系于舌②，络于横骨，终于会厌。两泻其血脉[1]，浊气乃辟，会厌之脉，上络任脉，取③之天突[2]，其厌乃发也。

［校勘］

①“足之少阴”：《甲乙》卷十二第二作“足少阴之脉”。

②“舌”：《甲乙》卷十二第二此下有“本”字。

③“取”：《甲乙》卷十二第二此上有“复”字。

［注释］

［1］“两泻其血脉”：两，指两次，泻其血脉，指泻足少阴肾脉的血络。

［2］“天突”：穴位，在胸骨切迹中央，左右胸锁乳突肌之间，属于任脉，也是阴维脉与任脉的会穴，为主治暴喑咽肿喉痹等症常用的有效穴。

［语译］ 黄帝说：怎样来刺治失音症呢？岐伯说：足少阴肾的经脉，自足上行，系于舌根部，联络着舌根部的横骨，终止于喉间的会厌。刺治时，当取足少阴经上联于会厌的血脉，必须泻其两次，浊气才能排除。足少阴经在会厌的脉络，和任脉相联，再取任脉的天突穴刺治，会厌就可以恢复开阖，发出声音。

［按语］ 本篇主要阐明暴喑症的刺治法。暴病多实，取法于“泻”。所以文中指出“两泻其血脉”，“取之天突”。为后世针疗音哑、气逆等咽喉诸症，提供了宝贵的启示。

寒热第七十

［提要］ 本篇论述瘰疬（一名鼠瘘）的成因，以及诊断、治疗、预后等。论中认为瘰疬的形成，是由于寒热毒气稽留于经脉之间，其病症多伴发寒热，所以取“寒热”二字作为篇名。

［原文］ 黄帝问于岐伯曰：寒热瘰疬[1]在于颈腋者，皆何气使生？岐伯曰：此皆鼠瘘[2]寒热之毒气[3]也，留于脉而不去者也。

［注释］

［1］“瘰疬”：是一种顽固性的外科疾患，多生于颈部或腋下，状如硬核，推之不动，小者为“瘰”，大者为“疬”，可由少增多，由小渐大，溃后即成鼠瘘，症多伴发寒热。目前多认为属于淋巴结核一类的疾病。

［2］“鼠瘘”：《说文》：“瘘，颈肿也。”瘰疬破溃后，流脓稀薄，久不收口，即成鼠瘘。《类经》十八卷第九十注：“瘰疬者，其状累然，而历贯上下也，故于颈腋之间皆能有之，因其形如鼠穴，塞其一，复穿其一，故又名为鼠瘘。”又莫文泉《研经言》卷三：“鼠性善窜……瘘之称鼠，亦取窜通经络为义……此病初起曰瘰疬……已成曰鼠瘘。经称：‘寒热瘰疬’及‘寒热鼠瘘’，别之以此。”

［3］“毒气”：指邪恶之气。古人对足以致病的不正之气，常称为毒气，如风毒、寒毒、热毒之类。

［语译］ 黄帝向岐伯问道：时发寒热的瘰疬病，多生在颈部和腋下，这是什么原因造成的？岐伯说：这都是鼠瘘病寒热的毒气，稽留在经脉中不能消除的结果。

［原文］ 黄帝曰：去之奈何？岐伯曰：鼠瘘之本，皆在于脏，其末上出于颈腋之间，其浮于脉中，而未内著于肌肉，而外为脓血者，易去也。

［语译］ 黄帝说：能否消除呢？岐伯说：鼠瘘的病根，都在内脏，它所标志的症状，却上出于颈腋之间，如果毒气仅是浅浮在脉中，还没有内伤肌肉腐化为脓血的，较容易治愈。

［原文］ 黄帝曰：去之奈何？岐伯曰：请从其本引其末[1]，可使衰去而绝其寒热。审按其道以予之，徐往徐来[2]以去之，其小如麦者，一刺知[3]，三刺而已[4]。

［注释］

［1］“从其本引其末”：本，指发病根源，即内脏。末，指标志于外的症状，即瘰疬患处。《太素》卷二十六寒热瘰疬注：“本，谓脏也，末，谓瘘处也。”从本引末，就是从病源着手治疗，以引导患部的邪毒，使之消散。

［2］“徐往徐来”：徐，缓慢。指刺治补泻手法，用针出入宜缓。《类经》十八卷第九十注：“徐往徐来，即补泻之法。”

［3］“知”：指见效，少愈。

［4］“已”：指痊愈。《广雅》释诂：“已，愈也。”

［语译］ 黄帝说：怎样治疗呢？岐伯说：应从致病的根源着手，去治疗瘰疬，可以使毒气衰退，停止寒热的发作，要察明主病的脏腑经脉，以便循经取穴，给予刺治，用针缓入缓出，使补泻得当，以达到扶正祛邪的目的，若瘰疬初起，形小如麦粒的，针一次就能见效，针三次就可以痊愈。

［按语］ 《素问》骨空论有：“鼠瘘寒热，还刺寒府”的治法，可与本篇互参。

［原文］ 黄帝曰：决其生死奈何？岐伯曰：反其目视之，其中有赤脉，上①下贯瞳子，见一脉，一岁死；见一脉半，一岁半死；见二脉，二岁死；见二脉半，二岁半死；见三脉，三岁而死，见赤脉不下贯瞳子，可治也。

［校勘］

①“上”：《太素》卷二十六寒热瘰疬此上有“从”字。《脉经》、《千金》同，按：有“从”字，似更觉明确。

［语译］ 黄帝说：诊断这种病，怎样预断患者的生死呢？岐伯说：诊断的方法，可以翻开眼皮进行观察，如果眼中有赤脉，从上下贯瞳子的，是病情恶化的征兆，出现一条赤脉的，死期当在一年；出现一条半赤脉的，死期当在一年半；出现二条赤脉的，死期当在二年；出现二条半赤脉的，死期当在二年半；出现三条赤脉的，死期当在三年。如果出现赤脉并没有下贯瞳子，还可以医治。

［按语］ 对于此条所述的诊断方法，陈言《三因方》说：“虽有此说，验之病者少有此症，亦难考据。”

邪客第七十一

［提要］ 本篇以“邪气客于人”为论题，概括论述了以下

几个问题：（一）不眠症的病机和治法。（二）营、卫、宗气的循行与作用。（三）人体与自然界相应的现象。（四）“持针纵舍”的意义及操作方法。（五）手太阴、手厥阴经脉屈折出入的循行概况。（六）手少阴心经独无腧穴的道理。（七）人有“八虚”（四肢主要关节），可以分候五脏病变。

[原文] 黄帝问于伯高曰：夫邪气之客人也，或令人目不瞑不卧出者①，何气使然？伯高曰：五谷入于胃也，其糟粕、津液、宗气分为三隧[1]，故宗气积于胸中[2]，出于喉咙，以贯心肺②，而行呼吸焉。营气者，泌其津液，注之于脉，化以为血，以荣四末，内注五脏六腑，以应刻数[3]焉。卫气者，出其悍气之慓疾，而先行于四末、分肉、皮肤之间，而不休者也，昼日行于阳[4]，夜行于阴，常从足少阴之分间[5]，行于五脏六腑，今厥气客于五脏六腑则卫气独卫其外，行于阳，不得入于阴。行于阳则阳气盛，阳气盛则阳跡满③，不得入于阴，阴虚，故目不瞑。

[校勘]

①“目不瞑不卧出者”：《甲乙》卷十二第三作“目不得眠者”。

②“肺”：原作“脉”，据《甲乙》卷十二第三、《太素》卷十二营卫气行改。

③“阳跡满”：原作“阳跡陷”，据《甲乙》卷十二第三、《太素》卷十二营卫气行改，以与本书大惑论“阳气满则阳跡盛”之义相合。

[注释]

[1]“隧”：地面以下的暗道。《类经》十八卷第八十三注：“隧，道也。糟粕之道，出于下焦；津液之道，出于中焦；宗气之道出于上焦。故分为三隧。”

[2]“胸中”：此指膻中，为上气海。

[3]“刻数”：古代一个昼夜，分做一百刻，用以计算时

间，从明代以后才有二十四时的分法。一小时约四刻强。营气循行于周身，一昼夜为五十周次，恰与百刻之数相应。详见本书五十营篇。

[4]“昼日行于阳”：卫气昼行于阳分，以足太阳膀胱经开始。

[5]“夜行于阴，常从足少阴之分间”：卫气夜行于阴分，以足少阴肾经为起点。义详见本书卫气行篇。

[语译] 黄帝问伯高：邪气侵犯人体，有时使人不能闭目安眠，是什么气的变化造成的？

伯高说：饮食物进到胃中，经过消化，其中的糟粕出于下焦；津液出于中焦；宗气出于上焦，共分三条隧道。上焦的宗气积聚在胸中，出于喉咙，贯通心肺，而行呼吸，中焦化生营气，分泌津液，渗注脉中，化为血液，外而营养四肢，内而灌注脏腑，循行于周身，与昼夜刻数按时相应，卫气，是水谷所化的悍气，流动迅猛滑利，首先行于四肢、分肉、皮肤之间，白天出表，从足太阳膀胱经开始，行于阳分，夜间入里，常以足少阴肾经为起点，行于阴分，就这样日夜不停地循行于周身。今就病理来说，若有厥逆之气留于脏腑，就会迫使卫气只能行于阳分，而不得入于阴分，由于卫气仅行于阳分，便使在表的阳气偏盛，阳气偏盛，使阳蹻脉气充满，卫气不得入通于阴分外盛内衰而形成阴虚，所以不能合目，导致失眠。

[按语] 本节所论“目不瞑”症，其病机与阴阳跻脉有关，义见于脉度篇、大惑论。

[原文] 黄帝曰：善。治之奈何？伯高曰：补其不足，泻其有余[1]，调其虚实，以通其道[2]，而去其邪；饮以半夏汤一剂，阴阳已通，其卧立至。

[注释]

[1]“补其不足，泻其有余”：《类经》十八卷第八十三注：“此针治之补泻也。补其不足，即阴蹻所出足少阴之照海也；

泻其有余，即阳腨所出足太阳之申脉也。若阴盛阳虚而多卧者，自当补阳泻阴矣。”

[2]“以通其道”：沟通阴阳经交会的道路。

[语译] 黄帝说：讲得很好。怎样治疗呢？伯高说：应当用针刺疗法，补其阴分的不足，泻其阳分的有余，以调理虚实，沟通阴阳经交会的道路，从而消除厥逆的邪气；再给服半夏汤一剂，使阴阳经气通调，便可立即安卧入睡。

[原文] 黄帝曰：善。此所谓决渎壅塞，经络大通，阴阳得和①者也，愿闻其方。伯高曰：其汤方以流水千里以外者八升，扬之万遍[1]，取其清五升煮之，炊以苇薪[2]，火沸，置秫米[3]一升，治半夏[4]五合，徐炊，令竭为一升半，去其滓[5]，饮汁一小杯，日三，稍益，以知为度。故其病新发者，复杯则卧[6]，汗出则已矣；久者，三饮而已也。

[校勘]

①“得和”：原作“和得”，据《甲乙》卷十二第三改。

[注释]

[1]“流水千里以外者八升，扬之万遍”：后世称此为千里水或长流水，取其源远流长，性能荡涤邪秽，疏通下达。“扬之万遍”，煮常流水，用杓高扬千、万遍，使水珠翻滚，名甘澜水，古人认为取此煎药，可以调和阴阳。

[2]“炊以苇薪”：用芦苇作燃料，取其火烈。

[3]“秫米”：《类经》十八卷第八十三注：“秫米，糯小米也，即黍米之类，而粒小如黍，可以作酒，北人呼为小黄米，其性味甘粘微凉，能养营补阴。”李时珍说：“秫，治阳盛阴虚，夜不得眠，半夏汤中用之，取其益阴气而利大肠也，大肠利则阳不盛矣。”（见《本草纲目》卷二十三谷部）

[4]“治半夏”：即经过炮制的半夏。

[5]“滓（zǐ子）”：指药渣。

[6]“复杯则卧”：将空杯口朝下放置，称为复杯，用以形

容刚刚服药后，立即安卧入睡，病愈甚速。

［语译］ 黄帝说：讲得好，这种针药并用的治法，可以说好像决开水道，排除瘀塞一样，使经络畅通，阴阳得到调和。希望把半夏汤方告诉我。伯高说：半夏汤方，是用千里长流水八升，先煮此水，用杓扬之千、万遍，取其轻浮在上的清水五升，以苇薪作燃料，用急火煮沸后，放入秫米一升，制半夏五合，继续用苇火慢慢地煎熬，煎至药汤浓缩到一升半时，去掉药渣，每次饮服一小杯，一日服三次，逐次稍为加量，以见效为度。如果病是新发的，服药后很快能够安眠，出了汗病就好了；病程较久的，须服至三剂才能痊愈。

［按语］ 本节“不瞑症”的病机，主要是阳盛于外，阴虚于内，而阳不能入于阴。半夏秫米汤功能交通阴阳，为治疗此病的有效验方。

［原文］ 黄帝问于伯高曰：愿闻人之肢节，以应天地奈何？伯高答曰：天圆地方，人头圆足方以应之；天有日月，人有两目；地有九州[1]，人有九窍[2]；天有风雨，人有喜怒；天有雷电，人有音声；天有四时，人有四肢；天有五音，人有五脏；天有六律[3]，人有六腑；天有冬夏，人有寒热；天有十日[4]，人有手十指；辰有十二，人有足十指，茎垂[5]以应之，女子不足二节，以抱人形[6]；天有阴阳，人有夫妻；岁有三百六十五日，人有三百六十五节①；地有高山，人有肩膝；地有深谷，人有腋腘；地有十二经水，人有十二经脉；地有泉脉，人有卫气；地有草蓂[7]，人有毫毛；天有昼夜，人有卧起；天有列星，人有牙齿；地有小山，人有小节；地有山石，人有高骨；地有林木，人有募②筋；地有聚邑[8]，人有䐃肉；岁有十二月，人有十二节[9]；地有四时不生草，人有无子。此人与天地相应者也。

［校勘］

①“三百六十五节”：原作“三百六十节”。据《太素》卷

五人合增补“五”字，以与本书九针十二原，《素问》六节藏象论、调经论等篇合。

②“募”：《太素》卷五人合作“幕”。丹波元简《灵枢识》：“募，当作幕，幕、膜同。痿论：‘肝主身之筋膜。’全元起注云：膜者，人皮下肉上筋膜也，可以证矣。”

[注释]

[1]“九州”：古代划分的区域总称，如冀、兖、青、徐、扬、荆、豫、梁、雍，为夏制九州。

[2]“九窍”：耳、目、口、鼻七窍、合前阴、后阴统称九窍。

[3]“六律”：古代六种属阳声的音律（黄钟、太簇、姑洗、蕤宾、夷则、无射），称为六律。

[4]“十日”：指十天干，即甲、乙、丙、丁、戊、己、庚、辛、壬、癸。

[5]“茎垂”：茎，男子阴茎；垂，睾丸。

[6]“以抱人形”：《类经》卷三第十六注：“抱者，怀胎之义”。

[7]“草蓂（mì 觅）”：遍地丛生的野草。丹波元简《灵枢识》：“草蓂，乃对下文‘林木’，谓地上众草也。”

[8]“聚邑”：人群聚集的地方。

[9]“十二节”：左右腕、肘、肩、髀、膝、踝关节的总称。《类经》卷三第十六注：“四肢各三节，是为十二节。”

[语译] 黄帝问伯高说：人的肢体怎样和天地自然的现象相应呢？希望告诉我。伯高回答说：天是圆的，地面是方的，人体头圆足方和天地上下相应；天有日月，人有两目；大地有九州，人身有九窍；天有风雨的气候变化；人有喜怒的情志活动；天有雷电，人有声音；天有四季，人有四肢；天有五音，人有五脏；天有六律，人有六腑；天有冬夏相对的变迁，人有寒热不同的表现；天有十干，人有手十指；地有十二辰，人有

足十趾，加上阴茎、睾丸也是十二，女子除十趾之外，虽有不同，但能够怀孕；天有阴阳相交，人有夫妻配偶；一年有三百六十五天，人有三百六十五个关节；地有高山，人有肩、膝；地有深谷，人有腋窝和腘窝；地面上有十二条较大的河流，人体有十二条主要的经脉；地下有泉脉流通，人体有卫气运行；地上生丛草，人身有毫毛；天有昼夜，人有起卧；天有列星，人有牙齿；地上有小山，人体有小关节；地有山石，人有高骨；地面上有树木成林，人体内有筋膜密布；地上有人群会集的城镇，人体有肌肉隆起的所在；一年有十二个月，人的四肢共有十二关节；大地有四时不生草木的，人也有终身不生育子女的。这些，就是人体和自然界相应的现象。

［按语］ 本节强调人与自然密切相应之理，但牵强比附之处颇多，实际则未必尽然。

［原文］ 黄帝问于岐伯曰：余愿闻持针之数，内针之理，纵舍[1]之意，扞皮[2]开腠理，奈何？脉之屈折，出入之处，焉至而出，焉至而止，焉至而徐，焉至而疾，焉至而入[3]？六腑之输于身者，余愿尽闻其序①，别离之处，离而入阴，别而入阳，此何道而从行？愿尽闻其方。

［校勘］

①“其序”：原作“少序”，属下读。据《太素》卷九脉行同异改。按：“余愿尽闻其序”，与下“愿尽闻其方”，文正相对。

［注释］

［1］“纵舍”：指缓用针和舍针而不用，《类经》二十卷第二十三注：“纵，言从缓；舍，言弗用也。”

［2］“扞（gǎn 赶）皮”：扞，《集韵》：与擀同，以手伸物也。“扞皮”就是用手力以伸展肌肤的纹理，并随经取穴浅刺其皮层，使腠理开泄，刺皮而不伤肉的一种针法。马莳：“所谓扞皮开腠理者，因其分肉之在何经，而扞分其皮，以开其腠

理而入刺之也。”

[3]“焉至而出……焉至而入”：出、止、徐、疾、入，是提问五脏经脉腧穴流注的所在。《太素》卷九脉行同异注：“举其五义，问五藏脉行处。”

[语译] 黄帝问岐伯说：我希望听你谈谈关于用针的技术，进针的原理，缓用针或不同针的意义，以及扦皮肤、开腠理的刺法等，究竟是怎样的？又五脏经脉的屈折、出入之处，它们流注的过程，是到哪里而出，到哪里而止，到哪里而慢，到哪里而快，到哪里而入？又是怎样流注于六腑的腧穴以至全身的？所有这些经脉循序运行的情况，我也都希望得到了解。再如，经脉的支别离合之处，阳经是怎样从腧穴别出走入阴经；阴经又是怎样由腧穴别出走入阳经的？它们之间是通过哪条道路而沟通的？希望你说明这些道理。

[原文] 岐伯曰：帝之所问，针道毕矣。黄帝曰：愿卒闻之，岐伯曰：手太阴之脉，出于大指之端，内屈，循白肉际[1]，至本节[2]之后太渊。留以澹[3]；外屈，上于本节下。内屈，与诸阴①络会于鱼际，数脉并注，其气滑利，伏行壅骨[4]之下，外屈出于寸口而行，上至于肘内廉，入于大筋之下，内屈上行臑阴[5]，入腋下，内屈走肺。此顺行逆数之屈折[6]也。

[校勘]

①“诸阴”：原作“阴诸”，据《甲乙》卷三第二十四改。

[注释]

[1]“白肉际”：际，分界线，手足四肢内、外侧的皮肉有赤白之分。在上肢部，内侧（手掌侧）为阴面，皮色较白，叫作白肉际；外侧（手背侧）为阳面，皮色较深，叫作赤肉际。下肢部相同。《类经》二十卷第二十三注：“凡人身经脉阴阳，以紫白肉际为界紫者在外属阳分；白者在内属阴分。大概皆然。”

[2]“本节”：即手足指（趾）和掌相连的关节，在手足背

部外形隆起处。手足各十个本节。

［3］“留以澹”：《类经》二十卷第二十三注：“澹，水摇貌，脉至太渊而动故曰留以澹也。”即脉气会聚于太渊穴处，而形成寸口动脉。

［4］“壅骨”：《太素》杨注：“壅骨，谓手鱼骨也。”沈彤《释骨》：“手大指本节后，起骨曰壅骨。”

［5］“臑（nào 闹）阴”：肩部以下，肘部以上的部分，即上膊。《太素》卷九脉行同异注：“臑阴，谓手三阴脉行于臑中，故曰臑阴。”

［6］“此顺行逆数之屈折”：肺经之脉，从脏走手为顺行，从手走肺为逆行。逆数，指逆行的次序，《太素》卷九脉行同异注：“其屈折从手向身，故曰逆数也。”

［语译］ 岐伯说：你所提的问题，针法的要理尽在其中了。黄帝说：请你具体地讲讲。岐伯说：手太阴经脉，出于大指的尖端，向内屈折，沿着内侧的白肉际，至大指本节后的太渊穴，经气汇流于此，而形成寸口动脉；然后屈折向外，上行至本节之下，又向内屈行，和诸阴络会合在鱼际部，由于几条阴经之脉都输注于此，其脉气流动滑利，伏行于大指本节后隆起的“壅骨”之下，再由此屈折向外，浮出于寸口部，循经上行，达到肘内侧，进入大筋之下，又向内屈折上行，通过臑部的内侧入腋下，向内屈行走入肺中。这就是手太阴肺经由手向胸逆行屈折出入的次序。

［原文］ 心主之脉，出于中指之端[1]，内屈，循中指内廉以上，留于掌中[2]，伏行两骨之间，外屈，出两筋之间，骨肉之际[3]，其气滑利，上行三寸①，外屈出行两筋之间，上至肘内廉，入于小筋之下，留两骨之会[4]，上入于胸中，内络于心脉。

［校勘］

①“上行三寸”：原作“上二寸”，据《太素》卷九脉行同

异改。

按：此指“间使”穴言，属心包经，为五腧之一，义合上下文；《图经》卷二云：“间使，在掌后三寸，两筋间陷中。”如距腕“二寸”则为“内关”，不属五腧之列。

［注释］

［1］“中指之端”：指中冲，为井穴，五腧之一。《类经》二十卷第二十三注：“中指之端，中冲井也。”

［2］“掌中”：指劳宫，为荥穴，五腧之一。《类经》二十卷第二十三注：“内屈循中指以上掌中，劳宫荥也。”

［3］“骨肉之际”：指大陵，为腧穴，五腧之一。《类经》二十卷第二十三注：“外屈出两筋之间，骨肉之际，大陵腧也。”

［4］“留两骨之会”：指曲泽，为合穴，五腧之一。《类经》二十卷第二十三注：“留两骨之会者，曲泽合也。”

［语译］ 心主手厥阴经脉，出于中指尖端，由此向内屈折，沿着中指内侧上行，流注到掌中，伏行在两骨之间，又向外屈行出于两筋的中间，骨肉的交界。它的脉气流动滑利，去腕上行三寸后，向外屈折出行于两筋的中间，上到肘内侧，进入小筋之下，流注于两骨的会合处，再沿臂上行入于胸中，内络于心脉。

［按语］ 以上两节，是回答上文“脉之屈折……焉至而入”之问，举手太阴、心主二经从手走胸逆行之数，意在说明脏腑五腧穴（井、荥、腧、经、合）之所在，其内容详见本输篇。杨上善曰：“举手太阴、心主二经，余之十经，顺行逆数，例皆同也。”

［原文］ 黄帝曰：手少阴之脉独无腧[1]，何也？岐伯曰：少阴，心脉也。心者，五脏六腑之大主也①，精②神之所舍也，其脏坚固，邪弗能容③也，容③之则伤心，心伤则神去，神去则④死矣。故诸邪之在于心者，皆在于心之包络。包络者，心

主之脉[2]也，故独⑤无腧焉。

［校勘］

①“也”：《脉经》卷六第三此下有“心为帝王”四字；《甲乙》卷三第二十六、《千金》卷十三并有“为帝王”三字。

②“精”：疑衍。律以下文“神去”句之无“精”字可证。

③“容”：《太素》卷九脉行同异作“客”字，《脉经》卷六第三同。

④“则”：《千金》卷十三此下有“身”字。

⑤“独”：《脉经》卷六第三、《千金》卷十三并作“少阴”。

［注释］

[1]“手少阴之脉，独无腧”：十二经脉本来各有特定的腧穴（井、荥、腧、经、合），但据前《本输篇》中记载：心经所取的腧穴，实际是心包络经之所属。因此，这里有“手少阴之脉，独无腧”的提问。《类经》二十卷第二十三注：“手少阴，心经也；手厥阴，心包络经也。经虽分二，藏实一原。凡治病者，但治包络之腧，即所以治心也。故少阴一经，所以独无腧焉。”

[2]“心主之脉”：包络为心的外卫，而受心所主宰，所以称包络为心主之脉。

［语译］ 黄帝说：手少阴经脉，为什么独没有腧穴呢？岐伯说：手少阴，是心脉，心是五脏六腑的主宰，又是蕴藏精神的中枢，它的器质坚固，是不容邪气侵入的。假使有邪气侵入，就会损伤心脏，以至神气耗散，人即死亡。因此，凡是各种病邪侵犯心脏的，都在心的包络上，因为包络，是心主之脉，能够代心受邪，取其腧穴，可以刺治心病，所以手少阴心经独没有腧穴。

［原文］ 黄帝曰：少阴独无腧者，不病乎？岐伯曰：其外经病而脏不病[1]，故独取其经于掌后锐骨之端[2]。其余脉出入

屈折，其行之徐疾，皆如手太阴① 心主之脉行也。故本腧者，皆因其气之虚实疾徐以取之，是谓因冲[3]而泻，因衰而补，如是者，邪气得去，真气坚固，是谓因天之序。

[校勘]

①“太阴”：原作“少阴”，《太素》卷九脉行同异作“太阴”。《甲乙》校注：“少阴，‘少’字宜作‘太’字，《铜人经》作‘厥’字”，今据《太素》改。按：“皆如手太阴，心主之脉行”，与上文例举手太阴、心主二脉屈折出入之顺行逆数，前后呼应，义相吻合。

[注释]

[1]“其外经病而脏不病”：《类经》二十卷第二十三注：“凡脏腑经络，有是脏则有是经。脏居于内，经行于外，心脏坚固居内，邪弗能容，而经则不能无病。”

[2]“掌后锐骨之端”：指手少阴心经的神门穴。

[3]“冲”：《太素》卷九脉行同异注：“冲，盛也。”

[语译] 黄帝说：手少阴心经独没有腧穴，难道它不受病吗？岐伯说：脏腑各有经络，脏居于内，经行于外，心脏坚固不能受邪，而外行的经脉不能无病，因此，在心经有病时，治经自有它的本经之腧，可于掌后锐骨之端，独取神门穴。其余经脉的出入屈折，运行的缓急，都与手太阴、心主二脉循行的情况相似，所以病在心经，可取少阴本经的腧穴，而邪入心包的，又当取心主本经的腧穴，治疗时，都要根据他们经气的虚实缓急，分别进行调治。邪气盛的用泻法，正气虚的用补法。这样，使邪气得以消除，而真气得以坚固，这种治法，是符合自然规律的。

[按语] 张介宾说：“按本输篇所载五脏五腧，六腑六输，独手少阴经无腧。故此篇特以为问。正欲明心为大主，无容邪伤之义。然既曰无腧，而此节复言取其经于掌后锐骨之端……可见心脏无病，则治脏无腧；少阴经有病，则治经有腧。故

《甲乙经》备载少阴之腧，云：少冲为井，少府为荥，神门为腧，灵道为经，少海为合。于十二经之腧始全，其义盖本诸此。”可参。

［原文］ 黄帝曰：持针纵舍①奈何？岐伯曰：必先明知十二经脉②之本末[1]，皮肤之寒热[2]，脉之盛衰滑涩，其脉滑而盛者，病日进；虚而细者，久以持；大以涩者，为痛痹；阴阳如一[3]者，病③难治，其本末[4]尚热者④，病尚在；其热已⑤衰者，其病亦去矣。持其尺，察其肉之坚脆、大小、滑涩、寒温、燥湿。因视目之五色，以知五脏，而决死生；视其血脉，察其色，以知其寒热痛痹[5]。

［校勘］

①“持针纵舍”：《素问》三部九候论：“中部人，手少阴也。”王冰注曾引“《灵枢》持针纵舍论”，今本无该篇名，所谓“持针纵舍”云云，疑系该篇之文。

②“脉”：《甲乙》卷五第七、《太素》卷二十二刺法无。

③“病”：《太素》卷二十二刺法作“瘤”。

④“其本末尚热者”：《甲乙》卷五第七作“察其本末上下有热者”。《太素》卷二十二刺法“尚”作“上”。

⑤“已”：原作“以”，据马注本、张注本、黄校本及《甲乙》卷五第七改。

［注释］

［1］“本末”：此指经脉的起止及所过之处。又，《太素》卷二十二刺法注：“起处为本，出处为末。”

［2］“皮肤之寒热”：指触诊所得之皮肤寒或热。《太素》卷二十二刺法注：“皮肤热即血气通，寒即脉气壅也。”

［3］“阴阳如一”：《类经》二十卷第二十三注：“表里俱伤，血气皆败者，是为阴阳如一，刺之必反甚，当舍而勿针也。”又，马莳：“人迎气口若一，则脉为关格，病当难治。”兹从《类经》注。

[4]“本末”：这里是指胸腹为本，四肢为末。

[5]“察其色，以知其寒热痛痹”：视察肤色，可以测知寒热痛痹，是古代尺肤诊法之一。如《素问》皮部论：“其色多青则痛，多黑则痹，黄赤则热，多白则寒，五色皆见，则寒热也。”

[语译] 黄帝问：持针纵舍是怎样的呢？岐伯说：首先必须明确十二经脉的起止，以及诊察皮肤的寒热，脉象盛衰、滑涩，然后才能决定针刺的方法是否当用，如脉滑而有力的，是病情日趋严重之象；脉细而无力的，是久病气虚；脉大而涩的，是痛痹。以上病例，都难取速效，刺治当从缓。若表里俱伤，气血皆败的，病难治，不宜针刺。凡胸腹和四肢还在发热的，是病邪未除，热退才能病愈，方可停止用针。通过诊尺肤可以观察患者肌肉的坚实或脆弱，脉象的大小、滑涩，皮肤的寒温、燥湿等。观察两目的五色，可以分辨五脏的病变，予断死生；观察血络反映于外部的色泽，可以诊知寒热痛痹等症。

[原文] 黄帝曰：持针纵舍，余未得其意也。岐伯曰：持针之道，欲端以正，安以静，先知虚实，而行疾徐，左手执骨，右手循之，无与肉果[1]，泻欲端以正，补必闭肤，辅针导气，邪得①淫泆[2]，真气得居。

[校勘]

①“邪得”：《甲乙》卷五第七作“邪气不得”。

[注释]

[1]“无与肉果”：指针刺时不可用力过猛，以防止病人感应过激，使肌肤急剧收缩，以致针被肉裹，易于发生弯针、滞针等不良后果。

[2]“淫泆”：水满而放滥外溢之意。这里是指邪气溃散。

[语译] 黄帝说：持针纵舍的操作方法，我还不理解。岐伯说：用针的道理，要端正态度，安静心情，先察明病症的虚

实，然后再施行缓急补泻的手法，用左手把握骨骼的位置，右手循穴进针，.但不可用力过猛，防止针被肉裹，泻法必须垂直下针，补法出针时，必须闭其针孔，并用辅助行针的手法，以导引正气，使邪气溃散，真气得以内守。

［原文］ 黄帝曰：扞皮开腠理奈何？岐伯曰：因其分肉，在①别其肤[1]，微内[2]而徐端之，适神不散，邪气得去。

［校勘］

①“在”：原作“左”，据《太素》卷二十二刺法及杨注改。

［注释］

［1］“在别其肤”：《太素》卷二十二刺法注：“肤，皮也。以手按得分肉之穴，当穴皮上下针，故曰在别其肤也。”

［2］“内”：同纳，指进针刺入的意思。

［语译］ 黄帝说：扞皮肤、开腠理的刺法，是怎样来操作呢？岐伯说：以手按得分肉的穴位，在当穴的皮上下针，但要轻微地用力，慢慢地垂直进针，这种刺皮而不伤肉的针法，可以恰使神气不致散乱而又能达到开泄腠理、排除病邪的效果。

［按语］ 关于本节扞皮开腠理的针法，陈璧琉、郑卓人谓：“当是指弹刺皮肤的针法。”附此，以供参考。

［原文］ 黄帝问于岐伯曰：人有八虚[1]，各何以候？岐伯答曰：以候五脏。黄帝曰：候之奈何？岐伯曰：肺心有邪，其气留于两肘[2]；肝有邪，其气流于两腋[3]；脾有邪，其气留于两髀[4]；肾有邪，其气留于两腘[5]。凡此八虚者，皆机关之室[6]，真气之所过，血络之所游，邪气恶血，固不得住留，住留则伤筋络骨节，机关不得屈伸，故拘①挛也。

［校勘］

①“拘”：原作“痀”，据《甲乙》卷十第三改。胡本、熊本、周本、统本、明本、藏本并作“病”字。

［注释］

［1］“八虚”：两肘、两腋、两髀、两腘虚弱，叫作八虚。《太素》卷二十二刺法注：“八虚者，两肘、两腋、两髀、两腘，此之虚，故曰八虚。”

［2］“肺心有邪，其气留于两肘”：肺与心的经脉都属于手经，肺经之穴尺泽，心经之穴少海都在肘间，故邪气乘虚而聚，多在两肘。

［3］“肝有邪，其气流于两腋”：肝胆经脉行于胁腋，出于期门、渊液等穴，故邪有所聚，多在两腋。

［4］“脾有邪，其气留于两髀”：髀即胯部。脾的经脉从胫股上出冲门，故邪气留于髀胯之间，病在脾经。

［5］“肾有邪，其气留于两腘”：即膝后曲弯处。肾的经脉上行出于膝弯阴谷等穴，故邪气留于两腘，病在肾经。

［6］“机关之室”：犹言运动的枢纽，气血要会的所在。《类经》十四卷第十五注：“机，枢机也；关，要会处也。”

［语译］ 黄帝问：人身有八虚，能分别诊察什么疾病呢？岐伯答：可以诊察五脏的病变。黄帝说：怎样诊察呢？岐伯说：肺与心有了邪气，能随着它的经脉流注到左右两肘；肝有了邪气，能随着经脉流注到两腋窝；脾有了邪气，能随着经脉流注到两髀（胯部）；肾有了邪气，能随着经脉流注到两腘（膝窝）。左右肘、腋、髀、腘的部位，叫作八虚，都是四肢关节屈伸的枢纽，也是真气和血络通行会合的要处，因此，不能容让邪气恶血停滞在这些部位，如果有邪气恶血停留，就会损伤经络筋骨，以致关节的枢纽不得屈伸，所以发生拘挛的症状。

［按语］ 八虚，又名八谿，即筋骨之间隙，为气血经常流注的所在，故《素问》五脏生成篇有“四肢八溪”之说。本节所述八虚之部位，分属五脏，是根据经脉循行的径路而体现的。因此，八虚部位不但可以分候五脏的病变，而且在这些部位上循经取穴，亦可以刺治各脏的疾病。

句末“故拘挛也”一语，底本原作“故痀挛也”，旧注释“痀挛”为背脊曲俯之疾，实未审“痀”系误字。《素问》至真要大论王冰注：“拘，急也。”生气通天论王冰注：“软短，故拘挛而不伸。”“拘”或“拘挛”之为义既为“急”，为“软短而不伸”，自可见于人体各部，不仅限于背脊一处，故《伤寒论》辨太阳病脉证并治，一则曰“脚挛急”，再则曰“两胫拘急”，三则曰“脉数者，必两胁拘急”。本节明言人体两肘、两腋、两髀、两腘等所谓八虚之处，如有邪留，即不得屈伸而病拘挛，岂止背脊曲俯之疾？《甲乙》“痀”作“拘”，于经义甚合，故据改。

通天第七十二

［提要］ 本篇根据禀赋的不同，将人划分为太阴、少阴、太阳、少阳、阴阳和平等五种不同类型，并分别描述了他们在意识、性格上的特征，提出了因人施治的法则。论中认为，人体的素质，有阴阳气血偏多偏少之分，而这种差异，皆出于天然禀赋，所以篇名“通天”。

［原文］ 黄帝问于少师曰：余尝闻人有阴阳，何谓阴人？何谓阳人？少师曰：天地之间，六合之内[①]，不离于五，人亦应之，非徒一阴一阳而已也，而略言耳，口弗能徧明也[②]。

［校勘］

①“六合之内”：《甲乙》卷一第十六无。

②“而略言耳，口弗能徧明也”：《甲乙》卷一第十六无。

［语译］ 黄帝向少师问道：我听说人有阴与阳的类别，什么叫做阴性的人，什么叫做阳性的人？少师答：在自然界里，一切事物的归纳，都离不开五行，人也不会例外，不仅是一阴一阳为限。从阴阳的观点，只能概略地谈谈，很难用简单的语言完全表达明白。

[原文] 黄帝曰：愿略闻其意，有贤人圣人，心能备而行之乎①？少师曰：盖有太阴之人，少阴之人，太阳之人，少阳之人，阴阳和平之人，凡五人者，其态不同，其筋骨气血各不等。

[校勘]

①“心能备而行之乎”：疑应作“必能备而衡之乎”，“心”为“必”字之误，“行”为“衡”字之误，全句解为“圣人贤人必能尽阴阳之平乎”，义较明朗。

[语译] 黄帝说：希望你把其中的大意，约略地讲给我听，比方说贤人和圣人，才智是超群的，是否他们的禀赋阴阳兼备，而行无所偏呢？少师说：人大致可分为太阴、少阴、太阳、少阳、阴阳和平等五种类型。这五种类型的人，他们的形态不同，筋骨的强弱、气血的盛衰，也各不一样。

[按语] 本节所论人的阴阳五种类型，其在医学上的意义，正如张介宾所说：“太阴、少阴、太阳、少阳者，非如经络之三阴三阳也。盖以天禀之纯阴者曰太阴；多阴少阳者曰少阴；纯阳者为太阳；多阳少阴者为少阳，并阴阳和平之人，而分为五态也。此虽以禀赋为言，至于气血疾病之变，则亦有纯阴纯阳，寒热微甚，及阴阳和平之异也。故阳藏者偏宜于寒，阴藏者偏宜于热，或先阳而后变为阴者，或先阴而后变为阳者，皆医家不可不察也。”

[原文] 黄帝曰：其不等者，可得闻乎？少师曰：太阴之人，贪而不仁，下齐①湛湛[1]，好内而恶出[2]，心抑②而不发[3]，不务于时，动而后之[4]，此太阴之人也。

[校勘]

①“齐”：《甲乙》卷一第十六作“济”。

②“心抑”：原作“心和”，据《甲乙》卷一第十六改。

[注释]

[1]“下齐湛湛”：下，是谦下。齐，是整齐、完备。下

齐，是形容谦虚下气，待人周到，假装正经。湛湛，深貌。这里是形容深藏险恶之心。马莳："下齐湛湛，内存阴险，外假谦虚，貌似下抑整齐。"

[2]"好内而恶出"：就是好得恶失，喜进不喜出。马莳："内，同纳。好纳而恶出者，有所得则喜，有所费则怒也。"

[3]"心抑而不发"：指心情抑郁，而不外露，即"喜怒不形于色"。

[4]"不务于时，动而后之"：《类经》四卷第三十注："不务于时，知有已也；动而后之，不先发也。"

[语译] 黄帝说：五种类型人的不同点，可以告诉我吗？少师说：太阴型的人，贪而不仁，表面谦虚，假装正经，内心却深藏阴险，好得恶失，喜怒不形于色，不识时务，只知利己，行动上惯用后发制人的手段，这是太阴之人的特征。

[原文] 少阴之人，小贪而贼心，见人有亡[1]，常若有得，好伤好害，见人有荣，乃反愠怒，心疾而无恩，此少阴之人也。

[注释]

[1]"亡"：泛指损失、不幸之事。

[语译] 少阴型的人，喜贪小利，暗藏贼心，见到别人有了损失，好像自己得到什么似的，感到满足，好搞破坏来伤害人，见到人家有了荣誉，反而感到气愤，心怀嫉妒，对人毫无恩情，这是少阴之人的特征。

[原文] 太阳之人，居处于于[1]，好言大事，无能而虚说，志发于四野[2]，举措不顾是非，为事如常自用[3]，事虽败，而常无悔，此太阳之人也。

[注释]

[1]"于于"：得意自足的样子。《庄子》盗跖："卧则居居，起则于于。"疏："于于，自得之貌。"

[2]"志发于四野"：这里是形容好高骛远。

［3］“为事如常自用”：指常常意气用事，而自以为是。如，通作而，转接连词。

［语译］ 太阳型的人，生活处处表现自己，而扬扬自得，好说大话，但并没有能力，言过其实，好高骛远，作风草率，不顾是非，常常意气用事，过于自信，虽然遭到失败，也不知悔改，这是太阳之人的特征。

［原文］ 少阳之人，諟谛[1]好自贵，有小小官，则高自宣①，好为外交，而不内附，此少阳之人也。

［校勘］

①“宣”：原作“宜”，据《甲乙》卷一第十六改。

［注释］

［1］“諟谛（shì dì 是帝）”：二字同作审解。《类经》四卷第三十注：“諟谛，审而又审也。”就是反复考查研究，做事精细审慎。

［语译］ 少阳型的人，作事精审，很有自尊心，稍有小小的政治地位，就过高地自我宣传，善于对外交际，不愿默默无闻、埋头工作，这是少阳之人的特征。

［原文］ 阴阳和平之人，居处安静，无为惧惧，无为欣欣，婉然从物[1]，或与不争，与时变化，尊则谦谦①，谭而不治②[2]，是谓至治[3]。

［校勘］

①“谦谦”：《甲乙》卷一第十六作“谦让”。

②“谭而不治”：《甲乙》卷一第十六作“卑而不谄”。

［注释］

［1］“婉然从物”：婉然，和顺的样子。婉然从物，就是善于顺从和适应一切事物的发展变化。

［2］“谭而不治”：谭，同谈。谭而不治就是用说服的方法以德感人，而不是用压服的方法以统治人。

［3］“至治”：至，极的意思。至治，即极好的治理方法。

［语译］ 阴阳和平的人，生活安静自处，不介意个人名利，心安而无所畏惧，寡欲而无过分之喜，顺从事物发展的自然规律，遇事不与人争，善于适应形势的变化，地位虽高却很谦虚，以说理服人，而不是用压服的手段来治人，具有极好的治理才能。这是阴阳和平之人的特征。

［原文］ 古人善用针艾者，视人五态乃治之，盛者泻之，虚者补之。

［语译］ 古代善于用针灸治病的人，就是根据人的五种形态分别施治，邪气盛的就用泻法，正气虚的就用补法。

［原文］ 黄帝曰：治人之五态奈何？少师曰：太阴之人，多阴而无阳，其阴血浊，其卫气涩，阴阳不和，缓筋而厚皮，不之疾泻，不能移之。

［语译］ 黄帝说：对待五种形态的人，怎样分别治疗呢？少师说：太阴型的人，体质多阴而无阳，他的阴血浓浊，而卫气滞涩，阴阳不能调和，所以形成筋缓而皮厚，刺治这种体质的病人，若不急泻其阴分，就不可能使病情好转。

［原文］ 少阴之人，多阴而①少阳，小胃而大肠[1]，六腑不调，其阳明脉小，而太阳脉大，必审而①调之，其血易脱，其气易败也。

［校勘］

①“而”：原脱，据《甲乙》卷一第十六补。

［注释］

[1]“小胃而大肠”：《类经》四卷第三十注：“阳明为五脏六腑之海，小肠为传送之府，胃小则贮藏少，而气必微，小肠大则传送速而气不畜，阳气既少，而又不畜，则多阴少阳矣。”据此，“肠”字指小肠而言。

［语译］ 少阴型的人，体质是多阴少阳，胃小而肠大。胃小，受纳水谷就少，以致阳气化源不足；肠大，传化水谷就快，而阳气不得蓄积，所以多阴少阳，六腑不调。胃小，足阳

明胃经的脉气就微小；肠大，手太阳小肠经的脉气就盛大。这种人容易出现血脱气败，因此，必须详察阴阳盛衰的情况，进行调治。

［原文］ 太阳之人，多阳而少①阴，必谨调之，无脱其阴，而泻其阳，阳重脱者易狂[1]，阴阳皆脱者，暴死[2]不知人也。

［校勘］

①“少”：《甲乙》卷一第十六作“无”。

［注释］

［1］“阳重脱者易狂”：虚阳浮越，易发狂躁，为阳气欲脱的先兆。《素问》腹中论：“石之则阳气虚，虚则狂。”

［2］“暴死”：有二义，一指突然死亡；一指突然不省人事的假死，急救得当，尚能回生。

［语译］ 太阳型的人，体质是多阳少阴，对这种病人必须谨慎调治，不能泻其阴，以防阴气虚脱；只能泻其阳，但要避免泻之太过。如果阳气过度损伤，就容易导致阳气外脱而发狂；若阴阳都脱失，就会暴死或突然不知人事。

［原文］ 少阳之人，多阳而①少阴，经小而络大[1]，血在中而气在②外，实阴而虚阳，独泻其络脉则强，气脱而疾，中气③不足，病不起也。

［校勘］

①“而”：原脱，据《甲乙》卷一第十六补。

②“在”：原脱，据《甲乙》卷一第十六补。

③“气”：《甲乙》卷一第十六此后有“重”字。

［注释］

［1］“多阳而少阴，经小而络大”：络脉浅，在表属阳；经脉深，在里属阴。多阳，则络脉大；少阴，则经脉小。《类经》四卷第三十注：“经脉深而属阴，络脉浅而属阳，故少阳之人，多阳而络大，少阴而经小也。”

[语译] 少阳型的人，体质是多阳少阴，多阳则络脉大，少阴则经脉小，血脉深在里，气络浅在表。既是多阳少阴，所以在治疗时则当充实其阴经，而只泻其阳络，就可以恢复健康，但是少阳之人，以气为主，如果单独泻其络脉太过，又会迫使阳气很快地耗散，而形成中气不足，病就难治了。

[原文] 阴阳和平之人，其阴阳之气和，血脉调。宜①谨诊其阴阳，视其邪正，安其②容仪，审有余不足，盛则泻之，虚则补之，不盛不虚，以经取之，此所以调阴阳，别五态之人者也。

[校勘]

①“宜”：原脱，据《甲乙》卷一第十六补。

②“其”：原脱，据《甲乙》卷一第十六补。

[语译] 阴阳和平之人，其体质阴阳之气协调，血脉和顺。在治病时，当谨慎地诊察其阴阳的盛衰，邪正的虚实，并端详其面容的表现，以推断脏腑、经脉、气血有余或不足，然后进行调治。邪气盛的，就用泻法；正气虚的，就用补法，一般虚实不明显的病症，就从其本经取治。以上是说明调治阴阳时，要根据五种类型的人的不同特征，分别施治。

[原文] 黄帝曰：夫五态之人者，相与毋故，卒然新会，未知其行也，何以别之？少师答曰：众人[1]之属，不如五态之人者，故五五二十五人，而五态之人不与焉。五态之人，尤不合于众者也。

[注释]

[1]“众人”：指前“阴阳二十五人”而言，与五态之人不同。

[语译] 黄帝说：与五种形态的人，素不相识，乍一见面，很难知道他们的作风和性格，属于哪一类型的人，应怎样来辨别呢？少师回答说：一般人不具备这五种人的特征，所以“阴阳二十五人”，不包括在五态人之内，因为五态之人是具有

代表性的五种类型，他们和一般人是不相同的。

[原文] 黄帝曰：别五态之人奈何？少师曰：太阴之人，其状黮黮然[1]黑色，念然下意[2]，临临然[3]长大，腘①然未偻[4]，此太阴之人也。

[校勘]

①“腘”：《甲乙》卷一第十六作“腘”。

[注释]

[1]“黮黮（zhèn 珍）然”：黮，深黑色。黮黮然，《类经》四卷第三十注：“黮黮，色黑不明也。”用以形容面色阴沉的样子。

[2]“念然下意”：指故作姿态，谦虚下气。《类经》四卷第三十注：“念然下意，意念不扬也。即上文‘下齐’之谓。”

[3]“临临然”：《广雅》释诂：“临，大也。”马莳：“临临然，长大之貌也。”

[4]“腘然未偻”：是形容假作卑躬屈膝的姿态，并非真有佝偻病。《类经》四卷第三十注：“腘然未偻，言膝腘若屈，而实非伛偻之疾也。”

[语译] 黄帝说：怎样辨别五种形态的人呢？少师说：太阴型的人，面色阴沉黑暗，而假意谦虚，身体长大，可是卑躬屈膝，故做姿态，而并非真有佝偻的病，这就是太阴之人的形态。

[原文] 少阴之人，其状清然窃然[1]，固以阴贼，立而躁洪[2]，行而似伏，此少阴之人也。

[注释]

[1]“清然窃然”；清然，是形容言貌好像清高的样子。窃然，指行动鬼祟，偷偷摸摸，即上文“贼心”的表现。《类经》四卷第三十注：“清然者，言似清也。窃然者，行为鼠雀也。”

[2]“崄”：同险。

[语译] 少阴型的人，外貌好像清高，但是行动鬼祟，偷偷摸摸，深怀阴险害人之贼心，站立时躁动不安，走路时状似伏身向前，这是少阴之人的形态。

[原文] 太阳之人，其状轩轩储储[1]，反身折腘[2]，此太阳之人也。

[注释]

[1]“轩轩储储”：是形容高贵自尊，骄傲自满的样子。《类经》四卷第三十注：“轩轩，高大貌，犹俗谓轩昂也。储储，畜积貌，盈盈自得也。”

[2]“反身折腘”：是形容仰腰挺胸时，身躯向后反张，膝窝随之曲折的样子。《类经》四卷第三十注：“反身折腘，言仰腰挺腹，其腘似折也，是皆妄自尊大之状。”

[语译] 太阳型的人，外貌表现出高傲自满，仰腰挺腹，好像身躯向后反张和两腘曲折那样，这是太阳之人的形态。

[原文] 少阳之人，其状立则好仰，行则好摇，其两臂两肘，则常出于背，此少阳之人也。

[语译] 少阳型的人，在站立时惯于把头仰得很高，行走时惯于摇摆身体，常常反挽其手于背后，喜欢把两臂两肘露出在外，这是少阳之人的形态。

[原文] 阴阳和平之人，其状委委然[1]，随随然[2]，颙颙然[3]，愉愉然[4]，暶暶然①[5]，豆豆②然[6]，众人皆曰君子，此阴阳和平之人也。

[校勘]

①“然”：《甲乙》卷一第十六此后有“究究然”三字。

②“豆豆”：豆，疑为“岂”之坏字，《诗》小雅：蓼萧：“孔燕岂弟。”传：“岂，乐也”。岂岂然，乐意之貌，所谓“岂弟君子”，与下文“君子”之义正合。

[注释]

[1]“委委然”：雍容自得的样子。

［2］“随随然”：顺从的意思，指善于适应环境而言。义同上文“婉然从物”。

［3］“颙颙（yóng 喁）然”：态度严正而又温和的样子。

［4］“愉愉然”：和颜悦色的样子。

［5］“䁴䁴（xuán 旋）然”：目光慈祥和善的样子。

［6］“豆豆然”：举止有度，处事分明。

［语译］ 阴阳和平的人，外貌从容稳重，举止大方，性格和顺，善于适应环境，态度严肃，品行端正，待人和蔼，目光慈祥，作风光明磊落；举止有度，处事条理分明，为众人所尊敬和夸赞，这是阴阳和平之人的特征。

卷之十一

官能第七十三

[提要] 本篇主要讨论用针的道理，首先要明确人的生理和疾病的阴阳、寒热、虚实性质，然后确定针灸补泻的治法。此外，还对补泻和针刺方法作了详细的说明。

其次介绍治病必知天忌及邪气伤人的不同表现，并强调了早期治疗的重要性。

最后说明根据每个人的特点，传授不同的技术，才能获得成功。

[原文] 黄帝问于岐伯曰：余闻九针于夫子众多矣，不可胜数。余推而论之，以为一纪[1]，余司①诵之，子听其理，非则语余，请正其道②，令可久传，后世无患，得其人乃传，非其人勿言。岐伯稽首再拜曰：请听圣王之道。

[校勘]

①“司”：《图经》卷三引作“试”。

②“请正其道”：原作“请其正道”，据胡本、周本、明本、藏本改。

[注释]

[1]“以为一纪”：归纳整理，使条理分明、完整扼要，成为系统的理论。

[语译] 黄帝说：我听你讲解九针的道理很多了，已不可用数字计算，我推究其中的道理，经过归纳整理，成为系统的

理论，现在读出来给你听，如果理论上有错误的地方，就请告诉我加以修正，使它长久地流传，使后世得到正确理论而不蒙受灾患，当然要传教合适的人，那些不适合学习继承的人，不能对他们说。岐伯行礼再拜地答道：请让我恭敬地听这些神圣的道理吧。

[原文] 黄帝曰：用针之理，必知形气之所在，左右上下[1]，阴阳表里，血气多少，行之逆顺[2]，出入之合①。谋②伐有过。

[校勘]

①“合”：《图经》卷三引作“会”。

②“谋”：《太素》卷十九知官能、《图经》卷三引并作“诛”。

[注释]

[1]“左右上下”：《太素》卷十九知官能注：“肝生于左，肺藏于右，心部于表，肾治于里，男左女右，阴阳上下，并得知之。”

[2]“行之逆顺”：指经气运行之逆顺情况。《类经》十九卷第十注：“阴气从足上行，至头而下行循臂；阳气从手上行至头而下行至足。故阳病者，上行极而下，阴病者，下行极而上。反此者，皆谓之逆。”

[语译] 黄帝说：用针的道理，必须知道脏腑形气所在的上下左右的部位，分别阴阳表里的病机，以及十二经脉气血的多少，经气运行的逆顺情况，血气出入交会的腧穴，这样才可以作出准确治疗，防止诛伐无过。

[原文] 知解结，知补虚泻实，上下气门[1]，明通于四海①，审其所在，寒②热淋露[2]荥③输异处，审于调气，明于经隧，左右支④络，尽知其会。

[校勘]

①“明通于四海”：《太素》卷十九知官能“明”下无

“通”字。《图经》卷三引“通”上无“明”字。

②“寒”：《太素》卷十九知官能此上有“审”字。

③“荥”：原作“以”，据《太素》卷十九知官能、《图经》卷三引文改。

④“支”：原作“肢”，据《太素》卷十九知官能及《铜人》卷三改。

[注释]

[1]“气门”：这里指腧穴而言。

[2]“淋露”：作疲困解。《研经言》卷二释露：“按‘淋露，即‘羸露’，古者以为疲困之称。《左》昭元年传：‘勿使有所壅闭湫底以露其体。’注：‘露，羸也。’‘淋’，古多作‘癃’。《汉书》有‘癃疲’之病，是‘淋’亦通‘疲’。”

[语译] 要知道解结的道理，了解补虚泻实的原则，各经经气上下交通的门户，明确经脉与四海连通的路线，观察疾病的所在，以及病发寒热、羸弱疲困等的虚实证状，治疗时要依据各经荥俞的不同部位以选取相应的穴位，并且精审地调理气机，同时还要明确经络与左右支络相交会的地方。

[原文] 寒与热争，能合而调之[1]；虚与实邻，知决而通之[2]；左右不调，把①而行之；明于逆顺，乃知可治②。阴阳不奇[3]，故知起时，审于本末，察其寒热，得③邪所在，万刺不殆。知官九针，刺道毕矣[4]。

[校勘]

①“把”：胡本、明本、藏本并作“犯”。

②“乃知可治”：《图经》卷三作“乃可治之”。

③“得”：《图经》卷三作“知”。

[注释]

[1]“能合而调之”：《太素》卷十九知官能注：“阴阳之气不和者，皆能和之。”

[2]“知决而通之”：《太素》卷十九知官能注：“虚实二气

不和，通之使平”；孙鼎宜曰：“此谓虚实疑似之证，当决其是非也。”这里从《太素》注。

[3]“阴阳不奇（yǐ 倚）”：《周礼》大祝杜注：“奇，读曰倚。”倚有偏义，阴阳不奇，即阴阳不偏之义。

[4]“审于本末……刺道毕矣”：《类经》十九卷第十注：“本末，标本也。寒热，阴阳也。官，任也。九针不同，各有所宜，能知以上之法而任用之，则刺道毕矣。”

[语译] 寒热交争的病，阴阳不调的要调和它；虚实疑似的病，要辨别清楚而通调平定，左右不协调的病，应左病刺右，右病刺左，用缪刺法治疗；还要明确经脉循行的顺逆，一般说来，顺的易治，逆的难治。脏腑阴阳调和，就可知病愈之时，审查清楚疾病的标本、阴阳，确定邪气所在部位，针刺治疗就不会错误，再掌握了九针的不同性能，针刺治法就全面了。

[原文] 明于五腧，徐疾所在[1]，屈伸出入，皆有条理[2]。言阴与阳，合于五行，五脏六腑，亦有所藏[3]，四时八风[4]，尽有阴阳，各得其位，合于明堂，各处色部，五脏六腑，察其所痛，左右上下[5]，知其寒温，何经所在。

[注释]

[1]“明于五腧，徐疾所在”：马莳：“五脏有井荥俞经合之五俞，六腑有井荥俞原经合之六俞，然六腑之原并于俞，则皆可称为五俞也。徐疾者，针法也，小针解云：‘徐而疾则实，疾而徐则虚’是也。”

[2]“屈伸出入，皆有条理”：《太素》卷十九知官能注：“行针之时，须屈须伸，针之入出、条理并具知之。”马莳曰：“屈伸出入者，经脉往来也。”对于“屈伸”的解释，前者指行针时的体位，后者指经脉运行的方向。这里从《太素》注。

[3]“五脏六腑，亦有所藏”：《太素》卷十九知官能注：“五脏藏五神，六腑藏五谷。”

［4］“四时八风”：《太素》卷十九知官能注：“八风，八节之风也。”

［5］“察其所痛，左右上下”：《太素》卷十九知官能注：“察五色，知其痛在五脏六腑，上下左右。”

［语译］ 要明确手足十二经的井、荥、腧、经、合都有一定主治范围，徐疾补泻的手法的施用，及行针时体位的屈伸和针的出入也都有一定的规律可循。五脏六腑合于天地阴阳五行，五脏贮藏精气，六腑传化水谷。四时八节的风，都有阴阳之分，侵犯人体哪一个部位和脏腑就集中地在明堂部位表现出相应的颜色，同时五脏六腑的病变，也分别在各自相应的颜面部分表现出病色，根据这些就可以知道病痛是寒是热，病在哪一经了。

［原文］ 审皮①肤之寒温滑涩，知其所苦，膈有上下，知其气所在[1]，先得其道，稀而疏之，稍深以留②[2]，故能徐入之。大热在上，推而下之；从下上者，引而去之；视前痛③者，常④先取之。大寒在外，留而补之；入于中者，从合泻之。针所不为，灸之所宜。

［校勘］

①“皮”：《太素》卷十九知官能作“尺”。

②“留”：《太素》卷十九知官能此下有“之”字。

③“痛”：张注本及《太素》卷十九知官能均作“病”。

④“常”：《证治准绳》第一册伤劳倦引作“当”。

［注释］

［1］“膈有上下，知其气所在”：指横膈的上下分布着不同的脏器，应该知其病气的在上在下，以进一步察知何脏的病变。

［2］“先得其道，稀而疏之，稍深以留”：马莳：“先得其经脉之道，然后可以用针，稀者，针之少也；疏者，针之阔也；深者，深入其针也，留者，久留其针也。”

［语译］ 审察皮肤的寒温滑涩，就可知病的阴阳虚实；膈上为心肺所居，膈下为肝脾肾所居，审察膈的上下，可知病气所在部位。先掌握经脉循行的道理，然后可以用针，要根据病情，正确选取穴位，若正气不足的，用针宜少而进针要慢，进到一定深度后，久留其针。热病在上半身的，用高者抑之的治法，推热下行，使下和于阴；热由下而上的，也应当导引其上逆的邪气逐渐散去。病分先后，一般说，先病的当先治。大寒在表的，当留针以补阳，助阳以胜寒；如寒邪入于里的，宜取合穴使寒邪从肠中泻出。寒病而用针不适宜的，可以改用艾灸法。

［原文］ 上气不足，推而扬之，下气不足，积而从之[1]，阴阳皆虚，火自当之[2]。厥而寒甚，骨廉陷下，寒过于膝，下陵三里①[3]。

［校勘］

①“下陵三里”：本书九针十二原篇：“取之下陵三里。”“下陵”疑为三里旁注，误入正文。

［注释］

[1]“上气不足……积而从之”：《太素》卷十九知官能注：“上气不足，谓膻中气少，可推补令盛。扬，盛也。下气不足，谓肾间动气少者，可补气聚。积，聚也。从，顺也。”另，《类经》十九卷第十注：“推而扬之，引致其气，以补上也；积而从之，留针随气，以实下也。”两义可并参。

[2]“阴阳皆虚，火自当之”：马莳：“阴阳皆虚，而针所难用，则用火以灸之。”

[3]“下陵三里”：按：《荀子》富国杨倞注：“陵，侵陵。”引申有“取”义，“下陵三里”，可理解为“下取三里。”又，下陵为三里之别名，见本书九针十二原篇，兹取此义。

［语译］ 上气不足的，可以用引导推补的方法使其气充盛；下气不足的，可以用留针随气的方法以补肾气，阴阳两虚

的病，不能用针刺治疗，可以用艾灸治。寒气厥逆，寒过于膝部的，或骨边的肌肉下陷的，要灸足三里穴。

[原文] 阴络所过，得之留止。寒入于中，推而行之[1]，经陷下者①，火则当之[2]。结络坚紧②，火之所治③。不知所苦④，两腨之下[3]，男阳女阴⑤，良工所禁[4]，针论毕矣。

[校勘]

①“经陷下者”：周本“经”作“结”。《太素》卷十九知官能无“者”字。

②“紧”：黄校本及《纲目》卷二十八引作“下”。

③“火之所治”：原作“火所治之”，据《甲乙》卷五第四及《太素》卷十九知官能改。

④“不知所苦”：《甲乙》卷五第四“所”作“其”。《卫生宝鉴》卷九惊痫治验案引“不知所苦”上有“癫痫瘈疭”四字。守山阁校本注云：“按此四字，当在‘火之所治’之上。”

⑤“男阳女阴”：原作“男阴女阳”，《甲乙》卷五第四及《太素》卷十九知官能并作“男阳女阴”，守山阁校本注云：“原刻‘阳’、‘阴’二字互讹”。据《甲乙》等改。

[注释]

[1]“寒入于中，推而行之”：《类经》十九卷第十注：“寒留于络，而入于经，当用针推散而行之。”

[2]“经陷下者，火则当之”：《太素》卷十九知官能注：“火气强盛，能补二虚。”按：此处“二虚”，指前文“阴阳皆虚”而言。

[3]“两腨之下”：楼英：“两腨之下，照海，申脉二穴。”

[4]“男阳女阴，良工所禁”：《太素》卷十九知官能注：“有病不知所痛，可取阴阳二腨之下，二腨之下，男可取阴，女可取阳，是疗不知所痛之病，男阳女阴，二腨之脉，不可取之。”

[语译] 寒邪从阴络经过，得之而停留不去，如寒入于经

中，当用针行散，如寒邪凝结，经气陷下的，当用火灸治，以散寒邪，若络脉结而坚紧的，也用灸法治疗，有不知确切部位的疼痛，当灸阳跻所通的申脉穴和阴跻所通的照海穴，男子取阳跻，女子取阴跻，若男取阴跻而女取阳跻，就犯了治疗上的错误，能掌握和通晓这些道理，用针的理法就完备了。

［原文］ 用针之服[1]，必有法则[2]，上视天光，下司八正[3]，以辟奇邪[4]，而观[5]百姓，审于虚实，无犯其邪，是得天之露①，遇岁之虚[6]，救而不胜，反受其殃。故曰：必知天忌，乃言针意。法于往古，验于来今，观于窈冥②[7]，通于无穷，粗之所不见，良工之所贵，莫知其形。若神髣髴[8]。

［校勘］

①“是得天之露”：《太素》卷十九知官能无“得”字。孙鼎宜曰：“‘是’当作‘值’，声误。‘值’犹‘遇’也。”

②“窈冥”：史崧《音释》：“‘窈冥’，一本作‘冥冥’。”《素问》八正神明论作“冥冥”。

［注释］

［1］“服”：《素问》八正神明论王冰注：“服，事也。”

［2］“法则”：《素问》八正神明论王冰注：“法，象也。则，准也。”

［3］“下司八正”：下以候八节之正气。丹波元简：“司，伺通。”伺有候义。八正，《素问》八正神明论王冰注：“八正，谓八节之正气也。”

［4］“以辟奇邪”：《太素》卷十九知官能注：“学用针法，须上法日月星辰之光，下司八节正风之气，以除奇邪。”辟，祛除之意。

［5］“观”，这里作昭示解。《汉书》宣帝记：“观以珍宝。”颜注：“观，示也。”

［6］“得天之露，遇岁之虚”：《类经》十九卷第十注：“天之风雨不时者，皆谓之露。”天之露指自然界与时令不符的风

雨灾害。岁之虚，指岁气不及所出现的反常气候，如春不温，夏不热等。

[7]“窈冥”：《素问》示从容论王冰注：“窈冥谓不可见者。”泛指微渺难见的变化。

[8]“法于往古……若神髣髴”：《太素》卷十九知官能注：“法于往古，圣人所行。逆取将来得失之验，亦检当今是非之状，又观窈冥微妙之道，故得通于无穷之理，所得皆当，不似粗工以意，唯瞩其形，不见于道，有同良材神使，独鉴其所贵，髣髴于真。”

[语译] 用针治病的事情，必须有一定的法则，还要看天气阴晴变化，以及四时八节气候的不同，避免奇邪的侵袭，并且要告诉人们，注意虚邪与实邪的侵害，随时防御，以免受邪发病，假如受到与时令不符的风雨邪气的侵袭，或者为不正之邪所伤，若医生不了解自然变化，不能及时救治，病势就会加重。所以必须知道天时的顺逆宜忌，才可以谈针治的意义。要取法古代的经验，验之于临床实践，还要吸取现代治疗经验，只有仔细观察那些微渺难见的形迹，才可以通达变化无穷的疾病，粗工注意不到这些方面，良工却十分珍视它，如果诊察不到微小的形迹变化，那么疾病就显得神秘莫测，难以把握了。

[按语] 《素问》八正神明论对本节经文的意义，曾作过解释，兹照录于下：“法往古者，先知针经也。验于来今者，先知日之寒温，月之盛虚，以候气之浮沉而调之于身，观其立有验也。观其冥冥者，言形气荣卫之不形于外，而工独知之，以日之寒温，月之虚盛，四时之气浮沉，参伍相合而调之，工常先见之，然而不行于外，故曰观于冥冥焉。通于无穷者，可以传于后世也，是故工之所以异也，然而不形见于外，故俱不能见也，视之无形，尝之无味，故谓冥冥，若神髣髴”。可供参考。

[原文] 邪气①之中人也，洒淅[1]动形，正邪之中人也，

微先见于色，不知于其身，若有②若无，若亡若存，有形无形，莫知其情。

［校勘］

①“邪气”：本书邪气脏腑病形篇、《素问》八正神明论均作“虚邪”。

②“有”：原作“在”，据日刻本、马注本、张注本、黄校本改。

［注释］

[1]“洒淅”：振寒貌。

［语译］ 虚邪伤害人体，发病时恶寒战栗，形体振动；正邪伤害人体，发病时面色微有改变，身上没什么感觉，邪气似有似无，若亡若存，证状也不明显，很难认识清楚，因而不能知道确实的病情。

［原文］ 是故上工之取气，乃救其萌芽，下工守其已成，因败其形。

［语译］ 所以上工治病是根据脉气的微小变化，在疾病初始时就进行治疗；下工不掌握这个方法，到病已形成之后，才按常规治疗，这样就会使病人的形体受到伤害。

［原文］ 是故工之用针也，知气之所在，而守其门户，明于调气，补泻所在，徐疾之意，所取之处。

［语译］ 所以医生用针之先，应该知道脉气运行的所在，而守候其出入的门户，明白调理气机的方法，宜补还是宜泻，进针时应快还是应慢，以及应取的穴位等。

［原文］ 泻必用员①[1]，切而转②之，其气乃行，疾而徐出③，邪气乃出，伸而迎之，摇④大其穴，气出乃疾。

［校勘］

①“员”：《素问》八正神明论、《甲乙》卷五第四并作“方”。马莳：“员当作方。”

②“转”：《太素》卷十九知官能作“传”。

③“疾而徐出”：《甲乙》卷五第四、《太素》卷十九知官能“而”并作“入”。按：“出”字疑误，似应作“之”。“之”篆作“㞢”，易讹为“出”。“疾而徐之”与下文“伸而迎之”为对文。

④“摇”：原作“遥”，据《甲乙》卷五第四及《太素》卷十九知官能改，与《素问》调经论“摇大其道而利其路”之义合。

［注释］

［1］“泻必用员”：员，指圆活流利的针法。《太素》卷十九知官能注：“员谓之规，法天而动，泻气者也。”

［语译］　如用泻法，必须圆活流利，逼近病所而捻转针头，这样，经气就能通畅，快进针，慢出针，以引邪气外出，进针时，针尖的方向迎着经气的运行方向，出针时摇大针孔，邪气就会随针很快地外散。

［原文］　补必用方①[1]，外引其皮，令当其门，左引其枢，右推其肤，微旋而徐推之，必端以正，安以静，坚心无解，欲微以留，气下而疾出之，推其皮，盖其外门，真气乃存，用针之要，无忘其②神[2]。

［校勘］

①“方”：《素问》八正神明论、《甲乙》卷五第四并作“员”。马莳曰：“方当作员。”

②“其”：《甲乙》卷五第四、《太素》卷十九知官能并作“养”。

［注释］

［1］“补必用方”：方：指方正、端静而言。《太素》卷十九知官能注：“方谓之矩，法地而静，补气者也。”

［2］“用针之要，无忘其神”：指用针的主要目的，在于调养神气，推动生机，借以扶正祛邪。《太素》卷十九知官能注：“用针之道，下以疗病，上以养神，其养神者，长生久视，此

大圣之大意。”

［语译］ 运用补法时，手法必须端静从容而和缓，先按抚皮肤，令其舒缓，看准穴位，用左手按引，使周围平展，右手推循着皮肤，轻轻地捻转，徐徐将针刺入。必须使针身端正，同时术者要静心安神，坚持不懈以候气至，气至后少作留针，待经气流通就快出针，揉按皮肤，掩闭针孔，使真气留存于内而不外泄。用针的要妙，在于调养神气，推动生机以扶正祛邪，千万不要忽略。

［按语］ 本节补泻方圆，与《素问》八正神明论的文字相反。此言“泻必用员”、“补必用方”，是指针术的手法。《素问》所说“泻必用方”、“补必用员”，是指运用补泻方法的时机，各有所指，不可混为一谈。

［原文］ 雷公问于黄帝曰：《针论》曰：得其人乃传，非其人勿言。何以知其可传？黄帝曰：各得其人，任之其能，故能明其事。

［语译］ 雷公问黄帝道：《针论》上说：遇上合适的人才可传授，不合适的不能传与他。怎样知道谁是可以传授的合适人选呢？黄帝说：根据各人的特点，在实际工作中观察他的德能，就可以了解是否能够传授给他了。

［原文］ 雷公曰：愿闻官能[1]奈何？黄帝曰：明目者，可使视色；聪耳者[2]，可使听音；捷疾辞语者，可使传论①；语徐而安静，手巧而心审谛者[3]，可使行针艾，理血气而调诸逆顺，察阴阳而兼诸方②；缓节柔筋而心和调者，可使导引行气[4]；疾③毒言语轻人者，可使唾痈咒病[5]；爪苦手毒[6]，为事善伤④者，可使按积抑痹。各得其能⑤，方乃可行，其名乃彰。不得其人，其功不成，其师无名。故曰：得其人乃言，非其人勿传，此之谓也。手毒者，可使试按龟，置龟于器下，而按其上，五十日而死矣。手甘者，复生如故也。

［校勘］

①“可使传论”：《太素》卷十九知官能作“可使传论而语余人”。

②“方”：《素问》八正神明论王注引此下有“论”字。

③“疾”：《素问》八正神明论王注引作“痛”。

④“伤”：马注本、张注本此下并有“人”字。

⑤“各得其能”：张注本“能”作“人”。《素问》八正神明论王注引此上有“由是则”三字。

[注释]

[1]“官能”：即职事，因有某些特长而分配某种职事。闵士先：“官之为言司也。言各因其能而分任之，以司其事，故曰官能。”

[2]“聪耳者”：《太素》卷十九知官能注：“听病人五音，即知其吉凶。”

[3]“语徐而安静，手巧而心审谛者”：《太素》卷十九知官能注：“神清性明，故安静也。动合所宜，明手巧者，妙察机微，故审谛也。”

[4]“缓节柔筋而心和调者，可使导引行气”：《太素》卷十九知官能注：“身则缓节柔筋，心则和性调顺，此为第五调柔人也。调柔之人，导引则筋骨易柔，行气则其气易和也。”

[5]“唾痈咒病”：古代祝由治病的方法，为精神疗法之一种。

[6]“爪苦手毒”：爪，指甲。苦，指形态粗恶。手毒，手狠的意思。

[语译] 雷公说：怎样根据每个人的才能而分别使用呢？黄帝说：眼睛明亮视力好的人，可以叫他辨别五色；听觉灵敏的人，可以叫他辨别声音；说话流利思维敏捷的人，可以让他传讲理论；言语缓慢，行动安静，手巧心细的人，可以叫他搞针灸，来调理气血的顺逆，观察阴阳盛衰，而兼做处方配药等医疗工作；肢节缓和，筋骨柔顺，心平气和的人，可以叫他担

任按摩导引，用运行气血的方法来治病；嫉妒成性，口舌恶毒，言语轻薄的人，可以叫他唾痈肿，咒邪病；爪苦手毒，做事经常伤坏器具的人，可用他按摩积聚，抑制痹痛。按照各人的才能，发挥他的特长，各种治疗方法就能推行，他的工作做得好，名声就会流传开来。如果使用不当，就不能成功，他的老师也会声名埋没。所以说，遇到合适的人才能教他，不是合适的人选就不能教，就是这个道理。关于手毒的人，可以用按龟作试验，把龟放在一种器具下面，人的手按在器具上，手毒的人按五十天龟就死了，手不毒而柔顺的人，即使按五十天，龟还活着。

论疾诊尺第七十四

[提要] 本篇主要论述了通过诊察尺肤的滑涩、寒热、肉脱、肉弱等不同表现，来测知脏腑和某些部位发病的情况。同时也讨论了诊目、诊齿、诊妇女妊娠及诊小儿病的方法。

[原文] 黄帝问于岐伯曰：余欲无①视色持脉，独调其尺[1]，以言其病，从外知内，为之奈何？岐伯曰：审其尺之缓急、小大、滑涩，肉之坚脆，而病形②定矣。

[校勘]

①“欲无”：《脉经》卷四第一作“每欲”。

②“形”：《脉经》卷四第一此下有“变”字。

[注释]

[1]“独调其尺”：调，此处作诊察解；尺，指尺肤部即自肘至腕的皮肤。独调其尺，就是不用望色，诊脉等方法，而通过单独诊查尺肤，来判断内在的疾病情况。

[语译] 黄帝问岐伯：我想不用望色、切脉的方法，而单独依靠诊察尺肤，来说明所患的疾病，从外在的表现推测内在的变化，怎样才能达到这个目的呢？岐伯说：诊察尺肤的紧急

或弛缓，高起或瘦削，滑润或涩滞等表现，以及肌肉的坚实或脆弱，即可确定属于哪种疾病了。

[原文] 视人之目窠①[1]上微痈②[2]，如新卧起状，其颈脉动，时③咳，按其手足上，窅④[3]而不起者，风水肤胀也。

[校勘]

①“窠”：刘衡如《灵枢经》校勘本水胀篇校语谓：“窠：应据《金匮》卷中第十四、《脉经》卷八第八及《病源》卷二十一水肿候改为‘裹’。《太素》卷二十九胀论及《千金》卷二十一第四作‘果’，即‘裹’之简体。《素问》平人气象论及《外台》卷二十水肿方作‘里’，乃‘裹’之误字。《太素》卷十五尺诊杨注：‘目果，眼睑也’。后人不知此义，误改本篇及论疾诊尺篇之‘裹’为‘窠’，校勘《甲乙》者又据本书而改，故《甲乙》卷八第四亦作‘窠’。”可供参考。

②“痈”：《脉经》卷八第八作“拥”，《证治准绳》水肿类引作“肿”，本书水胀篇亦作“肿”。

③“时”：《脉经》卷八第八此后重“时”字。

④“窅”：《脉经》卷八第八作“陷”。

[注释]

[1]“目窠（kē 科）”：窠，指凹陷处。目窠，就是眼眶下凹陷处。《类经》五卷第十八注：“目窠，目下卧蚕处也”。

[2]“痈”：与壅同，肿的意思。《类经》五卷第十八注：“痈，壅也，即新起微肿状。”

[3]“窅（yǎo 咬）”：深的意思。

[语译] 看到病人眼眶下凹陷处，有轻微浮肿，好像刚刚睡醒起床的样子，颈部人迎脉搏动明显，时时作咳，若用手按压患者手足，被按之处深陷不起的，这是风水肤胀的证候。

[按语] 本段经文“视人之目窠上微痈——风水肤胀也”，论述了风水肤胀病，似与诊尺肤内容无直接关系。在《灵枢识》一书中，丹波元简指出：“此一节，与诊尺之义不相干，

疑是他篇错简”。录此以供参考。

[原文] 尺肤①滑②，其③淖泽[1]者，风也；尺肉弱者④，解㑊[2]；安卧脱肉者，寒热不治⑤；尺肤滑而泽脂者，风也⑥；尺肤涩者，风痹也[3]；尺肤粗如枯鱼之鳞者，水泆⑦饮也[4]；尺肤热甚，脉盛躁者，病温⑧也，其脉盛而滑者，病⑨且出也。尺肤寒，其⑩脉小⑪者，泄、少气也⑫。尺肤炬然⑬[5]先热后寒者，寒热也。尺肤先寒，久持⑭之而热者，亦寒热也。

[校勘]

①“肤”：《太素》卷十五尺诊无。

②“滑”：《太素》卷十五尺诊作“湿”，《甲乙》卷四第二上作“温”。

③“其”：《太素》卷十五尺诊、《甲乙》卷四第二上及《脉经》卷四第一均作“以”。

④“尽肉弱者”：《脉经》卷四第一作“尺内弱”三字。

⑤“不治”：《甲乙》卷四第二上无。

⑥“尺肤滑而泽脂者，风也”：《甲乙》卷四第二上及《脉经》卷四第一均无。此九字与上文“尺肤滑，其淖泽者，风也”义同文复，疑衍。

⑦“泆”：《脉经》卷四第一作“淡”。按：“淡”即“痰”字。《华严经》音义下引《方言》蹇师注：“淡字又作痰也”。

⑧“温”：《太素》卷十五尺诊作“湿”。

⑨“病”：《太素》卷十五尺诊、《脉经》卷四第一及《甲乙》卷四第二上均作“汗”。

⑩“其”：《太素》卷十五尺诊，《脉经》卷四第一及《甲乙》卷四第二上均作“甚”，且属上读。

⑪“小”：《甲乙》卷四第二上作“急”。

⑫“也”：原脱，据《太素》卷十五尺诊及《甲乙》卷四第二上补，与前后句法一致。

⑬“炬然”：《太素》卷十五尺诊作“炬然”，《脉经》卷

四第一作“烜然”，《甲乙》卷四第二上作“热炙人手”四字，校注云：“一作炬然。”

⑭“持”：原作“大”，据《太素》卷十五尺诊、《脉经》卷四第一及《甲乙》卷四第二上改。

[注释]

[1]“淖（nào 闹）泽”：《太素》卷十五尺诊注：“淖泽，光泽也。”此处不作湿润解。

[2]“解㑊”：指身体困倦，四肢懈怠无力的样子。

[3]“尺肤涩者，风痹也”：《类经》五卷第十八注：“尺肤涩者血少，血不能营，故为风痹。”

[4]“尺肤粗如枯鱼之鳞，水泆饮也”：《类经》五卷第十八注：“如枯鱼之鳞，干涩甚，以脾土衰而肌肉消，水得乘，是为泆饮。泆，溢同。”

[5]“炬然”：形容高热灼手。

[语译] 尺之皮肤滑而光泽的，是风病；尺部肌肉松软柔弱的是身体困倦、四肢懈怠的解㑊病；喜好睡眠，肌肉瘦削的，是时发寒热而不易治愈的病；尺之肌肤滑润如膏脂的，是风病；尺之肌肤涩滞不滑的，为血少营虚的风痹病；尺之肌肤粗糙不润像干枯鱼鳞的，是脾土虚衰，水饮不化的泆饮病；尺之肌肤灼热，脉盛大而躁动的，是温病，若脉显盛大但不躁动而现滑利的，是病邪将被驱出，正气渐复，病将痊愈之象。尺之肌肤寒冷而脉小的，是泄泻与气虚的病；尺之肌肤高热灼手，先发热后发冷的，属寒热往来一类的疾病；尺之肌肤先觉寒冷，久按之后感觉发热的，也是寒热往来一类的疾病。

[原文] 肘所独热者，腰以上热；手所独热者，腰以下①热[1]。肘前独热者，膺前热；肘后独热者，肩②背热[2]。臂中独热者，腰腹热[3]；肘后廉③以下三四寸热者④，肠⑤中有虫[4]。掌中热者，腹⑥中热；掌中寒者，腹中寒[5]。鱼上⑦白

肉有青血脉者，胃中有寒[6]。尺⑧炬然热，人迎大者，当夺血。尺紧⑨，人迎⑩脉小甚，则⑪少气，悗有加⑫，立死。

[校勘]

①“下”：《脉经》卷四第一及《甲乙》卷四第二上均作“上”。

②“肩”：《太素》卷十五尺诊无。

③“廉”：原作“粗”，据《甲乙》卷四第二上改。

④“热者”：《太素》卷十五《尺诊》及《脉经》卷四第一均无。

⑤“肠”：《太素》卷十五尺诊作“腹”。

⑥“腹”：《太素》卷十五尺诊作“肠”。

⑦“鱼上”：《甲乙》卷四第二上作“鱼际”。

⑧“尺”：《甲乙》卷四第二上此下有“肤”字。

⑨“紧”：原作“坚”，据《脉经》卷四第一改。

⑩“人迎”：原作“大”，据《脉经》卷四第一改。

⑪“则”：原无，据《脉经》卷四第一补。

⑫“悗有加”：《脉经》卷四第一作“色白有加者”五字，《太素》卷十五尺诊“有”下有“因”字，《甲乙》卷四第二上“加”下有“者”字。

[注释]

[1]“肘所独热者，腰以上热；手所独热者，腰以下热”：《类经》五卷第十八注：“肘，臂膊之节也。一曰曲池以上为肘，肘在上，手在下，故肘应腰上，手应腰下也。”

[2]“肘前独热者，膺前热；肘后独热者，肩背热”：《类经》五卷第十八注，“肘前，内廉也，手三阴之所行，故应于膺前；肘后，外廉也，手太阳之所行，故应于肩背。”

[3]“臂中独热者，腰腹热”：《类经》五卷第十八注：“肘下为臂，臂在下，故应腰腹。”

[4]“肘后廉以下三四寸热者，肠中有虫”：《类经》五卷

第十八注："肘后……谓三里以下，内关以上之所，此阴分也，阴分有热，故应肠中有虫。"

［5］"掌中热者，腹中热；掌中寒者，腹中寒"：《类经》五卷第十八注："掌中者，三阴之所聚，故或热或寒，皆应于腹中。"

［6］"鱼上白肉有青血脉者，胃中有寒"：《类经》五卷第十八注："鱼上脉青，胃之寒也。本书经脉篇亦曰：胃中寒，手鱼之脉多青矣"。

［语译］ 肘部皮肤单独发热的，腰以上部位也发热；手腕部皮肤单独发热的，腰以下部位也发热。肘前部单独发热的，胸膺部也发热；肘后部单独发热的，肩背部也发热。臂之中部单独发热的，腰腹部也发热；肘后缘以下三四寸的部位发热的，其肠中有虫。手掌发热的，腹中也发热；手掌发凉的，腹中也发凉。手鱼际白肉有青色血脉的，是胃中有寒。尺之肌肤高热炙手，颈部人迎脉大的，属热盛伤阴，当主失血。尺肤紧急，人迎脉小甚的，则见于气虚，若加有烦闷现象，是阴阳俱绝的证候，会立即死亡。

［原文］ 目赤色①者病在心，白在肺②，青在肝，黄在脾，黑在肾。黄色不可名者，病在③胸中。诊目痛④，赤脉从上下者，太阳病；从下上者，阳明病；从外走⑤内者，少阳病。诊寒热⑥，赤脉上下至瞳子⑦，见一脉，一岁死；见一脉半，一岁半死；见二脉，二岁死；见二脉半，二岁半死；见三脉，三岁死。

［校勘］

①"赤色"：《脉经》卷五第四、《甲乙》卷十二第四并作"色赤"。

②"白在肺"：《甲乙》卷十二第四、《千金》卷六上目病第一"白"下并有"色者病"三字。下"青、黄、黑"同。

③"在"：《脉经》卷五第四无。

④“痛”:《脉经》卷五第四作“病”。

⑤“走”:《脉经》卷五第四作“入”。

⑥“诊寒热”:《脉经》卷五第四“热”下有“瘰疬”二字，本书寒热篇亦有“瘰疬”二字，《脉经》似是。《千金》卷二十三九漏第一有治寒热瘰疬两方。

⑦“赤脉上下至瞳子”:《脉经》卷五第四作“目中有赤脉，从上下至瞳子”。《太素》卷二十六寒热瘰疬、《甲乙》卷八第一上、《外台》卷二十三寒热瘰疬方“赤脉”下并有“从”字，与《脉经》合。按:“至瞳子”似应作“贯瞳子”。

[语译] 目见赤色的病在心，见白色的病在肺，见青色的病在肝，见黄色的病在脾，见黑色的病在肾，黄色而兼见其他色的，主病在胸中。诊察目病，有赤色的络脉从上向下的，属于太阳经的病，从下向上行的，属于阳明经的病；从目外眦向内行走的，属于少阳经的病。诊察有寒热发作的瘰疬病时，如果目中有赤脉从上向下贯瞳子，见一条赤脉的，一年死；见一条半赤脉的，一年半死；见两条赤脉的，两年死；见两条半赤脉的，两年半死；见三条赤脉的，三年死。

[原文] 诊龋齿[①]痛，按其阳之来[②]，有过者独热[③]，在左左热，在右右热，在上上热，在下下热。

[校勘]

①“齿”:《甲乙》:卷十二第六无。

②“阳之来”:《甲乙》卷十二第六“阳”下有“阴”字，《脉经》卷五第四“之”下有“脉”字。

③“独热”:孙鼎宜:“‘独’当作‘为’，字误。”

[语译] 诊察龋齿痛时，按压阳明之脉，有病变的部位必单独发热，病在左侧的左边阳明脉热，在右的右热，在上的上热，在下的下热。

[原文] 诊血脉者[①]多赤多热[②]，多青多痛，多黑为久[③]痹，多赤、多黑、多青皆见者，寒热[④]，身痛而[⑤]色微黄，齿

垢黄，爪甲上黄，黄疸也。安卧，小便黄赤⑥，脉小而涩者，不嗜食[1]。

［校勘］

①“脉者”：《脉经》卷五第四“脉者”二字互易，“脉”字属下读。

②“多赤多热”：《太素》卷九经脉皮部作“多黄赤则热”。《素问》皮部论作“黄赤则热”。

③“久”：《太素》卷九经脉皮部、《素问》皮部论并无。《图经》卷五“久”作“夙”。

④“寒热”：《病源》卷十二黄疸候此上有“必”字，《难经本义》卷下引此下有“为”字。

⑤“而”：《甲乙》卷十一第六、《脉经》卷五第四、《病源》卷十二黄疸候并作“面”。

⑥“小便黄赤”：《脉经》卷五第四“小”作“少”，无“便”字。

［注释］

［1］“安卧，小便黄赤，脉小而涩者，不嗜食”：《太素》卷九经脉皮部注：“安卧，小便黄赤，脉小涩，脾病，故不嗜食也。”

［语译］ 诊察络脉时，若皮肤多赤色络脉的，多属热症，多青色的，多属痛症，多黑色的，是久痹的病，若青、黑、赤皆多而兼见的，为寒热病。身体疼痛而肤色微黄，牙齿垢黄，指甲上也现黄色的，是黄疸病。若嗜卧，小便黄赤，脉小而有涩象的，加之不嗜饮食，则为脾病。

［原文］ 人病，其寸口之脉，与人迎之脉小大等①，及其②浮沉等者，病难已也③，女子手少阴脉动甚者㾊子④。婴儿病，其头毛皆逆上者必死⑤，耳间青脉起者掣痛⑥，大便赤瓣⑦飧泄，脉小者⑧，手足寒⑨，难已；飧泄⑩，脉小，手足温，泄⑪易已。

［校勘］

①“与人迎之脉小大等”：“迎”，原作“近”，据周本，马注本改。《太素》卷十四《人迎脉口诊篇》，《脉经》卷一第十五“小大”下并无“等”字。

②“其”：《脉经》卷一第十无。

③“其寸口之脉……病难已也”：《甲乙》卷四第一上作“脉之浮沉，及人迎与气口气大小齐等者，其病难已”。

④“女子手少阴脉动甚者姙子”：《甲乙》卷十二第十“女子”上有“诊”字，“姙子”下有“也”字。《病源》卷四十一《妊娠候》“妊子”作“任子”按：“姙”或作“娎”，即“妊”字。《广雅·释言》：“妊、娠也”。“任、妊”声同相通。《汉书·叙传上》：“初刘媪任高祖。”颜注：“任，谓怀任也。”

⑤“婴儿病，其头毛皆逆上者必死”：《脉经》卷九第九“婴”作“小”。《甲乙》卷十二第十一“者”下无“必”字。《千金》卷五上第三作“小儿发逆上，啼笑面暗，色不变，是痫候。”

⑥“耳间青脉起者掣痛”：《甲乙》卷十二第十一“耳间”上，有“婴儿”二字。“掣”作“瘈”。《脉经》卷九第九同，下有“腹”字。

⑦“赤瓣”：“瓣”字原作“昑”，参《脉经》、《甲乙》改。马莳亦曰：“‘辨’当作‘瓣’。”《脉经》卷九第九作“赤青瓣”。《甲乙》卷十二第十一作“青瓣”。丹波元简曰：“赤作青为是，盖小儿有便青乳瓣完出者，即青瓣也，此虚寒之候。”

⑧“脉小者”：《甲乙》卷十二第十一“小”作“大”。下无“者”字。《甲乙》卷十一第五亦作“脉小”，与本篇义合。下手足温之“脉小”，《甲乙》卷十二第十一则作“脉大”，与本篇异。但以病理言之，以作“脉小，手足寒，难已；脉大，手足温，易已”为合，盖脉小者，血气俱少，此虚寒内乘，故手足寒难已；脉大者，血气俱多，此邪衰阳复，故手足温易

已也。

⑨“手足寒”：《甲乙》卷十二第十一“寒”下有“者”字。下“手足温”句同。

⑩“飧泄”：《针灸问对》引无。

⑪“泄”：周本作“亦”。《脉经》卷九第九、《甲乙》卷十二第十一并无。

［语译］ 患病之人，在手桡骨部位的寸口脉和颈部的人迎脉小大以及浮沉相等的，为难治之病。女子手少阴心脉动甚的，为怀孕的征象。婴儿有病时，其头发都向上逆的，必主死亡，若耳部络脉色青而隆起的主抽瘛腹痛。若大便青绿色有乳瓣，泄下未化的食物，再加之脉小弱，手足寒冷，其病也属难治。若脉小，手足温暖，这样的泄泻就易治。

［按语］ 关于“人病，其寸口之脉，与人迎之脉小大等，及其浮沉等者，病难已也”句，《太素》卷十四人迎脉口诊注：“人病，寸口之脉，秋浮冬沉，人迎之脉，春小夏大，纵病易已；四时大小浮沉相同，即四时脉乱，故难已也。”另备一义，录此以供参考。

［原文］ 四时之变，寒暑之胜，重阴必阳，重阳必阴，故阴主寒，阳主热[①]，故寒甚则热，热甚则寒，故曰寒生热，热生寒，此阴阳之变也。故曰：冬伤于寒，春生瘅热[②]；春伤于风，夏生后泄肠澼[③]；夏伤于暑，秋生痎疟；秋伤于湿，冬生咳嗽，是谓四时之序也。

［校勘］

①“阴主寒，阳主热”：统本、金陵本、日抄本两“主”字并作“生”。

②“瘅热”：《素问》阴阳应象大论作“温病”。

③“夏生后泄肠澼”：马注本、张注本、黄校本“后”并作“飧”。《太素》卷三十四时之变与上各本合。《素问》阴阳应象大论、《甲乙》卷十一第五并无“肠澼”二字。《难经》五

十七难虞注引《灵枢》病总曰：“春伤于风，寒邪留连，乃为洞泄。”

［语译］ 一年四季的气候变化，寒来暑往，寒暑的更胜往来，其规律是阴盛至极则转变为阳，阳盛至极则转变为阴。阴性主寒，阳性主热，所以寒到一定程度就会变热，热到一定程度就会变寒，因此说寒能生热，热能生寒，这是阴阳相互消长变化的道理。所以，冬天感受了寒邪不即发病，到了春天就发生温热病；春天感受了风邪不即发病，到了夏天就发生泄泻、痢疾一类的病；夏天感受了暑邪不即发病，到了秋天就容易发生疟疾；秋天感受了湿邪，到了冬天就发生咳嗽病。这是由于四季气候不同，依春、夏、秋、冬的顺序而发生的各种疾病。

刺节真邪第七十五

［提要］ 本篇介绍了刺法中的五节（振埃、发蒙、去爪、彻衣、解惑），并说明了针刺五邪（持痈、容大、狭小、寒、热）的作用和方法。根据“天地相应，与四时相符，人参天地”的道理，阐发了用针的理论，指出用针调气、解结、推而上之、推而散之以治疗厥、上寒下热、上热下寒等病的具体针刺方法。最后叙述了真气的来源和功能，及真气、正气、邪气与疾病发生、发展的关系，并列举“虚邪之中人”所产生的骨痹、筋挛、痈、偏枯、筋瘤等的病变过程。

［原文］ 黄帝问于岐伯曰：余闻刺有五节，奈何？岐伯曰：固有五节：一曰振埃，二曰发蒙①，三曰去爪②，四曰彻衣③，五曰解惑[1]。黄帝曰：夫子言五节，余未知其意。岐伯曰：振埃者，刺外经[2]，去阳病也；发蒙者，刺腑输，去④腑病也；去爪者；刺关节之支⑤络也；彻衣者，尽刺诸阳之奇输也；解惑者，尽知调阴阳，补泻有余不足，相倾移[3]也。

[校勘]

①“蒙”：原作“曚”，据《太素》卷二十二五节刺改。《甲乙》卷十二第五作“蒙”。

②“去爪”：《甲乙》卷九第十一“爪”作“衣”。作“衣”与下“彻衣”义复。

③“彻衣”：张注本“彻”作“撤”。

④“去”：《甲乙》卷十二第五此上有“以”字，下同。

⑤“之支”：原作“肢”，据《甲乙》卷九第十一及《太素》卷二十二五节刺改。

[注释]

[1]“一曰振埃，二曰发蒙，三曰去爪，四曰彻衣，五曰解惑”：指刺“五节”的针法。埃，微尘。振埃，即振落尘埃。蒙，目不明，发蒙，即开发蒙瞶的意思。爪者，指甲之谓，去爪，就是脱去余爪。彻衣，即脱去衣服。解惑，解除迷惑的意思。这是用形象的比喻，说明这五种刺法的功效。

[2]“外经”：指行于四肢及浅表部位的经脉。《太素》卷二十二五节刺注：“外经者，十二经脉入腑脏者，以为内经，行于四肢及皮肤者，以为外经也。”

[3]“相倾移”：谓相互反复变化。“倾”可释为“反复”。《淮南子》原道训：“持盈而不倾。”高注：“倾，覆也。”《诗》小雅雨无正：“覆出为恶。”传：“覆，反也”。“移”可释为“变化”。《文选》洛神赋：“于是精移神骇。”善注：“移，变也。”阴阳补泻不可拘执，故谓相互反复变化。

[语译] 黄帝向岐伯问道：我听说刺法有五节的名称，具体内容是怎样的呢？岐伯说：刺法的确有五节，一叫振埃，二叫发蒙，三叫去爪，四叫彻衣，五叫解惑。黄帝说：先生说到的五节针法，我还不知道它的意义是什么。岐伯说：振埃的针法是刺外经，治疗阳病。发蒙的针法，是针六腑的腧穴，治疗腑病。去爪的针法，是刺关节支络。彻衣的针法，是遍刺六腑

之别络。解惑的针法是知道阴阳的变化，据之以补不足，泻有余，使其相互发生变化，以平为期，达到愈病的目的。

[原文] 黄帝曰：刺节言振埃，夫子乃言刺外经①，去阳病，余不知其所谓也。愿卒闻之。岐伯曰：振埃者，阳气大逆，上满于胸中，愤䐜②肩息[1]，大气逆上，喘喝坐伏，病恶埃烟，䬪不得息③[2]，请言振埃，尚④疾于振埃。黄帝曰：善。取之何如？岐伯曰：取之天容⑤。黄帝曰：其咳上气，穷诎[3]胸痛者，取之奈何？岐伯曰：取之廉泉。黄帝曰：取之有数乎？岐伯曰：取天容者，无过一里⑥[4]，取廉泉者，血变[5]而⑦止。帝曰：善哉。

[校勘]

①“经”：《甲乙》卷九第三此下有“而”字。

②“愤䐜”：张注本及《甲乙》卷九第三“䐜”并作“䐜”。《太素》“愤”作“烦”。

③“病恶埃烟，䬪不得息”：熊本、周本、明本、藏本、日抄本“䬪”并作“䬫”。《要旨》卷二上二十五引“䬪”作“䬫”。《甲乙》卷九第三“恶埃烟䬪”作“咽噎”。按：《玉篇》食部：“䬪，于结切，或噎字，食不下也。”

④“尚”：《太素》卷二十二五节刺作“而”。

⑤“天容”：疑应作“天突”。本书卫气失常篇：“其气积于胸中者，上取之。”“积于上，泻人迎、天突、喉中。”其意与本篇合。故彼之“喉中”，似即此之“廉泉”，而此“天容”，亦似“天突”之误。

⑥“无过一里”：《太素》卷二十二五节刺“里”下，有“而止”二字。《甲乙》卷九第三作“深无一里”。

⑦“而”：《甲乙》卷九第三作“乃”。

[注释]

[1]“愤䐜肩息”：是形容胸部气满发胀，耸肩而呼吸的样子。马莳：“气愤而胀，竦肩而息。”

[2]“馅（yē 噎）不得息”：馅，古噎字，形容咽部像被异物堵塞而不得呼吸。

[3]“穷诎（qū 屈）”：形容气机不得伸展，语言难出。

[4]“无过一里”：里，寸的意思。无过一里，就是不要超过一寸的意思。《太素》卷二十二五节刺注：“一里，一寸也。故《明堂》刺天容入一寸也。”刘衡如说：“又穴位在天府下五寸，名曰五里，在膝下三寸，名曰三里，皆可为里字训寸之明证。明清注家以‘如人行一里许’为释，值得商榷。”

[5]“血变”：血络疏通的意思。

[语译] 黄帝说：刺节中的振埃，先生说的是刺外经治阳病，我仍不明白其中的道理是什么，请详尽地告诉我。岐伯说振埃的针法，对于阳气逆上，充满于胸中，胸部胀满，呼吸摇肩，或胸中大气上逆而致气喘呵呵出声，或坐或伏不能平卧，害怕尘埃和烟薰，咽部噎塞，呼吸不畅，治疗这一类的病，疗效很快，比刚才讲的振落尘埃还要快得多。黄帝说：你讲的很好。取什么穴呢？岐伯说：取天容穴。黄帝说：若其人咳嗽气逆，气机不申，语言难出而胸痛的，取什么穴呢？岐伯说：取廉泉穴。黄帝说：取穴时针刺深浅有一定的度数吗？岐伯说：取天容穴时，针刺不要超过一寸，取廉泉穴时，血络疏通了就止针。黄帝说：讲的好。

[原文] 黄帝曰：刺节言发蒙，余不得其意。夫发蒙者，耳无所闻，目无所见，夫子乃言刺府输，去府病①，何输使然，愿闻其故。岐伯曰：妙乎哉问也。此刺之大②约，针之极也，神明之类也，口说书卷，犹不能③及也，请言发蒙耳④，尚疾于发蒙也。黄帝曰：善。愿卒闻之⑤。岐伯曰：刺此者，必于日中⑥，刺其听宫⑦，中其眸子[1]，声闻于耳⑧，此其输也。黄帝曰：善。何谓声闻于耳？岐伯曰：刺邪以手坚按其两鼻窍⑨而⑩疾偃[2]，其声必应于针⑪也。黄帝曰：善。此所谓弗见为之，而无目视，见而取之，神明相得者也。

［校勘］

①“去府病”：《太素》卷二十二五节刺无此三字。

②“大”：《太素》卷二十二五节刺无。

③“能”：《太素》卷二十二五节刺作“敢”。

④“发蒙耳”：《太素》卷二十二五节刺无“耳”字。以上文“请言振埃”例之，无“耳”字似是。

⑤“愿卒闻之”：《太素》卷二十二五节刺“卒闻”作“手受”。

⑥“必于日中”：《甲乙》卷十二第五“于”下有“白”字。

⑦“听宫”：《甲乙》卷十二第五作“耳听”。

⑧“耳”：《甲乙》卷十二第五作“外”。

⑨“刺邪以手坚按其两鼻窍”：《太素》卷二十二五节刺“刺邪”作“邪刺”，《甲乙》卷十二第五作“已刺”。《要旨》卷二上二十五引无“窍”字。

⑩“而”：《甲乙》卷十二第五作“令”。

⑪“于针”：《甲乙》卷十二第五作“其中”。

［注释］

［1］“中其眸子”：眸子，即目中瞳子。中其眸子，形容针刺的效应可以及于瞳子。这是因为听宫穴与眸子有经脉相通的缘故。《太素》卷二十二五节刺注：“手太阳脉支者至目兑眦，却入耳中；手足少阳脉支者，从耳后，入耳中，出走耳前，至目兑眦。故此三脉，皆会耳目听宫，俱连目中瞳子。”

［2］“刺邪以手坚按其两鼻窍，而疾偃”：偃，这里可作闭口努腹解。丹波元简：“盖偃、匽通。匽，怒腹也，又作躽，《巢源》有小儿躽啼候。《玉篇》：躽体，怒腹也。”这是说在针听宫时，用手紧捏住两鼻孔，然后闭口、怒腹、鼓气，使气上走于耳目，以达到治疗耳目疾患的目的。

［语译］　黄帝说：刺节中所讲的发蒙针法，我还没弄懂其

意义是什么。本来发蒙的针法，是治疗耳朵听不见、眼睛看不见的病变的，先生却说针刺府腧，去府病，哪个腧穴能治好这耳目病呢，我愿听你讲一讲其中的道理。岐伯说：你问的太好了。这是针刺中最妙的地方，也是针法中登峰造极的技术，必须心领神会，口里说的和书本上记载的，还不能把它形容出来。我所说的发蒙，其奏效的迅捷，要比开发蒙聩还快得多。黄帝说：好。希望你把这方面的内容全部都告诉给我。岐伯说：针刺这种病，必须在中午的时候，刺听宫穴，使针刺感应达到瞳子，并使其针气的声响传到耳中，这就是府输的作用，也就是刺其输的意思。黄帝说：好。什么叫声闻于耳呢？岐伯说：就是在针刺听宫时，用手紧捏住两鼻孔，然后闭住口，怒腹鼓气，使气上走于耳目，耳内就会在针刺的同时相应地出现声响。黄帝说：好。这真是在无形之中，使针刺感应加以传导，不必用眼睛看，就能收到明显效果，实在是得心应手、出神入化了。

[原文] 黄帝曰：刺节言①去爪，夫子乃言刺关节支②络，愿卒闻之。岐伯曰：腰脊者，身之大关节也③；肢胫④者，人之管以趋翔也⑤[1]，茎垂⑥者，身中⑦之机，阴精⑧之候，津液之道也⑨。故饮食不节，喜怒不时，津液内溢⑩，乃下留于睾⑪，水道⑫不通，日大不休⑬，俯仰不便，趋翔不能。此病荥然有水⑭，不上不下[2]，铍⑮石所取，形不可匿，常⑯不得蔽，故命⑰曰去爪，帝曰：善。

[校勘]

①“言”：原作“善”，据马注本、张注本、日刻本及《太素》卷二十二五节刺改。

②“支”：原作“肢”，据《甲乙》卷九第十一及《太素》卷二十二五节刺改。

③“身之大关节也”：《甲乙》卷九第十一作“人之关节”。

④“肢胫”：《太素》卷二十二五节刺、《甲乙》卷九第十一并作“股胻”。

⑤“人之管以趋翔也”：《太素》“管”作“所”。《甲乙》卷九第十一无“管以”二字。

⑥“垂”：《甲乙》卷九第十一作“睾”。

⑦“身中”：《太素》卷二十二五节刺作“中身”。

⑧“精”：《甲乙》卷九第十一作“津”。

⑨“之道也”：《甲乙》卷九第十一“道”下有“路”字。

⑩“溢”：《甲乙》卷九第十一作“流”。

⑪“乃下留于睾”：《甲乙》卷九第十一“乃”作“而”，“留”作“溢”。

⑫“水道”：原作“血道”，据《甲乙》卷九第十一及《太素》卷二十二五节刺改。

⑬“日大不休”：《甲乙》卷九第十一作“炅不休息”。

⑭“此病荥然有水”：周本无“此”字。《甲乙》卷九第十一无“此病”二字。“荥”原作“荣”，据《甲乙》卷九第十一、《太素》卷二十二五节刺改。

⑮“铍”：《太素》卷二十二五节刺、《甲乙》卷九第十一并作“铢”。

⑯“常”：《甲乙》卷九第十一作“裳”。按：“常”与“裳”同。《说文》巾部：“常，下裙也。”惠栋《读说文记》云：“常，古裳字。”

⑰“故命”：《甲乙》卷九第十一作“名”。

［注释］

［1］“肢胫者，人之管以趋翔也”：管，张介宾释为“键”；亦可解作“枢要”，见丹波元简引《荀子》儒效篇注。趋翔，形容走路时人的肢胫活动有如鸟羽之飞翔。《大戴礼》曾子事父母：“趋翔周旋。”王聘珍《解诂》：“趋，走也。”孔广森补注：“行而张拱曰翔。”说明肢胫为人体行走、活动的主要器官

和支柱。

［2］“荥然有水，不上不下”：荥然，是水聚的样子。由于水蓄在内，致使上焦不通，下焦不泄。《太素》卷二十二五节刺注：“荥然，水聚也。不上者，上气不通。不下者，小便及气不下泄也。”

［语译］ 黄帝说：刺节所说的去爪的针法，先生说是刺关节支络，我愿意听你详尽地说明其道理。岐伯说：腰脊是人体内最大的关节，肢和胫是人体活动、行走的枢要所在。茎垂是宗筋所聚，为身中之枢机，精由此泄，溺由此出，故为阴精、津液的通道。若饮食不知节慎，喜怒七情过度，影响津液不能正常运行而内溢，聚于睾丸，水道不通，阴囊日渐胀大，会使人体俯仰、行动都受到限制。这种病是由于有水蓄积在内，使上下水道不能通调。应取用铍针放去其水，以治疗这种外形显露、裙裳也不能遮蔽的阴囊水肿病，就等于是修剪掉多余的指甲一样，所以叫去爪。黄帝说：你讲得很好。

［原文］ 黄帝曰：刺节言彻衣①，夫子乃言尽刺诸阳之奇输，未有常处也。愿卒闻之。岐伯曰：是阳气有余，而阴气不足。阴气不足则内热，阳气有余则外热，两热相抟②，热于怀炭，外畏绵帛近③，不可近身，又④不可近席。腠理闭塞，则汗不出⑤，舌焦唇槁腊⑥干[1]嗌燥⑦。饮食不让美恶⑧。黄帝曰：善。取之奈何？岐伯曰：取⑨之于其天府、大杼三痏，又⑩刺中膂，以去⑪其热，补足手太阴，以去其汗，热去汗稀⑫，疾于彻衣。黄帝曰：善。

［校勘］

①“衣”：《甲乙》卷七第一上“衣”下有“者”字。

②“两热相抟”：“两”原作“内”，据《甲乙》卷七第一上改。胡本、周本、统本、金陵本、明本、藏本、日抄本“抟”并作“搏”。《太素》卷二十二五节刺“内”作“与”，“抟”作“薄”。

③“外畏绵帛近”：《太素》卷二十二五节刺作“外重丝帛衣”。《甲乙》卷七第一上作“衣热”。姚文田曰：“近字疑误”。

④“又”：《甲乙》卷七第一上作“身热”二字。

⑤“则汗不出”：《太素》卷二十二五节刺作“不汗”。《甲乙》卷七第一上作“而不汗”。

⑥“槁腊”：《甲乙》卷七第一上作“稿臘”。

⑦“干嗌燥”：《太素》卷二十二五节刺、《甲乙》卷七第一上并作“嗌干”。

⑧“饮食不让美恶”：《太素》卷二十二五节刺“饮食”作“欲饮”。《甲乙》卷七第一上同，但无“不让美恶”四字。

⑨“取”：原作“或”，据日刻本改。

⑩“又”：《太素》卷七第一上作“有”。按：“有”可训“又”，《礼记》内则郑注：“有读为又”。

⑪“去”：周本、日刻本、马注本、张注本并作“出”。

⑫“稀”：《太素》卷二十二五节刺作“希”。《甲乙》卷七第一上作“晞”。

[注释]

[1] “腊干”：腊，盐渍鱼肉称为腊，腊干在此指肌肉干枯。

[语译] 黄帝说：刺节中所说的彻衣的针法，先生说遍刺诸阳经之奇穴，没有固定的部位，请你详尽地讲给我听。岐伯说：这种刺法是用于阳气有余，而阴气不足的病。阴气不足会产生内热，阳气有余会发生外热，两热相抟结，则热甚有如怀抱炭火一样，由于热势炽盛，连衣被等绵帛之物都怕接触，更不敢叫人靠近其身体，甚至连坐席也因怕热而不敢挨近。由于腠理闭塞，不得出汗，热邪不能外散，以至舌焦，唇槁腊，咽干燥，急欲饮水，并不计较饮食的好坏。黄帝说：好。怎样治疗呢？岐伯说：针天府穴、大杼穴各三次，再刺中膂俞用以泻热，然后补手、足太阴经，使其出汗，待热退汗液减少时，病

就痊愈了。其奏效之捷，比撤掉衣服都快。黄帝说：讲的好。

[原文] 黄帝曰：刺节言解惑，夫子乃言尽知调阴阳，补泻有余不足，相倾移也，惑何以解之？岐伯曰：大风[1]在身，血脉偏虚①，虚者不足，实者有余，轻重不得，倾侧宛伏[2]，不知东西，不知南北②，乍上乍下，乍反乍复③，颠倒无常[3]，甚于迷惑。黄帝曰：善。取之奈何？岐伯曰：泻其有余，补其不足，阴阳平复。用针若此，疾于解惑。黄帝曰：善。请藏之灵兰之室，不敢妄出也。

[校勘]

①“血脉偏虚”：“血脉”疑应作“血气”。《病源》卷一风偏枯候：“风偏枯者，由血气偏虚。”风半身不遂候：“半身不遂者，血气偏虚。”并可证。

②“不知南北”：《太素》卷二十二五节刺“不”上有“又”字。《甲乙》卷十第二下无“不知”二字。

③“乍反乍复”：《太素》卷二十二五节刺“乍反”下无“乍”字。《甲乙》卷十第二下“反”、“复”上并无“乍”字，“反复”二字连下读。

[注释]

[1]“大风”：指中风偏枯一类的疾病。《太素》卷二十二五节刺注：“风，谓是痱风等病也。”

[2]“倾侧宛伏”：倾斜反侧，宛转俯伏。这里泛指身体左右前后的各种运动。

[3]“颠倒无常”：颠倒，起止。颠倒无常意指起止不定。

[语译] 刺节中所说的解惑的针法，先生说要全部知道调整阴阳和运用补泻的道理，使之虚实相互移易变化，怎样才能做到解除其迷惑呢？岐伯说：人得了中风偏枯一类的病后，血气必有偏虚之处，虚者是指正气不足，实者是指邪气有余，这样身体就感到左右轻重不相称，身体不能倾斜反侧，也不能宛转俯伏，甚者可致神志昏乱，意识模糊，不能辨别东西南北，

症状的出现忽上忽下反复多变，颠倒无常，比一般神志迷惑的病还要严重。黄帝说：好。怎样治疗呢？岐伯说：泻其邪气的有余，补其正气的不足，使之达到阴阳平衡。这样用针，其奏效的迅速，就像突然解除迷惑一样的快捷。黄帝说：讲的好。我一定把这些理论知识著之于书，藏在灵兰之室，很好地保存起来，不敢轻易泄露出去。

［原文］ 黄帝曰：余闻刺有五邪，何谓五邪①？岐伯曰：病有持痈②者，有容大[1]者，有狭小[2]者，有热者，有寒者，是谓五邪。黄帝曰：刺五邪奈何？岐伯曰：凡刺五邪之方，不过五章[3]，痹③热消灭，肿聚散亡，寒痹益温，小者益阳，大者必去，请道其方。

［校勘］

①“何谓五邪”：张注本无此四字。

②“持痈”：《太素》卷二十二五邪刺“持”作“时”。

③“痹”：张注本作“瘅”，《太素》卷二十二五邪刺同。

［注释］

［1］“容大”：指邪气盛大。

［2］“狭小”：指邪气轻微。

［3］“五章”：章，条的意思。《周髀算经》下：“十九岁为一章。”赵注：“章，条也。”《类经》二十一卷第三十四注：“五章，五条也。”

［语译］ 黄帝说：我听说有刺五邪的方法，什么叫五邪呢？岐伯说：有痈邪，有盛大的邪气，有微弱的邪气，有热邪，有寒邪，合称五邪。黄帝说：五邪致病怎样刺治呢？岐伯说：一般刺治五邪的方法，不过五条，对痹热的病应消灭其痹热，肿聚不散的应当使其消散，寒痹病应助阳热以温血气，体虚邪微者，补益而使其强壮，邪盛有余的必须驱除其邪气。请允许我再将具体的针刺方法告诉你。

［原文］ 凡刺痈邪①，无迎陇[1]，易俗移性[2]，不得脓，

诡[②]道更行[3]，去[③]其乡，不安处所乃散亡[④]，诸阴阳过痈所[⑤]者，取之其输泻之。

[校勘]

①“邪”：《甲乙》卷五第二此下有“用铍针”三字。

②“诡”：原作“脆”，形近致误，据《太素》卷二十二五邪刺改。

③“去”：《太素》卷二十二五邪刺此上有“行”字。

④“不安处所乃散亡”：《太素》卷二十二五邪刺“不安”下，有“其”字。“所”疑当作“邪”，本句似应作“不安其处，邪乃散亡”。

⑤“所”：原脱，据《甲乙》卷五第二及《太素》卷二十二五邪刺补。

[注释]

[1]“无迎陇”：“陇”与“隆”通，旺盛的意思。无迎陇，就是不可迎着痈邪的旺盛之势，而应避其锐气。马莳：“陇、隆同。此承上文而言肿聚散亡之法也。凡刺痈邪，无迎其气之来隆，所谓避其来锐者是也。”

[2]“易俗移性”：这里指改变通常治法，耐心地从缓调治，以改移疾病性质。《太素》卷二十二五邪刺注：“易其常行法度之俗，移其先有寒温之性。”马莳：“如易风俗，如移性情相似，须缓以待之。”二注可合参。

[3]“诡道更行”：这里指另采用不同的方法进行治疗。《淮南子》说林：“尺寸虽齐必有诡。”高注：“诡，不同也”。

[语译] 一般刺痈邪的方法，不可迎着痈邪的锐势于痈处妄行针刺或排脓，应耐心地进行调治，这样就会不待其化脓而治愈。若已化脓就需采用不同的方法进行治疗，根据脓之所在，刺除其脓，使其不能留聚，脓液排出，邪毒就自行消亡了。所以不论是阳经或阴经通过生痈处所的，都要取其本经之腧穴以泻之。

［原文］ 凡刺大邪①，曰以小②，泄夺其有余③，乃益虚。剽其通④[1]，针其邪⑤，肌肉亲[2]，视之毋有，反其真⑥，刺诸阳分肉间[3]。

［校勘］

①“邪”：《甲乙》卷五第二此下有“用锋针”三字。

②“曰以小”：“曰”原作“日”，今据《甲乙》卷五第二改。

③“泄夺其有余”：《太素》卷二十二五邪刺“夺”下无“其”字。按：“夺”似“泄”字旁注，误入正文。“泄其有余”与下节“补其不足”相对。

④“剽其通”：《太素》卷二十二五邪刺作“慓其道”。《甲乙》卷五第二“剽”作“标”。

⑤“针其邪”：《太素》卷二十二五邪刺“针”下有“干”字。

⑥“反其真”：《甲乙》卷五第二作“乃自直道”。

［注释］

[1]“剽其通”：剽，砭刺的意思。剽其通，就是通过砭刺以去其邪气之阻滞，使正气运行的道路开通。

[2]“肌肉亲”：指邪气被祛除后，肌肉之间无邪气干扰阻滞的意思。《太素》卷二十二五邪刺注：“亲，附也。以针干邪，使邪气得去，肌肉相附也。”

[3]“刺诸阳分肉间”：实大之邪多在三阳，故宜刺三阳经之分肉间。

［语译］ 一般刺大邪，应用泄法，逐渐地泄去其有余之邪气，则邪气日趋虚衰。用砭刺使正气运行的道路开通，通过针刺祛除其邪气，因无邪气干扰，自然肌肉亲附致密，邪气泄去，真气就相应恢复了功能，盛大的实邪，多在三阳，故宜针刺诸阳经分肉间的穴位。

［原文］ 凡刺小邪①曰②以大，补其不足③，乃无害。视

其所在迎之界[1]，远近尽至，其④不得外，侵而行之，乃自费⑤[2]，刺分肉间。

[校勘]

①“邪”：《甲乙》卷五第二此下有“用员针”三字。

②“曰”：原作“日”，据《甲乙》卷五第二及《太素》卷二十二五邪刺改。

③“补其不足”：周本无“其”字。《甲乙》卷五第二“补”下有“益”字。

④“其”：《太素》卷二十二五邪刺、《甲乙》卷五第二均无。

⑤“费”：《甲乙》卷五第二作“贵”。

[注释]

[1]“界”：边际的意思。《太素》卷二十二五邪刺注：“界，畔际也。”

[2]“费”：耗损的意思。《太素》卷二十二五邪刺注：“费，损也。”

[语译] 一般刺小邪致病的方法，必须使真气逐渐盛大，应用补法，补其正气的不足，邪气就不致为害了。同时审查邪气所在，当其尚未深入的时候，迎而夺之。这样远近的真气尽至，真气充足，外邪则难以内侵。但也不能补益太过，太过也会损伤正气。刺小邪之法，当取其有邪的分肉间的穴位。

[原文] 凡刺热邪①，越而沧②[1]，出游不归[2]，乃无病，为开通③，辟门户，使邪得出，病乃已。凡刺寒邪④曰⑤以温，徐往疾出⑥，致其神[3]，门户已闭，气不分，虚实得调，其气存也。黄帝曰：官针奈何？岐伯曰：刺痈者用铍针；刺大者用锋针；刺小者用员利针；刺热者用镵针；刺寒者用毫针也。

[校勘]

①“邪”：《甲乙》卷五第二此下有“用镵针”三字。

②“沧”：原作“苍”，今据《甲乙》卷五第二及《太素》

卷二十二五邪刺改。丹波元简亦谓："苍，作沧为是。"

③"通"：《甲乙》卷五第二及《太素》卷二十二五邪刺均作"道乎"。

④"邪"：《甲乙》卷五第二此下有"用毫针"三字。

⑤"曰"：原作"日"，据《甲乙》卷五第二改。

⑥"疾出"：原作"徐来"，据《甲乙》卷五第二、《太素》卷二十二五邪刺改。《太素》杨注："徐往而入，得温气已，疾去而出针，以致神气为意也。"

[注释]

[1]"越而沧"：越，作发越解；沧，作寒凉解。越而沧，就是针刺热邪，把邪气发越于外，使身体由热转凉的意思。

[2]"出游不归"：形容病邪被排出后，不再归回作祟，也就是热退之后，不再发热的意思。《类经》二十一卷第三十四注："出游，行散也；归，还也，凡刺邪热者，贵于速散，散而不复，乃无病矣。"

[3]"致其神"：指用徐进疾出的补法，导致神气恢复旺盛，达到行血散寒的目的。

[语译] 凡刺热邪，应把邪气发越于外，使其散出不再回返，身体不发热，即属无病了。所以在针刺时应当为邪气疏通道路，开辟门户，使邪热有外泄的出路，这样，病就可以痊愈。凡刺寒邪，应注意温养正气，用徐进疾出的补法，导致神气恢复正常，渐渐旺盛，从而达到行血散寒的目的，所以在出针后，要揉按针孔，使其闭合，正气才不致分散，虚实能得以调和，真气就密固内存了。黄帝说：刺五邪，应当用什么针比较合适呢？岐伯说：刺痈疡当用铍针；刺大邪当用锋针；刺小邪当用员利针；刺热邪当用镵针；刺寒邪当用毫针。

[按语] 本篇原文"凡刺痈邪，无迎陇，……虚实得调其气存也"一段，刘衡如主张，应据《甲乙》、《太素》改动，形成韵文，兹将其意见录下，以供参考。

原　文	校　　勘	校后结果 （只录正文）
凡刺痈邪，无迎陇，		凡刺痈邪无迎陇，
易俗移性，不得脓，		易俗移性不得脓，
脆道更行，去其乡，	据《太素》改“脆”为“诡”，	诡道更行去其乡，
不安处所乃散亡，		不安处所乃散亡。
诸阴阳过痈者， 取之其输写之。	据《甲乙》及《太素》，在“痈”后补“所”字。在全文前后加括号，不作为正文。	
凡刺大邪，日以小，	据《甲乙》改“日”为“曰”。	凡刺大邪曰以小，
泄夺其有余，乃益虚剽其通，	据《太素》将“夺”后“其”字加括号，并将“乃益虚”三字也加括号，均不作正文。又据《甲乙》、《太素》改“通”为“道”，与“小”协韵。	泄夺有余剽其道，
针其邪，肌肉亲，	据《太素》在“针”后补“干”字	针干其邪肌肉亲，
视之毋有，反其真，	据《甲乙》、《太素》改“毋”为“无”。二字本通用。	视之无有反其真。
刺诸阳分肉间。	前后加括号，不作为正文。	
凡刺小邪日以大，	据《甲乙》、《太素》改“日”为“曰”	凡刺小邪曰以大，
补其不足，乃无害。		补其不足乃无害，
视其所在迎之界。		视其所在迎之界。
远近尽至。其不得外，	据《甲乙》、《太素》将其字加括号，不作为正文。	远近尽至不得外，
侵而行之，乃自费，		侵而行之乃自费，
刺分肉间，	前后加括号，不作为正文。	
凡刺热邪，越而苍，	据《甲乙》、《太素》改“苍”为“沧”	凡刺热邪越而沧，
出游不归，乃无病，		出游不归乃无病，（病音旁）
为开通，辟门户，	据《甲乙》、《太素》改“通”为“道乎”。	为开道乎辟门户，

续表

原文	校勘	校后结果（只录正文）
使邪得出，病乃已。		使邪得出病乃已。（“已”与“户”为“之”、“鱼”借韵）。
凡刺寒邪，日以温	据《甲乙》改“日”为“曰”。	凡刺寒邪曰以温，
徐往徐来，致其神，	据《甲乙》、《太素》改“徐来”为“疾去”。	徐往疾去致其神，
门户已闭，气不分，		门户已闭气不分，
虚实得调其气存也。	据《甲乙》、《太素》改“其”为“真”，对“也”字加括号	虚实得调真气存

上文经校勘删节后，形成韵文，其文为：“凡刺痈邪无迎陇，易俗移性不得脓，诡道更行去其乡，不安处所乃散亡。凡刺大邪曰以小，泄夺有余剽其道，针干其邪肌肉亲，视之无有反其真。凡刺小邪曰以大，补其不足乃无害，视其所在迎之界，远近尽至不得外，侵而行之乃自费。凡刺热邪越而沧，出游不归乃无病，为开道乎辟门户，使邪得出病乃已。凡刺寒邪曰以温，徐往疾去致其神，门户已闭气不分，虚实得调真气存。”古韵铿然，读之琅琅上口，且校勘多据古书，似可从改。然虑及《灵枢》或为其作者编述前人医论之作，改编中复加入作者之经验和观点，此文校勘虽大多有确据，但其中亦有“诸阴阳过痈者，取之其输泻之”，“乃益虚”，“刺分肉间”“刺诸阳分肉间”等语尚无着落，所以遽然删除，恐觉武断。因此我们初步认为，这段文字的前身确系一篇古代医学韵文，但经过了《内经》作者的改编，并加进了作者的看法，因而成为目前这种既有韵文痕迹，又有散文特点的文字。通观《内经》全书，直接引述前人医论者有之，综述前人论点者有之，解释古代医论者有之，这正反映了《内经》其书是在前代零散文献基础上，并结合当代医学

成就汇编撰著的。现在整理出的这篇韵文，就是古代文献之一例。

［原文］ 请言解论，与天地相应，与四时相副，人参天地，故可为解。下有渐洳[1]，上生苇蒲，此所以知形气之多少也。阴阳者，寒暑也，热则滋雨而在上，根荄[2]少汁。人气在外，皮肤缓，腠理开，血气减，汗大泄①，肉②淖泽。寒则地冻水冰，人气在中，皮肤致，腠理闭，汗不出，血气强，肉坚涩。当是之时，善行水者，不能往冰；善穿地者，不能凿冻。善用针者，亦不能取四厥。血脉凝结，坚搏不往来者，亦未可即柔。故行水者，必待天温冰释，冻解③，而后④水可行，地可穿也。人脉犹是也，治厥者，必先熨⑤调和其经，掌与腋、肘与脚、项与脊以调之⑥，火气⑦已⑧通，血脉乃行，然后视其病，脉淖泽者，刺而平之，坚紧者，破而散⑨之，气下乃止，此所谓以解结者也⑩。

［校勘］

①“汗大泄”：原作“汁大泄”，今据藏本、统本改，与《甲乙》卷七第三及《太素》卷二十二五邪刺合。

②“肉”：原作“皮”，据《太素》卷二十二五邪刺改，上已言“皮肤缓”，不应再言“皮”。

③“冻解”：《甲乙》卷七第三此上有“穿地者，必待”五字。

④“后”：原脱，据《甲乙》卷七第三补。

⑤“熨”：《甲乙》卷七第三此下有“火以”二字。

⑥“之”：《甲乙》卷七第三作“其气”二字。

⑦“火气”：《甲乙》卷七第三作“大道”。

⑧“已”：周本作“以”。

⑨“散”：《甲乙》卷七第三作“决”。

⑩“此所谓以解结者也”：《甲乙》卷七第三作“此所谓解结”。

[注释]

[1]“渐洳（rú 茹）”：渐，湿的意思；洳，下湿之地。渐洳，指低湿的地方。

[2]“根荄”：草根。

[语译] 让我谈谈解结的理论。人与自然界相适应，与四季的变化相符合，依据人与天地相参的道理，才可以谈到解结。比如下面有水湿的地方，上面才能生长蒲苇，根据这个道理，从人体外形的强弱，就可以测知气血的多少了。阴阳的变化，可以用寒暑的变化来说明，在炎热的时候，地面的水分被蒸腾而成云雨，草木根茎的水分就减少了。人体受了热气的熏蒸，阳气也浮而在外，所以皮肤弛缓、腠理开放，血气衰减，汗液大泄，肌肉滑利。在寒冷的时候，土地封冻，水寒结冰，人的阳气也收藏在内，所以皮肤致密，腠理闭合，汗不出，血气强，肌肉坚而涩滞。严寒之下，善于行舟的人不能在冰中往来；善于穿地的人，也凿不开冻土。善于用针的人，同样不能治疗四肢厥逆的病证。若血脉因寒而凝结，坚聚如冰冻，往来不流畅，也不能立即使它柔软。所以行水的人，必须等待气候转暖，冰冻开化才能在水上行舟；穿地的人，也必须等待大地解冻才能穿地。人体的血脉，必待阳气运行才可以用针，所以治疗厥逆病，必先用温熨的方法，以调和其经脉，在两掌、两腋、两肘、两脚以及项、脊等关节交会之处，施以熨灸，待温热之气通达各处，血脉也就恢复正常的运行。然后再观察病情，如脉气滑润流畅的，是卫气浮于体表，可采用针刺的方法使其平复；如脉象坚紧的，是邪气盛实之象，可用破坚、散结的针法，待厥逆之气下行就止针。像这样根据邪之所聚而将其刺去的治疗原则，就是所谓解结。

[原文] 用针之类，在于调气，气积于胃，以通营卫，各行其道。宗气留于海①，其下者注于气街②，其上者走于息道。

故厥在于足，宗气不下，脉中之血，凝而留止，弗之火调，弗能取之。用针者，必先察其经络之实虚，切而循之，按而弹之，视其应动者，乃后取之③而下之。六经调者，谓之不病，虽病，谓之自已也。一经上实下虚而不通者，此必有横络盛加于大经，令之不通，视而泻之④，此所谓解结也。

[校勘]

①“留于海”：《甲乙》卷七第三作“留积在海”四字。

②“注于气街”：《针灸大成》卷四内经补泻引作“经于气冲”。

③“之”：《甲乙》卷七第三及《太素》卷二十二五邪刺均无。

④“视而泻之”：《甲乙》卷七第三此下有“通而决之”四字。

[语译] 凡用针刺治病，主要在于调气。人受气于谷，谷气先积于胃中，化生的营气和卫气，各走自己循行的道路。宗气留积于胸中而为气之海，其下行的灌注于气街穴处；其上行的走向呼吸之道。所以，当足部发生厥逆时，宗气就不能自气街循足阳明经脉下行，脉中之血也随着凝滞而留止，所以，若不先用火灸温熨的方法通调气血，也就不适宜取穴进行针刺。用针治病，必须首先察看经络的虚实，用手循经切按，弹动经脉，看到应指而动的部位，然后取针刺入穴内。若手足六经经脉调和的，是无病的征象，就是有些轻微小病，也可以自愈。若任何一经出现上实下虚而不通的，这必定是横络的壅盛之气加之于正经所致。治疗时找出疾病所在而施行泻法，这也是所说的解结的方法。

[原文] 上寒下热，先刺其项太阳[1]，久留之，已刺则①熨项与肩胛，令热下合②乃止，此③所谓推而上之者也。上热下寒，视其虚脉而陷之④于经络者取之，气下乃止，此所谓引而下之者也。

［校勘］

①“则”：《甲乙》卷七第三此下有“火”字。

②“合”：《千金》卷十四风癫五作“冷”字。

③“此”：《甲乙》卷七第三、《太素》卷二十二五邪刺及《千金》卷十四风癫五均无。

④“陷之”：《甲乙》卷七第三、《太素》卷二十二五邪刺及《千金》卷十四风癫五并作“陷下”。

［注释］

［1］“上寒下热，先刺其项太阳”：所谓上下，是以腰为界限来划分的，腰至头为上，腰至足为下。《太素》卷二十二五邪刺注：“上寒，腰以上寒；下热，腰以下热。”项太阳，指循行于项间的足太阳膀胱经。上寒下热，先刺其项太阳，是指腰以上有寒，腰以下有热，治疗时先针刺足太阳经的大杼、天柱等穴。

［语译］ 腰以上感觉寒冷、腰以下发热的，当先刺项间足太阳经的穴位，并作较长时间的留针。针刺以后，还要温熨项部及肩胛部，使热气上下相合，才可止针，这就是所谓推而上之的方法。若腰以上发热、腰以下发冷，并察看到在下部经络上陷下的虚脉，当用针刺，施以补法治疗，使其阳气下行后止针，这就是所谓引而下之的方法。

［原文］ 大热遍身，狂而妄见、妄闻、妄言①，视足阳明及大络取之，虚者补之，血而②实者泻之[1]，因其③偃卧，居其头前，以两手四指挟按颈动脉[2]，久持之，卷而切推，下至缺盆中，而复止④如前，热去乃止，此所谓推而散之者也。

［校勘］

①“狂而妄见、妄闻、妄言”：《甲乙》卷七第二作“故狂言而妄见、妄闻”。

②“而”：《太素》卷二十二五邪刺无，《甲乙》卷七第二

作“如”。

③“其”:《甲乙》卷七第二及《太素》卷二十二五邪刺均作“令”。

④“止”:《太素》卷二十二五邪刺作“上”字。

[注释]

[1]“虚者补之，血而实者泻之”:《太素》卷二十二五邪刺注:“足阳明上实下虚为狂等病，补下虚经也。上之血络盛而实者，可刺去血以泻之。”

[2]“两手四指挟按颈动脉”:马莳:“以两手各用大指食指共四指，挟其颈之动脉而按之，即人迎、大迎处也。”

[语译] 遍身高热，热极发狂且有妄见、妄闻、妄言等表现的，当察看足阳明经的正经、络脉属虚属实，而后取刺，虚的用补法，有血郁而属实的就用泻法，同时在病人仰卧时，医者在病人的头前，用两手的拇指、食指，挟按患者颈部的动脉，挟持的时间要长一些，并用卷而按切的手法，向下推按至缺盆，再重复上述动作连续进行，等待身热退去方可休止，这就是所谓推而散之的方法。

[原文] 黄帝曰:有①一脉生数十②病者，或痛、或痈、或热、或寒、或痒、或痹、或不仁，变化无穷，其故何也?岐伯曰:此皆邪气之所生也。黄帝曰:余闻气者③，有真气[1]，有正气，有邪气，何谓真气④?岐伯曰:真气者，所受于天，与谷气⑤并而充身者⑥也。正气者，正风也[2]，从一方来，非虚风[3]也⑦。邪气[4]者，虚风也⑧，虚风之贼伤人也，其中人也深，不能自去。正风者，其中人也浅，合而自去，其气来柔弱，不能胜真气，故自去。

[校勘]

①“有”:《甲乙》卷十第一下此上有“或”字。

②“数十”:《灵枢略》六气论作“十余”。

③“气者”:《灵枢略》六气论无此二字。

④“真气”:《甲乙》卷十第一下作一“也”字。

⑤“谷气”:《甲乙》卷十第一下此上有“水”字。

⑥“者”:原脱，据《甲乙》卷十第一下、马注本、张注本补。

⑦“非虚风也”:此上原有“非实风，又”四字，据《甲乙》卷十第一下删，与本书九宫八风篇义合。

⑧“虚风也”:原脱，据《甲乙》卷十第一下补。

[注释]

[1]“真气”:是人体生命活动的动力，由先天的元气与后天的谷气相合而成，并充养全身，原文中“真气者，所受于天，与谷气并而充身者也”就是此意。

[2]“正气者，正风也”:此处所言正气，是指四时正常的气候；正风，也即适时而至的风，如春季的东风，夏季的南风等。

[3]“虚风”:指非当令季节所来的风，即失时之风，如春季刮的西风，夏季刮的北风等。

[4]“邪气”:泛指四时不正之气，也即能够伤害人体、带有戕贼性质的虚风。

[语译] 黄帝说：有一脉受邪而发生几十种病症的，或疼痛，或成痈，或发热，或恶寒，或作痒，或为痹，或麻木不仁，变化无穷，这是什么原因呢？岐伯说：“这都是由不同邪气的伤害而发生的。黄帝说：我听说有真气，有正气，有邪气等不同的名称。什么叫真气呢？岐伯说：所谓真气，由先天的元气与后天的谷气合并而成，并充养全身，是人体生命活动的动力；所谓正气，又称正风，是指与季节相适应的正常气候，它是从符合季节时令的一方面而来，如春季的东风，夏季的南风，秋季的西风，冬季的北风，这些适时而至的风不是虚风。所谓邪气，就是带有戕贼性质而能够伤人的虚风，它一旦中伤人体，部位是比较深的，也不能自行消散；正风即使伤及人体

也中于浅部，与体内真气相触后，真气能胜过它，它就自行散去，这是因为正风来势柔弱，不能战胜体内真气，所以不用治疗就自行离去了。

［原文］ 虚邪之中人也，洒淅[①]动形，起毫毛而发腠理。其入深，内抟于骨，则为骨痹。抟于筋，则为筋挛。抟于脉中，则为血闭不通，则为痈。抟于肉，与卫气相抟，阳胜者则为热，阴胜者则为寒，寒则真[②]气去，去则虚，虚则寒。抟于皮肤之间，其气外发，腠理开，毫毛摇，气往来[③]行，则为痒[④]。留而不去，则痹[⑤]。卫气不行，则为不仁。

［校勘］

①“洒淅”：《甲乙》卷十第一下作“凄索”，《灵枢略》六纪论作“洒湃”。

②“真”：《甲乙》卷十第一下作“其”。

③“往来”《甲乙》卷十第一下此下有“微”字。

④“则为痒”：《灵枢略》六纪论此后无“留而不去，则痹。卫气不行，则为不仁”十四字。

⑤“则痹”：周本、张注本并作“为痹”。《甲乙》卷十第一下作“故为痹”三字。

［语译］ 虚邪贼风中伤人体，会出现寒栗怕冷、毫毛竖起、腠理开泄的现象。若邪气逐渐深入而抟聚于骨的，就成为骨痹；抟聚于筋的，就出现筋挛；抟聚于脉中的，出现血脉闭塞，而成为痈；抟聚于肌肉的，与体表的卫气相聚结，若阳邪偏胜的就出现热象，阴邪偏盛的就出现寒象，由于寒邪偏盛，会迫使真气离去，真气衰退则身体呈现虚寒。邪气抟聚于皮肤之间，会向外发泄，使腠理开疏，毫毛动摇脱落，致邪气在皮腠间往来流行，所以皮肤发痒。若邪气留而不去，就成为痹证。若卫气涩滞而不畅行，就成为麻木不仁。

［原文］ 虚邪偏客[①]于身半，其入深，内居荣卫，荣卫

稍衰，则真气去，邪气独留。发为偏枯。其邪气浅者，脉偏痛。

［校勘］

①“客”：原作“容”，据《甲乙》卷十第二下改。

［语译］ 虚邪贼风侵犯半边身体的深部，在体内居留营卫之中，致营卫的功能减弱，所以真气离去，而邪气单独存留于内，就发生半身不遂的症状。若邪气留在表浅部位，也会因血脉不和而发生半身偏痛。

［原文］ 虚邪之入于身也深，寒与热相抟，久留而内著，寒胜其热，则骨疼肉枯，热胜其寒，则烂肉腐肌为脓，内伤骨①，内伤骨为骨蚀[1]。有所结，中于筋②，筋屈不得伸，邪气居其间而不反，发为筋瘤③。有所结，气归之，卫气留之，不得复④反，津液久留，合而为肠瘤⑤，久者数岁乃成，以手按之柔。有所结⑥，气归之，津液留之，邪气中之，凝结日以易甚，连以聚居，为昔瘤[2]，以手按之坚。有所结，深中骨，气因于骨，骨与气并，日以益大，则为骨瘤⑦。有所结，中于肉，宗⑧气归之，邪留而不去，有热则化而为脓，无热则为肉瘤⑨。凡此数气者，其发无常处，而有常名也。

［校勘］

①“内伤骨”：《甲乙》卷十一第九下无此三字，因后文重出，似当去之。

②“结，中于筋”：“结”，原作“疾”，“中于筋”原作“前筋”二字，《医学纲目》瘿瘤注：“‘疾前’二字衍文也，‘筋’当作‘结’。”据以下各段之例及《医学纲目》之义，将“疾”改作“结”，据后文“深中骨”、“中于肉”等内容，将“前筋”二字改为“中于筋”三字。

③“发为筋瘤”：原作“发于筋溜”，周本、张注本、日刻本“于”均作“为”，《甲乙》卷十一第九“溜”作“瘤”。周学海曰：“‘溜’宜作‘瘤’。”故据改。

④“复”：原脱，据《甲乙》卷十一第九补。

⑤“肠瘤”：原作“肠溜”，据前“筋瘤”之例改。

⑥“有所结”：此上原有“已”字，据《甲乙》卷十一第九删。

⑦“骨瘤”：原作“骨疽”，本书痈疽已有专篇，本篇似专论各种瘤病，而“骨疽”不当列此，据以上各段之例改。

⑧“宗”：《太素》卷二十九首篇无。

⑨“肉瘤”：原作“肉疽”，据前例改。

[注释]

[1]“骨蚀”：指骨被侵蚀，《类经》十三卷第四注：“其最深者，内伤于骨，是为骨蚀，谓侵蚀及骨也。”

[2]“昔瘤”：昔，干肉也。见《说文》日部，肉干则坚，此昔瘤，正谓其坚也。与下文“按之坚”义合。

[语译] 虚邪侵入人体比较深的部位，寒与热相互抟聚，久留不去而停著于内，如果寒胜于热的，会引起骨节疼痛，肌肉枯萎；如果热胜于寒的，会发生肌肉腐烂而化为脓，如果向内进一步伤到骨，便成为骨蚀。邪气结聚于筋，使筋屈而不得伸，邪气久留其间而不退，能发为筋瘤。邪气结聚归于内，卫气积留而不能复出，以致津液不能向外输布，留在肠胃与邪气相合，成为肠瘤。还有一种是邪留日久发展较慢的，须数年才能形成，用手按摸是柔软的。邪气结聚而气归于内，津液停留不行，又中邪气，凝结不散而日益加重，接连积聚，便成为昔瘤，用手按摸是坚硬的。邪气结聚停留在深层的骨部，骨与邪气并合，其结聚的部位，日益扩大，则可发为骨瘤。邪气结聚在肌肉而气归于内，留著不去，如有内热可化而为脓；如无热可成为肉瘤。上述这几种邪气致病，变化无穷，其发作无一定的部位，但是都有一定的名称。

卫气行第七十六

［提要］ 本篇主要介绍卫气在人体循行的概况，以及与针刺的关系。

［原文］ 黄帝问于岐伯①曰：愿闻卫气之行，出入之合②，何如？岐伯③曰：岁有十二月，日有十二辰，子午为经，卯酉为纬[1]，天周二十八宿，而一面④七星，四七二十八星⑤[2]，房昴为纬，虚张为经[3]。是故房至毕⑥为阳，昴至心为阴[4]，阳主昼，阴主夜。故卫气之行，一日一夜五十周于身，昼日行于阳二十五周，夜行于阴⑦二十五周，周于五脏⑧。

［校勘］

①“岐伯”：《太素》卷十二卫五十周作“伯高”，《纲目》卷一引同。

②“合”：《甲乙》卷一第九作“会”。

③“岐伯”：胡本、熊本、周本、统本、金陵本、明本、藏本、日抄本均作“伯高”。《太素》卷十二卫五十周亦作“伯高”，与诸本合。

④“一面”：《太素》卷十二卫五十周作“面有”。

⑤“四七二十八星”：《甲乙》卷一第九作“天一面七宿，周天四七二十八宿”，《纲目》卷一引“八星”作“八宿”。

⑥“是故房至毕”：《素问》八正神明论王注引“房”上有“从”字。“毕”下有“者”字。后“昴至心”同。

⑦“阴”：《甲乙》卷一第九此下有“亦”字。

⑧“周于五脏”：《太素》卷十二卫五十周“于”上无“周”字。“脏”原作“岁”，据张注本、日抄本、《甲乙》卷一第九及《太素》卷十二卫五十周改。

［注释］

[1]“子午为经，卯酉为纬”：在十二地支分配的方位中，

子居北位，午居南位，卯居东位，酉居西位；经是竖线，纬是横线，因子午为南北竖线，卯酉为东西横线，所以说子午为经，卯酉为纬。《类经》八卷第二十五注："子午当南北二极，居其所而不移，故为经；卯酉常东升西降，列宿周旋无已，故为纬。"

［2］"一面七星，四七二十八星"：《类经》八卷第二十五注："天分四面，曰东西南北，一面七星。如角亢氐房心尾箕，东方七宿也；斗牛女虚危室壁，北方七宿也；奎娄胃昴毕觜参，西方七宿也；井鬼柳星张翼轸，南方七宿也，是为四七二十八星。"

［3］"房昴为纬，虚张为经"：在周天二十八宿中（二十八宿的意义可参阅五十营篇），房宿居东位，昴宿居西位，东西为横线，故称房昴为纬；虚宿居北位，张宿居南位，南北为竖线，故称虚张为经。

［4］"房至毕为阳，昴至心为阴"：这是把二十八宿，分为属阴、属阳的两方面，每一方面包括十四宿。房宿居东方，从房宿起始，经过南方而至西方的毕宿，共十四宿，其位在十二地支中为卯、辰、巳、午、未、申六个时辰，即为由日出到日落属于白昼的时间。因为白昼为阳，所以说房至毕为阳。昴宿在西方，从昴宿起始，经过北方而至东方的心宿，共十四宿，其位在十二地支中为酉、戌、亥、子、丑、寅六个时辰，即为由日落到日出以前属于夜晚的时间，因为夜晚属阴，所以说昴至心为阴。

［语译］ 黄帝问岐伯：我愿听你谈谈卫气是怎样行于阴阳表里，怎样相会的？岐伯说：一年有十二个月，一天有十二个时辰，子午分别位居南北，成竖线为经，卯酉分别位居东西，成横线为纬。天周有二十八个星宿，分布在东南西北四方，每一方各自有七个星宿，四方共合二十八个星宿。房宿居东方，昴宿居西方，东西横线为纬，所以房昴为纬；虚宿居北方，张

宿居南方，南北竖线为经，所以虚张为经。从东方的房宿，经过南方再向西方的毕宿，其位在十二地支中为卯、辰、巳、午、未、申六个时辰，这六个时辰是白昼，属阳，所以房至毕为阳；从西方的昴宿，经过北方再向东方的心宿，其位在十二地支中为酉、戌、亥、子、丑、寅六个时辰，这六个时辰是夜晚，属阴，所以昴至心为阴。卫气的运行，在一日一夜之中，要循行于全身五十周次，白天行于阳分二十五周次，夜间行于阴分二十五周次，并周行于五脏之间。

［原文］ 是故平旦阴①尽，阳气出于目[1]，目张②则气上③行于头，循项下足太阳，循背下至小指之端。其散[2]者，别于目锐眦，下手太阳，下至手小指之端④外侧。其散者，别于目锐眦，下足少阳，注小指次指之间。以上⑤循手少阳之分⑥下至小指次指⑦之间。别者以上⑧至耳前，合于颔脉，注足阳明，以⑨下行至跗上，入⑩五指⑪之间。其散者，从耳下下手阳明，入大指之间，入掌中。其至于足也，入足心，出内踝下⑫，行阴分，复合于目，故为一周。

［校勘］

①“阴”：《甲乙》卷一第九及《太素》卷十二卫五十周此下有“气”字。

②“张”：《素问》生气通天论王注引《灵枢》文作“开”。

③“上”：《甲乙》卷一第九无。

④“端”：原作“间”，据《太素》卷十二卫五十周改。

⑤“以上”：《纲目》卷一注云：“‘以上’二字衍文。其下当有‘其散者’三字。”按：综《太素》、《纲目》之说，“以上循少阳之分侧”，应作“其散者，循手少阳之分”。

⑥“之分”：此下原有“侧”字，据《太素》卷十二卫五十周删。

⑦“次指”：原脱，据《太素》卷十二卫五十周及杨注补。

⑧“以上”：《太素》卷十二卫五十周无，《纲目》阴阳脏

腑部曰："'以上'二字衍文也"，似应据删。

⑨"以"：《甲乙》卷一第九及《太素》卷十二卫五十周无。

⑩"入"：《甲乙》卷一第九此后有"足"字。

⑪"五指"：顾氏《校记》云："经文无称'五指'之例，以经脉篇核之当作'中指'"；《素问》气府论："足阳明脉气所发者六十八穴，三里以下至足中指以下各八俞"。《类经》八卷第二十五注："五指当作中指，谓厉兑穴也。"可备一说。

⑫"下"：《纲目》卷一注云："下当作上。"

[注释]

[1]"阳气出于目"：阳气，此指卫气；目，指目内眦的睛明穴。阳气出于目，是指卫气在黎明时，行阴分已尽，开始从足太阳经起点的睛明穴，周行于手足三阳经。《类经》八卷第二十五注："太阳始于精明，故出于目。"

[2]"散"：散行的意思。卫气的运行，并不是按照十二经脉先后承接的顺序逐经相传，而是从头部起始分向各经散行。

[语译] 卫气夜行于阴，到平旦之时，卫阳之气在阴分已行尽二十五周次，出于目，眼睛张开，卫气开始从目内眦上行于头部，沿项后足太阳经的通路下行，再沿着背部向下，到足小趾外侧端。其散行的，从目锐眦别出，向下沿手太阳经，下行至手小指外侧端。另一条散行的，亦从目锐眦别出，沿足少阳经下行注入足小趾、次趾之间。又从上循手少阳三焦经的所过部位，下行到手小指、次指之间。从手少阳别行的，行至耳前，合于颔部经脉，注于足阳明经，向下行至足背，散入五趾之间。又一条散行的，从耳下向下，沿手阳明经，入手大指次指端，再络入掌中。至于卫气从足阳明经抵达足部的，进入足心，出内踝，入足少阴经，由足少阴经行于阴分，循少阴之别蹻脉，上行复合于目，交会于足太阳经的睛明穴，这是卫气运行一周的顺序，因其周而复始的运行，始于手足六阳经，终于

足少阴经而复合于目，所以称为一周。

[原文] 是故日行一舍[1]，人气行于身①一周与十分身之八；日行二舍，人气行于身三周②与十分身之六；日行三舍，人气行于身五周与十分身之四；日行四舍，人气行于身七周与十分身之二；日行五舍，人气行于身九周；日行六舍，人气行于身十周与十分身之八；日行七舍，人气行于身十二周③与十分身之六；日行十四舍，人气二十五周于身有奇分与十分身之二④[2]，阳尽于阴⑤，阴受气矣[3]。其始入于阴，常⑥从足少阴注于肾，肾注于心，心注于肺，肺注于肝，肝注于脾，脾复注于肾为⑦周。是故夜行一舍，人气行于阴藏一周与十分藏之八，亦如阳行之⑧二十五周，而复合⑨于目。阴阳一日一夜，合有奇分十分身之二⑩，与十分藏之二，是故人之所以卧起之时有早晏者，奇⑪分不尽故也。

[校勘]

①“于身”：原脱。据《甲乙》卷一第九及《素问》八正神明论王注引文补，以与后文相合。

②“于身三周”：原作“二周于身”，据《甲乙》卷一第九及《素问》八正神明论王注引，并参照黄校本改，以与后文合。

③“周”：此下原有“在身”二字，律以前后文，此二字当为衍文，今删之，以与前后文例同。

④“二”：原作“四”，据日刻本、黄校本、守山阁校本及《太素》卷十二卫五十周及杨注改。

⑤“于阴”：《太素》卷十二卫五十周作“而”，连下读。

⑥“常”：统本、金陵本并作“当”。

⑦“为”：《甲乙》卷一第九及《太素》卷十二卫五十周此下并有“一”字。

⑧“行之”：《甲乙》卷一第九及《太素》卷十二卫五十周并作“之行”。

⑨“合”：《甲乙》卷一第九作“会”。

⑩“二”：原作“四”，详文义应作“二”，故据黄校本及《太素》卷十二卫五十周改。

⑪“奇”：《甲乙》卷一第九此上有“以”字。

[注释]

[1]“日行一舍”：古人认为地球之上均匀地环绕分布着二十八个星宿，并以地球为中心观察二十八宿的运行。一舍，即一宿，也就是转过一个星宿。日行一舍，指白昼转过一个星宿，因古人认定，每昼夜转过二十八宿周天，而同时每昼夜卫气行身五十周，所以每转过一个星宿（即一舍），则卫气行身的周数为$\frac{50}{28}$，计为1.7857周有余，古人以四舍五入法概定为1.8周，日行二舍，则再加1.8周，成3.6周，余类推。

[2]“日行十四舍，人气二十五周于身有奇分与十分身之二”：日行十四舍，为周天之半，卫气当行身二十五周，因每舍将实际周数的1.7857有余概为1.8，即略有增加，若每舍以1.8周计算，至十四舍则超出二十五周而成$14\times1.8=25.2$周，所以这里说，日行十四舍，人气二十五周于身，有奇分与十分身之二。奇分，即余数。这里多余的十分之二周，本来是因为使用四舍五入的概算法而造成的误差，但古人却以此也作为实际的运行周数，严格地说，这是不合理的。

[3]“阳尽于阴，阴受气矣”：卫气白昼行阳二十五周，接着行阴二十五周，所以当十四舍之后，行阳分完毕，而阴分受气，这里的阳阴，指人体的阳分和阴分。

[语译] 卫气依着一定的时间而有固定的运行周数。白昼时，运行一舍的时间，卫气行身一又十分之八周；运行二舍的时间，卫气行身三又十分之六周；运行三舍，卫气行身五又十分之四周；运行四舍，卫气行身七又十分之二周；运行五舍，卫气行身九周；运行六舍，卫气行身十又十分之八周；运行七

舍，卫气行身十二又十分之六周；运行十四舍，卫气行身二十五又十分之二周，这时卫气行于阳的部分就结束而进入阴的部分，阴的部分开始承受卫气。刚刚进入阴分时，通常是由足少阴肾经传注于肾脏，由肾脏注入心脏，由心脏注入肺脏，由肺脏注入肝脏，由肝脏注入脾脏，由脾脏再传到肾脏为一周。和白天卫气行于阳分二十五周一样，夜间行于阴分也是二十五周，所以夜间运行一舍的时间，卫气行于阴分也是一又十分之八周，卫气行于阴分二十五周以后，从目内眥出而进入阳分。一日一夜本应运行五十周，可是按每舍卫气运行一又十分之八周来计算，行于阳分的多出十分之二周，行于阴分的也多出十分之二周，多出了一些余数，人有睡和醒的时间或早或晚的差别，就是这些余数造成的。

［按语］ 把昼与夜分别等同于醒和睡，这是不切实际的，一年之中，除个别情况外，并不是昼夜各占每天时间的一半，同样，醒和睡的时间也不是各占每天的一半，所以卫气行阴行阳不能与昼夜醒睡的时间机械地对应起来。

［原文］ 黄帝曰：卫气之在于①身也，上下往来不以期②，候气而刺之，奈何？伯高曰：分有多少[1]，日有长短，春秋冬夏，各有分理[2]，然后常以平旦为纪，以③夜尽为始。是故一日一夜，水下④百刻，二十五刻者，半日之度也，常如是毋已，日入而止，随日之长短，各以为纪而刺之。谨候其时，病可与期；失时反候者⑤，百病不治⑥。故曰：刺实者，刺其来也；刺虚者，刺其去也。此言气存亡之时[3]，以候虚实⑦而刺之。是故谨候⑧气之所在而刺之，是谓逢时。病在于三阳⑨，必候其气在于阳而刺之⑩；病在于三阴⑪，必候其气在⑫阴分而刺之。

［校勘］

①“于”：《甲乙》卷一第九无。

②“不以期”：《甲乙》卷一第九作“无已其”。“其”字连

下读。

③“以”：《甲乙》卷一第九无。

④“水下”：《甲乙》卷一第九作“漏水”。

⑤“者”：《甲乙》卷一第九及《太素》卷十二卫五十周并无。

⑥“治”：《甲乙》卷一第九作“除”。

⑦“虚实”：《太素》卷十二卫五十周作“实虚”，似更胜，因前文先论实，后论虚。

⑧“候”：《素问》针解王注引《针经》“候”下有“其”字。

⑨“病在于三阳”：原脱“病”字，例以下文，当有“病”字，据《甲乙》卷一第九补。另，《甲乙》卷一第九“三阳”作“阳分”。

⑩“必候其气在于阳而刺之”：《甲乙》卷一第九、《太素》卷十二卫五十周“气”下并有“之加”二字，“阳”下并有“分”字。

⑪“三阴”：《甲乙》卷一第九作“阴分”。

⑫“在”：《甲乙》卷一第九此下有“于”字。

[注释]

[1]“分有多少”：此“分”字，指天的阴分阳分，也即昼夜之分。“多少”是说昼夜阴阳的多少不等。

[2]“春秋冬夏，各有分理”：四季各按一定的节气而有昼夜长短变化的规律，如春分、秋分，昼夜相等，夏至时昼最长，冬至时昼最短。分理，指节气划分的规律。

[3]“气存亡之时”：指邪气的退去或存留的情况。本书小针解篇：“察后与先，若存若亡者，言气之虚实，补泻之先后也，察其气之已下与常存也。”了解了邪气的去留，而决定补泻手法之施用。

[语译] 黄帝说：卫气在人体内的循行，上下往来的时间

不固定，怎样候气而针刺呢？伯高说：昼夜阴阳的多少不同，有时天长，有时天短，春夏秋冬四季，各有不同的节气，因而昼夜长短都有一定的规律。可根据太阳刚出的时候为准，此时标志着夜尽昼始，为卫气行于阳分的开端。一昼夜之中，计时的水漏下百刻，所以二十五刻恰是半天的度数，卫气就是依着时间的推移而环周不止，到了日入，白昼结束，根据日出日入来确定昼与夜的分野，再根据昼夜长短来判断卫气的出入情况，作为针刺候气的标准。针刺时，要候其气至再下针，才可如期而愈；若失去时机，违反了候气的原则，则任何疾病都不能治愈。候气而刺的方法，对于实证，是迎其气之来而刺，属于泻法；对于虚证，是随其气之去而刺，属于补法。这是针对邪气的盛衰留去，诊候疾病的虚实而进行针刺。所以说，谨慎地候察气的所在而进行针刺，就叫做逢时。病在三阳经，必候气在阳分时进行针刺；病在三阴经，必候气在阴分时进行针刺。

［原文］ 水下一刻，人气在太阳[1]；水下二刻，人气在少阳[2]；水下三刻，人气在阳明[3]；水下四刻，人气在阴分①[4]。水下五刻，人气在太阳；水下六刻，人气在少阳；水下七刻，人气在阳明；水下八刻，人气在阴分。水下九刻，人气在太阳；水下十刻，人气在少阳；水下十一刻，人气在阳明；水下十二刻，人气在阴分。水下十三刻，人气在太阳；水下十四刻，人气在少阳；水下十五刻，人气在阳明；水下十六刻，人气在阴分。水下十七刻，人气在太阳；水下十八刻，人气在少阳；水下十九刻，人气在阳明；水下二十刻，人气在阴分。水下二十一刻，人气在太阳；水下二十二刻，人气在少阳；水下二十三刻，人气在阳明；水下二十四刻，人气在阴分。水下二十五刻，人气在太阳，此半日之度也②。从房至毕一十四舍③，水下五十刻，日行半度④；从昴至心，亦十四舍，水下五十刻，终日之度也⑤。回⑥行一舍，水下三刻与七分刻之四[5]。

大要[7]常以日之加[8]于宿上也，人[9]气在太阳，是故日行一舍，人气行三阳[10]与阴分，常如是无已，与天地[11]同纪，纷纷盼盼[6]，终而复始，一日一夜水下百刻而尽矣。

［校勘］

①“水下一刻……人气在阴分”：楼英：“卫气之行，昼行阳则目张而寤，夜行阴则目瞑而寐。平旦阳气之出目，而下行于手足三阳，皆一时分道并注，非有先后次第。此言‘水下一刻，人气在太阳，水下二刻，人气在少阳；水下三刻，人气在阳明；水下四刻，人气在阴分’者，则是先下太阳究竟，然后下少阳；候少阳究竟，然后下阳明；候阳明究竟，方上行阴分。大与上节矛盾，盖衍文也。”

②“此半日之度也”：《甲乙》卷一第九“此”后有“少”字。底本“日”原作“月”，据胡本并参考《甲乙》、《太素》改。

③“从房至毕一十四舍”：《太素》卷十二卫五十周毕下无“一”字。《甲乙》卷一第九“舍”作“度”，《素问》八正神明论王注作“宿”。

④“日行半度”：《甲乙》卷一第九“日行半度”作“半日之度也”。

⑤“从昴至心，亦十四舍，水下五十刻，终日之度也”：原脱，据《甲乙》卷一第九补，与《素问》八正神明论王注合，并与本篇首段“房至毕为阳，昴至心为阴”之文相应。

⑥“回”：《甲乙》卷一第九作“曰”，《素问》八正神明论王注引同。

⑦“大要”：此下原有“曰”字，据《甲乙》卷一第九删。此处“大要”非古经《大要》之名，乃《素问》八正神明论王注“略而言之”之意。

⑧“之加”：《甲乙》卷一第九及《素问》八正神明论王注“之加”并作“加之”。

⑨“人”：《甲乙》卷一第九、《素问》八正神明论王注此上均有“则知”二字。

⑩“阳”：此后原有“行”字，据《甲乙》卷一第九及《太素》卷十二卫五十周删。

⑪“与天地”：原作“天与地”，据《甲乙》卷一第九及《太素》卷十二卫五十周改。

［注释］

［1］“水下一刻，人气在太阳”：刻，为古代计时单位，古代无时钟，以铜壶滴水，漏下的水面刻度作计时标志，每昼夜滴水百刻，相当于今天的二十四小时。一刻合十四分二十四秒。人气，即卫气。太阳，指手足太阳经。

［2］“人气在少阳”：少阳，指手足少阳经。

［3］“人气在阳明”：阳明，指手足阳明经。

［4］“人气在阴分”：阴分，指足少阴肾经。

［5］“回行一舍，水下三刻与七分刻之四”：天体运行每昼夜二十八舍，每舍运行时间为 $100\div28=3\frac{4}{7}$ 刻，即三刻与七分刻之四的意思。

［6］“纷纷盼盼（bā 巴）”：纷，乱的意思；盼，整齐、有条理。纷纷盼盼，即在纷乱之中而有条理。《类经》八卷第二十五注：“纷纷盼盼，言于纷纭丛杂之中而条理不乱也。故终而复始，昼夜循环，无穷尽矣。”

［语译］ 从平旦开始，水下一刻的时间，卫气行于手足太阳经；水下二刻，卫气行于手足少阳经；水下三刻，卫气行于手足阳明经；水下四刻，卫气行于足少阴肾经；水下五刻，卫气行于手足太阳经；水下六刻，卫气行于手足少阳经；水下七刻，卫气行于手足阳明经；水下八刻，卫气行于足少阴肾经；水下九刻，卫气行于手足太阳经；水下十刻，卫气行于手足少阳经；水下十一刻，卫气行于手足阳明经；水下十二刻，卫气

行于足少阴肾经；水下十三刻，卫气行于手足太阳经；水下十四刻，卫气行于手足少阳经；水下十五刻，卫气行于手足阳明经；水下十六刻，卫气行于足少阴肾经；水下十七刻，卫气行于手足太阳经；水下十八刻，卫气行于手足少阳经；水下十九刻，卫气行于手足阳明经；水下二十刻，卫气行于足少阴肾经；水下二十一刻，卫气行于手足太阳经；水下二十二刻，卫气行于手足少阳经；水下二十三刻，卫气行于手足阳明经；水下二十四刻，卫气行于足少阴肾经；水下二十五刻，卫气行于手足太阳经。这是半日中卫气运行的度数。从房宿到毕宿运转一十四舍，经过整个白昼，水下五十刻，日行半个周天；从昴宿到心宿，也是运转十四舍，经过整个黑夜，水下五十刻，又运转半个周天，合起来，水下一百刻，运转二十八舍，整整一个周天。太阳每环转一宿，水下三又七分之四刻。大略说来，通常是日行每到上一宿刚过，下一宿开始的时候，卫气恰恰运行在手足太阳经，而每当转完一宿的时间，卫气也恰恰运行过三阳与阴分，再至日行到下一宿，卫气又恰行于手足太阳经，这样周行不已，同自然界天体的运行有规律地配合着。卫气在人体内的运行，虽然纷繁，但却是有条不紊的，一周接着一周，终而复始，一日一夜水下百刻的时间，恰好在体内运行五十周完毕。

［**按语**］ 本篇所述卫气运行的情况，前后矛盾颇多，择其要者，略如下述：

一、以前面岐伯答语本身而论，首先明确指出："卫气之行一日一夜五十周于身，昼日行于阳二十五周，夜行于阴二十五周，周于五脏"，本意为卫气行于阳、阴依昼夜而别，各二十五周，互不干扰，但在叙述卫气行于阳的过程时，又提到"其至于足也，入足心，出内踝下，行阴分，复合于目，故为一周。"也即行于阳的整个一周中，包括了"行阴分"的阶段，这显然与前面的说法不一致。

二、以前面岐伯答语与后面伯高答语相比较，更是矛盾迭出。其一，前言日行一舍，卫气行身1.8周（即$1\frac{11}{14}$周的近似值）；后伯高言水下四刻的时间行身一周，也即每昼夜运行100÷4＝25周，与前述周数实差25周之多。篇末竟又提到“日行一舍，人气行三阳与阴分”，也就是日行一舍，卫气行身一周，这样，每昼夜仅得二十八周，与前述50周之数又差22周。其二，前岐伯言卫气行于阴25周，且周遍五脏，亦为日行一舍，行身1.8周，与行于阳的周数及时间相等；后伯高言行于阴的时间，每周仅占一刻，另三刻则皆行于阳，两者相合为整个一周，一周之中，既不是独立地行于阳，也不是独立地行于阴，以时间计，则行阳总数占3/4，行阴总数仅占1/4。其三，前岐伯言卫气行于阳时，太阳、少阳、阳明诸经同时分注，后伯高言先太阳，次少阳，再次阳明，各占一刻的时间，依次递相传注。

此外，如文中所述，岐伯答语谓日行一舍，无论行阴行阳都是1.8周，因而每昼或每夜都行25.2周，这个0.2周的差数，本系计算中的误差所造成（以25被14除，正确值以分数表示，为$1\frac{11}{14}$，以小数表示则为1.7857……有余，所以概计为1.8周，至14舍时则必然多于25周之数）。但却把人的“卧起之时有早晏”，归之于这个误差，实属牵强附会。

据上述，本篇文字大有疑义，读者宜详之。

九宫八风第七十七

［**提要**］ 本篇从人与自然密切相应的观念出发，根据天体的运行规律，提出了九宫图说。其法是：确立中央和四正、四隅的九个方位，用以测定“四立”、“二分”、“二至”八个节气循序交换的日期，从而推知八方气候变化的正常或异常，及对

人体的不同影响，示人预防疾病，有所依据。由于立九宫而后知八方的风向，所以篇名“九宫八风”。

［原文］（见九宫图）

合八风虚实邪正

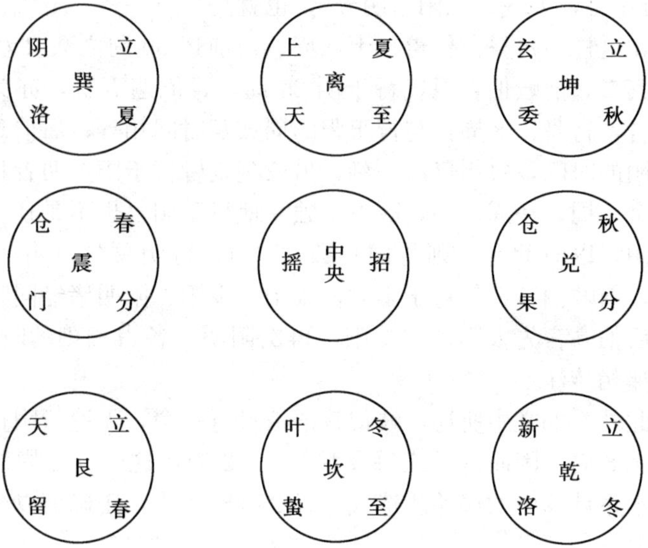

立夏	四	阴 洛 东南方	夏至	九	上天 南方	立秋	二	玄 委 西南方
春分	三	仓门 东方	招摇	五	中央	秋分	七	仓果 西方
立春	八	天 留 东北方	冬至	一	叶蛰 北方	立冬	六	新 洛 西北方

［说明］以上九个圆圈，即为九宫的图示。图上的一行字“合八风虚实邪正”，是指这九宫方位与后面提到的八风的虚实邪正相合。根据各宫位所标志的方向和节气，可以推测四时风

向的差异，因此也可作为八风来路的图解。

九宫图的中央一宫（中宫），是周围八宫的指导核心。古人观察天象，认为北极星（古称“太一”）位恒居北方，可以作为测定方向的唯一标准，因为确认了北方，其相对面就是南方，然后左东、右西以及四隅，自然形成了四面八方，所以九宫图确立北极星为中宫。如《管窥辑要》说：“北极星名中宫，实居子（北）位对午（南）方”；此外，中宫并以北斗星围绕北极星旋转运行的规律，作为测定方向的指针，根据“斗柄”旋指的八宫方位，便能推知四时节气的变迁，以及来自八方气象的变化，所以古有“斗柄指东，天下皆春”的谚语。总之，北极星位为定向的标准，北斗星（斗柄）为指向的方针，二者一“体”一“用”，主持中宫（另详于后“太一”注释中）。

图中周围各圈内所排列的乾、坎、艮、震、巽、离、坤、兑字样，是《周易》八卦的名称，在此作为八个方位的特征，以标示一年之中阴阳消长、升降、进退的不同阶段，来说明四时气候的变迁。八卦的位置，是按照其五行属性，分列于八个方位，坎卦属水，位居北方；离卦属火，位居南方；震卦属木，位居东方；巽卦亦属木，位居东南方；兑卦属金，位居西方；乾卦亦属金，位居西北方；坤卦属土，位居西南方；艮卦亦属土，位居东北方。图中各圈内的右侧标有不同的节气名称，这也与八卦的阴阳五行属性有关。震卦在东方应春分节；离卦在南方应夏至节；兑卦在西方应秋分节；坎卦在北方应冬至节；艮卦在东北方应立春节；巽卦在东南方应立夏节；坤卦在西南方应立秋节；乾卦在西北方应立冬节。（图的方向为上南下北左东右西，恰与现代一般地图的表示法相反。）

圆心左侧的字样，如“阴洛”、“仓门”等分别为九宫名称，这名称的意义，与各宫所代表的不同时序有关，如倪仲玉说：“坎宫名叶蛰者，冬令主蛰封藏，至一阳初动之时（按：指冬至节），蛰虫始振，故名曰叶蛰。艮宫名天留者，艮为山，正而不动，因以为名。震宫为仓门者，仓，藏也，天地万物之气收藏，至东方春令而始震动开辟，故名仓门。巽宫名阴洛者，洛书以二四为肩，巽宫位居东南，而主四月，因以为名。离宫名天宫者，日月丽天，主离明在上之象，因以为名。坤宫名玄委者，坤为地，玄，幽远也，委，随顺也，地道幽远柔顺，是以名之。兑宫名仓果者，果，实也，万物至秋而收藏成实，是以名之。乾宫名新洛者，新，始也，洛书戴九履一，一乃乾之始也。此九宫之位应于八方四时，各随时而命名也。”

图下于每一宫各标有一个数字，其排列的形式是：“上九下一，左三右七，二四为肩，六八为足，五居中央[1]。”这叫做洛书九宫数，出于《周书》洪范所载。这些数字中，一、三、五、七、九为奇数，亦称阳数；二、四、六、八为偶数，亦称阴数。阳数为主，位居四正[2]（东、南、西、北），代表天气[3]；阴数为辅，位居四隅[4]（东南方、西南方、西北方、东北方），代表地气[5]；“五”居一、三、七、九的中间，属于土气，为五行生数之祖[6]，位于中宫，而寄旺四隅。如《运气论奥谚解》说：“土居中央而寄位四维”，“四维者，四隅也。”（见卷四，《论生成数第十》）。这些数字的多寡，标志着四时气候寒温的变化，和一天晨昏昼夜光热的强弱。因此，对于八方风向的来路及其性质的刚柔、寒热、燥湿等差异，也就推测有方了。

[附注]

[1] 见《类经图翼》卷一气数总论：“洛书之数，则阳为君而阴为臣，君居正而臣居侧，故戴九履一，左三，右七，二四为肩，六八为足，五居于中。”

[2]（见附注[1]）。

[3]《类经图翼》卷一气数总论：“阳数奇而属天，阴数偶而属地。”

［4］（见附注［1］）。

［5］（见附注［3］）。

［6］《类经图翼》卷一五行生成数解："五为数中，故土曰五，此五行生数之祖。"

［原文］ 太一常以冬至之日，居叶①蛰之宫四十六日[1]，明日居天留四十六日[2]，明日居仓门四十六日[3]，明日居阴洛四十五日[4]，明日居上天②四十六日[5]，明日居玄委四十六日[6]，明日居仓果四十六日[7]，明日居新洛四十五日[8]，明日复居叶蛰之宫，曰[9]冬至矣。

［校勘］

①"叶"：《太素》卷二十八九宫八风作"汁"。按："叶"，古"协"字。"叶"、"汁"通，见《周礼》大行人郑司农注。

②"上天"：原作"天宫"，据《太素》卷二十八九宫八风改，以与篇首九宫图相合。

［注释］

［1］"太一……居叶蛰之宫四十六日"：《类经》二十七卷第三十五注："太一，北辰也。按《西志》曰：中宫，天极星，其一明者，太一之常居也。盖太者，至尊之称，一者，万数之始，为天元之主宰。故曰：太一，即北极也。北极居中不动，而斗运于外，斗有七星，附者一星，自一至四为魁，自五至七为杓，斗杓旋指十二辰，以建时节，而北极统之，故曰北辰。……斗杓所指之辰，谓之月建，即气令所旺之方，如冬至节，月建在正北，故云太一居叶蛰之宫。叶蛰，坎宫也。惟周岁日数，分属八宫，则每宫得四十六日，惟乾巽天门、地户两宫，止四十五日，共计三百六十六日，以尽一岁之数，后仿此。坎宫四十六日，主冬至、小寒、大寒三节。"

［2］"明日居天留四十六日"：《类经》二十七卷第三十五注："明日，即上文四十六日之次日，谓起于四十七日也，后仿此。天留，艮宫也，主立春、雨水、惊蛰三节。……连前共

九十二日而止。”

[3]“明日居仓门四十六日”：《类经》二十七卷第三十五注：“仓门，震宫也。自九十三日起，当春分、清明、谷雨三节，共四十六日，至一百三十八日而止。”

[4]“明日居阴洛四十五日”：《类经》二十七卷第三十五注：“阴洛，巽宫也。自一百三十九日起，主立夏、小满、芒种之三节，共四十五日，至一百八十三日而止。”

[5]“明日居上天四十六日”：上天，即离宫。《类经》二十七卷第三十五注谓其“主夏至、小暑、大暑三节，共四十六日，至二百二十九日而止。”

[6]“明日居玄委四十六日”：《类经》二十七卷第三十五注：“玄委，坤宫也。主立秋、处暑、白露三节，共四十六日，至二百七十五日而止。”

[7]“明日居仓果四十六日”：《类经》二十七卷第三十五注：“仓果，兑宫也，主秋分、寒露、霜降三节，共四十六日，至三百二十一日而止。”

[8]“明日居新洛四十五日”：《类经》二十七卷第三十五注：“新洛，乾宫也。主立冬、小雪、大雪三节，共四十五日，至三百六十六日，周一岁之全数而止。”

[9]“曰”：语首助词。《诗》七月：“曰为改岁。”义例同。

[语译] 太一（北极星）是测定方位的中心，而以北斗星围绕其旋转的位置作为指针，在每年中依次移行，常从冬至日开始，指向正北方叶蛰宫（主冬至、小寒、大寒三个节气），计四十六天；期满之后的下一天，交到立春，就移居东北方天留宫（主立春、雨水、惊蛰三个节气），计四十六天；期满之后的下一天，交到春分，就移居正东方仓门宫（主春分、清明、谷雨三个节气），计四十六天；期满的下一天，交到立夏，就移居东南方阴洛宫（主立夏、小满、芒种三个节气），计四十五天；期满的下一天，交到夏至，就移

居正南方上天宫（主夏至、小暑、大暑三个节气），计四十六天；期满的下一天，交到立秋，就移居西南方玄委宫（主立秋、处暑、白露三个节气），计四十六天；期满的下一天，交到秋分，就移居正西方仓果宫（主秋分、寒露、霜降三个节气），计四十六天；期满的下一天，交到立冬，就移居西北方新洛宫（主立冬、小雪、大雪三个节气），计四十五天。期满后的下一天，其指向重又回到叶蛰宫，就又到了冬至日。

［按语］

1. 丹波元简曰："上文太一所移之日，但八宫而无居中央招摇之日，似可疑，然郑玄云：'四季乃入中央'，则四季每十八日在中宫也。"可参考。

2. 本节所叙述的太一依次移居方位，术语叫做"太一游宫"。实际可把它理解为北斗围绕太一（北极星）旋指十二辰，以交移二十四节气，其所指的方位（即所谓"太一游宫"），也就是各节气当令之时，如张介宾说："一岁四时之候，皆统于十二辰，十二辰者，以斗纲所指之地，即节气所在之处也。正月指寅，二月指卯，三月指辰，四月指巳，五月指午，六月指未，七月指申，八月指酉，九月指戌，十月指亥，十一月指子，十二月指丑，谓之月建。天之元气，无形可观，观斗建之辰，即可知矣。斗有七星，第一曰魁，第五曰衡，第七曰杓，此三星谓之斗纲，假如正月建寅，昏则杓指寅，夜半衡指寅，平旦魁指寅。余月仿此。"（见《类经图翼》卷一斗纲解。）

附一：太一游宫图（圈外排列十二辰月建，作为补充参考）。（见下页）。

附二：二十四气斗纲图说："五日谓之一候；积三候十五日有另谓之一气；积六气九十日有另为一时；积四时三百六十五日二十五刻为一岁"（见《类经图翼》卷一）。

太一游宫图

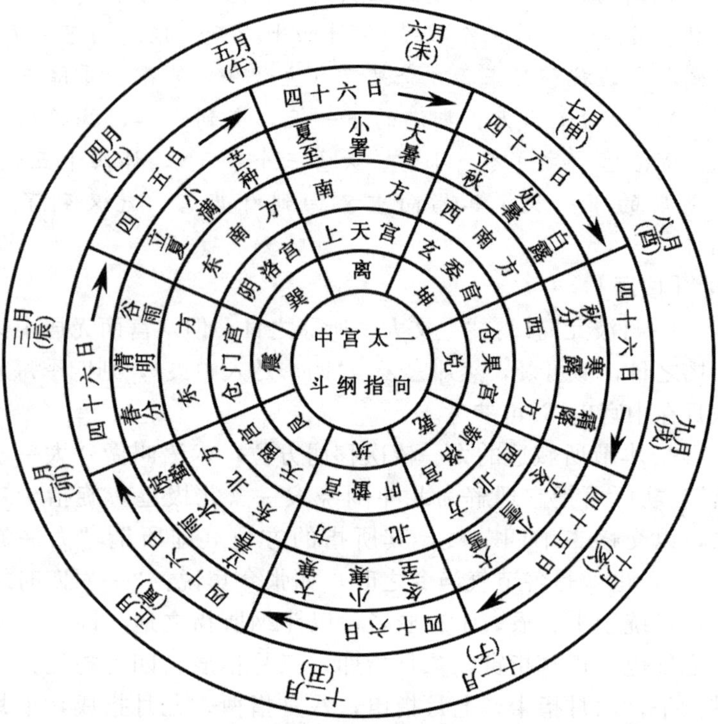

又按：据经文所指太一移居各宫，共计为三百六十六日，乃是概略之数，当从上面图说所言，以一年为“三百六十五日二十五刻为准，但与现代历法的计算，如阳历一个“回归年”，计 365 天 5 小时 48 分 46 秒，仍稍有距。其连年积差，自有阳历的闰年或阴历的闰月，作为调整的方法。

［原文］ 太一日游，以冬至之日，居①叶蛰之宫，数所在日，从②一处，至九日，复反于一[1]，常如是无已，终而复始。

［校勘］

①“居”：《图经》卷三针灸避忌太一之图序引此上有

“始”字。

②“从”：似当作“徙”，“從”（现简化为“从”）、“徙”形近。《太素》卷二十八九宫八风萧延平校语：“从，疑‘徙’之误。《铜人》卷三载金大定二十六年《太一图序》引经文正作‘徙’。”

[注释]

[1]“至九日，复反于一”《类经》二十七卷第三十五注：“此结上文而总其义也。太一始于坎，终于乾，乃八宫之日也，八尽而九，则复反于一，而循环无已矣。”按：这里的“至九日”一语，“日”字不应理解为一天，而应理解为“数所在日”的四十多天这个阶段，八宫游毕，至第九阶段时，实际是下一轮的开始了。

[语译] 太一游宫的规律，以节气言，是开始于冬至日，以方位言，是开始居于正北叶蛰（坎）宫，以此作为第一天的起点，来计算其留居的日数，到了一定的日子，就移居另一处宫位，在每一宫位居留一个阶段，周游八宫完毕，到第九阶段的头一天，重又回到坎位，经常这样循环不休，终而复始地轮转着。

[按语] 太一游宫，以冬至日位居北方为起点，其意义正如张介宾说：“天地之气，始于子中，子居正北，其名朔方。朔者，尽也，初也，谓阴气之极，阳气之始也。邵子曰：阳气自北方而生，至北方而尽，故尧典谓北方为朔易，朔易者，除旧更新之谓也，盖其自子至亥，周而复始，以成东西南北，春夏秋冬之位。”（见《类经附翼》卷一卦气方隅论。）

又，太一游居八宫，各有时位，而中宫并不主时、主位，所以至九日复返于北方坎宫。如气数总论说：“土为充气，故不主时分。”（见《类经图翼》卷一。）又《运气论奥谚解》说：“土居中宫，四隅寄旺，不能作一方之主位。”（见卷四日刻之图。）

[原文] 太一移①日[1]，天必应之以风雨，以其日风雨则吉，岁美②民安少病矣。先之则多雨，后之则多旱③[2]。

[校勘]

①“移”：《太素》卷二十八九宫八风作“徙”。

②“美”：《太素》卷二十八九宫八风作“矣”，“岁矣”二字属上读。

③“旱：原作“汗”，据《太素》卷二十八九宫八风改。《类经》二十七卷第三十五注亦谓：“汗，当作旱。”

[注释]

[1]“太一移日”：是指太一从一宫转向下一宫的第一天，也就是交换节气的日期。《类经》二十七卷第三十五注：“移日，交节过宫日也。”

[2]“先之则多雨，后之则多旱”：《类经》二十七卷第三十五注：“风雨先期而至，其气有余，故多雨；风雨后期而至，其气不足，故多旱。”

[语译] 太一从一宫转向下一宫的第一天，也就是每逢交节的日子，如果当天风调雨顺，是吉利的象征，这样的年景，必然谷物丰收，民众安居，很少生病。假若交节之前有风雨，是气候有余，就会多雨；交节之后出现风雨，是气候不足，就会多旱。

[原文] 太一在冬至之日有变[1]，占[2]在君；太一在春分之日有变，占在相；太一在中宫之日[3]有变，占在吏；太一在秋分之日有变，占在将；太一在夏至之日有变，占在百姓。所谓有变者，太一居五宫之日[4]，病风①折树木，扬沙石，各以其所主②，占贵贱。

[校勘]

①“病风”：张注本“病”作“疾”，似可从。《太素》卷二十八九宫八风与张注本合。“疾风”犹烈风。

②“主”：《太素》卷二十八九宫八风作“生”。

［注释］

［1］“有变”：指气候有暴变。

［2］“占”：预测的意思。

［3］“太一在中宫之日”：中宫属于土气，寄位于四隅，故四隅当令之时，即是“太一在中宫之日”。《类经》二十七卷第三十五注：“中宫属土，旺在四维。”

［4］“太一居五宫之日”：《类经》二十七卷第三十五注：“太一居五宫之日，言所重者，在子、午、卯、酉四正之节，及中宫之应，即四季土旺用事之日者是也。”

［语译］ 太一在交冬至的那一天，气候有暴变，预测其反应在君；在交春分的那天，气候有暴变，预测其反应在相；在中宫土旺主令的那天，气候有暴变，预测其反应在吏；在交秋分的那天，气候有暴变，预测其反应在将；在交夏至的那天，气候有暴变，预测其反应在百姓。所谓气候有暴变，是指太一在四正之节（二分、二至）和土旺用事的交节之日，气候发生突变，出现折断树木，飞沙走石的狂风，这种气候，根据不同的节气，其伤害性各有所主，因此推测受病者的身份，也各有不同。

［按语］ 本节所言对气候变化所带来的灾害，反应于不同阶层的人的预测，颇涉唯心之论，实不足取。

［原文］ 因视风所从①来而占之。风②从其所居之乡来为实风[1]，主生③长养万物；从④其冲后来为虚风[2]，伤⑤人者也，主杀，主害者⑥。谨候虚风而避之⑦，故圣人日避虚邪之道⑧，如避矢石然⑨，邪⑩弗能害，此之谓也。

［校勘］

①“从”：金陵本、黄校本无。

②“风”：《太素》卷二十八九宫八风无。

③“主生”：《病源》卷三十七中风候无“主”字，《普济方》卷八十七中风附论引无“生”字。

④“从”:《甲乙》卷六第一、《太素》卷二十八九宫八风此上并有“风”字。

⑤“伤”:《甲乙》卷六第一此上有“贼”字。

⑥“主杀,主害者”:《甲乙》卷六第一作“主杀害”。

⑦“谨候虚风而避之”:《甲乙》卷六第一作“必谨候虚风而谨避之”。

⑧“圣人日避虚邪之道”:顾氏《校记》云:“日,疑作曰”。《素问》八正神明论王注引作“圣人避邪”。《甲乙》卷六第一作“避邪之道”。

⑨“矢石然”:《云籍七签》卷五十七第六引“矢石”作“矢射”。按:“射”亦读“石”。《甲乙》卷六第一“然”下有“后”字,“然后”连下读。

⑩“邪”:《太素》卷二十八九宫八风无。

[注释]

[1]“风从其所居之乡来为实风”:所居之乡,指太一所居的方位,是说在每一季节中所出现的当令的风向,如春多东风,夏多南风,秋多西风,冬多北风之类。实风,指有利于万物生长的正常气候。《类经》二十七卷第三十五注:“所居者,太一所居之乡也。如月建居子,风从北方来,冬气之正也;月建居卯,风从东方来,春气之正也;月建居午,风从南方来,夏气之正也;月建居酉,风从西方来,秋气之正也。四隅十二建,其气皆然,气得其正者,正气王也。故曰实风。”

[2]“从其冲后来为虚风”:冲,指时令与风向互相对冲的意思。例如:十一月(居北方子位)刮起南风(南在午位),子午相冲;二月(居东方卯位)刮起西风(西在酉位),属卯酉相冲等。虚风,指有害于万物的反常气候。《类经》二十七卷第三十五注:“冲者,对冲也。后者,言其来之远,远则气盛也。如太一居子,风从南方来,火反胜也;太一居卯,风从西方来,金胜木也;太一居午,风从北方来,水胜火也;太一

居西，风从东方来，木反胜也。气失其正者，正气不足，故曰虚风。”

［语译］　应当察看风的来路，作为预测气象的依据。凡是风来自当令的方位，与季节相适应的气候，叫做实风，主生长，养育万物；若风从当令相对的方位而来，与季节相抵触的气候，叫做虚风，它能够伤人致病，主摧残，是为害于万物的。测知这种气候，必须注意预防，所以对养生之道素有高度修养的人，深知及时防避虚邪贼风，要像躲避箭矢石块一样，从而使外邪不能侵害，就是这个意思。

［原文］　是故太一入①徙立于中宫[1]，乃朝八风，以占吉凶也。

［校勘］

①“入”：马注本，张注本无。

［注释］

［1］“太一入徙立于中宫”：《类经》二十七卷第三十五注：“此正以明太一即北极也，盖中不立，则方隅气候皆不得其正，故太一立于中宫，而斗建其外，然后可以朝八风，占吉凶。”

［语译］　所以北极星移居中宫，确立它为定向的标准，然后根据斗星旋转的指向，以定八风的方位，来推测气象的吉凶。

［原文］　风从南方来，名曰大弱风，其伤人也，内舍于心，外在于脉①，其气主为热②。

［校勘］

①“内舍于心，外在于脉”：《素问》八正神明论王注引作“外在于脉，内舍于心”。以下各句并“外在”在前，“内舍”在后，不复举。

②“其气主为热”：原作“气主热”，据《太素》卷二十八九宫八风、《甲乙》卷六第一改，以与下文合。

［语译］　从南方来的风，名叫大弱风，它伤害到人体，内

可侵入于心，外在于血脉，其气主热性的病。

［原文］ 风从西南方来，名曰谋风，其伤人也，内舍于脾，外在于肌，其气主为弱。

［语译］ 从西南方来的风，名叫谋风，它伤害到人体，内可侵入于脾，外在于肌肉，其气主衰弱的病。

［原文］ 风从西方来，名曰刚风，其伤人也，内舍于肺，外在于皮肤，其气主为燥。

［语译］ 从西方来的风，名叫刚风，它伤害到人体，内可侵入于肺，外则留于皮肤之间，其气主燥病。

［原文］ 风从西北方来，名曰折风，其伤人也，内舍于小肠，外在于手太阳脉，脉绝则溢，脉闭则结不通，善暴死。

［语译］ 从西北方来的风，名叫折风，它伤害到人体，内可侵入小肠，外在于手太阳经脉，若其脉气竭绝，则阴寒之气充满流溢，若其脉气闭塞，则结聚不通，往往会突然死亡。

［原文］ 风从北方来，名曰大刚风，其伤人也，内舍于肾，外在于骨与肩背之膂筋，其气主为寒也。

［语译］ 从北方来的风，名叫大刚风，它伤害到人体，内可侵入于肾，外在于骨骼和肩背的膂筋部，其气主寒性的病。

［原文］ 风从东北方来，名曰凶风，其伤人也，内舍于大肠，外在于两胁腋骨下及肢节。

［语译］ 从东北方来的风，名叫凶风，它伤害到人体，内可侵入大肠，外在于两胁腋骨下及上肢关节部。

［原文］ 风从东方来，名曰婴儿风，其伤人也，内舍于肝，外在于筋纽[1]，其气主为身湿。

［注释］

［1］“筋纽”：筋的相结处。丹波元简：“筋纽，筋所束也。”

［语译］ 从东方来的风，名叫婴儿风，它伤害到人体，内可侵入于肝，外在于筋的相结之处，其气主身湿的病。

［原文］ 风从东南方来，名曰弱风，其伤人也，内舍于胃，外在肌肉，其气主体重。

［语译］ 从东南方来的风，名曰弱风，它伤害到人体，内可侵入于胃，外在于肌肉，其气主身体沉重的病症。

［按语］《素问》移精变气论王注引《灵枢》文，始婴儿风，次弱风，大弱风，谋风，刚风，折风，大刚风，凶风。文序与本篇不同。

［原文］ 此八风皆从其虚之乡来，乃能病人，三虚[1]相抟①，则为暴病卒死。两实一虚，病则为淋露寒热。犯其雨湿之地，则为痿。故圣人避风，如避矢石焉。其[2]有三虚而偏中于邪风，则为击仆[3]偏枯矣。

［校勘］

①“抟”：明本、藏本、日抄本并作“搏”。

［注释］

［1］“三虚”：《太素》卷二十八九宫八风注：“三虚，谓年虚、月虚、时虚。”详见后岁露篇。

［2］“其”：与“若”义同。

［3］“击仆”：即骤然昏倒的病状。

［语译］ 上述的八风，凡是从当令季节相对的方向而来的都属于虚邪贼风，所以它能使人生病。人与自然界是息息相通的，如果人体虚衰，又逢到天气三虚（乘年之衰，逢月之空，失时之和）内外相因，正不胜邪，就会得暴病，突然死亡。如果三虚之中只犯一虚，也能发生疲困、寒热相间的病症。或在雨湿之地，邪伤筋肉，便会发生痿病。所以深知养生之道的人，预防虚邪贼风，好像躲避矢石的射击那样。不然的话，如果逢到三虚的时候，就有可能偏中于邪风，发生突然昏仆倒地，或引起半身不遂一类的病症。

［按语］ 上文论述八风致病各有所主的情况，主要是以阴阳五行为理论基础，说明人与自然界密切相应的关系。兹将张

氏《类经》有关这一方面的论述，摘录如下，以供参考：

1. “南方离火宫也，凡热盛之方，风至必微，故曰大弱风。其在于人，则火脏应之，内舍于心，外在于脉，其病为热，心病则包络在其中矣。”

2. “西南方坤土宫也，阴气方生，阳气犹盛，阴阳去就，若有所议，故曰谋风，其在于人，则土脏应之，故内舍于脾，外在于肌，脾恶阴湿，故其气主为弱。”

3. “西方兑金宫也，金气刚劲，故曰刚风，其在于人，则金藏应之，内舍于肺，外在皮肤，其病主燥也。”

附：八方虚风与病变部位归纳表

风名与来路				对人体影响		
宫位	五行	风向	风名	内舍	外在	病气所主
离	火	南风	大弱风	心	脉	热
坤	土	西南风	谋风	脾	肌	弱
兑	金	西风	刚风	肺	皮肤	燥
乾	金	西北风	折风	小肠	手太阳脉	脉绝则溢脉闭则结不通善暴死
坎	水	北风	大刚风	肾	骨与肩背之膂筋	寒
艮	土	东北风	凶风	大肠	两胁腋骨下及肢节	
震	木	东风	婴儿风	肝	筋纽	身湿
巽	木	东南风	弱风	胃	肌肉	身重

4. “西北方乾金宫也，金主折伤，故曰折风。凡风气伤人，南应在上，北应在下，故此小肠手太阳经受病者，以小肠属丙，为下焦之火府，而乾亥虚风，其冲在巳也，然西方之金，其气肃杀，北方之水，其气惨冽，西北合气，最伐生阳，故令人善暴死。”

5. “北方坎水宫也，气寒则风烈，故曰大刚风。其在于人，则水脏应之，内舍于肾，外在于骨。肩背膂筋，足太阳经也。言肾则膀胱亦在其中，而病气皆主寒也。”

6. “东北方艮土宫也，阴气未退，阳和未盛，故曰凶风。其在于人，则伤及大肠，以大肠属庚，为下焦之金府，而艮寅虚风，其冲在申也，两胁腋骨下，大肠所近之位，肢节，手阳明脉气所及。”

7. “东方震木宫也，风生于东，故曰婴儿风。其在于人，则木脏应之，故病舍于肝，外在于筋纽，肝病则胆在其中矣。风本胜湿，而其气反为身湿者，以东南水乡，湿气可居，故东风多雨，湿微可见矣。”

8. “东南方巽木宫也，气暖则风柔，故曰弱风。东南湿胜挟水侮土，故其伤人也，则内舍于胃，外在肌肉，其病气主体重也。”

卷之十二

九针论第七十八

[提要] 本篇以阐述九针的起源、命名、形状及其适应证和禁忌等为主要内容，文中附带说明了由于形志苦乐及疾病所在的不同，治法上也有针灸、熨引、砭刺、甘药、按摩、药酒之分，指出五脏气、六腑气失调，皆有各自所主之证。同时，以五脏的生理病理为中心，提出了五味、五并、五恶、五液、五劳、五走、五裁、五发、五邪、五藏、五主等的归类法，列举了六经的气血多少和表里配合。

[原文] 黄帝曰：余闻九针于夫子，众多博大矣！余犹不能寤[1]，敢问九针焉生？何因而有名？

[注释]

[1]“寤”：同悟。

[语译] 黄帝说：我听你讲解了九针的道理，真是学识渊博，内容丰富多彩呀！但我还有些问题不能领悟，请问九针的原理是怎样产生的？为什么各有不同的名称？

[按语] 本节所提“余闻九针于夫子”，是指前面九针十二原等篇内容而言，所以下述有关九针方面的内容，应与前九针十二原、官针以及《素问》针解等篇，互相参看。

[原文] 岐伯曰：九针者，天地之大数也，始于一而终于九[1]。故曰：一以法天，二以法地，三以法人，四以法四①时，五以法五①音，六以法六①律，七以法七①星，八以法八①

风，九以法九①野[2]。

［校勘］

①“四”、“五”、“六”、“七”、“八”、“九”：原脱。据《甲乙》卷五第二、覆刻《太素》卷二十一九针所象、《医心方》卷二第五补。

［注释］

［1］“天地之大数也，始于一而终于九”：大数，指自然规律，大，有普遍的含义。古人认为“一”是数字的起始，“九”是数字的终止，九加一为十，又变成一数新的起点。所以说“始于一而终于九”的数理，是一切事物由少到多的自然发展规律。

［2］“九以法九野”：野，是分野。古代九州区域的划分，叫做九野。

［语译］ 岐伯说：九针的产生，取法于天地的大数。天地的数理，从一起始，到九而终止，这是事物普遍的自然发展规律。所以说九针实际上相应于各种自然现象：第一针取法于天，第二针取法于地，第三针取法于人，第四针取法于四时，第五针取法于五音，第六针取法于六律，第七针取法于七星，第八针取法于八风，第九针取法于九野。

［原文］ 黄帝曰：以针应九之数奈何？岐伯曰：夫圣人之起天地之数也，一而九之，故以立九野，九而九之，九九八十一，以起黄钟[1]数焉，以针应数也①。

［校勘］

①“应数也”：《要旨》卷二上第三引此下有“帝曰以针应九数奈何岐伯曰”十二字。

［注释］

［1］“黄钟”：六律之一，是古代矫正音律的一种乐器，用竹制成，长九寸，每寸恰当九纵黍长，九寸合八十一纵黍。以九针应此数，言其变化很多，能适应很多种疾病。按：纵黍，

即黍粒的长度。古以黍（黑黍）定分寸，作为度量衡的标准，以制音律。一粒纵黍为一分，九分为寸，用黍九粒，直径相累，合为一寸。《淮南子》天文训："一生二，二生三、三生万物。天地三月而为一时，以三参物，三三如九，故黄钟之律九寸而宫音调，因而九之，九九八十一，故黄钟之数立焉。黄者，土德之色，钟者，气之所种也。"

[语译] 黄帝说：为什么针和九数相应呢？岐伯说：古代的圣人，创立了天地的数理，是从一到九，因此把大地定为九个分野，若九与九相乘，九九等于八十一，从而建立黄钟之数，九针正与此数相应。

[原文] 一者，天也。天者，阳也。五脏之应天者，肺也①。肺者，五脏六腑之盖[1]也，皮者，肺之合也，人之阳也。故为之治针，必②大其头而锐其末，令无得深入而阳气出。

[校勘]

①"也"：原脱，据《甲乙》卷五第二补，与下"肉也"、"血脉也"句法一致。

②"必"：此下原有"以"字，据《圣济总录》卷一九二删，与下文句法一致。

[注释]

[1]"肺者，五脏六腑之盖"：盖，又叫"华盖"，指封建帝王专用的车盖或伞。肺位最高，覆盖着五脏六腑，状如伞盖，故称为盖。

[语译] 一数比象于天，天属阳。在人体五脏中，肺主呼吸，外与天气相应；又肺位最高，为五脏六腑的华盖。犹如天空覆盖万物一样。肺，外合皮毛，皮毛浅在体表，属于阳分，因此制成镵针，针的式样，必须针头大，针尖锐利，适于浅刺而限制深刺，用于治疗邪在皮肤的病症，以开泄阳气、解表退热。

［原文］ 二者，地也。地者，土也①。人之所以应土者，肉也。故为之治针，必篇其身而员其末[1]，令无②伤肉分，伤则气③竭。

［校勘］

①“地者，土也”：原脱，据《甲乙》卷五第二及覆刻《太素》卷二十一九针所象补。

②“无”：此后原有“得”字，据覆刻《太素》卷二十一九针所象删。

③“气”：此后原有“得”字，据覆刻《太素》卷二十一九针所象删。

［注释］

［1］“篇（tóng 同）其身而员其末”：《一切经音义》引《三苍》郭注“篇，竹管也。”篇其身，是指针身圆而直，形如竹管。员其末，指针尖为卵圆状。《类经》十九卷第二注：“针如卵形，以利导于分肉间，盖恐过伤肌肉，以竭脾气，故用不在锐，而主治分间之邪气也。”

［语译］ 二数比象于地，地属土，在人体应于肌肉。因此制成圆针，针的式样，取其针身又圆又直，如竹管状，针尖呈卵圆形，适用于治疗邪在肌肉的病症，刺时不得损伤分肉，损伤了就会使脾气衰竭。

［原文］ 三者，人也。人之所以成生者，血脉也。故为之治针，必大其身而员其末，令可以按脉勿陷，以致其气，令邪气独出。

［语译］ 三数比象于人。人能够维持生命，赖于血脉输给营养。所以为了适应治疗血脉的病症，应采用鍉针，取其针身大，针尖圆而钝，可以按摩穴位，疏通血脉，引导正气得以充实，使邪气自然外出，不致因刺入过深，而引邪内陷。

［原文］ 四者，时也。时者，四时八风之客于经络之中，为瘤①病者也。故为之治针，必篇其身而锋其末，令可以泻热

出血，而痼病竭。

[校勘]

①“痼”：原作“瘤”，据《甲乙》卷五第二改。痼，指顽固性疾病。按：“为痼病”与下“痼病竭”，文正相应。考九针十二原、官针等篇，皆言锋针能取痼疾，亦可证。

[语译] 四数比象于四时。若四时八方的风邪，侵入人体的经络中，能使血脉留滞瘀结，而渐成顽固性的病症，因此刺治时，必用锋针，取其针身长直，针尖锋利，用以刺络放血，泻其瘀热，能使顽固的疾病得以根除。

[原文] 五者，音也。音者，冬夏之分，分于子午[1]，阴与阳别。寒与热争，两气相搏①，合为痈脓者也。故为之治针，必令其末如剑锋，可以取大脓②。

[校勘]

①“搏”：原作“搏”，据胡本、周本、统本、金陵本、明本、藏本、日抄本改，《甲乙》卷五第二、《灵枢略》六气论并作“薄”，“薄”与“搏”通，亦可作改“抟”为“搏”之据。

②“脓”：《甲乙》卷五第二此下有“出血”二字，与《素问》针解篇王注合。

[注释]

[1]“音者，冬夏之分，分于子午”：音，指五音。冬至阴极阳生，月建在子；夏至阳极阴生，月建在午，所以说“冬夏之分，分于子午”。五音比象五数，位于一到九数的中间。根据九宫数的位置，一为坎宫，位于北方，其时令为冬至，地支在子；九为离宫，位于南方，其时令为夏至，地支在午。五数位居中宫，正当坎离二宫之间，阴阳由此可分（参看前九宫八风篇）。

[语译] 五数比象于五音。音为五数，位于一、九两数的中间。一数，代表冬至一阳初生之时，月建在子，九数，代表夏至阳气极盛之时，月建在午。而五数正当一到九数的中央，

暑往寒来，阴阳消长的变迁，由此可分。在人体如果寒热不调，两气搏结，形成痈肿化脓，所以适用铍针，取其针头锋利如剑，可以刺破痈疽，排出脓血。

[原文] 六者，律也。律者，调阴阳四时而合十二经脉。虚邪客于经络而为暴痹者也。故为之治针，必令尖如氂[1]，且员且锐，中身微大，以取暴气。

[注释]

[1]“氂（máo 毛）”：长毛。这里形容针细而有韧性。《类经》十九卷第二注：“毛之强者曰氂。取法于氂者，用其细健而可稍深也。”

[语译] 六数，比象于六律。六律调节声音，分为阴阳，应于四时、十二辰，合于人体十二经脉。如虚邪贼风，侵入人的经络，使阴阳失调，气血壅闭，就会暴发痹症。因此采用圆利针，取其针状如长毛，圆而锐利，针身略粗大，适于刺治急性病。

[原文] 七者，星也。星者，人之七窍[1]。邪之所客于经，舍于络，而为痛痹①者也。故为之治针，令尖如蚊虻喙，静以徐往，微以久留，正气因之，真邪俱往，出针而养者也。

[校勘]

①“舍于络，而为痛痹”：原作“而为痛痹，舍于经络”，八字，文义不顺，据《甲乙》卷五第二改。

[注释]

[1]“星者，人之七窍”：北斗有七星，古多据为典例。天有七星比拟人有七窍，其义可引申为：天空星辰密布，人的通身空窍也很多。《类经》十九卷第二注：“七以法星，而合于人之七窍，举七窍之大者言，则通身空窍皆所主也。”

[语译] 七数比象于七星，在人体应于七窍。人的通身孔窍很多，类如天空星辰密布，若邪从穴孔侵入经络之间，久留不去，就能发生痛痹。所以适用毫针，取其针尖微细，好象蚊

蛇咀那样。刺治时，要静候其气，慢慢地进针，轻微地提插，留针的时间要长，从而使正气得到充实，邪气一经消散真气也就随着恢复，出针以后，还要继续疗养。

［原文］ 八者，风也。风者，人之股肱八节[1]也。八正之虚风[2]，八风①伤人，内舍于骨解腰脊节腠理②之间，为深痹也。故为之治针，必薄③其身，锋其末，可以取深邪远痹。

［校勘］

①“八风”：《甲乙》卷五第二、《圣济总录》卷一九二均无，疑为后人沾注。

②“理”：《甲乙》卷五第二及覆刻《太素》卷二十一九针所象无。

③“薄”：原作“长”，据《甲乙》卷五第二改，与本书九针十二原篇“锋利身薄”义合。

［注释］

［1］“八节”：马莳：“人之手足，各有股肱关节计八，故谓八节。”按：这里所指的八节，有概括通身关节的含义。

［2］“八正之虚风”：八正，即立春、立夏、立秋、立冬、春分、秋分、夏至、冬至等八个节气。虚风，就是四时八节反常的气候。

［语译］ 八数，比象于八风，在人应于八处大关节。如果四时八节的虚邪贼风侵袭人体，就会深入而留止在骨缝腰背关节与腠理之间，而成为邪深在里的痹症，所以选择针具，一定要用针身薄而针尖锋利的长针，这样就可以刺治邪深病久的痹症。

［原文］ 九者，野也。野者，人之节解皮肤之间也①。淫邪[1]流溢于身，如风水之状，而溜②不能过于机关大节者也[2]。故为之治针，令尖如梃③，其锋微员，以取④大气之不能过于关节者也。

［校勘］

①“人之节解皮肤之间也”:《甲乙》卷五第二作“人之骨解，虚风伤人，内舍于骨解皮肤之间也。”

②“而溜”:《甲乙》卷五第二无。

③“梃”原作“挺”，据本书九针十二原篇改，以求前后一致。

④“以取”:《甲乙》卷五第二作“以泻机关内外”。

[注释]

[1]“淫邪”：邪气过盛，蔓延为害，叫做淫邪。

[2]“溜不能过于机关大节者也”：溜，即流注。不能过于机关大节，指水气流注不能通过大关节而积水成肿。本书官针篇：“病水肿不能通过关节者，取以大针”。《类经》十九卷第二注：“凡淫邪流溢于肌体，为风为水，不能过于关节而壅滞为病者，必用大针以利机关之大气。”

[语译] 九数，比象于九野，在人应于周身关节骨缝和皮肤之间。如邪气过盛蔓延于身，出现浮肿，状似风水病，这是由于水气流注，不能通过关节，以致肌肤积水为肿。因此要采用大针，取其针形如杖，针锋微圆，针身粗大，用它通利关节、运转大气，以消除积水。

[原文] 黄帝曰：针之长短有数①乎？岐伯曰：一曰镵针者，取法于巾针②，去末半寸③，卒锐之[1]，长一寸六分，主热在头身也。

[校勘]

①“数”：覆刻《太素》卷二十一九针所象作“法”，义长。下文结语谓“此九针大小长短之法也”，正与此相应。

②“巾针”：史崧音释：“一本作布针。”《甲乙》卷五第二、《圣济总录》卷一九二及《医心方》卷二第五正作“布针”。

③“半寸”：原作“寸半”，据《甲乙》卷五第二、《医心方》卷二第五改。丹波元简：“此针通计长一寸六分，其寸半

而卒锐之，则其余有一分，岂有此理，当从《甲乙》作半寸。”

［注释］

［1］“卒锐之”：指镵针在相距末端约半寸许，就尖锐突出，状如箭头。丹波元简：“卒，暴也。此针之制，长寸六分，其去末五分之所暴锐之，其刺浅而泻表阳气也。”

［语译］ 黄帝问：针的长短有一定度数吗？岐伯说：第一种叫镵针，摹仿巾针的式样制成，其针头大，在距离针的末端约半寸许，就尖锐突出，状如箭头，针的长度共一寸六分，适用于浅刺，以通泻在表皮的阳气，主治热在头身的病症。

［原文］ 二曰员针，取法于絮针[1]，筩其身而卵其锋，长一寸六分，主治分间气①。

［校勘］

①“分间气”：黄校本“分”下有“肉”字。按：本书官针篇：“病在分肉间者，取以员针于病所。”有“肉”字似是。

［注释］

［1］“絮针”：孙鼎宜：“絮针，古者缝絮之针也。”

［语译］ 第二种叫员针，摹仿絮针的式样制成，针身圆直如竹管状，针尖卵圆形，长一寸六分，主治邪在分肉间的疾病。

［原文］ 三曰鍉针，取法于黍粟之锐，长三寸半，主按脉取气，令邪出。

［语译］ 第三种叫鍉针，仿照黍粟的形状，圆而微尖，长三寸半，用它按摩经脉，行气活血，以驱邪外出。

［原文］ 四曰锋针，取法于絮针，筩其身，锋其末①，长一寸六分，主泻②热出血。

［校勘］

①“锋其末”：《甲乙》卷五第二此下有“其刃三隅”四字。

②“泻”：原作“痈”，据《甲乙》卷五第二改，与上文

"令可以泻热出血"相合。

［语译］ 第四种叫锋针，摹仿絮针的式样制成，针身圆直，针尖锋利，长一寸六分，用它泻热，刺络放血。

［原文］ 五曰铍针，取法于剑锋，广二分半，长四寸，主大痈脓，两热争者也。

［语译］ 第五种叫铍针，摹仿剑锋制成，宽二分半，长四寸，主治寒热两气搏结，形成痈肿化脓的病症，可用作切刺排脓，以清除热毒。

［原文］ 六曰员利针，取法于氂针[①]，微[②]大其末，反小其身，令可深内也，长一寸六分，主取痈痹者也。

［校勘］

①"氂针"：覆刻《太素》卷二十一九针所象、《圣济总录》卷一九二及《医心方》卷二第五"氂"下并无"针"字。按："针"字系沿巾针、絮针等误衍。考九针十二原篇："员利针者，大如氂"；本篇前段"令尖如氂"。可见"氂"并非针名。

②"微"：《甲乙》卷五第二此上有"一曰尖如氂"五字。刘衡如谓："盖因此间所说'微人其末，反小其身'，与前段及九针十二原篇所说'且员且锐，中身微大'者完全相反，皇甫加'一曰……'者，显其另是一说而两存之也。"

［语译］ 第六种叫员利针，摹仿长毛的形状制成，针尖稍大，针身反小，能使深刺，长一寸六分，主治痈肿和暴发性的痹症。

［原文］ 七曰毫针，取法于毫毛，长一寸六分，主寒[①]痛痹在络者也。

［校勘］

①"寒"：此下原有"热"字，覆刻《太素》卷二十一九针所象及《医心方》卷五第二无，且本书刺节真邪篇："刺寒者用毫针。""热"字显系衍文，据删。

［语译］ 第七种叫毫针，摹仿毫毛的纤细形态制成，长一寸六分，主治邪气在络的寒痛痹。

［原文］ 八曰长针，取法于綦针[1]，长七寸，主取深邪远痹者也。

［注释］

［1］“綦（qí 其）针”：即缝纫用的长针。《说文》金部：“鉥（shù），綦针也。”《管子》轻重乙：“一女必有一刀、一锥、一箴、一鉥。”房注：“鉥，长针也”。

［语译］ 第八种叫长针，摹仿綦针的式样制成，长七寸，主治邪深病久之痹症。

［原文］ 九曰大针，取法于锋针①，其锋微员，长四寸，主取大气不出关节者也。针形毕矣。此九针大小长短之②法也。

［校勘］

①“取法于锋针”：据前文及本书九针十二原篇，似当作“取法于梃”。《太素》卷二十二九针所主杨注云：“大针之状，尖如筳，筳如平筳，其锋微圆，以通关节也。”可为旁证。古“梃”、“筳”、“莛”、“脡”并通。

②“之”：原脱，据覆刻《太素》卷二十一九针所象补。

［语译］ 第九种叫大针，针的形式，是摹仿梃的形状制作，针尖略圆而粗大如梃，长四寸，主治大气不能通利关节，积水成肿的病症。以上所述，就是九针的形状及其大小长短的法度。

［按语］ 张介宾说：“按以上九针之用，凡所取者，皆言有余之实邪，则针不宜于治虚也，从可知矣。”可备一说。

［原文］ 黄帝曰：愿闻身形应九野①[1]奈何？岐伯曰：请言身形之应九野也，左足应立春，其日戊寅己丑；左胁②应春分，其日乙卯；左手应立夏，其日戊辰己巳；膺[2]喉首头③应夏至，其日丙午；右手应立秋，其日戊申己未；右胁应秋分，

其日辛酉；右足应立冬，其日戊戌己亥；腰尻下窍应冬至，其日壬子。六腑及④膈下三脏应中州[3]，其大禁[4]，大禁⑤太一所在之日[5]，及诸戊己[6]。凡此九者，善候八正所在之处[7]。所主左右上下身体有⑥痈肿者，欲治之，无以其所直之日溃治之，是谓天忌日[8]也。

［校勘］

①“九野”：《千金翼方》卷二十三第二作“九宫”。

②“胁”：《甲乙》卷十一第九下及《千金翼方》卷十三第二作“胸”。下“胁”字同。

③“首头”：《甲乙》卷十一第九下及《千金翼方》卷二十三第二并作“头首”。

④“及”：原脱，据《甲乙》卷十一第九下及《千金翼方》卷二十三第二补。

⑤“大禁”：《甲乙》卷十一第九下及《千金翼方》卷二十三第二并不重此二字。

⑥“有”：《图经》；卷三中州招摇宫此下有“疾病”二字。

［注释］

［1］“九野”：指九宫的位置。义见上篇九宫八风论中。

［2］“膺”：即前胸两侧乳上部位，这里泛指前胸部。

［3］“六腑及膈下三脏应中州”：《类经》九卷第三十五注：“此膈下应中宫也。膈下，腹中也。三脏，肝、脾、肾也。六腑三脏皆在膈下腹中，故应九州。”

［4］“大禁”：大，有“普遍”或“重要”的含义。禁，指禁忌针刺的日期。

［5］“太一所在之日”，是指四时交换八节的那一天，也就是太一移居于各宫之日（详见九宫八风篇）。

［6］“诸戊己”：戊、己二天干，在五行属土，土为中央，所以在日干中，到了每一个戊日或己日，都代表中宫土旺用事的时候，也就是太一还居中宫之期。《类经》九卷第三十五注：

"盖戊己属土，虽寄王于四季，而实为中宫之辰，故其气应亦如太一，……此节乃言中宫太一所在之日，意者于八宫太一数中，凡值四季土王用事之日，即中宫太一之期也。"

[7]"八正所在之处"：八正，这里是指八方的正位，以代表四时当合的八个节气（"四立、"二分"、"二至"）。八风所在之处，是八方风向的来处。《类经》九卷第三十五注："八正，即八方王气之所在，太一之谓也，九宫定，则八正之气可候矣。"

[8]"天忌日"：根据时令节气，不适宜针刺的日期，叫做天忌日。

[语译] 黄帝问：人的身形怎样和九野相应呢？岐伯说：请让我说说身形应九野的情况。春夏属阳，阳气从左而升，自下而上，所以人的左足应于艮宫（东北方），在节气应于立春，在日辰正当戊寅、己丑；左胁应于震宫（正东方），在节气应于春分，在日辰正当乙卯；左手应于巽宫（东南方），在节气应于立夏，在日辰正当戊辰、己巳；前胸、咽喉、头面应于离宫（正南方），在节气应于夏至，在日辰正当丙午，这是阳气极盛的时候；秋冬属阴，阴气从右而降，自上而下，所以右手应于坤宫（西南方），在节气应于立秋，在日辰正当戊申己未；右胁应于兑宫（正西方），在节气应于秋分，在日辰正当辛酉；右足应于乾宫（西北方），在节气应于立冬，在日辰正当戊戌、己亥，腰、尻、下窍，应于坎宫（正北方），在节气应于冬至，在日辰正当壬子，这是阴气极盛的时候。六腑和肝、脾、肾三脏，都在膈下腹中的部位，应于中宫。针刺人身各部位时，要注意禁忌日期，凡是正交八节（四立、二分、二至）的那一天，所谓"太一所在之日"，以及各个戊日或己日，也就是正当中宫土旺用事的时候，都属于大禁日期。掌握了人体九个部位和九个方位的相应关系，就可以测候八方当令节气的所在，及其相应于形体左右上下的各部位，从而也就明确了刺法上的

禁忌日期。例如：身体某个部位发生了痈肿，如果正当太一所在及戊己所值之日，就不能用溃破法治疗，这叫做天忌日。

［按语］ 上述“身形应九野”，当与前篇九宫八风互相参看。这是古人根据形体与节气相应的关系，提出在刺治上的禁忌日期，意在示人“攻邪”切忌“伤正”之法，可供临床参考。但这些相应关系的确立，其理论根据有待进一步探讨。

［原文］ 形乐志苦，病生于脉，治之以灸刺。形苦志乐，病生于筋，治之以熨引[1]。形乐志乐，病生于肉，治之以针石[2]。形苦志苦，病生于咽喝①[3]，治之以甘②药。形数惊恐，筋脉不通，病生于不仁，治之以按摩醪药[4]。是谓五形志也③。

［校勘］

①“咽喝”：《素问》血气形志篇作“咽嗌”。《甲乙》卷六第二作“困竭”，《太素》卷十九知形志所宜杨注：“喝，肺喘声也，有本作渴。”

②“甘”：《素问》血气形志篇作“百”，《太素》卷十九知形志所宜无。

③“是谓五形志也”：原作“是谓形”，据《素问》血气形志篇并参照《甲乙》卷六第二、《太素》卷十九知形志所宜补。

［注释］

［1］“熨引”：就是用药温熨导引。

［2］“石”：即石针，通称砭。为古代切刺皮肤、排脓放血的手术工具。

［3］“咽喝（yē 噎）”：声嘶咽塞叫做咽喝，喝又音曷(hè)，喘声呼气粗大之谓。以上二义，都是肺的症状。因为肺主气，上通咽喉，形苦过劳则伤气，志苦多忧则气郁，所以病生于咽喝。《太素》卷十九知形志所宜注：“形志俱苦劳气，客邪伤，在于咽喝，肺之应也。喝，肺喘声也。”

［4］“醪（劳 láo）药”：即药酒。

[语译] 形体安逸而精神苦闷的人，生病多在于脉，治法宜于针灸。身形过于劳苦，但精神愉快的，生病多在于筋，宜用温熨导引的治法。形体和精神都很舒适，好逸恶劳的人，生病多在于肌肉，宜用针砭刺治。形体劳苦，精神也苦闷的人，生病多发生咽喝，宜用甘药调治。屡受惊恐神形不安的，易使筋脉之间气血不通，以致肢体麻木不仁，宜于按摩和药酒治疗。这就是五种形志生病各自的特点和治法。

[按语] 上述五形志生病各有所在，与五脏所属相关。如，心藏神，主血脉，志苦则劳神耗血，而病生于脉；肝主筋为“罢极之本”，形苦则多劳，而病生于筋；脾主肌肉，形神过逸则气血不运，而病生于肉；肺主气，上通咽喉，形苦过劳则伤气，志苦多忧则气郁，故病发咽喝，即俗称“金破不鸣”之义；肾，在志为恐，多恐则大气下陷，营卫不通于筋脉，故病多麻木不仁，甚则肢体偏瘫。

[原文] 五脏气①：心主噫[1]，肺主咳，肝主语，脾主吞，肾主欠②。

[校勘]

①“五脏气”：《素问》宣明五气篇作“五气所病”。

②“欠”：《素问》宣明五气篇此下有“为嚏”二字。

[注释]

[1]“心主噫”：《景岳全书》杂证谟：“噫者，饱食之息，即嗳气也。”按：饱食后，噫气出于胃，本为生理现象。而胃之大络上属于心，故心气不舒，也能使胃气郁阻，上逆为噫。《类经》十五卷第二十五注：“阳明络属心，故曰上走心为噫也……是心、脾、胃三脏，皆有是证，盖由火土之郁，而气有不得舒伸，故为此证。”

[语译] 五脏之气失调，各有所主的病症：心气不舒，发为噫气，肺气不利，发为咳嗽，肝气郁结，发为多语，脾气不和，发为吞酸，肾气衰惫，发为呵欠。

［原文］ 六腑气①：胆为怒，胃为气逆为哕②，大肠小肠为泄，膀胱不约为遗溺③，下焦溢为水。

［校勘］

①“六腑气”：《素问》宣明五气篇无。

②“为哕”：原脱“为”字，据《太素》卷六脏腑气液篇补。《素问》宣明五气篇“哕”下有“为恐”二字。

③“膀胱不约为遗溺”：《素问》宣明五气篇“膀胱”下有“不利为癃”四字。按：“不约为遗溺”与“不利为癃”相对辨证，义较本文完全。

［语译］ 六腑之气失调，各有所主的病症：胆气郁而不舒，易于发怒，胃失和降，气逆为吐，为哕。小肠化物清浊不分，大肠传导不固，则为泄泻；膀胱气虚，不能约束，则为遗尿；下焦水道不通，则积水为肿。

［原文］ 五味所入①：酸入肝，辛入肺，苦入心，甘入脾，咸入肾，淡入胃[1]，是谓五入②。

［校勘］

①“所入”：原脱，据《素问》宣明五气篇及《太素》卷二调食补。

②“入”：原作“味”，据《素问》宣明五气篇改。

［注释］

[1]“淡入胃”：甘味极薄为淡，故淡附于甘，同属五行土气。凡五谷皆具淡味，而受纳于胃，所以说“淡入胃”。

［语译］ 五味入胃后，按其属性各归其所合的脏腑：酸味属木入于肝，辛味属金入于肺，苦味属火入于心，甘味属土入于脾胃，咸味属水入于肾。这就是五味各自之所入。

［原文］ 五并①[1]：精气并②肝则忧，并心则喜，并肺则悲，并肾则恐，并脾则畏，是谓五精之气并于脏也③。

［校勘］

①“五并”：《素问》宣明五气篇作“五精所并”。

②“并”：《素问》宣明五气篇及《太素》卷六脏腑气液此下有“于”字。下同。

③“是谓五精之气并于脏也”：《素问》宣明五气篇作“是谓五并，虚而相并者也。”

[注释]

[1]“五并”：并，是合并，聚在一处。五并，指五脏精气相乘，并于一脏，化生实邪为病。吴崑：“并，合而入之也。五脏精气，各藏其脏则不病；若合而并于一脏，则邪气实之，各显其志。”

[语译] 五脏精气相并各有其所生的病症：精气并入于肝，则肝气抑郁，而生忧虑，并于心，则心气有余，而生喜笑，并于肺，则气郁胸窄，而生悲哀，并于肾，则水盛火衰，而心悸善恐，并于脾，则痰盛中虚，往往胆怯生畏。这就是五脏精气并于一脏所发生的各种病症。

[原文] 五恶[1]：肝恶风，心恶热，肺恶寒，肾恶燥，脾恶湿，此五脏气所恶也。

[注释]

[1]“恶（wù务）”：即憎厌。

[语译] 五脏之所恶：肝脏厌恶风，心脏厌恶热，肺脏厌恶寒，肾脏厌恶燥，脾脏厌恶湿，这就是五脏之气的所恶。

[按语] 五脏随其不同的性能，各有所恶。肝主筋，风胜则筋拘急，所以恶风；心主血脉，热胜则灼伤血脉，所以厌恶热；肺主气，外合皮毛，寒胜则气滞不宣，皮毛闭塞，所以厌恶寒；肾属水，主藏精而生骨髓，其性喜润，燥胜则伤精，骨枯而髓减，所以厌恶燥，脾外合肌肉，而主运化水湿，其性喜燥，湿胜反使脾气受困，肌肉聚湿为肿，所以厌恶湿。这是五脏各有所恶的根据。

[原文] 五液①：心主②汗[1]，肝主泣③，肺主涕，肾主唾[2]，脾主涎[3]，此五液所出也。

[校勘]

①“五液”:《素问》宣明五气篇作“五脏化液”。

②“主”:《素问》宣明五气篇作“为”。下同。

③“泣”:《素问》宣明五气篇、《太素》卷六脏腑气液并作“泪”。按:“泣”、“泪”义同。《广雅》释言:“泣,泪也。”

[注释]

[1]“心主汗”:津液渗入脉中,转化为血液,归于心所主,而血中之液,又可渗出于脉外,复转化为津液,其中随卫气外泄的部分,就是汗。所以说“心主汗”。《类经》十五卷第二十五注:“心主血,汗则血之余也。”

[2]“肾主唾”:《类经》十五卷第二十五注:“唾生于舌下,足少阴肾脉,循喉咙,挟舌本也。”

[3]“脾主涎”:《尔雅》释言释义引《字林》:“涎,口液也。”《太素》卷六五脏气液注:“脾足太阴脉,通于五谷之液,上出廉泉,故名为涎。”

[语译] 五脏化生五液:心主于汗,肝主于泪,肺主于涕,肾主于唾,脾主于涎,这是五液分别出于五脏的情况。

[原文] 五劳①[1]:久视伤血,久卧伤气,久坐伤肉,久立伤骨,久行伤筋,此五久劳所病也。

[校勘]

①“五劳”:《素问》宣明五气论作“五劳所伤”。

[注释]

[1]“五劳”:指劳逸过度,积久形成的五种劳伤。

[语译] 五种劳逸过度所致的损伤:久视劳神,则伤心血;久卧阳气不伸,则伤肺气;久坐脾气不运,则伤肌肉;久立则伤骨,劳损在肾;久行则伤筋,劳损在肝。这是五种久劳所伤。

[原文] 五走:酸走筋,辛走气,苦走血,咸走骨①,甘走肉,是谓五走也。

［校勘］

①“苦走血，咸走骨”：《太素》卷二调食作“苦走骨，咸走血”，其义与本书五味论及《素问》宣明五气篇合。

［语译］ 五味各有走向：酸味入肝，肝主筋，故酸走筋，辛味入肺，肺主气，故辛走气，苦味入心，心主血脉，故苦走血，咸味入肾，肾主骨，故咸走骨，甘味入脾，脾主肌肉，故甘走肉。这就是五走。

［原文］ 五裁[1]：病在筋，无①食酸；病在气，无食辛；病在骨，无食咸；病在血，无食苦；病在肉，无食甘。口嗜而欲食之，不可多也，必自裁也，命曰五裁②。

［校勘］

①“无”：《素问》宣明五气篇此下有“多”字。下同。按：有“多”字更胜，与下文“不可多也”相应。

②“口嗜……五裁”：此十八字《素问》宣明五气篇新校正谓杨上善所云，今本《太素》卷二调食作正文，本书亦有此文，林说似误。

［注释］

[1]“裁”：节制。

［语译］ 饮食的五裁：酸性收敛，病在筋不喜收，所以不能多食酸味；辛能发散，病在气不喜散，所以不能多食辛味；咸能软坚，病在骨不喜软，因此不能多食咸味；苦能化燥，病在血不喜燥，因此不能多食苦味；甘能壅满助湿，病在肉不喜壅滞，所以不宜多食甘味。即使因嗜好而欲食，也不可多食，必须自己加以节制，适可而止。这叫做五裁。

［原文］ 五发：阴病发于骨[1]，阳病发于血[2]，以味病发于气①[3]，阳病发于冬[4]，阴病发于夏[5]。

［校勘］

①“以味病发于气”：原脱“病”字，据《太素》卷二十七邪传补。《素问》宣明五气篇作“阴病发于肉”。

［注释］

［1］“阴病发于骨”：《太素》卷二十七邪传注：“阴之为病，发骨疼等。”

［2］“阳病发于血”：《太素》卷二十七邪传注：“阳之为病，发于血痹等。”

［3］“以味病发于气”：《太素》卷二十七邪传注：“五味为病，发于气不调等。”

［4］“阳病发于冬”：《太素》卷二十七邪传注：“冬阳在内，故病发冬。”

［5］“阴病发于夏”：《太素》卷二十七邪传注：“夏阳在外，故病发夏也。”

［语译］ 五病之所发：阴之为病，发骨疼等，阳之为病，发血痹等，五味为病，发于气不调，冬天阳气在内，所以阳病发于冬，夏天阳气在外，阴气在内，所以阴病发于夏。

［原文］ 五邪①：邪入于阳，则为狂[1]；邪入于阴，则为血痹[2]；邪入于阳，抟②则为癫③疾[3]；邪入于阴，抟②则为喑[4]；阳入于阴，病静；阴出之于阳，病喜④怒。

［校勘］

①“五邪”：《素问》宣明五气篇作“五邪所乱”，《太素》卷二十七邪传作“五邪入”。

②“抟”：原作“转”，据《素问》宣明五气篇、《太素》卷二十七邪传改。

③“癫”：《素问》宣明五气篇作“巅”字。

④“喜”：《太素》卷二十七邪传作“善”。

［注释］

［1］“邪入于阳，则为狂”：《太素》卷二十七邪传注：“热气入于阳脉，重阳故为狂病”。

［2］“邪入于阴，则为血痹”：《太素》卷二十七邪传注：“寒邪入于阴脉，重阴故为血痹”。

[3]“癫疾”：癫，通巅。指头部疾患，如头痛，眩晕，甚至昏仆等症。马莳：“癫，当作巅。正以阳气上升，故顶巅有疾，如头痛眩晕等证也。”又《素问》方盛衰论：“气上不下，头痛巅疾。”王冰注：“巅，谓身上巅疾，则头首之疾也。”

[4]“邪入于阴，抟则为喑”：《类经》十五卷第二十五注：“邪抟于阴，则阴气受伤，故声为音哑。阴者，五脏之阴也。盖心主舌，而手少阴心脉上走喉咙，系舌本；手太阴肺循喉咙；足太阴脾脉上行结于咽，连舌本，散舌下；足厥阴肝脉循喉咙之后，上入颃颡，而筋脉络于舌本；足少阴肾脉循喉咙，系舌本，故皆主病喑也。”

[语译] 邪扰五脏的病变：阳邪入于阳分，阳盛热极，能使神志受扰，昏乱为狂；阴邪入于阴分，阴盛则寒，能使血脉凝涩，发生痹症；头为诸阳之会，气逆上升，这是邪入于阳，邪气抟聚于上，就发生头部巅顶疾患；五脏阴经通于喉舌之间，阳邪入于阴，抟聚而不去，就会伤阴，导致暗哑；阳主动，阴主静，阳气敛降，入于阴分，其病态喜于静默；阳气上逆，由阴出阳，其病态激动易怒。

[原文] 五藏：心藏神，肺藏魄，肝藏魂，脾藏意，肾藏精志也。

[语译] 五脏各有所藏：心藏神，为生命活动的主宰。肺藏魄，体现为形体动作的感应能力；肝藏魂，体现为精神意识的感应能力；脾藏意，体现为人的思想活动能力；肾藏精与志，精能化髓，髓通于脑，脑为志所居，体现为人的记忆能力。

[按语] 神、魂、魄、意、志等，义见前本神篇，可参阅。

[原文] 五主：心主脉，肺主皮，肝主筋，脾主肌，肾主骨。

[语译] 五脏功能，各有所主：心主脉，以载运营血，输

养全身；肺主皮毛，以布散卫气，保护体表；肝主筋，以约束关节，维持肢体活动；脾主肌肉，以充实形体；肾主骨，骨腔为藏髓的库所，骨干为身躯的支柱。

［原文］ 阳明多血多①气，太阳多血少气，少阳多气少血，太阴多血少②气，厥③阴多血少气，少④阴多气少血。故曰：刺阳明出血气，刺太阳出血恶气，刺少阳出气恶血，刺太阴出血恶⑤气，刺厥阴出血恶气，刺少阴出气恶血也。

［校勘］

①“多”：《太素》卷十九知形志所宜无。

②“少”：《太素》卷十九知形志所宜无。

③“厥”：本书五音五味篇作“少”。

④“少”：本书五音五味篇作“厥”。

⑤“恶”：《太素》卷十九知形志所宜无。

［语译］ 六经气血的多少，各有不同，因此，凡用针刺时，根据各经的具体情况，只可泻其多，不可泻其少。一般的常规是：阳明多血多气，刺宜出其气血；太阳多血少气，刺宜出血，不宜出气；少阳多气少血，刺宜出气，不宜出血；太阴多血少气，刺宜出血，不宜出气；厥阴多血少气，刺宜出血，不宜出气；少阴多气少血，刺宜出气，不宜出血。

［按语］ 六经气血多少的论述，并见于前面五音五味及《素问》血气形志篇。三篇论三阳经皆同，而于三阴经气血的多少略异。历代医家多认为以血气形志篇的记载，较为正确，为慎重起见，本文未从改，备作进一步研究的资料。

［原文］ 足阳明太阴为表里[1]，少阳厥阴为表里，太阳少阴为表里，是谓足之阴阳也；手阳明太阴为表里，少阳心主为表里，太阳少阴为表里，是谓手之阴阳也。

［注释］

[1]“表里”：指内外阴阳的相互联系。阳经行于身之外侧，主表；阴经行于身之内侧，主里。

［语译］ 阳明胃经与太阴脾经相为表里，少阳胆经与厥阴肝经为表里，太阳膀胱经与少阴肾经为表里，这是足三阴经与足三阳经的表里配合；阳明大肠经与太阴肺经为表里，少阳三焦经与厥阴心包经为表里，太阳小肠经与少阴心经为表里。这是手三阴经和手三阳经的表里配合。

［按语］ 以上各节的论述，是以五脏属性为中心，提示了各自的功能和相应的病变，其中惟五发之内容，因未从《素问》改“以味发于气”为“阴病发于肉”，又兼“病发于冬”、“病发于夏”等与前体例大异，难以与五脏发病相属，故从古注《太素》之解作释。为便于阅读，将上文重点列表（五发暂缺）：（见下页）

岁露论第七十九

［提要］ 本篇内容，可分四部分：（一）阐明疟疾发作时间，有迟有早的原因，主要是与邪正相搏，出入于“风府”有关，“卫气应乃作”；（二）指出四时八风之邪，致病与否，以及中人的浅深，发病的迟早，决定于人体的强弱和腠理的开阖；（三）自然气候有“三虚”、“三实”之分。三实，邪不能伤人，三虚，能致人暴病暴死；（四）联系到“九宫八风”的理论，预测四时风雨的变化，以分析疾病流行的情况。总之，古人认为“风是天之气，雨是天之露”，一岁之中，风雨不调，多使人发病，所以篇名“岁露”。

［原文］ 黄帝问于岐伯曰：经言夏日伤暑，秋病疟，疟之发以时，其故何也？岐伯对曰：邪客于风府[1]，病循膂[2]而下，卫气一日一夜，常大会于风府，其明日，日下一节[3]，故其日作晏①[4]。此其先客于脊背也，故每至于风府则腠理开，腠理开则邪气入，邪气入则病作，此所以日作尚②晏也。卫气之行风府③，日下一节，二十一④日，下至尾底⑤[5]，二十二⑥

日，入脊内，注入伏冲⑦之脉[6]，其行九日⑧，出于缺盆之中[7]，其气上行⑨，故其病稍益早⑩[8]，其内搏⑪于五脏，横连募原[9]，其道远，其气深，其行迟，不能日作，故次日⑫乃稸[10]积而作焉。

五脏所属分类表

名别＼五脏	肝（木）	心（火）	脾（土）	肺（金）	肾（水）
五脏气	肝主语	心主噫	脾主吞	肺主咳	肾主欠
六腑气	胆为怒	小肠为泄	胃为气逆为哕	大肠为泄	膀胱不约为遗溺下焦溢为水
五味	酸入肝	苦入心	甘入脾淡入胃	辛入肺	咸入肾
五并	精气并肝则忧	并心则喜	并脾则畏	并肺则悲	并肾则恐
五恶	肝恶风	心恶热	脾恶湿	肺恶寒	肾恶燥
五液	肝主泣	心主汗	脾主涎	肺主涕	肾主唾
五劳	久行伤筋	久视伤血	久坐伤肉	久卧伤气	久立伤骨
五走	酸走筋	苦走血	甘走肉	辛走气	咸走骨
五裁	病在筋无食酸	病在血无食苦	病在肉无食甘	病在气无食辛	病在骨无食咸
五藏	肝藏魂	心藏神	脾藏意	肺藏魄	肾藏精志
五主	肝主筋	心主脉	脾主肌	肺主皮	肾主骨

［校勘］

①“故其日作晏”：《素问》疟论、《太素》卷二十五疟解、《甲乙》卷七第五并作“故其作也晏”。

②“尚”：《素问》疟论、《太素》卷二十五疟解并作“稍益”。《病源》卷十一疟病候作“常”。

③“卫气之行风府”：《素问》疟论、《太素》卷二十五疟解、《甲乙》卷七第五并作“其出于风府”。按：“出”字似较

“行”字为胜。

④“二十一”：《素问》疟论、《外台》卷五疗疟方并作“二十五”。按：疟疾既为邪客于风府，循膂而下，自当兼项骨而言，作“二十五”似是。

⑤“尾底”：马注本、张注本并作“尾骶”。《素问》疟论、《太素》卷二十五疟解，《甲乙》卷七第五并作“骶骨”。

⑥“二十二”：《素问》疟论作“二十六”。

⑦“伏冲”：《素问》疟论、《外台》卷五并作“伏膂”。《甲乙》卷七第五作“太冲”。丹波元简：“太冲、伏冲、伏膂，皆一脉耳。”

⑧“其行九日”：《素问》疟论、《甲乙》卷七第五并作“其气上行九日”。

⑨“上行”：《素问》疟论、《太素》卷二十五疟解、《甲乙》卷七第五并作“日高”。

⑩“早”：原作“至”，据《素问》疟论、《太素》卷二十五疟解、《甲乙》卷七第五改。

⑪“搏”：原作“抟”，据统本、金陵本、明本、藏本、日刻本改。

⑫“次日”：《病源》卷十一疟病候、《外台》卷五并作“间日”，与《素问》疟论合。

[注释]

[1]“风府”：穴名，在颈项中央入发际一寸大筋内，属于督脉。

[2]“膂（lǚ 旅）”：《类经》十六卷第四十八注：“夹脊两旁之肉曰膂。”

[3]“节”：王冰：“谓脊骨之节”。

[4]“日作晏”：晏，晚的意思。日作晏，指疟疾发作的时间，天天向后推迟。

[5]“尾底”：通称尾骶骨。又名尾闾或穷骨，就是脊骨的

最末一节。脊骨共二十一节，卫气逐日自上下移一节，所以说“二十一日下至尾底”。《类经》十六卷第四十九注：“前疟论云：‘二十五日下至骶骨，二十六日入于脊内’，与此不同。盖彼兼项骨为言，此则单言脊椎也。”

[6]“伏冲之脉”：指冲脉伏行于背脊的部分。

[7]“缺盆之中”：是指左右两缺盆穴的中间，即任脉天突穴的所在（缺盆在天突穴旁开四寸）。本书本输篇：“缺盆之中，任脉也，名曰天突。”

[8]“其病稍益早”：是说发病的时间，逐渐提前，一天早于一天。

[9]“募原”：募与膜通。就是胸腹腔脏腑之间的系膜。丹波元简：“膜，本取义于帷幕之幕，膜间薄皮，遮隔浊气者，犹幕之在上，故谓之幕，因从肉作膜，具作募者，募之讹也。”

[10]“稸”：与蓄、畜通，积聚的意思。

[语译] 黄帝向岐伯问道：经文里曾说，夏天伤于暑，到了秋天会发生疟疾，但疟疾的发作有一定时间，这是什么原因呢？岐伯回答说：邪风侵入风府之后，就沿着脊椎下行，人体卫气循行的常规，一日一夜周次，在风府作总的会合，然后循着脊椎逐日下行一节，这样卫气与邪气相遇，就一天晚于一天，因此，疟疾的发作时间，也就天天向后推迟。这就是说，邪气先已侵入脊背，每当卫气运行到风府时，则腠理开，腠理开，邪气便乘隙侵入，邪气一经侵入而与卫气相搏，病就发作，由于这种原因，所以疟疾发作的时间，常常逐渐推迟。卫气运行至风府，沿着脊椎每日下行一节，经二十一日，就行至最下的尾骶骨，至二十二日，入于脊内，流注于伏冲之脉，由此转为上行，行至九日，上出于左右两缺盆的中间，由于气上行逐日升高，因此发病的时间，就一天早于一天。至于邪气内迫于五脏，横连于募原的，是邪气已深入于里，其道路距离体表已远，其行动亦较迟缓，不能在当日外出与卫气相搏而发

病，所以要积至第二天才会发作一次。

[原文] 黄帝曰：卫气每至于风府，腠理乃发，发则邪入[①]焉。其卫气日下一节[②]，则不当风府，奈何？岐伯曰：风府无常[③][1]，卫气之所应，必开其腠理，气之所舍节[④]，则其府也。

[校勘]

①“发则邪入”：发，《病源》卷十一疟病候作“开”。《素问》疟论作“发则邪入”，下有“入则病作”四字。《太素》卷二十五疟解、《甲乙》卷七第五并同。

②“节”：《素问》疟论、《太素》卷二十五疟解、《甲乙》卷七第五此下并有“其气之发也”五字。

③“风府无常”：《素问》疟论、《太素》卷二十五疟解、《甲乙》卷七第五并作“风无常府”。

④“节”：《太素》卷二十五疟解、《病源》卷十一疟病候并无。马莳：“节字衍。”

[注释]

[1]“风府无常”：是说风邪侵入人体没有固定的部位。按：这里的“风府”，是指风邪潜伏的处所，不是指的风府穴。

[语译] 黄帝说：卫气每当运行到风府时，就使腠理开发，邪气便乘隙侵入而发病，但卫气逐日下移一节，有时不在风府处，为什么疟疾也发作呢？岐伯说：风邪的侵入并没有固定部位，只要是卫气行到邪气所在之处，引起正邪相搏的反应，必使腠理开而疾病发作，所以凡是邪气留止的地方，就是发病的所在。

[按语] 本节“气之所舍节，则其府也”的意义，详见于《素问》疟论，附录于此，以供参考。疟论说：“虚实不同，邪中异所，则不得当其风府也。故邪中于头项者，气至头项而病，中于手足者，气至手足而病。卫气之所在，与邪气相合，则病作，故风无常府，卫气之所发，必开其腠理，邪气之所

合，则其府也。”

[原文] 黄帝曰：善。夫风之与疟也，相与① 同类，而风② 常在，而疟特以时休③，何也？岐伯曰：风气④ 留其处，疟气随经络沉以内搏⑤[1]，故卫气应乃作也。帝曰：善。

[校勘]

①“与”：《素问》疟论、《太素》卷二十五疟解、《甲乙》卷七第五并作“似”。

②“风”：《素问》疟论、《太素》卷二十五疟解、《甲乙》卷十第五此下并有“独”字。

③“而疟特以时休”：《太素》卷二十五疟解作“而疟得有休者”。《素问》疟论作“疟得有时而休者”。

④“气”：《甲乙》卷七第五此下有“常”字。

⑤“搏”：原作“抟”，据胡本、熊本改。

[注释]

[1]“沉以内搏”：沉，深的意思。沉以内搏，是形容疟邪随从经络而深入，内迫于五脏。

[语译] 黄帝说：讲得好。伤于风邪的病和疟疾相似而同类，但是外感风邪的病症，常常持续存在，而疟疾的发作却有时间歇，这是什么原因呢？岐伯说：因为风邪常停留在肌表，而疟邪能随经络深入，搏结于内，所以，遇到卫气行至疟邪所在之处，引起抗御病邪的反应时，疟疾就发作。黄帝说：讲得很好。

[按语] 以上各节主要论述疟疾的发病时间，其重点在于“卫气应乃作”。至于疟疾的病源、病理、症状、治法等，详见于《素问》疟论，可参看。

[原文] 黄帝问于少师曰：余闻四时八风之中人也，故有寒暑，寒则皮肤急而腠理闭，暑则皮肤缓而腠理开，贼风邪气因得以入乎？将必须八正虚邪，乃能伤人乎？少师答曰：不然。贼风邪气之中人也，不得以时[1]，然必因其开也，其入

深，其内极病，其病人也，卒暴；因其闭也，其入浅以留，其病也，徐以迟。

[注释]

[1]“贼风邪气之中人也，不得以时”：《类经》二十七卷第三十六注：“凡四时乖戾不正之气，是为贼风邪气。非如太一所居，八正虚邪之有常候，此则发无定期，亦无定位，故曰不得以时也。”

[语译] 黄帝问少师说：我听说四时八风伤害人体，本来有寒暑气候的不同，寒冷时，人的皮肤紧张，腠理闭合，炎热时，人的皮肤松缓，腠理开泄。在这些情况下，贼风邪气是乘人体皮腠的开泄而侵入呢，还是必须遇到四时八节反常的气候才会伤人呢？少师回答说：不尽是这样，有的贼风邪气伤人，发无定期，并不依据四时八风的规律，但必须借人体在皮腠开泄时，才会乘虚深入，邪气深入于里，病就严重一些，所以发病也急暴；若在皮腠闭合时，即使邪气侵入，只能逗留在浅表部位，其发病也比较迟缓。

[原文] 黄帝曰：有寒温和适，腠理不开，然有卒病者，其故何也？少师答曰：帝弗知邪入乎？虽平居，其腠理开闭缓急，其故常有时也。黄帝曰：可得闻乎？少师曰：人与天地相参也，与日月相应也。故月满则海水西盛[1]，人血气积，肌肉充，皮肤致，毛发坚，腠理郄①，烟垢著[2]，当是之时，虽遇贼风，其入浅不深。至其月郭空[3]，则海水东盛[1]，人气血虚，其卫气去，形独居，肌肉减，皮肤纵，腠理开，毛发残，膲理[4]薄，烟垢落，当是之时，遇贼风则其入深，其病人也卒暴。

[校勘]

①“腠理郄”：“郄”，似当作“郤”。与“卻”同，俗作“却”。《素问》四时刺逆从论王冰注：“却，闭也，”“腠理郤”。即腠理闭，与下“腠理开”对文。

[注释]

[1]“海水西盛”、“海水东盛”：这是指出海水受日月的影响，会出现潮水的定时涨落盛衰。《太素》卷二十八三虚三实注：“日为阳也，月为阴也，东海阳也，西海阴也，月有亏盈，海水之身，随月虚实也，月为阴精主水，故月满西海盛也；月空东海盛者，阴衰阳盛也。”

[2]“烟垢著”：是形容体肥表固的人，皮肤易生脂垢。《类经》二十七卷第三十四注：“烟垢，垢腻如烟也，血实则体肥，故腻垢着于肌肤，表之固也。血虚则肌瘦，故腻垢剥落，类于风消，表之虚也。此所以关于卫气者也”。

[3]“月郭空”：郭《释文》：“郭，本作廓”。月郭空，是指月的轮廓亏缺的时候。

[4]“膲理”：膲通作焦。“膲理”，指皮肤肌肉的纹理。张志聪：“理者，肌肉之文理，乃三焦通会之处，故曰焦理。”

[语译] 黄帝说：有的人能够适应寒温气候的变化，腠理也不开泄，但仍有突然得病的，那是什么缘故？少师回答说：你不知道邪气侵入的原因吗？人们虽在正常生活中，但腠理的开闭缓急，也都有一定时间的。黄帝说：可以听你谈谈吗？少师说：人与天地自然变化密切相关，与日月运行的转移是常常相应的，所以当月亮满圆的时候，海水西盛，相应地人的血气也滑利，多盛行于体表，因此肌肉充实，皮肤致密，毛发坚韧，腠理闭合，皮脂多而表固，在这个时候，即使遇到贼风的侵入，也是浅而不深的。若到了月亮亏缺的时候，海水东盛，相应地人的气血较虚，体表卫气衰退，外形虽然如常，但其肌肉消减，皮肤弛缓，腠理开泄，毛发摧残，肌肤的纹理疏薄，皮脂剥落，体瘦表虚，在这个时候，若遇到贼风的侵袭，邪气就能深入于里，发病也急暴。

[原文] 黄帝曰：其有卒然暴死暴病者，何也？少师答曰：得①三虚[1]者，其死暴疾也；得三实者，邪不能伤人也。

黄帝曰：愿闻三虚。少师曰：乘年之衰，逢月之空，失时之和，因为贼风所伤，是谓三虚。故论不知三虚，工反为粗。帝曰：愿闻三实。少师曰：逢年之盛，遇月之满，得时之和，虽有贼风邪气，不能危之也，命曰三实②。黄帝曰：善乎哉论！明乎哉道！请藏之金匮③。然此一夫之论也[2]。

［校勘］

①“得”：原脱，据《甲乙》卷六第一及《太素》卷二十八三虚三实补，与下为对文。

②“命曰三实”：此四字原在下文“藏之金匮”之下，据马注本、张注本、黄校本移至此处，以与上为对文，且与问语相合。

③“藏之金匮”：此下原有“命曰三实”一语，已据马注本、张注本、黄校本等前移至“不能危之也”句下。

［注释］

[1]“三虚”：据下文，三虚指乘年之衰，逢月之空，尖时之和而言。乘年之衰，指当年的岁气不及；逢月之空，指月缺无光的时候；失时之和，就是四时气候反常，如春不温，夏不热等。以上三种外因，合称三虚。但邪气之伤人，必须在人体虚弱的情况下，才能致病。《类经》二十七卷第三十六注：“三虚在天，又必因人之虚，气有失守，乃易犯之，故为贼风所伤，而致暴死暴病，使知调摄避忌，则邪不能害。故曰‘乘’、曰‘逢’、曰‘失’者，盖兼人事为言也。”

[2]“一夫之论也”：《类经》二十七卷第三十六注：“一夫之论，以一人之病为言也。”

［语译］ 黄帝说：有的人突然死亡，或突然生病，这是什么原因？少师回答说：因为人体本来虚弱，而在自然环境里，又遇到三虚，内外相因，所以出现暴病暴死的情况；若逢三实的环境，就不会为邪气所伤害了。黄帝说：什么是三虚？少师说：正值当年的岁气不及，又遇到月缺无光的黑夜，以及时令

出现反常的气候，在这样的自然环境里，容易感受贼风的侵袭，这就叫三虚。所以在理论上，不了解三虚的致病因素，只能是学识粗浅的医生。黄帝说：什么是三实呢？少师说：正逢岁气旺盛之年，又遇到月亮满圆的时候，再得到时令调和的气候，虽有贼风邪气，也不能危害人体，这就叫三实。黄帝说：讲得很好啊！说理也真是详明！请把它珍藏在金匮之中。不过，这只是指一人发病的情况而说的。

［**原文**］ 黄帝曰：愿闻岁之所以皆同病者，何因而然？少师曰：此八正[1]之候也。黄帝曰：候之奈何？少师曰：候此者，常以冬至之日，太一立于叶蛰之宫，其至也，天必应之以风雨者矣①。风雨从南方来者，为虚风，贼伤人者也。其以夜半至者②，万民皆卧而弗犯也，故其岁民少③病。其以昼至者，万民懈惰而皆中于虚风，故万民多病。虚邪入客于骨而不发于外，至其立春，阳气大发，腠理开，因立春之日，风从西方来，万民又皆中于虚风，此两邪相抟④[2]，经气结⑤代[3]者矣。故诸逢其风而遇其雨者，命曰遇岁露[4]焉。因岁之和，而少贼风者，民少病而少死；岁多贼风邪气，寒温不和，则民多病而多⑥死矣。

［**校勘**］

①“太一立于叶蛰之宫……风雨者矣”：此二十字疑为后人袭九宫八风篇妄加，《甲乙》卷六第一、《初学记》卷四引及《伤寒补亡论》卷一引并无。

②“者”：原作“也”，掘《甲乙》卷六第一及《太素》卷二十八八正风候改。

③“少”：原作“小”，据《甲乙》卷六第一及《太素》卷二十八八正风候改，与下为对文。

④“抟”：明本、藏本、《甲乙》卷六第一并作“搏”。

⑤“结”：《太素》卷二十八八正风候作“绝”。

⑥“多”：原脱，据《太素》卷二十八八正风候补，以与

上文相对。

[注释]

[1]“八正”：《类经》二十七卷第三十六注：“四正四隅，谓之八正，即八宫也。”

[2]“两邪相抟”：指新邪合并伏邪，两感为病。《类经》二十七卷第三十六注：“冬至中之，立春又中之，此两邪也。”

[3]“经气结代”：结，指邪气留结。代，有代替的意思。指经脉之中所受的伏邪，并非当令的病气，所以叫做“代”。《类经》二十七卷第三十六注：“邪留而不去，故曰结。当其令而非其气，故曰代。”

[4]“岁露”：指新岁中风雨兼至，出现反常的气候。《太素》卷二十八八正风候注：“露有其二：一曰春露，主生万物者也；二曰秋露，主衰万物者也。今岁有贼风暴雨以衰于物，比秋风露，故曰岁露焉。”张志聪：“风者，天之气；雨者，天之露。故逢其风而遇其雨者，命曰遇岁露焉。”二注可并参。

[语译] 黄帝说：在一年之中，有许多人都得相同的病，这是什么原因造成的呢？少师说：这要观察八方气候的常变，对人体的影响。黄帝说：怎样观察呢？少师说：这种观测气象的方法，通常是以冬至日为起点，看北斗星指向正北方，正是交换节气的时候，到了这一天，必有风雨天气出现，若有风雨从南方来的，叫做虚风，是能够伤害人的贼邪，如果风来正在半夜，这时人们都已入睡，邪气不易侵犯，所以当年人们很少生病。若风雨出现在白昼，由于人们防护松懈，就容易被虚风所中伤，因此生病的人较多。假使在冬季感受了虚邪，深入至骨，而不及时发病，到了立春，阳气逐渐旺盛，腠理开泄，伏邪待机发动；倘再遇到立春那一天刮来了西风，人们又会被这种反常气候所中伤，因此，伏邪合并新邪，留结在经脉之中，两邪抟合而发病。所以遇到风雨无常的年月，人们就多发生疾病，这叫做遇岁露。总之，一年之中，气候调和，很少贼风的

出现，人们患病的就少，死亡的也少；一年中多有贼风邪气出现，气候冷热不调，人们患病的就多，死亡的也较多。

[原文] 黄帝曰：虚邪之风，其所伤贵贱[1]何如？候之奈何？少师答曰：正月朔日[2]，太一居天留之宫，其日西北风，不雨，人多死矣。正月朔日，平旦北风，春，民多死。正月朔日，平旦①北风行，民病多②者，十有三也。正月朔日，日中北风，夏，民多死。正月朔日，夕时北风，秋，民多死。终日北风，大病死者十有六。正月朔日，风从南方来，命曰旱乡[3]；从西方来，命曰白骨，将国有殃，人多死亡③。正月朔日，风从东方来，发屋，扬沙石，国有大灾也。正月朔日，风从东南方行，春有死亡。正月朔日④，天和⑤温不风，籴贱[4]，民不病；天寒而风，籴贵[4]，民多病。此所谓候岁之风，䟽⑥伤人者也。二月丑不风[5]，民多心腹病；三月戌不温，民多寒热；四月巳不暑，民多瘅病；十月申不寒[5]，民多暴死。诸所谓风者，皆发屋，折树木⑦，扬沙石，起毫毛，发腠理者也。

[校勘]

①“平旦”：《甲乙》卷六第一此下有“西”字。

②“多”：《太素》卷二十八八正风候作“死”。

③“命曰白骨，将国有殃，人多死亡”：《太素》卷二十八八正风候作“命曰白骨将将，国有殃，人多死亡。”按：《太素》似是。《诗》执竞传：“将将，集也。”白骨将将，犹言白骨堆积，与下人多死亡，义正相应。

④“日”：原脱，据马注本、日刻本、《太素》卷二十八八正风候补。

⑤“和”：原作“利”，据周本、《太素》卷二十八八正风候改。

⑥“䟽”：《太素》作“贼”字。陆懋修曰：“字书无‘䟽’字，当与‘残’通。”

⑦“折树木”：《甲乙》卷六第一作“拔树”。

[注释]

[1]“其所伤贵贱”：物以稀少为贵，多则为贱，所以这里的“贵贱”，是指多少或轻重而言。“其所伤贵贱”，是说虚邪贼风为害程度的轻重，患病人数的多少。

[2]“朔日”：阴历每月初一叫做朔日。按：下述根据阴历正月初一（元旦日）的风向和发作时间，以预测当年各个季节中流行疾病的情况，这是古人的一种说法，例如《汉书》天文志亦有元旦占八风的记载，验之于实际，不尽相合，仅可作参考。

[3]“旱乡”：《汉书》天文志：“南方谓旱乡。”

[4]“籴（dí 狄）贱”、“籴贵”：指买粮的价格低廉或昂贵，以表示丰收或歉收的年景。籴，买进粮食。

[5]“二月丑不风”、“十月申不寒”：这是从月建上推测气象的变化，凡不符合时令的反常气候，都能成为各种疾病流行的因素。《类经》二十七卷第三十六注：“二、三、四日，以阳王之时，而丑日不风，戌日不温，巳日不暑，阴气胜而阳不达也，故民多病。十月以阴王之时，而申日不寒，阳气胜而阴不藏也，故民多暴死。”

[语译] 黄帝说：属于虚邪的风，伤人的轻重，怎样来判断？又怎样来推测天气？少师回答说：在新春正月初一日，北斗星指向东北方，如果这一天刮起西北风而不下雨，人多生病死亡。若这一天黎明的时候刮北风，患病的人就多，可占到十分之三。正月初一日，若在中午刮起北风，到了夏季，人多病死。若这一天傍晚刮起北风，至秋天人多病死。若整天的刮北风，人患大病而死的可占到十分之六。正月初一日，若风从南方来，叫做旱乡，风从西方来，称作白骨，流行病灾及全国，人多死亡。若这一天，从东方刮来大风，飞砂走石，掀屋折树，就会给人民造成严重的灾害，若这一天风从东南方来，在春天人多病死。若正月初一日气候温和，不起风，这是丰收年

景的先兆，粮价贱，人们也少病；如果天气寒冷有风，这是歉收年景的先兆，粮价贵，人们也多病。这就是说，可以在正月初一日观察风向，以预测当年虚邪伤人发病多少的概况。若是二月丑日不起风，人们多患心腹病；三月戌日气候不温暖，人多患寒热病；四月巳日不热，人多患黄疸病；十月申日不冷，人多暴死。以上所说的风，都是指能损房屋、折树木，飞砂走石的大风，所以能使人体毫毛竖起、腠理开疏而多发生疾病。

大惑论第八十

[提要] 本篇首先讨论发生眩惑的原因，说明脏腑的精气皆上注于目，目系上属于脑的生理和病理，指出如精散神乱，就会引起目眩迷惑。其次阐明善忘、善饥、不得卧、闭目、多卧、少卧等症的病理，指出此类疾病的发生，多是由于营卫逆行、阴阳偏盛偏衰所致。最后谈到对这些病的原则性的治法。

本篇重点论述精神迷惑之类的病症，所以取名为“大惑论”。

[原文] 黄帝问于岐伯曰：余尝上于清冷之台[1]，中阶而顾，匍匐[2]而前，则惑。余私异之，窃内怪之[3]，独瞑独视，安心定气，久而不解，独转①独眩，披发长跪②[4]，俛而视之，后久之不已也。卒然自止③，何气使然？

[校勘]

①“转”：原作“博”，据《太素》卷二十七七邪改，与后“目系急则目眩以转”义合。周学海亦曰：“‘博’义难通，当是‘转’之讹也。”

②“长跪”：疑此二字或为“跣足”之误。古“长”字或作“兂”，“跣”从“先”，两字易讹。“跪”，足也，见《荀子》劝学杨注。“跣足”与“披发”义对。

③“止”：原作“上”，据《甲乙》卷十二第四及《太素》

卷二十七七邪、《千金》卷六上第一、《普济方》卷七十一改。

［注释］

［1］“清冷之台”：指很高的台。《类经》十八卷第八十一注：“台之高者其气寒，故曰清冷之台。”

［2］“匍匐（púfú 蒲伏）”：伏行的样子，即手足并行，身体贴近地面。

［3］“怪之”：《太素》卷二十七七邪注：“小怪曰异之，大异曰怪之。”

［4］“披发长跪”：披发，披散开头发。跪，古以两膝着地腰股挺直为跪。披发以舒缓精神，跪地以免站立眩惑摇摇欲倒的危险，应前“匍匐而前”之义。按：若依上校语第②以“长跪”为“跣足”之误，则“跣足”为赤脚之谓，与“披发”俱为缓形定志之举，与《素问》四气调神大论“披发缓形，以使志生”之旨相合。兹暂从“长跪”作释。

［语译］ 黄帝问岐伯说：我曾经攀登很高的清冷之台，走到台阶中层，向四处观望，再伏身前行，就感到眼花迷乱，我内心觉得奇怪，尽管自己闭目宁神，然后再张目试看，平心静气，力求镇定下来，但很久不能解除，仍然头转目眩，虽然披开头发，赤脚而行，力求形体舒缓，使精神轻快，但当向下俯视时，眩晕仍经久不止。可是这种症状在突然之间却又自动地消失。这是什么原因造成的呢？

［原文］ 岐伯对曰：五脏六腑之精气，皆上注于目而为之精①[1]。精之窠②为眼[2]，骨之精为瞳子[3]，筋之精为黑眼[4]，血之精为络[5]，其窠③气之精为白眼[6]，肌肉之精为约束[7]，裹撷[8]筋骨血气之精而与脉并为系，上属于脑，后出于项中。故邪中于项[9]，因逢其身之虚，其入深，则随眼系以入于脑，入于脑则脑转，脑转则引目系急，目系急则目眩以转矣。邪其精④[10]，其精所中不相比也[11]则精散，精散则视歧，视歧见两物。目者，五脏六腑之精也，营卫魂魄之所常营[12]也，神

气之所生也。故神劳则魂魄散，志意乱，是故瞳子黑眼法于阴，白眼赤脉[13]法于阳也。故阴阳合揣⑤而精明也。目者，心之⑥使也，心者，神之舍也[14]，故神分⑦精乱而不揣⑧。卒然见非常之⑨处，精神魂魄，散不相得，故曰惑也。

［校勘］

①“之精”：《千金》卷六上第一、《普济方》卷七十一眼目门总论“精”并作“睛”。另《灵枢略》迷惑论“之精”作“睛”，与《千金》义合。

②“窠”：《太素》卷二十七七邪、《千金》卷六第一上并作“果”。《太素》杨注谓“精之果别称为眼”，另具文义。

③“其窠”：疑衍。《甲乙》卷十二第四无。

④“邪其精”：《甲乙》卷十二第四、《太素》卷二十七七邪及《千金》卷六上第一“邪”后有“中”字。《千金》“精”作“睛”。

⑤“揣”：原作“传”，据《甲乙》卷十二第四及《千金》卷六上第一改。刘衡如谓：“意者初本为‘抟’，音义通‘团’，字或作‘揣’。”

⑥“之”：原脱，据《甲乙》卷十二第四、《太素》卷二十七七邪及《千金》卷六上第一补。

⑦“神分”：“神”下原脱“分”字，据本书音释补，与《甲乙》卷十二第四、《太素》卷二十七七邪及《千金》卷六上第一均合。守山阁校本注云：“‘神’下脱‘分’字，史释有‘神分’二字，则宋本尚不误。”

⑧“揣”：原作“转”，据《甲乙》卷十二第四改。按：“揣”与“团”通，字本作“抟”。

⑨“之”：原脱，据《甲乙》卷十二第四，《太素》卷二十七七邪及《千金》卷六上第一补。

［注释］

[1]“上注于目而为之精”：这里的“精”字，是指眼睛具

有精明视物的作用。《太素》卷二十七七邪注："五脏六腑精液，及脏腑之气清者上升注目，以为目之精也。"《类经》十八卷第八十一注："为之精，为精明之用也。"二注可合参。

［2］"精之窠为眼"：《类经》十八卷第八十一注："窠者，窝穴之谓。眼者，目之总称。"这是说眼窝中脏腑精气结聚，便形成为眼睛。

［3］"骨之精为瞳子"：瞳子，就是瞳孔，也叫瞳神和水轮。《类经》十八卷第八十一注"骨之精主于肾，肾属水，其色玄，故瞳子内明而色正黑。"

［4］"筋之精为黑眼"：黑眼，即瞳子外围黑睛部分，又叫风轮。肝主筋，以曲直（屈伸）为用，而黑睛的展转活动，属于肝筋的精气，所以说筋之精为黑眼。

［5］"血之精为络"：络，指目眦内血络，也叫血轮。《类经》十八卷第八十一注："络，脉络也。血脉之精主于心，心色赤，故眦络之色皆赤。"

［6］"其窠气之精为白眼"：窠，指眼窝。白眼，即白眼球部分，又叫气轮。《类经》十八卷第八十一注："气之精主于肺，肺属金，故为白眼。"

［7］"肌肉之精为约束"：约束，指眼胞，又叫肉轮。《类经》十八卷第八十一注："约束，眼胞也，能开能阖，为肌肉之精，主于脾也。"

［8］"裹撷（xié 协）"：裹，包罗。撷。同撷，就是用衣襟收裹东西。裹撷，是形容眼胞包裹着整个眼睛的作用。《类经》十八卷第八十一注："以衣衽收物谓之撷。脾属土，所以藏物，故裹撷筋骨血气四脏之精，而并为目系。"

［9］"邪中于项"：《类经》十八卷第八十一注："邪气中于风府、天柱之间。"

［10］"邪其精"：这里的"邪"字，同"斜"。不正之意。"精"，指眼睛。邪其精，《类经》十八卷第八十一注："目系急

则目眩睛斜。”按：张介宾之意，“邪其精”即指“睛斜”而言。

[11]“其精所中不相比也”：即视岐症，将一物看成两物，影像因之模糊。《类经》十八卷第八十一注：“视歧失正，则两睛之所中于物者，不相比类，而各异其见，是以视一为两也。”

[12]“营”：寓居的意思。

[13]“赤脉”：指血络。孙鼎宜曰：“赤脉，谓络也。”

[14]“目者，心之使也，心者，神之舍也”：是说眼睛视物的活动能力，受心神所支配。《类经》十八卷第八十一注：“精神虽统于心，而外用则在目，故目为心之使，心为神之舍。”

[语译] 岐伯回答说：五脏六腑的精气，都上注于眼部，从而产生精明视物的作用。所以眼窝内精气的结晶，便形成为眼睛，其中骨之精主于肾，注于瞳子部分，筋之精主于肝，注于黑眼部分，血之精主于心，注于内外眦血络部分，气之精主于肺，注于白眼部分，肌肉之精主于脾，注于眼胞部分，上下眼胞包裹着筋、骨、血、气的精气，与脉络合并，而形成目系，上连属于脑，后出于项部的中间。若邪气侵入项部，乘人体虚弱，它就能够随着目系深入脑部，邪入于脑，便发生头昏脑转，从而引起目系紧急，出现两目眩晕的症状。由于睛斜不正，眼睛所看到的东西，影像不相统一，以致精神分散，出现视歧，把一物看成两物。人的眼睛，既是脏腑的精气所形成，也是营、卫、气、血、精、神、魂、魄经常通行和寓藏的所在，其精明视物的功能，主要出于神气的生养。所以人在精神过于疲劳的时候，就会使魂魄意志散乱，眼睛也就没有神气。眼的瞳子属肾，黑眼属肝，二者都是阴脏的精气所生；白眼属肺，赤脉属心，二者都是阳脏的精气所在。由于阴阳精气抟合，所以目能清晰地视物。特别是眼睛的视觉活动，主要受心的支配，这是因为心主藏神的缘故。所以精神散乱，阴阳精气便不相抟合。因此，人在居高临下的时候，突然

见到异常的情景，就会引起心神散乱，魂魄不安，所以发生眩惑。

[原文] 黄帝曰：余疑其然。余每之东苑[1]，未曾不惑，去之则复，余唯独为东苑劳神乎？何其异也？岐伯曰：不然也。心有所喜，神有所恶[2]，卒然相感①，则精气乱，视误，故惑，神移乃复，是故间[3]者为迷，甚者为惑。

[校勘]

①“感”：原作“惑”据周本、日刻本、张注本、《太素》卷二十七邪及《千金》卷六上第一改。

[注释]

[1]“东苑”：《太素》卷二十七七邪注：“清冷之台在东苑。”

[2]“心有所喜，神有所恶”：《类经》十八卷第八十一注：“偶为游乐，心所喜也，忽逢奇异，神所恶之。”

[3]“间”：《太素》卷二十七七邪注：“间，轻也。”

[语译] 黄帝说：我怀疑你所说的道理。因为我每次去东苑登高游览，没有一次不发生眩晕迷惑的，离开那里，就恢复正常，难道说我唯独在东苑的地方才劳神吗？为什么会出现这种异常的情况呢？岐伯说：不是这样。偶而登高游览，心情本是愉快的，但遇到异常的情景，往往使精神觉得厌恶，由于突然间喜恶交感，使精神一时散乱，所以视觉不正常而发生眩惑。待离开了当时的环境，精神也就转移，恢复正常状态。总之，出现这种症状，较轻的仅是精神一时迷糊，有如不辨方向之感，较重的眼花缭乱，即所谓眩惑。

[原文] 黄帝曰：人之善忘者，何气使然？岐伯曰：上气不足，下气有余，肠胃实而心肺①虚[1]。虚则营卫留于下，久之不以时上，故善忘也[2]。

[校勘]

①“肺”：《纲目》卷十六引作“气”。

［注释］

［1］“上气不足……心肺虚”：《太素》卷二十七七邪注：“心肺虚，上气不足也。肠胃虚，下气有余也。”《类经》十八卷第八十一注：“下气有余，对上气不足而言，非谓下之真实也。”二注可合参。

［2］“虚则营卫留于下……故善忘也”：《类经》十八卷第八十一注：“心肺虚于上，营卫留于下，则神气不能相周，故为善忘，阳衰于上之兆也。”

［语译］ 黄帝说：人若健忘，是什么原因使得这样呢？岐伯说：上气不足，是心肺虚；下气有余，是肠胃实。由于心肺气虚，就会使营卫之气留滞于肠胃间，经久不能及时向上宣达，因而神气失养不能周全，所以发生健忘。

［原文］ 黄帝曰：人之善饥而不嗜食者，何气使然？岐伯曰：精气并于脾，热气留于胃，胃热则消谷，谷消故善饥。胃气逆上，则胃脘塞①，故不嗜食也。

［校勘］

①“塞”：原作“寒”，据《甲乙》卷十二第一改。丹波元简：“胃脘寒故不嗜食之句，岂有胃热而胃脘寒之理乎？当以《甲乙经》塞字为正。盖胃热则善饥，胃脘塞故不嗜食。”

［语译］ 黄帝说：人若容易饥饿而不想饮食，是什么原因使得这样？岐伯说：饮食入胃，化生精气，归并于脾，阳热之气则稽留于胃。如胃中燥热过盛，消化力就增强，所以容易饥饿；再由于胃气上逆，失于和降，则胃脘滞塞，难以受纳，所以不欲饮食。

［原文］ 黄帝曰：病而不得卧者，何气使然？岐伯曰：卫气不得入于阴，常留于阳，留于阳则阳气满，阳气满则阳蹻盛，不得入于阴则阴气虚，故目不得①瞑矣[1]。

［校勘］

①“得”：原脱，据《太素》卷二十七七邪及杨注补。

[注释]

[1]“卫气不得入于阴……故目不得瞑矣。”：《类经》十八卷第八十三注：“卫气昼行于阳，夜行于阴，行阳则寤，行阴则寐，此其常也。若病而失常，则或留于阴，或留于阳，留则阴阳有所偏胜，有偏胜则有偏虚，而寤寐亦失常矣。”

[语译] 黄帝说：因病而不能安眠的，是什么原因引起这样呢？岐伯说：卫气昼行于阳，则神出于目而人醒；夜行于阴，则神敛于脏而入睡。如果卫气不得入于阴分，常留在阳分，就会使在外的阳气充满，相应的，阳蹻脉也就偏盛；卫气既不得入于阴分，就形成阴气虚，阴虚不能敛阳，所以不能闭目安睡。

[按语] 本节已见前邪客篇，大致相合，可参看。

[原文] 黄帝曰：病目[①]而不得视者，何气使然？岐伯曰：卫气留于阴，不得行于阳，留于阴则阴气盛，阴气盛则阴跻满，不得入于阳则阳气虚，故目闭也。

[校勘]

①“病目”：《甲乙》卷十二第三作“目闭”。

[语译] 黄帝说：因得病而目不得视物，是什么原因引起的？岐伯说：由于卫气留滞在阴分，不得外行于阳分，留滞在阴分就使阴气偏盛，阴跻脉因此而盛满，卫气既不得行于阳分，便形成阳虚，以致阴盛于内，阳虚于外，所以喜闭目而不欲开目视物。

[按语] 本节与上节所述，寒热病篇中曾有说明：“阴跻阳跻，阴阳相交，阳入阴，阴出阳，交于目内眦，阳气盛则瞋目，阴气盛则瞑目。”可参阅。

[原文] 黄帝曰：人之多卧者，何气使然？岐伯曰：此人肠胃大而皮肤涩[①]，而分肉不解焉。肠胃大则卫气留久，皮肤涩[①]则分肉不解，其行迟[②][1]。夫卫气者，昼日常行于阳，夜行于阴[2]，故阳气尽则卧，阴气尽则寤。故肠胃大，则卫气行

留久[③]；皮肤涩[①]，分肉不解，则行迟。留于阴也久，其气不精[④]，则欲瞑，故多卧矣。其肠胃小，皮肤滑以缓，分肉解利，卫气之留于阳也久，故少卧[⑤]焉。

[校勘]

①“涩”：原作“湿”，据《甲乙》卷十二第三及《太素》卷二十七七邪改，与下“皮肤滑”为对文。

②“肠胃大则卫气留久……其行迟”：此十九字，疑涉下文衍。

③“则卫气行留久”：“行”字疑衍，律以上“肠胃大则卫气留久”句可证。

④“精”：原作“清”，据明本、藏本、日抄本及《太素》卷二十七七邪、《甲乙》卷十二第三改。

⑤“卧”：原作“瞑”，据《甲乙》卷十二第三、《太素》卷二十七七邪改，与上“多卧”为对文。

[注释]

[1]“肠胃大则卫气留久，皮肤涩则分肉不解，其行迟”：这是说卫气的运行，留在内脏的时间较多，而在体表的时间较少。《类经》十八卷第八十三注：“卫气留于阴分者久，行于阳分者少。阳气不精，所以多瞑卧也。今人有饱食之后，即欲瞑者，正以水谷之悍气，暴实于中，则卫气盛于阴分，而精阳之气，有不能胜之耳。”

[2]“夫卫气者……夜行于阴”：沈又彭《医经读》平集：“昼行阳，夜行阴，此阴阳，非指经络言，乃指外内言也。盖脉在分肉之间，营行脉中，卫即行乎脉外。无论阴经阳经，卫气浮上而行者，即行于阳也；沉伏而行者，即行于阴也。行于阳则表实，故昼日体耐风寒；行于阴则表虚，故夜卧不耐风寒，此其验也。”

[语译] 黄帝说：有的人多嗜睡，是什么原因所致？岐伯说：这一类人肠胃较大，而皮肤滞涩，分肉之间不滑利。由于

肠胃较大，卫气稽留的时间就比较长久；皮肤滞涩，分肉不滑利，卫气运行于外也就迟缓。卫气循行的常规，是昼行于阳，夜行于阴。当卫气行于阳分已尽，由表入里时，人便入睡；卫气行于阴分已尽，由里出表，人便觉醒。既然人的肠胃道较大，卫气在内稽留的时间，就比较长久；再兼皮肤滞涩分肉不滑利，因此卫气运行于体表也就迟缓。由于卫气久留阴分，阳气内敛，使精神不能振作，所以闭目嗜眠，困倦多卧。至于肠胃较小的人，皮肤滑润松缓，分肉之间通利，因此，卫气行于阳分的时间也比较长久，阳气外张，使精神易于振奋，所以人少睡眠。

[原文] 黄帝曰：其非常经也，卒然多卧者，何气使然？岐伯曰：邪气留于上膲，上膲闭而不通，已食若饮汤，卫气久留①于阴而不行，故卒然多卧焉。

[校勘]

①“久留”：原作“留久”，据《甲乙》卷十二第三改。

[语译] 黄帝说：有的人不是经常好睡，而是突然多喜睡眠，这种现象是什么原因所致？岐伯说：这是因为有邪气留滞在上焦，使上焦闭阻不通，又因饱食之后，暴饮汤水，迫使卫气留滞在肠胃之内，卫气久留于阴分，而不能外行于阳分，所以突然多卧嗜睡。

[原文] 黄帝曰：善。治此诸邪，奈何？岐伯曰：先①其脏腑，诛其小过[1]，后调其气，盛者泻之，虚者补之，必先明知其形志之苦乐[2]，定乃取之。

[校勘]

①“先”：《甲乙》卷十二第二此下有“视”字。

[注释]

[1]“诛其小过”：诛，是除去的意思。小过，指轻微的病邪。这是说上述诸证，虽邪微病轻，但必先治除。

[2]“形志之苦乐”：指患者的精神状态和生活环境。张志

聪："盖志者，精神魂魄意志也；形者，营卫血气之所营也。故志苦则伤神，形劳则伤精气矣。"《类经》十八卷第八十三注："苦者忧劳，多伤心肺之阳；乐者纵肆，多伤脾肾之阴，必先定见，然后可以治之。"二注可并参。

[语译] 黄帝说：讲得很好。上述这些病症怎样治疗呢？岐伯说：治疗这些病症，首先观察脏腑，辨明病变的所在，虽然邪微病轻，也必须先除其邪，随后再调理其营卫之气，邪气盛的用泻法，正气虚的用补法。对于患者形体的劳逸，情志的苦乐，必先了解清楚，然后作出诊断，有了定见，才可着手治疗。

[按语] 本节所说的"形志之苦乐"，其辨证施治的方法，已见于本书九针论中，而《素问》血气形志篇言之更为详细。可互参。

痈疽第八十一

[提要] 本篇以专论痈、疽为主题。首先概述了痈、疽的成因，进而根据发病部位的不同，列举并说明了各种痈、疽的名称，及其证治与预后，最后指出痈、疽在病理和症状上的主要鉴别。

[原文] 黄帝曰：余闻肠胃受谷，上焦出气[1]，以温分肉，而养骨节，通腠理。中焦出气如露[2]，上注溪谷[3]：而渗孙脉，津液和调，变化而赤为血，血和则孙脉先满溢①，乃注于络脉，络脉②皆盈，乃注于经脉。阴阳已张[4]，因息乃行[5]，行有经纪[6]，周有道理[7]，与天合同，不得休止。切而调之[8]，从虚去实，泻则不足[9]，疾则气减[10]，留则先后[11]。从实去虚，补则有余[12]，血气已调，形神③乃持。余已知血气之平与不平，未知痈疽之所从生，成败之时，死生之期，或④有远近，何以度之，可得闻乎？

[校勘]

①“溢”:《甲乙》卷十一第九上、《鬼遗方》卷四、《千金翼方》卷二十三第一及《医心方》卷十五第一并无。

②“络脉”:原脱,据《甲乙》卷十一第九上、《千金翼方》卷二十三第一及《医心方》卷十五第一补。

③“神”:原作“气”,据《鬼遗方》卷四、《太素》卷二十六痈疽、《千金翼方》卷二十三第一及《医心方》卷十五第一改。按:“形神乃持”与上“血气已调”文义相对。

④“或”:原脱,据《甲乙》卷十一第九上及《千金翼方》卷二十三第一补。

[注释]

[1]“上焦出气”:指卫气从上焦出发,向体表布散。《千金方》三焦脉论:“营出中焦,卫出上焦。”

[2]“中焦出气如露”:指营气从中焦输出,其所分泌的津液,滋养全身,状如雨露灌溉草木一样。

[3]“溪谷”:分肉之间小的会合处叫溪,大的会合处叫谷,为营卫气血津液通行交会的所在。《素问》气穴论云:“肉之大会为谷,肉之小会为溪,肉分之间,溪谷之会,以行营卫,以会大气。”

[4]“阴阳已张”:指阴阳经脉,营卫气血已充盛。

[5]“因息乃行”:息,即一呼一吸,这是说人体经脉之气随呼吸才能运行。本书五十营篇:“人一呼,脉再动,气行三寸;一吸,脉亦再动,气行三寸,呼吸定息,气行六寸。”

[6]“行有经纪”:经纪,作一定的度数解。《礼记》月令:“毋失经纪。”郑玄注:“谓天文进退度数。”这里是指营卫的运行有一定的秩序。

[7]“周有道理”:周,循环。道理,即规律。这是说营卫周行于身,符合天体运动周而复始的自然规律。《太素》卷二十六痈疽注:“营卫气行必有经纪,营卫周行道理,人与天道

同运，天运非常之道故不休也。”

[8]“切而调之”：《太素》卷二十六痈疽注：“切，专志也，用心专志，调虚实也。”

[9]“从虚去实，泻则不足”：虚，指泻法，使邪气虚衰的意思。这是说用泻法可去实邪，而如泻的太过，反会伤及正气，以致不足。《太素》卷二十六痈疽注：“泻者若顺于虚，专去盛实，泻之甚者，则不足也。”

[10]“疾则气减”：指泻法宜疾速出针，可使邪气消减。马莳：“疾去其针，则邪气减。”

[11]“留则先后”：指久留针，可补正气之虚。马莳：“若久留其针，先后如一，斯则从实之法，以去其虚。”

[12]“从实去虚，补则有余”：实，指充实正气的补法。这是说用补法去治虚证，如补的太过，反致余邪转盛。《太素》卷二十六痈疽注：“若顺实唯去于虚，补之甚者，则有余也。是以切而调之者，得之于心，不可过虚实也。”

[语译] 黄帝说：我听说肠胃受纳饮食后，化生精气，各走其道。卫气出于上焦，以温煦分肉，濡养筋骨，开通腠理；营气出于中焦，分泌津液，像雨露一样，流注于溪谷之间，逐渐渗入细小的孙络，津液和调，再通过心肺的气化作用，就变成红色的血液。血行和顺，首先充满孙络，再注入络脉，络脉都充满了，便注入经脉。阴阳经脉，营卫气血既已充盛，便随着呼吸而运行全身。营卫昼夜循行，都有一定的度数，周而复始，与天体的运动规律相同，流行而不止。如果气血失常，就要专心调治。用泻法去治实证，虽然可使邪气虚衰，但泻的太过，反会损伤正气，泻宜疾速出针，邪气便能衰减；补宜持久留针，先后如一，若用补法去治虚证，虽可充实正气，但补的太过，又会助长余邪转盛，所以要精心调治虚实，补泻均不能太过。血气已调，形体和神气也就平定了。关于血气是否平衡的机理，我已知道了，但还不了解痈疽发生的成因，及其从易

治到难治的演变的时机，死生日期的远近等，怎样诊断预后呢，你可以告诉我吗？

[原文] 岐伯曰：经脉流①行不止，与天同度，与地合纪。故天宿失度，日月薄蚀[1]；地经失纪[2]，水道流溢，草萓②不成[3]，五谷不殖；径路不通，民不往来，巷聚邑居，别③离异处。血气犹然，请言其故。夫血脉营卫，周流不休，上应星宿，下应经数。寒邪④客于经络之中，则血泣[4]，血泣则不通，不通则卫气归之[5]，不得复反，故痈肿。寒气化为热，热胜则腐肉，肉腐则为脓，脓不泻则烂筋，筋烂则伤骨，骨伤则髓消，不当骨空[6]，不得泄泻，血⑤枯空虚，则筋骨肌肉不相荣，经脉败漏，熏于五脏，脏伤故死矣。

[校勘]

①“流”：原作“留”，据马注本、日刻本、《甲乙》卷十一第九上及《千金翼方》卷二十三第一、《医心方》卷十五第一改，与《素问》举痛论“经脉流行不止”句同。

②“萓”：《太素》卷二十六痈疽作“蘆”字。按：杨上善说：“蘆（cǔ 粗的第三声），草名也，亦节枯也。”萧延平按：“蘆，《灵枢》作萓。《玉篇》：‘萓，本作宜，鹿葱也。’《广韵》：‘蘆，草死也。’与杨注‘节枯’之义同，较萓义为长。”

③“别”：此上原有“则”字，据《甲乙》卷十一第九上、《鬼遗方》卷四、《太素》卷二十六痈疽、《千金翼方》卷二十三第一及《医心方》卷十五第一删。

④“寒邪”：《太素》卷二十六痈疽、《千金翼方》卷二十三第一、《医心方》卷十五第一并作“寒气”。

⑤“血”：《太素》卷二十六痈疽、《医心方》卷十五第一并作“煎”。

[注释]

[1]“日月薄蚀”：即日蚀、月蚀。《汉书》天文志：“日月薄蚀。”颜注引京房《易传》：“日月赤黄为薄。”韦昭：“亏毁

日食也。”按：蚀与食同。

［2］“地经失纪”：经，指经水，就是大的河流。失纪，这里是形容河流不能沿着正常的水道，而溃决四溢，泛滥成灾。

［3］“草萓不成”：就是草死不能生长。

［4］“泣”：《类经》十八卷第八十六注：“泣，涩同。”《素问》五藏生成篇：“凝于脉者为泣。”王注：“泣，谓血行不利。”

［5］“不通则卫气归之”：归，训为藏。《易》说卦传：“万物之所归也。”虞注：“归，藏也。”藏，引申有蕴积之义。此言血如凝泣不通，则卫气蕴积不畅，血气不得复返，故生痈疽。

［6］“不当骨空”：骨空，就是骨节交会的空隙处。张志聪：“骨空，节之交也。痈肿不当骨空之处，则骨中邪热不得泄泻矣。”

［语译］ 岐伯说：经脉载运气血，流行不止，是和天地的运动规律相同的，天体运转失其常度，就出现日蚀月蚀；地面上河流溃决，就泛滥四溢，水涝成灾，以致草木不长，五谷不生，道路不通，民众不能往来，散居杂处在不同的地方，生活流离失所。人身的气血失常，发生痈疽，也类似这样。请容我把其中的病理成因加以说明。人身的血脉营卫，周流不息，与天上星宿的运转，地面河水的流行相应。假若有寒邪侵入经络之中，就会使血行凝涩，血行凝涩不通，卫气也就壅积不散，气血既不得反复周流，而结聚在某一局部，所以形成痈肿。寒气久郁化热，热毒盛炽，使肌肉腐烂，肉腐便化脓，脓汁不能排泄，又使筋膜腐烂，筋烂便伤骨，骨髓也就随着消损；如果痈肿不在骨节空隙之处，骨中的热毒就不得排泄，煎熬血液令其枯竭，使筋骨肌肉都得不到营养，经脉败漏，使热毒得以深入，灼伤五脏，脏伤人即死亡。

［按语］ 《诸病源候论》称：“荣血得寒则涩而不行，卫气

从之，与寒相搏，亦壅遏不通。气者阳也，阳气蕴积，则生于热，寒热不散，故积聚成痈。”对本节之意义，作了阐发，可参。

［原文］ 黄帝曰：愿尽闻痈疽之形，与忌日①[1]名。岐伯曰：痈发于嗌中[2]，名曰猛疽[3]。猛疽不治②，化为脓，脓不泻，塞咽，半日死；其化为脓者，泻已③则含④豕膏[4]，无⑤冷食⑥，三日而已。

［校勘］

①“日”：原作“曰”，据《太素》卷二十六《痈疽》、《千金翼方》卷二十三第二、《医心方》卷十五第一改，以与后文答语相合。

②“猛疽不治”：《甲乙》卷十一第九下作“不急治”。

③“已”：原脱，据《甲乙》卷十一第九下、《病源》卷三十二疽候，《太素》卷二十六痈疽、《千金翼方》卷二十三第二、《外台》卷二十四痈疽方及《医心方》卷十五第一补。

④“含”：原作“合”，据《鬼遗方》卷四、《太素》卷二十六痈疽、《千金翼方》卷二十三第二、《外台》卷二十四痈疽方及《医心方》卷十五第一改。

⑤“无”：原脱，据《鬼遗方》卷四、《太素》卷二十六痈疽、《千金翼方》卷二十三第二、《外台》卷二十四痈疽方、《医心方》卷十五第一补。

⑥“冷食”：《外台》卷二十四痈疽方：“一云无食。”《千金翼方》卷二十三第二正作“无食”。刘衡如谓：“盖谓含矢膏于口中，无遽食下，令疮口多得滋润被复，易于愈合，于义颇通。窃疑‘冷’为‘令’字之误，则与‘无食’义同。”似是。

［注释］

［1］“愿尽闻痈疽之形，与忌日名”：《太素》卷二十六痈疽注：“一问痈疽形状，二问死生忌日，三问痈疽名字也。”按：忌日，本指死亡之日。

［2］“嗌中”：指结喉部位。张志聪：“嗌乃呼吸出入之门，……嗌乃肺之上管。”

［3］“猛疽”：即结喉生痈。因其毒势猛烈，为害甚急，故名。

［4］“豕膏”：就是炼净的猪油。

［语译］ 黄帝说：我想详尽地了解痈疽的形状，死生的日限和各种名称。岐伯说：痈疽发生在结喉的，叫做猛疽。这种病，不急治即化脓，若不将脓液排出，便会使咽喉堵塞，半天就能死亡。已化脓的，先刺破排脓，再口含猪油，不要过早咽下，这样，三天即可痊愈。

［原文］ 发于颈，名曰夭①疽[1]。其痈大以赤黑，不急治，则热气下入渊腋[2]，前伤任脉，内熏肝肺，熏肝肺，十余日而死矣。

［校勘］

①“夭”：原作“天”，据胡本改，与《甲乙》卷十一第九下、《太素》卷二十六痈疽、《千金翼方》卷二十三第二及《外台》卷二十四痈疽方并合。

［注释］

［1］“夭疽”：丹波元简：“夭疽发于两耳后左右颈上。”《外科正宗》：“夭疽锐毒，生于耳后一寸三分致命之处，左为夭疽，属于肝木，右为锐毒，属于肺金。”按：此症极为险恶，难治易死，故名夭疽。

［2］“渊腋”：足少阳胆经穴位。《图经》卷四：“渊腋在腋下三寸宛宛中，举臂得之。”

［语译］ 发生在颈部的，叫做夭疽。其状痈肿而大，色赤黑，如不急治，热毒便向下蔓延，侵入腋部的“渊腋”穴，前伤任脉，内熏肝肺，肝肺受伤，十几天就能致死。

［原文］ 阳气①大发[1]，消脑留项，名曰脑烁[2]。其色不乐②，项痛而如刺以针，烦心者，死不可治。

［校勘］

①“气”：原作“留”，据周本改，与日刻本、张注本、《甲乙》卷十一第九下、《鬼遗方》卷四、《病源》卷三十二疽候、《太素》卷二十六痈疽、《千金翼方》卷二十三第二及《医心方》卷十五第一合。

②“乐”：《病源》卷三十二疽候作“荣”。

［注释］

［1］“阳气大发”：大发，形容邪热亢进的现象。《类经》十八卷第八十六注：“阳气大发，邪热之甚也。”

［2］“脑烁（shuò 朔）”：烁，消烁，烈火熔金的意思，此症发于太阳经脉，在项部生痈，由于热毒极盛，最能消烁脑髓，所以名叫脑烁，张志聪：“太阳经脉，入于脑，出于项，故阳气大发，留于项，名曰脑烁。”

［语译］ 邪热亢盛，发于太阳经脉，痈毒生在项部，上能消烁脑髓，因名脑烁。此症项部痛如针刺，神色抑郁不欢，如热毒内攻，出现心中烦躁，是不治的死症。

［原文］ 发于肩及臑[1]，名曰疵痈[2]，其状赤黑，急治之，此令人汗出至足，不害五脏。痈发四五日，逞①焫之[3]。

［校勘］

①“逞”：《甲乙》卷十一第九下、《太素》卷二十六痈疽、《千金翼方》卷二十三第二、《外台》卷二十四痈疽方、《医心方》卷十五第一并作“逆”。《病源》卷三十二疽候作“炖”。

［注释］

［1］“发于肩及臑”：《太素》卷二十六痈疽注：“肩前臂上胭肉名臑。”张志聪说：“肩臑乃肺脏之部分。”

［2］“疵痈”：张志聪：“此痈浮浅如疵，在皮毛而不害五脏。”

［3］“逞焫之”：就是病宜速用灸法，使痈毒消散。《广雅》释诂二：“逞，快也。”《类经》十八卷第八十六注：“逞，疾

也。焫，艾炷也。”

[语译] 发生在肩臂部的肿疡，叫做疵痈，痈色赤黑，当急速治疗，此症能使人遍身出汗，直到足部，但毒气浮浅，不致伤及五脏，所以在发病四五天的时候，速用艾灸，即可痊愈。

[原文] 发于腋下赤坚者，名曰米①疽[1]。治之以砭石，欲细而长，疎砭之[2]，涂以豕膏，六日已，勿裹之。其痈坚而不溃者，为马刀挟瘿②，急治之。

[校勘]

①“米”：《千金翼方》卷二十三第二、《医心方》卷十五第一作“朱”，与赤义合。

②“瘿”：周本作“缨”。《太素》卷二十六痈疽、《千金翼方》卷二十三第二。《医心方》卷十五第一并作“婴”。按：“缨”，“婴”通。“挟缨”，意指疽发颈前，犹结缨之处，故“瘿”字疑当作“缨”字，周本似是。

[注释]

[1]“米疽”：米，是形容小的意思，亦称腋疽。《薛氏外科心法》：“腋疽一名米疽，又名疚疽，发于胳肢窝正中，初起之时，其形如核，由肝脾二经忧思恚怒，气凝血滞而成。”

[2]“欲细而长，疎砭之”：疎，同疏。《类经》十八卷第八十六注：“砭石欲细者，恐伤肉也；欲长者，用在深也。故宜疏不宜密。”

[语译] 痈肿发生在腋下，色赤而坚硬的，叫做米疽。当用细长的石针，稀疏地砭刺患部，然后涂上豕膏，不必包扎，约六天可愈。如果痈肿坚硬而没有破溃的，这是马刀挟瘿之类，应当急速治疗。

[原文] 发于胸，名曰井疽[1]，其状如大豆，三四日起，不早治，下入腹，不治，七日死①矣。

[校勘]

[1]“七日死”：《病源》卷三十二痈候、《鬼遗方》卷四、《外台》卷二十四痈疽方“七”并作“十”。按：《太素》卷二十六痈疽注：“井痈起三四日，不疗下入腹，寒热不去，十日死也。”与《病源》“十日”合。

[注释]

[1]“井疽”：井，是形容疽生心窝，深而险恶。《外科准绳》：“心窝生疽，初起如黄豆，肉色不变，名曰井疽，又名穿心冷瘘”。《申氏外科启玄》：“井疽又名心漏疽，又名穿心毒，最为难治。”

[语译] 生在胸部的痈肿，叫做井疽。它的形状像大豆一样，在初起的三、四天内，如果不及早治疗，毒邪就会下陷深入腹部，而成为不治之症，七天就死亡。

[原文] 发于膺，名曰甘疽[1]。色青，其状如穀实菰薽[2]，常苦寒热，急治之，去其寒热，不治①，十岁死，死后出脓。

[校勘]

①“不治”：原脱，据《病源》卷三十二疽候、《千金翼方》卷二十三第二补，与《甲乙》卷十一第九下及《外台》卷二十四痈疽方义合。

[注释]

[1]“发于膺，名曰甘疽”：李杲：“膺，逼近在乳上也，穴名膺窗，足阳明胃之脉也，土味甘，故曰甘疽”。

[2]“穀实菰薽”：丹波元简：“谷，吉下从木，音构。考本草楮实，亦名穀实，大如弹丸，青绿色，至六七月，渐深红色，乃成熟。”史崧：“菰薽，古栝楼字。”按：即今瓜蒌。

[语译] 生在胸部两侧的，名叫甘疽，色青，形状好像穀实和瓜蒌，时常发寒热，当急速治疗，以消除其寒热。如不及时治疗，可迁延十年之久，仍不免于死亡，死后溃破出脓。

[原文] 发于胁，名曰败疵①[1]。败疵者，女子之病也②，

久[3]之，其病大痈脓[4]，其中乃有生肉[5]，大如赤小豆。治之[6]，剉陵藾[2]草根[7]各一升，以水一斗六升煮之[8]，竭为取三升[9]，则强饮厚衣，坐于釜上，令汗出至足已。

［校勘］

①“败疵”：《鬼遗方》卷四、《病源》卷三十二痈疽、《千金翼方》卷二十三第二、《外台》卷二十四痈疽方并作“改訾”。

②“也”：《病源》卷三十二疽候此下有“又云痈发女子阴旁，名曰改訾疽，久不治，其中生息肉，如赤小豆、麻、黍也。”

③“久”：原作“灸”，据周本、《鬼遗方》卷四、《千金翼方》卷二十三第二、《外台》卷二十四痈疽方改。此言败疵之病，迁延日久，则病将难治，正与《病源》所谓“久不治”者义合。

④“脓”：此下原有“治之”二字，据《甲乙》卷十一第九下、《千金翼方》卷二十三第二及《外台》卷二十四痈疽方移下“大如赤小豆”之下。

⑤“其中乃有生肉”：《病源》卷三十二疽候作“其中生瘜肉”。

⑥“治之”：原在上“其病大痈脓”句下，据《甲乙》等移至此处。

⑦“陵藾草根”：《外台》卷二十四痈疽方“陵”作“连”，“草根”作“草及根”。《甲乙》卷十一第九下“根”下有“及赤松子根”五字。

⑧“以水一斗六升煮之”：《鬼遗方》卷四作“水六升煮之”。

⑨“竭为取三升”：《甲乙》作“令竭得三升”，义较明晰。

［注释］

［1］“败疵”：也叫胁痈。李杲：“胁者，肝之部也，妇人

多郁怒，故患此疮。”

［2］“蔆翘”：蔆，菱角，根能清热发汗。翘，连翘，根能凉血解毒。《类经》十八卷第八十六注：“蔆，菱也；翘，连翘也。二草之根，俱能解毒。”

［语译］ 胁部生痈，名叫败疵，属于妇女病。若病已日久，迁延不愈，就会扩大脓疡，其中并生出肉芽，像赤小豆那样大。治疗时，可用切剉的蔆、翘草根各一升，以水一斗六升，煎取三升，乘热强饮，并多穿衣服，坐在盛有热汤的锅上，熏蒸使汗出直到足部，即可痊愈。

［原文］ 发于股胫①，名曰股胫疽②。其状不甚变，而痈脓搏骨③[1]，不急治，三十日死④矣。

［校勘］

①“胫”：《鬼遗方》卷四、《病源》卷三十二疽候并作“阳”。

②“股胫疽”：《太素》卷二十六痈疽《医心方》卷十五第一并作“脱疽”。《鬼遗方》卷四“胫”作“瓮”，《千金翼方》卷二十三第二、《外台》卷二十四“胫”作“脱”，《病源》卷三十二疽候作“兑”，乃“脱”之坏字。

③“痈脓搏骨”：《鬼遗方》卷四、《病源》卷三十二疽候“搏骨”并作“附骨”。《甲乙》卷十一第九下作“痈脓薄于骨”，下有“急治之”三字。

④“三十日死”：《甲乙》、《鬼遗方》卷四并作“四十日死。”

［注释］

［1］“痈脓搏骨”：《类经》十八卷第八十六注：“痈脓搏骨言脓著于骨，即今人之所谓贴骨痈也。”

［语译］ 痈疽生在大腿和足胫的，名叫股胫疽。这种病症的外形，没有明显的变化，可是，痈肿化脓紧贴着骨部，毒盛而深入，下能腐蚀阳明和三阴经脉，如不急治，约三十天就会死亡。

［原文］ 发于尻[1]，名曰锐①疽[2]，其状赤坚大，急治之。不治②，三十日死③矣。

［校勘］

①“锐”：《太素》卷二十六痈疽、《鬼遗方》卷四、《医心方》卷十五第一并作“兑”。按：“锐”、“兑”通用。

②“不治”：《鬼遗方》卷四作“不速治”，义似长。

③“三十日死”：《病源》卷二十三疽候作“四十日死。”

［注释］

［1］“尻”：《类经》十八卷第八十六注：“尻尾，骶骨也，穴名长强，为督脉之络。”

［2］“锐疽”：锐，尖锐的意思，因患部在尾骶骨的尖端，故名锐疽。《疡医大全》称此为鹳口疽，《外科正宗》：“鹳口疽，发在尾闾之穴，高骨头尖，初起形似鱼胞，久则突如鹳咀。”

［语译］ 痈疽生在尻部的，名叫锐疽，其形状红大坚硬，当急速治疗，如不急治，约三十天即死亡。

［原文］ 发于股阴[1]，名曰赤施①[2]，不急治，六十日死②，在两股之内，不治③，十日而当死④。

［校勘］

①“赤施”：《鬼遗方》卷四作“赤施疽”。

②“六十日死”：《太素》卷二十六痈疽、《鬼遗方》卷四、《病源》卷三十二疽候并作“六日死”。

③“不治”：《外台》卷二十四痈疽方、《普济方》卷二百八十二痈疽门总论并作“不可治”，似可从。

④“十日而当死”：《太素》卷二十六痈疽、《鬼遗方》卷四、《病源》卷三十二疽候、《医心方》卷十五第一“十日”并作“六十日”。《鬼遗方》卷四、《千金翼方》卷二十三第二“十日”并作“六日”。

［注释］

[1]“股阴”：就是大腿内侧。《类经》十八卷第八十六注：“股阴，大股内侧也。当足太阴箕门、血海及足厥阴五里、阴包之间，皆阴气所聚之处，故不治则死。若两股俱病，则伤阴之极，其死尤速。”

[2]“赤施”：张志聪：“以火毒而施于阴部，故名赤施。”

[语译] 痈疽发生在大腿内侧的，名叫赤施，如不急治，至六十天就会死亡。若左右两腿的内侧同样发病，是毒邪伤阴已极，多属不治之症，十天就要死亡。

[原文] 发于膝，名曰疵疽①，其状大痈[1]，色不变，寒热而坚②，勿石③[2]，石③之者死，须其柔，乃石③之者，生。

[校勘]

①“疵疽”：原作“疵痈”，与上“发于肩及臑者”名重，据《甲乙》卷十一第九下、《鬼遗方》卷四、《病源》卷三十二疽候、《太素》卷二十六痈疽、《千金翼方》卷二十三第二、《外台》卷二十四痈疽方及《医心方》卷十五第一改。

②“而坚”：原作“如坚石”，“如坚”即“而坚”之意，“石”字疑涉下衍，据《甲乙》卷十一第九下、《鬼遗方》卷四、《病源》卷三十二疽候、《太素》卷三十二痈疽、《千金翼方》卷二十三第二及《医心方》卷十五第一改。

③“石”：《鬼遗方》卷四作“破”。

[注释]

[1]“痈”：在此作“肿”解，《说文》病部：“痈，肿也。”

[2]“石”：以砭石刺之。

[语译] 生在膝盖的名叫疵疽，其症状是外形肿大，皮色不变，伴发寒热而患处坚硬，尚未成脓时，切不可用砭石刺破，如误用砭石刺破排脓，便会致死。须待患处柔软成脓，再用砭石刺破，以排脓泄毒，则病可愈。

[原文] 诸痈疽之发于节而相应者[1]，不可治也。发于阳[2]者，百日死；发于阴[2]者，三十日死①。

[校勘]

①“三十日死”：《甲乙》卷十一第九下、《太素》卷二十六痈疽并作“四十日死”。

[注释]

[1]“发于节而相应者”：马莳：“节者，关节也。其节之外廉为阳，内廉为阴。”张志聪：“节者，脊之二十一椎，每椎有节之交，神气之所游行出入者也。相应者，内应于五脏也。”《类经》十八卷第八十六注：“诸节者，皆不宜有痈毒之患，若其相应，则发于上而应于下，发于左而应于右，其害尤甚，为不可治。”以上三说可互参，今从马莳及张介宾《类经》注。

[2]“发于阳”、“发于阴”：阳，指三阳经所过部位。阴，指三阴经所过部位。《类经》十八卷第八十六注：“发于三阳之分者，毒浅在腑，其死稍缓，发于三阴之分者，毒深在脏，不能出一月也。”

[语译] 关节是神气游行出入的所在，如各种痈疽发生在关节，并出现内外、上下、左右相应而发病的，都是不易救治之症，生于阳分的，预后一百天死；生于阴分的，约三十天死。

[原文] 发于胫[1]，名曰兔啮①[2]，其状赤至骨，急治之，不治②害人也。

[校勘]

①“兔啮”：《病源》卷三十二疽候作“兔啮疽”。

②“不治”：《甲乙》卷十一第九下、《千金翼方》卷二十三第二并作“不急治”。

[注释]

[1]“胫”：这里是指足胫部。《类经》十八卷第八十六注“胫，足胫也。”

[2]“兔啮（niè 蘖）”：啮，咬的意思。兔啮，即足跟疽，因其色红微肿，如兔咬伤，故名。

［语译］ 痈肿发生在足胫的，名叫兔啮，其外形红肿，而毒深至骨部，当急速治疗，如不急治，就会危害生命。

［原文］ 发于内踝，名曰走缓[1]，其状痈也，色不变①，数石其输②[2]，而止其寒热，不死。

［校勘］

①“其状痈也，色不变”：《外台》卷二十四痈疽方作“其状肉色不变”。按：《太素》卷二十六痈疽“其状色不变”，杨注：“色不变者，肉色不变也。”与《外台》之义合。

②“数石其输”：《病源》卷三十二痈疽作“数灸”。《鬼遗方》卷四作“灸”字。

［注释］

［1］“走缓”：亦称内踝疽。张志聪：“此邪客于足少阴之脉而为肿也。夫痈疽之变，有病因于内而毒走于外者，有肿见于外而毒气走于内者，此邪留于脉而不行，故名曰走缓。”

［2］“数（shuò 朔）石其输”：数，屡次的意思。输，指患部。就是屡用石针砭其痈肿的部位。《类经》十八卷第八十六注：“数石其输，砭其所肿之处也。”另，《太素》卷二十六痈疽注：“石其输者，以冷石熨其所由之输也。”暂从《类经》注。

［语译］ 毒发于内踝的，名叫走缓。其外形如痈，但肉色不变，当用石针时常砭其肿处，使寒热的症状消退，可不致死亡。

［原文］ 发于足上下[1]，名曰四淫[2]。其状大痈①，不②急治之，百日死。

［校勘］

①“其状大痈”：《外台》卷二十四痈疽方、《普济方》卷二百八十二痈疽门总论并作“其状如大痈”。《太素》卷二十六痈疽及《医心方》卷十五第一此下有“不色变”三字。

②“不”：原脱，据《甲乙》卷十一第九下、《鬼遗方》卷

四、《病源》卷三十二疽候、《太素》卷二十六痈疽、《千金翼方》卷二十三第二、《外台》卷二十四痈疽方及《医心方》卷十五第一补。

[注释]

[1]“足上下”：上，指脚背。下，指脚心。《太素》卷二十六痈疽注：“足上下者，足趺上下也。”

[2]“四淫”：四，是指两足的上下。淫，毒盛而蔓延为害。《类经》十八卷第八十六注：“阳受气于四末，而大痈淫于其间，阳毒之盛极也，时气移易，则真阴日败，故逾三月而死。”

[语译] 痈疽发于足背上下的，名叫四淫，其形状好像大痈，这是阳毒盛极，如不急速治疗，则真阴日趋衰败，约至一百天就会死亡。

[原文] 发于足傍，名曰厉痈①[1]，其状不大，初如②小指发，急治之，去其黑者；不消辄益[2]，不治，百日死。

[校勘]

①“厉痈”：《太素》卷二十六痈疽、《病源》卷三十二疽候、《千金翼方》卷二十三第二并作“厉疽”。

②“如”：《甲乙》卷十一第九下、《千金翼》卷二十三第二、《外台》卷二十四痈疽方并作“从”。

[注释]

[1]“厉痈”：张志聪：“此寒邪客于足阳明之脉而为痈也。足阳明之脉，起于大指次指之厉兑，故发于足旁，名曰厉痈。”

[2]“不消辄益”：是说痈肿色黑如不消退，就会日渐加大的意思。

[语译] 痈肿生在足傍的，名叫厉痈，其外形不大，发生之初，就像小指一样，并呈现黑色，当急速治疗，以消除其黑色；如黑肿不消，就会逐渐加大，毒气越来越重，倘迁延不治，约一百天可致死亡。

[原文] 发于足指，名脱痈①[1]，其状赤黑，死不治；不赤黑，不死。治之②不衰，急斩之③，不则死矣。

[校勘]

①“名脱痈”：《甲乙》卷十一第九下、《鬼遗方》卷四、《病源》卷三十二疽候、《太素》卷三十二痈疽、《千金翼方》卷二十三第二、《外台》卷二十四痈疽方、《医心方））卷十五第一并作“名曰脱疽”。

②“治之”：原脱，据《甲乙》卷十一第九下、《鬼遗方》卷四、《病源》卷三十二疽候、《太素》卷二十六痈疽、《千金翼方》卷二十三第二、《医心方》卷十五第一补。

③“急斩之”：《甲乙》卷十一第九下、《鬼遗方》卷四、《病源》卷三十二疽候、《太素》卷二十六痈疽、《千金翼方》卷二十三第二、《外台》卷二十四痈疽方、《医心方》卷十五第一“斩”后有“去”字。《病源》、《太素》、《千金翼方》、《外台》、《医心方》“之”下并有“活”字。

[注释]

[1]“脱痈”：亦称脱疽。《类经》十八卷第八十六注：“六经原腧，皆在于足，所以痈发于足者，多为凶候，至于足指，又皆六井所出，而痈色赤黑，其毒尤甚，若无衰退之状，则急当斩去其指，庶得保生，否则毒气连脏，必至死矣。”

[语译] 痈肿发生在足趾的，名叫脱痈，其状如现赤黑色，是毒气极重，多属不治的死症；不现赤黑色的，是毒气较轻，尚能救治。如已经治疗，而病势仍不衰退的，急需截断其足趾，否则毒气内攻于脏，必至于死。

[原文] 黄帝曰：夫子言痈疽，何以别之？岐伯曰：营气①稽留于经脉之中，则血泣而不行，不行则卫气从之而不通，壅遏而不得行，故热。大热不止，热胜则肉腐，肉腐则为脓，然不能陷于骨髓②，骨髓不为燋枯，五脏不为伤，故命曰痈。

［校勘］

①“气”：原作“卫”，据《甲乙》卷十一第九下及《千金翼方》卷二十三第二改，以卫气不在脉中，且下有“卫气从之而不通”之专论卫气者。

②“于骨髓”：原脱，据《太素》卷二十六痈疽，并参考《甲乙》卷十一第九下、《千金翼方》卷二十三第二、《外台》卷二十四痈疽方及《医心方》卷十五第一补。

［语译］ 黄帝说：你所说的痈和疽，怎样来分别呢？岐伯说：如果营气滞留在经脉中，血液就凝聚不得循行，从而使卫气受阻也不能畅通，阳气既不得行于外，便壅积于内，郁而化生毒热。如毒热发展不止，热盛便使肌肉腐烂化脓，但这种毒热仅浮浅在表，不能深陷至骨髓，因此，骨髓不致焦枯，五脏也不致受其伤害，这叫做痈。

［原文］ 黄帝曰：何谓疽？岐伯曰：热气淳盛，下陷肌肤，筋髓枯①，内连五脏，血气竭②，当其痈下，筋骨良肉皆无余，故命曰疽。疽者，上之皮夭[1]以坚，状③如牛领[2]之皮。痈者，其皮上薄以泽。此其候也。

［校勘］

①“枯”：《甲乙》卷十一第九下、《千金翼方》卷二十三第二、《外台》卷二十四痈疽方作“骨肉”。《太素》卷二十六痈疽作“骨枯”。

②“竭”：《甲乙》卷十一第九下此下有“绝”字，《千金翼方》卷二十三第二、《外台》卷二十四痈疽方此下有“尽”字。

③“状”：原作“上”，据《甲乙》卷十一第九下改。

［注释］

［1］“夭”：颜色暗然无光。《类经》十八卷第八十六注：“夭以色言，黑暗不泽也。”

［2］“领”：颈项。《诗》硕人传：“领，颈也。”

［语译］ 黄帝说：什么叫疽呢？岐伯说：若热气亢盛，脓毒深陷于肌肤之下，使筋萎髓枯，并内攻五脏，以致血气枯竭，形成疮面下筋骨好肉溃烂无余，这叫做疽。疽的特征，皮色黑暗而不润泽，触之坚硬，厚如牛颈之皮。痈的特征，皮薄而光亮，触之较软。这就是痈和疽的区别。

本书旁校及注释参考书目

王冰注《黄帝内经素问》 四部丛刊影印明顾氏翻宋本（简称《素问》）

杨上善注《黄帝内经太素》 人民卫生出版社影印清萧延平校刊本（简称《太素》）

缺卷覆刻《黄帝内经太素》 日本盛文堂刊本（简称《覆刻太素》）

滑寿《难经本义》 周氏医学丛书本

王九思《难经集注》 四部丛刊影印佚存丛书本

张机《伤寒论》 重庆人民出版社排印本

王叔和《脉经》 四部丛刊影印元广勤书堂刊本

皇甫谧《甲乙经》 行素草堂刊本（简称《甲乙》）

刘涓子《鬼遗方》 人民卫生出版社影印本

华佗《中藏经》 丛书集成本

巢元方《诸病源候论》 人民卫生出版社影印池阳周氏校刊本（简称《病源》）

孙思邈《备急千金要方》 人民卫生出版社影印江户医学影北宋本（简称《千金》）

孙思邈《千金翼方》 人民卫生出版社影印日本文政十二年重雕元大德初刊本

王焘《外台秘要》 人民卫生出版社影印程敬通校本（简称《外台》）

《太平圣惠方》 人民卫生出版社排印本

王惟一《铜人针灸腧穴图经》 人民卫生出版社影印贵池刘氏玉海堂影刻金大定本（简称《图经》）

丹波康赖《医心方》 人民卫生出版社影印日本万延元年刊本

朱肱《类证活人书》 商务印书馆丛书集成本

郭雍《伤寒补亡论》 宣统元年梁园豫医双璧本

许叔微《伤寒百证歌》 商务印书馆排印本

张杲《医说》 明嘉靖刻本

陈言《三因极一病证方论》 商务印书馆排印本（简称《三因方》）

程迥《医经正本书》 丛书集成本

魏了翁《学医随笔》 丛书集成本

成无己《伤寒明理论》 商务印书馆排印本

成无己《注解伤寒论》 四部丛刊影印明嘉靖汪济明刊本

《圣济总录》 日本文化癸酉重印元大德刊本

《灵枢略》 上海涵芬楼影印道藏本

刘完素《素问玄机原病式》 吴勉学校本

刘完素《素问病机气宜保命集》 吴勉学校本

刘完素《宣明论方》 吴勉学校本

张元素《脏腑标本药式》 周氏医学丛书本

张从正《儒门事亲》 宣统元年梁园豫医双璧本

王好古《此事难知》 明敦化堂东垣十书本

王好古《医垒元戎》 明嘉靖二十二年刊本

李杲《内外伤辨惑论》 明敦化堂东垣十书本

李杲《脾胃论》 明敦化堂东垣十书本

李杲《兰室秘藏》 明敦化堂东垣十书本

罗天益《卫生宝鉴》 商务印书馆排印本

杜思敬《针经节要》 上海涵芬楼影印元刻济生拔萃本

杜思敬《针经摘英集》上海涵芬楼影印元刻济生拔萃本

王履《医经溯洄集》 明敦化堂东垣十书本

滑寿《十四经发挥》 上海卫生出版社排印校注本

滑寿《循经考穴编》群联出版社据汤溪范氏所藏排印本

朱橚《普济方》人民卫生出版社排印本

徐春甫《古今医统大全》 日本万治三年刻本

王肯堂《证治准绳》 上海卫生出版社影印万历初刻本

高武《针灸聚英》上海科学技术出版社排印本

高武《针灸素难要旨》 上海卫生出版社排印本（简称《要旨》）

汪机《针灸问对》 汪氏医学丛书本

杨继洲《针灸大成》 明万历刻本

楼英《医学纲目》 明嘉靖刻本（简称《纲目》）

张介宾《类经》 人民卫生出版社影印金阊童涌泉刊本

张介宾《景岳全书》 上海卫生出版社影印岳峙刊本

陈梦雷《古今图书集成·医部汇考》 中华书局排印本（简称《医部汇考》）

顾观光《灵枢校记》 上海中国学会影印本

孙鼎宜《内经章句》（未刊稿） 北京中医研究院藏

《列子》 浙刻二十二子本

萧吉《五行大义》 知不足斋丛书本

徐坚《初学记》 中华书局点校本

曾慥《类说》 文学古籍出版社影印天启刊本

李昉《太平御览》 嘉庆二十三年鲍崇城刻本

戴良《九灵山房集》 四部丛刊影印铁琴铜剑楼藏明正统本

《永乐大典》（残卷） 中华书局影印本

陶宗仪《南村辍耕录》 中华书局排印本

沈彤《释骨》 果堂文集本

马莳《灵枢注证发微》 日本宽永五年刊本
李中梓《内经知要》 人民卫生出版社排印本
张志聪《灵枢集注》 康熙壬子刻本
汪昂《素问灵枢类纂约注》 乾隆已亥书业堂刊本
丹波元简《灵枢识》 上海科技出版社排印本
陈璧琉、郑卓人《灵枢经白话解》 人民卫生出版社铅印本
山东中医学院《灵枢经语释》 山东人民出版社铅印本
北京中医学院《内经讲义》 人民卫生出版社铅印本
龙伯坚《黄帝内经概论》 上海科学技术出版社铅印本

附录一：《灵枢经》佚文

目黄者，病在胸。

见《素问》平人气象论王注引《灵枢》。

血气者，人之神，不可不谨养。

见《素问》四气调神大论王注引《灵枢》。（按：王注所引今《灵枢》无，其文见《素问》八正神明论。）

经气已至，慎守勿失。

见《素问》离合真邪论王注引《针经》。（按：王注所引今《灵枢》无，其文见《素问》针解篇。）

冬日在骨，蛰虫周密，君子居室，无泄皮肤。

见《素问》四气调神大论王注引《灵枢》。（按：王注所引今《灵枢》无，其文见《素问》脉要精微论、四气调神大论。）

持针纵舍论问曰：少阴无输，心不病乎？对曰：其外经病而藏不病，故独取其经于掌后锐骨之端。

见《素问》三部九候论王注引《灵枢》。（按：今《灵枢》无持针纵舍论篇，少阴等语见邪客篇。）

太一者，水尊号，先天地之母，后万物之源。

见《素问运气入式论奥》卷上论生成数第十引《灵枢》。

若取人节解者，可从大椎骨头，直下至尻，尻骨端度取，分为二十二分，还约背，当分之上，即其穴也。但肝一俞，当上灸之，余穴无不两边各一寸三分也。

见《医心方》卷二诸家取背俞法第二引《九卷》。

病总曰：凡五泄者，春伤于风，寒邪留连，乃为洞泄。

见《难经》五十七难虞注引《灵枢》。（按：今《灵枢》无病总篇。春伤等语见《素问》生气通天论。）

复溜，主小便余沥，在内踝上二寸。

见《圣济总录》卷一百九十四引《黄帝针经》。

五脏不和，使液溢而下流于阴。

见《伤寒论》卷一成注引《针经》。

饮而液渗于络，合和于血。

见《伤寒论》卷一成注引《针经》。

外来客邪风寒，伤人五脏。

见《内外伤辨惑论》卷下引《针经》第一卷第一篇。

闭目则阳道行，阳气遍布周身。

见《兰室秘藏》卷中妇人门补气升阳和中汤条引《灵枢》（按：《兰室秘藏》另一条引《针经》，其卷次、篇次与今《灵枢》均异。如《秘藏》卷上中满腹胀门引《针经》三卷杂病第八，今《灵枢》作卷五杂病二十六。）

附录二：《灵枢经》诸家注解书目

诸家注解书目

按：著录目中以《内经》名者，因其书多佚，有无《灵枢》内容未审，兹故从略，仅列《灵枢》、《素问》合名之书目。

《黄帝内经太素》三十卷

见《旧唐书》经籍志丙部子录经脉类

《黄帝九灵经》十二卷　灵宝注

见《唐书》卷四十七经籍志下（按：《素问》序林亿校语："隋志谓之《九灵》，王冰名为《灵枢》。"今检隋志，并无《九灵》之名）。

《黄帝素问灵枢集注》二十四卷　宋·史崧

见同治十二年《成都县志》卷九经籍志十

《黄帝内经素问灵枢集注》十五卷　宋·赵植吾

见民国十一年《福建通志》艺文志卷四十六

《灵枢秘要》　明·华湘

见崇祯《泰州志》卷六人物志

《灵枢注》　明·马莳

见康熙二十三年《浙江通志》卷四十二方技

《灵枢经脉笺》　明·吕复

见咸丰六年《鄞县志》卷二十五艺文

《灵枢经摘注》十卷　明·高士

见乾隆五十三年《鄞县志》卷二十一艺文上

《灵枢心得》二卷　明·胡文焕

见民国十一年《杭州府志》卷八十八艺文三

《素问灵枢集要节文》　明·沈好问

见康熙二十六年《仁和县志》卷二十六艺文

《读素问灵枢志》　明·梅鹗

见光绪三年重修《安徽通志》卷三百四十一子部二

《类经》　明·张介宾

见康熙十年《山阴县志》卷三十七人物志十五

《类经辨误》　明·唐达

见乾隆二十三年增刻《湖州府志》卷四十六著述三

《灵枢经通解》　清·魏荔彤

见乾隆三十一年《柏乡县志》卷十

《灵枢解》　清·洪天锡

见同治九年《续天津县志》卷十九艺文著述

《灵枢经注解》　清·李明

见光绪六年《江西通志》卷一百五艺文略

《灵枢集注》　清·陈世芳

见民国六年《丹徒县志摭余》卷九人物志

《灵枢经集注》　清·张志聪

见乾隆四十四年《杭州府志》卷五十九艺文三

《灵枢直解》　清·高士栻

见民国十一年《杭州府志》卷一百五十人物十一艺术二

《灵枢悬解》九卷　清·黄元御

见光绪十六年《山东通志》卷一百三十六艺文十

《灵枢笺注》　清·姚毓蘅

见同上

《灵枢摘要》　清·窦光彝

见同上

《灵枢悬解》 清·孙炎丙

见民国二十五年《平度县续志》卷八人物

《灵枢新编》 清·陈士铎

见嘉庆八年《山阴县志》卷十八人民志第二之十

《灵枢得要》 清·王俟绂

见光绪十年《黄州府志》卷三十四

《素灵类纂》 清·汪昂

见道光七年《徽州府志》卷十五艺文志

《灵素区别》 清·岳含珍

见乾隆十八年《博山县志》卷六下事功传

《灵素直指》 清·孙讷

见乾隆二十年《直隶通州志》卷十九艺文志上

《素灵发伏》 清·严长明

见嘉庆十六年《江宁府志》卷五十四艺文上

《灵素真诠》 清·刘然

见同治十三年《上江两县合志》卷十二中艺文中

《素问灵枢解》 清·顾天锡

见重校光绪八年《蕲州志》卷十著述志

《灵素集解》 清·田淑江

见光绪六年《江宁府志》卷九上艺文

《灵素校注》 清·田椿

见光绪六年《江宁府志》卷九上艺文

《灵素类述》 清·田肇镛

见光绪九年《六合县志》卷八附录方技

《素灵汇要》三卷 清·张全照

见民国二十六年《川沙县志》卷十五艺文志

《灵素秘义》 清·钟天寄

见道光元年《石门县志》卷十五人物下

《灵素合钞》 清·林澜

见乾隆四十四年《杭州府志》卷五十九艺文三

《灵枢素问注》 清·陈永治

见光绪三十二年《余杭县志》稿·列传补遗

《素灵广注》 清·全钧

见嘉庆五年重修《嘉善县志》卷十七人物志五

《灵素宝要》 清·周笙

见光绪二年补刻《梅里志》卷十六著述二

《灵素晰义》四卷 清·朱仁荣

见民国十一年《海宁州志稿》卷十五艺文十六

《灵素精义》 清·朱嘉畅

见光绪二十六年《井研县志》卷十四

《灵素阐义》 清·彭之岁

见民国三十年《潍县志稿》卷三十七艺文志

《素灵类纂集解》十八卷 清·陈世泽

见民国二十五年《乌青镇志》卷三十八著述上

《灵素精义》六卷 清·郑家荣

见民国十一年《杭州府志》卷八十八艺文三

《灵素精蕴》 清·郭水章

见一九五一年《鄞县通志·文献志》戊编中艺文二

《内经素灵要旨》二卷 清·凌德

见民国七年《上海县续志》卷二十六艺文·附游宦著述

《类经集注》 清·朱雔模

见道光二十七年《海昌备志》卷四十七艺文二十一拾遗

《类经纂注》 清·郭佩蘭

见民国二十二年《吴县志》卷五十六下艺文考二

《类经摘注》 清·沈葵

见民国七年《上海县续志》卷二十六艺文子部

12检